Der Bayern-Vertrag

Evaluation einer Kostendämpfungspolitik im Gesundheitswesen

Herausgegeben von
Detlef Schwefel, Wilhelm van Eimeren und
Walter Satzinger

Mit 75 Abbildungen

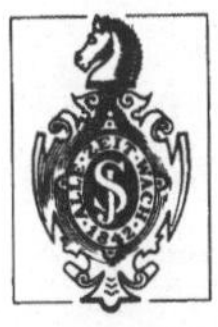

Springer-Verlag Berlin Heidelberg New York
London Paris Tokyo

Professor Dr. Detlef Schwefel
Professor Dr. Wilhelm van Eimeren
Walter Satzinger, M. A.

Gesellschaft für Strahlen-
und Umweltforschung mbH München
MEDIS – Institut für Medizinische
Informatik und Systemforschung
Arbeitsgruppe ‚Sozioökonomie'
Ingolstädter Landstraße 1
8042 Neuherberg

ISBN-13:978-3-540-17076-1 e-ISBN-13:978-3-642-71592-1
DOI: 10.1007/978-3-642-71592-1

CIP-Kurztitelaufnahme der Deutschen Bibliothek
Der Bayern-Vertrag : Evaluation e. Kostendämpfungspolitik im Gesundheitswesen / hrsg. von Detlef Schwefel ... – Berlin ; Heidelberg ; New York ; London ; Paris ; Tokyo : Springer, 1986.
(Gesundheitssystemforschung)
ISBN-13:978-3-540-17076-1

NE: Schwefel, Detlef [Hrsg.]

2119/3145-543210

GESUNDHEITSSYSTEMFORSCHUNG

Herausgegeben von W. van Eimeren und B. Horisberger

Vorwort

Der vorliegende Band enthält den Abschlußbericht über ein Forschungsprojekt, das die Gesellschaft für Strahlen- und Umweltforschung (GSF) im Auftrag des Bayerischen Staatsministeriums für Arbeit und Sozialordnung (StMAS) und in Zusammenarbeit sowohl mit diesem Ministerium als auch mit den Landesverbänden der Orts-, Betriebs- und Innungskrankenkassen in Bayern, der Landwirtschaftlichen Krankenkasse Oberbayern und der Kassenärztlichen Vereinigung Bayerns durchgeführt hat.

Ausgangspunkt des Projekts war das gemeinsame Interesse der genannten Institutionen an einer wissenschaftlichen Begleitung und Bewertung der "Gesamtverträge zwischen den Landesverbänden der bayerischen RVO-Kassen und der Kassenärztlichen Vereinigung Bayerns mit Gültigkeit vom 1.7.1979 (genannt Bayern-Vertrag)"; die rechtliche Grundlage der Forschungsarbeiten bildeten zwei Verträge, die am 1.12.1980 abgeschlossen wurden:

- erstens ein "Werkvertrag" zwischen dem Freistaat Bayern, vertreten durch das StMAS, und der GSF, in dem der Forschungsauftrag an das Institut für Medizinische Informatik und Systemforschung (MEDIS) der GSF definiert sowie seine administrative und finanzielle Abwicklung geregelt wird;
- zweitens ein "Kooperationsvertrag" zwischen allen Beteiligten, in dem deren Rechte und Aufgaben bei der Ausarbeitung wie auch Verwertung der Untersuchungsergebnisse festgelegt sind.

Ein Bericht über die erste Phase der Studie wurde von der Arbeitsgruppe Sozioökonomie des MEDIS-Instituts der GSF 1982 veröffentlicht (Schwefel et al. 1982).

Alle projektbezogenen Untersuchungen sind in regelmäßiger Abstimmung und enger Zusammenarbeit mit sämtlichen Projektpartnern vorgenommen worden. Gleichwohl liegt die Verantwortung für die Ergebnisse der

Studie, insbesondere für eventuelle Irrtümer und Fehler, ausschließlich bei den Autoren der einzelnen Kapitel bzw. Abschnitte dieses Berichts.

Die Herausgeber

Inhaltsverzeichnis

Abkürzungsverzeichnis

1. Institutionen

AKB	Arbeitsgemeinschaft Krankenhaus in Bayern
AKV	Allgemeine Krankenversicherung
AOK	Allgemeine Ortskrankenkasse
ARGE	Arbeitsgemeinschaft der bayerischen Krankenkassenverbände
BdB	Bundesverband der Betriebskrankenkassen
BdO	Bundesverband der Ortskrankenkassen
BKG	Bayerische Krankenhausgesellschaft
BKK	Betriebskrankenkasse(n)
BMA	Bundesministerium für Arbeit und Sozialordnung
BMJFG	Bundesministerium für Jugend, Familie und Gesundheit
BPI	Bundesverband der Pharmazeutischen Industrie
GKV	Gesetzliche Krankenversicherung
GSF	Gesellschaft für Strahlen- und Umweltforschung
IKK	Innungskrankenkasse(n)
KBV	Kassenärztliche Bundesvereinigung
KVB	Kassenärztliche Vereinigung Bayerns
KVdR	Krankenversicherung der Rentner
LdBiB	Landesverband der Betriebskrankenkassen in Bayern
LdIKK	Landesverband der Innungskrankenkassen in Bayern
LdO(iB)	Landesverband der Ortskrankenkassen (in Bayern)
LKK	Landwirtschaftliche Krankenkasse(n)
MEDIS	Institut für Medizinische Informatik und Systemforschung der GSF
OKK	Ortskrankenkasse(n)
PKV	Private Krankenversicherung
StMAS	Bayerisches Staatsministerium für Arbeit und Sozialordnung
VDB	Verband Deutscher Badebetriebe e.V.
VPT	Verband Physikalische Therapie
VSA	Verrechnungsstelle Süddeutscher Apotheker e.V.
ZVK	Zentralverband der Krankengymnasten

2. Sonstiges

AU	Arbeitsunfähigkeit
BMÄ	Bewertungsmaßstab für kassenärztliche Leistungen
BMV-Ä	Bundesmantelvertrag - Ärzte
BV	Bayern-Vertrag
F	Familienangehörige
GKV-AI	GKV-Arzneimittelindex
GO	Gebührenordnung
GOP	Gebührenordnungsposition
KVEG	Krankenversicherungs-Kostendämpfungs-Ergänzungsgesetz
KVKG	Krankenversicherungs-Kostendämpfungsgesetz
LG	Leistungsgruppe
M	Mitglieder
o.N.	ohne Behandlungsfälle im Rahmen des organisierten kassenärztlichen Notfalldienstes
P.	Paragraph
R	Rentner
RVO	Reichsversicherungsordnung
SoHi	Sonstige Hilfen gemäß §§ 200 e, f RVO
ZOÄ	Zulassungsordnung für Ärzte

3. Kurzbezeichnungen der Datenquellen

BdO-Statistik der Ortskrankenkassen
KBV-Frequenzstatistik
KVB-Arzneikostenstatistik
KVB-Arztregister
KVB-Bedarfsplanungsdaten
KVB-Häufigkeitsstatistik
KVB-Längsschnittdaten
KVB-Leistungsstatistik
KVB-Verordnungsstatistik
LdO-Krankheitsartenprofilblatt
LdO-Planungsauswertung/Selbstkostenblätter
LdO-Statistik der Krankenhausfälle
MEDIS-Ärztebefragung 1982/83
MEDIS-Ärztebefragung 1983/84
MEDIS-Krankenhausärztebefragung 1984
MEDIS-Krankenhauspatientenbefragung 1984
Statistisches Jahrbuch für die Bundesrepublik Deutschland
Statistisches Jahrbuch für Bayern
VSA-Arzneikostenstatistik

Kapitel 1

Der Bayern - Vertrag: Ziele, Hintergrund, Programm

Walter Satzinger

Gliederung

1. Der Bayern-Vertrag: Ziele, Hintergrund, Programm

Am 3.9.1979 schlossen die Kassenärztliche Vereinigung Bayerns und die Landesverbände der bayerischen Orts-, Betriebs- und Innungskrankenkassen sowie die Landwirtschaftliche Krankenkasse Oberbayern (handelnd für alle Landwirtschaftlichen Krankenkassen Bayerns) eine Vergütungsvereinbarung ab, die rückwirkend zum 1.7.1979 in Kraft trat und zunächst auf ein Jahr befristet war, an deren Grundkonzept aber die Vertragspartner auch in den nachfolgenden Jahren festhielten. Da dieses Vertragswerk im Vergleich zu den damals im übrigen Bundesgebiet geltenden Vereinbarungen einige Besonderheiten aufwies, wurde es von Außenstehenden in Politik und Presse - anfangs durchaus polemisch gemeint - als "Bayern-Vertrag" bezeichnet.

Der Bayern-Vertrag ist ein Versuch der bayerischen Kassenärzteschaft und RVO-Kassen[1)], der wirtschaftlichen und politischen Entwicklung des Gesundheitswesens während der 70er Jahre ein in Zielsetzung und Mittelwahl eigenständiges Modell der Steuerung von Gesundheitsleistungen und -ausgaben entgegenzusetzen. War der Vertrag anfangs, zum Zeitpunkt seines Abschlusses, noch vornehmlich als eine Strategie zur Kostendämpfung im Gesundheitswesen verstanden worden, so zeigte die Diskussion um ihn doch bald, daß seine Ziele in Wirklichkeit vielfältiger und weitreichender sind - ein Sachverhalt, der im übrigen bereits aus dem Vertragstext selbst hervorgeht.

1.1 Ziele des Bayern-Vertrags

"Ziel der Vertragspartner ist eine qualitativ hochwertige medizinische Versorgung, die den Versicherten den wissenschaftlichen und technischen Fortschritt zugute kommen läßt und unter dem Aspekt einer humanen Medizin das persönliche Vertrauensverhältnis zwischen Arzt und Patient in den Mittelpunkt des ärztlichen Wirkens stellt. Die Vertragspartner sind bestrebt, die Kostenentwicklung im Gesundheitswesen in angemessenen, gesamtwirtschaftlich vertretbaren Grenzen zu halten.
Im Bewußtsein, daß sich diese Ziele nur im Rahmen der Selbstverwaltung und im partnerschaftlichen Zusammenwirken erreichen lassen, wird nachstehende Vereinbarung geschlossen."[2)]

Unter der Voraussetzung, daß diese Sätze, die als Präambel seit 1979 alle Vereinbarungen der genannten Vertragspartner über "ambulante kassenärztliche Versorgung" einleiten, mit Bedacht so und nicht anders formuliert wurden, lassen sich an ihnen einige Intentionen und Charakteristika der neuen Vertragspolitik recht gut ablesen.

- Im Vordergrund des Textes steht eine Aufzählung von Erwartungen, denen die ambulant-ärztliche Versorgung gerecht zu werden habe. Sie sind anspruchsvoll definiert und bekräftigen ausdrücklich ("qualitativ hochwertig", "wissenschaftlicher und technischer Fortschritt") oder übersteigen gar noch ("humane Medizin") die Anforderungen, die im "Sicherstellungsauftrag" der RVO an sie gerichtet werden[3]. Einer derartigen Herausstellung der Zielsetzungen hätte es - der Form von Vergütungsvereinbarungen nach - eigentlich nicht bedurft. Im Gesamtkontext des Bayern-Vertrags aber erhalten solche Formulierungen durchaus einen speziellen Sinn: Sie dienen der Absicherung und Abgrenzung von Position und Funktion des ambulant-ärztlichen gegenüber dem stationären Sektor im gesundheitlichen Versorgungssystem. Zum einen soll deutlich gemacht werden, daß die ambulant tätigen Ärzte bereit und in der Lage seien, mit der rapiden medizinischen und medizintechnischen Entwicklung mitzuhalten - was im Umkehrschluß heißen soll: Moderne Medizin und Technik sind keineswegs Domäne nur der Krankenhäuser, sondern niedergelassene Ärzte werden auch weiterhin einen Großteil der Versorgung selbst gewährleisten können und sich nicht auf die Rolle von Zulieferern an die Kliniken beschränken müssen. Zum anderen wird "unter dem Aspekt einer humanen Medizin" gefordert, "das persönliche Vertrauensverhältnis zwischen Arzt und Patient in den Mittelpunkt des ärztlichen Wirkens" zu stellen - eine Forderung, die nach weitverbreiteter Ansicht[4] ambulant tätige Ärzte, zumal die von Patienten in freier Wahl ausgesuchten und mit einiger Kontinuität konsultierten Hausärzte, naturgemäß etwas leichter sollten erfüllen können als ihre Kollegen in den Krankenhäusern.

- Neben diesem Versuch der Präambel, die Kompetenz (d.h. Zuständigkeit und Leistungsfähigkeit) der niedergelassenen Kassenärzteschaft hervorzuheben, nimmt sich ihre Aussage zu den finanziellen Zielen des Vertrags recht zurückhaltend aus. Die hierfür gewählten Formulierungen wirken weich ("bestrebt", "angemessen", "gesamtwirtschaftlich vertretbar") und erhalten erst durch anderweitig abgegebene Erklärungen der Vertragspartner einige Prägnanz. Vor allem Vertreter des LdOiB haben erläutert, was sie unter "gesamtwirtschaftlich vertretbar" verstehen, nämlich eine Kostenentwicklung, bei der "die Ausgaben in den Zuwachsraten übereinstimmen mit dem, was den Krankenkassen an Mehreinnahmen zufließt", so daß "sich Einnahmen und Ausgaben die Waage halten" und eine "finanzielle Stabilisierung der Krankenversicherung" erreicht wird; noch konkreter: "Beitragssatzstabilität".[5)]

- Was schließlich in der Präambel nur als unerläßliche Voraussetzung für die Erreichung der vorher genannten Ziele (hochwertige und humane ambulant-ärztliche Versorgung sowie Kostenbegrenzung) angesprochen wird, nämlich "Selbstverwaltung" und "partnerschaftliches Zusammenwirken", gewinnt dann in publizistischen Äußerungen der Vertragspartner (und des sie darin unterstützenden Bayerischen Staatsministeriums für Arbeit und Sozialordnung, StMAS) durchaus den Charakter und Stellenwert eines eigenständigen Vertragsziels. "Selbstverwaltung" nämlich wird als Gegenstück zu zentralistisch-autoritärer Steuerung, "partnerschaftliches Zusammenwirken" im Gegensatz zu Zwangsmaßnahmen von dritter Seite gesehen, und beides gilt zugleich auf zwei Ebenen: Zum einen soll der Bayern-Vertrag der Kostendämpfungspolitik von Bundesregierung und Bundestag eine eigene (und möglichst ihr überlegene) Strategiealternative entgegensetzen und auf diese Weise die Handlungsfähigkeit der Selbstverwaltung unter Beweis stellen; zum anderen soll er selbst ohne dirigistische Mittel auskommen, sondern auf die freiwillige Kooperation der von ihm Betroffenen bauen. Worin sich der Bayern-Vertrag im einzelnen von den Maßnahmen und Intentionen der Regierung unterscheide, wurde auf den alljährlichen Pressekonferenzen der Vertragspartner vorgetragen. Die Argumente lassen sich wie folgt zusammenfassen:
  - Indem er den "Gestaltungsraum der Selbstverwaltung" sinnvoll nutze (StMAS am 14.8.80, 14.5.81 und 6.5.82), verteidige der Vertrag die föderative Struktur und semi-autonome Organisation des Gesundheitssystems und biete den zunehmenden Zentralisierungsbestrebungen der bundesstaatlichen Exekutive und Legislative eine "systemgerechte und selbstverwaltungsspezifische Alternative" (LdO am 14.5.81 und 6.5.82).

° Durch seinen Appell an die "Eigenverantwortung der Beteiligten" (StMAS am 14.5.81), seinen "Verzicht auf Dirigismus" (LdO am 6.5.82) und sein Bauen auf die "Zugmittel der Freiheit" statt auf die "Druckmittel des Gesetzgebers" (LdO am 14.8.80) stelle der Vertrag eine "freiheitliche Alternative zu einem freiheitsgefährdenen Diktat des Bundesgesetzgebers", zur "Bürokratisierung" (StMAS am 6.5.82) und "staatlichen Reglementierung" (LdO am 6.5.82) des kassenärztlichen Verhaltens und des Arzt-Patienten-Verhältnisses dar.

° Schließlich führe er auch wieder "deutliche marktwirtschaftliche Elemente" (StMAS am 14.5.81 und 6.5.82) in die Gesundheitspolitik ein, bewirke eine "Verstärkung des freiberuflichen ... Sektors und eine Zurückdrängung von Institutionalisierung und zentralstaatlicher Planung" (LdO am 6.5.82).

Obwohl diese dritte Zieldimension in den Begründungen der Vertragspartner für ihr Abkommen stets einen prominenten Platz einnahm, werden dazu - über die Andeutungen der Präambel hinaus - im Vertragstext selbst keine Aussagen gemacht. Dieser konzentriert sich vielmehr auf die Frage, wie denn die anderen beiden Ziele (Stärkung der ambulant-ärztlichen Rolle und Begrenzung der Ausgabenentwicklung im Gesundheitswesen) von den Kassenärzten in die Praxis umzusetzen seien. In den "Kernsätzen des Bayern-Vertrags"[6)] wird das wie folgt formuliert:

"Durch gezielte Diagnostik und Therapie unter Ausschöpfung der den Kassenärzten gemeinsam zur Verfügung stehenden Möglichkeiten soll erreicht werden,

- daß weniger Krankenhauseinweisungen erforderlich werden; bei notwendiger Krankenhausbehandlung sollen durch Mitgabe aller erhobenen Befunde Doppeluntersuchungen vermieden und die Verweildauer reduziert werden;
- daß eine gezielte Arzneiverordnung erleichtert wird, wobei der Beachtung von Wirksamkeit, Preis und Menge der verordneten Arzneimittel erhebliche Bedeutung zukommt;
- daß die Verordnung von physikalischen Leistungen, z.B. Massagen und Bäder, eingeschränkt werden kann;
- und schließlich durch diese Maßnahmen die Gesundheit und die Arbeitsfähigkeit der Patienten auch im Hinblick auf ihre volkswirtschaftliche Bedeutung erhalten wird."

Knapper und in den Kategorien ausgedrückt, an denen fortan die Vertragspartner den Erfolg ihrer Vereinbarung vor allem maßen, will der Bayern-Vertrag Kostendämpfung erzielen durch:

- Vermeidung von Krankenhauseinweisungen und Verkürzung von Krankenhausaufenthalten, d.h. Senkung der Zahl der stationären Pflegetage
- Rationalisierung der Verordnungsweisen bei Arzneimitteln
- Reduzierung der Verordnungen von physikalisch-therapeutischen Leistungen und
- Verringerung der Häufigkeit und Dauer von Arbeitsunfähigkeitsschreibungen.

Um Einsparungen in diesen vier Bereichen zu ermöglichen, ohne die Qualität der medizinischen Versorgung insgesamt zu mindern, soll die ambulant-ärztliche Tätigkeit intensiviert werden: in der einzelnen Praxis durch größeren Aufwand, wohl auch an Zeit, für die Behandlung der Patienten ("gezielte Diagnostik und Therapie"), in der Kooperation unter den Praxen durch nötigenfalls vermehrte, jedenfalls genau spezifizierte Überweisungen an Spezialisten ("Ausschöpfung der den Kassenärzten gemeinsam zur Verfügung stehenden Möglichkeiten"). Was hier instrumentell zur Erreichung des Sparziels erscheint, ist freilich selbst ein originäres Ziel des Vertrags: Ausweitung der kassenärztlichen Versorgung, vor allem "um den kostenaufwendigen stationären Bereich zu entlasten"[7].

Zusammenfassend können die Hauptziele des Bayern-Vertrags folgendermaßen klassifiziert und beschrieben werden:

(1) strukturpolitisch: Stärkung des ambulant-ärztlichen Sektors im gesundheitlichen Versorgungssystem

(2) kostendämpfungspolitisch: Stabilisierung der Beitragssätze in der Krankenversicherung

(3) ordnungspolitisch: Bewahrung des Handlungspotentials der Selbstverwaltung im Gesundheitswesen.

Jedes dieser Ziele ist zwar für sich genommen genuin und liegt primär im Interesse entweder der Kassenärzteschaft (1) oder der Krankenkassen (2) oder beider Vertragsseiten (3); keines aber ist autonom, sondern sie alle sind - nach Ansicht der Vertragspartner - funktionell und konditional miteinander verbunden:

- Die Selbstverwaltung z.B. wäre in ihrem Bestand stark gefährdet, wenn es ihr nicht gelänge, die Ausgabenentwicklung selbsttätig in allgemein akzeptablen Grenzen zu halten; denn schon bisher (d.h. bis 1979) habe die Bundesregierung die 'Kostenexplosion' als Vorwand dazu benutzt, struktur- und systemverändernde Maßnahmen durchzusetzen und so die Entscheidungskompetenzen der regionalen Selbstverwaltung merklich zu beschneiden.
- Kostendämpfung wiederum sei nur mit Hilfe der Kassenärzte zu erreichen, d.h. vor allem mit den Einsparungen, die sie durch Intensivierung der eigenen Tätigkeit in anderen Versorgungsbereichen erzielen; das Mehr an Leistungen, das sie zu diesem Zweck erbringen und ihnen voll vergütet werden soll, hilft wiederum ihnen dabei, ihre Praxen auf den technischen Stand der Zeit zu halten und so überhaupt in der Lage zu sein, die Rolle der ärztlichen Hauptversorger weiterhin zu spielen.
- Daß aber die Kassenärzteschaft überhaupt imstande ist, zusammen mit den Kassen auf diese Weise ihre Stellung zu sichern, und daß die Kassen wiederum - zusammen mit der Ärzteschaft - eine eigene Strategie der Kostendämpfung verfolgen können, wird erst durch die besondere rechtlich-administrative Konstruktion des gegenwärtigen GKV-Systems ermöglicht, weshalb dessen Verteidigung für beide Seiten ein zentrales Anliegen sein müsse.[8)]

Die Zielkonzeption des Bayern-Vertrags erläuternd, spezifizierend und akzentuierend haben im Laufe der letzten Jahre vor allem die Krankenkassenvertreter noch eine Reihe von weiteren (Unter- und Neben-)Zielen genannt: So z.B. solle der Vertrag "das Überangebot an Krankenhausbetten offenlegen" und die wirtschaftliche Situation im stationären Sektor "politisch unverantwortbar machen", (durch Verringerung der AU-Häufigkeit und -Dauer) "die volkswirtschaftlichen Kosten von Krankheiten senken" sowie durch Beitragssatzstabilität die "Wettbewerbsfähigkeit unserer Wirtschaft" und die "Verfügbarkeit des Versicherten" über sein Einkommen erhalten helfen.[9)]

An der Hauptzielrichtung des Vertrags aber: nämlich durch direkte Einbeziehung der Kassenärzte (als selbstverantwortliche Akteure, nicht als Objekte von Sparmaßnahmen) in die Kostendämpfungspolitik mehr "Wirtschaftlichkeit" und durch Ausbau des ambulant-ärztlichen Sektors zugleich auch mehr "Wirksamkeit" in der Gesundheitsversorgung zu erreichen (so der LdO am 6.5.82), dergestalt die Handlungsfähigkeit und Effektivität sowohl der Selbstverwaltung als auch der ambulant-ärztlichen Versorgung zu beweisen und beider Organisationsformen vor weiteren staatlichen Eingriffen zu schützen - an diesen Grundintentionen der Vertragspartner hat sich bis 1985 nichts geändert. Wie es zu ihnen kam, hilft ein Rückblick in die gesundheitspolitische Szenerie der 70er Jahre verständlich zu machen.

1.2 Hintergrund des Bayern-Vertrags: Entwicklung der Gesundheitskosten und Gesundheitspolitik in den 70er Jahren

Das ungewöhnliche Aufsehen, das der Abschluß des Bayern-Vertrags in der Öffentlichkeit erregte, hatte mehrere Gründe. Überraschung löste zunächst schon der Umstand aus, daß zwei Institutionen (KVB und LdOiB), deren damaliges Verhältnis zueinander in der Öffentlichkeit als ziemlich belastet erschien, sich nun auf eine gemeinsame Aktion solcher Bedeutung einigen konnten. Widerspruch rief zudem ihr Vertrag wegen seiner pointierten Herausstellung der Vorrangigkeit und Vorzüge ambulant-ärztlicher Gesundheitsleistungen vor denen anderer Versorgungseinrichtungen hervor. Ungewöhnlich war schließlich der Mut, mit dem die bayerischen Vertragspartner ihren Alleingang gegen die bundesweit etablierte Gesundheitspolitik unternahmen - kaum zwei Jahre, nachdem Krankenkassen und Kassenärztliche Vereinigungen per Gesetz auf neue Prinzipien und Prozeduren ihrer Vertragspolitik verpflichtet worden waren, nur Monate, nachdem deren Bundesverbände ihre Mitglieder auf gemeinsame Richtlinien der aktuellen Vertragsgestaltung eingeschworen hatten. Der Bayern-Vertrag wurde daher auch als gezielter Affront gegen einen (wenn auch prekären) Konsens bewertet, der im Zuge der 'Kostendämpfungspolitik' erst kurz zuvor und mühsam genug unter den Hauptakteuren des Gesundheitswesens im Bund erreicht worden war.[10)]

Zum beherrschenden Thema der Gesundheitspolitik war Kostendämpfung erst Mitte der 70er Jahre geworden. Anfang jenes Jahrzehnts noch hatten sich die öffentlichen Diskussionen und programmatischen Aktivitäten ganz auf den Ausbau des Gesundheitswesens, die Erweiterung seines Angebots an Einrichtungen und Leistungen (z.B. Schließung der Lücken im ambulanten Versorgungsnetz, Modernisierung des stationären Sektors, Einführung von Vorsorge- und Früherkennungsmaßnahmen) gerichtet. Den recht abrupten Themenwechsel, symbolisiert durch das

Schlagwort von der 'Kostenexplosion', brachte das Zusammentreffen einer allgemeinen Wirtschaftsflaute (die 'Ölkrise') mit dem fortgesetzten Anwachsen der Gesundheitsaufwendungen vor allem der GKV. Deren Ausgaben waren von 1970 bis 1975 jährlich um durchschnittlich 19,4% gestiegen; ihre Wachstumsrate lag also weit über der des Bruttosozialprodukts (8,8%) im gleichen Zeitraum, so daß die 'Gesundheitsquote'[11] (d.h. die GKV-Ausgaben im Verhältnis zum BSP) allein während dieser sechs Jahre von 3,7% auf 5,9% wuchs; parallel dazu stiegen auch die durchschnittlichen Beitragssätze in diesem Zeitraum von ca. 8,2% auf rund 10% des Grundlohns (vgl. Tabelle 1.1).

Tabelle 1.1

Indikatoren der GKV-Ausgabenentwicklung 1970-80: Wachstumsraten der GKV-Ausgaben und des Bruttosozialprodukts; 'Gesundheitsquote'; durchschnittlicher Beitragssatz[a]
- Angaben in % -

Jahr	Wachstumsraten GKV	BSP	Quote GKV/BSP	Beitragssatz GKV
1970	5,4	13,0	3,7	8,24
1971	23,7	11,3	4,1	8,12
1972	16,9	9,8	4,4	8,25
1973	19,1	11,4	4,7	9,01
1974	19,5	7,3	5,3	9,36
1975	17,7	4,4	5,9	10,04
1976	9,1	9,2	5,9	11,22
1977	4,9	6,5	5,8	11,36
1978	7,1	7,8	5,8	11,47
1979	8,4	8,2	5,8	11,27
1980	10,8	6,5	6,0	11,36

[a] Beitragssatz für Pflichtmitglieder mit Entgeltfortzahlungsanspruch für mindestens sechs Wochen

Quellen: BMJFG (Hrsg.), Daten des Gesundheitswesens 1980, sowie Statistisches Bundesamt (Hrsg.), Statistisches Jahrbuch 1984 (eigene Berechnungen); BMA (Hrsg.), Bundesarbeitsblatt, versch. Jahrg., zitiert nach BPI (Hrsg.), Basisdaten des Gesundheitswesens 1983/84

Die Konsequenz aus solcher 'Kostenexplosion' hieß 'Kostendämpfung'. Das "Krankenversicherungs-Kostendämpfungsgesetz" (KVKG) wurde allerdings erst konzipiert und in Kraft gesetzt (1.7.1977), als bereits Aussicht auf eine Erholung der GKV-Finanzen bestand[12]. Seine im Zusammenhang mit dem Bayern-Vertrag wichtigsten Neuerungen waren die folgenden:

- Die von Krankenkassen und Gewerkschaften seit längerem geforderte 'einnahmenorientierte Ausgabenpolitik' wurde zur offiziellen Richtlinie erklärt. Dafür, daß die Kassenausgaben im Einklang mit der wirtschaftlichen Entwicklung (Wachstum der Grundlohnsumme) blieben, hatten die nun obligatorisch gemachten Verhandlungen zwischen den Bundesverbänden der Kassen, Kassenärzte, Apotheker, pharmazeutischen Industrie und sonstigen Beteiligten der neu eingerichteten "Konzertierten Aktion im Gesundheitswesen" zu sorgen.
- Deren alljährlich zu verabschiedende Empfehlungsvereinbarungen sollten u.a. die Änderung des kassenärztlichen Gesamthonorars und die Festlegung eines Arzneimittelhöchstbetrags betreffen. Rechtsverbindlich waren diese Empfehlungen freilich nicht; die regionalen Selbstverwaltungsorgane hatten sie beim Abschluß ihrer Gesamtverträge lediglich zu "berücksichtigen".
- Auch zur Kostenentwicklung im Krankenhausbereich sollte die Konzertierte Aktion Empfehlungen abgeben, doch hatten diese noch weniger verpflichtenden Charakter als jene für den ambulanten Bereich, da nicht einmal andeutungsweise ein Instrumentarium für ihre Durchsetzung vorgesehen war. Der Versuch der damaligen Bundesregierung, den Krankenkassen eine gewichtige Rolle bei der Planung und Finanzierung des stationären Sektors einzuräumen oder auch nur einige, deren Verhandlungsposition stärkende Verfahrensregeln im KVKG zu verankern, war am Widerstand der Länder und der Krankenhausträgerverbände gescheitert, und durch den im Vermittlungsausschuß zwischen Bundestag und Bundesrat erzielten Kompromiß wurden alle die Krankenhausfinanzierung tangierenden Fragen ausdrücklich von diesem Gesetz abgekoppelt, so daß stationäre Pflege nicht in die Kostendämpfungspolitik einbezogen werden konnte.

Vor allem letzteres war den bayerischen RVO-Kassen ein wichtiger Anstoß zur Initiierung des Bayern-Vertrags. Daß sie ausgerechnet auf die Lage in jenem Sektor, der einen so großen - und noch dazu überproportional wachsenden - Posten in ihrer Rechnung ausmachte (vgl. Tabelle 1.2), auch künftighin direkt kaum Einfluß nehmen können sollten (eine Novellierung des Krankenhausfinanzierungsgesetzes von 1972 war nicht absehbar), veranlaßte die Kassen zur Suche nach einem Mittel, wie sie dennoch die Ausgabenentwicklung im stationären Bereich etwas bremsen könnten. Der mit dem Bayern-Vertrag eingeschlagene Weg dorthin ist - systembedingt - ein Umweg: Intensivierung der ambulanten Versorgung. Er machte es den Kassen dann freilich unmöglich, die für diesen Bereich (Kassenärztliche Gesamtvergütung und Arzneimittelausgaben) ausgesprochenen Bundesempfehlungen als richtungweisend zu akzeptieren, da sie mit der neuen Vertragsstrategie nicht zu vereinbaren waren.[13)]

Tabelle 1.2

Wachstum der GKV-Ausgaben für einzelne Versorgungsbereiche und deren Anteil an den Gesamtausgaben 1970-80; in %

Jahr	amb.-ärztliche Versorgung[a]		Arznei-, Heil- und Hilfsmittel[b]		stationäre Versorgung[c]	
	Wachstum	Anteil	Wachstum	Anteil	Wachstum	Anteil
1970	13,0	21,7	11,3	16,8	18,9	23,9
1971	24,8	21,9	17,7	16,0	27,3	24,6
1972	11,4	20,8	15,8	15,8	22,3	25,7
1973	13,4	19,8	17,4	15,6	25,0	27,0
1974	15,4	19,2	16,7	15,2	30,3	29,4
1975	13,4	19,5	12,9	14,6	15,0	28,7
1976	5,9	17,9	8,3	14,5	9,8	28,9
1977	4,7	17,9	2,1	14,1	6,3	29,3
1978	5,7	17,6	8,1	14,2	6,9	29,2
1979	7,0	17,4	6,8	14,0	6,3	28,7
1980	8,7	17,1	10,5	14,0	9,5	28,3

[a] Behandlung durch Ärzte (KB 40)
[b] Arzneien, Verband-, Heil- und Hilfsmittel aus Apotheken (KG 43)
[c] Krankenhauspflege (KG 46)

Quelle: Bundesarbeitsblatt 1/83

So scherten die Vertragspartner, unter Berufung auf die besonderen bayerischen Verhältnisse und die ihnen angemessene eigene Kostendämpfungsstrategie, aus dem Regierungsmodell einer zentral abgesprochenen Steuerung der Ausgabenentwicklung aus - nicht ohne deutlich werden zu lassen, daß sie von staatlicher Anleitung in Sachen GKV-Politik schon aus ordnungspolitischen Gründen nichts hielten, weil dadurch die Institutionen der Selbstverwaltung in den einzelnen Vertragsgebieten zu bloßen Vollzugsorganen bundesweiter Beschlüsse degradiert würden.

Dies also sind die wichtigsten Hintergründe der Entstehung des Bayern-Vertrags:

- eine rasante Ausgabenentwicklung, die nach kurzer Beruhigung (1976/77) im Begriffe war, sich erneut zu beschleunigen;
- eine Bundesgesetzgebung und ein durch sie etabliertes institutionelles System, die sehr wohl auf die Ausgabenentwicklung in der ambulanten Versorgung (Kassenärztehonorar, Arzneimittelkosten) globalsteuernd einwirkten, aber offenbar nicht in der Lage waren, die stationäre Versorgung ebenfalls kostendämpfenden Maßnahmen zu unterwerfen oder auch andere kostenrelevante Prozesse effektiv anzugehen[14];
- ein rechtlich-politisches Regelwerk, das in Form korporatistischer Absprachen auf Bundesebene Verhaltensrichtlinien zentral aufstellt, die die Dispositionsgewalt der regionalen Selbstverwaltungskörperschaften de facto, wenn schon nicht de jure, einzuschränken drohten.

Um diesen Mängeln bzw. Tendenzen beizukommen, vereinbarten die Landesverbände der RVO-Kassen und die KVB 1979 den Bayern-Vertrag.

1.3 Der Bayern-Vertrag als Programm

Die weitgesteckten Ziele des Bayern-Vertrages zu verwirklichen, stand den Vertragspartnern nur ein beschränktes Instrumentarium zur Verfügung. Das ordnungspolitische Ziel: Bewahrung der Selbstverwaltungskompetenzen im Gesundheitssystem war ohnehin nur mittelbar anzusteuern: Sein Erreichen war in hohem Maße abhängig vom Erfolg des Vertrags in den anderen Zielbereichen, d.h. vom Nachweis einer spürbaren Kostendämpfung durch die in Bayern vereinbarte Stärkung der ambulanten Versorgung. Freilich könnte der bloße Akt des Vertragsabschlusses - eine Demonstration bayerischer Eigenständigkeit und Eigenwilligkeit gegen die befürchteten Vereinheitlichungstendenzen der damaligen Bundesregierung - bereits als Bekräftigung des auch nach dem KVKG noch bestehenden Rechtstitels regionaler Selbstverwaltungsorgane auf Vertragshoheit betrachtet und somit als zumindest systembestätigende, wenn nicht systemerhaltende Aktion interpretiert werden.

1.3.1 Vertragsofferten

Hauptansatzpunkt für die Verwirklichung des Kostendämpfungsziels im Bayern-Vertrag ist die "Entlastung" der Krankenhäuser von Patienten, die nicht unbedingt der dort besonders intensiven und kostenaufwendigen Diagnostik und Therapie bedürfen, d.h. faktisch - und gemessen an der bisherigen Verteilungsstruktur - eine Verlagerung von Behandlungsfällen aus dem stationären in den ambulanten Versorgungssektor und praktisch eine Verringerung vor allem der Einweisungen in Krankenhäuser. Diesem Ansatz implizit ist die Annahme, daß ambulante Behandlung generell billiger als stationäre und gleichwohl ihr in vielen Fällen medizinisch ebenbürtig sei. Das unmittelbare, wenn auch nicht kurzfristig erreichbare Ziel dabei ist es, die Auslastungsquote von Krankenhäusern so weit abzusenken, daß weitere Reduzierung vorgehaltener Kapazitäten nötig wird; dann nämlich erst würden sich die Kassenausgaben für den stationären Sektor spürbar und dauerhaft verringern.

Daß dies der Kern der Strategie ist, beweist auch das Motto, unter dem sich der Bayern-Vertrag bekannt gemacht hat: "Soviel ambulant wie möglich, soviel stationär wie nötig." Um nun zu erreichen, daß die niedergelassenen Ärzte möglichst wenige Patienten in Krankenhäuser einweisen oder wenigstens - zur Verkürzung der stationären Liegezeit - ausführliche ambulante Diagnostik betreiben (und ihre Befunde den Klinikärzten übermitteln), fordert der Vertrag sie auf, alle im ambulanten Bereich gegebenen diagnostischen und therapeutischen Möglichkeiten auszuschöpfen, also nötigenfalls niedergelassene Kollegen zu konsultieren, d.h. zu überweisen statt einzuweisen, oder auch nicht-stationäre Pflegeeinrichtungen wie Sozialstationen einzuschalten.

Diese Aufforderung wird ergänzt durch einen Anreiz: Sämtliche ärztlichen Leistungen sollen (vorbehaltlich der konventionellen Wirtschaftlichkeits- und ohnehin üblichen Abrechnungsprüfungen) voll vergütet werden. Der Bayern-Vertrag - das machte ihn lange zum Sonderfall unter den bundesweit gültigen Honorarvereinbarungen - enthält also weder einen 'Deckel' für die kassenärztliche Gesamtvergütung noch eine arztgruppenspezifische Fallwertbegrenzung. Seit 1979 wird in Bayern fast ausschließlich[15] nach dem Prinzip der uneingeschränkten Einzelleistungsvergütung abgerechnet.

Damit jedoch dieses Vergütungsprinzip nicht als Freibrief zur unbegrenzten Leistungsausweitung mißverstanden werde, enthält der Vertrag einen Richtwert für den jährlichen Zuwachs der Gesamtvergütung[16]: ursprünglich 6%, seit 1983 5,5% je Kassenmitglied im Landesdurchschnitt. Eine um mehr als 10%-ige Überschreitung dieser Marge soll nur dann konsequenzenlos bleiben, wenn die ihr zugrunde liegende Steigerung ärztlich erbrachter Leistungen kompensiert wird durch eine nachweisbare Verringerung der von den Ärzten veranlaßten oder verordneten Leistungen außerhalb ihres eigenen, ambulant-ärztlichen Tätigkeitsbereichs - vor allem eben im stationären Sektor, doch auch bei Arzneimitteln, physikalisch-medizinischen Maßnahmen und schließlich noch bei Krankschreibungen. Sollten solche kompensatorischen Effekte allerdings nicht festgestellt werden können, sei es Aufgabe der Vertragspartner, die Gründe für diesen Sachverhalt zu erörtern und Maßnahmen zu dessen Verbesserung zu ergreifen; konkrete Sanktionen freilich werden nicht angedeutet.

Das also ist das Regelsystem des Bayern-Vertrages: keinerlei formelle oder faktische Begrenzung der kassenärztlichen Gesamtvergütung, sofern die Überschreitung der veranschlagten jährlichen Steigerungsrate gerechtfertigt werden kann mit dem Hinweis auf einen Rückgang der Einweisungsraten und/oder stationären Pflegetage[17], der (Kosten für) Verordnungen von Arzneimitteln und physikalischer Therapie sowie der Zahl oder Dauer der AU-Schreibungen. Bei der Bewertung der Ausgaben für ärztliche Leistungen - auch das hat der Vertrag festgelegt - sei außerdem noch einschränkend zu berücksichtigen, ob nicht durch die Besetzung von (laut Bedarfsplan) offenen Kassenarztsitzen, durch außergewöhnliche Ereignisse in der Morbidität der Bevölkerung (z.B. Epidemien) und unvorhergesehene Entwicklungen in der Medizintechnik ("neue Methoden der Diagnostik und Therapie") ein zusätzlicher "Leistungsbedarf" verursacht wurde; Mehraufwendungen, die den Kassen dadurch entstehen, werden gesondert behandelt und können ebenfalls ein Überschreiten der für die ärztlichen Gesamtvergütung erwarteten Steigerungsrate rechtfertigen.

Das Angebot, das der Bayern-Vertrag den bayerischen Kassenärzten 1979 gemacht hatte, wurde ein Jahr später, bei seiner ersten Verlängerung noch erweitert:

- Zur Förderung der häuslichen Betreuung von Patienten wurden die Wegegelder und -pauschalen für ärztliche Hausbesuche um jeweils rund 20% angehoben.
- Zur Förderung der außerklinischen Behandlung von Patienten wurden spezielle Honorarzuschläge für ambulante Operationen vereinbart.
- Um die Tätigkeit von Belegärzten zu unterstützen, wurden deren Abrechnungsmodalitäten verbessert und Honorare bzw. Gebühren erhöht.
- Zur Erweiterung des kassenärztlichen Tätigkeitsspektrums wurde eine Reihe von Schutzimpfungen, die bis dato dem öffentlichen Gesundheitsdienst oblagen, in den Leistungskatalog der RVO-Kassen aufgenommen (z.B. Diphterie, Keuchhusten, Kinderlähmung, Röteln), ebenso die Durchführung der Rachitisprophylaxe.

Auch diese Maßnahmen wurden zu Bestandteilen des Vertrags erklärt, da sie mit den Grundintentionen der Gesamtstrategie in Einklang stünden: Stärkung des ambulanten Sektors gegenüber dem stationären (Hauspflege, ambulantes Operieren) sowie Erweiterung des ambulantärztlichen Aktionsfeldes (prophylaktische Maßnahmen). Die für solche Zusatzleistungen angefallenen Mehrausgaben wiederum wurden bei der Berechnung der Steigerungsraten von kassenärztlicher Gesamtvergütung und Arzneimittelkosten betragsmindernd berücksichtigt.[18)]

1.3.2 Informationskampagne

All diese Regelungen waren Bestandteile der Gesamtverträge, die zwischen den Vertretern der Landesverbände der RVO-Kassen und der KVB - also einer kleinen Gruppe führender Funktionsträger - ausgehandelt und abgeschlossen werden. Die Adressaten solcher Verträge aber sind die bayerischen Kassenärzte (Anzahl im Herbst 1979: ca. 11.500) und mittelbar auch die Versicherten dieser Krankenkassen (über 7 Millionen). War schon die politische Durchsetzung des Vertragskonzepts intern, zumal im Vorstand der KVB, kein leichtes Unterfangen gewesen, stand seine praktische Durchsetzung bei den eigentlichen Akteuren 'im Feld' vor enormen Schwierigkeiten: Die Ärzte waren mit dem Inhalt des Vertrags vertraut zu machen, von seinen Vorzügen zu überzeugen und auch noch zu instruieren, welche konkreten Konsequenzen die Befolgung der neuen Prinzipien haben sollte. Den Versicherten mußte klar gemacht werden, daß die auf sie zukommende (und evtl. als Leistungsbeschränkung empfundene) strengere Handhabung ärztlicher Verordnungen keineswegs zu ihrem gesundheitlichen Nachteil sein würde.

Um dies zu erreichen, unternahmen die Vertragspartner außergewöhnliche Anstrengungen:

- In zahlreichen Rundschreiben vor allem des KVB-Vorsitzenden, aber auch einzelner KV-Bezirksstellen wurden den Kassenärzten die Intentionen des Bayern-Vertrages nahegebracht (und gegen Kritik von innen und außen verteidigt) sowie im einzelnen erläutert, wie sie im kassenärztlichen Alltag - manchen objektiven und subjektiven Hindernissen zum Trotz - zu verwirklichen seien. Wegen der Fülle des die Ärzte regelmäßig überflutenden Informationsmaterials wurde freilich die publizistische Wirkung dieser (intern selbstironisch so genannten) "Hirtenbriefe" von der KVB selbst für nicht hinreichend gehalten.
- Daher hat sie vom Sommer 1981 an landauf, landab in Bayern noch Informationsveranstaltungen durchgeführt, darunter auch 42, auf denen als Gastredner der LdOiB-Geschäftsführer auftrat und im Verein mit den regional zuständigen KV-Repräsentanten wie meist auch dem KVB-Vorsitzenden um die Bereitschaft der Ärzte zu vertragskonformer Handlungsweise warb. Ungewöhnlich waren diese (ebenfalls intern so genannten) "Predigertouren" nicht nur ihres großen organisatorischen Aufwands und des persönlichen Einsatzes der Akteure wegen; erstmals auch wurde einem prominenten Vertreter der Krankenkassen eine solche Gelegenheit geboten, vor Kassenärzten seine Position darzulegen.
- Zur Information der Versicherten über den Bayern-Vertrag, auch zur Beruhigung der eventuell durch ihn erzeugten Bedenken hinsichtlich der Vorenthaltung bislang gewährter Leistungen, wurden zwischen Sommer 1979 und Frühjahr 1980 von den RVO-Kassen und der KVB gemeinsam drei verschiedene Merkblätter sowie ähnlich lautende Plakate verfaßt und in großer Auflage sowohl an die Arztpraxen wie an die Geschäftsstellen der Krankenkassen verteilt. In diesen Publi-

kationen wurden die Versicherten um Verständnis für eine nunmehr eher zurückhaltende, ganz auf den medizinisch feststellbaren Bedarf abzielende Verordnung von Arzneimitteln, Bädern/Massagen und Arbeitsruhe - also in drei der vier Sparzielzonen des Bayern-Vertrags - gebeten.

- Eine wesentliche Rolle bei der Verbreitung des Vertrags, zumal unter den ärztlichen Adressaten, spielte die intensive Pressearbeit der Vertragspartner. Ihre Pressekonferenzen (die erste fand im August 1980 statt, die Jahr für Jahr folgenden wurden regelmäßig im Mai abgehalten), hochrangig besetzt und gut besucht, dienten der ausführlichen Berichterstattung über die "Ergebnisse" - und bis 1983: "Erfolge" - des Bayern-Vertrags im jeweils vorangegangenen Jahr und lösten in der Fach-, Standes- und auch allgemeinen Publikumspresse regelmäßig ein großes Echo aus. Auch durch Interviews, Gastkolumnen und sogar Leserbriefe verstanden es KV- und Kassenvertreter, ihrem Standpunkt Gehör zu verschaffen. Vermutlich hat die vor allem zwischen 1979 und 1981 intensive Pressereaktion auf den Bayern-Vertrag[19)] für dessen Publizität auch unter seinen ärztlichen Adressaten noch mehr bewirkt, als dies die direkt an sie gerichteten Appelle - die Schreiben der KVB, die Reden aller Vertragspartner - vermochten.

1.3.3 Erfolgskontrolle

Bekanntheit und natürlich auch Akzeptanz des Bayern-Vertrages unter den Kassenärzten waren seine zentralen Erfolgsbedingungen; diesen galt daher in den Anfangsjahren das Hauptaugenmerk seiner Initiatoren. Das Vertragswerk verlangte aber auch Erfolgskontrolle, d.h. eine regelmäßige Übersicht über die quantitative Entwicklung kassenärztlicher Leistungen und Verordnungen (und deren Kosten), denn nur so war die Wirksamkeit - und eventuelle Korrekturbedürftigkeit - des Vertrags festzustellen.

Was die ärztlich erbrachten Leistungen anbelangt, so gab es dafür bereits vor dem Vertragsabschluß, nämlich seit der Einführung der Einzelleistungs-Vergütung, ein routinemäßiges Verfahren: die Quartalsabrechnung. Mit dem 2. Quartal 1979 war in Bayern zudem eine individuelle Arzneikostenstatistik eingeführt worden, die jedem Arzt die Kosten des von ihm per Verordnung induzierten Medikamentenverbrauchs sowie den diesbezüglichen Durchschnittswert seiner Fachkollegen transparent macht.

Da aber der Bayern-Vertrag darüber hinaus die Verordnungsbereiche Krankenhauspflege, physikalische Therapie und Arbeitsruhe als Erfolgsparameter kassenärztlichen Handelns betrachtet, mußten auch für sie entsprechende Daten erhoben, aufbereitet und den Ärzten mitgeteilt werden. So erhält seit dem 2. Quartal 1981 jeder Arzt, zusammen mit seiner Abrechnung, auch eine Aufstellung seiner persönlich getätigten Krankenhauseinweisungen, Verordnungen von physikalischer Therapie und AU-Schreibungen sowie, zu Vergleichszwecken, eine Berechnung des jeweiligen Arztgruppendurchschnitts, bei der auch der von Praxis zu Praxis variierende Rentneranteil an der Patientenschaft durch eine entsprechende Gewichtung berücksichtigt wird. Auf diese Weise wurden die Kenntnisse über das ärztliche Verordnungsverhalten (und die Möglichkeiten der kassenärztlichen Selbstkontrolle) erheblich erweitert, wenngleich es sich herausgestellt hat, daß einigen dieser Daten aufgrund der Schwierigkeiten ihrer verläßlichen Erfassung noch qualitative Mängel anhaften.[20)]

Insgesamt ist während der letzten Jahre - nur z.T. mit dem Bayern-Vertrag und den für seine Erfolgsmessung nötigen Prüfverfahren offiziell begründet - der Kenntnisstand über die kassenärztliche Versorgung in Bayern sowohl für die einzelnen Ärzte als auch für ihre verbandlichen Vertreter und die Krankenkassen deutlich verbessert, die Informationsbasis verbreitert, die Informationsgenauigkeit erhöht worden. Für eine Ermittlung und Bewertung der Auswirkungen des Bayern-Vertrags aber hätten die neu gesammelten Daten allein nicht ausgereicht. Nicht zuletzt deshalb waren KVB und RVO-Kassen bereit, eine extern vorgenommene wissenschaftliche Evaluation des Vertrags tatkräftig zu unterstützen.

Anmerkungen

1) Als "RVO-Kassen" werden hier und im folgenden (der Einfachheit halber und im Einklang mit allgemeinem Usus) trotz ihrer andersartigen rechtlichen Verankerung auch die Landwirtschaftlichen Krankenkassen behandelt; nicht damit gemeint aber sind, weil sie keine Partner des Bayern-Vertrags waren, die Seekrankenkasse und die Bundesknappschaft.

2) Anlage A zum Gesamtvertrag KVB/LdOiB vom 3.9.1979, in: Landesverband der Ortskrankenkassen in Bayern (Hrsg.), Vertragsmappe Bayern, Band 1, A 8.1., S.1

3) Vgl. z.B. § 368 (3) RVO, wo entsprechend lediglich von "bedarfsgerechter" Versorgung "unter Berücksichtigung des jeweiligen Standes der medizinischen Wissenschaft und Technik" gesprochen wird.

4) Vgl. hierzu auch Kapitel 10.5.2

5) In der Reihenfolge der Zitate: W. Heitzer in Mitteilungsblatt des LdO, Februar 1980, sowie August 1979; H. Sitzmann, ebenda, September 1979, sowie auf der Pressekonferenz vom 14.5.1981. Ähnlich lautende Äußerungen - allesamt sprachliche Varianten zum Prinzip der "einnahmenorientierten Ausgabenpolitik" - hat der LdO auch in zahlreichen anderen Artikeln, Interviews und Reden gemacht.
Die KVB-Vertreter hingegen beschränkten sich in der Regel auf genereller gehaltene Hinweise wie z.B. den, daß "alles getan werden muß, die Ausgaben in Grenzen zu halten" und daß man "dem Anliegen einer wirksamen Kostendämpfung am besten" mit dem Bayern-Vertrag gerecht zu werden glaube; nur selten wurde dieses Anliegen so konkretisiert wie etwa in dem Satz: "... das Bestreben, weitere Beitragserhöhungen tunlichst zu vermeiden, veranlaßte uns zu gemeinsamen Überlegungen mit den Krankenkassen ..". Vgl. H.J. Sewering in: Bayerisches Ärzteblatt 9/81; ders.: Brief an alle bayerischen Kassen- und Vertragsärzte vom 13.11.1981; ders. in einem Artikel für die Schweizerische Ärztezeitung, Okt. 1981.

6) So H.J. Sewering auf der Pressekonferenz am 14.8.1980; vgl. Abschnitt II der Anlage A zum Gesamtvertrag vom 3.9.1979

7) H. Sitzmann auf der Pressekonferenz am 14.5.81

8) Die in diesem Abschnitt beschriebene Argumentationskette stellt eine Zusammenfassung von Aussagen der Vertragspartner dar, wie sie in den Jahren 1979/80 wiederholt gemacht wurden. Vgl. z.B. Mitteilungsblatt des LdOiB, Folge 5/6, 10, 12, 13, 14 aus 1979 und Folge 2 aus 1980; Bayerisches Ärzteblatt 11/79, 2/80 und 11/80; KVB-Rundbrief an alle Kassenärzte vom 21.8.79; Pressekonferenz am 14.8.80.

9) H. Sitzmann auf den Pressekonferenzen am 2.5.83 bzw. 14.5.81 bzw. 6.5.82

10) Ausführlich hierzu: Schwefel et al. 1982, Kap. 3.1

11) Zur Problematik derartiger Quotenberechnungen vgl. Henke 1977, S.20 ff.

12) GKV-Ausgabenzuwachs 1976: 9,1%; Anstieg des BSP: 9,2%. - Anlaß für das Gesetz waren denn auch viel eher die finanziellen Nöte der Rentenversicherungsträger als die der Krankenkassen (die 1976 sogar erstmals wieder beträchtliche Rücklagen bilden konnten!): Die Erhöhung des GKV-Anteils an der Krankenversicherung der Rentner bildete wohl das Hauptmotiv für die Krankenversicherungsreform von 1977 (vgl. Wiesenthal 1981, S.52 ff.)

13) Wenn die niedergelassenen Ärzte, um Krankenhausaufenthalte ihrer Patienten vermeiden oder verkürzen zu können, mehr eigene Leistungen erbringen sollen, darf ihre (Gesamt-)Vergütung natürlich nicht pauschal begrenzt werden. Da es für sie - zum selben Zweck - nötig sein könnte, mehr oder teurere Medikamente zu verordnen, ist auch der (gesetzlich verankerte) Arzneimittelhöchstbetrag eigentlich eine dem Vertrag systemwidrige Vorgabe. Vgl. dazu H. Sitzmann auf der Pressekonferenz am 14.5.81.

14) Vgl. die Behandlung des Themas "Ärzteschwemme" durch die Konzertierte Aktion am 10.10.1978, in: Wiesenthal 1981, S.102 f.

15) Ausgenommen sind die Laborleistungen, deren Gesamtvergütung nach einem bezirksspezifischen Kopfpauschale berechnet wird.

16) In die Berechnung sind laut Vertrag allerdings nur jene Teile der Kassenärztlichen Gesamtvergütung einzubeziehen, die die in "Formblatt 3, Pos. 231, Spalte 11" (nach dem 1.7.83: "Formblatt L KPF 130") rubrizierten kurativen Leistungen betreffen. Nicht berücksichtigt werden hingegen sämtliche ärztliche Maßnahmen der "Vorsorge/Früherkennung" sowie die "Sonstigen Hilfen"; auch besondere Praxisunkosten (wie Wege- und Portogebühren) und die Vergütungszahlungen für alle seit Vertragsbeginn neu abrechnungsfähig gemachten ärztlichen Leistungen gehen nicht in diese Kalkulation ein. Näheres hierzu vgl. Kapitel 3. - Zu weiteren Einschränkungen der Grundlagen für die Zuwachsratenberechnung siehe auch den im Text folgenden Absatz!

17) Ein Rückgang der Anzahl stationärer Pflegetage sollte - auch ungeachtet der angestrebten Verringerung von Krankenhauseinweisungen - laut Vertrag dadurch bewirkt werden, daß "durch Mitgabe aller erhobenen Befunde Doppeluntersuchungen vermieden und die Verweildauer reduziert werden" könnten. Den Vertragspartnern war dabei durchaus klar, daß auf die Entwicklung der Krankenhausverweildauer vielfältige Faktoren einwirken (vgl. Kapitel 4) und das Verhalten der niedergelassenen Ärzte nur einen sehr mittelbaren Einfluß darauf hat. Ihr Hauptziel war in diesem Zusammenhang, die prästationäre Diagnostik zu intensivieren und eine Weitergabe der dabei ermittelten Befunde zu erreichen, auf daß der diagnostische Aufwand in Krankenhäusern begrenzt werden könne.

18) Vgl. H. Sitzmann auf den Pressekonferenzen am 14.5.81 und 6.5.82

19) Vgl. Schwefel et al. 1982, Kapitel 3.1.

20) Vgl. hierzu z.B. die Kapitel 4 und 7 dieser Studie.

Kapitel 2

Evaluation des Bayern - Vertrags: Methodik und Ablauf

Detlef Schwefel, Walter Satzinger,
Peter Potthoff und Jürgen John

Gliederung

2. Evaluation des Bayern-Vertrags: Methodik und Ablauf

Über die Entwicklung der ambulanten Gesundheitsversorgung in der Bundesrepublik Deutschland herrscht bei Beteiligten und Betroffenen heute noch immer große Ungewißheit; weniger als in den meisten übrigen Bereichen unseres Sozial- und Gesundheitswesens - ganz zu schweigen von anderen Dienstleistungssektoren oder gar von den meisten Branchen der Güterproduktion - ist hier bekannt, welchen Weg die Entwicklung nahm und nehmen wird. Insbesondere darüber, welchen Einfluß gesundheitspolitische Maßnahmen auf die ambulant-ärztliche Versorgung und die von ihr mitgesteuerten Versorgungsbereiche - Krankenhausaufenthalte, Arzneimittelverbrauch, physikalische Therapie, Krankenstand usw. - haben, liegen zur Zeit fast nur Vermutungen oder partielle Erkenntnisse vor; an abgesicherten Aussagen über Auswirkungen und Wirksamkeit solcher Maßnahmen auf der Grundlage empirisch fundierter Modelle des Verhaltens von Personen und Organisationen fehlt es. Entscheidungen über gesundheitspolitische Maßnahmen fallen gegenwärtig meist ohne wissenschaftliche Beratung und Unterstützung.

Was in der Präventivmedizin und in der Epidemiologie begleitende Interventionsstudien und in der Betriebswirtschaft Produktions- und Marktforschung sind, das ist im Bereich gesundheitlicher Versorgung (und auch allgemein) die Evaluationsforschung: Überprüfung des Zielerreichungsgrades und Feststellung der Wirkungen von Maßnahmen, Programmen und Politiken. Hierzu gehört im einzelnen:

- Beschreibung von Situationen und Entwicklungen (Beschreibung)
- Feststellung von (beabsichtigten) Aus- und (unbeabsichtigten) Nebenwirkungen (Konsequenzen)
- Feststellung vorhandener Einflußfaktoren (Determinanten)
- Beschreibung des Systemzusammenhangs von Situationen, Einflußfaktoren, Aus- und Nebenwirkungen und ihren Entwicklungen (Wirksamkeiten)
- Ermittlung beeinflußbarer Einflußfaktoren (determinierbare Determinanten)
- Empfehlung unterstützender bzw. verbessernder Maßnahmen (Beratung).

Als Beurteilungskriterium gilt dabei zumeist die Erreichung vorgegebener Ziele bzw. die Vermeidung unerwünschter Aus- und Nebenwirkungen.

Aufgrund des relativ niedrigen Entwicklungsstandes der Gesundheitssystemforschung in der Bundesrepublik Deutschland und angesichts der Besonderheiten des hiesigen Versorgungssystems fehlt es bislang an ausreichend getesteten Verfahrensweisen (und an Erfahrungen mit deren Anwendung) allein schon zur Darstellung der Versorgungsstruktur, zur Analyse der zeitlichen Veränderung von Versorgungsprozessen, zur Ermittlung von Versorgungserfolgen und zur Zuschreibung von beobachtbaren Veränderungen zu bewußt vorgenommenen Einwirkungsversuchen auf Struktur, Prozeß und Erfolg der Gesundheitsversorgung. Aus diesem Grunde muß zunächst das methodische Interesse vorrangig sein, ein gegenstandsangemessenes, zuverlässiges und gültiges Indikatorensystem aufzustellen, mit dessen Hilfe Gesundheitspolitiken evaluiert - und gegebenfalls unterstützt, beraten oder kritisiert - werden können. Solche Verfahrensweisen sind vor allem auch dann vonnöten, wenn das zugrundeliegende Evaluationskonzept eine Mehrebenen-, Mehrzeiten-, Mehrquellen- und Mehrkriterienevaluation beinhaltet. Das methodische Ziel ist dann die Entwicklung von Verfahren zur Operationalisierung der Ziele von Gesundheitssystemen und zur Ex-ante- und Ex-post-Bewertung von Strukturveränderungen unter besonderer Berücksichtigung systemökologischer Zusammenhänge.

Ein angemessener, an- und aufregender Ausgangspunkt für eine entsprechende Methodenentwicklung und zugleich ein Paradefall für deren testende Anwendung ist der Bayern-Vertrag. Denn wie kaum eine andere gesundheitspolitische Maßnahme der letzten Jahre stellt er einen komplexen (und gleichwohl regional abgrenzbaren) Versuch dar, mit multipler Zielsetzung und einer Vielzahl zumindest vermutbarer Aus- und Nebenwirkungen in das System der gesundheitlichen Versorgung steuernd einzugreifen.

2.1 Hintergrund und Auftrag

Im Dezember 1980 kamen das Bayerische Staatsministerium für Arbeit und Sozialordnung (StMAS), die Landesverbände der Orts-, Betriebsund Innungskrankenkassen in Bayern sowie die Landwirtschaftliche Krankenkasse Oberbayern, die Kassenärztliche Vereinigung Bayerns und die Gesellschaft für Strahlen- und Umweltforschung (GSF) darin überein, unter wissenschaftlicher Leitung des Instituts für Medizinische Informatik und Systemforschung (MEDIS) der GSF gemeinsam die Auswirkungen und Wirksamkeit des Bayern-Vertrags zu untersuchen. Der zu diesem Zweck zwischen den sieben Institutionen abgeschlossene Kooperationsvertrag wurde noch ergänzt durch einen Werkvertrag zwischen StMAS und GSF, der das MEDIS mit einem entsprechenden Forschungsgutachten beauftragte. Somit ist die Studie über den Bayern-Vertrag sowohl

- Teil des Forschungs- und Entwicklungsprogramms des MEDIS-Instituts der GSF (einer Großforschungseinrichtung, die vom Bund und dem Land Bayern getragen wird) als auch
- Teil der Arbeiten zur Erfüllung des Werkvertrages zwischen dem StMAS und der GSF und schließlich auch
- Teil der im Kooperationsvertrag mit den bayerischen RVO-Kassen und der KVB vereinbarten Partnerleistungen.

Mit dieser Einbindung in Programme der Grundlagenforschung zum Gesundheitssystem wie auch in die praktische Beratung von Gesundheitspolitik sollte gewährleistet werden, daß methodische Entwicklungen auf dem Boden der Tatsachen bleiben und eine ständige - auch konflikthafte - Kopplung zwischen Grundlagenforschung und angewandter Forschung, wissenschaftlicher Neugier und praktischen Beschränkungen, zwischen Theorie, Empirie und Praxis entsteht.

Daß der Bayern-Vertrag zum Gegenstand einer wissenschaftlichen Studie wurde, hat seinen Grund vor allem darin, daß er in der (gesundheits-)politischen Öffentlichkeit der Bundesrepublik Deutschland erhebliches Aufsehen erregt hat. Der Bayern-Vertrag stellte ja nicht nur ein neues Konzept zur Kostendämpfung vor, sondern versuchte auch, der Tendenz zu einer verstärkten Regulierung, Institutionalisierung und zentralstaatlichen Planung des Gesundheitssystems entgegenzuwirken. Es kann daher nicht verwundern, daß er eine kontroverse Debatte auslöste: von den einen begrüßt, weil er u.a. zu den wenig erfolgreichen Sparbemühungen eine Alternative aufzeige sowie die Position der niedergelassenen Ärzteschaft und der traditionellen Selbstverwaltung im Gesundheitswesen stärken helfe; von den anderen abgelehnt, u.a. weil er höchstens Umverlagerungen der Einnahmen und Ausgaben zwischen den Gruppen der Versorger und Versorgten bewirken könne (oder zu Einschränkungen der Gesundheitsleistungen zwänge) und einer einheitlichen, umfassenden Regelung dieses wichtigen Gesellschaftsbereichs entgegenarbeite.

Ein solches Ereignis der Gesundheitspolitik kann Gesundheitssystemforschung, sofern sie auch einen Beitrag zur Erkenntnis und Gestaltung aktueller Wirklichkeit leisten will, nicht unbeachtet lassen. Sie hat zu verfolgen, was getan und gedacht wird, hat zu beschreiben, was sich daraus ergibt, kann schließlich beraten, was besser getan würde, um ein wünschenswertes Ergebnis zu erreichen und unerwünschte Folgen zu vermeiden. Dies sind daher auch Zweck und Gegenstand der Studie über den Bayern-Vertrag.

2.1.1 Studienzweck I: Evaluation

Kern der Studie sollte es sein, die Effektivität des Bayern-Vertrags als eines Instruments gesundheitspolitischer Globalsteuerung zu beschreiben und generell die Möglichkeiten wie auch Schwierigkeiten des Einsatzes finanzieller Regulative im Gesundheitswesen zu analysieren.

Effektivität und Effizienz sind Begriffe, die, obwohl zum Standardvokabular öffentlicher Diskussion wie auch der Evaluationsforschung gehörend, keineswegs in einheitlichem Sinne verwendet werden. Gemeinsam ist allen Definitionen des Begriffspaares immerhin, daß Effektivität sich darauf bezieht, ob oder in welchem Ausmaß mit einer bestimmten Aktivität deren Ziele erreicht worden sind, während der Begriff der Effizienz das Verhältnis zwischen Zielerreichungsgrad und dem für die Aktivität erforderlichen Ressourcenaufwand betrifft. Wie auch immer die Begriffe Effektivität und Effizienz begrifflich gefaßt werden, erforderlich ist in jedem Falle die Identifikation des Ziels oder Zielsystems der Aktivität, wie sie ansatzweise und deduktiv in Kapitel 1 versucht wurde.

Eine Evaluation setzt nicht nur die Identifizierung und insbesondere auch Operationalisierung des Zielsystems voraus. Zur Beurteilung der Frage, ob und inwieweit beobachtete Entwicklungen in den relevanten Zieldimensionen von den Programmmaßnahmen selbst beeinflußt worden sind, ist darüber hinaus ein Rückgriff auf Wirksamkeitsmodelle vonnöten. Der empirische Gehalt und die Aussagenreichweite solcher Wirksamkeitsmodelle sind wichtige Determinanten der Möglichkeiten einer Evaluation. Ein konsistentes Wirksamkeitsmodell, auf das sich die Evaluierung des Bayern-Vertrags stützen könnte, existiert indessen nicht. Vielmehr bedarf es - auch für einzelne Teilziele - des

Einsatzes, teilweise auch der Entwicklung, unterschiedlicher Wirksamkeitsmodelle, um eine möglichst weitgehende Lösung des Zurechnungsproblems zu erreichen. Unter methodischen Gesichtspunkten kann das Spektrum der einzusetzenden Wirksamkeitsmodelle sehr vielfältig sein: Es kann sich dabei sowohl um analytische und Simulationsmodelle, um Experimente in Ausschnitten der Wirklichkeit, aber auch um hermeneutische oder andere interpretative Verfahren der Sozialwissenschaften handeln. Eine wesentliche Rolle beim Einsatz solcher Wirksamkeitsmodelle kommt einer regional, funktional und sektoral möglichst fein differenzierten Analyse der Ausgaben- und Leistungsentwicklung im (bayerischen) Gesundheitswesen zu; mit steigendem Differenzierungsgrad dieser Analyse wächst die Chance der empirischen Überprüfbarkeit der eingesetzten Wirksamkeitsmodelle und damit auch der Identifizierung der die Vertragseffektivität hemmenden oder fördernden Faktoren.

Als weiteres Problem einer Evaluation stellt sich schließlich die Frage nach der zweckmäßigsten Methode, den Wirkungsgrad einer Aktivität zu bestimmen. Häufig wird dieser durch Rekurs auf vorab fixierte Zielniveaus der Zielvariablen einer Aktivität gemessen. Bei der Evaluierung des Bayern-Vertrags bietet sich ein solches Verfahren der Messung oder Schätzung jedoch nur als indirekte und relative Möglichkeit an, da der Versuch, Zielniveaus exakt und absolut zu bestimmen, wenig aussichtsreich erscheint. Eher im Bereich des Machbaren ist eine vergleichende Effektivitätsmessung des Bayern-Vertrags, die sich auf unterschiedliche Grade seiner Rezeption oder Implementation oder auf andere, bei der Überprüfung der Wirksamkeitsmodelle identifizierte, effektivitätshemmende oder -fördernde Faktoren stützt. Denkbar ist auch eine extern vergleichende Effektivitätsmessung, die sich auf den Vergleich der Auswirkungen alternativer Strategien der Kostendämpfung bezieht. Ein solches Verfahren der extern vergleichenden Effektivitätsmessung ist ungleich schwieriger bzw. vager, könnte jedoch ansatzweise einen Beitrag zur empirischen Analyse unterschiedlicher Kostendämpfungspolitiken leisten. Besonderes Augenmerk wäre dabei jenen Konzepten einer Kostendämpfungspolitik zu widmen, die sich in dem für den Vertrag essentiellen Punkten von diesem absetzen (wie z.B. Reglementierung ärztlichen Leistungs- und Verordnungsverhaltens versus Setzung finanzieller Anreize zu wirtschaftlichem Verhalten oder Plafondierung der sektoralen Ausgabenentwicklung versus Motivation zur Ausnutzung von Substitutionsspielräumen).

2.1.2 Studienzweck II: Dokumentation

Die dem Vertrag zugrundeliegende Einschätzung einer gleichzeitigen Realisierbarkeit seiner Ziele 'Begrenzung der Kostenentwicklung' und 'Gewährleistung der Qualität ambulant-ärztlicher Versorgung' - steht unter einem wesentlichen Vorbehalt: Die Vertragspartner sind der Ansicht, daß sich diese Ziele nur im Rahmen der Selbstverwaltung der Gesetzlichen Krankenversicherung erreichen lassen. Vor dem Hintergrund der gesundheitspolitischen Kontroverse zwischen den Verfechtern der Selbstregulierung durch Körperschaften des öffentlichen Rechts und den Befürwortern stärkerer staatlich-administrativer Lenkung im Gesundheitswesen ist dem Vertrag damit auch eine wesentliche ordnungspolitische Zieldimension zuzusprechen. Geht man von der Annahme aus, daß auf längere Sicht ein Autonomieverlust der Selbstverwaltung nur vermieden werden kann, wenn es dieser gelingt, die Kostenentwicklung im Gesundheitswesen ohne Qualitätsminderung in den Griff zu bekommen, so könnten die beiden erstgenannten Ziele auch als instrumentell für das Ziel der Autonomiewahrung und der damit verbundenen Ziele interpretiert werden.

Um den Ansprüchen einer wissenschaftlichen Evaluation des Bayern-Vertrags gerecht werden zu können, muß das gesamte Zielspektrum, müssen also auch solche impliziten Ziele, Motive und Absichten ermittelt, dokumentiert und beachtet werden. Sie mögen von den Vertragspartnern bisweilen als selbstverständliche, d.h. nicht zu explizierende Ziele angesehen werden und können doch - auch aus ihrer Sicht - die 'entscheidenden' Ziele sein, die es zu erreichen gilt. Bei jedem Operationalisierungsversuch von Zielen wird man auf solche mitgedachten, unterstellten und möglicherweise konkurrierenden oder konfligierenden Ziele stoßen.

In der gesellschaftlichen Konstellation eines Vertragswerkes wie des Bayern-Vertrags ist die Annahme eines einheitlichen Systems von Zielen, anhand derer man die Effektivität des Vertrags messen könne, unrealistisch. Beteiligte, Betroffene und Beobachter mögen unterschiedliche Effektivitätsvorstellungen haben und können damit in den Prozeß der Vertragsdurchsetzung intervenieren. Zunächst kann Widerspruch zu Zielvorstellungen der Vertragspartner auch Nebenwirkungen des Vertrags freilegen, die diese selbst nicht wünschen, und Anstöße zu einer Modifikation oder Ergänzung von Vertragsregelungen geben;

außerdem kann solcher Widerspruch auch durchaus effektivitätsfördernd sein: So hat z.B. die heftige Reaktion von Regierungspolitikern und Krankenhausvertretern gegen den Bayern-Vertrag sicher auch dazu beigetragen, ihn in der Öffentlichkeit und insbesondere unter den Ärzten bekanntzumachen.

Die Feststellung solcher in den Prozeß der Vertragsrealisierung intervenierenden Ziele, Aktionen oder auch nur Mutmaßungen ist ein wesentlicher Schritt zu einer Evaluation, die sich nicht in Nebensächlichkeiten präzis vertieft, sondern stets die Relevanz der untersuchten Ziele in Frage zu stellen bereit ist. Für eine die hemmenden und fördernden Faktoren der Vertragsrealisierung analysierende Implementationsforschung ist die Suche nach solchen 'Nebenzielen' genauso wichtig wie die Operationalisierung der 'Hauptziele' des Untersuchungsgegenstands. Aus diesen Gründen ist eine Verfolgung der gesundheitspolitischen Diskussion im Umfeld des Bayern-Vertrags und einzelner seiner Regelungen ein notwendiges Pendant zu einer Evaluation im traditionellen Sinne und zugleich auch Voraussetzung für die eine bloße Wirksamkeitsanalyse überschreitende Evaluations- und Implementationsforschung.

2.1.3 Studienzweck III: Konsultation

Der dritte Hauptgegenstand und -zweck der Studie bestand darin, praktische Schlußfolgerungen aus den ersten beiden zu ziehen und nach Möglichkeiten zu suchen, wie eventuell unerwünschte Folgen des Bayern-Vertrags beseitigt oder Schranken gegen seine Wirksamkeit überwunden werden könnten.

Aus der Dokumentation und Analyse der Debatten und Geschehnisse sollte die institutionelle, organisatorische und rechtliche Konstellation, in der sich der Bayern-Vertrag als 'Modell' bewähren soll, erkennbar und in ihrer Dynamik darstellbar werden; aus den Untersuchungen über die Wirkungen und Wirksamkeit des Vertrags wird ersichtlich, ob und in welchem Ausmaß der Bayern-Vertrag als 'Instrument' die Entwicklung von Struktur und Kosten gesundheitlicher Versorgung beeinflussen konnte und wie dies mit Wirksamkeitsmodellen zu erklären ist. Aus beidem lassen sich u.a. die Umstände und Faktoren ermitteln, die eine volle Durchsetzung und zieladäquate Verwirklichung des Bayern-Vertrags behindern oder fördern. Schon die Identifizierung der Barrieren, die einer maximalen Verwirklichung des Bayern-Vertrags entgegenstehen, auch die Untersuchung zielabweichender Effekte, die seine Effizienz und Akzeptanz möglicherweise beeinträchtigen, geben Hinweise auf eine Verbesserung seiner Erfolgsbedingungen.

2.2 Evaluationskonzept

Unter Evaluation versteht man zumeist die Bewertung einer Maßnahme, eines Programms oder einer Politik; dazu gehören auch Ursachenanalysen, testtheoretisch begründete Prüfungen, phantasievolle Interpretationen - der (auch dieser Studie zugrundeliegende) Begriff der Evaluation ist sehr breit. Evaluation kann sich orientieren am Grad der Zielerreichung, am unabhängig davon irgendwie konzipierten 'Wert' oder 'Nutzen' oder an den unbeabsichtigten Neben- und Folgewirkungen der Maßnahme. Eine solche Bewertung strebt zumeist Bestätigung einer Maßnahme, Korrektur, Änderung oder auch 'nur' Erkenntnis über Wirkungszusammenhänge an. Grundsätzlich stellen sich zumindest fünf komplexe Fragen für die Evaluierung einer gesundheitspolitischen Maßnahme:

(1) Läßt sich die gesundheitspolitische Maßnahme überhaupt als eindeutiger Stimulus klar abgrenzen? Oder ist sie so unscharf formuliert, so unklar plaziert und so frühzeitig diskutiert, daß sie eine klare Wirkung aufgrund ihrer eigenen Diffusheit gar nicht erzeugen kann? Wo sind die Grenzen einer Gesundheitspolitik zu einem allgemeinen gesundheitspolitischen Umfeld?

(2) Welche Ziele sollen überprüft werden? Welche Auswirkungen und Nebenwirkungen sind zu erwarten? Wie ließen sich der 'Wert' oder 'Nutzen' der Politik bzw. ihre Nachteile bestimmen?

(3) Welche Veränderungen des Umfeldes (oder gar des Laufes der Geschichte) sind der Gesundheitspolitik zuschreibbar? Handelt es sich um Entwicklungen, die auch unabhängig von der Gesundheitspolitik eingetreten wären?

(4) Mit Hilfe welcher Methoden und welcher Systeme von Verfahrensweisen lassen sich mit angemessenem Aufwand valide Indikatoren (-systeme) zur Evaluation gewinnen?

(5) Welche Wege, Umwege und Irrwege eines Forschungsprozesses müssen zur Beantwortung dieser vier Fragenkomplexe in Kauf genommen werden?

2.2.1 Ein Politikmodell

Im Unterschied zur Qualitätskontrolle eines Gutes oder der Evaluation einer einzelnen Maßnahme, die meist klar einzugrenzen und zu beschreiben sind, muß Politikevaluation ihren Anwendungsbereich erst noch analytisch in den Griff bekommen.

Eine Gesundheitspolitik kann vereinfacht dadurch charakterisiert werden, daß

(1)	Entscheidungsträger	(Akteure)
(2)	mit Unterstützung der Bevölkerung oder mit institutioneller Macht bzw. mit Anreizen	(Anreiz)
(3)	wegen einer als mangelhaft bzw. verbesserungsfähig angesehenen Situation	(Motiv)
(4)	für einen (abgrenzbaren) räumlichen Bereich	(Raum)
(5)	zu einer (bestimmbaren) Zeit bzw. für einen (bestimmbaren) Zeitraum	(Zeit)
(6)	mit (definierbarem) Instrumentarium und (kalkulierbarem) Aufwand	(Kosten)
(7)	im Rahmen einer bestehenden bzw. sich verändernden politischen, ökonomischen, sozialen und ökologischen Struktur	(Umwelt)
(8)	zugunsten einer ausgewählten Bezugsgruppe	(Nutznießer)
(9)	mit oder ohne Berücksichtigung (in)direkter Aus- und Nebenwirkungen auf andere	(Betroffene)
(10)	das Verhalten von Menschen (oder das Verhältnis bestimmter Gruppen und Menschen zueinander) zu beeinflussen versuchen,	(Beteiligte)
(11)	um Ziele zu erreichen,	(Ziele)
(12)	die gesundheitliche Relevanz besitzen.	(Gesundheit)

Konzipiert man Evaluierung als Überprüfung der Implikationen oder des Wertes oder des Zielerreichungsgrades einer Maßnahme, eines Programms oder einer Politik, dann müssen zumindest die folgenden Punkte beachtet werden, wenn Relevanz und Effektivität der Ergebnisse gewährleistet werden sollen:

- Zielvielfalt: Nur von einem Ziel auszugehen - und noch dazu nur von einem deklarierten - geht in offenen Gesellschaften oder föderativen Systemen mit starker Stellung von Regionen und Selbstverwaltungen zumeist am Kern einer Politik vorbei, da Entscheidungsträger (1), Beteiligte (10) und Betroffene (9) in der Regel unterschiedliche, bisweilen konfligierende Ziele haben (11). Indirekte Aus- und Nebenwirkungen der Politik können erfaßt werden, wenn verschiedenste Ziele, Erwartungen und Befürchtungen hinsichtlich ihres Eintretens ermittelt und bewertet werden im Sinne einer Implikationsanalyse für Betroffene (9), Nutznießer (8) und hinsichtlich der angestrebten Veränderungen von Gesundheit und/oder Gesundheitswesen (12). Effektivität vorausgesetzt könnte dann die Effizienz, d.h. der monetäre Aufwand und/oder der Energieverbrauch (2, 6) zur Zielerreichung gemessen und mit Alternativen verglichen werden. Hauptcharakteristikum wissenschaftlicher Evaluationen ist es, neben einer Effektivitäts- und Effizienzfeststellung, die zumeist zentrales Anliegen sind, weitere Aus- und Nebenwirkungen möglichst inhaltsrepräsentativ zu ermitteln.

- Zuschreibbarkeit: Eine (direkte oder indirekte) Verhaltensänderung (10) muß begründet behauptet werden können. Sofern sie auch ohne die zu evaluierende Politik eingetreten wäre, kann sie ihr nicht zugeschrieben werden. Die Überprüfung der Zuschreibbarkeit einer Veränderung zu einem Stimulus im Rahmen der (eventuell simultanen) Dynamik der Systemökologie (7) ist essentieller Bestandteil einer wissenschaftlichen Evaluation. Problematisch ist, daß der Stimulus oft nicht ausreichend klar umgrenzt werden kann in bezug auf Raum (4) und Zeit (5).

Ob eine Politik als klarer Stimulus wirkt und Verhalten oder gar den Lauf der Geschichte ändert, kann erst nach Abschluß einer Evaluation festgestellt werden. Zunächst ist so zu tun, 'als ob' die Konturen der Politik klar seien. Aber schon während des ersten Schrittes der Evaluation, der Ermittlung von Wert- oder Wirkungsdimensionen, beginnt jede Maßnahme an Kontur zu verlieren, indem sie mit ihrer Umwelt allmählich verschmilzt, und zugleich mag sie an Kontur gewinnen, sofern sie klar definiert ist und sich deutlich darstellt. Ob sie jedoch Veränderungen verursacht oder bewirkt, kann erst nach Ermittlung und Operationalisierung von Wirkungsdimensionen festgestellt werden, sofern Spielregeln für die Lösung des zentralen Evaluationsproblems der Zurechenbarkeit bestehen und über sie Konsens herrscht. Erst dann läßt sich - schier tautologisch - ein Stimulus durch seine Wirkungen bestimmen.

2.2.2 Ziele und Wirkungsdimensionen

Bei Projekt- und Programmevaluationen wird bisweilen nur ein Ziel berücksichtigt, z.B. die Rentabilität. Aber selbst bei klar definierbaren Projekten ist eine Vielzahl verschiedener Ziele gezählt worden: bei einem Staudammprojekt 66 und einem Fernmeldeprojekt 120, um ferne Beispiele zu wählen. Dies spiegelt die Selbstverständlichkeit wider, daß verschiedene Interessengruppen verschiedene implizite und explizite Ziele haben. Die Kontroversen um eine Gesundheitspolitik wie den Bayern-Vertrag weisen besonders deutlich auf die Vielfalt von Zielen, Absichten, Unterstellungen, unbeabsichtigten oder tolerierten Nebenwirkungen hin, die eine solche Politik jenseits der (zwischen den Vertragspartnern kompromißhaft) deklarierten Ziele hat, die gleichwohl (je nach als Orientierungspunkt gewählter Interessengruppe) entscheidender sein können als die deklarierten Ziele. Die deklarierten Ziele stehen oftmals auch im Widerspruch zu den tatsächlichen Aus- und Nebenwirkungen, die - ebenso wie säkulare Trends - ursprüngliche Ziele überrollen und eine eindimensionale Evaluation irrelevant machen können. Deswegen muß bei wissenschaftlichen Politikevaluationen ein systematischer, systemorientierter Ansatz gewählt werden, der die wesentlichen Ziele und Wirkungen interessengruppenübergreifend und möglichst inhaltsrepräsentativ empirisch ermittelt.

Eine Form der Zielermittlung mag die Exegese von Dokumenten (wie Vertragstexten) und die eher deduktive Ableitung von Bedeutung, Sinn oder Nutzen einer Maßnahme oder Politik sein; solche Zielbestimmungen sind immer auch Zielinterpretationen, Zielverzerrungen, da sie selektiver Wahrnehmung und divergierenden Interessen unterliegen. Deshalb ist neben einer intensiven Zielexplikation oder -exegese auch eine breite Sammlung von wahrgenommenen, vermuteten, unterstellten oder anderswie zu charakterisierenden Zielen, Hoffnungen, Erwartungen im positiven Sinne oder von Befürchtungen, Ängsten, Ahnungen etc. im negativen Sinne angezeigt, um die 'volle' konnotative Bedeutung einer Politik zumindest annäherungsweise erfassen zu können. Wichtig dabei ist eine breite Repräsentation von gesellschaftlichen Gruppen mit unterschiedlichen Vorstellungen über Ziele, Auswirkungen, Nebenwirkungen, Folgewirkungen und Hemmnisse einer Gesundheitsmaßnahme oder Gesundheitspolitik; dadurch könnte - das muß das Ziel einer wissenschaftlichen im Unterschied zu einer Pro-domo-

Evaluation sein - eine 'Inhaltsrepräsentativität' von möglichen Aus- und Nebenwirkungen erreicht werden.

Wird ein Mehrkriterienansatz (verschiedene, inhaltsrepräsentative Ziele und Wirkungen) der Evaluierung gewählt, dann verfügt man gleichzeitig nicht nur über ein Netz von Informationen, mit dem Nebenwirkungen festgestellt werden können, sondern auch über Voraussetzungen, viele möglicherweise intervenierende und konkurrierende Faktoren kontrollieren zu können; gleichzeitig verfügt man über Kontrollvariablen, die im nicht-experimentellen Design Quasi-Kontrollgruppenfunktion haben.

Eine derart systematische und systemorientierte und nicht nur selektive Zielermittlung kann sich einer breiten Palette von Instrumenten, insbesondere der qualitativen, aber auch der quantitativen Sozialforschung bedienen. In diesem ersten Schritt, der durch Exploration, Phantasie, Intuition, Erfahrung etc. gekennzeichnet ist, werden Ziele erst ermittelt, noch nicht operationalisiert; operationalisiert wird vielmehr die Zielermittlung.

Zieloperationalisierungen sind ein zweiter Schritt in Richtung auf eine Evaluation und Analyse der Auswirkungen und der Wirksamkeit einer Politik. Hierbei wird überprüft, wie die ermittelten nominalen Zielkategorien - z.B. Kostendämpfung, Freiheitlichkeit - intersubjektiv nachvollziehbar und damit reproduzierbar mittels klar definierter Vorgehensweisen erfaßt werden können, z.B. mittels amtlicher Statistiken, klinischer Erhebungen oder individueller Befragungen. Viele Ziele einer Gesundheitspolitik können beispielsweise durch Befragungen bei niedergelassenen Ärzten operationalisiert werden, wenngleich mit unterschiedlichen Graden der Zuverlässigkeit und Validität. In dem Maße, in dem parallel zu dieser Operationalisierung noch zusätzliche Operationalisierungen gewählt werden können (Routinedaten, Delphi-Schätzungen etc.), ist die Angemessenheit der jeweiligen Operationalisierung annäherungsweise überprüfbar, sofern theoretisch a priori entschieden ist, welche Operationalisierung als Hauptkriterium gelten soll; dies ist ein wesentlicher Aspekt bei der Entwicklung von (substituierbaren Systemen von) Verfahrensweisen zur Erstellung eines zuverlässigen und gültigen Indikatorensystems im Rahmen einer Mehrquellenevaluation.

Eine wissenschaftliche Evaluation ohne solche wechselseitigen Validierungen, also mittels nur eines Operationalisierungsansatzes, wäre höchst problematisch. Zeitliche, finanzielle und personelle Kapazitätsbeschränkungen, Vertraulichkeit, Datenschutz und andere Faktoren verhindern eine volle Operationalisierung aller Ziel- und Wirkungsdimensionen mittels möglichst vieler verschiedener Vorgehensweisen. Wenn wissenschaftlich aber nicht entscheidbar ist, welche Dimensionen die wichtigsten sind, muß versucht werden, möglichst viele Dimensionen akzeptabel zu operationalisieren. Durch eine Mehrquellen- und Mehrkriterienevaluation können Substitutionsbeziehungen zwischen Indikatoren ermittelt bzw. ein dem Kriterium der Kosteneffektivität genügendes Indikatorensystem für die Evaluation entwickelt werden. Gleichzeitig wird dann auch die Versorgungsrealität relativ umfassend beschreibbar. Solcher Art operationalisiert, könnten dann Unterschiede oder Veränderungen in der Ausprägungen von Wirkungsdimensionen dargestellt werden.

2.2.3 Zuschreibbarkeit

Ob solche Unterschiede oder Veränderungen mit der zu evaluierenden Gesundheitspolitik zusammenhängen bzw. von ihr verursacht werden, ist die entscheidende Frage der Evaluationsforschung. Die Zuschreibbarkeit einer Reaktion auf eine Aktion ist dann gegeben, wenn eine 'ursächliche' Wirkungsbeziehung besteht. Nun sind jedoch in den Sozialwissenschaften einer am naturwissenschaftlichen Paradigma orientieren Ursachenforschung deutliche Grenzen gesetzt. Deshalb muß auf 'Indizienbeweise' gesetzt werden, auf Evidenzen, auf Konsens. Einen Ursache-Wirkungs-Beweis wird es in den Sozialwissenschaften wohl nie exakt geben, intervenieren doch auch bewußt fälschliche Wirkungszuschreibungen und deren Antizipation oder Aversion, da z.B. kluge Politiker Trends erkennen und sie ihre Politiken nennen. Dies ist um so leichter, als Politiken in bezug auf Raum, Zeit, Beteiligte, Nutznießer, Betroffene oft vage formuliert sind und sich in einen allgemeinen Entwicklungstrend einpassen. Aus diesem Grund ist die Zuschreibungsproblematik bei der Evaluation von Politiken - zumindest für Wissenschaftler und bisweilen gegen das Interesse der Politiker - besonders gravierend.

In diesem Bereich haben sich in der Praxis verschiedene Spielregeln herausgebildet, die an einem quasi-experimentellen Studiendesign orientiert sind, d.h. am Vergleich zwischen Betroffenen und Nichtbetroffenen. Solcher Vergleich kann räumlich, zeitlich, funktional oder sozial sein:

- Mit/Ohne-Vergleiche: Hierbei werden Vergleiche zwischen Regionen mit bzw. ohne Einwirkung der Politik durchgeführt. Aber: Mit/Ohne-Vergleiche werden u.a. durch die Diffusion von Politiken über Räume und Zeiten hinaus erschwert.
- Vorher/Nachher-Vergleiche: Sie sollen nicht nur kategoriale Unterschiede von Vorher zu Nachher feststellen, sondern auch verlaufsmäßig unterschiedlich schnelle Entwicklungen von Ziel- versus Restvariablen und eventuelle Strohfeuereffekte, die schon aufgrund der Diskussion über eine kommende Politik vor deren Implementation einsetzen können. Aber: Vorher/Nachher-Vergleiche können nur grosso modo den Zeitpunkt des Eintritts eines Stimulus schätzen; Effekte treten möglicherweise sehr spät ein.
- Mehr/Weniger- oder Gruppenvergleiche: Sofern angenommen werden kann, daß die Reichweite einer Politik insgesamt oder auch nur anfänglich nicht vollständig ist, können beispielsweise Verhaltensunterschiede von Arztgruppen mit unterschiedlichem Grad der Kenntnis bzw. der Betroffenheit von dieser Politik zugeschrieben werden. Jedoch: Gruppenvergleiche unterliegen dem Problem, daß bisweilen aufgrund der Verfügbarkeit von Daten politikirrelevante Gruppierungen analysiert werden.
- Modelltestungen: Je eher triftige Wirksamkeitsmodelle vorformuliert und empirisch validiert werden können, desto eher läßt sich Zuschreibbarkeit annehmen. Jedoch: Der Mangel an gültigen empirischen Generalisierungen und triftigen Theorien für das bundesrepublikanische Gesundheitssystem behindert Modelltestungen.
- Konsensus: Eine Übereinstimmung unterschiedlicher Beobachtergruppen über die Plausibilität einer Zuschreibung kann auch als Zuschreibbarkeitsargument im Sinne einer 'Schattenkontrolle' gelten. Allerdings: Im interessenübergreifenden und im interessengebundenen Konsens mögen sich (Zweck-)Ideologien und falsche Harmonisierungen niederschlagen.

Keine einzige dieser Argumentationsstrategien wird für sich allein stichhaltig sein. Bleibt nur der Ausweg der Evidenzmaximierung? Je mehr Argumente für die Zurechenbarkeit sprechen, desto eher sei sie gegeben?

Sofern Evaluierung nicht schon beginnt, wenn eine neue Politik gerade erst angedacht wird, und dies ist wohl sehr selten der Fall, kann ein den Interventions- oder Therapiestudien vergleichbares Forschungsdesign nicht gewählt werden. Deswegen scheint die genannte Regel 'Maximierung der Zuschreibbarkeitsargumente durch verschiedene Designs' angemessen zu sein. Dies erfordert aber ein sehr breites Informations- oder Indikatorensystem, das die Zielvielfalt der Politik widerspiegelt und zugleich unter Aspekten der Zuschreibbarkeit zumindest zeitlich, räumlich und funktional disaggregierbar ist. Es ist dann zurückzugreifen auf ein trotz vielleicht kulantester Datenverfügbarkeit außerordentlich löcheriges Informationssystem, das mehr Fragen aufwirft als beantwortet.

2.2.4 Schlußfolgerungen

Die Evaluation einer Gesundheitspolitik muß aus den genannten Gründen zumindest folgende sieben Punkte berücksichtigen:

(1) Die Evaluation einer Gesundheitspolitik erfordert wegen ihrer Vieldimensionalität eine große inhaltliche Breite von Informationen, solange wissenschaftlich und/oder politisch unentscheidbar ist, welche Ziele bzw. vermuteten Auswirkungen die wesentlichen sind.

(2) Da sich die Vieldimensionalität der einer Gesundheitspolitik zugeschriebenen oder zugesprochenen Ziele und Wirkungen nicht von ungefähr auf sehr unterschiedlichen Niveaus operationaler Nähe manifestiert, sind zwar Vorgehensweisen der Zielpräzisierung vonnöten, aber auch - im deutlichen Gegensatz zu differenzierenden Vorgehensweisen - hochaggregierte synthetische Operationalisierungsversuche auf niedrigem Meßniveau (wie z.B. Trendschätzungen durch Experten).

(3) Die Uneindeutigkeit des Stimulus einer Gesundheitspolitik erfordert - abgesehen von der durch die Wahl der Studiendesigns und des statistischen Kalküls bedingten Menge erforderlicher Beobachtungswerte - relativ lange Zeitreihen von Indikatoren, Daten und Informationen vor und nach Eintritt des Ereignisses.

(4) Die Frage der Zurechenbarkeit von Wirkungen zu einem undeutlichen Stimulus verweist darüber hinaus auf die Notwendigkeit von geeigneten Querschnittsvergleichen im Zeitverlauf.

(5) Der geringe Stand des Vorwissens über situationsadäquate Wirksamkeitsmodelle für Prozesse im Gesundheitswesen erfordert umfangreiche Explorationen während des ganzen Forschungsprozesses.
(6) Die eingeschränkte Qualität von Routinedatenbeständen für Evaluationen verweist auf die Notwendigkeit flankierender, validierender, von Routine unabhängiger Datensammlungen und auf die Grenzen von Sekundäranalysen in Routinedatenbeständen.
(7) Eine eindimensionale Evaluation einer Gesundheitspolitik mit nur einem Forschungsinstrument ohne vorgängige Exploration der Zielkonnotationen der Politik bei unterschiedlichen Interessengruppen ist wissenschaftlich nicht vertretbar.

Evaluation ist ein iterativer Prozeß. Wenn es auch richtig sein mag, daß zu viele Fragen zu schlechten Antworten auf jede einzelne führen, wird man um der Relevanz der Evaluation willen und wegen vielfältiger möglicher Interventionen, Parallelentwicklungen und Nebenwirkungen doch nicht von vornherein auf möglicherweise entscheidende Fragen verzichten können, sondern eher sequentiell dort, wo Probleme sich zeigen, erneut zu feineren Informationsnetzen greifen. In vielen Wissenschaftsbereichen sind hochkontrollierte Studiendesigns, z.B. randomisierte Kontrollgruppenvergleiche, erstrebenswert. Evaluationen jedoch beginnen üblicherweise, wenn die Politiken bereits eingesetzt haben. Das heißt, sie können Effekte oft nur ex post beschreiben und müssen dabei auf vorfindliche Informationen zurückgreifen. In derartigen Situationen sind Vorgehensweisen angemessen, die den methodischen Idealen mancher empirischen Wissenschaften nicht exakt entsprechen: Verwendung wenig zuverlässiger oder gültiger Indikatoren (z.B. Routinedaten), explorative statistische Analysen etc. Schwächen des Studienansatzes im formalen Sinn müssen wettgemacht werden durch intelligente, wenngleich gelegentlich spekulative Interpretationen sowie durch Kumulierung von Evidenzen.

Wenn es auch richtig sein mag, daß (quasi-)kausale Interpretationen strenge Experimentaldesigns benötigen, so gewährleisten solche Designs jedoch keineswegs Zuschreibbarkeit, sondern verschließen manchmal eher die Augen vor flankierenden und komplementären Argumenten. Aus diesen Gründen ist es wohl am richtigsten, eine Gesundheitspolitik so zu evaluieren, daß man explorativ, heuristisch und sequentiell viele Kriterien, Ebenen, Zeiten, Quellen, Räume und Designs nutzt.

2.2.5 Umsetzung des Evaluationskonzeptes

Übersicht 2.1 versucht, den Zusammenhang des diesem Evaluationskonzept entsprechenden Forschungsprozesses schematisch zu skizzieren. Um Auswirkungen und Wirksamkeit des Bayern-Vertrags evaluieren zu können, mußten zunächst einmal in Vorstudien qualitativer und quantitativer Art die Ziele, Wirkungen und möglichen intervenierenden Faktoren empirisch ermittelt werden. Die dabei festgestellten 323 Wirkungsdimensionen des Vertrags hätten relativ flächendeckend erforscht werden können, wenn alle zu deren Grobstrukturierung entworfenen Untersuchungsthemen ("Studienideen"; Abschnitt 2.5) behandelt worden wären. Angesichts beschränkter Ressourcen und politischer sowie wissenschaftlicher Prioritäten haben jedoch die Projektpartner gemeinsam entschieden, nur einen Teil dieser Studienideen eingehend empirisch-methodisch zu verfolgen. Dabei wurden vor allem drei verschiedene Methodiken zur Evaluation genutzt: Routinedatenauswertungen, Ärztebefragungen und Politikanalysen.

Dieser Evaluationsbericht stellt die Evidenzen, die mittels einer oder mehrerer dieser Methoden ermittelt werden konnten, systematisch und nach inhaltlichen Gesichtspunkten geordnet dar. Er beginnt mit einer Analyse der Entwicklungen in den 'Sparzielzonen' des Vertrags

- Einweisungen/Krankenhaussektor
- Arzneimittelverschreibungen
- Arbeitsunfähigkeitsschreibungen
- physikalische Therapie

und geht dann auf weitere Wirkungsdimensionen ein, die als möglicherweise intervenierende Variablen, aber auch schon bei der Analyse der 'Sparzielzonen' berücksichtigt wurden.

Dieser Forschungsprozeß ist ein 'lernender' Forschungsprozeß, in dem Fragestellungen empirisch ermittelt werden und nicht apodiktisch gesetzt sind. Er ist - angesichts der Knappheit von Forschungsressourcen - auch ein politischer Prozeß, in dem entschieden werden mußte, welche Fragen gestellt und welche Methodiken eingesetzt werden sollten, da nicht alle einsetzbar waren. Dennoch wurde versucht, dem Anspruch der Inhaltsrepräsentativität, soweit es ging, Genüge zu tun, obwohl festgehalten werden muß, daß jede Evaluation - bewußt oder unbewußt - selektiv ist. Zwischen Evaluationsanspruch und Evaluation besteht wohl immer eine deutliche Kluft, so auch hier.

Übersicht 2.1: Studienablauf

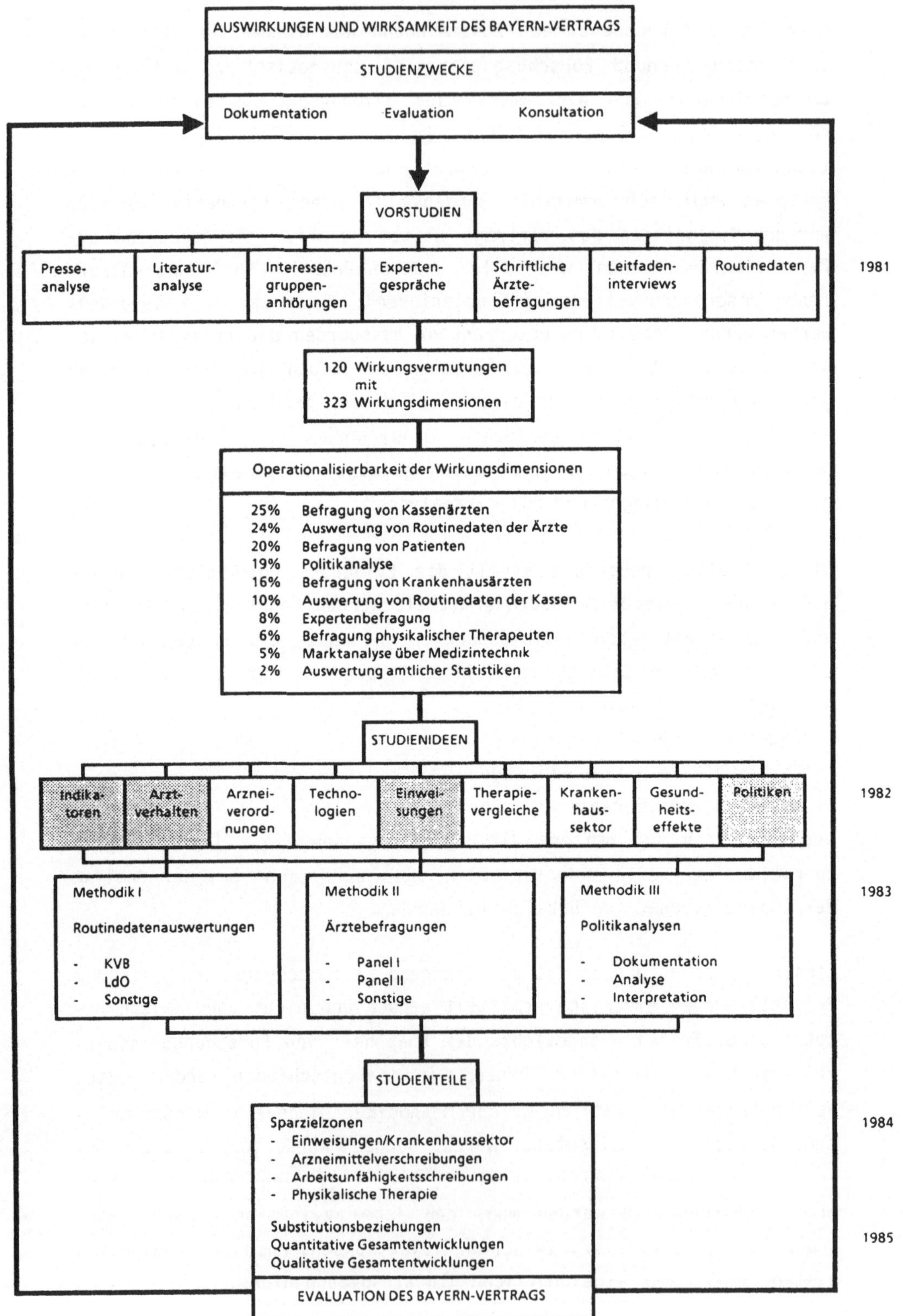

2.3 Vorstudien

Ausgangspunkt der Evaluation einer Gesundheitspolitik ist also - wie dargestellt - die Ermittlung und Operationalisierung von Zielen, Wirkungsdimensionen und intervenierenden Variablen. Zusammen mit einer Reihe methodischer Prüfungen von Operationalisierbarkeit und Datenqualität war dies auch das Thema der explorativen Untersuchungen in der ersten Phase der Studie über den Bayern-Vertrag. Die Exploration wesentlicher Wirkungsdimensionen gründete vor allem auf einer aus vielen Quellen gespeisten Suche nach vermuteten Motiven, Wirkungen, Absichten und Nebenwirkungen sowie Zielen dieses Vertrags im Umfeld anderer, zum Teil konkurrierend auftretender gesundheitspolitischer Maßnahmen. Die hauptsächlichen Quellen dafür waren:

- Literaturauswertungen
- Presseauswertungen
- Expertengespräche
- Expertenanhörungen
- Expertenbefragungen
- Ärztegespräche
- Ärztebefragungen
- Sekundärauswertung vorliegender Erhebungen
- Auswertung vorliegender Statistiken.

Explorativ war zunächst auch die Abschätzung der Untersuchbarkeit wesentlich erscheinender Vermutungen mit Hilfe von Instrumenten der qualitativen und quantitativen Forschung, die teilweise erst an den jeweiligen Untersuchungsbereich noch angepaßt werden mußten; dies waren insbesondere Arztbefragungen und Untersuchungen in ärztlichen Praxen sowie Verfahrensweisen der Massendatenverarbeitung und Sonderaufbereitungen von Statistiken unter Beachtung der Datenqualität.

2.3.1 Presseauswertung

Presse war ein wesentliches Medium, die "Philosophie des Bayern-Vertrags" in Bayerns Kassenärzteschaft, aber auch in der gesundheitspolitischen Öffentlichkeit der Bundesrepublik bekannt und allmählich populär zu machen und damit ihre Verwirklichungschancen zu erhöhen. Von Anfang an versuchten die Partner des Bayern-Vertrags, für ihr Vertragswerk möglichst große Publizität herzustellen. Die Aufgabe der Presseauswertung sollte es deshalb zunächst sein, herauszufinden, welche Resonanz der Bayern-Vertrag in der gesundheitspolitischen Öffentlichkeit ausgelöst hat, d.h. welche Stellung die wichtigsten Funktions- und Meinungsträger in der Gesundheitspolitik dazu eingenommen haben. Die zweite Aufgabe der Presseauswertung bestand in der thematischen Ordnung und in der Qualifizierung der Argumente, die pro oder kontra Bayern-Vertrag geäußert wurden. Hierdurch sollte eine möglichst breite Ermittlung von Vermutungen über den Bayern-Vertrag gefördert werden.

Ausgewertet wurden ca. 440 Artikel aus 91 verschiedenen Presseorganen, verstreut über einen Zeitraum von mehr als zwei Jahren zwischen Mitte 1979 und Ende 1981. Nicht mitgezählt sind dabei Artikel, die wortgleich - oder nahezu wortgleich - in mehreren Organen abgedruckt wurden, wohl aber solche, die zwar vom selben Verfasser zum selben Anlaß, doch für ein anderes Publikum und deshalb mit anderen inhaltlichen Akzenten oder stilistischen Mitteln geschrieben wurden. Quellen der Dokumentation waren:

- eigene Sammlungen aus der Tagespresse und aus Zeitschriften
- Übernahme aus den Pressearchiven von LdO und KVB
- Sichtung der bei der bayerischen Landesapothekerkammer und bayerischen Krankenhausgesellschaft verfügbaren Zeitschriften
- die BdO-Presseschau.

Eine Vollständigkeit der Erfassung sämtlicher vertragsbezogener Artikel konnte nicht beansprucht werden.

Die Methoden der Auswertung orientierten sich an der Zielsetzung des Bayern-Vertrags. Um die Positionen und Vermutungen der wichtigsten Institutionen und Organisationen ermitteln, die Haupthypothesen zum Bayern-Vertrag herausfiltern und sie in den Kontext der gesundheitspolitischen Diskussion stellen zu können, war es weder machbar noch zweckmäßig, auf Techniken einer quantitativ orientierten Inhaltsanalyse zurückzugreifen. Vielmehr wurde versucht, die wesentlichen Vermutungen über den Bayern-Vertrag ungefiltert herauszuschälen (Abschnitt 2.4).

2.3.2 Anhörungen

In Anhörungen sollten indirekt Beteiligte und Betroffene des Bayern-Vertrags Gelegenheit erhalten, ihre Ansichten zu dem Vertragswerk zu äußern. Hauptziel dieser Veranstaltungen war es, das Spektrum der Vermutungen über den Vertrag auszuleuchten und - vermittelt durch die soziale Situation von Rede und Gegenrede - eventuell auf neue, so noch nicht geäußerte Vermutungen zu stoßen.

Vom MEDIS-Institut wurden zwei Anhörungen durchgeführt. Der erste Diskussionskreis zum 'Bayern-Vertrag' fand am 13. und 14. Juli 1981 statt. An der Veranstaltung nahmen teil:

- seitens der "Projektgruppe Bayern-Vertrags-Studie" mehrere Mitarbeiter
  - ° des Bayerischen Staatsministeriums für Arbeit und Sozialordnung (StMAS),
  - ° der Kassenärztlichen Vereinigung Bayerns (KVB),
  - ° der bayerischen Landesverbände der Ortskrankenkassen (LdO), Betriebskrankenkassen (BKK) und Innungskrankenkassen (IKK), sowie
  - ° des MEDIS-Instituts der GSF;
- als Vortragende die Vertreter
  - ° der CSU-Landtagsfraktion,
  - ° der FDP-Landtagsfraktion,
  - ° der Vereinigung der Arbeitgeberverbände in Bayern (BDA),
  - ° des Deutschen Gewerkschaftsbundes (DGB),
  - ° der Deutschen Angestellten-Gewerkschaft (DAG),
  - ° des Christlichen Gewerkschaftsbundes (CGB),
  - ° des Landesverbands der Pharmazeutischen Industrie (BPI),
  - ° der Landesapothekerkammer und des Bayerischen Apothekervereins (BAV),
  - ° des Deutschen Verbandes für Physiotherapie/Zentralverband der Krankengymnasten (ZVK),
  - ° des Verbands Physikalische Therapie (VPT) und
  - ° des Verbands Deutscher Badebetriebe e.V. (VDB)

  sowie
- als Gast ein Vertreter des Bundesministeriums für Arbeit und Sozialordnung (BMA).

Der zweite Diskussionskreis zum 'Bayern-Vertrag' fand am 28. September 1981 statt. Als Vortragende waren Vertreter

- der Bayerischen Krankenhausgesellschaft (BKG)
- des Verbandes der leitenden Krankenhausärzte Deutschlands e.V. (VLK), Landesgruppe Bayern, und
- des Marburger Bundes (MB), Landesverband Bayern e.V.

erschienen.

Sowohl die Stellungnahmen der verschiedenen Organisationen als auch die sonstigen Diskussionsbeiträge wurden auf Band aufgezeichnet und dann auf ihren Gehalt hin (im Sinne von Vermutungen und Wirkungsdimensionen) untersucht. Auch hierfür mußte ein exploratives, qualitatives Verfahren gewählt werden.

2.3.3 Ärztegespräche

Da der Bayern-Vertrag im wesentlichen über das Handeln der niedergelassenen Kassenärzte die Leistungsstruktur und Kostenentwicklung im bayerischen Gesundheitswesen zu beeinflussen sucht, hat in der Studie die Ermittlung der Handlungsbereitschaft und -fähigkeit dieser Ärzte, d.h. die Erkenntnis ihrer Absichten, Ansichten, Erfahrungen und objektiven Handlungsmöglichkeiten, einen zentralen Stellenwert. Ihre Einschätzung der ärztlichen Situation und ihre Einstellung zum Bayern-Vertrag zu untersuchen, bildete daher einen wesentlichen Einstieg in die Evaluation des Vertrags selbst. Konkrete Zielsetzung war auch hier die Ermittlung von Vermutungen über dessen Wirkungsdimensionen.

Mit einem Interviewleitfaden, der in fünf Vorgesprächen getestet worden war, wurden im Juli 1981 15 bayerische Ärzte interviewt, 14 persönlich in ihrer Praxis oder Wohnung, einer telefonisch. Die persönlichen Interviews dauerten 1 - 2 Stunden. Sie wurden (bis auf ein Gespräch) mit Einwilligung der Gesprächspartner auf Tonband aufgezeichnet. Der Leitfaden legte nur die Grundfragen fest, nicht deren Reihenfolge und die jeweils speziellen Nachfragen. Nach Möglichkeit wurde der Argumentationsweg des befragten Arztes nicht unterbrochen.

Ausgewertet wurden die Tonbandprotokolle mit Methoden der qualitativen Sozialforschung. Die geäußerten Argumente wurden im Sinne von Vermutungen über den Bayern-Vertrag und seine Wirkungsdimensionen kategorisiert.

2.3.4 Ärztebefragung

In methodischer Erweiterung des Ansatzes, bayerische niedergelassene Kassenärzte über den Bayern-Vertrag persönlich zu interviewen, sollten mittels einer standardisierten Befragung bei einer kleinen Stichprobe von Ärzten der Bekanntheitsgrad des Bayern-Vertrags und die Bereitschaft der Ärzte zu dessen Annahme und Umsetzung untersucht werden. Gleichzeitig diente dieser Studienteil auch der Erprobung von Befragungsformen bei niedergelassenen Ärzten. Inhaltliches, auf Wirkungsdimensionen und Vermutungen bezogenes Forschungsinteresse stand also in Verbindung mit einem methodischen Interesse an der Untersuchung der Durchführbarkeit von Ärztebefragungen, sollten diese doch ein Hauptinstrument der Evaluation werden.

Im Frühjahr 1980 wurde dem MEDIS von der KVB eine Zufallsstichprobe von 102 niedergelassenen bayerischen Kassenärzten zur Verfügung gestellt. Nachdem ein Versuch, mit 20 Ärzten Telefoninterviews durchzuführen, sich im Verhältnis zu den erzielten Resultaten als zu aufwendig erwiesen hatte, wurden die übrigen 82 Ärzte schriftlich (mit einem einheitlichen Formular von sechs Fragen) befragt. 57 der angeschriebenen Ärzte beteiligten sich an dieser Befragung, 15 von ihnen waren an weiterführenden Gesprächen über die Thematik des Fragebogens interessiert. Mit diesen Ärzten wurden dann Termine für Leitfadeninterviews vereinbart.

Auch diese Vorstudie wurde dazu genutzt, Vermutungen über die Wirkungen des Bayern-Vertrags zu erfassen und vorläufig zu gewichten.

2.3.5 Weitere Explorationen

Literaturauswertungen, Routinedatenauswertungen, Auswertungen vorliegender Erhebungen und Statistiken, Gespräche mit Gesunden und Patienten, Introspektion, analytische Phantasie etc. waren die Quellen weiterer Explorationen zum Bayern-Vertrag mit dem Ziel, Wirkungen und Auswirkungen dieser Gesundheitspolitik erahnen, benennen und operationalisieren zu können.

2.4 Wirkungsdimensionen des Bayern-Vertrags

Hauptergebnis all dieser Vorstudien war eine ungefilterte Zusammenstellung von Annahmen und Vermutungen über Auswirkungen und Wirksamkeit des Bayern-Vertrags. Dessen Komplexität machte eine vergleichsweise umfangreiche Phase der Hypothesensammlung (und Methodentestung) notwendig. Bei einem Untersuchungsgegenstand mit derart weitverzweigten und vielschichtigen Wirkungsdimensionen würden thematische oder methodische Einseitigkeiten einen wissenschaftlichen

Kunstfehler par excellence darstellen, der durch Akribie im Detail nicht wieder wettgemacht werden könnte. Erst auf dem Hintergrund einer Aussagensammlung, die die gesamte Breite der geäußerten Vermutungen repräsentiert, ließen sich Untersuchungsschwerpunkte abstecken, die gesundheitspolitisch triftig und wissenschaftlich relevant sind. Aus diesem Grunde mußte angestrebt werden, daß bei der Sammlung bzw. Erhebung von Vermutungen möglichst viele und möglichst unterschiedliche Interessengruppen berücksichtigt werden: Urheber, Befürworter und Kritiker des Vertrags, Politiker, Ärzte und Wissenschaftler, Handelnde und Beobachter, Betroffene und Distanzierte. Durch die Einbeziehung der genannten Vorstudien und die gewählten Verfahren bei ihrer Auswertung sollte ein angemessenes und realistisches Maß an inhaltlicher Repräsentativität der ermittelten Vermutungen für die Thematik des Bayern-Vertrags erreicht werden.

2.4.1 Vermutungen über den Bayern-Vertrag

Im folgenden werden beispielhaft einige von insgesamt 120 ermittelten Behauptungen, Annahmen und Hypothesen über den Bayern-Vertrag aufgeführt; diese Vermutungen ließen sich zu folgenden Themenkomplexen zusammenfassen:

- die gesundheitspolitische Bedeutung des Bayern-Vertrags
- der Bayern-Vertrag und die Struktur des gesundheitlichen Versorgung
- der Bayern-Vertrag als Instrument zur Kostendämpfung
- seine Auswirkungen auf das Denken und Handeln der Ärzte
- seine Auswirkungen auf das Arzt/Patienten-Verhältnis
- seine Auswirkungen auf das Verhältnis zwischen ambulanter und stationärer Versorgung
- seine Auswirkungen auf Krankenhauseinweisungen
- seine Auswirkungen im Arzneimittelbereich
- seine Auswirkungen bei Arbeitsunfähigkeitsschreibungen
- seine Auswirkungen im Bereich physikalischer Therapie
- seine Auswirkungen im Bereich der Medizin-Technik.

Beispiele solcher -1981/82 zusammengestellter- Vermutungen sind:

- Der Vertrag wirke Tendenzen zur Einheitskrankenkasse entgegen.
- Im Fall seines Erfolgs sichere der Bayern-Vertrag die Erhaltung einer staatsunabhängigen, gegliederten Krankenversicherung und die freiberufliche Tätigkeit des Kassenarztes.

- Ein stärkerer Ausbau der ambulanten Pflegedienste würde die Verwirklichung der Vertragsziele begünstigen. Vor allem Sozialstationen könnten dazu beitragen, indem sie die Versorgung pflegebedürftiger Patienten übernehmen.
- Der Bayern-Vertrag habe dazu geführt, daß 1980 im Vergleich zum Vorjahr sowohl die Zahl der stationären Fälle von Belegärzten als auch die Berechnungstage für Krankenhausbehandlung insgesamt zurückgingen.
- Die Zuwachsrate in den Ausgabenbereichen, die der Bayern-Vertrag erfaßt (ärztliche Gesamtvergütung, Krankenhaus, Arzneimittel, Heil- und Hilfsmittel), sei geringer als die der Gesamtausgaben der Ortskrankenkassen.
- Der Bayern-Vertrag bewirke im Krankenhausbereich, volkswirtschaftlich gesehen, keine Einsparungen, sondern nur Kostenverlagerungen vom Beitragszahler der Krankenversicherung auf den Steuerzahler oder den freigemeinnützigen Krankenhausträger.
- Zwischen der Kenntnis des Bayern-Vertrags und der positiven Einschätzung seiner Wirksamkeit bestehe ein Zusammenhang. Ärzte, die von seiner Wirksamkeit überzeugt sind, kennten ihn besser als andere und umgekehrt.
- Bayern-Vertrag und Wirtschaftlichkeitsprüfung würden von niedergelassenen Ärzten als widersprüchlich wahrgenommen. Letztere erscheine handlungsrelevanter, da sie unmittelbare Sanktionen vorsieht.
- Unberechtigte Patientenwünsche würden desto eher befriedigt, je stärker die Konkurrenz unter niedergelassenen Ärzten sei. Deshalb werde es an Orten mit hoher Arztdichte besonders schwierig sein, Ausgabeneinsparungen zu erzielen.
- Die Ersetzung stationärer durch ambulante Behandlung und Pflege setze eine größere Kooperationsbereitschaft und -fähigkeit des Patienten und seiner Angehörigen voraus.
- Wenn aufgrund des Bayern-Vertrags die Krankenhaushäufigkeit zurückgehe, müßte die Zahl der ärztlichen Hausbesuche deutlich ansteigen.
- Der Bayern-Vertrag werde die Krankenhäuser vor allem im diagnostischen Bereich entlasten können, weniger im therapeutischen oder pflegerischen.
- Langfristiges Ziel des Bayern-Vertrags sei es, das Überangebot an Betten sichtbar zu machen; kurzfristig solle den Forderungen der Krankenhäuser nach mehr Personal entgegengetreten werden.

- Seit Inkrafttreten des Bayern-Vertrags überwiesen niedergelassene Ärzte häufiger in die Chefarztambulanzen und dies auch in Fällen, bei denen eine direkte Krankenhauseinweisung durchaus im Ermessensspielraum des niedergelassenen Arztes läge.
- Der Bayern-Vertrag fördere die Verwendung von Mono- anstelle von Kombinationspräparaten.
- Die strengere Handhabung von AU-Schreibungen sei bei geringer Arztdichte leichter zu verwirklichen als bei ärztlicher Überversorgung.
- Der Bayern-Vertrag bewirke im Bereich physikalische Therapie sowohl einen Rückgang der Fallzahlen als auch einen Rückgang der Leistungen pro Fall.
- Die seit 1980 auftretenden regionalen Unterschiede und zeitlichen Schwankungen in den Umsätzen der physikalischen Therapeuten seien darauf zurückzuführen, daß
  - ° die Vertragspartner ihre Informationsmaßnahmen in den einzelnen Kassen- und KV-Bezirken unterschiedlich intensiv durchführten;
  - ° städtische Patienten ihre Behandlungswünsche bei Ärzten leichter durchsetzen könnten als ländliche;
  - ° physikalische Therapeuten unterschiedlich engen Kontakt mit zuweisenden Ärzten unterhielten.
- Die dank Bayern-Vertrag dem ambulant-ärztlichen Versorgungsbereich vermehrt zur Verfügung gestellten Mittel würden vornehmlich für den apparativen Ausbau der Gebietsarztpraxen verwendet.

Anhand solcher Beispiele wird deutlich, daß dem Bayern-Vertrag keineswegs nur im Bereich der Mengen und/oder Ausgaben für Verordnungen und Verschreibungen Auswirkungen zugesprochen werden, sondern auch in vorgelagerten Bereichen wie z.B.
- Arztverhalten: Technikeinsatz, Praxisform, Prävention, Wirtschaftlichkeit, Kooperation, Information, Bewußtsein
- Krankenhaussektor: Angebotsstruktur, Organisation, Ausstattung, Verhalten von Krankenhausärzten
- Apotheken und Pharmaindustrie: Umsätze, Marktstrategie
- Patientenverhalten: Inanspruchnahme, Nachfragepräferenzen.

Diese Vermutungen über den Bayern-Vertrag stellen gleichsam 'naive' Wirkungs- oder Wirksamkeitsmodelle dar, Hypothesen, die - könnten ihre Elemente operationalisiert werden - in einer Evaluation zu analysieren wären.

2.4.2 Wirkungsdimensionen

In den 120 ermittelten Vermutungen ist eine Vielzahl von Wirkungsdimensionen (Ziele, Wirkungen, Interventionen etc.) oder auf sie einwirkenden Variablen enthalten, die im einzelnen dargestellt, definiert und präzisiert werden müssen, ehe sie als Basis für eine Hypothesentestung operationalisiert werden können. Insgesamt wurden 323 'Wirkungsdimensionen' (einschließlich intervenierender Variablen) unterschieden. Einige Beispiele:

4 - Arzneimittelverordnungen
8 - Verordnung von Kombinationspräparaten
10 - Anzahl Arbeitsunfähigkeitschreibungen
13 - Krankenhaushäufigkeit
20 - Krankenhausaufnahme von Notfallpatienten
23 - Entlastung der Krankenhäuser von leichten Fällen
25 - Fallzahlentwicklung bei physikalischer Therapie
28 - Verordnungen krankengymnastischer Leistungen
36 - Umsätze von physikalischen Therapeuten
39 - Zweckmäßigkeit von Massagen und medizinischen Bädern
44 - Facharztdichte
54 - Einfluß ökonomischer Anreize auf den Einzelarzt
59 - Intensität regionaler Informationsmaßnahmen der Vertragspartner
61 - Anteil schwerer Behandlungsfälle an ambulanten Fällen
64 - Qualität des Arzt/Patienten-Verhältnisses
79 - Bedarfsgerechtigkeit der Nutzung vorhandener Geräte
80 - Doppelinvestitionen in Krankenhäusern und Praxen
83 - Konsultation von Arzneimittelvergleichslisten
90 - Restriktives Verordnungsverhalten bei physikalischer Therapie
97 - Möglichkeiten ambulanten Operierens
99 - Risiken ambulanten Operierens bei Nachsorge und Notfallversorgung
102 - Zahl der ärztlichen Hausbesuche
105 - Anteil von Auftragsüberweisungen an Überweisungen
118 - Solidarisches Handeln der Kassenärzte
121 - Loyalität gegenüber der KV-Politik
124 - Konkurrenz unter Kassenärzten
128 - Erfüllung/Abweisung unberechtigter Patientenwünsche
140 - Grad der ärztlichen Innovationsbereitschaft
148 - Sozialstationen

153 - Entwicklung des Rettungsdienstes
155 - Schließung von Krankenhäusern
158 - Organisatorische Zentralisierung des Krankenhauswesens
175 - Autonomie der Krankenhäuser
180 - Schweregradveränderungen der Krankenhausfälle
199 - Apothekenumsätze
214 - Beitragssatzentwicklung
215 - Gegensteuerung übriger Akteure im Gesundheitswesen
248 - Vorteil vermiedener Krankenhaustage
253 - Gesamtwirtschaftliche Kostenentwicklung
291 - Weiterentwicklung der kassenärztlichen Versorgung
295 - Freiberuflichkeit der Kassenärzte
296 - Marktwirtschaftlichkeit
301 - Absicherungsdenken der Patienten
305 - Absorptionskapazität für wachsende Ärztezahlen

Diese 44 willkürlich ausgewählten, beispielhaften Wirkungsdimensionen und intervenierenden Variablen deuten die Bedeutungsvielfalt an, die dem Bayern-Vertrag zugesprochen wird. Obwohl umfangreich, ist die Liste noch unvollständig. Weitere Kontextexplorationen werden - wenn auch mit abnehmendem Ertrag - es ermöglichen, noch weitere Dimensionen zu bestimmen.

Deutlich ist die Disparität der Dimensionen aus unterschiedlichen Bezügen des Gesundheitssystems: Anbieter, Zwischenhändler, Konsumenten; andere Dimensionen lassen sich eher kategorisieren nach Struktur, Prozeß und Outcome. Die vermuteten Aus- und Nebenwirkungen reichen "in alle Ecken und Enden" des Gesundheitssystems. Daher wäre eine eindimensionale Evaluierung dem Gegenstand nicht angemessen.

2.4.3 Operationalisierungen

Die genannten Dimensionen sind sehr unterschiedlich in bezug auf
- Leichtigkeit der Operationalisierung
- Quellen bzw. Bezugspunkte der Operationalisierung (z.B. Routinedaten, Befragungen, komplexe Studiendesigns)
- Zeitliche Aspekte ihrer Studierbarkeit (z.B. prospektiv, retrospektiv, Querschnitt)
- Ansatzpunkte der Vergleichbarkeit (interregional, intraregional, funktionaler Vergleich, Fallvergleich, Zeitvergleich).

Im Rahmen eines Gruppendiskussionsverfahrens von Sozialwissenschaftlern unterschiedlicher Disziplinen wurden die Dimensionen Datenquellen und Forschungsinstrumenten zugeordnet, so daß abgeschätzt werden konnte, mit Hilfe welcher Vorgehensweise welche Aus- und Nebenwirkungen des Bayern-Vertrags erfaßbar sind. Von den 323 Dimensionen bzw. Variablen sind operationalisierbar durch:

- Ärztebefragung (81 = 25%): ca. 1/4
- Routinedaten der Kassenärzte (77 = 24%): ca. 1/4
- Patientenbefragung (63 = 20%): ca. 1/5
- Politikanalyse (62 = 19%): ca. 1/5
- Krankenhausärztebefragung (51 = 16%): ca. 1/6
- Routinedaten der Kassen (32 = 10%): ca. jede zehnte
- Expertenbefragung (zur weiteren Operationalisierung) (27 = 8%): ca. jede zwölfte
- Umfrage bei physikalischen Therapeuten (19 = 6%): ca. jede sechzehnte
- Umfrage zur Medizin-Technik (10 = 3%): ca. jede dreiunddreißigste
- Amtliche Statistiken (7 = 2%): ca. jede fünfzigste.

Diese Auflistung zeigt recht deutlich die Schwerpunktbereiche und Grenzen einer wissenschaftlich vertretbaren Evaluation einer gesundheitspolitischen Maßnahme auf und macht gleichzeitig die Selektivität jeglicher Evaluation deutlich. Da eine Reihe von Dimensionen mehrfach operationalisierbar ist, kann auch die Qualität der jeweiligen Operationalisierung extern überprüft werden.

2.5 Studienideen

Die Vermutungen über den Bayern-Vertrag waren das Ausgangsmaterial für die Definition von Untersuchungsbereichen der Studienhauptphase. Untersuchungsbereiche sind thematische Einheiten, in denen Komplexe von Vermutungen zusammengefaßt und Verfahrensweisen zu ihrer wissenschaftlichen Bearbeitung festgelegt werden. Die Untersuchungsbereiche sollten im Idealfall die gesamte thematische Spanne der Vermutungen durch geeignete Studienentwürfe abdecken. Sie waren jedoch sinnvollerweise mit Hilfe von Relevanzkriterien zu gewichten, die einerseits Prioritäten unter den zu untersuchenden Themen festlegen, andererseits auch forschungsökonomisch notwendige Beschränkungen begründen.

2.5.1 Kriterien

Maßstab für Entwurf und Auswahl der Untersuchungsbereiche war zum einen ihre inhaltliche Repräsentativität für die gesammelten Vermutungen über den Bayern-Vertrag, zum anderen ihre gesundheitspolitische und wissenschaftliche Relevanz.

Die im Vertrag angesprochenen Zielbereiche stellen thematische Minimalanforderungen an die Evaluation dar. Diese sind:
- Kostendämpfung im Gesundheitswesen
- bei Sicherung einer qualitativ hochwertigen Versorgung
- durch Maßnahmen in den Bereichen: Krankenhauseinweisungen, Medikamentenverordnung, Verordnung physikalischer Therapie und Arbeitsunfähigkeitsschreibungen.

Obgleich alle diese Themen in den Untersuchungsbereichen enthalten sein sollten, ist der Umfang ihrer Behandlung daran zu messen, welche Bedeutung ihnen gemäß der geäußerten Vermutungen zukommt.

Ein weiteres Kriterium für die Auswahl und Gewichtung der Untersuchungsbereiche war der auch konsultative Zweck der Studie. Durch Abstimmung mit den Projektpartnern war sicherzustellen, daß die Untersuchungsbereiche auch ein politikberatendes Potential aufweisen, also zu einer Bewertung und Weiterentwicklung von Kostendämpfungskonzepten führen können.

Schließlich ist noch zu beachten, daß Überzeugungskraft und Aussagefähigkeit der Studienergebnisse in dem Maße zunehmen, wie sie in den Theorien- und Problembestand der Gesundheitssystemforschung eingebettet werden können. Einen Kernbereich der wissenschaftlichen Aufgaben und Arbeiten in der bundesdeutschen Gesundheitsforschung stellt die Evaluierung gesundheitspolitischer Maßnahmen vor allem mittels einer Sekundäranalyse von GKV-Routinedaten dar.

Das Ziel der ersten breiten Entwicklung von Studienideen zur Evaluation des Bayern-Vertrags bestand sowohl in der Evaluation des Vertragswerks als auch der Konsultation der Vertragspartner. Während erstere eine größere Nähe zu wissenschaftlichen Zielen hat, verfolgt letztere einen politisch-praktischen Zweck. Damit soll kein künstlicher Gegensatz zwischen Politikberatung und Wissenschaft aufgebaut werden - Empfehlungen sind ja nur auf der Basis realitätsgerechter wissenschaftlicher Beurteilungen möglich und Wissenschaft kann nur im Kontext und in der Beurteilung realer Probleme gesellschaftlich bedeutsam werden. Dennoch ist nicht zu leugnen, daß die Studienideen auf die Verfolgung durchaus heterogener Ziele zurückgehen, daß sie die realen Spannungen der gesundheitspolitischen und wissenschaftlichen Kontroversen widerspiegeln und daß Erkennen und Handeln nicht immer konfliktlos aufeinander bezogen sein können.

Die den Untersuchungsbereichen zuzuordnenden Vermutungen müssen vor einer weiteren Bearbeitung sinnvoll strukturiert werden; erster Anhaltspunkt dafür ist ihr sachlich-thematischer Zusammenhang. Darüber hinaus gibt es aber auch einige methodische und formale Kriterien, die den Entwurf und die Bearbeitung der Untersuchungsbereiche systematisieren helfen.

Makro- und mikro-analytisches Vorgehen: Wirksamkeit und Auswirkungen des Bayern-Vertrags im allgemeinen und in den einzelnen Zielbereichen können auf unterschiedlichen Analyseniveaus untersucht werden (Beispiel: Arzneimittelverbrauch unter dem Gesichtspunkt des Verschreibungsverhaltens des einzelnen Arztes oder als Ausgabensektor der Krankenkassen). Um der Komplexität des Wirkungsgeschehens besser gerecht werden zu können, sollte innerhalb der Untersuchungsbereiche jedes Untersuchungsthema nach Möglichkeit sowohl makro- wie mikroanalytisch bearbeitet werden. Im Sinne einer Mehrebenenevaluation soll dies auch vor ökologischen Trugschlüssen schützen helfen.

Systembetrachtung und Einzelbetrachtung: Wie die thematische Vielfalt der Vermutungen bereits deutlich machte, hat der Bayern-Vertrag aufgrund der Wechselwirkungszusammenhänge im Gesundheitswesen möglicherweise weitreichende und verzweigte Effekte (Leistungsverlagerungen vom stationären in den ambulanten Bereich wirken sich beispielsweise aus: in Kostenverlagerungen, in Patientenreaktionen, Praxisausstattungen niedergelassener Ärzte, Marktveränderungen der Zulieferindustrie, Betten- und Personalbestand der Krankenhäuser). Die Konzeption der Untersuchungsbereiche sollte deshalb sowohl synthetische Elemente enthalten, die den zahlreichen Wechsel- und Fernwirkungen nachgehen, wie auch analytische Elemente, die einzelne Effekte isoliert und detailliert betrachten.

Multidisziplinäres Vorgehen: Für die Beschreibung und Bewertung der Vertragseffekte in den verschiedenen Wirkungsdimensionen liegen theoretische und methodische Vorerfahrungen in unterschiedlichen Teildisziplinen der Gesundheitssystemforschung vor: Gesundheitsökonomie, Medizinsoziologie, Operations Research, Informatik, Epidemiologie. Die Untersuchungsbereiche sollten so konzipiert sein, daß Beiträge aus möglichst vielen der genannten Disziplinen zu einzelnen Untersuchungsthemen möglich sind.

Konfirmatorisches und exploratorisches Vorgehen: Die Vermutungen über den Bayern-Vertrag und seine Wirkungen lassen für die meisten Untersuchungsbereiche die Formulierung, Operationalisierung und Überprüfung von Hypothesen zu. In einigen Themenfeldern aber war es nötig, mit der Exploration von Sachzusammenhängen und der Entwicklung gedanklicher und methodischer Konzepte zu beginnen oder fortzufahren. In den Untersuchungsbereichen sollte beides, konfirmatorische und exploratorische Studienansätze, ausgewiesen werden.

Polymethodisches Vorgehen: An Überzeugungskraft gewinnen einzelne Ergebnisse in dem Maße, wie sie durch Resultate, die mit anderen wissenschaftlichen Methoden gewonnen wurden, bestätigt und/oder ergänzt werden können (vor allem kommen in Betracht: Routinedatenauswertung und Sekundäranalysen von Statistiken, Primärerhebungen, spezielle Methoden der empirischen Sozialforschung, theoretische Modellierung, quasi-experimentelle Forschungsansätze). In jedem Untersuchungsbereich sollte daher eine möglichst breite methodische Palette zur Anwendung kommen.

Von all diesen Systematisierungskriterien sind in den einzelnen Untersuchungsbereichen jeweils nur einige für die Strukturierung der Vorgehensweisen bedeutsam. Eine übergreifende Bedeutung kommt dabei der Forderung nach polymethodischem Vorgehen zu. Denn dadurch wird der sachlichen und methodischen Vielseitigkeit, der Fruchtbarkeit der verschiedenen Disziplinen, dem Zusammenhang zwischen Evaluation und Konsultation und unterschiedlichen Forschungsstrategien am besten Rechnung getragen.

2.5.2 Untersuchungsbereiche

Die Vielzahl der explorativ zusammengestellten Vermutungen und die Schwierigkeiten, 'objektive' Kriterien für Untersuchbarkeit und Untersuchungswürdigkeit zu ermitteln, machten es erforderlich, daß zunächst eine relativ große Zahl von Untersuchungsbereichen skizziert wurde, innerhalb derer gleichzeitig mehrere (Bündel von einzelnen) Vermutungen angegangen werden können. Auf dieser Grundlage konnten dann in Absprache mit den Projektpartnern jene Themenkreise abgesteckt werden, die die Schwerpunkte der Hauptuntersuchung bilden sollen.

Im ersten Anlauf wurden die folgenden, hier nur andeutungsweise wiedergegebenen Untersuchungsbereiche entworfen und zur Diskussion gestellt:

(1) Indikatoren
Auf der Grundlage von Routinedaten und Statistiken über Ausgaben, Leistungen, ihre Einflußfaktoren und Auswirkungen im Gesundheitswesen soll ein vereinfachtes und zugleich aussagekräftiges Indikatorensystem entwickelt werden, das eine zuverlässige und handlungsrelevante Verfolgung von wesentlichen Veränderungen in den genannten Bereichen (und der Rolle des Bayern-Vertrags dabei) ermöglicht.

(2) Arztverhalten
Vornehmlich mit Hilfe von Befragungen und Routinedatenauswertungen werden wesentliche Bedingungen und Veränderungen des Arztverhaltens ermittelt, um die Möglichkeiten der Umsetzbarkeit der Vertragsziele in der einzelnen ärztlichen Praxis abschätzen und Vorschläge zur Überwindung eventueller Hemmnisse formulieren zu können.

(3) Arzneimittelverschreibungen
Eine Verknüpfung von Daten über Arzneimittelverschreibungen und Arzneimittelverkäufe wird den Informationsstand über die Entwicklung von Angebot, Kosten und Qualität der Arzneimittelverschreibungen in Bayern erweitern. Darüber hinaus sollen die Vor- und Nachteile manueller Eigendokumentation der Arzneimittelverschreibung durch die Ärzte analysiert werden. Kern der Untersuchung soll eine präparatebezogene Arzneimittelstudie in ausgewählten Praxen sein.

(4) Technologien
Mit Hilfe von Primärerhebungen und Sekundärdaten wird das technische Ausstattungsniveau von Arztpraxen ermittelt und dessen Bedeutung für die Verwirklichung der Vertragsziele analysiert. Detaillierte Einzelfallstudien und eine breite Befragung niedergelassener Ärzte sind dafür - neben Routinedaten - erforderlich.

(5) Einweisungen
Mit Hilfe von Erhebungen und Routinedatenauswertungen werden Veränderungen der Zahl, Begründungen, Veranlasser usw. von Krankenhauseinweisungen im Zeitverlauf untersucht.

(6) Therapievergleiche
Modelle und Operationalisierungsvorschläge werden entwickelt, mit deren Hilfe eine Ex-ante-Evaluierung der jeweiligen Kosten und Nutzen ambulanter und stationärer Therapien bei ausgewählten Diagnosen mit vergleichbaren Schweregraden durchgeführt werden kann. Operations-Research-Verfahrensweisen sollen hier prioritär genutzt werden.

(7) Krankenhaussektor
Vorwiegend mit Hilfe eines breiten Fächers von Regionalstatistiken wird versucht, Prognosen über die kurz- und längerfristige Entwicklung des stationären Versorgungsbereichs (unter dem Einfluß rückläufiger Einweisungen aus dem ambulanten Bereich) aufzustellen.

(8) Gesundheitseffekte
Anhand von Statistiken, mit Hilfe von Expertenbefragungen und anderer sozialempirischer Techniken wird der Fragestellung nachgegangen, ob und evtl. zu welchem Zeitpunkt positive oder negative Effekte des Bayern-Vertrags auf den Gesundheitszustand der Bevölkerung und auf Befindlichkeit und Verhalten von Patienten nachweisbar sein können.

(9) Politiken
Mit Hilfe dokumentarischer und explorativer Verfahrensweisen werden Struktur und Prozeß des sich wandelnden gesundheitspolitischen Kontextes des Bayern-Vertrags (und der MEDIS-Studie über ihn) kontinuierlich verfolgt, um weitere Vermutungen über seine Aus- und Nebenwirkungen erfassen zu können und um Hinweise auf Möglichkeiten der Modifikation oder Ergänzung von Vertragsregelungen zu erhalten.

2.5.3 Prioritäre Untersuchungsbereiche

Die Durchführung sämtlicher neun vorgeschlagenen Untersuchungsbereiche hätte jedoch einen außerordentlich großen Aufwand an Personal, Daten und Hilfsmitteln erfordert. Aus diesem Grunde sollten - hierauf einigte sich die Projektgruppe - im Verlauf der Hauptstudie von diesen Untersuchungsbereichen schwerpunktmäßig nur die Bereiche 1 (Indikatoren), 5 (Einweisungen) verbunden mit 2 (Arztverhalten), sowie - als Rahmenthema und flankierende Begleituntersuchung - der Bereich 9 (Politiken) bearbeitet werden. Hieraus resultiert notwendigerweise eine Diskrepanz zwischen wissenschaftlichem Evaluationsanspruch und praktischer Evaluation. Soweit jedoch möglich und inhaltlich begründet, sollten auch Aspekte der übrigen Untersuchungsbereiche in die Untersuchung dieser Schwerpunktthemen einbezogen werden.

2.6 Methodik I: Routinedaten

Im folgenden soll die Vorgehensweise im Studienteil 'Indikatoren' und 'Routinedaten' kurz dargestellt werden. Eine ausführliche Dokumentation hierzu ist als Materialienband (GSF-Bericht) vorgesehen.

2.6.1 Planungen

Auf der Grundlage von Routinedaten und Statistiken über Ausgaben und Leistungen sowie deren Einflußfaktoren und Auswirkungen im Gesundheitswesen sollte ein einfaches und zugleich aussagekräftiges Indikatorensystem entwickelt werden, das eine zuverlässige und handlungsrelevante Verfolgung von wesentlichen Veränderungen in den genannten Bereichen und der Rolle des Bayern-Vertrags dabei ermöglicht.

Als Ziele und angestrebte Ergebnisse dieses Studienteils wurden vor allem betrachtet:

Dokumentation: Darstellung der Entwicklung wesentlicher Daten über die dem Bayern-Vertrag zugeschriebenen Ziele und Zielbereiche (z.B. Verordnungsverhalten niedergelassener Kassenärzte: regionale und zeitliche Unterschiede hinsichtlich von Krankenhauseinweisungen, AU-Schreibungen, Verordnungen physikalisch-therapeutischer Leistungen, Arzneimittelverschreibungen); Darstellung der Entwicklung von

Indikatoren für das Leistungsprofil der niedergelassenen Ärzteschaft (z.B. Überweisungsstruktur, Hausbesuche, ambulantes Operieren); Darstellung von Daten über Wirksamkeitsbedingungen des Bayern-Vertrags (z.B. regionale Infrastruktur der Gesundheitsversorgung, Arztdichte).

Evaluation: Überprüfung der mit Hilfe von Indikatoren belegbaren Effektivität und Effizienz (der Regularien) des Bayern-Vertrags; Überprüfung der Effektivität von Maßnahmen der Selbstverwaltung zur Umsetzung des Bayern-Vertrags; Ermittlung von Wirksamkeitsbedingungen des Bayern-Vertrags.

Konsultation: Empfehlungen über die Verwendung von unverzichtbaren Minimalindikatoren zur Erfassung des arztverhaltenssteuernden Potentials des Bayern-Vertrags und seiner finanziellen Folgewirkungen auf der Grundlage von Routinedaten und Statistiken.

Als Vorgehensweisen zu Dokumentationszwecken sollten gewählt werden:
- Aufbereitung von Sekundärdaten: Massendatenverarbeitung (von Stichproben) routinehaft anfallender Daten und Statistiken in funktionalen (d.h. dateiübergreifenden) und zeitlichen Dateiverknüpfungen mit Hilfe von Datenbanken; Plausibilitätsprüfungen und Datenextraktion aufgrund ausgewählter Kriterien. Die Datenstrukturen waren inhaltlich und formal unter dem Gesichtspunkt der Evaluation anzulegen; dies bedeutet u.a., daß Leistungs- und Verordnungsdaten nach Facharztgruppen, bestimmten Arztmerkmalen sowie nach Charakteristiken der regionalen Versorgungsstruktur disaggregiert werden mußten.
- Erhebungen: Überprüfung der Datenquellen im Hinblick auf eine zunehmende Berücksichtigung zusätzlicher Daten (z.B. über externe Kosten/Ausgaben oder über Indikatoren aus dem Vorleistungssektor, d.h. von bislang nicht verfügbaren Daten anderer Institutionen) und Vorauswahl von Einzelindikatoren aufgrund von Literaturrecherchen oder Expertenbefragungen (z.B. über die Verwertbarkeit von Gebührenordnungspositionen als Indikatoren für ambulantes Operieren, AU-Schreibungen etc.).

Als Vorgehensweisen bei der Evaluation sollten vor allem die folgenden Ansätze verwendet werden:
- Basis der Überprüfung der Makroeffektivität des Bayern-Vertrags sollten Querschnitts- und Längsschnittsvergleiche der Ausgaben-

und Leistungsentwicklung bzw. der Entwicklung des Leistungs- und Verordnungsverhaltens niedergelassener Ärzte innerhalb und außerhalb Bayerns bilden. Mögliche Ansatzpunkte sind Vergleiche auf höchstem Aggregationsniveau (Bayern vs. Bundesrepublik), Vergleiche mit einzelnen Vertragsgebieten, die unter dem Gesichtspunkt abweichender oder ähnlicher Honorarvertragsregelungen ausgewählt werden, aber auch eher mikroanalytische Untersuchungen bei einzelnen Leistungserbringern (z.B. Entwicklung der regionalen Einweisungsstrukturen in grenznahen Krankenhäusern).

- Die Überprüfung der Effektivität von Maßnahmen der Selbstverwaltung zur Umsetzung des Bayern-Vertrags und die Identifikation von Wirksamkeitsbedingungen sollte im wesentlichen mit Hilfe innerbayerischer Querschnitts- und Längsschnittsvergleiche erfolgen können.

Bei der Evaluation des Bayern-Vertrags auf der Basis von Routinedaten und Statistiken sollten, wo immer möglich, statistische Verfahren der Datenanalyse eingesetzt werden. Der Einsatz solcher Verfahren setzt eine hinreichende Anzahl von Beobachtungen voraus. Längsschnittuntersuchungen sollten sich daher (bei Verfügbarkeit von Quartalswerten) auf die Zeit ab 1975, Querschnittsanalysen auf (gemäß dem jeweiligen Untersuchungszweck) regionalisierte Daten stützen können.

Ohne Partnerleistungen der im Kooperationsvertrag verbündeten Partner ist eine Evaluation kaum möglich. Grundlage war: Die im MEDIS vorhandenen Datenbestände sollten allmählich erweitert werden um sozioökonomische Kreisdaten, um Daten und Statistiken der Landesverbände der RVO-Kassen und um Daten aus KVB-Dateien. Die Leistungen der Partner sollten

- im Transfer anonymisierter Routinedaten an MEDIS und, soweit ein solcher Transfer nicht in Frage käme
- in der Auswertung von Routinedaten durch eigene Mitarbeiter

bestehen. Darüber hinaus wurden die Partner gebeten, bei Bedarf und soweit zugänglich, entsprechende Bundesdaten ihrer jeweiligen Körperschaft zu besorgen.

Bei den von der KVB erbetenen Daten handelte es sich um Daten aus Arztregister, Arzneikosten- und Verordnungskostendatei, Häufigkeits- und Leistungsgruppendatei sowie um Bedarfsplanungsdaten. Die Kassenverbände wiederum wurden von MEDIS um Daten über Krankenhauseinweisungen und um die Ergebnisse der Planungsauswertungen der Selbstkostenblätter gebeten.

Die Datenauswertung war wie folgt geplant: Die Auswertung der von den Partnern für Auswertungszwecke zugänglich gemachten, jedoch nicht transferierten Routinedatenbestände sollte von eigenen Mitarbeitern der Partner auf der Grundlage eines von MEDIS vorzubereitenden "Tabellenplans" durchgeführt werden. Der Tabellenplan enthielt eine genaue Spezifikation der für die Auswertungen erforderlichen Daten und der statistischen Prozeduren, mit deren Hilfe die Auswertungen durchgeführt werden sollten. Falls die Auswertungsergebnisse (einschließlich der aus den explorativen Auswertungen der transferierten Datenbestände gewonnen Resultate) die zusätzliche Untersuchung weiterer Einzelfragen erforderlich machten, für die ebenfalls nicht transferierbare Daten nötig wären, wurden die Partner gebeten, auf der Basis eines von MEDIS zu erarbeitenden Tabellenplans noch ergänzende Auswertungen durchzuführen.

Als Zeitplan wurde zunächst vereinbart: Nach Übergabe der genannten Daten sollten im MEDIS-Institut explorative Auswertungen durchgeführt sowie Tabellenpläne erstellt werden. Diese Aktivitäten sollten der Dokumentation von Entwicklungen Bayern-Vertrags-relevanter Daten, der Überprüfung und Auswahl möglicher Indikatoren der Bayer-Vertrags-Wirksamkeit sowie der Identifizierung von besonders untersuchungsbedürftigen Bereichen dienen. Nach Vorlage der Tabellenpläne sollte in einer Projektgruppensitzung entschieden werden, welche zusätzlichen Daten dem MEDIS für Auswertungszwecke zur Verfügung gestellt werden.

2.6.2 Vorgehensweise

2.6.2.1 Datenschutz

Ein nicht unerheblicher Teil des Arbeitsaufwands zu Beginn der Studie war dem Datenschutz und seiner Verschärfung zuzuschreiben. Durch Datenschutz und Ärzteschutz wird die Wissenschaft gezwungen, mit Daten eines suboptimalen Niveaus die Wirksamkeit des Bayern-Vertrags zu evaluieren, wenngleich konzediert werden muß, daß die partnerschaftlich als minimale Grundlage der Evaluation verabschiedeten Daten eine ungewöhnlich gute Basis für ein Projekt der Gesundheitssystemforschung darstellen und damit auch den von MEDIS geleisteten Abwicklungsaufwand ebenso wie die dadurch in Kauf genommene Verzögerung des Projektes rechtfertigen.

Die Abstimmungen über den Datentransfer zwischen Selbstverwaltung und Wissenschaft waren in der Sache sehr schwierig; ihr Erfolg beweist aber die große Kooperations- und Kompromißbereitschaft auf beiden Seiten.

2.6.2.2 Vorarbeiten

Schon während der Vorphase der Studie war damit begonnen worden, die bei KVB und bayerischen RVO-Kassen vorhandenen Dateien und Statistiken zu dokumentieren und systematisieren; diese Arbeit wurde während des gesamten Projektes fortgesetzt. Probeauswertungen einzelner Dateien und Daten waren bei KVB-Routinedaten möglich gewesen, die einem anderen Projekt entstammten (Diagnosenprojekt des Zentralinstituts für die Kassenärztliche Versorgung), sowie durch Aufbereitung veröffentlichter AOK-Statistiken.

1982 wurde eine Reihe von in Listenform übergebenen Daten vorläufig exploriert und als Grundlage für die Festlegung des weiteren Vorgehens verwendet. Zu diesen Untersuchungsmaterialien gehörten z.B. Verordnungs- und Arzneikostenstatistiken, Bedarfsplanungsdaten, Auszählungen aus dem Arztregister, Daten über die Arzneimittelpreis- und -kostenentwicklung sowie über die Struktur der Krankenhauseinweisungen und Informationen aus dem GKV-Arzneimittelindex. Auf dieser Grundlage wurden im MEDIS Qualität und Aussagefähigkeit solcher Daten für eine Analyse der Wirksamkeit des Bayern-Vertrags überprüft und die Anforderungen an einen Tabellenplan zur Evaluation des Vertrags revidiert, präzisiert und modifiziert.

Mitte 1982 wurden MEDIS von der KVB sechs anonymisierte Datenbänder übergeben, die Daten aus der Häufigkeitsdatei sowie der Leistungsgruppendatei für verschiedene Quartale, differenziert nach Gebietsarztgruppen und KVB-Bezirken, enthielten. Diese Bänder dienten der informatischen wie auch inhaltlichen Exploration. Zum einen mußten sie für den Einsatz von statistischen Auswertungsprogrammen umgearbeitet werden; zum anderen wurden einzelne Probeauswertungen (insbesondere über die Entwicklung von Gebührenordnungspositionen als Indikatoren ärztlicher Tätigkeiten) in Bayern-Vertrags-relevanten Themenbereichen durchgeführt, so z.B. über ambulantes Operieren, Hausbesuche und physikalische Therapie. Die inhaltliche Exploration richtete sich aber auch auf die Bildung von Indikatoren und bestimmter statistischer Maße als einer Voraussetzung für die sinnvolle Interpretation der Entwicklungen.

2.6.2.3 Der Tabellenplan

Die verschiedenen während der Vorstudie eingesetzten Verfahren - Presseauswertung, Expertengespräche, Ärztebefragungen etc. - hatten zu einer Reihe von Vermutungen über Wirksamkeitsdimensionen des Bayern-Vertrags und vertragsbezogene Wirksamkeitsmodelle geführt. Diese Vermutungen wurden sodann in ihre einzelnen Aussagenelemente, insbesondere in quantitativ nachprüfbare Tatsachenbehauptungen, zerlegt und davon all solche als Variablen aufgelistet, zu denen in den Routinedatenbeständen von ARGE und KVB Daten enthalten sind; andere in den Vermutungen über den Bayern-Vertrag enthaltene Wirkungsdimensionen und -modelle sollten mit Hilfe von Ärztebefragungen operationalisiert werden (Kapitel 2.7). Mit Hilfe der entsprechenden Daten sollten

- Basisdeskriptionen erstellt
- explorative Trendanalysen durchgeführt und
- Wirksamkeitsmodelle exploriert werden.

Auf dieser Grundlage sollten dann im Rahmen mehrdimensionaler Auswertungen ausgewählte Zusammenhänge detailliert geprüft werden.

Wegen der nötigen informatischen Vorarbeit mußte die Formulierung von entsprechenden Tabellenplänen jedoch schon vor Beginn der explorativen Auswertungen von Dateien gefordert werden. Nach intensiven Gesprächen mit den Partnern wurde ein vorläufiger Tabellenplan von MEDIS formuliert, 1982 auf einer Projektgruppensitzung diskutiert und mit geringen Modifikationen verabschiedet. Die Ziele des Tabellenplans waren im einzelnen,

- für ausgewählte Quartale bzw. Zeitpunkte Mengenwerte und Verteilungsparameter einzelner Variablen darzustellen (Basistabellen)
- mit Hilfe der beschreibenden Statistik die zeitliche Entwicklung einzelner vertragsrelevanter Merkmale zu veranschaulichen (Trendbeschreibungen)

- soweit Vermutungen über Wirkungen des Bayern-Vertrags verallgemeinernden Charakters waren, Variablen zu Indizes zusammenzufassen und die durch Aggregation entstehenden Verzerrungseffekte zu dokumentieren (Indikatorenaggregation)
- zur explorativen Prüfung der Zusammenhänge zwischen verschiedenen Trends bzw. zur Feststellung der Substituierbarkeit verschiedener Indikatoren Trendvergleiche durchzuführen (Trendvergleiche)
- zum Test der Stabilität von Zusammenhängen auf Aggregatebene statistische Zusammenhangstests durchzuführen (Zusammenhangsanalysen mit Aggregatdaten)
- eine detaillierte Analyse aggregatmäßig gefundener Zusammenhänge - bzw. dort wider Erwarten nicht aufgetretener Zusammenhänge - auf der Grundlage differenzierter zwei- bzw. mehrdimensionaler Tabellen zu ermöglichen (mehrdimensionale Zusammenhangsanalysen), und schließlich
- für die auf der Grundlage explorativer Auswertungen als besonders wichtig erkannten Fragestellungen mit Hilfe der bei der KVB installierten Softwarepakete differenziertere statistische Tests (etwa im Sinne einer multiplen Regressionsanalyse) nach besonderer Absprachen durchführen zu können. Dies betraf insbesondere auch Auswertungen, für die z.B. über regionale Bezüge ARGE-Dateien mit KVB-Dateien verknüpft werden mußten.

2.6.2.4 Datenbank

Nachdem sich die KVB bereits Ende 1982 für die Probeinstallation eines Datenbanksystems auf einem eigens dafür anzumietenden Rechner entschieden hatte, fiel die Wahl der KVB zu Beginn des Jahres 1983 auf einen Siemens 7.351 Rechner mit ADABAS-Datenbanksystem und NATURAL-Abfragesprache. Diese Konfiguration wurde von der KVB einschließlich zweier Terminals zum Zweck der Datenaufbereitungen eingesetzt und hierzu auch dem von der GSF abgestellten MEDIS-Personal zunächst für die Zeit vom 6.2.1983 bis zum 6.8.1983 zur Verfügung gestellt. Im Hinblick auf die Durchführung der geplanten Zusammenhangsanalysen wurde auf dem Rechner zudem das Statistikprogrammsystem BMDP-81 in der für das Siemens-System BS 2000 umgestellten Version des MEDIS-Instituts installiert. Die Datenaufbereitungsarbeiten wurden in enger Kooperation von Mitarbeitern der KVB und des MEDIS durchgeführt.

Angesichts des pionierhaften Charakters wesentlicher Teile des Datenbankprojekts war es wenig überraschend, daß während der Arbeiten einige nicht vorhersehbare Probleme auftraten, deren Lösung weiterer konzeptioneller und datentechnischer Überlegungen bedurfte. Auch Schwierigkeiten datentechnischer Art, die erst bei Durchführung der Aufbereitungsarbeiten sichtbar wurden und die zu einzelnen Korrekturen am Tabellenplan zwangen, vor allem aber hardware- und softwaretechnische Probleme, die sich u.a. in deutlich längeren als den zunächst geschätzten Rechenzeiten niederschlugen, führten dazu, daß die Datenaufbereitungen nicht, wie ursprünglich geplant, innerhalb von sechs Monaten durchgeführt werden konnten. Da sich aber die KVB zu einer Verlängerung bis Mitte Dezember 1983 bereit erklärte, konnten doch noch alle Arbeiten wie vorgesehen abgewickelt werden.

Die Aufbereitungen der KVB-Routinedaten lassen sich in zwei - sich zeitlich überlappende - Arbeitsphasen gliedern:

- Aufbereitung der Einzeldaten zu Aggregatdaten und zu Verteilungstabellen
- Aufbau einer Längsschnittdatei auf der Basis von Einzeldaten, Aufbereitung der Längsschnittdaten zu Aggregatdaten und zu Verteilungstabellen sowie Durchführung bzw. Vorbereitung von Zusammenhangsanalysen. Hierbei wurde, teils aus statistischen Erwägungen, teils softwaretechnisch bedingt, von der im Tabellenplan vorgesehenen Erstellung von zwei- oder mehrdimensionalen Kontingenztabellen weitgehend abgesehen und stattdessen anderen Verfahren (z.B. Korrelationsanalyse) bzw. Datenaufbereitungen (z.B. Erstellung von Korrelationsmatrizen) der Vorzug gegeben.

2.6.2.4.1 Aggregatdaten

Datengrundlage der ersten Arbeitsphase bildeten die in den

- Häufigkeitsdateien der Quartale 3/1978 bis 4/1982,
- Leistungsgruppendateien der Quartale 3/1978 bis 4/1982,
- Arzneikostendateien der Quartale 2/1979 bis 4/1982 und
- Verordnungskostendateien der Quartale 2/1981 bis 4/1982

gespeicherten individuellen Leistungs- und Verordnungsdaten der bayerischen Kassenärzte. Diese Einzeldaten wurden zu Aggregatdaten für 58 durch die folgenden Arzt- bzw. Praxismerkmale definierte Arztgruppen zusammengefaßt:

- Zulassungsgebiet gemäß Abrechnungsnummer
- Praxisform (Einzel-, Gemeinschaftspraxis)
- Belegarzttätigkeit (ja/nein) und
- Status der Teilnahme an der kassenärztlichen Versorgung (Zulassung, Ermächtigung, Beteiligung etc.).

Zur Durchführung der Aggregationen waren folgende Vorarbeiten erforderlich:

- Bei der Bildung der Arztgruppen wurde angestrebt, unter voller Wahrung des Datenschutzes die konzeptionell erwünschten Stratifizierungen möglichst weitgehend zu realisieren. Dies machte zunächst umfangreiche Auswertungen der Arztregisterdaten erforderlich.
- Sämtliche Aggregationsprogramme waren zu entwickeln und zu testen. Da auf Vorerfahrungen über die Leistungsfähigkeit des Datenbanksystems ADABAS bei der Bearbeitung von Massendaten nicht zurückgegriffen werden konnte, wurden Aggregationsprogramme sowohl für die Aggregation in ADABAS als auch für die Aggregation außerhalb dieses Datenbanksystems entworfen und erprobt.
- Besondere programm- und datenbanktechnische Probleme ergaben sich aus der Tatsache, daß in den Ursprungsdateien neben den zu aggregierenden Leistungs- und Verordnungsdaten nur die Abrechnungsnummern der Kassenärzte abgelegt, die in diesen enthaltenen Informationen aber sowohl für die Zuordnung der Einzeldaten zu den Aggregaten als auch für die Errechnung bestimmter Aggregatvariablenwerte nicht ausreichend waren. Daher wurden Hilfsdateien mit den erforderlichen Arztregisterdaten aufgebaut, auf die bei allen Aggregationsläufen zugegriffen werden mußte.

Die erstellten Aggregattabellen enthalten für die einzelnen Arztgruppen und die einzelnen Quartale der o.g. Erhebungszeiträume im wesentlichen folgende Informationen:

- Häufigkeitsdatei: Häufigkeit der abgerechneten Einzelleistungen, Ansatz in Fällen, Praxen und Ärzten, stratifiziert nach den Leistungsbereichen 'kurative Behandlung' und 'Sonstige Hilfen' und nach den Behandlungsarten 'ambulant' und 'stationär'
- Leistungsgruppendatei: Punktevolumen der Leistungsgruppen, stratifiziert nach den Leistungsbereichen 'kurative Behandlung' und 'Sonstige Hilfen', nach den Behandlungsarten 'ambulant' und 'stationär', nach "Kassengruppen" (bayerische OKK, BKK, IKK, LKK, au-

ßerbayerische RVO-Kassen) und nach Versichertenstatus (Mitglieder, Familienangehörige, Rentner)
- Arzneikosten- und Verordnungskostendatei: Variablen dieser Dateien, stratifiziert nach "Kassengruppen" und Versichertenstatus.

Nach Durchführung von Plausibilitätsprüfungen und nach einigen unter Datenschutzgesichtspunkten erforderlichen Bereinigungen wurden die Aggregattabellen im Laufe des Monats November 1983 von der KVB an MEDIS transferiert.

Als Auswertungsschwerpunkte der Aggregattabellen waren Trendbeschreibungen und Trendvergleiche sowie Zusammenhangsanalysen mit Aggregatdaten vorgesehen. Gegenstand erster methodisch und EDV-technisch orientierter Arbeiten mit den KVB-Aggregatdaten waren die Erprobung der für graphische und tabellarische Darstellungen verfügbaren Software, die Anwendung von Klassifikationsverfahren für typisierende Beschreibungen der Leistungsentwicklung sowie die Erprobung von Auswertungen der Aggregattabellen mit Hilfe des Datenbanksystems ADABAS.

2.6.2.4.2 Längsschnittdaten

In der zweiten Arbeitsphase wurde das Konzept einer für Längsschnittuntersuchungen auf Einzeldatenbasis geeigneten Datei entwickelt und realisiert. Die Längsschnittuntersuchungen dienten vor allem auch der wissenschaftlich erforderlichen Plausibilitäts- und Qualitätsprüfung der Aggregatdaten(auswertungen). Datengrundlage der Längsschnittdatei bildeten ausgewählte Arzt-, Praxis-, Leistungs- und Verordnungsmerkmale der niedergelassenen bayerischen Kassenärzte aus den fünf jeweils vierten Quartalen der Jahre 1978 bis 1982.

Der Aufbau der Längsschnittdatei erfolgte in drei Stufen:
(1) Aggregation der Originaldaten auf Basis der Abrechnungsnummer: Hier wurden pro Quartal und Abrechnungsnummer die Summenwerte der für die Längsschnittuntersuchungen vorgesehenen Variablen ermittelt und in sog. Basisdateien abgelegt. Für Leistungs- und Verordnungsdaten wurden daneben diese Summenwerte noch nach sechs verschiedenen 'Kassengruppen' gebildet und in weiteren Basisdateien festgehalten. Damit waren nach dem Abschluß der Arbeiten für diese Stufe 82 Basisdateien vorhanden.

(2) Quartals- und 'kassengruppen'-bezogene Zusammenführung der Basisdateien: Diese Stufe wurde (ebenso wie Stufe 3) wegen zeitlicher Engpässe nur für die 'Kassengruppe' OKK durchgeführt und bestand aus zwei Teilschritten:
- Zusammenfassung aller Basisdaten eines Quartals sowie ergänzender Daten aus dem Arztregister in einer nach Abrechnungsnummern sortierten sog. Quartalsdatei
- Umsortierung der Quartalsdateien nach der Eintragungsnummer, die als Identifikationsmerkmal zur Erzeugung der Längsschnittsätze gewählt worden war.

(3) Zusammenführung der Quartalsdateien in eine 'kassengruppen'-bezogene Längsschnittdatei: In dieser letzten Aufbaustufe wurden die Daten aus den fünf für die 'Kassengruppe' OKK erstellten Quartalsdateien auf der Basis der Eintragungsnummer verknüpft und in der Längsschnittdatei für die OKK abgelegt.

Datenaufbereitungen und -auswertungen konzentrierten sich vor allem auf die folgenden vier Untersuchungsschwerpunkte, die nach Transfer der Daten der zweiten Aufbereitungsphase in Angriff genommen wurden:
- Einflüsse von Veränderungen im Ärztebestand durch Zu- und Abgänge auf bestandsbezogene Leistungs- und Verordnungsdaten
- Substitutionsprozesse zwischen ärztlichen Leistungen und Verordnungen sowie zwischen ambulant und stationär erbrachten ärztlichen Leistungen
- Kreuzvalidierungen von Leistungs- und Verordnungsdaten aus Routinedatenbeständen und Ärztebefragungen
- Qualitäts- und Plausibilitätsprüfungen der Aggregatdaten.

2.6.2.5 Sonstige Routinedaten

Aus den Beständen der RVO-Kassen wurde dem MEDIS gemäß Tabellenplan und weiteren Absprachen das folgende Datenmaterial in Listenform übergeben:
- Ergebnisse der Statistik der Arzneikostenentwicklung (Abrechnung der Verrechnungsstelle der Süddeutschen Apotheken) I/79 bis III/83
- Ergebnisse der Verordnungskostenstatistik (Krankenhauseinweisungen, AU-Fälle und -Tage, Kosten verordneter physikalisch-medizinischer Leistungen) II/82 bis III/83
- Ergebnisse des Betriebskostenvergleichs der Krankenhäuser in regional auf Regierungsbezirks- und funktional auf Versorgungsstufenebene disaggregierter Form für die Jahre 1981 und 1982.

Die transferierten Daten der Verordnungskostenstatistik wurden zu Datenkonsistenzprüfungen verwendet. Die transferierten Krankenhausdaten bildeten die Datenbasis für explorative Analysen der Bestimmungsgründe der Kapazitätsauslastung im stationären Sektor. Daneben wurden Möglichkeiten der Auswertung und des Transfers von Daten aus den Krankheitsartenprofilblättern erörtert.

In Ergänzung zu den Arbeiten an Routinedaten der KVB und der RVO-Kassen wurden methodische Fragen der Sekundäranalyse anhand weiterer Datenquellen erörtert. So wurden an Daten der amtlichen Statistik, die zur quantitativen Beschreibung des Angebots im Krankenhausbereich dienen, Fragen der Validität von Bettendichteziffern - berechnet für unterschiedliche regionale Aggregationsstufen - untersucht. Im Vordergrund standen dabei Überlegungen zur Erhöhung der Validität durch die Wahl einer 'optimalen', nicht zu niedrigen Aggregationsebene und durch die Konstruktion von Dichteziffern aus Daten unterschiedlicher Aggregationsstufen.

Daneben wurden auch die deskriptiven Voraussetzungen für eine Wirkungsanalyse des Bayern-Vertrags im stationären Bereich geschaffen: Eine Vielfalt von Datenquellen zur Erfassung der quantitativen Bedeutung institutioneller und rechtlicher Rahmenbedingungen wurde für die Beschreibung der Struktur des Krankenhauswesens und insbesondere des Krankenhausfinanzierungsprozesses verarbeitet. Gesondert überprüft wurden Strukturdifferenzen zwischen der bayerischen und der außerbayerischen Krankenhausversorgung.

2.7 Methodik II: Ärztebefragungen

Auch in diesem Kapitel sollen Planungen und tatsächliche Vorgehensweisen kurz dargestellt werden. Einzelheiten sind dem Bericht "Befragungen niedergelassener Ärzte über Leistungen und Verordnungen" zu entnehmen (Satzinger et al. 1986).

2.7.1 Planungen

Mit Hilfe von Erhebungen, insbesondere Ärztebefragungen (neben den Routinedatenauswertungen), sollten von Ärzten wahrgenommene Veränderungen ihres Verhaltens unter besonderer Berücksichtigung der Krankenhauseinweisungen sowie die wesentlichen Einflußfaktoren auf das ärztliche Verhalten ermittelt werden, um Aufschluß über den Grad der Umsetzung bzw. Umsetzbarkeit der Vertragsziele in der ärztlichen Praxis zu erhalten.

Als Ziele und angestrebte Ergebnisse dieses Studienteils galten vor allem:

Dokumentation: Darstellung von wahrgenommenen Entwicklungstrends im Leistungs- und Verordnungsverhalten der bayerischen Kassenärzte und von verhaltensbeeinflussenden Faktoren unter besonderer Berücksichtigung von Substitutionsprozessen im Leistungsgeschehen.

Evaluation: Die Wirksamkeit des Bayern-Vertrags wird auf der Ebene der Kassenärzte bestimmt durch deren Wahrnehmung und Bewertung des Vertrags sowie durch die Situation der ärztlichen Praxis (z.B. Praxisausstattung und regionale Infrastruktur); sie ist abzulesen an Veränderungen im Leistungs- und Verordnungsverhalten. Die Analyse zielt auf eine Verknüpfung dieser drei Ebenen und damit auf eine Bewertung des Steuerungspotentials des Bayern-Vertrags.

Konsultation: Die Erhebungen bei bayerischen Ärzten erlauben eine Bewertung der Effektivität der Informationsarbeit gegenüber den Kassenärzten. Darüber hinaus sollen Voraussetzungen für die Verringerung von Krankenhausaufenthalten aus ärztlicher Sicht ermittelt und Entscheidungshilfen für die Gestaltung der kassenärztlichen und stationären Versorgung formuliert werden.

Folgende Vorgehensweisen wurden gewählt:

- Zweimalige schriftliche Befragung einer Stichprobe bayerischer Kassenärzte (ca. 3000) in etwa einjährigem Abstand (Ärztepanel); dabei vertiefende Befragungen bei ausgewählten Arztgruppen zu speziellen Themenbereichen.
- Befragung von Kassenärzten im übrigen Bundesgebiet (außerhalb Bayerns) zur Feststellung von Unterschieden in den Praxisbedingungen, Einstellungen und Verhaltensweisen von Kassenärzten inner- und außerhalb Bayerns.
- Vergleichende Auswertung und Interpretation von Routine- und Befragungsdaten über das Leistungs- und Verordnungsverhalten verschiedener Kassenarztgruppen.

2.7.2 Vorgehensweise

2.7.2.1 Vorarbeiten und Pilotstudie

Die Ärztebefragungen 1982/83 und 1983/84 wurden durch mehrere Vorstudien vorbereitet, die zwar keinen direkten Bezug zum Bayern-Vertrag hatten (auch nicht aus den Mitteln für diese Studie finanziert wurden), aber in methodischer wie thematischer Hinsicht für die Anlage der späteren Befragungen sehr nützlich waren.

(1) Beauftragt von MEDIS befragte im Winter 1981/82 die Firma Infratest-Gesundheitsforschung im Rahmen einer bundesweiten 'Omnibus-Umfrage' 205 niedergelassene Allgemeinärzte, Praktiker und Internisten zu Themen wie: Entwicklung ihrer Leistungs- und Verordnungstätigkeit, Einschätzung der allgemeinen und persönlichen Möglichkeiten, die Expansion der Ausgaben im Gesundheitswesen zu bremsen, Substitution von Krankenhauseinweisungen durch ambulant-ärztliche Leistungen und Arzneimittelverordnungen (vgl. Leidl 1984).

(2) Schon im Jahr 1980 waren von MEDIS in zwei größeren Vorstudien Vertreter der Gesundheitsberufe und gesundheitspolitisch relevanter Institutionen, darunter auch zahlreiche Ärzte, über ihre Einstellung zu wichtigen Streitfragen der Gesundheitspolitik (z.B. Organisation des Versorgungssystems, Kostendämpfung, Nutzen medizinischer Entwicklungen) befragt worden (vgl. Satzinger et al. 1982).

(3) Etwa zur gleichen Zeit wurde von MEDIS nach umfänglichen Vorarbeiten eine Umfrage unter der Münchner Wohnbevölkerung zu dem Zweck durchgeführt, anhand einer Vielzahl von Skalen ihre subjektive Einschätzung des physischen und psychischen Wohlbefindens und seiner Beeinträchtigungen zu ermitteln und daraus allgemeine Indikatoren für die Beschreibung von Gesundheitszuständen zu entwickeln (vgl. Potthoff 1982).

Alle diese Arbeiten waren auf die eine oder andere Weise für die weiteren Ärztebefragungen als vorbereitende Schritte wichtig: Sie haben der thematischen Auswahl und sprachlichen Formulierung der Fragen, der Festlegung der Antwortkategorien und -skalen und insgesamt der Gestaltung der Fragebögen und Anschreiben eine empirisch erhärtete Ausgangsbasis verschafft und ganz allgemein die Praktikabilität und Ergiebigkeit schriftlicher (statt mündlicher) Befragungen in diesem speziellen Forschungsbereich nachgewiesen.

(4) Pilotstudie zur Ärztebefragung. Im April/Mai 1982 führte MEDIS bei 202 niedergelassenen Kassenärzten in Bayern (Zufallsstichprobe durch die KVB) eine Umfrage durch, die - wie ansatzweise schon die Vorstudie "Bekanntheitsanalyse" ein Jahr zuvor (vgl. Abschnitt 2.3.4) - den Bayern-Vertrag selbst, die Bedingungen und Behinderungen seiner Wirksamkeit in der ambulant-ärztlichen Praxis und ihrem Umfeld zum Gegenstand hatte. Diese Befragung diente der Erprobung des mit der KVB abgestimmten Fragebogens und Befragungsverfahrens bei einer kleinen Gruppe von Ärzten, somit als Pilotstudie ("Pretest") für die Hauptbefragung. Das Ergebnis der Pilotstudie war sehr ermutigend: Nahezu zwei Drittel (64,4%) der angeschriebenen Ärzte beteiligten sich an dieser Umfrage, sehr viele beantworteten sämtliche Fragen vollständig, ihre Antworten und Zusatzbemerkungen bewiesen die Verständlichkeit der Fragen wie auch das Interesse der Befragten an ihnen und waren differenziert genug, um sinnvolle Auswertungen zu ermöglichen.

2.7.2.2 MEDIS-Ärztebefragungen 1982/83

Themen der Hauptrunde der Ärztebefragungen in den Jahren 1982 und 1983 waren:

- Bekanntheit und Bewertung
  - des Bayern-Vertrags (im Vergleich zu andersartigen Honorarvereinbarungen, Empfehlungen, Kostendämpfungsmaßnahmen etc.)
  - der den Bayern-Vertrag flankierenden Informationsaktivitäten (u.a. Verordnungsstatistiken)
- Rahmenbedingungen ärztlichen Handelns (z.B. Arztausbildung, Praxistyp und -ausstattung, Patientenklientel)
- Entwicklung des Leistungs- und Verordnungsverhaltens seit Inkrafttreten des Bayern-Vertrags (ambulante Diagnostik, ambulantes Operieren, Arzneimittelverordnungen, AU-Schreibungen u.a.)
- Ersatzmöglichkeiten für Krankenhausaufenthalte (Hausbesuche, Rolle der Kollegenkooperation, ambulante Pflege)
- Einstellungen zur Kostendämpfung.

Mit der Befragung wurden drei Ziele verfolgt:

- Den niedergelassenen Ärzten in Bayern sollte Gelegenheit zur direkten Meinungsäußerung über den Bayern-Vertrag gegeben werden
- bisherige Auswirkungen des Bayern-Vertrags, weitere Chancen der Realisierung seiner Ziele, aber auch Hindernisse für seine Wirksamkeit und die dabei wesentlichen Einflußfaktoren sollten, soweit dies anhand von Selbstauskünften Beteiligter überhaupt möglich ist, identifiziert werden
- schließlich war zu untersuchen, ob sich Leistungen und Verordnungen bayerischer Kassenärzte - wegen des Bayern-Vertrags? - von solchen im übrigen Bundesgebiet unterscheiden.

Auf der Grundlage der Voruntersuchung wurde ein Fragebogen erarbeitet, sodann mit einer Reihe von Fragen zu Spezialthemen ergänzt und nach eingehender Abstimmung mit den Projektpartnern am 15.11.82 in fünf verschiedenen Versionen an insgesamt 3.285 bayerische Kassenärzte versandt.

Die Stichprobe für die bayerische Ärztebefragung 1982/83 wurde aus der Bestandsdatei der KVB -Stand: 30.9.1982- nach folgendem Verfahren gezogen (vgl. Abbildung 2.1):

- Grundgesamtheit waren alle Kassenärzte in Bayern (§ 24 ZOÄ) mit Niederlassung vor dem 1.1.1980, ausgenommen Nuklearmediziner und Pathologen (n = 8.756)
- Ziehung der Basisstichprobe: Jeder vierte der in eine Zufallsreihenfolge gebrachten Ärzte wird in die Brutto-Basisstichprobe gezogen (n = 2.189)
- Ziehung der Zusatzstichprobe: Aus den nicht in die Basisstichprobe gelangten Ärzten wurden - sinngemäß wie unter 2. - Zusatzstichproben mit unterschiedlichen Auswahlsätzen für folgende Niederlassungsgebiete gezogen: Augenärzte, Chirurgen, Frauenärzte, HNO-Ärzte, Hautärzte, Internisten, Kinderärzte, Orthopäden und Urologen. Hierdurch entstand die Brutto-Zusatzstichprobe (n = 1.096).

Beide zusammen, Basis- und Zusatzstichprobe, ergaben eine Brutto-Gesamtstichprobe von n = 3.285.

Gleichzeitig zur Befragung in Bayern führte Infratest-Gesundheitsforschung mit einem in weiten Teilen identischen, wenn auch verkürzten Fragebogen eine Umfrage bei 1490 außerbayerischen Ärzten (d.h. in Gebieten, die außerhalb des Geltungsbereichs des Bayern-Vertrags

Abbildung 2.1

Stichprobenziehung für die Befragungen niedergelassener Kassenärzte in Bayern 1982/83

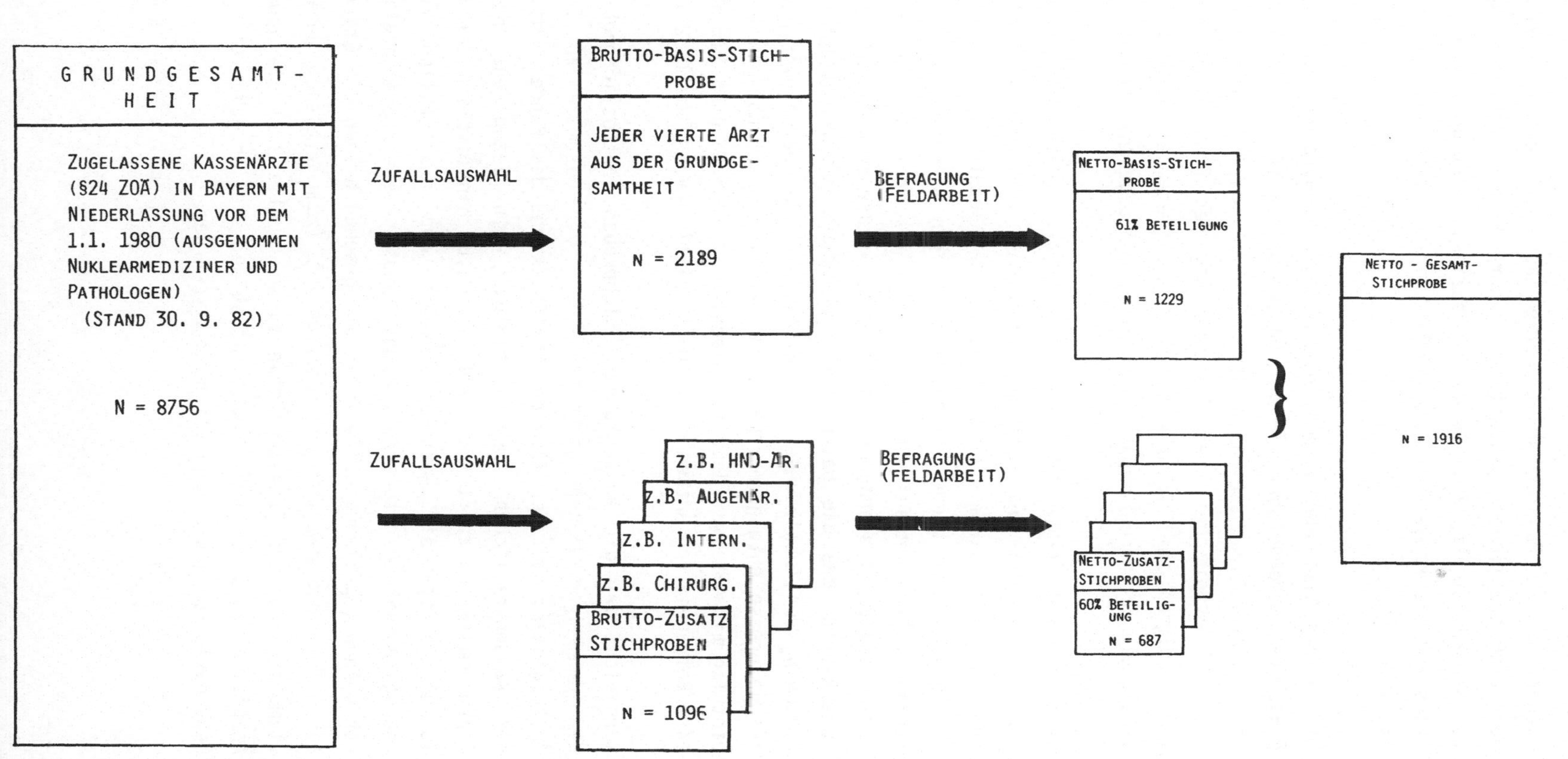

liegen) durch. Dadurch sollte eine Basis für den interregionalen Vergleich ärztlicher Auskünfte über ihre Praxiserfahrungen geschaffen werden, so daß dann auch der spezielle Einfluß des Bayern-Vertrags auf das kassenärztliche Verhalten in Bayern genauer zu erfassen sein sollte.

Die Befragungen wurden mit postalisch zugesandten, sechsseitigen Fragebögen durchgeführt. In der Bayern-Befragung lagen dem Fragebogen ein Empfehlungsschreiben der KVB und eine Kurzinformation über die MEDIS-Studie bei. Der Erstzusendung des Fragebogens (November 1982) folgten zwei Erinnerungsschreiben (Dezember 1982 und Januar 1983). Die Datenerhebung wurde am 31.3.1983 abgeschlossen.

In Bayern beteiligten sich gut 60% der angeschriebenen Ärzte durch Rücksendung eines ausgefüllten Fragebogens. Weitere 5,4% teilten ihre Gründe mit, warum sie die Fragen nicht beantworten wollten: vorwiegend Zeitmangel oder Datenschutzbedenken (jeweils von 25 Ärzten genannt). Eine Beteiligungsrate von 60% ist, gemessen an vergleichbaren Studien, als außerordentlich hoch anzusehen und wohl nur damit zu erklären, daß die bayerische Ärzteschaft offensichtlich der Erforschung von Auswirkungen und Wirksamkeit des Bayern-Vertrags großes Interesse entgegenbrachte. Die Beteiligung im übrigen Bundesgebiet lag mit 45% zwar deutlich niedriger als in Bayern, ist aber für eine Befragung von Ärzten noch immer relativ hoch (Tabelle 2.1).

Vergleicht man die auswertbaren Stichproben (Nettostichproben) mit den jeweiligen Grundgesamtheiten - d.h. den Gesamtzahlen des KVB-Arztregisters bzw. der Standard-Statistik aus dem Bundesarztregister der Kassenärztlichen Bundesvereinigung - in bezug auf bestimmte Arztmerkmale, so zeigt sich, daß sich z.B. hinsichtlich der Niederlassungsgebiete die Netto-Stichproben nur unwesentlich von den Grundgesamtheiten unterscheiden und insofern als repräsentativ gelten können (Abbildung 2.2). Insgesamt gesehen bilden die Stichproben aus Bayern und dem übrigen Bundesgebiet (zum Vergleich anhand bestimmter Arzt- und Praxismerkmale siehe Tabelle 2.2) die jeweiligen Ärzteschaften strukturell recht gut ab und stellen daher eine geeignete Basis für wissenschaftliche Analysen dar.

Tabelle 2.1

Beteiligung an den MEDIS-Ärztebefragungen 1982/83 zum Bayern-Vertrag

Stichproben/Reaktionen	Anzahl Ärzte			
	Bayern		Übriges Bundesgebiet	
	abs.	in %	abs.	in %
Bruttostichprobenumfang	3 285		1 490	
Qualitätsneutrale Ausfälle (z.B. verstorben)	95		86	
Postalisch erreichbare Ärzte	3 190	100,0	1 404	100,0
- zurückgesandte auswertbare Fragebögen (Nettostichprobe)	1 916	60,1	635	45,2
- zurückgesandte nichtauswertbare Fragebögen	172	5,4	10	0,7
- keine Reaktion	1 102	34,5	759	54,1

Abbildung 2.2

Niedergelassene Kassenärzte in Bayern
Vergleich: Grundgesamtheit/auswertbare Stichprobe
(Niederlassung vor 1980)

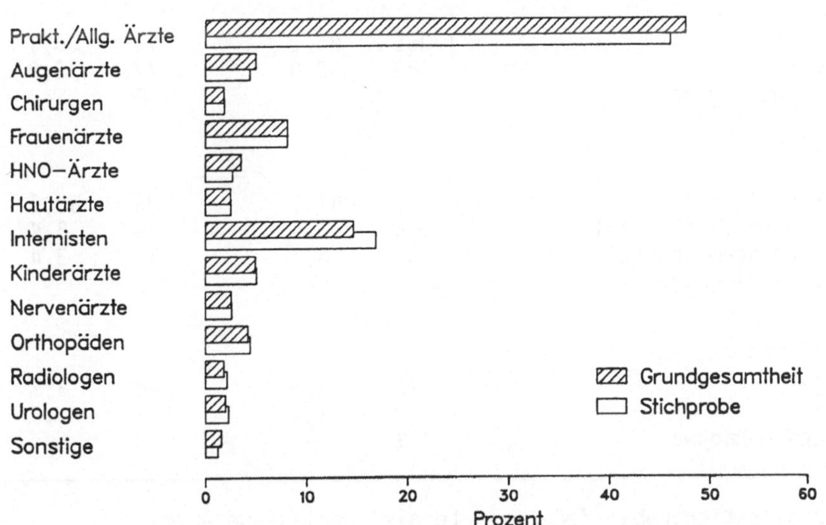

Quelle: MEDIS-Ärztebefragung 1982/83

Tabelle 2.2

Verteilung der Ärzte nach ausgewählten Merkmalen in den auswertbaren Stichproben

Arzt- und Praxismerkmale	Anzahl Ärzte Bayern Basisstichprobe[a] (n=1229) abs.	in %	Übriges Bundesgebiet[b] (n=553) abs.	in %
Zahl der Behandlungsscheine im Quartal				
unter 400	107	8,9	27	4,9
400 bis unter 800	301	24,9	98	17,8
800 bis unter 1200	303	25,1	166	30,2
1200 bis unter 1600	241	20,0	124	22,5
1600 bis unter 2000	141	11,7	74	13,5
mehr als 2000	114	9,4	61	11,1
keine Angabe	22	-	3	-
Alter in Jahren				
unter 40	163	13,5	49	8,9
40 bis 44	284	23,5	123	22,4
45 bis 49	161	13,4	80	14,6
50 bis 54	122	10,1	60	10,9
55 bis 59	120	10,0	69	12,6
60 bis 64	196	16,2	102	18,6
65 bis 69	96	8,0	39	7,1
70 und mehr	64	5,3	27	4,9
keine Angabe	23	-	4	-
Geschlecht				
männlich	1 035	85,0	476	86,1
weiblich	183	15,0	77	13,9
keine Angabe	11	-	0	-
Praxisform				
Einzelpraxis	1 000	81,8	485	88,2
Gemeinschaftspraxis	165	13,5	46	8,4
Praxisgemeinschaft	58	4,7	19	3,4
keine Angabe	6	-	3	-
Belegarzt				
ja	190	15,6	48	8,7
nein	1 030	84,4	502	91,3
keine Angabe	9	-	3	-

[a] Zufallsstichprobe, jeder vierte niedergelassene Arzt (§24 ZOÄ) mit Niederlassungsdatum vor dem 1.1.1980

[b] Nur niedergelassene Ärzte mit Niederlassungsdatum vor dem 1.1 1980

2.7.2.3 MEDIS-Ärztebefragungen 1983/84

In einjährigem Abstand zu den Erstbefragungen wurden 1983/84 Wiederholungsbefragungen in Bayern und im übrigen Bundesgebiet bei niedergelassenen Kassenärzten durchgeführt. Ziel der Wiederholungsbefragungen war es,

- Stabilität und Wandel im ärztlichen Leistungs- und Verordnungsverhalten in einem Ein-Jahres-Intervall zu ermitteln sowie
- bei zeitkonstanten Merkmalen (z.B. Alter, Niederlassungsjahr) eine Erhebung zu einem zweiten Zeitpunkt für Reliabilitätsabschätzungen (Test-Retest-Reliabilität) verfügbar zu haben.

Diesen Zwecken entsprechend wurden die Zweitbefragungen bei den gleichen Ärzten und in vielen Bereichen mit im wesentlichen gleichen Fragen wie bei den Befragungen 1982/83, d.h. als Panel-Befragung, durchgeführt.

Abweichend von der Erstbefragung wurde bei der Wiederholungsbefragung in Bayern ein einheitlicher Fragebogen für alle Ärzte verwendet. Der Fragebogen enthielt - in der Reihenfolge der Aufzählung - Fragen zu folgenden Themen:

- Bemerkungen zum Bayern-Vertrag
- Krankenhauseinweisungen
- Überweisungstätigkeit
- Arzneimittelverordnungen
- Arbeitsunfähigkeits-Bescheinigungen
- Verordnung physikalisch-therapeutischer Maßnahmen
- Hausbesuche
- häusliche Krankenpflege
- ambulantes Operieren
- Angaben zur Person und Praxis des Arztes.

Der Referenzzeitraum retrospektiver Fragen wurde auf ein Jahr festgelegt.

Angeschrieben wurden alle Ärzte der Ausgangsstichprobe der Erstbefragung mit folgenden Ausnahmen:

- explizite Verweigerungen bei der Erstbefragung
- verstorben, verzogen, postalisch nicht erreichbar
- Praxisauf- oder -übergabe
- Ärzte der Gruppen Radiologie, Mund- und Kieferchirurgie, Laborarzt.

Die derart reduzierte Ausgangsstichprobe für die Zweitbefragung umfaßte 3187 Ärzte.

Die schriftliche Befragung vollzog sich analog zur Erstbefragung in drei Wellen; die Versandtermine der Erst- und Zweitbefragung stimmen hinsichtlich Datum und Wochentag so exakt wie möglich überein. Die Feldarbeit für die Wiederholungsbefragung endete am 31. März 1984.

Von den 3187 Ärzten der Ausgangsstichprobe 1983/84 sandten insgesamt 1821 einen auswertbaren Fragebogen zurück. Um qualitätsneutrale Ausfälle bereinigt beträgt die Beteiligung an der Befragung 60,3%; sie war damit nahezu identisch mit dem in der MEDIS-Ärztebefragung 1982/83 erreichten Wert.

Überprüft man die Repräsentativität der Stichproben durch Vergleich der Verteilungen der Variablen Fachgruppenzugehörigkeit, Arztalter, Niederlassungsjahr, Belegarzttätigkeit und Praxisform für die Netto-Basis-Stichproben der bayerischen und außerbayerischen Befragung, so lassen sich für keine der Variablen signifikante Verteilungsunterschiede feststellen. Nur im Vergleich der Netto-Basis-Stichprobe 1983/84 mit der Grundgesamtheit finden sich signifikante Verteilungsunterschiede und zwar hinsichtlich der Variablen Praxisform und Arztalter: Ältere Ärzte und Ärzte in Einzelpraxen sind in der Stichprobe 1983/84 leicht unterrepräsentiert.

Die Wiederholungsbefragung im übrigen Bundesgebiet 1983/84 umfaßte eine Bruttostichprobe von 1404 Adressen, von ursprünglich 1490 Adressen im Jahre 1982/83. Die Ausschöpfung der Stichprobe liegt bei 40,7%. Einzelheiten mögen der Dokumentation entnommen werden (Satzinger et al. 1986).

Teilweise in Verbindung mit anderen Projekten des Forschungs- und Entwicklungsprogramms des GSF-MEDIS-Instituts wurden weitere Befragungen durchgeführt, deren Ergebnisse auch für die Evaluation des Bayern-Vertrags genutzt werden konnten:

- Befragung von Krankenhausärzten
- Befragung von Krankenhauspatienten.

Über Einzelheiten dieser Studien wird an anderen Stellen berichtet.

2.7.2.4 Auswertungen

Mit den wesentlichen Auswertungen der genannten Studien wurde Mitte 1984 begonnen; sie werden kurz- und mittelfristig wohl kaum erschöpfend abgeschlossen werden können, so umfangreich ist das gesammelte Material. Ziel der Auswertungen war eine breite Exploration, auf Deskriptionen wurde mehr Wert gelegt als auf multivariate und inferenzstatistische Analysen; diese werden bei späteren Untersuchungen verstärkt eingesetzt werden. Auch Standardisierungen wurden bewußt nur vereinzelt durchgeführt, da gegenwärtig noch nicht feststeht, nach welchen Variablen standardisiert werden sollte und welche - möglicherweise relevanteren - gar nicht bekannt sind und nicht erhoben werden konnten. Die Auswertungen beziehen sich auf die uns bis Ende 1984 verfügbaren Daten. Auf Einzelheiten wird in den jeweiligen Kapiteln verwiesen werden.

2.8 Methodik III: Politikanalysen

Untersuchungen über einige Aspekte der Konzeption, Implementation, Wirkungen und Implikationen des Bayern-Vertrags wurden auch mit den Mitteln qualitativer sozial-, speziell politikwissenschaftlicher Forschung angestellt (wie z.B. Dokumentenanalyse, Literaturauswertungen, Expertengespräche). In ihrem Zentrum standen jene dem Vertrag zugesprochenen Wirkungsdimensionen, die kaum quantitativ operationalisierbar sind und gleichwohl in den Augen von Beteiligten, Betroffenen und Beobachtern für die Beurteilung des Vertrags große Bedeutung haben. Insbesondere sollten derartige Untersuchungen - den Aufgaben einer wissenschaftlichen Begleitstudie gemäß - dabei helfen, den Bayern-Vertrag als einen Prozeß, als das sich wandelnde Ergebnis der Interaktionen verschiedenster Akteure zu verstehen, und, indem sie seinen institutionellen und historischen Kontext beschreiben, seine gesundheitspolitische Einordnung erleichtern. Das relativ niedrige Meßniveau, auf dem sich solche Analysen notwendigerweise bewegen, ihr geringer Grad an 'Intersubjektivität' und 'Objektivität', macht sie thematisch nicht irrelevant und als Teil der Gesamtstudie nicht überflüssig. Vielmehr wird gerade dadurch Raum für den Diskurs unterschiedlicher Ansichten geschaffen und auch so dem Prozeßcharakter der Evaluation wie auch ihres Gegenstands entsprochen.

2.9 Datenquellen

Die hauptsächlichen Datenquellen zur Evaluation des Bayern-Vertrags sind die folgenden:

- zu Aggregat- und/oder Längsschnittdaten transformierte Leistungs- und Verordnungsdaten der KVB
- von den Bundesverbänden der RVO-Kassen veröffentlichte Leistungs- und Finanzdaten
- Arzneikosten- und Verordnungsstatistiken der Selbstverwaltungen
- Arzneikostenstatistik (VSA)
- Ärztebefragung 1982/83
- Ärztebefragung 1983/84
- Krankenhausärztebefragung
- Krankenhauspatientenbefragung
- Planungsauswertungen der Selbstkostenblätter bayerischer Vertragskrankenhäuser.

Diese Datenquellen sind zum Teil auf unterschiedliche Zeiträume bezogen, weisen eine recht unterschiedliche Periodizität auf, haben sehr unterschiedliche thematische Schwerpunkte und sind auch hinsichtlich ihrer qualitativen Eignung für evaluative Zwecke als sehr unterschiedlich zu bewerten. Übersicht 2.2 zeigt für die verschiedenen Datenkörper in entsprechender Detaillierung die zeitliche Verfügbarkeit, die inhärenten Vergleichsmöglichkeiten (nach Kassenart, Arztgruppen, Bayern-Bund etc.) sowie am Beispiel der vier Sparzielzonen des Bayern-Vertrags ihre hierfür spezifische thematische Relevanz.

Unter dem Gesichtspunkt realer Datenzugangsmöglichkeiten muß dieses Indikatoren- und Informationssystem als 'optimal' angesehen werden, selbst wenn es sich als in vieler Hinsicht zu kurz, zu löchrig, zu wenig thematisch relevant etc. erweisen mag. Allerdings kann die Evaluation einer Gesundheitspolitik nie 'definitiv' sein, ein abschließendes Urteil nicht fällen. Auch die Evaluation des Bayern-Vertrags wird im wesentlichen eine explorative Sammlung von Evidenzen und Argumenten bleiben; denn jede Evaluation ist nur approximativ.

Übersicht 2.2: Datenquellen

Sparzielzonen				Datenquelle			Vergleichsmöglichkeit					Zeit (Jahr/Quartal)																												
												1978				1979				1980				1981				1982				1983				1984				
Krankenhauseinweisungen	Arzneimittel	Physikalische Therapie	Arbeitsunfähigkeitsschreibungen	Herkunft	lfd. Nr.	Datenkörper	Kassenart	Arztgruppen	Aggregat/Individuum	Bayern – Bund	Bayern intern	1	2	3	4	1	2	3	4	1	2	3	4	1	2	3	4	1	2	3	4	1	2	3	4	1	2	3	4	lfd. Nr.
			●	KVB	1.	Aggregatdaten Einzelleistungen I		●						x	x	x	x	x	x	x	x	x	x	x	x	x	x	x	x	x	x									1.
					2.	Aggregatdaten Leistungsvolumina und Fälle I	●	●						x	x	x	x	x	x	x	x	x	x	x	x	x	x	x	x	x	x									2.
	●				3.	Aggregatdaten Arzneimittelverordnungen	●	●									x	x	x	x	x	x	x	x	x	x	x	x	x	x	x									3
●		●	●		4.	Aggregatdaten Verordnungen phys. Th., AU, KH-Einw.	●	●																	x	x	x	x	x	x	x									4
					5.	Aggregatdaten abrechnende Praxen und Ärzte		●						x	x	x	x	x	x	x	x	x	x	x	x	x	x	x	x	x	x									5
					6.	Verteilungsstatistik Einzelleistungen		●																			x													6.
●	●	●	●		7.	Längsschnittdatei	●	●	●		●				x				x				x				x				x									7.
					8.	Arztregisterdaten		●		●				o				o				o				o				o										8.
					9.	Bedarfsplanungsdaten					●			o				o				o				o				o										9.
			●		10.	Aggregatdaten Einzelleistungen II					●			x	x		x	x	x	x	x	x	x	x	x															10.
					11.	Aggregatdaten Leistungsvolumina und Fälle II					●			x	x		x	x	x	x	x	x	x	x	x															11.
				KBV	12.	Frequenzstatistik ambulantes Operieren				●										=	=	=	=	=	=	=	=	=	=	=	=									12.
					13.	Fallzahlen				●				x	x	x	x	x	x	x	x	x	x	x	x	x	x	x	x	x	x	x	x							13.
					14.	Arztzahlen		●		●																				o										14.
●				RVO	15.	Statistik der Krankenhausfälle					●														x	x	x	x	x	x	x	x	x	x	x					15.
	●				16.	Arzneikostenstatistik (VSA)	●									x	x	x	x	x	x	x	x	x	x	x	x	x	x	x	x	x	x	x	x	x	x	x		16
●		●	●		17.	Verordnungsstatistik phys.Th., AU, KH-Einw.	●																								x	x	x	x	x							17.
					18.	Planungsauswertung Selbstkostenblätter					●	=	=	=	=	=	=	=	=	=	=	=	=	=	=	=	=	=	=	=	=									18.
					19.	Krankheitsartenprofilblätter																						=	=	=	=	=	=	=	=					19.
				Sonstige	20.	Krankenhausbedarfspläne (SIMAS)					●											o				o				o				o				o		20.
					21.	Betriebskostenauswertung Selbstkostenblätter (BKG)				●		=	=	=	=	=	=	=	=	=	=	=	=	=	=	=	=	=	=	=	=									21.
					22.	Krankenhausdaten (PKV)				●	●																			o				o						22.
					23.	Kreisdaten (Bayer. LA f. Stat. u. DV)					●			o				o				o				o				o										23.
●	●	●	●		24.	AOK-Bezirksdatei (BdO)				●	●	=	=	=	=	=	=	=	=	=	=	=	=	=	=	=	=	=	=	=	=									24.
●	●	●	●		25.	Statistik der GKV (BMA)	●			●		=	=	=	=	=	=	=	=	=	=	=	=	=	=	=	=	=	=	=	=									25
●	●	●	●		26.	Mitgliederstatistiken KM1, KM2 (OKK, BKK, IKK, LKK)				●				o				o				o				o				o				o						26.
●	●	●	●		27.	Jahresrechnungsergebnisse KJ1 (OKK, BKK, IKK, LKK)				●		=	=	=	=	=	=	=	=	=	=	=	=	=	=	=	=	=	=	=	=	=	=	=	=					27.
●	●	●	●		28.	Geschäftsergebnisse KG2 (OKK, BKK, IKK, LKK)				●	●	=	=	=	=	=	=	=	=	=	=	=	=	=	=	=	=	=	=	=	=	=	=	=	=					28.
●	●	●	●	Befragungen	29.	MEDIS-Ärztebefragung 1982		●	●	●																		–												29.
●	●	●	●		30.	MEDIS-Ärztebefragung 1982/83 und 1983/84		●	●	●	●																				–	–			–	–				30.
●					31.	Krankenhausärztebefragung		●	●	●	●																									–				31.
●					32.	Krankenhauspatientenbefragung		●	●	●	●																								–	–				32.

Legende: x Quartalswerte o Stichtagsdaten = Jahreswerte – Erhebungszeitraum

Kapitel 3

Entwicklung der kassenärztlichen Leistungen

Karlheinz Zwerenz und Anette Merschbrock - Bäuerle

Gliederung

3. Entwicklung der kassenärztlichen Leistungen

Die Hauptziele des Bayern-Vertrags, Kostendämpfung im Gesundheitswesen und Qualitätssicherung der medizinischen Versorgung, sollen - dem gewählten Grundsatz der kassenarztorientierten Steuerung entsprechend[1] - durch die Tätigkeit der bayerischen Kassenärzte erreicht werden, speziell durch deren Beitrag zu einem wirtschaftlichen und rationellen Einsatz der medizinisch-technischen Möglichkeiten. Dies gilt auch und insbesondere für die eigenen (diagnostischen und therapeutischen) kassenärztlichen Leistungen, die deshalb - neben den veranlaßten Leistungen (wie z.B. Krankenhauseinweisungen und Arzneimittelverordnungen) - einen eigenständigen Untersuchungsbereich der Bayern-Vertrags-Studie darstellen.

Was bedeutet der Bayern-Vertrag konkret für die kassenärztlichen Leistungen? Zunächst appelliert er an die gesamte bayerische Kassenärzteschaft, durch Ausschöpfung ihrer gemeinsamen Möglichkeiten und gezielten Einsatz eigener Diagnostik und Therapie zu Einsparungen im Bereich der veranlaßten Leistungen beizutragen. Der Bayern-Vertrag regelt aber auch die Vergütung der kassenärztlichen Leistungen und will erreichen, daß die Gesamtvergütung eine wünschenswerte Entwicklung nimmt. Die Vergütungsvereinbarung soll außerdem den grundsätzlichen Zielen des Vertrags entsprechen und die ambulante kassenärztliche Versorgung nicht einengen.

Damit werden die ärztlichen Leistungen im Vertragswerk in ganz unterschiedlicher Weise behandelt: einmal als Mittel zur Zielerreichung, zum zweiten als Ziel- und Kontrollvariable (kassenärztliche Gesamtvergütung) und schließlich als eine Art Nebenbedingung (keine Qualitätsminderung und keine Einengung der kassenärztlichen Versorgung).

3.1 Ärztliche Leistungen im Vertragswerk und in der Bayern-Vertrags-Studie

Die kassenärztlichen Leistungen werden im Vertragstext an mehreren Stellen unmittelbar angesprochen: zunächst in Abschnitt I, der die Berechnung der kassenärztlichen Gesamtvergütung erläutert, dann in Abschnitt II, wo als Mittel zur Realisierung der speziellen Einsparungsziele des Bayern-Vertrags (bei Krankenhauseinweisungen, Arzneimittelverordnungen, physikalisch-therapeutischen Leistungen und Arbeitsunfähigkeitsschreibungen) die "gezielte Diagnostik und Therapie unter Ausschöpfung der den Kassenärzten gemeinsam zur Verfügung stehenden Möglichkeiten" genannt wird.

Schließlich wird in Abschnitt II die Erwartung der Vertragspartner hinsichtlich der kassenärztlichen Gesamtvergütung der bayerischen RVO-Krankenkassen (je Mitglied) formuliert: Sie soll im Landesdurchschnitt um nicht mehr als 6% (ab 1983 5,5%) steigen; im Fall einer Überschreitung der um 10% höheren Toleranzgrenze von 6,6% (ab 1983 6,05%) ist eine spezielle Untersuchung dieser Entwicklung durchzuführen - allerdings erst nach Ermittlung der Ergebnisse des Folgequartals -, die dann u.a. Einflüsse neuer Methoden der Diagnostik und Therapie sowie die Besetzung offener Kassenarztsitze berücksichtigen soll. Im Vertrag wird die dazugehörige Operationalisierung durch den Anteil der Leistungen, die ab 1.7.1979 zusätzlich in den BMÄ aufgenommen wurden, sowie durch den Vergütungsanteil der Ärzte, die einen im Bedarfsplan als offen ausgewiesenen Kassenarztsitz besetzt haben, vorgenommen. Ab 1983 wird außerdem auf mögliche regionale Disparitäten hingewiesen; so soll bei Überschreitung der Toleranzgrenze der kassenärztlichen Gesamtvergütung in einzelnen KV-Bezirken eine regional begrenzte Ursachenanalyse durchgeführt werden.

Im Vertrag wird außerdem darauf hingewiesen, welche Unterlagen und Indikatoren zur Beurteilung der Gesamtentwicklung unter dem Bayern-Vertrag herangezogen werden sollen. Für den Bereich der ärztlichen Leistungen sind dies die Zahl der abrechnenden Kassenärzte, die Zahl der ambulanten und stationären Abrechnungsfälle (gegliedert nach Kassenart und Versichertengruppen) sowie die Zahl der abgerechneten Punkte und die Gesamtvergütung nach Prüfung (gegliedert nach Leistungsgruppen, Kassenarten und Versichertengruppen).

Im Rahmen der Bayern-Vertrags-Studie wurden nun, ausgehend von den im Vertragstext genannten Zielen und Erwartungen, Anhörungen der Vertragspartner sowie direkt und indirekt Betroffener zu den möglichen Auswirkungen des Vertrags durchgeführt. Bezüglich der kassenärztlichen Leistungen waren folgende der dabei geäußerten Wirkungsvermutungen die wichtigsten[2]:

- Es wurde vermutet, daß der Bayern-Vertrag zu unterdurchschnittlichen Zunahmen in den Ausgabenbereichen, die vom Vertrag erfaßt werden (u.a. der kassenärztlichen Gesamtvergütung), führen würde und damit kostendämpfend wirke.

- Strukturelle Auswirkungen wurden in der Form erwartet, daß eine Umverteilung der finanziellen Ressourcen der Gesetzlichen Krankenversicherung u.a. zugunsten der niedergelassenen Ärzteschaft stattfinden würde.

- Da der Bayern-Vertrag die Priorität der ambulanten Versorgung herausstellt, wurde davon ausgegangen, daß mit einer zunehmenden Zahl von Gemeinschaftspraxen und Praxisgemeinschaften zu rechnen sei. Dadurch könnten dann bestimmte Ziele, wie z.B. die Intensivierung der Diagnostik und der Hausbesuche, aufgrund einer besseren Praxisausstattung und neuer Möglichkeiten der Arbeitsteilung leichter erreicht werden.

- Während einige der angehörten Experten eine Stärkung der medizinischen Versorgung insbesondere im Bereich der ambulanten Grundversorgung erwarteten, rechneten andere mit einer verstärkten Inanspruchnahme von sekundärärztlich tätigen Ärzten.

- Hauptsächliche Entlastungsmöglichkeiten des stationären Sektors des Gesundheitswesens sah man durch eine Ausweitung von ambulanter Diagnostik, ambulantem Operieren und ambulanter Pflege gegeben.

- Der Appell des Bayern-Vertrags, die Kassenärzteschaft möge ihre gemeinsamen Möglichkeiten ausschöpfen, führte zu der Vermutung, Überweisungen würden insgesamt, gezielte Auftragsüberweisungen aber ganz besonders zunehmen.

- Weitere Wirkungsvermutungen lauteten: Fallwert- und Fallzahlsteigerungen (letztere insbesondere wegen vermehrter Überweisungen), deutliches Ansteigen der ärztlichen Hausbesuche, Ermöglichung der Weiterentwicklung der kassenärztlichen Versorgung (vor allem auf präventiv-medizinischen Gebieten) und zunehmender Technik-Einsatz in den Arztpraxen.

Welche Entwicklungen waren nun im Bereich der ärztlichen Leistungen nach Abschluß des Bayern-Vertrags zu beobachten? Welche Auswirkungen hatte der Appell zur Intensivierung der ambulanten Leistungen und des Überweisungsgeschehens? Wie sahen die Entwicklungen in einigen besonders relevanten Leistungsbereichen aus? Wie entwickelten sich die finanziellen Aufwendungen für ärztliche Leistungen unter dem Bayern-Vertrag und seiner Vergütungsregelung im Vergleich zum übrigen Bundesgebiet und zu den Jahren vor 1979?

In Anlehnung an diese Fragen, die Wirkungsvermutungen und die im Vertragstext genannten Ziele und Beurteilungsinstrumente wurden während der Studie umfangreiche Tabellenbände erstellt, die für alle Vertragspartner ein umfassendes Informationsmaterial über die Entwicklung der ärztlichen Leistungserbringung (und auch Verordnungstätigkeit) im Zeitraum vom dritten Quartal 1978 bis zum vierten Quartal 1982 darstellen.

Von den zahlreichen durchgeführten Einzelanalysen der kassenärztlichen Leistungen können in diesem Kapitel des Berichts nur ausgewählte Bereiche aufgegriffen werden; dabei wurde folgende Vorgehensweise gewählt: In Abschnitt 3.3 werden diejenigen Untersuchungsbereiche betrachtet, die im Vertrag des Jahres 1979 und in den Nachträgen der Folgejahre explizit oder implizit angesprochen wurden. Dies sind insbesondere die Überweisungstätigkeit, die Entwicklung der Überweisungen, der ambulanten Diagnostik, Beratungen und Hausbesuche, die Fallwertentwicklung (insgesamt und in einzelnen Leistungsgruppen) sowie finanzielle Entwicklungen. An mehreren Stellen wird dabei auf mögliche Zusammenhänge von Veränderungen der Vergütungsregelungen und der Leistungsentwicklung eingegangen. Schließlich werden noch Veränderungen in der Zusammensetzung der Kassenärzteschaft behandelt. In Abschnitt 3.5 des Kapitels (Anhang) werden die Ergebnisse einer ergänzenden und breiter angelegten explorativen Datenanalyse der Bereiche Arzt- und Fallzahlen sowie ärztlicher Leistungen präsentiert.

3.2 Datenquellen

Für die Bayern-Vertrags-Studie wurden sowohl Primärerhebungen als auch Aufbereitungen und Auswertungen sekundärstatistischer Daten durchgeführt. In einer Panelbefragung wurde jeder vierte bayerische

Kassenarzt am Jahreswechsel 1982/83 bzw. 1983/84 gefragt, wie sich seine Tätigkeiten in bestimmten, für die Evaluation des Bayern-Vertrags relevanten Bereichen während der letzten drei Jahre bzw. des letzten Jahres entwickelt hätten. Hinsichtlich der ärztlichen Leistungen waren dies Hausbesuche, ambulante Diagnostik und ambulante Operationen; gefragt wurde zudem nach der Entwicklung der Überweisungstätigkeit und nach wichtigen Arzt- und Praxismerkmalen.

Neben diesen Primärerhebungen wurden einige zu Abrechnungszwecken vorliegende Daten der Kassenärztlichen Vereinigung Bayerns eigens für die Studie aufbereitet; dabei handelte es sich um Daten aus der Häufigkeitsstatistik, der Leistungsgruppenstatistik, dem Arztregister und dem KVB-Formblatt 3.

(1) In der Häufigkeitsstatistik sind alle Einzelleistungen eines Kassenarztes aufgeführt, die dieser entsprechend den Gebührenordnungsziffern des BMÄ bei der KVB in Abrechnung gestellt hat. Aus der Häufigkeitsstatistik läßt sich u.a. entnehmen, wie häufig und mit welchem Wert einzelne Leistungen (oder Gruppen von Einzelleistungen) bei allen Kassenärzten oder bestimmten Arztgruppen abgerechnet wurden und bei wie vielen Behandlungsfällen und wie vielen Ärzten diese Leistungen zur Anwendung kamen.
Hier muß allerdings die Frage gestellt werden, ob durch diese Häufigkeitsdaten für einzelne Gebührenordnungsziffern das ärztliche Leistungsgeschehen in valider und zuverlässiger Weise erfaßt wird[3]. Als Hauptprobleme müssen dabei Umdefinitionen und inhaltliche Unbestimmtheiten einzelner Ziffern (z.B. "einfache Beratung") genannt werden. Auch muß berücksichtigt werden, daß aufgrund bestimmter Abrechnungsregeln nicht immer eine eindeutige Zuordnung von erbrachter Leistung und GOP möglich ist; so können Beratungen neben Sonderleistungen nur in eingeschränktem Umfang abgerechnet werden, obwohl eine gemeinsame Leistungserbringung von Sonderleistungen und Beratungen häufig vorkommt.
Die Variabilität der Gebührenordnung war auch der Grund dafür, daß der angestrebte Vorher-Nachher-Vergleich (bezüglich des Zeitpunkts des Vertragsabschlusses) für den Bereich der ärztlichen Leistungen weitgehend entfallen mußte. Im dritten Quartal 1978 war die alte Version des BMÄ durch eine völlig veränderte neue Fassung abgelöst worden. Wegen des unverhältnismäßig großen Zuordnungsaufwandes (und der offenen Frage der Konsistenz der

Bedeutung einzelner Leistungen über den Zeitpunkt der BMÄ-Revision hinweg) wurde die Analyse auf die Abrechnungsdaten ab dem dritten Quartal 1978 beschränkt. Somit reduziert sich der Zeitraum "vor Abschluß des Bayern-Vertrags" auf ein Jahr, das zudem noch durch die BMÄ-Umstellung beeinflußt sein dürfte.
Außerdem wurden vor dem dritten Quartal 1979 die Punktwerte erst nach Ablauf eines Jahres ermittelt, indem die vorher durch Kopfpauschalen berechnete Gesamtvergütung durch die Punktzahlen der von den Ärzten erbrachten Leistungen dividiert wurde.
Die Daten aus insgesamt 18 Quartalen (bis einschließlich 4/1982) wurden schließlich für die Studie aufbereitet, wobei Auswertungen differenziert nach Kassenarztstatus, Fachgebiet der Abrechnung, Belegarzttätigkeit sowie Praxisform (Einzel- bzw. Gemeinschaftspraxis) möglich waren. Nicht möglich hingegen war eine Unterscheidung nach Krankenkassenarten.

(2) Analog zur Aufbereitung der Häufigkeitsstatistik (für den gleichen Zeitraum und nach den gleichen Zuordnungskriterien) wurde die Leistungsgruppenstatistik erstellt. In der zugrundeliegenden Leistungsgruppendatei sind die Einzelleistungen zu Gruppen (Beratungen, Besuche, Allgemeine Leistungen, Sonderleistungen, Laborleistungen, physikalisch-medizinische Leistungen und Röntgenleistungen) zusammengefaßt; dabei werden nicht die Häufigkeiten, sondern die BMÄ-Punktzahlen der Einzelleistungen aggregiert. Damit gibt die Leistungsgruppenstatistik die Summen "bewerteter" Leistungen wieder und berücksichtigt auch den zeitlichen und technischen Aufwand der Leistungserbringung.
Für die Vergütung und die Honorarverteilung an die einzelnen Ärzte erfolgt schließlich eine monetäre Bewertung: mit dem vertraglich festgelegten Punktwert (in Dpf) für die allgemeine Leistungserbringung sowie mit dem rechnerisch über eine Kopfpauschalierung ermittelten Punktwert für die Laborleistungen. Die Daten der Leistungsstatistik enthalten noch nicht diese absolute Preiskomponente, sondern lediglich die relativen Bewertungen. Die Leistungsgruppendaten können damit eher zur Bildung von Indikatoren der "realen" Leistungserbringung verwendet werden; sie beziehen die vertraglich vereinbarten Preiserhöhungen nicht ein. Eine Ausnahme stellen die beiden zusätzlichen Leistungsgruppen der Wegegebühren bzw. -pauschalen und der Sonstigen Praxiskosten (z.B. Versand- und Portokosten) dar, die zusätzliche Entgelte

für bereits in den Leistungsgruppen 1 bis 7 enthaltene ärztliche Leistungen ausweisen und für die DM-Beträge angegeben werden. Die Leistungsgruppendaten fanden sowohl als Absolutgrößen wie auch als fallbezogene Indikatoren Verwendung. Sie konnten differenziert nach Kassenarztstatus, Zulassungsgebiet, Kassenart und Versichertengruppen (Mitglieder, Familienangehörige, Rentner) ausgewertet werden.

(3) Neben den beiden Datenkörpern des Leistungsbereichs wurden für die Studie auch Daten aus dem Arztregister aufbereitet. Dies diente nicht nur der Zuordnung der Leistungsdaten zu unterschiedlichen Arztgruppen (via Verknüpfung), sondern auch der Beschreibung der quantitativen und strukturellen Entwicklung der Gesamtheit der bayerischen Kassenärzteschaft.

(4) Schließlich wurden für die Analyse der finanziellen Entwicklung im Bereich der ärztlichen Leistungen zwei weitere Sekundärdatenquellen herangezogen. Zum einen waren dies die Ausgabendaten der Allgemeinen Ortskrankenkassen (in Bayern sowie im übrigen Bundesgebiet), zum anderen Daten aus dem Formblatt 3 der KVB. In diesem Formblatt werden u.a. die Vergütungsbeträge für die ambulanten und stationären Leistungen der Kassenärzte (ab 1979 zusätzlich gesondert für den Laborbereich), die Punktevolumina nach Leistungsgruppen (ab 1981 zusätzlich für neue Leistungen nach 3/1979) - jeweils differenziert nach Versichertengruppen - sowie Mitglieder- und Fallzahlen aufgelistet.

Die nachfolgende Ergebnisdarstellung wird sich - entsprechend der eben diskutierten Verfügbarkeit der Daten - in den einzelnen Abschnitten auf teilweise unterschiedliche Evaluationsansätze stützen müssen. So wird im Bereich der Analyse des Leistungs- und Überweisungsgeschehens die Entwicklung innerhalb Bayerns und dort vor allem für den Zeitraum nach Abschluß des Bayern-Vertrags im Vordergrund stehen, während für die Analyse der Ausgabenentwicklung ein kombinierter Vergleich zwischen Bayern und dem übrigen Bundesgebiet sowie zwischen Zeitspannen vor und nach Abschluß des Bayern-Vertrags möglich sein wird. Die Untersuchungsbereiche Belegarzttätigkeit und ambulantes Operieren werden im Kapitel 8 abgehandelt und wurden teilweise bereits an anderer Stelle analysiert[4].

3.3 Ergebnisse in einzelnen Untersuchungsbereichen

Die nachfolgende Darstellung orientiert sich zum einen an den im Text des Bayern-Vertrags genannten Zielen, Erwartungen und Vergütungsregelungen, zum anderen an einigen zentralen Wirkungsvermutungen (vgl. Abschnitt 3.1).

Während die Zielsetzungen in bezug auf ärztliche Leistungen im Vertragstext etwas vage formuliert sind ("gezielte Diagnostik und Therapie unter Ausschöpfung der den Kassenärzten gemeinsam zur Verfügung stehenden Möglichkeiten"), lassen sich aus den Formulierungen für die "Sparzielzonen" einige Konkretisierungen und Hinweise für einzelne Leistungsbereiche ableiten. So wird im Zusammenhang mit den Krankenhauseinweisungen implizit auf die Bedeutung der ambulanten Diagnostik hingewiesen (Vermeidung von Doppeluntersuchungen); die geforderte gezieltere Arzneimittelverordnung könnte eventuell eine intensivere Beratungstätigkeit der Kassenärzte nötig machen; durch die speziellen Zielsetzungen für die Verordnung von physikalisch-medizinischen Leistungen wird implizit auf die entsprechenden therapeutischen Leistungen der Ärzte abgehoben (vgl. Kapitel 6).

Ein anderer Leistungsbereich, die Hausbesuche, nimmt ebenfalls eine besondere Stellung ein. Neben der vielfach geäußerten Vermutung eines Zusammenhangs zwischen Krankenhauseinweisungen und der Häufigkeit ärztlicher Hausbesuche wird dieser Bereich durch spezielle Eingriffe in die Vergütungsregelungen zusätzlich in den Vordergrund gestellt: Nach 1979 fanden mehrmalige Punktwertveränderungen für Besuchsleistungen sowie Anhebungen der Wegegelder und -pauschalen statt (vgl. Abschnitt 3.3.4).

Damit lassen sich folgende zentrale Fragestellungen an die Entwicklungen der ärztlichen Leistungen formulieren:

- Hat sich der Appell an die "Ausschöpfung der den Kassenärzten gemeinsam zur Verfügung stehenden Möglichkeiten" in einer Veränderung des Überweisungsgeschehens niedergeschlagen?
- Haben sich die ambulanten diagnostischen Leistungen ausgeweitet und waren davon ggf. spezielle Einzelleistungen betroffen?
- Haben die bayerischen Kassenärzte während der Laufzeit des Bayern-Vertrags ihre Beratungstätigkeit intensiviert?

- Wie haben sich Häufigkeiten und Punktevolumina der Hausbesuche, insbesondere in den Quartalen nach einer Veränderung der Vergütung, entwickelt?
- Wie hat sich die ärztliche Leistungserbringung während der Laufzeit des Bayern-Vertrags quantitativ und strukturell verändert?
- Wie hat sich die Gesamtvergütung der kassenärztlichen Leistungen im Vergleich zu den im Vertragstext genannten Erwartungen entwickelt?

Weitere Fragen beziehen sich auf die Rolle der beteiligten Kassenärzte, die im Grenzbereich von ambulantem und stationärem Sektor des Gesundheitswesens tätig sind, sowie auf den Einfluß der zunehmenden Arztzahl und sonstiger Veränderungen der Zusammensetzung der Kassenärzteschaft.

Ganz generell aber stellt sich die Frage, ob diejenigen bayerischen Kassenärzte, die den Bayern-Vertrag gut kennen, eine grundsätzlich andere Leistungsentwicklung aufweisen als diejenigen, die den Vertrag nicht kennen. Dies berührt die Problematik, ob beobachtete Entwicklungen im Leistungsgeschehen überhaupt dem Einfluß des Bayern-Vertrags zugerechnet werden können. Als typisches Ergebnisbeispiel können hier die Antworten auf die Frage nach der Entwicklung der ambulanten Diagnostik angesehen werden, die ja im Vertragstext explizit als Intensivierungsbereich bezeichnet wird.

Wie Tabelle 3.1 zeigt, hängt die Entwicklung im Bereich der ambulanten Diagnostik deutlich von der Kenntnis des Bayern-Vertrags ab. Je besser die bayerischen Kassenärzte (nach eigenen Angaben) den Vertrag kennen, desto häufiger antworten sie, ihre ambulanten diagnostischen Leistungen hätten in den drei Jahren nach Abschluß des Bayern-Vertrags zugenommen [5)]. Die Unterschiede zeigen dabei eine zusätzliche Abhängigkeit von der Arztgruppenzugehörigkeit: Die primärärztlich tätigen Allgemeinärzte[6)] und Internisten gaben - bei guter Kenntnis des Vertrags - häufiger als die Gesamtheit aller Kassenärzte in der Stichprobe an, ihre ambulanten diagnostischen Leistungen ausgeweitet zu haben.

Offensichtlich sind in diesem wichtigen Zielbereich die Impulse des Bayern-Vertrags von den Kassenärzten positiv aufgenommen worden.

Tabelle 3.1

Entwicklungstrend der ambulanten Diagnostik und Kenntnis des Bayern-Vertrags bei bayerischen Kassenärzten - Anteil der Antworten "zugenommen" an allen Antworten der jeweiligen Kenntnisklasse in % -

Arzt-gruppe	Kenntnis des Bayern-Vertrags "Kenne ihn gut"	"Davon gehört"	"Kenne ihn nicht"
Ärzte insgesamt	50,2 (n=687)	35,1 (n=379)	29,5 (n=78)
Allgemeinärzte	52,7 (n=330)	39,8 (n=161)	34,9 (n=43)
Internisten	56,1 (n=123)	35,6 (n=59)	25,0 (n=16)

Quelle: MEDIS-Ärztebefragung 1982/83

Ganz ähnlich fallen im übrigen die Ergebnisse bei Überweisungen und Hausbesuchen aus, so daß der empirische Befund aus der Ärztebefragung für das Vorliegen eines Einflusses des Bayern-Vertrags auf die Entwicklungstrends ärztlicher Leistungen spricht.

Die nachfolgenden Darstellungen der Ergebnisse in einzelnen Zielbereichen werden sich vorwiegend auf die Entwicklungen bei den zugelassenen Kassenärzten beschränken, da deren Tätigkeit von den Appellen des Bayern-Vertrags und auch von einzelnen Veränderungen der Vergütung stärker betroffen ist als die Tätigkeit der beteiligten oder ermächtigten Kassenärzte. Da außerdem die Gruppe der primärärztlich tätigen Kassenärzte speziell im Mittelpunkt des Interesses steht (vgl. Wirkungsvermutungen in Abschnitt 3.1), werden die Entwicklungen für diese Arztgruppen jeweils gesondert betrachtet. Aus den verschiedenen sekundärärztlich tätigen Arztgruppen werden an einigen Stellen der folgenden Abschnitte diejenigen herausgegriffen, in deren Tätigkeitsspektrum die jeweiligen Leistungen von besonderer Wichtigkeit sind.

3.3.1 Überweisungsgeschehen

Der Bayern-Vertrag appelliert an die bayerischen Kassenärzte, durch gezielte Diagnostik und Therapie Einsparungen in den Sparzielzonen zu erzielen, und zwar unter "Ausschöpfung der ihnen gemeinsam zur Verfügung stehenden Möglichkeiten". Damit wird implizit eine Intensivierung des Überweisungsgeschehens innerhalb der Kassenärzteschaft in Bayern gefordert.

Etwa ein Fünftel aller Behandlungsfälle im Bereich der kassenärztlichen Tätigkeit entfiel im vierten Quartal 1982 (vgl. Tabelle 3.2) auf die allgemeinen Überweisungen (sogenannte Globalüberweisungen zur Mitbehandlung, Weiterbehandlung oder Konsiliaruntersuchung), etwa weitere 7% aller Fälle waren gezielte Auftragsüberweisungen (Überweisungen zur Durchführung spezieller Leistungen). Die Anteile dieser beiden Fallarten haben in Bayern seit 1979 ständig zugenommen, wobei sich die Zunahme bei den Auftragsfällen relativ stärker ausnahm (Zuwachs von 5,8% auf 6,8%). Entsprechend stieg auch der Anteil der Auftragsfälle an den Überweisungen insgesamt von 20,8% auf 23,1%. Wie Tabelle 3.2 verdeutlicht, stellt diese Zunahme allerdings die Fortsetzung eines Trends dar, der bereits in den vier Jahren vor Abschluß des Bayern-Vertrags zu beobachten war; ähnliches gilt auch für die Überweisungen insgesamt[7)].

Tabelle 3.2

Kassenärztliche Leistungen in Bayern, 1976 bis 1982[a];
Fallstruktur, Fälle insgesamt (nur RVO-Kassen)
- Anteile in % -

Fallart	1976	1977	1978	1979	1980	1981	1982
Originalfälle	71,6	71,1	70,0	69,5	69,1	68,4	67,5
Vertreterfälle	1,0	1,0	1,1	1,0	1,1	1,1	1,0
Notfälle	1,1	1,2	1,4	1,6	1,8	1,9	2,0
Überweisungsfälle	21,6	21,6	22,1	22,1	21,8	22,3	22,7
Auftragsfälle	4,7	5,1	5,4	5,8	6,2	6,4	6,8
Auftragsfälle je 100 Überweisungs- und Auftragsfälle	17,7	19,0	19,6	20,8	22,1	22,2	23,1

[a] jeweils 4. Quartal

Quelle: EDV-Auswertung der KVB

Tabelle A.3.39 zeigt, daß die Entwicklung des Anteils aller Überweisungen an den Fällen insgesamt in den 14 Quartalen nach Abschluß des Bayern-Vertrags nicht ganz kontinuierlich verlief. So gingen die Zunahmen der entsprechenden Anteile vom vierten Quartal 1980 bis zum zweiten Quartal 1981 zurück, wobei im ersten Quartal 1981 ein absoluter Rückgang zu verzeichnen war. Bei den allgemeinen Überweisungen lagen sogar bis Mitte 1981 absolute Rückgänge vor. Die Auftragsüberweisungen nahmen dagegen im gesamten Zeitraum kontinuierlich zu. Im Jahre 1982 ergaben sich für alle Überweisungsformen größere Zuwächse als im Vorjahr. Diese Zunahme muß allerdings vor dem Hintergrund der Entwicklung der absoluten Fallzahlen gesehen werden: Zwischen den Quartalen 4/1981 und 4/1982 nahm die Zahl der Originalfälle um 1,4% ab (ebenso wie die Fallzahl insgesamt, die um 0,2% zurückging), im gleichen Zeitraum stieg dagegen die Zahl der Überweisungsfälle um 3,1%.

Wie veränderte sich nun das Überweisungsgeschehen in einzelnen Arztgruppen? Tabelle 3.3 stellt die entsprechenden Werte für die vier primärärztlich tätigen Arztgruppen in Relation zu den zugelassenen Ärzten insgesamt dar. Außerdem sind zum Vergleich mit sekundärärztlichen Arztgruppen die Werte für Orthopäden und Urologen angegeben, die unter den übrigen Arztgruppen - abgesehen von solchen wie Radio-

Tabelle 3.3

Anteil der Überweisungsfälle[a] nach Arztgruppen
- Zugelassene Kassenärzte in Bayern -

Arztgruppe	4/1979	4/1982	Veränderung 4/79 - 4/82 in %-Punkten
Zugelassene Ärzte insges.	25,3	27,2	1,9
Allgemeinärzte	2,3	2,3	0,0
Internisten	20,1	20,3	0,2
Frauenärzte	52,2	49,7	-2,5
Kinderärzte	7,1	6,7	-0,4
Orthopäden	70,1	69,6	-0,5
Urologen	79,3	79,1	-0,2

[a] einschließlich Auftragsfälle an Fällen insgesamt (ambulant, kurativ und Sonstige Hilfen)

Quelle: KVB-Leistungsstatistik

logen und Laborärzten, die fast ausschließlich Überweisungsfälle abrechnen - die höchsten Überweisungsanteile haben. Auffällig ist der Rückgang des Anteils der Überweisungsfälle bei Frauen- und Kinderärzten, für die offensichtlich die primärärztliche Tätigkeit zunehmend an Bedeutung gewinnt. Auch bei den Orthopäden und Urologen ging der Überweisungsanteil leicht zurück, während er bei der Gesamtheit der zugelassenen Kassenärzte um 1,9 Prozentpunkte zunahm. Diese Zunahme geht somit auf die Entwicklung in den übrigen Gruppen der sekundärärztlich tätigen Ärzte (wie z.B. Chirurgen, Radiologen und Nervenärzte) zurück.

Die Antworten in den MEDIS-Ärztebefragungen bestätigen die in den Routinedaten festzustellende Erhöhung des Überweisungsanteils bei einigen Sekundärarztgruppen. So gaben in der Befragung 1982/83 27,3% der Allgemeinärzte an, in den drei Jahren bis Ende 1982 die Zahl der von ihnen veranlaßten Überweisungen erhöht zu haben, 56,6% stellten keine Veränderung und 16,2% stellten Abnahmen der Überweisungszahl fest (vgl. Tabelle 3.4). Die Zweitbefragung am Jahreswechsel 1983/84 zeigt für das gleiche Arztkollektiv eine zurückgehende Dynamik der Überweisungstätigkeit: 72,2% der Allgemeinärzte gaben an, ihre Über-

Tabelle 3.4

Entwicklungstrends in den Überweisungen[a] an Arztkollegen
- Anteile in % -

Entwicklungstrend 1979/82	Entwicklungstrend 1982/83: abgenommen	gleich geblieben	zugenommen	insgesamt
abgenommen	4,5	9,3	2,4	16,2
gleich geblieben	3,5	45,4	7,7	56,6
zugenommen	1,6	17,5	8,2	27,3
insgesamt	9,6	72,2	18,3	100

[a] jener 377 Allgemeinärzte, die an der Erst- und Zweitbefragung teilnahmen

Quelle: MEDIS-Ärztebefragungen 1982/83 und 1983/84

weisungszahl nicht verändert zu haben, nur noch 18,3% berichteten von Zunahmen, 9,6% von Abnahmen. Dies ist vor allem darauf zurückzuführen, daß 17,5% der Ärzte, die in der Erstbefragung von zunehmenden Überweisungen berichtet hatten, in der Zweitbefragung die Kategorie "gleich geblieben" wählten.

Die Entwicklung des Überweisungsgeschehens stellt sich in Bayern etwas anders als im übrigen Bundesgebiet dar. Etwa zwei Drittel der befragten bayerischen Kassenärzte (65,7%) gaben 1982/83 an, während der letzten drei Jahre ihre Überweisungstätigkeit nicht verändert zu haben, 20,5% der Ärzte berichteten von Zunahmen, 13,7% von Abnahmen. Im übrigen Bundesgebiet gaben dagegen fast 80% der Ärzte an, ihre Überweisungstätigkeit nicht verändert zu haben (79,2%), nur 6,6% der Ärzte berichteten von Zunahmen, 14,2% dagegen von Abnahmen.

In Bayern gaben vor allem die primärärztlich tätigen Kassenärzte an, die Überweisungstätigkeit intensiviert zu haben; insbesondere die Allgemeinärzte lagen mit 26,3% Zunahme deutlich über dem Durchschnitt aller Arztgruppen. Ärzte in ländlichen Praxen berichteten häufiger von Überweisungszunahmen (26,4%) als Ärzte in der Stadt (17,6%), und Ärzte in mittleren und großen Praxen gaben häufiger Zunahmen an als Ärzte in kleinen Praxen.

Differenziert man schließlich - wie mit den KVB-Routinedaten möglich - nach Versichertengruppen, so läßt sich feststellen, daß die Zunahme der Überweisungstätigkeit vor allem bei Rentnern wirksam wird und weniger bei Mitgliedern und Familienangehörigen (vgl. Tabelle A.3.49). Während bei den Rentnern der Anteil der Überweisungsfälle (insgesamt) zwischen dem vierten Quartal 1979 und dem vierten Quartal 1982 von 28,7% auf 31,2% und damit um 2,5 Prozentpunkte anstieg, lagen bei den Mitgliedern nur Zuwächse von 0,9 Prozentpunkten, bei den Familienangehörigen von 1,7 Prozentpunkten vor.

Die Entwicklung des Überweisungsgeschehens verlief damit in Bayern durchaus im Sinne des Bayern-Vertrags: die Überweisungen insgesamt nahmen absolut und je Fall zu, insbesondere aber stiegen die gezielten Auftragsüberweisungen. Die Ergebnisse der Ärztebefragung deuten zusätzlich darauf hin, daß die Intensivierung des Überweisungsgeschehens in Bayern stärker ausfiel als im übrigen Bundesgebiet. Damit scheinen, auch wenn in Bayern die Entwicklung nach 1979 nicht wesentlich anders aussah als vor 1979, die Appelle und Rahmenbedingungen des Bayern-Vertrags eine Zunahme der Überweisungsfälle begünstigt zu haben. Eine Ausnahme stellen die Überweisungen an beteiligte Kassenärzte dar (vgl. Abschnitt 3.3.5.4), die einen Rückgang zu verzeichnen hatten. Neben den in den letzten Jahren zu beobachtenden vertraglichen Einschränkungen der Beteiligungen von Krankenhausärzten könnte für diese Entwicklung auch die intensiv geführte Diskussion über Selbsteinweisungen verantwortlich sein.

Den Überweisungen wurde in den Jahren nach Abschluß des Bayern-Vertrags eine ständig wachsende Aufmerksamkeit gewidmet. Neben den vielen Positiva, die aus einer besseren Ausschöpfung der "gemeinsamen Möglichkeiten" der Kassenärzte entspringen können, geraten dabei zunehmend auch kritische Aspekte ins Blickfeld, wie z.B. die Frage, welchem Arzt die durch Überweisung entstehenden Behandlungskosten zuzuordnen seien, oder die oft unzureichende Informationsübermittlung auf Überweisungsscheinen.[8)]

3.3.2 Ambulante Diagnostik

Neben der ambulanten Therapie wird im Text des Bayern-Vertrags explizit die ambulante Diagnostik als ein zu intensivierender Tätigkeitsbereich der Kassenärzte bezeichnet. Auch die im Abschnitt 3.1 erwähnten Wirkungsvermutungen beziehen sich mehrmals auf ambulante Diagnostik, die Einsparungen im stationären Sektor bewirken könnte.

Die KVB-Leistungsgruppendaten erlauben die Analyse zweier Leistungsgruppen der ambulanten Diagnostik, der Labor- und der Röntgenleistungen[9)]. Die Tabellen 3.5 und 3.6 zeigen die entsprechenden Entwicklungen zwischen 1979 und 1982 für die zugelassenen Ärzte insgesamt, für die primärärztlich tätigen und für solche Arztgruppen, die im jeweiligen Leistungsbereich überdurchschnittlich hohe Fallwerte aufweisen. Zum Vergleich mit der Entwicklung der Leistungsintensität insgesamt sind in Klammern jeweils die entsprechenden Veränderungsraten des gesamten Punktevolumens je Fall angegeben.

Der Umfang der Laborleistungen nahm in Bayern bei den zugelassenen Ärzten insgesamt mit 27,6% sehr stark zu, der Anteil am gesamten Leistungsvolumen ist zwischen 1979 und 1982 deutlich gestiegen (von 15,4% auf 17,4%; vgl. Tabelle A.3.33). Bei den Allgemeinärzten, Kin-

Tabelle 3.5

Laborleistungen zugelassener Kassenärzte in Bayern, 1979 und 1982
- Punktevolumen der Leistungsgruppe 5 je Fall -
(Leistungen: ambulant, kurativ und Sonstige Hilfen; nur RVO-Kassen)

Arztgruppe	4/1979	4/1982	Veränderung 4/79 - 4/82 in %
Ärzte insgesamt	90,5	115,5	27,6 (13,1)[a]
Allgemeinärzte	70,4	99,5	41,3 (14,0)
Internisten	314,4	356,8	13,5 (10,1)
Frauenärzte	59,6	63,5	6,6 (7,4)
Kinderärzte	56,3	64,1	13,9 (4,5)
Urologen	387,5	474,4	22,4 (15,6)
Laborärzte	395,1	393,8	-0,3 (14,5)

[a] Veränderungsraten des Punktevolumens aller Leistungen

Quelle: KVB-Leistungsstatistik

derärzten und Internisten lag die Zunahme des Punktevolumens der Laborleistungen je Fall über dem Durchschnitt aller Leistungsgruppen, bei den Frauenärzten niedriger als der Anstieg des Fallwertes insgesamt. Die Urologen wiesen ebenfalls sehr hohe Zuwachsraten des Laborvolumens auf. Die Entwicklung der Laborleistungen sollte allerdings nicht unabhängig von den dazugehörigen Vergütungsregelungen beurteilt werden (vgl. Abschnitt 3.3.6.1). So ist zu beachten, daß der mengenmäßigen Ausdehnung der Laboruntersuchungen (durch Pauschalierung bedingte) Rückgänge der dazugehörigen Vergütung für den einzelnen Arzt gegenüberstehen.

Auch die Röntgenleistungen wurden während der Laufzeit des Bayern-Vertrags zunehmend intensiviert, wobei die sehr starke Zunahme - auf allerdings sehr niedrigem Absolutniveau - bei den Allgemeinärzten auffällt (29,8%). Bei den Internisten, Kinderärzten und Urologen sind dagegen sogar Rückgänge des Punktevolumens der Röntgenleistungen (je Fall) zu beobachten. Hierbei dürfte der zunehmende Einsatz von sonographischen Untersuchungsmethoden anstelle der mit größeren Risiken behafteten Röntgenuntersuchungen eine wesentliche Rolle spielen.

Tabelle 3.6

Röntgenleistungen zugelassener Kassenärzte in Bayern, 1979 und 1982
- Punktevolumen der Leistungsgruppe 7 je Fall -
(Leistungen: ambulant, kurativ und Sonstige Hilfen; nur RVO-Kassen)

Arztgruppe	4/1979	4/1982	Veränderung 4/79 - 4/82 in %
Ärzte insgesamt	59,3	68,7	16,1 (13,1)[a]
Allgemeinärzte	3,7	4,8	29,8 (14,0)[a]
Internisten	160,3	156,9	-2,1 (10,1)[a]
Frauenärzte	9,8	10,1	3,0 (7,4)[a]
Kinderärzte	14,3	12,2	-14,5 (4,5)[a]
Urologen	386,8	363,5	- 6,0 (15,6)[a]
Orthopäden	280,0	307,4	9,8 (8,8)[a]
Radiologen	883,8	1 039,1	17,6 (18,7)[a]

[a] Veränderungsraten des Punktevolumens aller Leistungen

Quelle: KVB-Leistungsstatistik

Tabelle 3.7 zeigt, daß auch die Ergebnisse der MEDIS-Ärztebefragung auf eine Intensivierung der ambulanten Diagnostik nach Abschluß des Bayern-Vertrags schließen lassen. Zwar können die in den Routinedaten festgestellten Fachgruppenunterschiede nicht in derselben Deutlichkeit bestätigt werden, stärkere Zusammenhänge zeigen sich aber mit den Praxismerkmalen. Vor allem ist festzustellen, daß ambulante Diagnostik dann deutlicher zunimmt, wenn die Ärzte einer Laborgemeinschaft angehören, und daß die Gemeinschaftspraxen der Allgemeinärzte und Frauenärzte die ambulante Diagnostik wesentlich stärker ausweiteten als die entsprechenden Einzelpraxen.

Die MEDIS-Ärztebefragung 1982/83 bringt deutliche Unterschiede zwischen bayerischen und außerbayerischen Ärzten zutage. In Bayern gaben 43,8% der Ärzte Zunahmen der ambulanten Diagnostik an, 40,1% berichteten von gleich häufigen und 16,1% von abnehmenden diagnostischen Leistungen. Im übrigen Bundesgebiet wurde häufiger von gleich gebliebenen ambulanten diagnostischen Leistungen (55,8%) und wesentlich seltener von Zunahmen (25,7%) berichtet.

Die Entwicklungen in Bayern zeigen einige weitere Abhängigkeiten von Arzt- und Praxismerkmalen: Die Ärzte "auf dem Land" tendieren offen-

Tabelle 3.7

Entwicklung im Leistungsbereich Ambulante Diagnostik (Anteile in %)
- ausgewählte Arztgruppen nach Praxisform und Laborgemeinschaft -

Arztgruppe	Praxismerkmale	Entwicklungstrend abgenommen	gleich geblieben	zugenommen
Allgemeinärzte	Einzelpraxis (n=444)	13,7	43,2	43,0
	Gemeinschaftspr. (n=87)	8,1	26,4	65,5
	Laborgemeinschaft (n=187)	10,7	31,6	57,8
	keine Laborgem. (n=328)	14,0	43,0	43,0
Internisten	Einzelpraxis (n=160)	20,0	33,8	46,3
	Gemeinschaftspr. (n=20)	10,0	45,0	45,0
	Laborgemeinschaft (n=62)	11,3	29,0	59,7
	keine Laborgem. (n=118)	23,7	36,4	39,8
Frauenärzte	Einzelpraxis (n=78)	16,7	53,9	29,5
	Gemeinschaftspr. (n=13)	7,7	38,5	53,9
	Laborgemeinschaft (n=12)	16,7	33,3	50,0
	keine Laborgem. (n=76)	13,2	55,3	31,6

Quelle: MEDIS-Ärztebefragung 1982/83

bar eher zu Zunahmen (46,0%) als die Ärzte in der Stadt (42,7%), Ärzte in größeren Praxen eher als Ärzte in kleineren Praxen, jüngere Ärzte eher als ihre älteren Kollegen und schließlich primärärztlich tätige Arztgruppen eher als alle übrigen.

Aus der Vielzahl der Einzelleistungsdaten, die die Entwicklungen im Tätigkeitsbereich der ambulanten Diagnostik näher beleuchten könnten, sei hier nur auf die Sonographie eingegangen. Dieser Bereich ist nicht nur deswegen von Interesse, weil er als diagnostisches Verfahren in den letzten Jahren zunehmend zur Anwendung kam, sondern auch, weil hier - vom entsprechenden Bewertungsausschuß auf Bundesebene, d.h. unabhängig vom Bayern-Vertrag - Veränderungen der Gebührenordnung vorgenommen wurden, die unmittelbar im Leistungsgeschehen ihren Niederschlag fanden.

Wie Abbildung 3.1 verdeutlicht, war bereits vor 1980, als es nur eine Gebührenordnungsziffer für die Ultraschalluntersuchung gab, ein enormer Zuwachs dieser Leistung zu verzeichnen (vgl. auch Tabelle A.3.37). Als dann 1980 eine Differenzierung der Gebührenordnung nach Zahl der untersuchten Organe eingeführt worden war, wurde zunehmend die GOP für die "Untersuchung von drei und mehr Organen" angesetzt, deren Vergütung pro untersuchtem Organ etwas niedriger war als die für die Untersuchung nur eines Organs. Wegen anhaltend starker Leistungs- (und Vergütungs-)ausweitungen in diesem Bereich wurde schließlich 1984 diese Differenzierung erneut revidiert und die Klassifizierung nach Organzahlen auf zwei Kategorien ("ein Organ", "zwei und mehr Organe") beschränkt.

Abbildung 3.1

Kassenärztliche Leistungen in Bayern, 1978 bis 1982
- Häufigkeiten im Leistungskomplex 'Ultraschalluntersuchungen' -

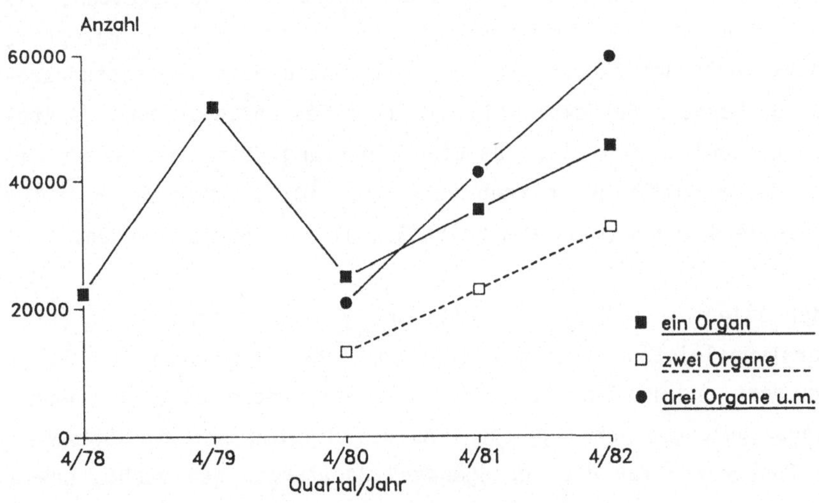

Quelle: KVB-Häufigkeitsstatistik

Insgesamt haben die bayerischen Kassenärzte somit ihre diagnostischen Leistungen deutlich intensiviert, und zwar sowohl Labor- als auch Röntgen- und sonographische Leistungen. Bei den Allgemeinärzten fielen die Zunahmen besonders hoch aus; die Rückgänge der Röntgenleistungen bei den Internisten und Kinderärzten deuten auf Substitutionsprozesse zugunsten der Sonographie hin.

Die Intensivierung der ambulanten Diagnostik, die in Bayern - nach Angaben der Kassenärzte - stärker war als im übrigen Bundesgebiet, geht im übrigen mit einer wachsenden Zahl von Gemeinschaftspraxen und Laborgemeinschaften einher, was eine Steigerung der diagnostischen Leistungen begünstigt haben dürfte. Eigentlich müßte sich diese Zunahme kostendämpfend auswirken, da in der Regel diagnostische Leistungen im ambulanten Bereich kostengünstiger erbracht werden können als im stationären Bereich. Ob dieser Effekt aber tatsächlich eintritt, hängt wesentlich davon ab, ob seitens der Krankenhäuser und auch der niedergelassenen Ärzte Doppeluntersuchungen vermieden werden.

3.3.3 Beratungen

Eine Analyse der ärztlichen Beratungstätigkeit wird dadurch erschwert, daß gerade in diesem Bereich die Gebührenordnung wenig differenziert ist und nur eine ungenaue Identifizierung der Beratungen erlaubt. Vor allem unter der Gebührenordnungsposition 1 (Einfache Beratung) werden bekanntlich ganz unterschiedliche Tätigkeiten, wie z.B. Gespräche mit dem Patienten und das Ausstellen von Rezepten, subsumiert. Außerdem finden Beratungsleistungen auch im Leistungsabschnitt der Besuche Berücksichtigung: alle Besuchsleistungen verstehen sich einschließlich einer Beratungsleistung. Eine Gesamtbeurteilung der Beratungstätigkeit kann daher nur im Zusammenhang mit der von Besuchsleistungen (vgl. Abschnitt 3.3.4) vorgenommen werden.

Neben der allgemeinen Bedeutung, die der Bayern-Vertrag den ärztlichen Beratungsleistungen zumißt ("persönliches Vertrauensverhältnis zwischen Arzt und Patient"), wurden die Beratungen durch besondere Vergütungsregelungen herausgehoben: Ab dem dritten Quartal 1982 wurden die Punktwerte für die "dringenden" Beratungen bei Nacht, sowie an Samstagen, Sonn- und Feiertagen, speziell erhöht. Somit stellt sich die zusätzliche Frage, ob gerade diese Vergütungsveränderungen das Leistungsgeschehen im Bereich der Beratungen beeinflußt haben.

Eine erste Analyse der KVB-Häufigkeitsdaten zeigt, daß die Entwicklung der Beratungsleistungen gerade im Hinblick auf die Unterscheidung in "einfache" und "dringende" Beratungen unterschiedlich verlief. Während sich die Zahl der einfachen Beratungen nach Ziffer 1 ähnlich entwickelte (Zunahme zwischen 1979 und 1982 um 0,4%) wie die gesamte Fallzahl, nahmen die dringenden Beratungen der Ziffern 2 bzw. 3 bis 4A sehr stark zu (7,3% bzw. 38,2%). Auch der gesamte zeitliche Verlauf der Entwicklung zeigt Unterschiede zwischen den einzelnen Beratungsleistungen (vgl. Tabelle 3.8 und A.3.40). Zum einen waren die Zuwachsraten bei den "dringenden" Beratungen - mit Ausnahme des ersten Quartals 1980 - durchweg höher als die der Beratungen insgesamt und damit auch höher als die der einfachen Beratungsleistungen, vor allem der Beratung nach GOP 1 (bei GOP 2, der Beratung außerhalb der Sprechstunde, lagen ebenfalls relativ hohe Zuwachsraten vor). Zum anderen zeigt sich bei den dringenden Bera-

Tabelle 3.8

Beratungsleistungen bayerischer zugelassener Kassenärzte
- Vorjahresquartalsveränderungen der Häufigkeiten in % -

Quartal/ Jahr	Beratungen insgesamt (GOP 1-4A)	"Dringende" Beratungen (GOP 3-4A)	Beratung an Sonn- u. Feiert. (GOP 4)	Beratung an Samstagen (GOP 4A)
3/79	3,7	10,9	11,9	21,3
4/79	2,2	3,3	-3,9	19,9
1/80	1,9	-0,1	-4,7	14,4
2/80	1,4	2,4	-0,9	6,5
3/80	4,4	9,0	-1,1	17,4
4/80	1,9	5,5	4,0	9,3
1/81	-1,4	10,5	11,9	13,3
2/81	0,5	8,5	8,7	15,0
3/81	-0,2	-0,1	-0,3	-0,8
4/81	1,2	3,5	3,8	3,2
1/82	-2,6	5,6	7,0	10,9
2/82	0,6	9,2	11,4	4,3
3/82	0,3	16,5	12,4	27,6
4/82	-1,5	6,3	5,8	9,6

Quelle: KVB-Leistungsstatistik

tungen ein deutlicher Zusammenhang zwischen der überdurchschnittlichen Zunahme der Häufigkeiten im dritten Quartal 1982 und den im selben Quartal wirksam gewordenen Punktwertanhebungen für diese Leistungen.

In der Leistungsgruppenstatistik der KVB werden die BMÄ-Ziffern 1 bis 4A zur Leistungsgruppe 1 der Beratungen zusammengefaßt, deren Entwicklung als grober Indikator für die Beratungstätigkeit herangezogen werden kann. Wie Tabelle A.3.40 zeigt, verlor diese Leistungsgruppe ab Mitte 1980 zunehmend an Bedeutung: Bei der Gesamtheit der zugelassenen Kassenärzte zeigten sich Rückgänge des entsprechenden Punktevolumens, bei den Allgemeinärzten waren in einigen Quartalen noch Zunahmen zu verzeichnen, bei den Internisten hielten sich Zu- und Abnahmen in etwa die Waage.

Über den Zeitraum von 1979 bis 1982 hinweg nahmen die Beratungen (gemessen am Punktevolumen je Fall) bei den zugelassenen Ärzten insgesamt um etwa 1,3% ab; bei den Internisten war der Rückgang mit 0,2% weniger stark, bei den Kinder- und Frauenärzten und auch bei den Hautärzten (eine unter den sekundärärztlich tätigen Arztgruppen sehr beratungsintensive Gruppe) jedoch sehr deutlich (vgl. Tabelle 3.9). Nur die Gruppe der Allgemeinärzte zeigt Zunahmen, die aller-

Tabelle 3.9

Beratungsleistungen zugelassener Kassenärzte in Bayern, 1979 und 1982
- Punktevolumen der Leistungsgruppe 1 je Fall -
(Leistungen: ambulant, kurativ und Sonstige Hilfen; nur RVO-Kassen)

Arztgruppe	4/1979	4/1982	Veränderung 4/79 - 4/82 in %
Ärzte insgesamt	166,3	164,1	-1,3 (13,1)[a]
Allgemeinärzte	202,5	206,8	2,1 (14,0)
Internisten	190,6	190,2	-0,2 (10,1)
Frauenärzte	81,8	77,4	-5,4 (7,4)
Hautärzte	149,6	143,9	-3,8 (4,8)
Kinderärzte	176,4	170,3	-3,5 (4,5)

[a] Veränderungsraten des Punktevolumens aller Leistungen

Quelle: KVB-Leistungsstatistik

dings mit 2,1% niedriger ausfielen als die Zunahme des Leistungsvolumens insgesamt (14,0%).

Die Analyse der Entwicklung der ärztlichen Beratungsleistungen weist in anschaulicher Weise auf Probleme der Indikatorenbildung für die Beurteilung der ärztlichen Leistungen hin. Zunächst wird deutlich, daß die Differenzierung in Einzelleistungen oder Gruppen von Leistungen (unterhalb der Ebene der KVB-Leistungsgruppen) die Entwicklung besser beleuchtet, als es bei Verwendung von höher aggregierten Daten der Fall ist. Vor allem der Zusammenhang mit Veränderungen der Vergütungsregelungen wird erst hierdurch deutlich. Zum anderen deutet sich durch die Gegenüberstellung von Veränderungsraten der Leistungsgruppe Beratungen mit der aller Leistungen ein stark zurückgehender Anteil der Beratungsleistungen an. Da allerdings die Gesamtentwicklung durch starke Mengenausweitungen im Laborbereich geprägt ist, darf diese Interpretation nur mit Vorbehalt vorgenommen werden.

Insgesamt gesehen kann festgestellt werden, daß nach Abschluß des Bayern-Vertrags die Beratungsleistungen vorwiegend von den Allgemeinärzten intensiviert wurden und daß die ärztlichen Beratungen vor allem außerhalb der üblichen Sprechstundenzeiten zunahmen.

3.3.4 Hausbesuche

Den Hausbesuchen galt nach Abschluß des Bayern-Vertrags besondere Aufmerksamkeit, weil gerade durch ihre Intensivierung Krankenhauseinweisungen vermieden und Krankenhausaufenthalte eventuell verkürzt werden sollten. Hausbesuche wurden deshalb auch besonders honoriert: Während der Laufzeit des Bayern-Vertrages wurden Wegegeld und Wegepauschale mehrmals (teilweise beträchtlich) erhöht, Mitte 1981 wurde der Punktwert für die Besuchsleistungen stärker als für die übrigen Leistungen erhöht, und Mitte 1982 fand eine nochmalige besondere Punktwertanhebung für "dringende" Besuche statt.

Wie haben sich nun die Besuchsleistungen vor dem Hintergrund der Zielsetzungen und Vergütungsregelungen des Vertrags entwickelt? Die Häufigkeit der Besuchsleistungen nahm während der drei Jahre des Zeitraumes, auf den sich die KVB-Routinedaten beziehen, deutlich zu (vgl. Tabelle 3.10 und A.3.38): die Häufigkeit aller Einzelleistungen (GOP 5 bis 8G) stieg zwischen den vierten Quartalen 1979 und

Tabelle 3.10

Hausbesuchsleistungen bayerischer Kassenärzte, 1979 bis 1982
- Veränderung der Häufigkeiten gegenüber dem Vorjahresquartal in % -

Quartal/ Jahr	Besuche insgesamt (GOP 5-8G)	"Einfache" Besuche (GOP 5+5F)	"Dringende" Besuche (GOP 6-8G)	Besuche bei Nacht (GOP 7A)
3/79	2,2	1,6	6,1	5,2
4/79	1,7	1,4	3,8	4,6
1/80	-4,3	-4,4	-3,6	2,0
2/80	2,1	1,5	5,3	9,4
3/80	3,7	3,5	4,7	11,3
4/80	4,0	3,3	8,6	4,9
1/81	6,6	5,2	17,5	6,6
2/81	-0,7	-0,6	3,2	3,2
3/81	1,4	1,0	4,1	6,5
4/81	2,7	2,3	5,6	8,6
1/82	-4,6	-4,9	-2,8	4,6
2/82	5,3	4,4	10,8	10,6
3/82	3,2	2,3	9,2	6,5
4/82	-0,3	-0,6	1,7	2,6

Quelle: KVB-Leistungsstatistik

1982 zwar recht unregelmäßig, aber insgesamt um ca. 6,5% an; ähnlich unregelmäßig war die Entwicklung in den beiden Untergruppen der einfachen und der dringenden Besuchsleistungen.

Außerdem fand eine deutliche Strukturverschiebung statt: Die einfachen Besuche nahmen mit 5% weniger stark zu als die dringenden Besuchsleistungen (16,7%). Damit stiegen diejenigen Besuchsleistungen, die aufgrund der Vergütungsregelungen des Bayern-Vertrags überdurchschnittlich honoriert werden, auch überproportional an. Eine unmittelbare zeitliche Konzidenz von Wachstumsraten und Vergütungsveränderungen kann allerdings nicht festgestellt werden. Die stark schwankenden Steigerungsraten stehen aber möglicherweise im Zusammenhang mit organisatorischen Änderungen am kassenärztlichen Notfalldienst (wie z.B. dem Anschluß an die Rettungsleitstellen des Roten Kreuzes) und mit der über Zeit und Region uneinheitlichen Einbeziehung der Daten des Notfalldienstes in die Leistungsdaten.

Die Differenzierung nach Arztgruppen bringt deutliche Unterschiede zutage (vgl. Tabelle 3.11 und A.3.41). Während bei den zugelassenen

Ärzten insgesamt die Zunahme des Punktevolumens für die Leistungsgruppe der Besuche (je Fall) mit 3,5% weit unter dem Durchschnitt aller Leistungsgruppen (13,1%) lag, war bei den Allgemeinärzten eine Zunahme zu verzeichnen, die mit 9,7% nicht mehr so stark vom Durchschnitt abwich. Bei den Internisten lag die Zunahme der Hausbesuche (10,2%) ganz nahe beim Durchschnitt aller Leistungen (10,1%), bei den Frauenärzten mit 23,7% deutlich darüber (allerdings auf einem absolut sehr niedrigen Niveau). Bei der Gruppe der Kinderärzte, für die das Absolutniveau der Hausbesuche relativ hoch liegt, ist im Zeitraum von 1979 bis 1982 ein starker Rückgang des Punktevolumens zu verzeichnen (-18,8%); bei den Urologen, die unter den sekundärärztlich tätigen Ärzten ein überdurchschnittliches Absolutniveau aufweisen, fand dagegen eine kräftige Zunahme (um 31,6%) statt.

Tabelle 3.11

Besuchsleistungen zugelassener Kassenärzte in Bayern, 1979 und 1982
- Punktevolumen der Leistungsgruppe 2 je Fall -
(Leistungen: ambulant, kurativ und Sonstige Hilfen; nur RVO-Kassen)

Arztgruppe	4/1979	4/1982	Veränderung 4/79 - 4/82 in %
Ärzte insgesamt	69,9	72,3	3,5 (13,1)[a]
Allgemeinärzte	112,8	123,7	9,7 (14,0)
Internisten	44,5	49,0	10,2 (10,1)
Frauenärzte	2,0	2,5	23,7 (7,4)
Kinderärzte	33,9	27,6	-18,8 (4,5)
Urologen	14,0	18,4	31,6 (15,6)

[a] Veränderungsraten des Punktevolumens aller Leistungen

Quelle: KVB-Leistungsstatistik

Gibt es Zusammenhänge zwischen der zu beobachtenden Erhöhung der Hausbesuche und weiteren Arzt- und Praxismerkmalen? Tabelle A.3.42 zeigt die Unterschiede zwischen denjenigen Ärzten, die in den Jahren 1979 bis 1982 konstant tätig waren (konstantes Kollektiv), und denjenigen, die sich in diesem Zeitraum neu niedergelassen haben (Zugänger). Bei den vier primärärztlich tätigen Arztgruppen werden in bezug auf Hausbesuche zwischen konstantem Kollektiv und Zugängern ähnliche Niveauunterschiede erkennbar wie bei den Leistungen insgesamt (vgl. Abschnitt 3.3.5), d.h. die Zugänger wiesen im Jahr 1979 höhere Werte auf als ihre konstant tätigen Kollegen. Dieser Niveauunterschied glich sich bis 1982 in allen vier Arztgruppen aus. Auffällig ist, daß 1982 die Zugänger bei den Kinderärzten deutlich weniger Hausbesuche durchführten als die konstant tätigen Ärzte; bei den Frauenärzten lag (auf insgesamt niedrigem Gesamtniveau) die umgekehrte Differenz vor. Während also bei den Allgemeinärzten, Inter-

Tabelle 3.12

Hausbesuche nach Arzt- und Praxismerkmalen, Versichertengruppen und Kassenarten, 1979 und 1982
- Punktevolumen der Leistungsgruppe 2 je Fall -

Gruppierungsmerkmal	4/1979	4/1982	Veränderung 4/79-4/82 in %
Arztgruppen[a]			
- Allgemeinärzte	112,8	123,7	9,7
- Internisten	44,5	49,0	10,2
Arzt- und Praxismerkmale[b]			
- Einzelpraxen, Nicht-Belegärzte	111,8	125,0	11,8
- Einzelpraxen, Belegärzte	94,9	105,8	11,1
- Gemeinschaftspraxen, Nicht-Belegärzte	98,6	109,9	11,5
- Gemeinschaftspraxen, Belegärzte	76,8	88,1	14,8
Versichertengruppe[c]			
- Mitglieder	23,8	21,1	-11,5
- Familienangehörige	35,1	30,1	-14,3
- Rentner	164,7	177,2	7,6
Kassenarten[d]			
- AOK	67,7	70,1	3,6
- LKK	109,0	118,3	8,5
- RVO insgesamt	67,1	69,5	3,6

[a] zugelassene Kassenärzte, RVO-Versicherte
[b] zugelassene Allgemeinärzte, konstantes Kollektiv, AOK-Versicherte
[c] Kassenärzte insgesamt, RVO-Versicherte
[d] Kassenärzte insgesamt

Quelle: KVB-Leistungsstatistik, KVB-Längsschnittdaten

nisten und auch Frauenärzten durch die Neuzulassungen eher ein Beitrag zur Erhöhung der Besuchsleistungen vorzuliegen scheint, ist bei den Kinderärzten, die sich neu zugelassen haben, ein derartiger Einfluß nicht ersichtlich.

Eine Zusammenstellung der wichtigsten Differenzierungen nach Arzt- und Praxismerkmalen sowie nach Versichertengruppen und Kassenarten bietet die Tabelle 3.12. Zunächst zeigen sich deutlich höhere Niveaus der Besuchsintensität bei Nicht-Belegärzten und Einzelpraxen im Vergleich zu Belegärzten und Gemeinschaftspraxen (dabei sind allerdings auch Unterschiede der Gebietsstruktur zu berücksichtigen; vgl. Tabelle A.3.7). Die Unterschiede bei den Wachstumsraten sind hingegen gering, lediglich die belegärztlichen Gemeinschaftspraxen weisen überdurchschnittlich hohe Zunahmen der Hausbesuche auf.

Die Differenzierung nach Versichertengruppen verdeutlicht, daß die beobachtete Zunahme der Hausbesuche ausschließlich auf entsprechende Entwicklungen bei den Rentnern zurückgeht, bei den Mitgliedern und den Familienangehörigen liegen zwischen 1979 und 1982 sogar Rückgänge des Punktevolumens der Hausbesuche je Fall vor. Die Differenzierung nach Kassenarten bringt schließlich einen starken Niveauunterschied zwischen Landwirtschaftlichen Krankenkassen und den RVO-Kassen zutage. Auch die Zunahme der Besuche ist bei den Versicherten der Landwirtschaftlichen Krankenkassen (und zwar sowohl bei Mitgliedern als auch Rentnern) wesentlich größer als bei den übrigen Kassenarten. Offensichtlich hat sich die Erhöhung der Besuchsfrequenz überdurchschnittlich stark in ländlichen Gebieten ausgewirkt; sie konnte dort wohl auch leichter realisiert werden, da die Hausarztfunktion der Allgemeinärzte noch immer auf dem Lande eine größere Rolle spielt als in den Städten.

Aufgrund der Ergebnisse der MEDIS-Ärztebefragung lassen sich deutliche Unterschiede zwischen der Entwicklung innerhalb und außerhalb Bayerns feststellen. In Bayern gaben 56,3% der Ärzte an, keine Veränderungen der Zahl ihrer Hausbesuche vorgenommen zu haben, 28,2% berichteten von Zunahmen und 15,5% von Abnahmen. Im übrigen Bundesgebiet stellten nur 16,7% der befragten Kassenärzte Zunahmen, 22,5% aber Abnahmen ihrer Hausbesuche fest.

Unter den befragten bayerischen Ärzten gaben vor allem die Allgemeinärzte sehr häufig an, ihre Besuchsleistungen intensiviert zu haben (33,4%); Ärzte auf dem Land berichteten häufiger von Zunahmen als Ärzte in der Stadt (30,3% gegenüber 27,1%), junge Kassenärzte häufiger als ihre älteren Kollegen.

Insgesamt scheinen die Appelle des Bayern-Vertrags und die zusätzlichen Vergütungen für Besuchsleistungen zu einer Intensivierung der Hausbesuche bayerischer Kassenärzte geführt zu haben. Bemerkenswert sind hierbei vor allem die stark zunehmende Besuchstätigkeit bei den Internisten, die Zunahme der Besuche bei Rentnern und die Rückgänge bei den übrigen Versicherten sowie die Strukturverschiebung zugunsten von Besuchen außerhalb der üblichen ärztlichen Praxiszeiten. Letzteres könnte auch durch die Neuorganisation des ärztlichen Notfalldienstes in Bayern zusätzlich gefördert worden sein. Ähnlich wie in anderen Leistungsbereichen muß allerdings auch bei den Hausbesuchen die Frage offenbleiben, ob durch die offensichtliche Ausweitung der Besuchstätigkeit auch Einsparungen in anderen Bereichen, z.B. durch Verringerung von Krankenhauseinweisungen, realisiert wurden (vgl. hierzu die Kapitel 4 und 8).

3.3.5 Gesamte Leistungsentwicklung und strukturelle Veränderungen

3.3.5.1 Gesamtentwicklung

Welchen Entwicklungstrend lassen die wichtigsten Indikatoren für die ärztlichen Leistungen seit Abschluß des Bayern-Vertrags erkennen? Wie hat sich die ärztliche Leistungserbringung unter dem Vertrags-Motto ("Soviel ambulant wie möglich, soviel stationär wie nötig") verändert?

Zwischen den vierten Quartalen von 1979 und 1982 erhöhte sich die Zahl der abrechnenden Kassenärzte um beinahe 8%, die Zahl der ambulanten Behandlungsfälle stieg aber nur um 3,4%, so daß sich bei der Fallzahl je Arzt ein Rückgang um 4,2% ergab (vgl. Tabelle 3.13). Im gleichen Zeitraum stieg die Anzahl der Überweisungsfälle (einschließlich Auftragsfälle) um 10,9%, d.h. die bayerischen Kassenärzte haben entsprechend dem Vertragsappell ihre "gemeinsamen Möglichkeiten" intensiver ausgeschöpft. Damit steht die Entwicklung des Leistungsgeschehens während der Laufzeit des Bayern-Vertrags unter

Tabelle 3.13

Gesamtentwicklung kassenärztlicher Leistungen in Bayern, 1979 und 1982
- Indikatoren für ambulante Leistungen zugelassener Ärzte -
(Leistungen: kurativ, Sonstige Hilfen; nur RVO-Kassen)

Indikatoren	4/1979	4/1982	Veränderung 4/79 - 4/82 in %
Abrechnende Ärzte	9 797	10 569	7,9
Fälle	6 640 218	6 866 421	3,4
Fälle je Arzt	678	650	-4,2
Überweisungsfälle[a]	1 682 400	1 866 259	10,9
Punktevolumen[b] in 1000	3 894 289	4 554 016	16,9
Punktevolumen[b] je Fall	587	664	13,1
Punktevolumen[b] (ohne Labor) je Fall	496	548	10,5
Punktevolumen[b] je Arzt	397 498	430 884	8,4

[a] einschließlich Auftragsfällen
[b] Leistungsgruppen 1-7

Quellen: KVB-Leistungsstatistik, KVB-Längsschnittdaten

dem Vorzeichen einer zunehmenden Arztzahl, abnehmender Fallzahlen je Arzt und einer zunehmenden Überweisungstätigkeit.

Das gesamte ambulante Leistungsvolumen stieg mit beinahe 17% deutlich stärker an als die Anzahl der Ärzte und der Behandlungsfälle; entsprechend erhöhte sich der durchschnittliche Fallwert zwischen 1979 und 1982 um etwa 13%. Ein Herausrechnen der Laborleistungen reduziert diese Zuwachsrate auf ca. 10,5% (vgl. auch Abschnitt 3.3.6.1). Der Leistungsumfang je Behandlungsfall ist damit seit Abschluß des Bayern-Vertrags stärker gestiegen als der Leistungsumfang je Kassenarzt, der mit 8,4% nur wenig mehr als die Zahl der Ärzte wuchs. Insgesamt gesehen wurde damit bei steigender Arztzahl die geringer zunehmende Fallzahl durch ein überproportionales Wachstum des durchschnittlichen Fallwertes überkompensiert.

Wie stellt sich nun die Fallwerterhöhung im zeitlichen Verlauf und im Hinblick auf verschiedene Arztgruppen dar? Die quartalsweisen Zuwachsraten (vgl. Tabelle A.3.43) waren 1980, dem ersten Jahr nach Abschluß des Bayern-Vertrags, im Durchschnitt etwas höher (3,8%) als in den beiden letzten Quartalen des Jahres 1979 (3,3%), aber auch etwas höher als im Jahr 1981 (3,1%), so daß man zunächst vermuten kann, vom Bayern-Vertrag sei ein unmittelbarer, doch nur kurzfristiger Anstoß zu einer Leistungsintensivierung ausgegangen. Im Jahr 1982 aber stiegen die Zuwachsraten teilweise deutlich über 4% an; allerdings gingen im ersten und vierten Quartal jenes Jahres unter dem Einfluß bundesweiter Kostendämpfungsmaßnahmen die ambulanten Fallzahlen absolut zurück, was wiederum vor allem dann zu hohen Zuwachsraten bei den Fallwerten führen muß, wenn überwiegend "leichte" und weniger leistungsintensive Fälle ausbleiben.

Die durchschnittlichen Fallwerte stiegen bei den zugelassenen Kassenärzten zwischen 1979 und 1982 in jedem Quartal stärker als bei den Kassenärzten insgesamt, d.h. daß die zunehmende Leistungsintensivierung vor allem durch die Tätigkeit der zugelassenen und weniger z.B. durch die der beteiligten Ärzte bedingt war (vgl. Abschnitt 3.3.5.4). Die in Tabelle A.3.43 dargestellten Zeitreihen für die primärärztlich tätigen Arztgruppen der Allgemeinärzte und Internisten (deren Tätigkeit in den folgenden Abschnitten eingehender analysiert wird) zeigen leicht überdurchschnittliche Zuwachsraten bei Allgemeinärzten und deutlich niedrigere Raten bei Internisten. Die insgesamt vorliegende Zunahme der Leistungsintensität scheint damit vorwiegend auf entsprechende Entwicklungen bei den Allgemeinärzten und einigen sekundärärztlich tätigen Arztgruppen zurückzuführen zu sein.

3.3.5.2 Allgemeine Strukturveränderungen

Aus der Vielzahl weiterer Arzt- und Praxismerkmale, die für die Entwicklung der ärztlichen Leistungserbringung von Bedeutung sein können, seien jene herausgegriffen, die als Rahmenbedingungen für die Wirksamkeit des Bayern-Vertrags von besonderer Bedeutung sein dürften. Da keine vergleichbaren Routinedaten auf Bundesebene vorlagen, stützen sich die folgenden Vergleiche auf Auswertungen der Ärztebefragung 1982/83.

Der Anteil der Ärzte in Gemeinschaftspraxen nimmt in Bayern seit 1978 kontinuierlich zu (vgl. Tabelle A.3.7). Daraus kann einerseits gefolgert werden, daß während der Laufzeit des Bayern-Vertrags ohnehin größere und technisch besser ausgestattete Arztpraxen vermehrt eingerichtet wurden, was die Realisierung bestimmter Vertragsziele (ambulante Diagnostik, ambulantes Operieren) erleichtert haben dürfte, andererseits aber auch, daß gerade durch den Bayern-Vertrag die Gründung solcher Gemeinschaftspraxen begünstigt wurde.

Der Belegarztanteil änderte sich zwischen 1978 und 1982 in Bayern nur ganz unwesentlich (vgl. Tabelle A.3.7). Im Vergleich zum übrigen Bundesgebiet liegt in Bayern der Belegarztanteil nahezu doppelt so hoch. Bei der Interpretation aller Entwicklungen und Unterschiede von Leistungsindikatoren bayerischer Kassenärzte im Vergleich zum übrigen Bundesgebiet, aber auch zwischen einzelnen Arztgruppen muß dieser Sachverhalt beachtet werden (vgl. Kapitel 8).

Die MEDIS-Ärztebefragung machte außerdem deutlich, daß die Kassenärzte im übrigen Bundesgebiet häufiger in Labor- und Apparategemeinschaften organisiert sind, im Durchschnitt größere Praxen (Scheinzahlen) haben und auf eine etwas längere Krankenhauserfahrung zurückblicken können als ihre bayerischen Kollegen.

3.3.5.3 Primärärztlich tätige Arztgruppen

Grundsätzlich stellt sich die Frage, ob während der Laufzeit des Bayern-Vertrags die vorwiegend primärärztlich tätigen Arztgruppen (Allgemeinärzte, Internisten, Frauenärzte, Kinderärzte) ihren Anteil an den gesamten ärztlichen Leistungen erhöhen konnten, oder ob sich eine Strukturverschiebung zugunsten der übrigen, sekundärärztlich tätigen Ärzte ergeben hat.

Geht man zunächst von den Arztzahlen aus, so zeigen die Anteile der einzelnen Arztgruppen an der Gesamtzahl der zugelassenen Kassenärzte ein uneinheitliches Bild: Während der Anteil der Allgemeinärzte zwischen 1979 und 1982 von 49,2% auf 47,9% sank (vgl. Tabelle A.3.6), stieg der Anteil der Internisten von 13,8% auf 14,3%, der der Frauenärzte von 7,7% auf 8,2% und blieb der der Kinderärzte nahezu konstant (4,7% bzw. 4,8%). Faßt man diese Arztgruppen zusammen (vgl. Tabelle 3.14), so ist festzustellen, daß sich der Gesamtanteil der primärärztlich tätigen Arztgruppen zwischen 1979 und 1982 kaum verändert hat, d.h. daß der Rückgang bei Allgemeinärzten durch die Zunahmen bei Internisten und Frauenärzten weitgehend kompensiert wurde.

Tabelle 3.14

Primärärztlich tätige Arztgruppen[a] in Bayern, 1979 und 1982
- Anteile[b] an Ärzten, Fällen und Punkten in % -

Indikator	4/1979	4/1982	Veränderung 4/79 - 4/82 in %
Abrechnende Ärzte	75,4	75,2	-0,2
Fälle (ambulant, kurativ und Sonstige Hilfen)	76,0	74,1	-2,4
Punktevolumen (Leistungsgruppen 1-7)	72,5	71,3	-1,7

[a] Allgemeinärzte, Internisten, Frauenärzte und Kinderärzte
[b] Anteile jeweils an Werten für zugelassene Ärzte insgesamt

Quellen: KVB-Leistungsstatistik, KVB-Längsschnittdaten

Ein etwas anderes Bild ergibt sich, wenn man die Anteile der ambulanten Fälle und des Punktevolumens für diese vier Arztgruppen ermittelt; hier zeigen sich Rückgänge von 2,4 bzw. 1,7 Prozent. Insgesamt kann damit festgestellt werden: Die während der Laufzeit des Bayern-Vertrags zu beobachtende deutliche Erhöhung des durchschnittlichen Fallwertes in Bayern wird begleitet von einer Strukturveränderung der Leistungserbringung zugunsten sekundärärztlich tätiger Arztgruppen; das Verhältnis der dazugehörigen Arztzahlen wird davon allerdings kaum berührt.

3.3.5.4 Beteiligte Krankenhausärzte

An der kassenärztlichen Versorgung sind solche (in der Regel: leitende) Krankenhausärzte beteiligt, die zur Sicherung einer ausreichenden ärztlichen Versorgung (§ 368a, Abs. 8 RVO) von den Zulassungsausschüssen der Kassenärztlichen Vereinigung und der Krankenkassenverbände dazu berechtigt wurden. Da diese Ärzte nahezu ausschließlich nur auf Überweisungen niedergelassener Ärzte hin kassenärztlich tätig sein können, hängen Art und Ausmaß ihrer Leistungen im wesentlichen davon ab, in welcher Weise und welchem Umfang sie von ihren niedergelassenen Kollegen zur kassenärztlichen Versorgung herangezogen werden.

Während der Laufzeit des Bayern-Vertrags ergaben sich in der Versorgungsrolle wie auch der Fallstruktur der beteiligten Ärzte einige Veränderungen: Ihr Anteil an der Kassenärzteschaft, der Fall- und Punktezahl ging insgesamt zurück (vgl. Tabelle 3.15); ebenfalls sank der Anteil der Überweisungsfälle an ihrer Gesamtfallzahl (von 70,8% auf 66,8%), während sich der Anteil der Auftragsfälle leicht, der der Notfälle stark (von 7,3% auf 10,5%) erhöhte (vgl. Tabelle A.3.24). Der so aus Routinedaten erkennbare Rückgang der Überweisungen an beteiligte Ärzte wird auch von den Ergebnissen der Befragungen ihrer niedergelassenen Kollegen bestätigt: Knapp 30% der bayerischen Kassenärzte gaben sowohl in der Erst- wie auch in der Zweitbefragung an, ihre Überweisungen an die beteiligten Krankenhausärzte reduziert zu haben.

Tabelle 3.15

Beteiligte Kassenärzte in Bayern, 1979 und 1982
- Anteile[a] an Ärzten, Fällen und Punkten in % -

Indikator	4/1979	4/1982	Veränderung 4/79 - 4/82 in %
Abrechnende Ärzte	5,7	5,3	-7,9
Fälle (ambulant, kurativ und Sonstige Hilfen)	3,7	3,5	-5,9
Punktevolumen (Leistungsgruppen 1-7)	4,5	4,1	-8,7

[a] Anteile jeweils an Werten für zugelassene, beteiligte und ermächtigte Kassenärzte insgesamt

Quelle: KVB-Leistungsstatistik

Auch bei der Entwicklung der Fallwerte zeigt sich eine Strukturverschiebung weg von der Tätigkeit der beteiligten Kassenärzte (vgl. Tabelle A.3.28). Ihr deutlich überdurchschnittliches Punktevolumen je Fall (das im vierten Quartal 1982 noch immer um ca. 16% höher war als das der zugelassenen Ärzte) war zwischen 1979 und 1982 nur unterdurchschnittlich angestiegen (um 9,4% gegenüber 13,1% bei zugelassenen Kassenärzten). Insgesamt ging also der Beitrag der beteiligten Krankenhausärzte zur kassenärztlichen Versorgung etwas zurück.

3.3.5.5 Veränderungen in der Zusammensetzung der Kassenärzteschaft

Wie bereits erwähnt, hat sich während der Laufzeit des Bayern-Vertrags die Zusammensetzung der bayerischen Kassenärzteschaft erheblich verändert. Dies ist z.T. auf die große Zahl der neuzugelassenen und ausgeschiedenen Ärzte zurückzuführen, betrifft aber auch Modifikationen von Praxismerkmalen wie Belegarzttätigkeit und Praxisform.

Berechnet man - wie in Tabelle A.3.50 - den Anteil derjenigen Ärzte an der zugelassenen Kassenärzteschaft, für die während der Zeit zwischen 1979 und 1982 eine der oben genannten Veränderungen eingetreten ist, so stellt man fest, daß nahezu ein Drittel der zugelassenen Kassenärzte von solchen Veränderungen betroffen war. In den einzelnen Arztgruppen sind diese Anteile jedoch unterschiedlich groß: relativ niedrig z.B. bei Internisten und Kinderärzten, relativ hoch z.B. bei Labor- und Nervenärzten sowie Anästhesisten und Chirurgen. Die in Tabelle A.3.50 ebenfalls dargestellten Veränderungswerte, die die 'Dynamik' hinsichtlich der Arzt- und Praxismerkmale in den einzelnen Arztgruppen ausdrücken, nehmen übrigens bei allen Gruppen mit Ausnahme der Chirurgen, der Radiologen und der Gruppe "Sonstige" zwischen 1979 und 1982 zu (vgl. auch Tabelle A.3.51 und A.3.52).

Die vom MEDIS vorgenommene Gruppierung der zugelassenen Kassenärzte in Ärzte, die in allen fünf Quartalen (jeweils den vierten Quartalen der Jahre 1978 bis 1982) ständig tätig waren ("konstantes Kollektiv"), und in solche, die sich neu niedergelassen, ihre Tätigkeit beendet oder sonstige Wechsel bei Arzt- und Praxismerkmalen zu verzeichnen hatten, erlaubt eine spezielle Analyse des Zugängerkollektivs. Konstant tätige Ärzte sind definitionsgemäß solche Kassenärzte, die zwischen den vierten Quartalen 1978 und 1982 keine Veränderung in den Arzt- und Praxismerkmalen Arztgruppe, Belegarzttätigkeit, Praxisort und Praxisform aufwiesen und in allen fünf Quartalen Leistungen abrechneten. Als Abgänger wurden jene Kassenärzte erfaßt, die spätestens im vierten Quartal 1981 letztmals, als Zugänger jene, die frühestens im vierten Quartal 1979 erstmals Leistungen abrechneten; Voraussetzung war zudem, daß bei ihnen - wie bei den konstant tätigen Ärzten - die genannten Arzt- und Praxismerkmale im gesamten Untersuchungszeitraum unverändert geblieben waren. Da die Zugänger aus dem jeweiligen Vorjahresquartal im Kollektiv verbleiben, lassen

Tabelle 3.16

Leistungsindikatoren von Zugängern zugelassener Kassenärzte nach Arztgruppen

Arztgruppen - Leistungsindikatoren		4/1979	4/1982
Allgemeinärzte			
- Fälle je Arzt	Z[a]	568	654
	K[b]	819	742
- Punktevolumen je Fall	Z	590,3	629,7
	K	518,3	581,4
- Überweisungsanteil	Z	2,5	2,6
	K	2,3	2,2
- Rentneranteil	Z	29,1	29,5
	K	30,7	33,1
Internisten			
- Fälle je Arzt	Z	306	447
	K	508	496
- Punktevolumen je Fall	Z	1 144,6	1 095,1
	K	954,0	1 040,5
- Überweisungsanteil	Z	26,7	21,7
	K	19,5	18,8
- Rentneranteil	Z	34,3	34,2
	K	37,3	40,5
Frauenärzte			
- Fälle je Arzt	Z	295	554
	K	605	579
- Punktevolumen je Fall	Z	439,0	387,4
	K	331,9	352,4
- Überweisungsanteil	Z	57,2	51,1
	K	51,7	49,1
- Rentneranteil	Z	8,3	7,6
	K	8,6	9,4

[a] Zugänger
[b] Konstantes Kollektiv

Quelle: KVB-Längsschnittdaten

sich etwaige Anpassungsprozesse der neuzugelassenen Ärzte während der ersten Jahre ihrer Tätigkeit erkennen.

Interessant sind vor allem die Unterschiede zwischen Zugängern und Ärzten des konstanten Kollektivs bei den Leistungsindikatoren (vgl. auch Tabellen A.3.53 bis A.3.58). Tabelle 3.16 zeigt die Zusammenfassung entsprechender Ergebnisse für die drei großen Gruppen der primärärztlich tätigen Ärzte. Insgesamt ist festzuhalten, daß die Zugänger mit niedrigeren Fallzahlen (je Arzt) beginnen, doch deutlich höhere Fallwerte (Punktevolumen je Fall) aufweisen, und daß sich diese Unterschiede in den ersten (drei) Jahren der Zulassung nahezu ausgleichen. Bei der Arztgruppe der Hautärzte ist die sich hier andeutende Niveauangleichung sogar vollständig erfolgt (vgl. Abbildung 3.2).

Abbildung 3.2

Kassenärztliche Leistungen in Bayern, 1978 und 1982;
ambulante Fallwerte je Arzt nach Niederlassungsdauer
- Beispiel: Hautärzte -

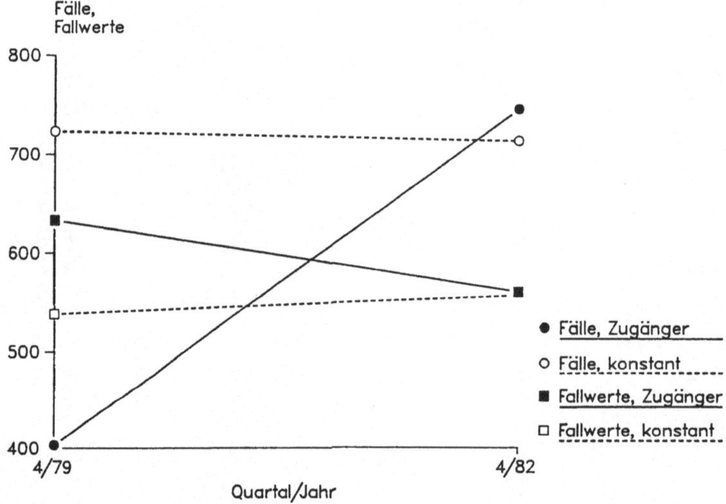

Quelle: KVB-Längsschnittdaten

Bei den Überweisungsanteilen der Zugänger, die die Kooperation zwischen den neuzugelassenen Ärzten und ihren Kollegen zum Ausdruck bringen, zeigen sich interessante Unterschiede und Entwicklungen. So liegt der Überweisungsanteil bei den neuzugelassenen Allgemeinärzten gleich zu Beginn ihrer Tätigkeit in etwa auf dem Niveau, das auch ihre Kollegen des konstanten Kollektivs aufweisen, bei den Internisten und den Frauenärzten zeigen sich dagegen deutliche Niveauunterschiede und Anpassungsprozesse. Der Überweisungsanteil dieser in geringerem Ausmaß als die Allgemeinärzte primärärztlich tätigen Ärzte ist bei Niederlassungsbeginn wesentlich höher als bei ihren konstant tätigen Kollegen und nimmt dann deutlich ab. Der Rentneranteil verändert sich dagegen bei den Zugängern zwischen 1979 und 1982 nur wenig und nimmt im konstanten Kollektiv (bei Allgemeinärzten und Internisten auf höherem Ausgangsniveau) stark zu.

3.3.6 Finanzielle Entwicklungen

3.3.6.1 Kassenärztliche Gesamtvergütung

Die Vergütungsregelungen des Bayern-Vertrags basieren auf der in der Bundesrepublik Deutschland zur Zeit praktizierten Einzelleistungsvergütung. Diese bedeutet, daß die Kassenärzte nach Anzahl und Wert der erbrachten einzelnen Leistungen (z.B. laut BMÄ, dem Bewertungsmaßstab-Ärzte) honoriert werden. Die Häufigkeit dieser Leistungen wird dabei für den Geltungsbereich der RVO-Krankenkassen mit der Punktzahl des BMÄ multipliziert. Diese Punktzahl wird schließlich mit dem Punktwert bewertet, der vertraglich festgelegt wird.

Im Bayern-Vertrag des Jahres 1979 wurden folgende Regelungen getroffen:

- Berechnung der Gesamtvergütung nach Einzelleistungen nach dem Bewertungsmaßstab-Ärzte für alle Leistungsgruppen mit Ausnahme des Laborbereichs
- Bildung eines einheitlichen Punktwerts für alle RVO-Krankenkassen und Berechnung desselben aus den vier Quartalen vor dem 1.7.1979
- Punktwerterhöhung um 3,5%
- Vergütung der ambulanten Laborleistungen nach einer Kopfpauschale, wobei ein Punktwert, der für die Honorarverteilung von Bedeutung ist, jeweils für Allgemeinversicherte und Rentner getrennt ermittelt wird (Vergütungsanhebung um 2%).

In den Folgejahren wurden verschiedene allgemeine und spezielle Punktwertanhebungen vereinbart: Anhebungen des allgemeinen Punktwerts ab 1. Juli 1980 um 3,3%, ab 1. Januar 1981 um 2,1%, ab 1. Juli 1983 um 4,2% und ab 1. Januar 1985 um 2% sowie spezielle Anhebungen des Punktwertes z.B. für Beratungen und Besuchsleistungen. Von den zahlreichen weiteren Vergütungsvereinbarungen (z.B. für Versand- und Portokosten, stationäre kassenärztliche Leistungen) ist besonders die zusätzliche Kostenabdeckung von Hausbesuchen durch Erhöhung der Wegepauschalen und -gelder hervorzuheben (vgl. Abschnitt 3.3.4).

Der Bayern-Vertrag regelte nicht nur die Vergütung kassenärztlicher Leistungen, er wollte auch die Entwicklung der Gesamtvergütung in einem wünschenswerten Rahmen halten. Im Vertragstext des Jahres 1979 wurde der Indikator, der zur Beurteilung der Entwicklung der Gesamtvergütung herangezogen werden soll, explizit genannt: die Gesamtvergütung je RVO-Krankenkassenmitglied in DM, resultierend aus den entsprechenden Beträgen der sieben Gruppen ambulanter kurativer Leistungen (Beratungen, Besuche, Allgemeine Leistungen, Sonderleistungen, physikalisch-medizinische Leistungen, Laborleistungen, Röntgenleistungen), zuzüglich der Summe der Vergütung für stationäre kurative Behandlung, jeweils bezüglich der Leistungen bayerischer Ärzte. Für diesen Indikator nun galt die "erwartete Steigerungsrate" von 6% (ab 1983: 5,5%), wobei ein Toleranzspielraum von jeweils 10% gewährt wurde, bevor die Einführung weiterer kostendämpfender Maßnahmen zu erwägen wäre. Außerdem sollte bei der Analyse der Veränderungsrate die Entwicklung bestimmter Einflußgrößen (wie z.B. die Besetzung von offenen Kassenarztsitzen und der Einsatz neuer Methoden der Diagnostik und Therapie) berücksichtigt werden.

In den Protokollnotizen zum Vertragswerk wurden weitere Ergänzungen (und sogar Veränderungen) zur Grenzwertermittlung und zum Verhalten bei Grenzwertüberschreitung vorgenommen. So heißt es bereits im Vertragstext von 1979, daß bei einer geringfügigen Überschreitung des Grenzwertes in einem Quartal die Ergebnisse des Folgequartals abzuwarten seien. Im Jahr 1980 wurde auf die bevorstehende Anhebung des allgemeinen Punktwertes hingewiesen, die "entsprechend zu berücksichtigen" sei, und ab 1981 wird in der Protokollnotiz ein neuer Indikator für die Grenzwertermittlung genannt: die kassenärztliche Gesamtvergütung einschließlich aller Vergütungen für sonstige Praxiskosten, Wegegebühren, sonstiger Pauschalvergütungen und Nachträge aus den Vorquartalen. In der Protokollnotiz zum Vertrag von 1982 wurde zudem eine Berücksichtigung der Grundlohnsumme als Orientierungsgröße für die kassenärztliche Gesamtvergütung angedeutet.

Vor einer näheren Betrachtung der Entwicklungen in diesem Bereich seien noch einige Bemerkungen zur Beurteilung der ärztlichen Leistungen auf dem Hintergrund der Strategie des Bayern-Vertrags gemacht. Wie bereits dargestellt, regelt der Vertrag die ärztliche Vergütung und nennt auch Ziele für die Entwicklung der entsprechenden Gesamtausgaben, d.h. 'nominaler' Größen. Andererseits wurden von den Vertragspartnern auch 'reale ' Größen (wie Leistungshäufigkeiten und Punktevolumina) als für die Beurteilung relevante Indikatoren bezeichnet. Aus diesem Grund wird im folgenden an mehreren Stellen versucht, die Entwicklung auf beiden Kriterienebenen abzubilden.

Hinsichtlich dieser Ziel- und Kontrollgrößen für kassenärztliche Leistungen stellen sich auch noch die folgenden Fragen: War es die Absicht der Vertragspartner, eine nominale Ausgabenerhöhung von 6,6% bzw. 6,05% zuzulassen und dabei die Punktwerte ganz unterschiedlich (zwischen 2,1% und 4,2%) anzuheben, wodurch der realen Zunahme der Leistungen unterschiedliche Spielräume gelassen wurden? Oder wurde mit dem Bayern-Vertrag vielmehr angestrebt, auch die reale Zunahme der ärztlichen Leistungen in einem wünschenswerten (über die Zeit hinweg relativ konstanten) Rahmen zu halten?

Tabelle 3.17 zeigt die Entwicklung der Vergütungsindikatoren vom dritten Quartal 1978 bis Ende 1983. Beurteilt man diese Zeitreihe nach den im Vertrag von 1979 genannten Kriterien, so läßt sich zunächst feststellen, daß - ohne Berücksichtigung der dort erwähnten Bereinigungsmöglichkeiten - in fünf der 18 Quartale, nämlich in 1/1980, 3/1980 sowie in den Quartalen 1, 3 und 4 des Jahres 1983 die kritische Grenze von 6,6% bzw. 6,05% (ab 1982) überschritten wurde. Eine erste 'naive' Interpretation dieser Entwicklung ergäbe, daß kurz nach Inkrafttreten des Bayern-Vertrags sowie am Ende unseres Beobachtungszeitraums die Zuwachsraten der kassenärztlichen Gesamtvergütung die Erwartungen der Vertragspartner nicht erfüllten, was für diese Zeitabschnitte eine Verfehlung eines der Kostendämpfungsziele des Vertrags bedeuten würde.[10)]

Noch ungünstiger fällt die Beurteilung aus, wenn man für den gesamten Zeitraum die Zuwachsraten derjenigen Gesamtvergütung heranzieht, die in den Protokollnotizen des Vertragswerkes ab 1981 zu finden sind: In 5 von 12 Quartalen zwischen 1/1981 und 4/1983 wurde der jeweils gültige kritische Wert überschritten (vgl. Abbildung 3.3).

Nun können und sollten aus verschiedenen Gründen die Ergebnisse aus Tabelle 3.17 nicht unmittelbar interpretiert werden, so wie dies der Text des Bayern-Vertrags auch nahelegt. Außerdem ist zu berücksichtigen, daß in drei der fünf Fälle mit 'unerwarteten' Zuwachsraten die Wachstumsrate des jeweiligen Folgequartals wieder unter der kri-

Tabelle 3.17

Kassenärztliche Gesamtvergütung in Bayern, 1978 bis 1983
- Vergütung je Mitglied der bayerischen RVO-Kassen -

	Gesamtvergütung[a]		Gesamtvergütung[b]	
Quartal/ Jahr	in DM	Veränderung[c] in %	in DM	Veränderung[c] in %
3/78	70,26	-	74,72	-
4/78	76,42	-	80,21	-
1/79	81,10	-	85,10	-
2/79	77,38	-	81,10	-
3/79	74,73	6,36	78,66	5,28
4/79	81,20	6,25	86,14	7,39
1/80	88,42	9,03	93,81	10,23
2/80	80,68	4,27	86,04	6,10
3/80	81,04	8,44	86,90	10,47
4/80	86,40	6,40	92,67	7,58
1/81	94,09	6,41	100,78	7,43
2/81	85,98	6,57	92,44	7,44
3/81	84,70	4,53	91,19	4,94
4/81	91,65	6,09	98,43	6,21
1/82	95,54	1,55	102,53	1,73
2/82	89,81	4,45	96,73	4,64
3/82	87,99	3,89	95,14	4,33
4/82	94,68	3,31	102,82	4,46
1/83	102,08	6,84	110,36	7,64
2/83	93,72	4,35	102,10	5,54
3/83	94,34	7,21	102.33	7,56
4/83	103,53	9,35	112,07	9,01

[a] für ambulante Leistungen der LG 1 bis 7 und stationäre Leistungen
[b] für alle Leistungen
[c] gegenüber dem entsprechenden Vorjahresquartal

Quelle: KVB-Auswertungen nach Formblatt 3

tischen Grenze lag, was die Vertragspartner der Verpflichtung zur Einführung zusätzlicher Kostendämpfungsmaßnahmen enthob.

Zunächst seien die Einflüsse einzelner Komponenten der kassenärztlichen Gesamtvergütung, insbesondere des Punktwertes und der pauschalen Laborvergütung, diskutiert. Die Berechnung eines einheitlichen RVO-Punktwertes ab dem dritten Quartal 1979 bedeutete eine Verstetigung der in den vier davorliegenden Quartalen sehr unregelmäßigen Entwicklung des Punktwertes. Vor allem im ersten Quartal 1980 wirkte sich dies beträchtlich aus: im Vergleich zum Vorjahresquartal lag der Punktwert um 7,1% höher, was einen Großteil der hohen Wachs-

Abbildung 3.3

Kassenärztliche Gesamtvergütung je Mitglied in Bayern, 1979 bis 1983
- Veränderungen gegenüber Vorjahresquartal -

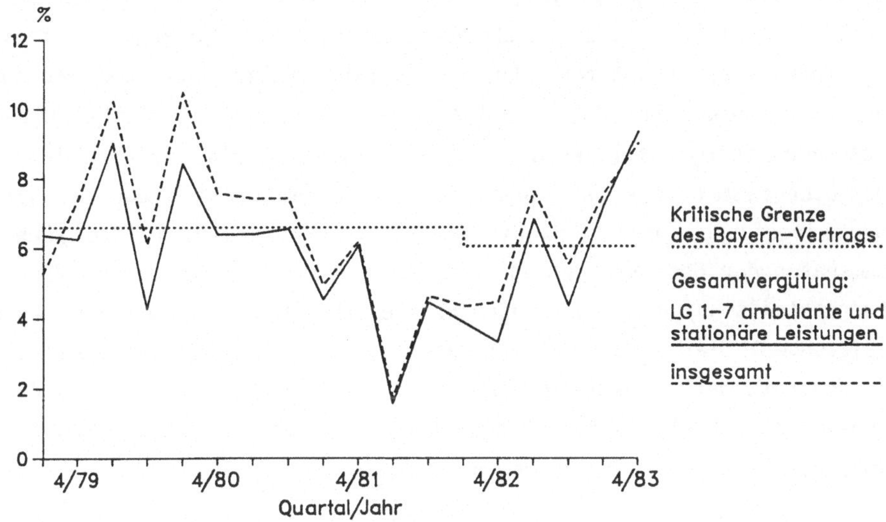

Quelle: KVB-Auswertungen nach Formblatt 3

tumsrate der kassenärztlichen Gesamtvergütung in diesem Quartal erklärt. Auch die Punktwertanhebung im dritten Quartal 1983 um 4,2% erklärt fast die Hälfte der entsprechenden Zunahme der Vergütung. Insgesamt gesehen bedeutet dies, daß für nur vier der betrachteten 18 Quartale eine Grenzwertüberschreitung vermutet werden kann.

EXKURS: Bereinigungsverfahren für die Gesamtvergütung

Im Text des Bayern-Vertrags werden - neben dem Hinweis auf die finanziellen Substitutionsbeziehungen zwischen ärztlichen Leistungen und Sparzielzonen - explizit zwei Einflußfaktoren der Gesamtvergütung genannt, deren Beitrag zu den Veränderungsraten herausgerechnet werden müßte: die Zahl der Neubesetzungen freier Kassenarztsitze sowie neue diagnostische oder therapeutische Methoden. Eine entsprechende Bereinigung wurde von den Vertragsprartnern lediglich im Jahre 1981 zur Beurteilung der Entwicklung im Jahr 1980 vorgenommen (vgl. ihre Pressekonferenz am 14.5.1981).

Im Rahmen der Bayern-Vertrags-Studie wurde auf diese Bereinigungsverfahren verzichtet, da sie nur mit zahlreichen, weitgehend unzugänglichen Zusatzinformationen durchzuführen gewesen wären. Stattdessen wurden der potentielle Einfluß der Neuzulassungen untersucht (vgl. Abschnitt 3.3.5.5), unabhängig davon, ob diese Zugänger freie Kassenarztsitze besetzten oder nicht. Hinsichtlich der Auswirkungen neuer Leistungen auf die Gesamtvergütung kann laut Auskunft der KVB folgendes festgestellt werden: Ab dem ersten Quartal 1982 wurde der Vergütungsanteil der Leistungen, die nach dem dritten Quartal 1979 neu eingeführt wurden, im KVB-Formblatt 3 ausgewiesen. Die Wachstumsraten der Gesamtvergütung lagen nach Herausrechnen dieses Vergütungsanteils um ca. 0,2 Prozentpunkte niedriger als die für alle Leistungen. Dies würde für das erste Quartal 1983 bedeuten, daß die Zuwachsrate der Gesamtvergütung unter die kritische Grenze des Bayern-Vertrags fiel, in den übrigen Quartalen aber bleibt die Beurteilung der Vergütungsentwicklung unverändert.

Die globale Beurteilung der Gesamtvergütung soll nun um die spezielle Betrachtung des Laborbereichs ergänzt werden, wobei die 'nominale' Entwicklung (der DM-Beträge) und die 'reale' Entwicklung (des Punktevolumens) betrachtet werden. Die Entwicklung des 'realen' Leistungsvolumens der bayerischen Kassenärzte (Leistungen in Punkten je Mitglied) bestätigt zunächst die obigen Überlegungen zum Einfluß des Punktwerts (vgl. Tabelle A.3.44): Die Wachstumsrate im ersten Quartal 1980 lag bei nur 3,4%, während im dritten Quartal 1980 sowie im ersten und vierten Quartal 1983 die Punkte je Mitglied stark zunahmen.[11)]

Welcher Einfluß auf die Gesamtentwicklung geht nun von dem mit einer speziellen Vergütungsregelung belegten Laborbereich aus? Zunächst zeigt die Zeitreihe der Wachstumsraten des Punktevolumens ohne Labor durchweg niedrigere Werte als die Gesamtreihe, d.h. die Laborleistungen nahmen - gemessen an ihrer 'realen' Bedeutung im Rahmen der Leistungserbringung - zu. Dagegen liegen die Zuwachsraten der 'nominalen' Gesamtvergütung ohne Labor durchweg höher als einschließlich dieser Leistungen. Die pauschale Vergütung in diesem Leistungsbereich dämpft also die Gesamtentwicklung teilweise beträchtlich.

Dies wird besonders im Zeitraum zwischen Anfang 1982 und Mitte 1983 deutlich. Damals waren die 'nominalen' Wachstumsraten niedriger als die 'realen', was teilweise auf die Laborpauschalierung, teilweise auf die Konstanz des Punktwertes in diesem Zeitraum zurückzuführen ist; auch bei Herausrechnung der Laborleistungen lagen nämlich die 'nominalen' Wachstumsraten etwas unterhalb der 'realen'. Erst die Punktwertanhebung im dritten Quartal 1983 korrigiert diese Entwicklung. Auffällig ist auch die Entwicklung in den ersten Quartalen: 1981 und 1982 lagen sehr niedrige Zuwachsraten vor (teilweise beeinflußt durch Kostendämpfungsgesetze), im Jahr 1983 folgte dann ein Zuwachs um fast 7% nominal und um beinahe 8% real.

Tabelle 3.18

Strukturelle Bedeutung des Laborbereichs, 1979 bis 1983
- Vergütung und Punkte je Mitglied der bayerischen RVO-Kassen -
(ambulante kurative Leistungen)

Quartal/ Jahr	Anteil Laborleistungen an Gesamtvergütung[a] in %	Anteil Laborleistungen an Gesamtpunkten[a] in %	Anteil Laborleistungen an Gesamtvergütung[b] in %
4/79	13,69	14,41	12,91
4/80	13,11	14,99	12,23
4/81	12,41	15,60	11,56
4/82	11,82	16,24	10,89
4/83	10,80	18,08	9,98

[a] für ambulante Leistungen der LG 1 bis 7 und stationäre Leistungen
[b] für alle Leistungen

Quelle: KVB-Berechnungen nach Formblatt 3

Tabelle 3.18 zeigt den strukturellen Einfluß der speziellen Laborvergütung: Die 'nominale' Bedeutung nimmt zwischen 1979 und 1983 ab (Rückgang des Anteils um ca. 3 Prozentpunkte), der 'reale' Anteil nimmt deutlich zu (um fast 4 Prozentpunkte). Hier stellt sich die Frage, warum in diesem Bereich zwar eine Kosten- und Ausgabendämpfung gelungen ist (Abnahme des 'fiktiven' Punktwerts im Laborbereich zwischen 1979 und 1983 um ca. 26% bei den Mitgliedern und um ca. 30% bei den Rentnern), gleichzeitig aber eine mengenmäßige Leistungsausweitung stattgefunden hat. Offensichtlich trägt die Kombination einer Pauschalierung der Gesamtvergütung für den Laborbereich mit einer Verteilung der Honorarsumme auf die Ärzte nach Einzelleistungen zu einer überdurchschnittlichen Mengensteigerung der Laborleistungen bei.

Abschließend sei noch auf die mögliche Differenzierung nach Versichertengruppen hingewiesen. Eine Unterscheidung in Allgemeinversicherte (Mitglieder und Familienangehörige) und Rentner (incl. Familienangehörige) macht deutlich (vgl. Tabelle A.3.45), daß vor allem in den Jahren 1980 und 1981 bei den Rentnern sehr hohe Zuwachsraten vorlagen. Im Jahre 1982 gingen sie zurück, lagen aber immer noch deutlich über den Zahlen für die Allgemeinversicherten; 1983 war die Entwicklung umgekehrt: die Zuwachsraten der Rentner lagen unter dem Durchschnitt. Lediglich in den Jahren 1980 bis 1982 also ging von überdurchschnittlichen Steigerungsraten bei Rentnern ein die Wachstumsraten der Gesamtvergütung erhöhender Einfluß aus.

3.3.6.2 Ausgaben für Behandlung durch Ärzte

Im Jahr 1981 wurde die Beurteilung der Ausgaben für ärztliche Leistungen auf die Vergütung aller Leistungen umgestellt. Wie die Ta-

Tabelle 3.19

Kassenärztliche Gesamtvergütung[a] in Bayern, 1979 bis 1983
- Vergütung je Mitglied -
(ambulante und stationäre kurative Leistungen)

Jahr	RVO-Kassen insgesamt		Ortskrankenkassen	
	in DM	Veränderung[b] in %	in DM	Veränderung[b] in %
1979	331,00	-	331,11	-
1980	359,42	8,59	359,39	8,54
1981	382,84	6,52	383,07	6,59
1982	397,22	3,76	397,88	3,87
1983	426,86	7,46	427,29	7,39

[a] für alle Leistungen
[b] gegenüber dem Vorjahr

Quelle: KVB-Auswertungen nach Formblatt 3

bellen 3.19 und 3.20 (für den Bereich der Allgemeinen Ortskrankenkassen) zeigen, entsprechen die jährlichen Wachstumsraten dieser Vergütung weitgehend denen der Ausgaben für ärztliche Behandlung.[12] Außerdem zeigt Tabelle 3.19, daß die AOK-Entwicklung als repräsentativ für die RVO-Entwicklung angesehen werden kann. Folglich kann mit Hilfe der AOK-Daten die Entwicklung auch etwas differenzierter betrachtet werden: Vergleich der Ausgabenentwicklung vor und nach Abschluß des Bayern-Vertrags, Vergleich Bayerns mit dem übrigen Bundesgebiet sowie Untersuchung möglicher regionaler Disparitäten.

Tabelle 3.20 verdeutlicht zunächst, daß das Ausgabenniveau für ärztliche Leistungen in Bayern im Jahre 1975 um ca. 57.- DM, das sind etwa 18%, niedriger war als im übrigen Bundesgebiet. Bereits in den vier Jahren vor Abschluß des Bayern-Vertrags fand eine relative Niveauangleichung statt (1979 lagen die bayerischen Werte nur noch um ca. 16% unter den außerbayerischen), die allerdings nicht die absolute Differenz betraf: 1979 waren die Ausgabenwerte im übrigen Bundesgebiet um ca. 62.- DM höher als in Bayern. Die Niveauanglei-

Tabelle 3.20

Ausgaben für Behandlung durch Ärzte, 1975 bis 1983
- AOK-Ausgaben für Mitglieder (einschl. Rentner) und Familienangehörige je Mitglied -
- Bayern und übriges Bundesgebiet -

Jahr	Bayern			übriges Bundesgebiet		
	Ausgaben in DM	Index (1979=100)	Veränderung[a] in %	Ausgaben in DM	Index (1979=100)	Veränderung[a] in %
1975	261,78	80,2	-	318,82	82,0	-
1976	278,29	85,2	6,31	336,04	86,4	5,40
1977	293,95	90,0	5,63	350,82	90,2	4,40
1978	307,05	94,1	4,46	368,02	94,6	4,90
1979	326,44	100	6,31	388,84	100	5,66
1980	354,43	108,6	8,57	412,80	106,2	6,16
1981	377,24	115,6	6,44	438,82	112,9	6,30
1982	391,35	119,9	3,74	449,76	115,7	2,49
1983	419,72	128,6	7,25	471,18	121,2	4,76

[a] gegenüber dem Vorjahr

Quelle: BdO-Statistik der Ortskrankenkassen

chung setzte sich in den Jahren nach Abschluß des Bayern-Vertrags fort; entscheidend dabei war die Entwicklung am Ende des Beobachtungszeitraums: 1982 war nämlich die absolute Differenz zwischen Bayern und dem übrigen Bundesgebiet noch immer größer als 1975 (bei 13% relativem Unterschied); doch schon 1983 war auch die absolute Differenz für Bayern 'ungünstiger' als 1975: die bayerischen Ausgabenzahlen lagen nur noch um 51.- DM (ca. 11%) unter den Zahlen des übrigen Bundesgebiets.

Insgesamt gesehen ergibt sich für Bayern in den vier Jahren nach Abschluß des Bayern-Vertrags eine Zunahme der Ausgaben (je Mitglied) für die Behandlung durch Ärzte um 28,6% gegenüber 21,2% im übrigen Bundesgebiet. Auch die einzelnen jährlichen Wachstumsraten waren in Bayern höher als im übrigen Bundesgebiet und lagen zudem in den Jahren 1980 und 1983 über dem im Bayern-Vertrag anvisierten Grenzwert.

Wie wirkten sich diese Entwicklungen der Ausgaben für ärztliche Leistungen (und die beobachteten Unterschiede zwischen Bayern und dem übrigen Bundesgebiet) auf ihren Anteil an der kassenärztlichen Gesamtvergütung aus? Findet die oben genannte Wirkungsvermutung eine

Tabelle 3.21

Anteile der Gesamtvergütung[a] und der Ausgaben für ärztliche Leistungen an den Leistungsausgaben insgesamt (in %), 1979 bis 1983
- AOK-Ausgaben in Bayern und im Bundesgebiet -

	Bayern				Bundesgebiet	
	Kassenärztliche Gesamtvergütung[b]		Ausgaben für ärztliche Leistungen insges.[c]		Ausgaben für ärztliche Leistungen insges.[c]	
1979	16,4	(315,17)[d]	17,0	(326,44)[d]	17,1	(376,16)[d]
1980	15,9	(337,18)	16,8	(354,43)	16,6	(400,90)
1981	15,7	(357,39)	16,6	(377,24)	16,6	(426,20)
1982	15,9	(369,42)	16,9	(391,35)	16,9	(437,71)
1983	16,4	(394,94)	17,4	(419,72)	17,1	(460,48)

[a] für kurative ambulante Leistungen der LG 1 bis 7 und stationäre Leistungen
[b] KVB-Auswertungen nach Formblatt 3
[c] BdO-Statistik der Ortskrankenkassen
[d] Absolutwerte in DM

Bestätigung, daß die Ausgaben für ärztliche Leistungen unterdurchschnittlich gewachsen sind, oder spricht der empirische Befund eher für die Vermutung, daß der Bayern-Vertrag eine Verlagerung der finanziellen Ressourcen zugunsten des ambulant-ärztlichen Bereichs mit sich brachte?

Der Anteil an den gesamten Leistungsausgaben, der für die Behandlung durch Ärzte aufgewandt werden mußte, war in Bayern und im übrigen Bundesgebiet zwischen 1979 und 1981 rückläufig, hat sich aber in den beiden Jahren danach wieder erhöht (vgl. Tabelle 3.21). Dabei spielt erneut die Entwicklung im Jahre 1983 eine besondere Rolle: durch die Zunahme in diesem Jahr steigt der Ausgabenanteil für ärztliche Leistungen in Bayern mit 17,4% über den entsprechenden Wert des Jahres 1979 (17,0%), während im übrigen Bundesgebiet exakt der Wert des Jahres 1979 (17,1%) erreicht wird. Für die kassenärztliche Gesamtvergütung, so wie sie im Bayern-Vertrag des Jahres 1979 als Zielgröße festgelegt wurde (Leistungsgruppen 1 bis 7 und stationäre Leistungen), ergab sich im Jahre 1983 ebenfalls eine Niveauangleichung an den Wert des Jahres 1979 (16,4%). Damit liegt insgesamt in Bayern keine auffällige Strukturverschiebung der Leistungsausgaben der Allgemeinen Ortskrankenkassen zugunsten der ärztlichen Leistungen vor. Die beobachtbare Verschiebung in diese Richtung kam erst durch die Entwicklungen im Jahre 1983 und unter Einbeziehung der zunächst vom Bayern-Vertrag nicht direkt angesprochenen Komponenten der kassenärztlichen Gesamtvergütung zustande. Im Vergleich zum übrigen Bundesgebiet kann ebenfalls eine leichte relative Anhebung des Ausgabenanteils für ärztliche Leistungen in Bayern festgestellt werden: der Rückgang dieses Anteils betrug in Bayern zwischen 1979 und 1980 etwa 0,2 Prozentpunkte, im übrigen Bundesgebiet beinahe 0,5 Prozentpunkte; ebenso war 1983 die Zunahme in Bayern deutlich höher als außerhalb Bayerns.

Eine Gegenüberstellung der jährlichen Wachstumsraten der Ausgaben für die Behandlung durch Ärzte und der Leistungsausgaben insgesamt zeigt im übrigen, daß bis zum Jahre 1981 die Ausgaben für ärztliche Leistungen unterproportional stiegen. Erst im Jahre 1982 lag die Ausgabensteigerung für die ärztliche Behandlung über der Wachstumsrate der Leistungsausgaben insgesamt (die allerdings durch gesetzlich verfügte Ausgabenbeschränkungen in anderen Bereichen beeinflußt war). Im Jahr 1983 wurde diese Wachstumsrate (3,96%) von der Zunahme der Ausgaben für ärztliche Behandlung (7,25%) sogar deutlich überschritten. Schließlich sei noch darauf hingewiesen, daß eine Differenzierung der Ausgabenentwicklung nach Versichertengruppen (vgl. Tabellen A.3.45 bis A.3.48) bei den Gesamtausgaben - wie auch schon in einzelnen Leistungsbereichen - deutlich überproportionale Zunahmen der Aufwendungen für Rentner zutage bringt.

3.3.7.3 Regionale Unterschiede der finanziellen Entwicklung

Im vierten Nachtrag zum Bayern-Vertrag (1983) wurde erstmals darauf hingewiesen, daß bereits eine Überschreitung des Grenzwertes für die Zunahme der kassenärztlichen Gesamtvergütung in einzelnen KV-Bezirken zu einer regional begrenzten Ursachenanalyse führen solle. Zur Erörterung der Relevanz dieser vertraglichen Ergänzung können die folgenden Ergebnisse einiger Analysen über die regionale Variabilität der Ausgaben für ärztliche Leistungen herangezogen werden.

Für die Basisgröße der kassenärztlichen Gesamtvergütung (das Punktevolumen je Fall für die Leistungsgruppen 1 bis 7) liegen regionali-

Tabelle 3.22

Regionale Entwicklungsunterschiede der kassenärztlichen Gesamtvergütung[a], 1979 bis 1983
- Leistungsbedarf in Punkten je Fall der RVO-Kassen in den acht bayerischen KV-Bezirken -

KV-Bezirk	Absolutwerte (in DM) 4/83	durchschnittliche Veränderung in % 4/79 - 4/83	Veränderung in % 4/82 - 4/83
München Stadt u. Land	825,77	4,6	4,8
Oberbayern	712,49	4,6	5,2
Oberfranken	638,03	4,4	4,6
Mittelfranken	677,44	5,1	5,4
Unterfranken	683,75	3,6	3,7
Oberpfalz	676,91	4,8	6,1
Niederbayern	694,10	5,0	5,6
Schwaben	711,87	3,8	4,3

[a] ambulante Leistungen der Leistungsgruppen 1 bis 7

Quelle: KVB-Auswertungen der Gesamtstatistik

sierte Auswertungen der KVB vor. Die Beurteilung der Wachstumsraten in Tabelle 3.22 kann am Grenzwert des Bayern-Vertrages (6,6% bzw. 6,05%) orientiert werden. Berücksichtigt man hierbei die durchschnittliche Punktwerterhöhung zwischen 1979 und 1983 von 2,4%, so verbleiben für die 'reale' Zunahme noch 4,2% (incl. Laborbereich). Diesen erwarteten Grenzwert haben die KV-Bezirke Mittelfranken, Niederbayern und Oberpfalz deutlich, München, Oberbayern und Oberfranken nur wenig überschritten, während die Zuwachsraten in Unterfranken und Schwaben unterhalb des Grenzwertes lagen. Eine endgültige Beurteilung der regionalen Variabilität kann allerdings nicht ohne Berücksichtigung des Einflusses der Arztzahl und der Besetzung freier Kassenarztsitze vorgenommen werden.

Noch deutlichere regionale Unterschiede sind festzustellen, wenn als Analyseebene die AOK-Bezirke gewählt werden (Datenquelle: BdO-Statistik der Ortskrankenkassen). So schwanken zum Beispiel im Jahre 1980 die Zuwachsraten der Ausgaben für Behandlung durch Ärzte (Mitglieder und Familienangehörige) zwischen 2,2% und 15,0%; nur insgesamt 11 der 39 AOK-Bezirke lagen damals mit ihren Zuwachsraten unterhalb des vertraglich genannten Grenzwertes, die übrigen darüber. 1982 hingegen lagen bei den Ausgaben für Mitglieder und Familienangehörige alle AOK-Bezirke darunter; die Veränderungsraten schwankten in diesem Jahr zwischen -3,5% und 5,9%.

3.4 Zusammenfassung

In den vorigen Abschnitten wurde eine Vielzahl von Einzelergebnissen dargestellt, die die Entwicklung des Leistungsgeschehens der bayerischen Kassenärzte (teilweise in Gegenüberstellung mit den außerbayerischen Ärzten) in den drei bzw. vier Jahren nach Abschluß des Bayern-Vertrags beleuchteten. Im Bereich der finanziellen Entwicklungen konnte zusätzlich ein Vergleich mit einem Zeitraum vor dem Vertragsabschluß vorgenommen werden. Von den vielen Disaggregationsmöglichkeiten (nach Arzt- und Praxismerkmalen, Versichertengruppen, Einzelleistungen, Regionen) wurde nur selektiv Gebrauch gemacht, um die Beurteilung der Gesamtentwicklung zu erleichtern.

Folgende Ergebnisse ragen in den einzelnen Untersuchungsbereichen heraus:

- Intensivierung des Überweisungsgeschehens vor allem durch eine starke Zunahme der Auftragsfälle
- Intensivierung der ambulanten Leistungserbringung, vorwiegend im Bereich der ambulanten Diagnostik mit starken Steigerungen der Labor- und Röntgenleistungen sowie der Sonographie
- zunehmende Leistungserbringung bei "dringenden" Beratungen und ein Zusammenhang mit der Vergütungsanhebung im Jahre 1982
- zunehmende Zahl von Hausbesuchen, insbesondere von "dringenden"
- strukturelle Veränderungen in der kassenärztlichen Leistungserbringung:
  - ° Rückgänge oder unterdurchschnittliche Zunahmen bei beteiligten Kassenärzten
  - ° leichte Rückgänge bei primärärztlich tätigen Arztgruppen (bei nahezu konstantem Anteil an der Arztgesamtzahl)
  - ° zunehmender Anteil an Gemeinschaftspraxen.

Die Gesamtentwicklung ist dadurch geprägt, daß bei steigenden Arztzahlen und nahezu konstanten Fallzahlen die Anzahl der Fälle je Arzt rückläufig war und die durchschnittlichen Fallwerte und damit die Leistungsintensität anstiegen.

Die kassenärztliche Gesamtvergütung bewegt sich im Durchschnitt der Jahre 1980 bis 1983 ganz nahe an den im Bayern-Vertrag gesetzten Grenzwerten. Die Beurteilung der Steigerungsraten in den einzelnen Quartalen wird dadurch erschwert, daß die Grenzwertermittlung im Jahre 1981 von der Vergütung für die Leistungsgruppen 1 bis 7 auf die Vergütung insgesamt umgestellt wurde. Daher läßt sich nur feststellen, daß in weniger als der Hälfte der Quartale der Grenzwert überschritten wurde und daß selbst dann im jeweiligen Folgequartal eine Unterschreitung dieses Wertes stattfand. Die Ausgabenentwicklung weist in Bayern Zunahmen auf, die über dem Bundesdurchschnitt liegen, aber bezüglich des Ausgabenanteils für ärztliche Leistungen nur geringfügig waren.

Insgesamt gesehen lag die Entwicklung der ärztlichen Leistungen durchaus im Rahmen der Erwartungen der Vertragspartner, die der Ausgaben für sie wohl etwas zu nahe an der von ihnen anvisierten Obergrenze.

Ob aber durch den Bayern-Vertrag die Effizienz der ambulant-ärztlichen Leistungserbringung erhöht werden konnte und ob in diesem Bereich selbst zur Kostendämpfung beigetragen wurde, konnte trotz einer Vielzahl von Einzeluntersuchungen nicht hinreichend geklärt werden. Jedenfalls hat die Erkenntnis der in einigen Ergebnissen sichtbar gewordenen Reagibilität der Leistungshäufigkeiten auf Vergütungsänderungen im Verlauf der Vertragsgeschichte mit dazu geführt, daß die Vertragspartner den Kassenärzten statt generell formulierter Appelle und Vorgaben nun zunehmend spezielle und individuelle Anreize für ein an den Vertragszielen orientiertes Leistungsverhalten boten und so das im kassenärztlichen Vergütungssystem vorhandene Steuerungs- und Kostendämpfungspotential[13)] besser zu nutzen versuchten. Dies hatte schon in mehreren Fällen[14)] durchaus positive Auswirkungen.

3.5 Anhang: Explorative Analysen von Arzt- und Leistungsdaten

In diesem Abschnitt werden, ergänzend zu den bisherigen Ausführungen, einige Ergebnisse explorativer Analysen von Daten kassenärztlicher Leistungen beschrieben; die dazugehörigen Tabellen befinden sich im Anlagenteil. Die explorative Datenanalyse soll die Entwicklungen von Arzt- und Leistungsindikatoren in eher flächendeckenden Weise beleuchten, um für die Beurteilung der möglichen Auswirkungen des Bayern-Vertrags Hintergrundinformationen zu geben.

3.5.1 Ärzte

Die folgenden globalen Analysen der Entwicklung der Arztzahlen in Bayern und im Bundesgebiet werden anhand amtlicher Daten vorgenommen, die zwar mit gewissen Validitätsproblemen behaftet sind[15)], trotzdem aber in vielen Veröffentlichungen zur Gesundheitssystemforschung und -politik Verwendung finden.

Die Zahl der Ärzte in freier Praxis nahm in Bayern zwischen 1976 und 1979 von 10.366 auf 11.186, d.h. um 7,9% zu, zwischen 1979 und 1982 um weitere 5,6% auf 11.813 (vgl. Tabelle A.3.1). Im gleichen Zeitraum lag im gesamten Bundesgebiet eine Zunahme um 6,2% bzw. 6,3% vor. Damit ist in der Zeit vor Abschluß des Bayern-Vertrags die Zahl der Ärzte in freier Praxis in Bayern relativ stärker gestiegen als im übrigen Bundesgebiet, in der Zeit nach Vertragsabschluß war der

Anstieg im übrigen Bundesgebiet stärker als in Bayern. Die Versorgung der Bevölkerung mit niedergelassenen Ärzten (gemessen in Einwohnern je Arzt) ist in Bayern (1982: 928 Einwohner) besser als im Bundesgebiet insgesamt (957 Einwohner). Der entsprechende Niveauunterschied hat sich zwischen 1976 und 1982 kaum verändert (ca. 3%).

Von Interesse ist auch das Zahlenverhältnis zwischen Ärzten in freier Praxis und Krankenhausärzten. Hier zeigt Tabelle A.3.1 folgende zeitliche Entwicklung: Im Jahre 1976 kamen in Bayern auf 100 Ärzte in freier Praxis 83 Krankenhausärzte, im Bundesgebiet 96. Bis zum Jahr 1979 erhöhte sich dieses Verhältnis in Bayern auf 91, im Bundesgebiet sogar auf 104, d.h. hier waren 1979 bereits mehr Ärzte in Krankenhäusern tätig als in freier Praxis. Nach Abschluß des Bayern-Vertrags stieg in Bayern die Zahl der Krankenhausärzte je 100 niedergelassene Ärzte auf 94 im Jahre 1982 an, im Bundesgebiet auf 107. Damit läßt sich feststellen, daß aufgrund der Ärztezahlen und speziell des Verhältnisses von ambulant zu stationär tätigen Ärzten in Bayern im Vergleich zum übrigen Bundesgebiet ein für den Bayern-Vertrag günstiges Umfeld vorlag: Im übrigen Bundesgebiet ist der Trend zu einer zunehmenden Zahl von im Krankenhaus beschäftigten Ärzten stärker ausgeprägt als in Bayern.

Die Daten der Kassenärztlichen Vereinigung Bayerns erlauben Analysen der Arztzahlentwicklung, die nach verschiedenen Arzt- und Praxismerkmalen differenziert sind. So hat sich die Zahl der im KVB-Arztregister eingetragenen zugelassenen, beteiligten und ermächtigten Kassenärzte in Bayern von 1979 bis 1982 (jeweils 4. Quartal[16]) von 11.248 auf 12.113 erhöht, d.h. um 7,7% (vgl. Tabelle A.3.2). Dabei ist der Anteil der zugelassenen Ärzte leicht angestiegen, ebenso der der ermächtigten, während der Anteil der beteiligten Kassenärzte leicht zurückging (die dazugehörige Absolutzahl fiel von 642 auf 637). Hier muß angemerkt werden, daß Validitätsprobleme aufgrund des Eintragungsmodus für das Arztregister vorliegen können, so daß ein Vergleich mit der Zahl der tatsächlich abrechnenden Ärzte notwendig wäre. Aus Gründen der Datenverfügbarkeit konnte jedoch nur ein Vergleich mit der Zahl der abrechnenden Praxen vorgenommen werden (vgl. Tabelle A.3.3). Die Zahl der abrechnenden Praxen - erhoben aufgrund der KVB-Leistungsstatistik - hat sich zwischen 1979 und 1982 von 10.125 auf 10.780, d.h. um 6,5% erhöht. Ebenso wie bei den obigen Angaben aus dem Arztregister ist der Anteil der beteiligten Kassenärzte leicht zurückgegangen, die dazugehörige Absolutzahl ist dagegen von 602 auf 612 angestiegen.

Die Anteile der einzelnen Kassenarztstatus ist in den einzelnen Arztgruppen recht unterschiedlich (vgl. Tabelle A.3.4). Hier sei nur darauf hingewiesen, daß der Anteil der beteiligten Ärzte bei den Chirurgen (50,7%), Radiologen (22,3%), Internisten (11,4%) und Urologen (9,9%) besonders hoch ist. Die ermächtigten Kassenärzte haben dagegen bei den Anästhesisten (86,5%), Laborärzten (10,7%) und bei den sonstigen Arztgruppen (76,5%) relativ hohe Anteile.

Tabelle A.3.6 zeigt die Arztgruppenstruktur der zugelassenen Kassenärzte. Während der Anteil der Allgemeinärzte zwischen 1979 und 1982 von 49,2% auf 47,9% zurückgegangen ist (bei einem Anstieg der Absolutzahl von 4.817 auf 5.059; vgl. Tabelle A.3.5), zeigt sich bei fast allen anderen Arztgruppen ein steigender Anteil; Ausnahmen sind die Chirurgen, die Radiologen und die sonstigen Fachgruppen. Interessant ist eine Unterscheidung in primärärztlich (Allgemeinärzte, Internisten, Frauenärzte und Kinderärzte) und sekundärärztlich tätige Ärzte (alle übrigen Arztgruppen). Der Anteil der Primärärzte ist nahezu konstant geblieben ist (75,4% im Jahr 1979 und 75,2% im Jahre 1982), d.h. der relative Rückgang bei den Allgemeinärzten wird durch die Entwicklungen bei den übrigen Primärarztgruppen weitgehend kompensiert.

Wie haben sich die Anteile der verschiedenen Praxisformen und der Belegarztanteil in der Zeit nach Abschluß des Bayern-Vertrags entwickelt? Der Anteil der Ärzte in Gemeinschaftpraxen an den zugelassenen Ärzten insgesamt hat sich in Bayern zwischen 1979 und 1982 von 11,2% auf 13,7% erhöht (vgl. Tabelle A.3.7). Dieser Anstieg schlägt sich in den einzelnen Arztgruppen ganz unterschiedlich nieder: Während sich bei den Internisten und den Frauenärzten kaum Veränderungen zeigen (bei den Augenärzten sogar ein Rückgang), ist der Anstieg des Anteils der Gemeinschaftpraxen in einigen Arztgruppen ganz beträchtlich: bei den Allgemeinärzten von 11,1% auf 14,5%, bei den Laborärzten von 23,2% auf 32,2%, bei den Hautärzten von 4,1% auf 9,6%. Der Anteil der Belegärzte an der Zahl der zugelassenen Kassenärzte nimmt zwischen 1979 und 1982 von 14,8% auf 14,0% ab, bei einem leichten Anstieg der Absolutzahl von 1.473 auf 1.504. Diese Entwicklung spiegelt sich in fast allen Arztgruppen in gleicher Weise wieder, mit Ausnahme der Frauenärzte, bei denen ein geringfügiger Anstieg des Belegarztanteils von 57,0% auf 57,2% vorliegt (vgl. Tabelle A.3.7). Der Niveauunterschied des Belegarztanteils ist zwischen den einzelnen Arztgruppen beträchtlich: HNO-Ärzte 83,1%, Chirurgen und Frauenärzte ca. 57%, Urologen 44,6%, Augenärzte 27,7%, Orthopäden 21,3%, Allgemeinärzte 3,1%.

Die weiteren Ausführungen über Arzt- und Praxismerkmale beziehen sich auf Angaben aus der MEDIS-Ärztebefragung 1982/83 und ermöglichen zusätzlich einen Vergleich Bayerns mit dem übrigen Bundesgebiet.

Die Ärzte im übrigen Bundesgebiet haben im Durchschnitt eine längere Krankenhauserfahrung als bayerische Ärzte. So waren in Bayern 32,1% der Ärzte (nach dem Examen) weniger als 6 Jahre im Krankenhaus tätig, im übrigen Bundesgebiet dagegen nur 24,6%. Insgesamt finden sich in Bayern mehr Ärzte, die sich in den Jahren 1975 bis 1979 niedergelassen haben (33%), als im übrigen Bundesgebiet (25,4%). Der Anteil der jüngeren Ärzte ist in Bayern insgesamt größer als im übrigen Bundesgebiet (40,5% gegenüber 35,3% sind jünger als 46 Jahre). Der Anteil der Altersklassen über 60 Jahre ist dagegen in Bayern gleich groß wie im Bundesdurchschnitt (26,6%). Die Ausstattung mit Praxispersonal liegt in Bayern etwas niedriger als im übrigen Bundesgebiet: In Bayern waren bei 27,1% der Kassenärzte weniger als drei Personen zusätzlich beschäftigt, im übrigen Bundesgebiet nur bei 18,7%. In Bayern ist der Anteil der Ärzte, die in Labor- bzw. Apparategemeinschaften organisiert sind, wesentlich niedriger (30,0%) als im übrigen Bundesgebiet (51,5%). Die durchschnittliche Praxisgröße ist im übrigen Bundesgebiet größer als in Bayern: 77,3% der Kassenärzte im übrigen Bundesgebiet hatten im letzten Quartal vor der Befragung mehr als 800 Krankenscheine, in Bayern dagegen nur 66,2%. Die Scheinzahl ist sowohl in Bayern (40,9% der Ärzte berichten von einer Abnahme) als auch im übrigen Bundesgebiet (Abnahme bei 39,8% der Ärzte) in den drei Jahren vor 1982 rückläufig. Die RVO-Patienten machen in Bayern einen größeren Anteil des Patientenklientels der Kassenärzte aus als im übrigen Bundesgebiet. 13,9% der bayerischen Ärzte haben mehr als 75% RVO-Patienten, im übrigen Bundesgebiet dagegen nur 7,2% der Ärzte.

Einige weitere Arzt- und Praxismerkmale können sowohl aufgrund der Ärztebefragung als auch aus den Routinedaten ermittelt werden und ermöglichen somit Vergleiche zwischen beiden Datenquellen.

In Bayern ist der Anteil der Einzelpraxen niedriger als im übrigen Bundesgebiet (81,8% gegenüber 88,2%). Der Anteil der Einzelpraxen ist bei den Orthopäden am niedrigsten. Die Kinderärzte und die Chirurgen weisen einen relativ hohen Anteil an Einzelpraxen auf (90,6% bzw. 91,2%). Ein Vergleich der beiden Datenquellen zeigt relativ ähnliche Anteile (vgl. Tabelle A.3.8). Der Anteil der Belegärzte liegt in Bayern bei 15,6%, im übrigen Bundesgebiet dagegen nur bei 8,7%. Den höchsten Belegarztanteil findet man bei den HNO-Ärzten (83,2%), sehr hohe Anteile bei Frauenärzten (57,1%) und Chirurgen (58,4%), durchschnittliche Anteile bei Augenärzten (26,3%) und Orthopäden (27,3%). Sehr niedrige Belegarztanteile weisen die Allgemeinärzte (4,8%), die Internisten (6,2%) und die Kinderärzte (3,4%) auf. In Tabelle A.3.8 werden diese Anteile den Werten aus den Routinedaten gegenübergestellt. Auch hier zeigen sich teilweise sehr gute Übereinstimmungen.

3.5.2 Fälle

Die folgenden Ausführungen beziehen sich - bis auf wenige Ausnahmen - auf die kurativen Behandlungsfälle. In den Tabellenbänden der Studie und auch im Hauptteil dieses Kapitels wurden dagegen die kurativen Fälle mit den Sonstige-Hilfe-Fällen zusammengenommen (vgl. auch Tabelle A.3.11). Letztere sind insgesamt von relativ geringer Bedeutung, ihr Anteil wächst allerdings in den Jahren von 1979 bis 1982 und konzentriert sich auf einige wenige Arztgruppen[17].

Die Zahl der ambulanten und stationären kurativen RVO-Fälle stieg in Bayern zwischen 1979 und 1982 von 6,95 Millionen auf 7,11 Millionen, d.h. um 2,3% (vgl. Tabelle A.3.12). Dieser Zuwachs resultiert hauptsächlich aus einem Anstieg der Fallzahlen bei den zugelassenen Ärzten, während bei den beteiligten Kassenärzten ein Rückgang um 3,1%, bei den ermächtigten Ärzten sogar um 10,5% vorliegt.

Die Entwicklung verläuft im Bundesgebiet insgesamt recht ähnlich (vgl. Tabelle A.3.13): Anstieg der Fallzahlen in den Jahren 1980 und 1981 (wobei der Zuwachs in Bayern vor allem 1981 stärker ist), Rückgang im Jahre 1982. Der Gesamtanstieg liegt im Bundesdurchschnitt mit 0,3% aber unter dem bayerischen Wert.

Betrachtet man die Entwicklung der Fallzahlen je Praxis (vgl. Tabelle A.3.14) so zeigen sich in allen Arztstatus Rückgänge, die allerdings bei den ermächtigten Kassenärzten stärker ins Gewicht fallen als bei den übrigen Ärzten.

Die Differenzierung der Fallzahlen nach Arztgruppen (vgl. Tabelle A.3.15) zeigt beträchtliche Arztgruppenunterschiede. Insbesondere sind die Fallzahlen bei den Allgemeinärzten deutlich rückläufig (Abnahme um ca. 4%). Von den übrigen Arztgruppen weisen dagegen nur noch die Chirurgen und die Gruppe der sonstigen Ärzte abnehmende Fallzahlen auf. Starke Zunahmen der Fallzahlen zeigen sich bei den Laborärzten (35,5%), Hautärzten (15,1%), Nervenärzten (14,9%) und Urologen (13,3%). Aber auch die Primärarztgruppen der Internisten sowie der Frauen- und Kinderärzte weisen jeweils Zunahmen der Fallzahlen von ca. 11% auf.

Eine ähnliche Entwicklung wird auch bei den Fallzahlen je Arzt (vgl. Tabelle A.3.18) deutlich, wo bei den Allgemeinärzten ein Rückgang von 765 auf 701 zu verzeichnen ist, bei den Internisten und den Kinderärzten dagegen in etwa Konstanz. Bei anderen Arztgruppen (Augenärzte, Hautärzte, Laborärzte, Nervenärzte, Radiologen, Urologen) liegen sogar Zunahmen vor; die größten Zunahmen verzeichnen die Laborärzte mit 28,7% und die Radiologen mit 7,4%.

Hinsichtlich der Fallstruktur sind zwei Fragestellungen von besonderem Interesse: die Entwicklung der stationären im Vergleich zu den ambulanten Fällen sowie die der verschiedenen Fallarten (Originalfälle, Überweisungsfälle etc.).

Der Anteil der stationären Fälle an allen kurativen Fällen von Beleg- und Nicht-Belegärzten ist bei den zugelassenen Ärzten in Bayern zwischen 1979 und 1982 mit einem Rückgang von 0,04 Prozentpunkten leicht rückläufig (vgl. Tabelle A.3.19)[18]. Eine ähnliche Entwicklung zeigt sich im Bundesgebiet, wo beim Anteil der stationären Fälle ein Rückgang von 0,68% auf 0,65% zu beobachten ist (vgl. Tabelle A.3.20). Der Niveauunterschied zu Bayern ist vor allem auf den in Bayern wesentlich höheren Belegarztanteil zurückzuführen (vgl. Abschnitt 3.3.5.2). Die Differenzierung nach Arztgruppen zeigt bei einigen Fachgruppen besonders deutliche Rückgänge des Anteils der stationären Behandlungsfälle (vgl. Tabelle A.3.21): bei den Anästhesisten von 93,8% auf 86,1%, bei den Chirurgen von 10,0% auf 8,1%.

Die Differenzierung nach Fallarten bringt in Bayern zwischen 1979 und 1982 auffällige Entwicklungsunterschiede zutage (vgl. auch Tabelle 3.2). Der Anteil der Originalfälle nimmt deutlich ab (von 69,5% auf 67,5%); hier liegt allerdings ein Trend vor, der bereits für die Jahre vor Abschluß des Bayern-Vertrags gilt. Der Anteil der Überweisungsfälle steigt von 22,1% auf 22,7%, wobei nach 1979 zunächst ein leichter Rückgang, dann ein Anstieg zu verzeichnen ist, der der Auftragsfälle steigt von 5,8% auf 6,8% und schließlich erhöht sich auch der Anteil der Auftragsfälle an den Überweisungsfällen insgesamt von 20,8% auf 23,1%. Bei all diesen Entwicklungen liegt eine Fortsetzung des Trends von vor 1979 vor. Eine Ausnahme stellen lediglich die Vertreterfälle dar, deren Anteil vor 1979 nahezu konstant war und danach - nach einem kurzzeitig stärkeren Anstieg - wieder rückläufig ist.

Die Veränderung der Fallstruktur schlägt sich in den einzelnen Arztgruppen in recht unterschiedlicher Weise nieder (Tabellen A.3.22 und A.3.23). So resultiert die Zunahme des Anteils der Überweisungsfälle für die Gesamtheit aller zugelassenen Kassenärzte aus entsprechenden Entwicklungen in nur wenigen Fachgruppen: Anästhesisten, Chirurgen, Nervenärzte und Radiologen. Bei den anderen Arztgruppen liegt ein Rückgang des Anteils der Überweisungsfälle vor. Dieser Rückgang ist bei den Primärärzten besonders deutlich ausgeprägt: Frauenärzte -7,2%, Internisten -7,1%, Kinderärzte -6,5% und Allgemeinärzte -2,7%. Die primärärztliche Tätigkeit dieser Arztgruppen intensiviert sich offensichtlich während der Laufzeit des Bayern-Vertrags, (insbesondere bei den Frauenärzten mit einem deutlichen Rückgang der Originalfälle), während bei einigen wenigen Fachgruppen die Sekundärarztfunktion eine wachsende Bedeutung erhält. Die oben erwähnte Zunahme der Auftragsfälle verteilt sich gleichmäßiger auf die einzelnen Arztgruppen.

Hängt nun der Überweisungsanteil von der Praxisform ab? Tabelle A.3.23 verdeutlicht, daß der Anteil der Überweisungsfälle in den Gemeinschaftspraxen teilweise beträchtlich höher ist als in den Einzelpraxen. Vor allem bei den Internisten ist dieser Unterschied sehr groß. Offensichtlich werden Gemeinschaftspraxen (möglicherweise wegen einer stärkeren Spezialisierung und besseren Praxisausstattung) häufiger als Sekundärarztpraxen in Anspruch genommen als Einzelpraxen.

Eine Differenzierung nach Versichertengruppen verdeutlicht, daß der Anstieg der Überweisungsfälle überwiegend durch entsprechende Veränderungen bei den Rentnern erklärt wird (Zunahme um 5,4%), während sich bei den Mitgliedern nur geringfügige Veränderungen und bei den Familienangehörigen nahe beim Durchschnitt liegende Zunahmen von knapp 3% ergeben.

Die zusätzliche Differenzierung nach Kassenarztstatus zeigt folgende Auffälligkeiten (vgl. Tabelle A.3.24 und A.3.25): einen Rückgang des Anteils der Überweisungsfälle bei den beteiligten Ärzten (von 70,8% auf 66,8%), einen Anstieg der Notfälle bei dieser Arztgruppe (von 7,3% auf 10,5%), einen starken Anstieg des Anteils der Überweisungsfälle bei den ermächtigten Kassenärzten (von 10,8% auf 15,8%), einen deutlichen Anstieg des Anteils der Auftragsfälle bei dieser Arztgruppe (von 32,6% auf 46,5%).

Auch die MEDIS-Ärztebefragung 1982/83 befaßte sich mit der Rolle der Überweisungen im ärztlichen Tätigkeitsspektrum. Tabelle A.3.26 zeigt einen Vergleich der Überweisungsanteile aus den beiden Datenquellen Routinedaten und Ärztebefragung. Es zeigen sich teilweise gute Übereinstimmungen (Chirurgen), teilweise Unterschiede, die bei den Urologen besonders deutlich ausfallen.

3.5.3 Leistungen

Wichtigster Indikator für die Entwicklung der Leistungsintensität der ambulanten ärztlichen Tätigkeit ist das Punktevolumen je Fall, der sogenannte (durchschnittliche) Fallwert. Bezüglich dieses Indikators sind gewisse Modifikationen und Differenzierungen möglich[19)], in den nachfolgenden Ausführungen wird jedoch ausschließlich auf die Fallwerte Bezug genommen.

Das Punktevolumen für die Leistungsgruppen 1 bis 7 (Beratungen, Besuche, Allgemeine Leistungen, Sonderleistungen, Laborleistungen, Physikalisch-medizinische Leistungen, Röntgenleistungen) stieg für die RVO-Versicherten in Bayern zwischen 4/1979 und 4/1982 um 16,2% (von 4.140 Millionen auf 4.810 Millionen). Die entsprechende Intensitätsziffer stieg um 13,0% (d.h. von 589,3 auf 665,7 Punkte je Fall).

Die Steigerungsraten der Leistungsintensität sind für die zugelassenen und die ermächtigten Kassenärzte nahezu gleich (13,1% bzw. 12,7%) während sie bei den beteiligten Kassenärzten deutlich niedriger liegen (9,4%; vgl. Tabelle A.3.28 und Abbildung 3.4). Für diese Arztgruppe gilt somit, daß sowohl die Praxis- und Fallzahlen als auch die Fallwerte nach 1979 absolut bzw. relativ zurückgingen.

Die einzelnen Arztgruppen der zugelassenen Kassenärzte weisen recht unterschiedliche Veränderungsraten der Leistungsintensitäten auf. Die Allgemeinärzte liegen mit 14,0% leicht über dem Durchschnitt aller Arztgruppen. Die Internisten (10,1%), die Frauenärzte (7,4%) und die Kinderärzte (4,5%) weisen unter dem Durchschnitt liegende Wachstumsraten auf. Diese drei primärärztlich tätigen Arztgruppen tragen damit weniger als die meisten übrigen Arztgruppen zu den globalen Intensitätssteigerungen bei. Unter den Sekundärarztgruppen fallen die Anästhesisten (53%), die Chirurgen (16,8%), die HNO-Ärzte (19,2%), die Laborärzte (14,5%) und die Urologen (15,6%) mit überdurchschnittlichen Zunahmen der Leistungsintensität auf.

Abbildung 3.4

Punktevolumen der Leistungsgruppen 1-7 insgesamt je Fall nach Kassenarztstatus; alle Kassenärzte: nur RVO-Kassen; Behandlungsart: ambulant; Leistungsart: kurativ (o.N.), Soll

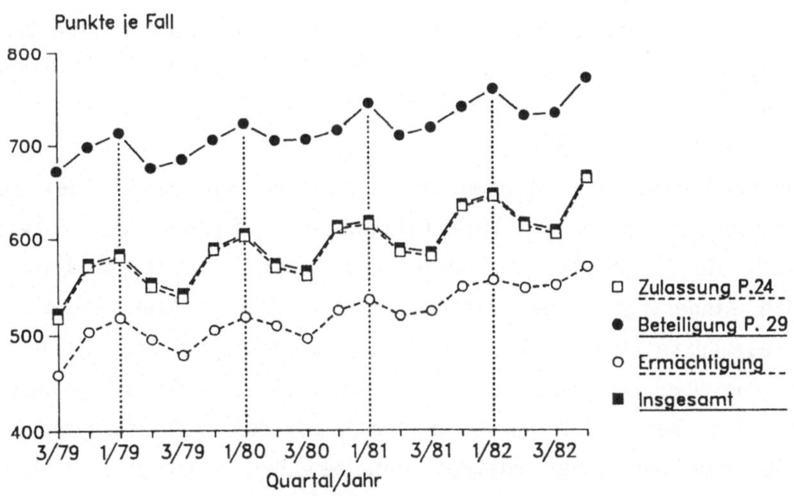

Quelle: KVB-Leistungsgruppenstatistik

Differenziert man nach Versichertengruppen, so hat sich der Fallwert (RVO insgesamt) bei den Rentnern zwischen 4/1979 und 4/1982 am stärksten erhöht (14,7%), bei den Mitgliedern liegen Zunahmen um 10,4% und bei den Familienangehörigen um 11,8% vor.

Hinsichtlich der Entwicklung der Fallwerte in einzelnen Leistungsgruppen nach der KVB-Systematik in der Zeit vor und nach dem Bayern-Vertrag werden im folgenden diejenigen Gruppen der zugelassenen Kassenärzte betrachtet, bei denen im zeitlichen Verlauf oder im Vergleich zum Durchschnitt aller Arztgruppen Auffälligkeiten auftraten.

Punktevolumen der Beratungen (je Fall): Zwischen dem 2. Quartal 1979 und dem 1. Quartal 1980 liegt bei der Arztgruppe der Radiologen ein deutlicher Niveauanstieg vor. Bei den Chirurgen gehen die Beratungen bis Mitte 1981 leicht zurück und steigen danach wieder deutlich an.

Punktevolumen der Besuche (je Fall): Während bei den Allgemeinärzten ein leichter Anstieg zu verzeichnen ist, gehen die Werte für die Kinderärzte von 1978 bis 1982 zurück. Die Arztgruppe der Anästhesisten liegt bis zum 2. Quartal 1980 bei den Besuchen bei einem Punktevolumen von etwa 0, danach ergibt sich ein auffälliger Anstieg, der im 3. Quartal 1981 sogar zu einem überdurchschnittlichen Wert führt; insgesamt zeigen sich bei dieser Arztgruppe ab 1980 starke Unregelmäßigkeiten in der zeitlichen Entwicklung. Eine Strukturveränderung läßt sich bei den Nervenärzten und den Urologen erkennen. Während bis 1980 die Urologen niedrigere Fallwerte bei den Besuchen aufweisen als die Nervenärzte, liegen ihre Fallwerte danach höher.

Punktevolumen der Allgemeinen Leistungen (je Fall): Bei den Arztgruppen der primärärztlich tätigen Ärzte fallen zwei Entwicklungen auf. Die Allgemeinärzte verzeichnen hier in etwa Konstanz, während die Kinderärzte einen leicht zunehmenden Fallwert aufweisen. Die Frauenärzte liegen in dieser Leistungsgruppe bis Ende 1980 nur leicht über dem Durchschnitt, danach verzeichnen sie einen starken Anstieg. Bei den Chirurgen und auch bei den Urologen liegt ab Anfang 1981 ein deutlicher Anstieg vor, bei den Anästhesisten bereits ab Anfang 1980 (vgl. Kapitel 8, Abschnitt Ambulantes Operieren).

Punktevolumen der Sonderleistungen (je Fall): Ab 1979 (3. Quartal) liegt bei den Frauenärzten ein unterdurchschnittlicher Anstieg vor, bei den Allgemeinärzten im selben Zeitraum eine überdurchschnittliche Zunahme. Einen deutlichen Anstieg (mit starken Unregelmäßigkeiten) verzeichnen die Anästhesisten ab Anfang 1980. Bei den Radiologen liegt - auf einem sehr niedrigen Niveau - eine kontinuierliche Zunahme im gesamten Zeitraum vor.

Punktevolumen der Laborleistungen (je Fall): Hier ist eine auffällige Strukturveränderung zu beobachten. Die Urologen erreichen etwa Mitte 1979 das Niveau der Laborärzte und 'überholen' diese Arztgruppe danach.

Punktevolumen der physikalisch-medizinischen Leistungen (je Fall): Während insgesamt ein leichter Aufwärtstrend vorliegt, verzeichnen die Kinderärzte und auch die Frauenärzte einen ständigen Rückgang.

Punktevolumen der Röntgenleistungen (je Fall): Bei einem insgesamt kontinuierlichen Anstieg im gesamten Zeitraum, liegen bei den Hautärzten Abnahmen und bei den Laborärzten überdurchschnittliche Zunahmen vor.

Wegegebühren je Fall: Die Werte der Internisten überstiegen nach 1981 die der Kinderärzte. Die Anästhesisten verzeichnen ab 1980 einen starken Anstieg.

Besondere Praxiskosten je Fall: Nach 1980 ist bei den Allgemeinärzten ein starker Anstieg zu verzeichnen, ebenso bei Chirurgen und Hautärzten.

Hinsichtlich der strukturellen Veränderungen des ambulanten Leistungsgeschehens sei auf die Tabellen A.3.29 bis A.3.35 verwiesen, die die Anteile der Leistungsgruppen 1 bis 7 am Gesamtvolumen (differenziert nach Arztgruppen) zeigen.

Eine weiter differenzierte Untersuchung des ärztlichen Leistungsgeschehens ermöglicht die Analyse der Entwicklung der Häufigkeiten für die einzelnen Abschnitte und Unterabschnitte des BMÄ (vgl. Tabelle A.3.36). Die Zuwachsraten dieser Häufigkeiten für den Zeitraum von 1979 bis 1982 sind sehr unterschiedlich und weichen damit teilweise beträchtlich vom Gesamtdurchschnitt (12.1%) ab. Die auffälligsten Entwicklungen sind:

Die Beratungen, Besuche und Allgemeinen Leistungen (GOP 9 bis 56) weisen unterdurchschnittliche Zuwachsraten auf. Deutliche Zunahmen liegen bei den eingehenden Untersuchungen vor, was teilweise durch die Einführung der Gebührenordnungsziffer 65A bedingt ist. Punktionen (24,1%), Kontrastmitteleinbringungen (32,3%) und vor allem Impfungen und Testungen (53,8%) weisen sehr starke Zunahmen auf. Die ebenfalls deutlichen Zuwächse bei den Allgemeinen Leistungen (GOP 400 bis 429) und den Anästhesieleistungen dürften weitgehend auf die ambulanten Operationen zurückzuführen sein (vgl. Kapitel 8.6).

Ganz unterschiedlich sind die Entwicklungen im Bereich der physikalischen Therapie, wo die Inhalationen um 7,7% abnehmen, die Hydrotherapie mit 176,6% sehr stark zunimmt, und die Massagen sowie die Wärme- und Elektrotherapie unterdurchschnittliche Zuwächse aufweisen.

Starke Zunahmen liegen in den Bereichen Kinderheilkunde (45,3%), Innere Medizin (31,1%), Neurologie (43,8%), Psychiatrie und Psychotherapie (50,4%) und auch die Bereiche Hautkrankheiten und HNO zeigen mit 22% starke Zunahmen. Große Zuwachsraten liegen in einigen chirurgischen Leistungsgruppen vor, ebenso bei den Laborleistungen und dort vor allem in den Bereichen Histologie (84%) und Mykologie (69,6%). Bei der Strahlendiagnostik zeigen sich Verschiebungen von den In-vivo-Untersuchungen zu den In-vitro-Untersuchungen, und die Strahlentherapie weist einen deutlichen Rückgang um 17,8% auf.

Damit kann zusammenfassend festgestellt werden, daß bei den physikalisch-therapeutischen Leistungen Zunahmen in Verbindung mit deutlichen Strukturveränderungen zu beobachten sind, daß insgesamt eine Verlagerung zu mehr spezialisierten Leistungen vorliegt und daß Rückgänge der Häufigkeiten nur in zwei wichtigen Bereichen, den Inhalationen und der Strahlentherapie, zu verzeichnen sind.

Anmerkungen und Tabellen

1) "Der Bayern-Vertrag hat erstmalig versucht, auf regionaler Selbstverwaltungsebene vom ambulanten Sektor aus im Wege einer kassenarztorientierten Steuerung die Ausgabenentwicklung im Arzneimittelsektor, bei den Heil- und Hilfsmitteln, bei der Entgeltfortzahlung im Krankheitsfall und vor allem im Krankenhausbereich zu steuern." Herder-Dorneich 1984, S.6

2) Vgl. auch Schwefel et al. 1982, S. 218 ff.

3) Vgl. Schwefel et al. 1981; Geißler 1983; Zwerenz / Merschbrock-Bäuerle 1984

4) Vgl. Merschbrock-Bäuerle/Zwerenz 1984

5) Alle der Tabelle 3.1 zugrundeliegenden Kreuztabellen sind auf dem 1%-Niveau signifikant.

6) Hier und im folgenden sind im Begriff Allgemeinärzte auch die Praktischen Ärzte enthalten.

7) Die Fallstruktur ist damit für den gesamten Zeitraum von 1976 bis 1982 durch einen Rückgang des Anteils der Originalfälle gekennzeichnet, ebenso durch einen ständigen Anstieg des Anteils der Notfälle. Letzteres dürfte teilweise auf die Neuregelung des kassenärztlichen Notfalldienstes zurückzuführen sein.

8) Vgl. M. Moewes: "Vielen Dank für die Überweisung". Thesen zum kollegialen Teamwork. Deutsches Ärzteblatt 82, 311-313 (1985)

9) Die KVB-Systematik der Leistungsgruppeneinteilung bedeutet, daß die Röntgenleistungen nicht nur diagnostische sondern auch strahlentherapeutische Leistungen enthalten. Da letztere zwischen 1979 und 1982 starke Rückgänge zu verzeichnen hatten (vgl. Tabelle A.3.36), stellen die im vorliegenden Abschnitt festgestellten Erhöhungen der Röntgenleistungen (insgesamt) zwar Unterschätzungen der Entwicklung der diagnostischen Röntgenleistungen dar, geben aber den Entwicklungstrend dieser Leistungen richtig wieder.

10) Die aktuellen Zahlen der Quartale 1/1984 bis 1/1985 zeigen (nach Auskunft der KVB) folgende Entwicklung: deutliche Überschreitung der Toleranzgrenze von 6,05% in den Quartalen 1 und 2 1984, sowie anschließend Rückgänge der Zuwachsraten auf etwa 3 bis 4%.

11) Laut Auskunft der KVB gingen die Zuwachsraten im Laufe des Jahres 1984 wieder zurück; in 1/1985 lag sogar ein absoluter Rückgang vor.

12) Im Unterschied zur kassenärztlichen Gesamtvergütung fehlen bei den Ausgabendaten der Krankenkassen für ärztliche Leistungen einerseits die stationären belegärztlichen Leistungen, andererseits sind darin zusätzlich die Behandlungskosten durch außerbayerische Ärzte und Nachtragsquartale sowie für die Leistungsgruppen 8 und 9 enthalten.

13) Vgl. F.W. Schwartz 1984

14) Siehe z.B. Hausbesuche, ambulantes Operieren; vgl. hierzu Kapitel 8 und Merschbrock-Bäuerle/John 1984

15) Die amtliche Statistik hat mit der Erhebung der Arztzahlen beträchtliche Schwierigkeiten. Diese beruhen hauptsächlich auf dem zugrundeliegenden Meldeverfahren der Gesundheitsämter und haben sich in letzter Zeit so verstärkt, daß für 1983 (vorläufig) keine Zahlen für die Bundesrepublik insgesamt veröffentlicht werden können. Zum Vergleich der amtlichen Zahlen mit einer anderen Datenquelle, der Statistik der Kassenärztlichen Bundesvereinigung, sind in Tabelle A.3.1 die entsprechenden Angaben in Klammern beigefügt. Es zeigt sich das interessante Phänomen, daß die amtlichen Zahlen die Angaben der KBV im ambulanten Bereich teilweise weit übersteigen, im stationären Bereich dagegen weit unterschreiten. Zur speziellen Untersuchung des Problems der Indikatorenkonstruktion im Bereich Arztzahlen können auch die Tabellen A.3.9 und A.3.10 herangezogen werden, die die Arztzahlen aus verschiedenen Dateien der Kassenärztlichen Vereinigung Bayerns einander gegenüberstellen.

16) Die Beurteilung der zeitlichen Entwicklung wird in diesem Kapitel meist anhand der Werte der jeweiligen vierten Quartale der Jahre 1978 und 1982 vorgenommen. Dies ist zum einen deshalb von Vorteil, weil dadurch - im Gegensatz zur Verwendung von Jahreswerten - ein Vergleich der Zeiträume vor und nach Abschluß des Bayern-Vertrags möglich ist (für 1978 liegen nur die Werte für das dritte und das vierte Quartal vor). Zum anderen sind hierdurch Zusammenführung und Vergleich von Aggregat- und Individualdaten möglich (letztere liegen nur für die vierten Quartale vor). Probleme dieser Vorgehensweise können sich dann ergeben, wenn die Quartalswerte mit starken unregelmäßigen Schwankungen behaftet sind, die durch eine Aggregation zu Jahreswerten evtl. ausgeglichen würden. Aber auch wenn einzelne Leistungen in den vierten Quartalen für den Jahresdurchschnitt untypische Häufigkeiten aufweisen, können sich Probleme der Aussagefähigkeit der Ergebnisse ergeben.

17) Für die Konstruktion von Indikatoren der ärztlichen Leistungen ist die Differenzierung nach der Leistungsart (kurativ, Sonstige Hilfen) nur teilweise von Bedeutung. Die Tabellen A.3.16 und A.3.17 zeigen die Unterschiede der Fallzahlen für Sonstige Hilfen in den einzelnen Arztgruppen: Besonders bei den Frauenärzten, aber auch bei den Internisten, den Laborärzten und den Allgemeinärzten treten größere Fallzahlen auf.

18) Für die Entwicklung in Bayern ist noch von Bedeutung, daß der Anteil der stationären Fälle bei den ermächtigten Kassenärzten zwischen 1981 und 1982 einen auffälligen Anstieg von 8,6% auf 16,5% aufweist, der auf vertragliche Änderungen zurückzuführen ist.

19) Die Konstruktion von Indikatoren für die ärztlichen Leistungen hängt entscheidend von der Wahl der Bezugsgröße ab. So gibt es die Möglichkeit einen Bezug zu der Zahl der Versicherten herzustellen (Mitgliederbezug), zu den Behandlungsfällen oder zu den Primärkontakten unter den Behandlungsfällen. Tabelle A.3.27 zeigt die Unterschiede der Entwicklung dieser drei Indikatoren. Beim Bezug auf die Originalfälle fallen die Zuwachsraten für den Zeitraum 1979 bis 1982 am größten aus (14,6%), beim Bezug auf die Fälle insgesamt niedriger (11,7%), beim Mitgliederbezug

liegt eine Zunahme von 13,7% vor. Es ist zu diskutieren, welcher der Indikatoren die größte Aussagefähigkeit für die Beurteilung der Leistungsintensität der ambulant-ärztlichen Tätigkeit aufweist. Die Überlegungen müssen davon ausgehen, daß beim Mitgliederbezug eine Standardisierung hinsichtlich der für die Einnahmen und alle Ausgabenbereiche relevanten Population erfolgt. Beim Bezug auf die Fallzahlen wird nur die im kassenärztlichen Bereich auftretende Leistungs-Inanspruchnahme berücksichtigt, beim Bezug auf die Originalfälle wird die gesamte Inanspruchnahme der Zahl der Primärkontakte zugerechnet, was wohl am ehesten der Konstruktion eines Morbiditätsindikators nahekommt.

Tabelle A.3.1

Berufstätige Ärzte in Bayern und im Bundesgebiet, 1976-1984[a]

	Bayern			Bundesgebiet		
	Ärzte in freier Praxis		Krankenhausärzte[b]	Ärzte in freier Praxis		Krankenhausärzte[b]
Jahr	abs.	Einwohner je Arzt		abs.	Einwohner je Arzt	
1976	10 366	1 042	8 622	56 969 (54 974)[c]	1 079	54 513 (56 616)[c]
1977	10 730	1 008	8 855	58 222 (56 157)	1 054	56 334 (58 385)
1978	10 925	991	9 504	59 036 (57 566)	1 039	59 183 (62 276)
1979	11 186	972	10 212	60 512 (58 908)	1 015	62 827 (65 714)
1980	11 351	963	10 586	62 029 (59 777)	994	65 212 (67 964)
1981	11 725	935	10 783	62 785 (60 652)	983	67 550 (71 724)
1982	11 813	928	11 153	64 305 (62 418)	957	68 757 (73 420)
1983	12 126	905	11 630	- (64 032)	-	- (73 581)
1984	-	-	-	- (65 780)	- -	- (75 730)

[a] jeweils Stand 31.12.
[b] Ärzte hauptamtlich im Krankenhaus
[c] Quelle der Zahlen in Klammer: KBV-Statistik

Quellen: Statistisches Jahrbuch für Bayern 81, 84; Statistisches Jahrbuch 1982, 1984 für die Bundesrepublik Deutschland; Daten des Gesundheitswesens - Ausgabe 1980, 1983; KBV-Statistik

Tabelle A.3.2

Kassenärzte in Bayern, 1978-1982[a]
- Anzahl Ärzte nach Kassenarztstatus -

Kassenarzt-status		1978	1979	1980	1981	1982
Zulassung	abs.	9 740	9 971	10 257	10 471	10 776
	in %	88,6	88,6	88,6	88,6	89,0
Beteiligung	abs.	651	642	629	632	637
	in %	5,9	5,7	5,4	5,3	5,3
Ermächtigung	abs.	598	635	694	720	700
	in %	5,4	5,6	6,0	6,1	5,8
Insgesamt	abs.	10 989	11 248	11 580	11 823	12 113
	in %	100	100	100	100	100

a jeweils im 4. Quartal

Quelle: KVB-Arztregister

Tabelle A.3.3

Kassenärzte in Bayern, 1978-1982[a]
- Anzahl der abrechnenden Praxen nach Kassenarztstatus -

Kassenarzt-status		1978	1979	1980	1981	1982
Zulassung	abs.	9 028	9 231	9 452	9 630	9 825
	in %	91,0	91,2	90,9	91,0	91,1
Beteiligung	abs.	593	602	604	609	612
	in %	6,0	5,9	5,8	5,8	5,7
Ermächtigung	abs.	301	292	339	344	343
	in %	3,0	2,9	3,3	3,3	3,2
Insgesamt	abs.	9 922	10 125	10 395	10 583	10 780
	in %	100	100	100	100	100

a jeweils im 4. Quartal

Quelle: KVB-Leistungsstatistik

Tabelle A.3.4

Kassenärzte in Bayern 1982[a]
- Anzahl der Ärzte nach Arztgruppen und Kassenarztstatus -

Arztgruppe	Zugelassene Ärzte abs.	in %	Beteiligte Ärzte abs.	in %	Ermächtigte Ärzte abs.	in %	Ärzte insgesamt abs.	in %
Anästhesisten	28	11,4	5	2,0	212	86,5	245	100
Augenärzte	507	99,2	3	0,6	1	0,2	511	100
Chirurgen	200	47,4	214	50,7	8	1,9	422	100
Frauenärzte	890	92,8	64	6,7	5	0,5	959	100
HNO-Ärzte	380	99,2	3	0,8	0	0	383	100
Hautärzte	275	98,6	3	1,1	1	0,4	279	100
Internisten	1 534	86,9	201	11,4	31	1,8	1 766	100
Kinderärzte	509	94,6	22	4,1	7	1,3	538	100
Laborärzte	62	82,7	5	6,7	8	10,7	75	100
Nervenärzte	278	92,7	8	2,7	14	4,7	300	100
Orthopäden	447	97,0	13	2,8	1	0,2	461	100
Radiologen	185	76,4	54	22,3	3	1,2	242	100
Urologen	209	90,1	23	9,9	0	0	232	100
Allge.ärzte	5 174	99,1	4	0,1	42	0,8	5 220	100
Sonstige	98	20,4	15	3,1	367	76,5	480	100
Insgesamt	10 776	89,0	637	5,3	700	5,8	12 113	100

[a] im 4. Quartal

Quelle: KVB-Arztregister

Tabelle A.3.5

Kassenärzte in Bayern, 1978-1982[a]
- Anzahl der abrechnenden zugelassenen Ärzte nach Arztgruppen -

Arztgruppe	1978	1979	1980	1981	1982
Anästhesisten	19	18	17	24	26
Augenärzte	447	467	477	492	505
Chirurgen	191	191	190	187	192
Frauenärzte	703	755	814	847	870
HNO-Ärzte	331	335	348	348	372
Hautärzte	234	241	252	258	271
Internisten	1 300	1 355	1 411	1 466	1 516
Kinderärzte	439	457	474	496	506
Laborärzte	49	56	56	60	59
Nervenärzte	229	244	256	263	275
Orthopäden	368	388	408	425	441
Radiologen	177	192	187	180	181
Urologen	173	185	193	201	204
Allgemeinärzte	4 778	4 817	4 895	4 962	5 059
Sonstige	94	96	96	94	92
Insgesamt	9 532	9 797	10 072	10 303	10 569

[a] jeweils im 4. Quartal

Quelle: KVB-Längsschnittdaten

Tabelle A.3.6

Kassenärzte in Bayern, 1978-1982[a]
- Abrechnende zugelassene Ärzte nach Arztgruppen -
- Prozentanteile -

Arztgruppe	1978	1979	1980	1981	1982
Anästhesisten	0,2	0,2	0,2	0,2	0,2
Augenärzte	4,7	4,8	4,7	4,8	4,8
Chirurgen	2,0	1,9	1,9	1,8	1,8
Frauenärzte	7,4	7,7	8,1	8,2	8,2
HNO-Ärzte	3,5	3,4	3,5	3,4	3,5
Hautärzte	2,5	2,5	2,5	2,5	2,6
Internisten	13,6	13,8	14,0	14,2	14,3
Kinderärzte	4,6	4,7	4,7	4,8	4,8
Laborärzte	0,5	0,6	0,6	0,6	0,6
Nervenärzte	2,4	2,5	2,5	2,6	2,6
Orthopäden	3,9	4,0	4,1	4,1	4,2
Radiologen	1,9	2,0	1,9	1,7	1,7
Urologen	1,8	1,9	1,9	2,0	1,9
Allgemeinärzte	50,1	49,2	48,6	48,2	47,9
Sonstige	1,0	1,0	0,9	0,9	0,9
Insgesamt	100	100	100	100	100

[a] jeweils im 4. Quartal

Quelle: KVB-Längsschnittdaten

Tabelle A.3.7

Kassenärzte in Bayern, 1979 und 1982
- Abrechnende zugelassene Ärzte nach Arztgruppen, Praxisform und Belegarzttätigkeit -

	1979 (4. Quartal)		1982 (4. Quartal)	
	Ärzte in Gemeinschaftspraxen	Belegärzte	Ärzte in Gemeinschaftspraxen	Belegärzte
Arztgruppe	in %	in %	in %	in %
Anästhesisten	-	0,0	-	0,0
Augenärzte	10,7	31,0	9,1	27,7
Chirurgen	-	59,7	-	57,3
Frauenärzte	12,6	57,0	12,4	57,2
HNO-Ärzte	8,4	86,9	13,2	83,1
Hautärzte	4,1	-	9,6	-
Internisten	12,1	6,3	12,1	6,1
Kinderärzte	-	4,4	-	3,2
Laborärzte	23,2	-	32,2	-
Nervenärzte	11,9	-	12,4	-
Orthopäden	11,1	23,5	15,0	21,3
Radiologen	15,1	-	19,9	-
Urologen	-	48,1	-	44,6
Allgemeinärzte	11,1	4,3	14,5	3,1
Sonstige	-	15,6	-	18,5
Insgesamt[a]	11,2	14,8	13,3	14,0

[a] ausschließlich der für die einzelnen Arztgruppen nicht verfügbaren (-) Daten

Quelle: KVB-Längsschnittdaten

Tabelle A.3.8

Datenquellenvergleich von Arzt- und Praxismerkmalen
Zugelassene Kassenärzte in Bayern 1982[a]

	Ärzte in Gemeinschaftspraxen in %		Belegärzte in %	
Arztgruppe	Routinedaten	Befragung	Routinedaten	Befragung
Augenärzte	9,1	8,0	27,7	26,3
Chirurgen	-	-	57,3	58,4
Frauenärzte	12,4	11,8	57,2	57,1
HNO-Ärzte	13,2	11,0	83,1	83,2
Internisten	12,1	11,6	6,1	6,2
Kinderärzte	-	-	3,2	3,4
Orthopäden	15,0	20,2	21,3	27,3
Allgemeinärzte	14,5	15,6	3,1	4,8

[a] im 4. Quartal

Quellen: MEDIS-Ärztebefragung 1982/83, KVB-Längsschnittdaten

Tabelle A.3.9

Zugelassene Kassenärzte in Bayern, 1978-1982[a]
- Anzahl der Ärzte nach Arztgruppen und Datenquellen -

Arztgruppe		1978	1979	1980	1981	1982
Anästhesisten	AR[b]	21	19	22	25	28
	LS[c]	19	18	17	24	26
Augenärzte	AR	454	470	484	497	507
	LS	447	467	477	492	505
Chirurgen	AR	197	199	195	189	200
	LS	191	191	190	187	192
Frauenärzte	AR	716	770	828	855	890
	LS	703	755	814	847	870
HNO-Ärzte	AR	336	344	356	355	380
	LS	331	335	348	348	372
Hautärzte	AR	239	250	253	267	275
	LS	234	241	252	258	271
Internisten	AR	1 316	1 378	1 428	1 482	1 534
	LS	1 300	1 355	1 411	1 466	1 516
Kinderärzte	AR	446	462	478	499	509
	LS	439	457	474	496	506
Laborärzte	AR	50	56	56	60	62
	LS	49	56	56	60	59
Nervenärzte	AR	235	247	259	269	278
	LS	229	244	256	263	275
Orthopäden	AR	377	395	414	429	447
	LS	368	388	408	425	441
Radiologen	AR	189	193	188	183	185
	LS	177	192	187	180	181
Urologen	AR	180	192	197	204	209
	LS	173	185	193	201	204
Allg.ärzte	AR	4 887	4 897	5 002	5 061	5 174
	LS	4 778	4 817	4 895	4 962	5 059
Sonstige	AR	97	99	97	96	98
	LS	94	96	94	94	92
Insgesamt	AR	9 740	9 971	10 257	10 471	10 776
	LS	9 532	9 797	10 072	10 303	10 569

[a] jeweils im 4. Quartal
[b] AR: Arztregister
[c] LS: Längsschnittdaten

Quellen: KVB-Arztregister, KVB-Längsschnittdaten

Tabelle A.3.10

Zugelassene Kassenärzte in Bayern, 1978-1982[a]
- Anzahl Praxen nach Arztgruppen und Datenquellen -

Arztgruppe		1978	1979	1980	1981	1982
Anästhesisten	LS[b]	17	16	16	21	23
	AD[c]	7	9	9	11	14
Augenärzte	LS	423	442	454	468	482
	AD	421	442	454	468	482
Chirurgen	LS	182	181	180	175	178
	AD	182	181	180	175	178
Frauenärzte	LS	666	707	763	792	815
	AD	666	707	763	792	815
HNO-Ärzte	LS	317	321	327	327	347
	AD	317	321	327	326	346
Hautärzte	LS	229	236	245	249	258
	AD	229	236	245	249	258
Internisten	LS	1 226	1 270	1 324	1 375	1 420
	AD	1 226	1 270	1 324	1 375	1 420
Kinderärzte	LS	419	436	449	469	479
	AD	419	436	449	469	479
Laborärzte	LS	44	49	48	50	49
	AD	44	49	48	50	49
Nervenärzte	LS	216	229	238	244	258
	AD	216	229	238	244	258
Orthopäden	LS	349	366	382	395	407
	AD	349	366	382	395	407
Radiologen	LS	179	177	171	164	162
	AD	179	177	171	164	162
Urologen	LS	161	174	183	190	193
	AD	161	174	183	190	193
Allg.ärzte	LS	4 525	4 546	4 591	4 635	4 681
	AD	4 525	4 546	4 591	4 635	4 681
Sonstige	LS	87	88	88	87	83
	AD	87	88	88	87	83
Insgesamt	AR[d]	9 225	9 401	9 632	9 802	10 035
	LS	9 040	9 238	9 459	9 641	9 835
	AD	9 028	9 231	9 452	9 630	9 825

[a] jeweils im 4. Quartal
[b] LS: Längsschnittdaten
[c] AD: Aggregatdaten
[d] AR: Arztregister

Quellen: KVB-Arztregister, KVB-Längsschnittdaten, KVB-Leistungsstatistik

Tabelle A.3.11

Kassenärztliche Leistungen in Bayern, 1978-1982[a]
- Kurative und Sonstige-Hilfe-Fälle insgesamt
nach Kassenarztstatus; nur RVO-Kassen (Index: 1979 = 100) -

Kassenarzt-status	1978	1979	1980	1981	1982
Zulassung					
abs.	6 583 539	6 708 924	6 825 285	6 950 262	6 934 599
Index	98,1	100	101,7	103,6	103,4
Beteiligung					
abs.	259 574	261 608	259 376	254 730	253 804
Index	99,2	100	99,1	97,4	97,0
Ermächtigung					
abs.	100 534	109 931	101 540	97 757	98 470
Index	91,5	100	92,4	88,9	89,6
Insgesamt					
abs.	6 943 647	7 080 463	7 186 201	7 302 749	7 286 873
Index	98,1	100	101,5	103,1	102,9

[a] jeweils im 4. Quartal

Quelle: KVB-Leistungsstatistik

Tabelle A.3.12

Kassenärztliche Leistungen in Bayern, 1978-1982[a]
- Kurative Fälle (ambulant und stationär) insgesamt
nach Kassenarztstatus; nur RVO-Kassen (Index 1979 = 100) -

Kassenarzt-status	1978	1979	1980	1981	1982
Zulassung					
abs.	6 465 298	6 580 153	6 679 574	6 787 519	6 760 166
Index	98,3	100	101,5	103,2	102,7
Beteiligung					
abs.	257 269	259 231	256 829	252 162	251 295
Index	99,2	100	99,1	97,3	96,9
Ermächtigung					
abs.	99 054	108 330	99 674	96 129	96 990
Index	98,2	100	92,0	88,7	89,5
Insgesamt					
abs.	6 821 621	6 947 714	7 036 077	7 135 810	7 108 451
Index	98,2	100	101,3	102,7	102,3

[a] jeweils im 4. Quartal

Quelle: KVB-Leistungsstatistik

Tabelle A.3.13

Kassenärztliche Leistungen im Bundesgebiet, 1978-1982[a]
- Fallzahlen; nur RVO-Kassen (Index 1979 = 100) -

Fälle	1978	1979	1980	1981	1982
Kurativ, ambulant					
abs.	39 230 845	39 549 073	39 956 737	40 133 731	39 679 103
Index	99,2	100	101,0	101,5	100,3
Kurativ, stationär					
abs.	279 512	265 379	254 400	253 480	253 489
Index	105,3	100	95,9	95,5	95,5
Sonstige Hilfen, ambulant					
abs.	751 854	810 155	863 218	929 354	978 768
Index	92,8	100	106,5	114,5	120,8
Sonstige Hilfen, stationär					
abs.	7 433	8 187	9 661	9 611	8 917
Index	90,8	100	118,0	117,4	108,4
Ambulant, insgesamt					
abs.	39 982 699	40 359 228	40 819 955	41 063 085	40 657 871
Index	99,1	100	101,1	101,7	100,7
Stationär, insgesamt					
abs.	286 945	273 566	264 061	263 091	262 406
Index	104,9	100	96,5	96,2	95,9

[a] jeweils im 4. Quartal

Quelle: EDV-Auswertung der KBV

Tabelle A.3.14

Kassenärztliche Leistungen in Bayern, 1978-1982[a]
- Kurative Fälle (ambulant und stationär) je Praxis nach Kassenarztstatus; nur RVO-Kassen -

Kassenarzt-status		1978	1979	1980	1981	1982
Zulassung	abs.	716	713	707	705	688
	Index	100,5	100	99,1	98,9	96,5
Beteiligung	abs.	434	431	427	414	411
	Index	100,7	100	99,1	96,2	95,4
Ermächtigung	abs.	329	371	294	279	283
	Index	88,7	100	79,2	75,3	76,2
Insgesamt	abs.	688	686	676	674	659
	Index	100,2	100	98,6	98,3	96,1

[a] jeweils im 4. Quartal

Quelle: KVB-Leistungsstatistik

Tabelle A.3.15

Kassenärztliche Leistungen in Bayern, 1978-1982[a]
- Kurative Fälle (ambulant und stationär) insgesamt nach Arztgruppen der zugelassenen Ärzte; nur RVO-Kassen -

Arztgruppe	1978	1979	1980	1981	1982
Anästhes.	2 159	1 906	1 555	2 241	1 980
Augenärzte	449 278	461 020	457 960	500 663	501 350
Chirurgen	73 723	72 299	71 715	70 236	71 865
Frauenärzte	345 286	355 862	366 158	381 159	394 653
HNO-Ärzte	191 606	195 145	197 336	208 913	212 377
Hautärzte	156 061	165 866	172 382	180 523	190 978
Internisten	628 543	661 388	699 601	726 348	739 029
Kinderärzte	238 022	250 269	258 528	273 801	277 943
Laborärzte	127 551	138 764	157 971	171 026	188 092
Nervenärzte	76 653	82 046	86 672	89 265	94 281
Orthopäden	241 955	261 951	271 654	280 140	285 575
Radiologen	124 483	124 418	129 198	126 014	125 986
Urologen	73 732	75 744	79 314	82 290	85 840
Allg.ärzte	3 689 805	3 686 864	3 682 826	3 645 931	3 543 793
Sonstige	46 441	46 611	46 704	48 969	46 424
Insgesamt	6 465 298	6 580 153	6 679 574	6 787 519	6 760 166

[a] jeweils im 4. Quartal

Quelle: KVB-Leistungsstatistik

Tabelle A.3.16

Kassenärztliche Leistungen in Bayern, 1978-1982[a]
- Sonstige-Hilfe-Fälle insgesamt (nur RVO-Kassen)
nach Arztgruppen der zugelassenen Ärzte -

Arztgruppe	1978	1979	1980	1981	1982
Anästhesisten	82	118	145	176	217
Augenärzte	5	2	1	4	-
Chirurgen	14	64	69	86	67
Frauenärzte	71 724	79 415	91 988	103 445	111 393
HNO-Ärzte	3	3	2	5	1
Hautärzte	63	49	130	166	178
Internisten	1 376	1 351	1 856	2 412	2 632
Kinderärzte	8	2	6	8	5
Laborärzte	1	166	117	1 342	1 373
Nervenärzte	102	140	240	263	226
Orthopäden	2	-	72	10	2
Radiologen	1	1	-	2	2
Urologen	156	257	422	348	433
Allgemeinärzte	44 319	46 766	50 294	54 114	57 566
Sonstige	385	437	369	362	338
Insgesamt	118 241	128 771	145 711	162 743	174 433

[a] jeweils im 4. Quartal

Quelle: KVB-Leistungsstatistik

Tabelle A.3.17

Kassenärztliche Leistungen in Bayern, 1978-1982[a]
- Reine[b] Sonstige-Hilfe-Fälle (nur RVO-Kassen) nach Arztgruppen der zugelassenen Ärzte -

Arztgruppe	1978	1979	1980	1981	1982
Anästhesisten	81	118	145	175	213
Augenärzte	0	1	0	0	-
Chirurgen	8	53	53	76	53
Frauenärzte	25 183	26 511	30 863	34 670	38 333
HNO-Ärzte	0	0	0	0	0
Hautärzte	5	1	56	113	122
Internisten	486	389	634	1 019	1 098
Kinderärzte	1	0	1	1	2
Laborärzte	0	146	116	542	527
Nervenärzte	66	100	200	233	3
Orthopäden	0	-	0	1	0
Radiologen	0	0	-	0	0
Urologen	110	172	231	181	213
Allgemeinärzte	13 374	14 697	15 462	16 804	18 609
Sonstige	2	1	0	0	1
Insgesamt	39 316	42 189	47 761	53 815	59 174

[a] jeweils im 4. Quartal
[b] Fälle, die ausschließlich Sonstige Hilfen beanspruchten

Quelle: KVB-Leistungsstatistik

Tabelle A.3.18

Kassenärztliche Leistungen in Bayern, 1978-1982[a]
- Kurative Fälle (ambulant und stationär) insgesamt je Arzt[b]
nach Arztgruppen der zugelassenen Ärzte; nur RVO-Kassen -

Arztgruppe	1978	1979	1980	1981	1982
Anästhesisten	-	-	-	-	-
Augenärzte	1 010	987	960	1 018	993
Chirurgen	386	379	377	376	374
Frauenärzte	491	471	450	450	454
HNO-Ärzte	579	583	567	602	571
Hautärzte	667	688	684	700	705
Internisten	484	488	496	496	488
Kinderärzte	542	548	545	552	549
Laborärzte	2 603	2 478	2 821	2 850	3 188
Nervenärzte	335	336	339	339	343
Orthopäden	658	675	666	659	648
Radiologen	703	648	691	700	696
Urologen	426	409	411	403	421
Allgemeinärzte	772	765	752	735	701
Sonstige	494	486	497	521	505
Insgesamt[c]	679	672	664	659	640

[a] jeweils im 4. Quartal
[b] Arztzahlen aus KVB-Längsschnittdaten ermittelt
[c] ohne Anästhesisten

Quellen: KVB-Leistungsstatistik, KVB-Längsschnittdaten

Tabelle A.3.19

Kassenärztliche Leistungen in Bayern, 1978-1982[a]
- Stationäre kurative und Sonstige-Hilfe-Fälle (insgesamt)
nach Kassenarztstatus; nur RVO-Kassen -

Kassenarzt-status	1978	1979	1980	1981	1982
Zulassung					
abs.	70 553	68 706	66 628	68 504	68 178
Index	102,7	100	97,0	99,7	99,2
Anteil[b]	1,07	1,02	0,98	0,99	0,98
Beteiligung					
abs.	0	0	0	0	0
Index	-	-	-	-	-
Anteil	-	-	-	-	-
Ermächtigung					
abs.	8 765	8 990	8 893	8 423	16 208
Index	97,5	100	98,9	93,7	180,3
Anteil	8,72	8,18	8,76	8,62	16,46
Insgesamt					
abs.	79 318	77 696	75 521	76 927	84 386
Index	102,1	100	97,2	99,0	108,6
Anteil	1,14	1,10	1,05	1,05	1,16

[a] jeweils im 4. Quartal
[b] Anteil an Summe ambulanter und stationärer Fälle in %

Quelle: KVB-Leistungsstatistik

Tabelle A.3.20

Kassenärztliche Leistungen im Bundesgebiet, 1978-1982[a]
- Fallstruktur; nur RVO-Kassen -
- Anteile in % -

Fälle	1978	1979	1980	1981	1982
Stationär (an kurativ)	0,71	0,67	0,63	0,63	0,63
Stationär (an Sonst. Hilfen)	0,98	1,00	1,11	1,02	0,90
Sonst. Hilfen (an ambulant)	1,88	2,01	2,11	2,26	2,41
Sonst. Hilfen (an stationär)	2,59	2,99	3,66	3,65	3,40
Stationär (an Fälle insgesamt)	0,72	0,68	0,65	0,64	0,65

[a] jeweils im 4. Quartal

Quelle: EDV-Auswertung der KBV

Tabelle A.3.21

Kassenärztliche Leistungen in Bayern, 1978-1982[a]
- Anteil stationärer Fälle (kurativ und Sonstige Hilfen)
an Fällen insgesamt nach Arztgruppen[b] in %; nur RVO-Kassen -

Arztgruppe	1978	1979	1980	1981	1982
Anästhesisten	87,77	93,82	92,47	90,28	86,07
Augenärzte	0,54	0,53	0,53	0,52	0,58
Chirurgen	10,72	9,98	9,11	8,98	8,13
Frauenärzte	5,25	4,93	4,64	4,67	4,42
HNO-Ärzte	6,53	5,99	5,82	5,63	5,37
Hautärzte	-	-	-	-	-
Internisten	0,90	0,85	0,78	0,77	0,79
Kinderärzte	0,33	0,34	0,31	0,29	0,24
Laborärzte	-	-	-	-	-
Nervenärzte	-	-	-	-	-
Orthopäden	1,06	1,00	0,98	0,95	0,98
Radiologen	-	-	-	-	-
Urologen	6,24	5,88	5,61	5,43	5,64
Allgemeinärzte	0,27	0,27	0,26	0,25	0,23
Sonstige	0,57	0,67	0,75	0,74	2,55
Insgesamt	1,07	1,02	0,98	0,99	0,98

[a] jeweils im 4. Quartal
[b] zugelassene Kassenärzte

Quelle: KVB-Leistungsstatistik

Tabelle A.3.22

Kassenärztliche Leistungen in Bayern, 1978-1982[a]
- Fallstruktur nach Arztgruppen der zugelassenen Ärzte -
- Anteile an ambulanten Fällen (insgesamt) in % -

Arztgruppe/ Fallart	1978	1979	1980	1981	1982
Allgemeinärzte					
Originalfälle	94,91	94,82	94,75	94,52	94,47
Auftragsfälle	0,04	0,05	0,06	0,09	0,11
Überweisungsfälle	2,13	2,07	2,00	2,01	2,01
Notfälle	1,46	1,61	1,70	1,86	2,01
Vertreterfälle	1,46	1,45	1,49	1,52	1,40
Internisten					
Originalfälle	77,22	77,70	78,02	77,95	77,45
Auftragsfälle	3,68	4,34	4,90	5,15	5,50
Überweisungsfälle	16,15	15,07	13,92	13,70	14,00
Notfälle	1,40	1,47	1,47	1,40	1,52
Vertreterfälle	1,55	1,42	1,69	1,80	1,53
Kinderärzte					
Originalfälle	90,07	90,32	90,46	90,42	90,01
Auftragsfälle	0,09	0,09	0,10	0,09	0,12
Überweisungsfälle	7,32	6,91	6,64	6,46	6,46
Notfälle	1,40	1,48	1,65	1,61	1,89
Vertreterfälle	1,12	1,20	1,25	1,42	1,52
Frauenärzte					
Originalfälle	46,13	47,27	48,13	49,63	49,79
Auftragsfälle	0,92	0,95	1,57	1,69	1,88
Überweisungsfälle	52,22	50,98	49,38	47,75	47,33
Notfälle	0,48	0,52	0,60	0,63	0,62
Vertreterfälle	0,25	0,31	0,32	0,31	0,38
Chirurgen					
Originalfälle	40,46	39,47	38,80	37,52	36,56
Auftragsfälle	1,37	1,43	1,28	1,09	1,34
Überweisungsfälle	55,49	55,96	56,19	57,53	58,41
Notfälle	2,07	2,33	2,76	2,99	2,89
Vertreterfälle	0,61	0,81	0,97	0,87	0,80
HNO-Ärzte					
Originalfälle	23,91	24,74	26,39	25,49	25,00
Auftragsfälle	0,10	0,07	0,07	0,04	0,04
Überweisungsfälle	75,46	74,59	73,67	73,60	74,02
Notfälle	0,28	0,34	0,46	0,54	0,55
Vertreterfälle	0,25	0,26	0,41	0,33	0,39

(wird fortgesetzt)

Tabelle A.3.22 (Fortsetzung)

Kassenärztliche Leistungen in Bayern, 1978-1982[a]
- Fallstruktur nach Arztgruppen der zugelassenen Ärzte -
- Anteile an ambulanten Fällen (insgesamt) in % -

Arztgruppe/ Fallart	1978	1979	1980	1981	1982
Orthopäden					
Originalfälle	28,55	28,71	29,52	29,15	28,87
Auftragsfälle	0,49	0,36	0,27	0,24	0,28
Überweisungsfälle	69,92	69,91	68,95	69,14	69,46
Notfälle	0,72	0,78	0,81	0,97	0,90
Vertreterfälle	0,32	0,24	0,45	0,50	0,49
Urologen					
Originalfälle	18,25	19,41	19,82	19,63	19,33
Auftragsfälle	0,87	0,74	0,91	1,01	1,05
Überweisungsfälle	80,20	78,72	78,04	78,00	78,17
Notfälle	0,50	0,93	0,99	1,06	1,12
Vertreterfälle	0,18	0,20	0,24	0,30	0,33

[a] jeweils im 4. Quartal

Quelle: KVB-Leistungsstatistik

Tabelle A.3.23

Kassenärztliche Überweisungen in Bayern, 1979 und 1982
- Ambulante Überweisungsfälle je 100 Fälle nach Arztgruppen[a] und Praxisform -

Arztgruppe	4. Quartal 1979		4. Quartal 1982	
	Einzelpraxen	Gemeinschaftspraxen	Einzelpraxen	Gemeinschaftspraxen
Allgemeinärzte[b]	2,29	2,08	2,16	2,08
Internisten[b]	18,05	31,87	17,20	32,27
Frauenärzte[b]	50,36	50,56	47,31	48,42
Frauenärzte[d]	52,60	55,39	50,40	53,63
Hautärzte[c]	63,66	64,75	61,75	61,50
HNO-Ärzte[d]	74,57	77,28	73,98	76,81
Laborärzte[c]	99,89	99,98	99,93	99,99
Nervenärzte[c]	74,58	83,01	74,89	82,23
Orthopäden[b]	69,76	60,39	69,02	64,30
Orthopäden[d]	74,11	72,46	73,16	73,05
Radiologen[c]	99,49	99,56	99,43	99,50

[a] Stationäres Kollektiv
[b] Nicht-Belegärzte
[c] Beleg- und Nicht-Belegärzte
[d] Belegärzte

Quelle: KVB-Längsschnittdaten

Tabelle A.3.24

Kassenärztliche Leistungen in Bayern, 1978-1982[a]
- Fallstruktur nach Kassenarztstatus -
- Anteile an ambulanten Fällen (insgesamt) in % -

Kassenarztstatus/ Fallart	1978	1979	1980	1981	1982
Zugelassene Ärzte					
Originalfälle	72,77	72,38	72,03	71,17	70,30
Auftragsfälle	4,40	4,61	5,01	5,18	5,59
Überweisungsfälle	20,63	20,72	20,53	21,13	21,59
Notfälle	1,15	1,25	1,32	1,40	1,49
Vertreterfälle	1,05	1,04	1,11	1,12	1,03
Beteiligte Ärzte					
Originalfälle	1,24	0,79	0,29	0,84	1,01
Auftragsfälle	20,26	20,85	21,39	21,62	21,37
Überweisungsfälle	72,14	70,80	68,12	67,46	66,75
Notfälle	5,84	7,25	8,84	9,49	10,52
Vertreterfälle	0,52	0,31	0,73	0,59	0,35
Ermächtigte Ärzte					
Originalfälle	60,23	53,69	44,82	42,05	33,91
Auftragsfälle	24,19	32,60	37,09	38,72	46,51
Überweisungsfälle	12,48	10,78	14,48	16,03	15,84
Notfälle	1,86	1,95	2,63	2,73	3,17
Vertreterfälle	1,24	0,98	0,98	0,47	0,57
Ärzte insgesamt					
Originalfälle	69,89	69,42	69,09	68,32	67,44
Auftragsfälle	5,27	5,62	6,02	6,17	6,61
Überweisungsfälle	22,47	22,45	22,19	22,70	23,12
Notfälle	1,33	1,49	1,61	1,71	1,83
Vertreterfälle	1,04	1,02	1,09	1,10	1,00

[a] jeweils im 4. Quartal

Quelle: KVB-Leistungsstatistik

Tabelle A.3.25

Kassenärztliche Leistungen in Bayern, 1978-1982[a]
- Ambulante Überweisungsfälle nach Kassenarztstatus: nur RVO-Kassen -

Kassenarzt-status	1978	1979	1980	1981	1982
Zulassung					
abs.	1 343 738	1 376 170	1 387 829	1 454 315	1 482 642
Index	97,6	100	100,8	105,7	107,7
Beteiligung					
abs.	187 255	185 221	176 691	171 834	169 412
Index	101,1	100	95,4	92,8	91,5
Ermächtigung					
abs.	11 452	10 885	13 416	14 323	13 031
Index	105,2	100	123,3	131,6	119,7
Insgesamt					
abs.	1 542 445	1 572 276	1 577 936	1 640 472	1 665 085
Index	98,1	100	100,4	104,3	105,9

[a] jeweils im 4. Quartal

Quelle: KVB-Leistungsstatistik

Tabelle A.3.26

Kassenärztliche Überweisungen 1982
- Datenquellenvergleich der Überweisungsanteile (in %)
nach Arztgruppen -
- erhaltene Überweisungsfälle -

Arztgruppe	Routinedaten[a]	Ärztebefragung[b]
Allgemeinärzte	2,17	3,81
Internisten	18,75	22,13
Kinderärzte	6,45	7,83
Frauenärzte	49,13	40,67
Chirurgen	58,36	58,45
Hautärzte	61,74	51,60
HNO-Ärzte	74,00	59,58
Nervenärzte	75,41	66,67
Orthopäden	69,58	59,22
Urologen	78,88	60,95

[a] KVB-Längsschnittdaten, Konstantes Kollektiv, AOK-Fälle
[b] Patienten insgesamt, im 4. Quartal 1982

Quelle: KVB-Längsschnittdaten, MEDIS-Ärztebefragung 1982/83

Tabelle A.3.27

Kassenärztliche Tätigkeit in Bayern, 1979-1982
- Vergleich verschiedener Indikatoren der Leistungsintensität
bzgl. Punktevolumen[a] -
-AOK-Versicherte -

Indikator		1979	1980	1981	1982
Punktevolumen je Fall (insgesamt)	abs.	569,54	590,71	608,78	635,92
	Index	100	103,7	106,9	111,7
Punktevolumen je Originalfall	abs.	828,47	867,46	898,19	949,08
	Index	100	104,7	108,4	114,6
Punktevolumen je Mitglied	abs.	3 468,37	3 665,58	3 765,68	3 942,02
	Index	100	105,7	108,6	113,7

[a] Leistungssgruppe 1 bis 7

Quelle: KVB-Leistungsstatistik, BdO-Statistik der Ortskrankenkassen

Tabelle A.3.28

Kassenärztliche Leistungen in Bayern, 1978-1982[a]
- Punktevolumen in Leistungsgruppen 1 bis 7 je Fall nach
Kassenarztstatus -

Kassenarztstatus	1978	1979	1980	1981	1982
Zulassung					
abs.	569,16	586,47	609,66	632,90	663,23
Index	97,05	100	103,95	107,92	113,09
Beteiligung					
abs.	697,91	705,03	714,85	739,80	771,21
Index	98,99	100	101,39	104,93	109,39
Ermächtigung					
abs.	503,32	504,59	524,55	548,42	568,72
Index	99,75	100	103,96	108,69	112,71
Insgesamt					
abs.	573,14	589,72	612,39	635,62	665,96
Index	97,19	100	103,84	107,78	112,93

[a] jeweils im 4. Quartal

Quelle: KVB-Leistungsstatistik

Tabelle A.3.29

Kassenärztliche Leistungen in Bayern, 1978-1982[a]
- Struktur der ambulanten Leistungen -
- Anteile der Leistungsgruppe 'Beratungen' am Punktevolumen insgesamt[b] nach Arztgruppen[c] (in %) -

Arztgruppe	1978	1979	1980	1981	1982
Anästhesisten	9,11	9,81	8,44	7,23	8,06
Augenärzte	18,64	17,83	17,23	16,85	16,16
Chirurgen	20,39	20,38	19,03	17,76	17,44
Frauenärzte	25,33	24,30	23,29	22,30	21,40
HNO-Ärzte	18,35	17,27	16,20	15,10	14,31
Hautärzte	28,96	27,93	26,62	26,30	25,62
Internisten	20,06	19,93	19,60	19,01	18,06
Kinderärzte	38,07	38,04	36,53	36,21	35,16
Laborärzte	0,06	0,06	0,07	0,04	0,02
Nervenärzte	11,60	11,37	10,77	10,33	9,65
Orthopäden	13,85	13,95	13,60	13,23	12,65
Radiologen	2,95	3,84	4,00	3,82	3,67
Urologen	10,65	10,33	9,90	9,32	8,86
Allgemeinärzte	39,40	38,83	37,78	36,51	34,80
Sonstige	13,24	13,01	12,00	10,55	9,37
Insgesamt	29,09	28,36	27,35	26,22	24,74

[a] jeweils im 4. Quartal
[b] Summe der Leistungssgruppen 1 bis 7
[c] zugelassene Kassenärzte

Quelle: KVB-Leistungsstatistik

Tabelle A.3.30

Kassenärztliche Leistungen in Bayern, 1978-1982[a]
- Struktur der ambulanten Leistungen -
- Anteile der Leistungsgruppe 'Besuche' am Punktevolumen insgesamt[b] nach Arztgruppen[c] (in %) -

Arztgruppe	1978	1979	1980	1981	1982
Anästhesisten	0,00	0,00	4,39	4,19	2,55
Augenärzte	0,25	0,30	0,34	0,31	0,36
Chirurgen	1,00	0,83	1,43	1,22	1,28
Frauenärzte	0,58	0,60	0,70	0,74	0,69
HNO-Ärzte	0,31	0,31	0,34	0,32	0,32
Hautärzte	0,86	0,85	0,86	0,91	0,89
Internisten	4,51	4,65	4,76	4,79	4,66
Kinderärzte	7,85	7,32	7,17	6,26	5,69
Laborärzte	0,02	0,02	0,02	0,02	0,01
Nervenärzte	1,62	1,59	1,38	1,18	1,08
Orthopäden	0,41	0,40	0,43	0,44	0,44
Radiologen	0,07	0,06	0,07	0,06	0,06
Urologen	0,93	1,16	1,12	1,20	1,32
Allgemeinärzte	21,97	21,64	21,52	21,33	20,82
Sonstige	0,69	0,62	0,57	0,51	0,53
Insgesamt	12,34	11,92	11,73	11,41	10,90

[a] jeweils im 4. Quartal
[b] Summe der Leistungsgruppen 1 bis 7
[c] zugelassene Kassenärzte

Quelle: KVB-Leistungsstatistik

Tabelle A.3.31

Kassenärztliche Leistungen in Bayern, 1978-1982[a]
- Struktur der ambulanten Leistungen -
- Anteile der Leistungsgruppe 'Allgemeine Leistungen' am Punktevolumen insgesamt[b] nach Arztgruppen[c] (in %) -

Arztgruppe	1978	1979	1980	1981	1982
Anästhesisten	0,00	0,00	0,00	1,48	3,82
Augenärzte	0,89	0,86	0,84	0,96	1,16
Chirurgen	4,65	4,65	4,70	8,43	8,73
Frauenärzte	3,29	3,09	2,92	3,73	3,83
HNO-Ärzte	3,12	2,95	2,71	3,21	3,20
Hautärzte	2,22	2,12	2,11	2,50	2,69
Internisten	1,11	1,12	1,10	1,03	0,91
Kinderärzte	0,80	0,78	0,88	0,82	0,86
Laborärzte	0,32	0,34	0,33	0,36	0,36
Nervenärzte	2,40	2,37	2,37	2,37	2,24
Orthopäden	2,71	2,69	2,66	2,75	2,62
Radiologen	0,38	0,36	0,40	0,45	0,49
Urologen	2,36	2,15	1,99	2,44	2,55
Allgemeinärzte	1,43	1,49	1,48	1,32	1,09
Sonstige	3,66	3,49	3,43	7,02	7,84
Insgesamt	1,58	1,58	1,56	1,63	1,52

[a] jeweils im 4. Quartal
[b] Summe der Leistungsgruppen 1 bis 7
[c] zugelassene Kassenärzte

Quelle: KVB-Leistungsstatistik

Tabelle A.3.32

Kassenärztliche Leistungen in Bayern, 1978-1982[a]
- Struktur der ambulanten Leistungen -
- Anteile der Leistungsgruppe 'Sonderleistungen' am Punktevolumen insgesamt[b] nach Arztgruppen[c] (in %) -

Arztgruppe	1978	1979	1980	1981	1982
Anästhesisten	90,89	90,19	87,16	86,75	85,57
Augenärzte	79,10	79,95	80,54	80,95	81,43
Chirurgen	42,33	43,64	43,91	43,61	44,07
Frauenärzte	49,58	50,31	50,14	50,17	53,02
HNO-Ärzte	59,75	61,30	63,07	64,56	66,31
Hautärzte	54,88	55,48	57,26	56,77	56,75
Internisten	22,83	23,78	24,51	25,90	26,81
Kinderärzte	35,32	37,02	38,92	40,06	41,27
Laborärzte	0,60	0,49	0,46	0,37	0,73
Nervenärzte	79,47	81,06	82,42	83,29	82,57
Orthopäden	30,37	30,71	31,12	31,41	31,71
Radiologen	2,06	3,19	3,10	3,72	4,11
Urologen	21,37	22,02	23,33	25,47	27,05
Allgemeinärzte	20,85	21,47	22,05	22,65	23,57
Sonstige	25,68	26,65	28,09	29,84	40,79
Insgesamt	28,45	29,40	30,03	31,01	32,08

[a] jeweils im 4. Quartal
[b] Summe der Leistungsgruppen 1 bis 7
[c] zugelassene Kassenärzte

Quelle: KVB-Leistungsstatistik

Tabelle A.3.33

Kassenärztliche Leistungen in Bayern, 1978-1982[a]
- Struktur der ambulanten Leistungen -
- Anteile der Leistungsgruppe 'Laborleistungen' am Punktevolumen insgesamt[b] nach Arztgruppen[c] (in %) -

Arztgruppe	1978	1979	1980	1981	1982
Anästhesisten	0,00	0,00	0,00	0,00	0,00
Augenärzte	0,02	0,01	0,01	0,01	0,01
Chirurgen	1,91	1,57	1,67	1,43	1,16
Frauenärzte	17,25	17,69	19,34	19,58	17,56
HNO-Ärzte	0,58	0,55	0,45	0,46	0,41
Hautärzte	5,90	6,01	6,22	6,60	7,01
Internisten	33,50	32,87	33,10	33,28	33,87
Kinderärzte	12,72	12,15	12,13	12,54	13,24
Laborärzte	75,73	71,47	70,32	66,13	62,12
Nervenärzte	0,26	0,24	0,18	0,12	0,10
Orthopäden	0,13	0,15	0,17	0,16	0,19
Radiologen	0,01	0,01	0,01	0,01	0,01
Urologen	31,11	32,13	32,91	33,34	34,04
Allgemeinärzte	13,29	13,51	14,14	15,19	16,75
Sonstige	9,81	10,64	10,72	10,32	4,10
Insgesamt	15,35	15,43	16,04	16,64	17,41

[a] jeweils im 4. Quartal
[b] Summe der Leistungsgruppen 1 bis 7
[c] zugelassene Kassenärzte

Quelle: KVB-Leistungsstatistik

Tabelle A.3.34

Kassenärztliche Leistungen in Bayern, 1978-1982[a]
- Struktur der ambulanten Leistungen -
- Anteile der Leistungsgruppe 'physikalisch-medizinische Leistungen' am Punktevolumen insgesamt[b] nach Arztgruppen[c] (in %) -

Arztgruppe	1978	1979	1980	1981	1982
Anästhesisten	0,00	0,00	0,00	0,00	0,00
Augenärzte	1,11	1,05	1,03	0,92	0,88
Chirurgen	5,36	4,66	4,53	4,19	3,88
Frauenärzte	1,24	1,09	0,99	0,78	0,70
HNO-Ärzte	12,68	12,19	11,44	10,13	9,28
Hautärzte	3,98	4,80	4,63	4,90	5,25
Internisten	0,92	0,89	0,90	0,83	0,79
Kinderärzte	1,86	1,62	1,51	1,55	1,27
Laborärzten	0,00	0,00	0,00	0,00	0,00
Nervenärzte	2,21	1,93	1,72	1,37	1,90
Orthopäden	21,37	20,30	19,87	19,96	20,28
Radiologen	0,00	0,00	0,00	0,00	0,00
Urologen	0,08	0,15	0,09	0,09	0,12
Allgemeinärzte	2,40	2,35	2,31	2,24	2,17
Sonstige	0,98	1,08	0,80	0,68	0,69
Insgesamt	3,27	3,20	3,11	3,00	2,98

[a] jeweils im 4. Quartal
[b] Summe der Leistungsgruppen 1 bis 7
[c] zugelassene Kassenärzte

Quelle: KVB-Leistungsstatistik

Tabelle A.3.35

Kassenärztliche Leistungen in Bayern, 1978-1982[a]
- Struktur der ambulanten Leistungen -
- Anteile der Leistungsgruppe 'Röntgenleistungen' am Punktevolumen insgesamt[b] nach Arztgruppen[c] (in %) -

Arztgruppe	1978	1979	1980	1981	1982
Anästhesisten	0,00	0,00	0,00	0,35	0,00
Augenärzte	0,00	0,00	0,00	0,00	0,00
Chirurgen	24,37	24,27	24,73	23,37	23,45
Frauenärzte	2,73	2,92	2,62	2,69	2,80
HNO-Ärzte	5,21	5,43	5,78	6,22	6,16
Hautärzte	3,19	2,80	2,30	2,03	1,79
Internisten	17,06	16,76	16,03	15,15	14,90
Kinderärzte	3,36	3,07	2,86	2,57	2,51
Laborärzte	23,28	27,62	28,80	33,08	36,75
Nervenärzte	2,44	1,43	1,17	1,33	2,45
Orthopäden	31,16	31,81	32,16	32,06	32,10
Radiologen	94,54	92,53	92,42	91,94	91,66
Urologen	33,49	32,07	30,65	28,02	26,08
Allgemeinärzte	0,66	0,72	0,72	0,76	0,81
Sonstige	45,93	44,50	44,39	41,07	36,68
Insgesamt	9,92	10,10	10,18	10,10	10,37

[a] jeweils im 4. Quartal
[b] Summe der Leistungsgruppen 1 bis 7
[c] zugelassene Kassenärzte

Quelle: KVB-Leistungsstatistik

Tabelle A.3.36

Kassenärztliche Leistungen (BMÄ-Leistungsgruppen) in Bayern, 1979 und 1982
- alle Kassenärzte, nur RVO-Kassen, Behandlungsart: ambulant, Leistungsart: kurativ -

Leistung	BMÄ-Nr.	Anzahl 4/79 abs.	Anzahl 4/82 abs.	Veränderung 4/79 - 4/82 in %
Beratungen	1-4A	15 615 391	15 775 673	1,0
Besuche	5-8H	1 915 426	2 038 465	6,4
Allgemeine Leistungen	9-56	4 731 600	4 852 966	2,6
Eingehende Untersuchungen	65-65A	3 407 896	3 846 518	12,9
Anlegen von Verbänden	200-247	1 029 346	1 113 727	8,2
Blutentnahmen, Injektionen, Infiltr. etc.	250-292	3 255 555	3 666 318	12,6
Punktionen	300-332	34 381	42 680	24,1
Kontrastmitteleinbringungen	340-371	2 990	3 957	32,3
Impfungen und Testungen	381-399	533 249	820 368	53,8
Allgemeine Leistungen	400-429	875 940	1 089 812	24,2
Anästhesieleistungen	450-495	294 304	365 990	24,4
Inhalationen	500-501	239 149	220 808	- 7,7
Krankengymnastik und Übungsbehandlungen	505-518	244 905	274 889	12,2
Massagen	520-527	149 892	161 617	7,8
Hydrotherapie und Packungen	530-533	10 753	29 742	176,6
Wärmebehandlung	535-539	248 298	261 561	5,3
Elektrotherapie	548-555	1 813 390	1 880 512	3,7
Lichttherapie	560-567	64 679	74 806	15,7
Innere Medizin	600-705	431 089	565 124	31,1
Kinder	715-726	17 669	25 665	45,3
Haut	740-793	139 875	170 525	21,9
Neurologie	800-839	326 266	469 086	43,8
Psychiatrie und Psychotherapie	845-866	27 438	41 277	50,4
Geburtshilfe und Gynäkologie	1001-1165	379 026	444 196	17,2
Augen	1200-1371	1 719 952	2 013 616	17,1

(wird fortgesetzt)

Tabelle A.3.36 (1. Fortsetzung)

Kassenärztliche Leistungen (BMÄ-Leistungsgruppen) in Bayern, 1979 und 1982
- alle Kassenärzte, nur RVO-Kassen, Behandlungsart: ambulant, Leistungsart: kurativ -

Leistung	BMÄ-Nr.	Anzahl 4/79 abs.	Anzahl 4/82 abs.	Veränderung 4/79 - 4/82 in %
Hals-Nasen-Ohren	1400-1639	708 347	861 554	21,6
Urologie	1700-1838	100 588	111 214	10,6
Wundversorgung/Fremdkörperentfernung	2000-2010	175 412	274 807	41,3
Extremitätenchirurgie	2029-2092	18 029	22 847	26,7
Gelenkchirurgie	2100-2182	1 245	1 906	53,1
Gelenkluxationen	2200-2235	1 227	1 348	9,9
Knochenchirurgie	2250-2297	220	237	7,7
Frakturbehandlung	2320-2357	3 685	3 746	1,7
Chirurgie der Körperfläche	2380-2453	47 783	58 020	21,4
Neurochirurgie	2500-2604	78	103	32,1
Mund- und Kieferchirurgie	2632-2711	4 814	8 942	85,8
Halschirurgie	2750-2755	1	1	0,0
Gefäßchirurgie, allgem.Verrichtungen	2800-2807	67	114	70,1
Arterienchirurgie	2822-2842	1	6	500
Venenchirurgie	2880-2901	267	908	240,1
Thoraxchirurgie	2950-3012	87	163	87,4
Herzchirurgie	3055-3097	10	8	-20,0
Ösophaguschirurgie/Abdominalchirurgie	3120-3241	918	1 162	26,6
Hernienchirurgie	3280-3287	1 085	1 048	- 3,4
Orthopäd.-chir.konservative Leistungen	3300-3321	114 477	120 175	5,0
Qualitative phys.-chem. Untersuchungen	3500-3580B	801 239	915 706	14,3
Quantitative phys.-chem. Untersuchungen	3601-3890	3 722 255	4 938 541	32,7
Elektrophor., chromatogr. Trennverfahren	3900-3920B	79 066	101 737	28,7
Gerinnungsphysiolog. Untersuchungen	3951-4020B	150 411	173 246	15,2
Mikroskopische Untersuchungen	4051-4181B	1 512 802	1 776 401	17,4

(wird fortgesetzt)

Tabelle A.3.36 (2. Fortsetzung)

Kassenärztliche Leistungen (BMÄ-Leistungsgruppen) in Bayern, 1979 und 1982
- alle Kassenärzte, nur RVO-Kassen, Behandlungsart: ambulant, Leistungsart: kurativ -

Leistung	BMÄ-Nr.	Anzahl 4/79 abs.	Anzahl 4/82 abs.	Veränderung 4/79 - 4/82 in %
Komplexuntersuchungen	4200-4226B	199 408	263 249	32,0
Funktionsprüfungen	4230-4242B	3 001	3 282	9,4
Serologisch-immunologische Untersuchungen	4301-4545B	271 195	362 935	33,8
Mikrobiolog. Untersuchungen/Bakteriologie	4600-4664B	241 472	356 136	47,5
Mikrobiolog. Untersuchungen/Mykologie	4700-4716	48 711	82 613	69,6
Mikrobiolog. Untersuchungen/Virologie	4750-4770	121	138	14,1
Histologie	4800-4815B	25 361	46 676	84,0
Zytologie	4850-4852B	41 130	53 017	28,9
Zytogenetik	4870-4873	21	168	700,0
Strahlendiagnostik	5000-5345	1 028 412	1 125 071	9,4
Anwend.v.Radionukliden/In-vivo-Unters.	5400-5491	168 945	58 216	-65,5
Anwend.v.Radionukliden/In-vitro-Unters.	5500-5512	0	473 507	-
Anwend.v.Radionukliden/Therap.mit off.R.	5520-5523	0	1	-
Anwend.v.Radionukliden/Kontaktbestrahl.	5530-5535	16	36	125,0
Strahlentherapie	5550-5845	8 734	7 179	-17,8
Sonstige (Schutzimpfungen etc.)	7100-7900	158	215 371	-
Insgesamt	1-7900	46 983 218	52 670 321	12,1

Quelle: KVB-Häufigkeitsstatistik

Tabelle A.3.37

Kassenärztliche Leistungen in Bayern, 1978 - 1982[a]
- Ausgewählte Einzelleistungen: Technische Leistungen mit speziellen Differenzierungen -
- alle Kassenärzte, nur RVO-Kassen, Behandlungsart: ambulant, Leistungsart: kurativ -

Leistung	GOP	1978	1979	1980	1981	1982
Ultraschallungersuchungen						
- mit Sichtgerät	404	913	1 450	1 709	10 744	32 257
- eines Organs/Sichtg./Schnittb.	405	22 228	51 710	24 839	35 323	45 515
- von zwei Org./Sichtg./Schnittb.	406	-	-	13 143	22 810	32 571
- von drei u.m.O./Sichtg./Schnittb.	407	-	-	20 793	41 261	59 561
- Echokardiographie	408	-	-	-	2 820	4 045
- insgesamt	404 - 408	23 141	53 160	60 484	112 958	173 949
Computergesteuerte Tomographie						
- des Kopfes	5343	1 827	2 369	3 930	5 261	6 357
- des Körpers	5344	1 012	623	1 297	2 847	5 316
- des Körpers einschl. des Kopfes	5345	-	13	36	69	79
- insgesamt	5343-5345	2 839	3 005	5 263	8 177	11 752
Mammographie und/oder Galaktographie						
- zwei Aufnahmen	5265	40 126	38 748	38 997	40 258	41 047
- jede weitere Aufnahme	5266	5 328	4 238	3 822	3 957	3 755
- insgesamt	5265-5266	45 454	42 986	42 819	44 215	44 802
Elektrokardiographische Untersuchung						
- zur Feststellung einer Rhythmusstörg.	650	19 805	19 534	19 537	21 047	21 034
- in Ruhe und ggf. n. Belastung	651	243 516	261 957	289 599	320 658	338 665
- unter fortschreibender Registrierung	652	31 396	30 018	32 755	36 577	38 125

[a] jeweils im 4. Quartal

Quelle: KVB-Häufigkeitsstatistik

Tabelle A.3.38

Kassenärztliche Leistungen in Bayern, 1978-1982[a]
- Häufigkeiten einzelner Besuchsleistungen -

Leistung	GOP		1978	1979	1980	1981	1982
Besuch, einschließlich Beratung	5	absolut	1 356 437	1 357 750	1 398 991	1 423 678	1 411 503
		Index	99,90	100	103,04	104,86	103,96
Besuch, einschließlich Beratung, 1/2 von 5	5F	absolut	303 147	321 124	338 537	352 955	352 806
		Index	94,40	100	105,42	109,91	109,87
Besuch, dringender	6	absolut	74 649	79 462	84 598	87 385	89 944
		Index	93,94	100	106,46	109,97	113,19
Besuch, aus der Sprechst. heraus	6A	absolut	16 396	17 183	19 126	20 115	21 087
		Index	95,42	100	111,31	117,06	122,72
Besuch, dringender, 1/2 von 6	6F	absolut	3 969	4 106	4 809	5 010	4 981
		Index	96,66	100	117,12	122,02	121,31
Besuch a.d. Sprechst. heraus, 1/2 v. 6A	6G	absolut	336	410	455	559	545
		Index	81,95	100	110,98	136,34	132,93
Besuch, bei Nacht vor 22; nach 6 Uhr	7	absolut	34 572	36 884	39 531	41 371	41 746
		Index	93,73	100	107,18	112,17	113,18
Besuch, bei Nacht 22 - 6 Uhr	7A	absolut	18 749	19 484	20 801	22 950	23 283
		Index	96,23	100	106,76	117,79	119,50
Besuch, bei Nacht 1/2 von 7	7F	absolut	1 351	1 433	1 537	1 699	1 583
		Index	94,28	100	107,26	118,56	110,47
Besuch, bei Nacht, 1/2 von 7A	7G	absolut	390	408	443	459	506
		Index	95,59	100	108,58	112,50	124,02
Besuch, an Sonn- u. Feiertagen	8	absolut	53 897	50 964	55 246	59 420	58 711
		Index	105,76	100	108,40	116,59	115,20
Besuch, an Samstagen nach 12 Uhr	8A	absolut	19 508	22 635	24 483	26 508	26 987
		Index	86,19	100	108,16	117,11	119,23
Besuch, an Sonn- u. Feiert., 1/2 v. 8	8F	absolut	2 887	2 410	3 087	3 481	3 360
		Index	119,79	100	128,09	144,44	139,42
Besuch, an Samst., nach 12 Uhr, 1/2 von 8A	8G	absolut	1 017	1 123	1 290	1 463	1 399
		Index	90,56	100	114,87	130,28	124,58

[a] jeweils im 4. Quartal

Quelle: KVB-Häufigkeitsstatistik

Tabelle A.3.39

Anteile der Überweisungsfälle an den Fällen insgesamt[a], 1978-1982
- Zugelassene Kassenärzte in Bayern, insgesamt -

Quartal	Überweisungsfälle insgesamt	Veränderung[b] in %-Punkten	Überweis. fälle ohne Auftragsfälle	Veränderung in %-Punkten	Auftragsfälle	Veränderung in %-Punkten
3/78	23,7	-	19,8	-	3,9	-
4/78	25,0	-	20,6	-	4,4	-
1/79	25,7	-	21,0	-	4,7	-
2/79	24,9	-	20,7	-	4,3	-
3/79	24,0	0,3	19,9	0,1	4,1	0,2
4/79	25,3	0,3	20,7	0,1	4,6	0,2
1/80	26,7	1,0	21,6	0,6	5,0	0,3
2/80	25,4	0,5	20,8	0,1	4,6	0,3
3/80	24,6	0,6	20,1	0,2	4,6	0,5
4/80	25,5	0,2	20,5	-0,2	5,0	0,4
1/81	26,2	-0,5	21,0	-0,6	5,1	0,1
2/81	25,6	0,2	20,7	-0,1	4,8	0,2
3/81	25,2	0,6	20,5	0,4	4,7	0,1
4/81	26,3	0,8	21,1	0,6	5,2	0,2
1/82	27,1	0,9	21,6	0,6	5,5	0,4
2/82	26,0	0,4	21,0	0,3	5,0	0,2
3/82	25,5	0,3	20,5	0,0	5,0	0,3
4/82	27,2	0,9	21,6	0,5	5,6	0,4

[a] Fälle: ambulant, kurativ und Sonstige Hilfen
[b] gegenüber dem entsprechenden Vorjahresquartal

Quelle: KVB-Leistungsstatistik

Tabelle A.3.40

Punktevolumen der Beratungen je Fall, 1979-1982
- ausgewählte Arztgruppen zugelassener Kassenärzte in Bayern -
- Veränderungen gegenüber dem Vorjahresquartal (in %) -

Quartal/ Jahr	Zugelassene Ärzte insgesamt	Allgemein- ärzte	Internisten
3/79	1,5	-0,0	1,3
4/79	0,5	0,9	1,2
1/80	0,9	2,5	2,1
2/80	-0,2	0,5	-0,2
3/80	-1,0	2,4	1,2
4/80	0,2	1,3	0,4
1/81	-2,1	-2,1	-2,0
2/81	-0,2	0,8	1,2
3/81	-1,1	-0,8	0,3
4/81	-0,5	0,9	0,2
1/82	-0,8	0,5	-0,5
2/82	-0,4	0,1	-0,5
3/82	-0,5	0,0	-1,0
4/82	-1,1	0,0	-0,8

Quelle: KVB-Leistungsstatistik

Tabelle A.3.41

Punktevolumen der Besuche je Fall, 1979-1982
- ausgewählte Arztgruppen zugelassener Kassenärzte in Bayern -
- Veränderungen gegenüber dem Vorjahresquartal in % -

Quartal/ Jahr	Zugelassene Ärzte insgesamt	Allgemein- ärzte	Internisten
3/79	-0,3	1,4	2,7
4/79	-0,5	0,8	5,1
1/80	-5,5	-2,4	0,8
2/80	0,3	1,9	2,0
3/80	0,3	2,3	1,6
4/80	2,3	3,5	4,4
1/81	6,0	5,5	7,9
2/81	-0,8	0,8	1,7
3/81	0,1	2,1	5,3
4/81	1,0	3,5	4,0
1/82	-2,8	0,1	-1,1
2/82	4,8	5,7	8,1
3/82	2,9	3,8	3,8
4/82	0,2	2,4	1,5

Quelle: KVB-Leistungsstatistik

Tabelle A.3.42

Kassenärztliche Leistungen in Bayern, 1979-1982[a]
- Hausbesuche je 100 Fälle nach ausgewählten Arztgruppen und Niederlassungsdauer -

Arztgruppe		1979	1980	1981	1982
Allgemeinärzte	K[b]	44,9	46,7	48,6	50,2
	Z[c]	49,1	50,1	50,1	50,6
Internisten	K	17,2	18,3	19,0	19,8
	Z	23,8	24,1	23,9	19,4
Kinderärzte	K	12,4	12,3	10,9	9,8
	Z	13,7	13,0	10,2	8,8
Frauenärzte	K	0,6	0,6	0,6	0,6
	Z	1,1	1,4	1,4	1,1

[a] jeweils im 4. Quartal
[b] K: Konstantes Kollektiv
[c] Z: Zugänger

Quelle: KVB-Längsschnittdaten

Tabelle A.3.43

Punktevolumen der Leistungsgruppen 1-7 insgesamt je Fall, 1979-1982
- bayerische Kassenärzte -
- Veränderungen gegenüber dem Vorjahresquartal in % -

Quartal/ Jahr	Kassenärzte insgesamt	Zugelassene Kassenärzte	Allgemein- ärzte	Internisten
3/79	3,8	3,9	3,1	2,9
4/79	2,9	3,0	2,4	1,9
1/80	3,6	3,8	3,6	2,3
2/80	3,5	3,5	2,8	2,4
3/80	4,1	4,2	4,3	2,8
4/80	3,8	4,0	4,1	2,1
1/81	2,2	2,2	2,0	0,0
2/81	2,8	2,9	3,4	1,2
3/81	3,5	3,5	3,9	2,8
4/81	3,8	3,8	4,4	3,3
1/82	4,8	4,9	5,1	5,2
2/82	4,6	4,7	5,1	4,2
3/82	4,1	4,2	4,3	3,4
4/82	4,8	6,3	4,9	4,4

Quelle: KVB-Leistungsstatistik

Tabelle A.3.44

Kassenärztliche Gesamtvergütung und Vergütung für Laborleistungen, 1978-1983,
- Vergütung je Mitglied der bayerischen RVO-Kassen -
- ambulante und stationäre[a] kurative Leistungen -

Quartal/ Jahr	Leistungen der Gesamtgütung[b]	Veränderung[c] in %	Leistungen ohne Labor in Punkten	Veränderung in %	Vergütung ohne Labor in DM	Veränderung in %
3/78	787,2	-	-	-	-	-
4/78	869,4	-	-	-	-	-
1/79	954,9	-	-	-	-	-
2/79	859,6	-	-	-	-	-
3/79	829,4	5,36	712,4	-	64,82	-
4/79	899,8	3,50	770,1	-	70,08	-
1/80	987,1	3,37	841,6	-	76,58	-
2/80	892,9	3,88	765,3	-	69,64	-
3/80	883,3	6,49	754,3	5,88	70,94	9,44
4/80	938,8	4,34	798,1	3,63	75,06	7,11
1/81	1 008,0	2,12	854,0	1,47	82,01	7,09
2/81	915,9	2,58	778,2	1,68	74,73	7,31
3/81	914,6	3,55	772,9	2,47	74,61	5,18
4/81	984,9	4,91	831,2	4,15	80,27	6,94
1/82	1 029,8	2,17	866,0	1,41	83,62	1,96
2/82	963,5	5,19	815,3	4,77	78,72	5,34
3/82	960,2	4,98	808,7	4,62	78,06	4,62
4/82	1 032,4	4,82	864,8	4,03	83,49	4,01
1/83	1 110,0	7,79	933,4	7,78	90,15	7,82
2/83	1 019,9	5,86	855,9	4,98	82,62	4,95
3/83	1 005,3	4,70	844,2	4,39	84,42	8,14
4/83	1 104,4	6,97	923,4	6,79	92,34	10,61

[a] gilt nur für Leistungen insgesamt
[b] für alle Leistungen
[c] gegenüber dem entsprechenden Vorjahresquartal

Quelle: KVB-Auswertungen nach Formblatt 3

Tabelle A.3.45

Kassenärztliche Gesamtvergütung nach Versichertenstruktur, 1979-1983
- Vergütung je Mitglied der bayerischen RVO-Kassen -
- ambulante und stationäre kurative Leistungen -

	Allgemeine Krankenversicherung		Krankenversicherung der Rentner	
Quartal/ Jahr	Gesamtvergütung[a]	Veränderung[b] in %	Gesamtvergütung	Veränderung in %
4/79	74,00	5,38	96,89	8,08
4/80	78,44	6,01	103,91	7,24
4/81	82,11	4,67	112,77	8,53
4/82	83,62	1,84	119,08	5,60
4/83	92,29	10,37	128,30	7,74

[a] für ambulante Leistungen der LG 1 bis 7 und stationäre Leistungen
[b] gegenüber dem entsprechenden Vorjahresquartal

Quelle: KVB-Auswertungen nach Formblatt 3

Tabelle A.3.46

Ausgaben für Behandlung durch Ärzte in Bayern und dem übrigen Bundesgebiet, 1975-1983
- AOK-Ausgaben für Mitglieder (ohne Rentner) und Familienangehörige je Mitglied Absolutwerte (DM) und Indexwerte (1979 = 100) -

Jahr	Bayern		übriges Bundesgebiet	
	DM	Index	DM	Index
1975	246,37	83,1	301,47	84,2
1976	256,45	86,5	313,51	87,6
1977	271,05	91,4	325,56	90,9
1978	279,25	94,2	340,82	95,2
1979	296,52	100	358,00	100
1980	319,56	107,8	377,19	105,4
1981	335,77	113,2	396,45	110,7
1982	344,21	116,1	401,27	112,1
1983	367,47	123,9	415,27	116,0

Quelle: BdO-Statistik der Ortskrankenkassen

Tabelle A.3.47

Ausgaben für Behandlung durch Ärzte, 1975-1983
- AOK-Ausgaben für Rentner und Familienangehörige je Rentner -
- Bayern und übriges Bundesgebiet -

	Bayern		übriges Bundesgebiet	
Jahr	DM	Index	DM	Index
1975	293,43	75,5	350,23	78,8
1976	321,57	82,7	375,92	84,6
1977	339,71	87,4	395,14	89,0
1978	363,74	93,6	416,04	93,7
1979	388,72	100	444,21	100
1980	428,67	110,3	477,94	107,6
1981	466,69	120,1	517,19	116,4
1982	493,23	126,9	539,30	121,4
1983	532,65	137,0	574,00	129,2

Quelle: BdO-Statistik der Ortskrankenkassen

Tabelle A.3.48

Kassenärztliche Leistungen in Bayern, 1979 und 1982
- Leistungsentwicklung der Kassenärzte nach Versichertengruppen -
- Punktevolumen je Fall in ausgewählten Leistungsgruppen;
nur RVO-Kassen -

Leistungsgruppe	1979 (4. Quartal) M	F	R	1982 (4. Quartal) M	F	R
Besuche						
abs.	23,8	35,1	164,7	21,1	30,1	177,2
Index	100	100	100	88,5	85,8	107,6
Wegegebühr[a]						
abs.	0,4	0,7	2,6	0,5	0,8	3,8
Index	100	100	100	120,4	119,1	145,3
Physikalisch-mediz. Leist.						
abs.	21,3	11,1	19,7	22,0	11,5	21,4
Index	100	100	100	103,2	103,4	108,9
Laborleistungen						
abs.	90,9	54,3	127,1	109,9	69,8	160,9
Index	100	100	100	121,0	128,6	126,6
Röntgenleistungen						
abs.	81,5	50,1	64,6	90,7	58,0	77,4
Index	100	100	100	111,2	115,7	119,8
Insgesamt[b]						
abs.	558,7	444,9	780,6	616,8	497,5	894,9
Index	100	100	100	110,4	111,8	114,7

[a] in DM
[b] Leistungsgruppe 1 bis 7

Quelle: KVB-Leistungsstatistik

Tabelle A.3.49

Kassenärztliche Überweisungen in Bayern, 1979-1982[a]
- Ambulante Überweisungen je 100 Fälle nach Arztgruppen[b] und Versichertengruppen -

Arztgruppe	Versicherten-gruppe	1978	1979	1980	1981	1982
Allgemeinärzte	Insgesamt	2,37	2,26	2,22	2,17	2,17
	Rentner	2,04	1,96	1,91	1,86	1,80
Internisten	Insgesamt	20,37	19,51	18,61	18,48	18,75
	Rentner	16,88	16,27	15,27	15,23	15,49
Frauenärzte	Insgesamt	53,01	51,73	50,82	49,18	49,13
	Rentner	77,36	76,92	76,71	76,05	77,10
Chirurgen	Insgesamt	59,39	58,93	58,24	58,35	58,36
	Rentner	71,48	72,59	73,08	73,41	74,13
Hautärzte	Insgesamt	63,81	63,70	62,56	62,01	61,74
	Rentner	78,46	78,72	78,28	79,08	79,56
HNO-Ärzte	Insgesamt	75,63	74,65	73,89	73,59	74,00
	Rentner	86,14	85,76	85,87	86,10	86,62
Orthopäden	Insgesamt	70,51	70,17	69,18	69,17	69,58
	Rentner	77,36	77,13	77,13	77,65	78,65
Urologen	Insgesamt	81,05	79,54	78,85	78,67	78,88
	Rentner	88,34	87,49	87,08	87,66	88,11

[a] jeweils im 4. Quartal
[b] Konstantes Kollektiv

Quelle: KVB-Längsschnittdaten

Tabelle A.3.50

Anteile des nicht-konstanten Kollektivs an der Gesamtzahl zugelassener Kassenärzte, 1979 und 1982 (in %)

Arztgruppe	4/1979	4/1982	Veränderung 4/79 - 4/82 in %
Anästhesisten	27,8	45,8	18,0
Augenärzte	25,9	29,7	3,8
Chirurgen	38,7	37,4	-1,3
Frauenärzte	29,5	37,2	7,7
HNO-Ärzte	29,5	32,2	2,7
Hautärzte	23,7	28,7	5,0
Internisten	20,1	26,2	6,1
Kinderärzte	16,6	23,2	6,6
Laborärzte	33,9	38,3	4,4
Nervenärzte	35,7	40,3	4,6
Orthopäden	26,0	32,5	6,5
Radiologen	28,1	23,3	-4,8
Urologen	30,3	35,8	5,5
Allgemeinärzte	29,0	31,0	2,0
Sonstige	39,6	38,3	-1,3
Insgesamt	27,3	30,9	3,6

Quelle: KVB-Leistungsschnittdaten

Tabelle A.3.51

Zu- und Abgänger unter den zugelassenen Kassenärzten in Bayern, 1978-1982

Arztgruppe	4/1978		4/1979		4/1980		4/1981		4/1982	
	Z[a]	A[b]	Z	A	Z	A	Z	A	Z	A
Anästhesisten		1	0	2	0	2	3	2	2	
Augenärzte		14	28	9	16	16	24	10	25	
Chirurgen		10	8	13	8	12	10	8	13	
Frauenärzte		17	37	15	50	24	46	15	36	
HNO-Ärzte		15	13	4	8	17	16	7	26	
Hautärzte		8	12	11	17	8	14	8	15	
Internisten		42	66	33	67	33	68	33	67	
Kinderärzte		11	22	7	18	6	25	13	35	
Laborärzte		3	5	3	5	1	4	2	1	
Nervenärzte		7	14	6	15	8	14	7	15	
Orthopäden		8	18	10	23	12	26	8	17	
Radiologen		18	6	10	4	10	4	8	7	
Urologen		6	15	4	9	6	15	3	8	
Allg.ärzte		284	243	269	282	247	270	215	274	
Sonstige		6	4	7	4	7	6	6	4	
Insgesamt		450	491	403	526	409	545	345	545	

[a] Zugänger
[b] Abgänger

Quelle: KVB-Längsschnittdaten

Tabelle A.3.52

Zugelassene Kassenärzte in Bayern, 1978 und 1982[a]
- Anteile des konstanten Kollektivs an der Gesamtzahl nach Arztgruppen (in %) -

Arztgruppe	1978	1982
Anästhesisten	68,4	50,0
Augenärzte	77,4	68,5
Chirurgen	61,3	60,9
Frauenärzte	75,7	61,1
HNO-Ärzte	71,3	63,4
Hautärzte	78,6	67,9
Internisten	83,2	71,4
Kinderärzte	86,8	75,3
Laborärzte	75,5	62,7
Nervenärzte	68,6	57,1
Orthopäden	78,0	65,1
Radiologen	78,0	76,2
Urologen	74,6	63,2
Allgemeinärzte	71,6	67,6
Sonstige	61,7	63,0

[a] jeweils im 4. Quartal

Quelle: KVB-Längsschnittdaten

Tabelle A.3.53

Kassenärztliche Leistungen in Bayern, 1979 und 1982[a]
- Ambulante Fälle je Arzt nach Arztgruppen und Niederlassungsdauer -
- Zugelassene Kassenärzte, AOK-Versicherte -

Arztgruppe		1979	1982
Anästhesisten	K[b]	6	7
	Z[c]	-	17
Augenärzte	K	1 016	963
	Z	776	1 047
Chirurgen	K	371	336
	Z	315	379
Frauenärzte	K	605	579
	Z	295	554
HNO-Ärzte	K	600	572
	Z	531	590
Hautärzte	K	723	713
	Z	403	745
Internisten	K	508	496
	Z	306	447
Kinderärzte	K	589	582
	Z	270	448
Laborärzte	K	2 325	3 233
	Z	1 041	2 226
Nervenärzte	K	364	351
	Z	311	352
Orthopäden	K	709	659
	Z	577	670
Radiologen	K	719	708
	Z	457	747
Urologen	K	435	433
	Z	201	341
Allgemeinärzte	K	819	742
	Z	568	654

[a] jeweils im 4. Quartal
[b] K: Konstantes Kollektiv
[c] Z: Zugänger

Quelle: KVB-Längsschnittdaten

Tabelle A.3.54

Kassenärztliche Leistungen in Bayern, 1979-1982[a]
- Ambulante Fallwerte[b] nach Arztgruppen und Niederlassungsdauer -

Arztgruppe		1979	1980	1981	1982
Anästhesisten	K[c]	747,9	713,6	718,7	856,3
	Z[d]	-	-	456,5	863,6
Augenärzte	K	438,2	448,9	454,5	467,8
	Z	475,6	505,9	505,7	527,0
Chirurgen	K	613,8	615,9	656,6	678,9
	Z	825,9	819,1	828,1	856,2
Frauenärzte	K	331,9	336,4	346,8	352,4
	Z	439,0	394,7	392,1	387,4
HNO-Ärzte	K	586,6	618,8	645,9	680,6
	Z	642,4	646,3	712,8	752,3
Hautärzte	K	538,2	551,2	550,4	556,9
	Z	633,3	610,3	570,3	559,5
Internisten	K	954,0	972,2	996,8	1 040,5
	Z	1 144,6	1 074,9	1 097,5	1 095,1
Kinderärzte	K	462,1	473,2	477,2	482,4
	Z	499,9	502,4	478,9	468,8
Laborärzte	K	567,0	581,4	601,2	629,7
	Z	539,7	535,4	603,6	677,0
Nervenärzte	K	1 015,9	1 030,5	1 060,9	1 100,3
	Z	1 073,6	1 143,3	1 176,1	1 255,0
Orthopäden	K	876,9	893,5	906,6	942,0
	Z	963,0	980,1	934,5	983,5
Radiologen	K	962,4	972,0	999,4	1 039,5
	Z	1 135,7	1 143,5	1 151,8	1 211,5
Urologen	K	1 202,1	1 228,4	1 282,3	1 338,1
	Z	1 457,3	1 538,3	1 584,7	1 540,0
Allgemeinärzte	K	518,3	535,9	555,2	581,4
	Z	590,3	591,7	608,9	629,7

[a] jeweils im 4. Quartal
[b] Leistungsgruppe 1 bis 7
[c] K: Konstantes Kollektiv
[d] Z: Zugänger

Quelle: KVB-Längsschnittdaten

Tabelle A.3.55

Kassenärztliche Leistungen in Bayern, 1978-1982[a]
- Ambulante Überweisungsfälle je 100 Fälle nach Arztgruppen und Niederlassungsdauer -
- erhaltene Überweisungsfälle -

Arztgruppe		1978	1979	1980	1981	1982
Allgemeinärzte	K[b]	2,37	2,26	2,22	2,17	2,17
	Z[c]	-	2,51	2,38	2,67	2,57
Internisten	K	20,37	19,51	18,61	18,48	18,75
	Z	-	26,65	23,01	21,60	21,66
Kinderärzte	K	7,70	7,00	6,72	6,45	6,45
	Z	-	10,89	9,12	8,49	8,07
Frauenärzte	K	53,01	51,73	50,82	49,18	49,13
	Z	-	57,24	54,37	51,99	51,07
Chirurgen	K	59,39	58,93	58,24	58,35	58,36
	Z	-	64,88	65,04	68,56	69,33
Hautärzte	K	63,81	63,70	62,56	62,01	61,74
	Z	-	70,10	68,06	67,40	65,73
HNO-Ärzte	K	75,63	74,65	73,89	73,59	74,00
	Z	-	78,91	73,98	74,88	75,54
Orthopäden	K	70,51	70,17	69,18	69,17	69,58
	Z[d]	-	75,19	72,63	72,61	71,25
Urologen	K	81,05	79,54	78,85	78,67	78,88
	Z	-	74,93	78,39	81,57	80,87

[a] jeweils im 4. Quartal
[b] K: Konstantes Kollektiv
[c] Z: Zugänger
[d] nur Einzelpraxen, Nicht-Belegärzte

Quelle: KVB-Längsschnittdaten

Tabelle A.3.56

Kassenärztliche Leistungen in Bayern, 1978-1982[a]
- Ambulante Rentnerfälle je 100 Fälle nach Arztgrupen und Niederlassungsdauer -

Arztgruppe		1978	1979	1980	1981	1982
Allgemeinärzte[b]	K[c]	30,26	30,67	31,03	31,87	33,09
	Z[d]	-	29,12	28,95	29,14	29,48
Internisten[b]	K	36,36	37,34	38,00	39,21	40,45
	Z	-	34,25	33,41	34,18	34,20
Frauenärzte[b]	K	8,77	8,59	8,71	8,96	9,35
	Z	-	8,31	7,96	8,20	7,61
Chirurgen[c]	K	18,49	18,67	18,68	19,53	20,34
	Z	-	11,28	14,43	16,29	18,26
Hautärzte[f]	K	19,88	20,23	20,75	21,29	21,17
	Z	-	16,09	17,29	16,67	16,52
HNO-Ärzte[b]	K	32,86	33,19	32,05	34,11	33,83
	Z	-	24,16	28,92	26,64	26,73
Laborärzte[f]	K	28,26	28,06	27,68	28,63	28,91
	Z	-	24,20	24,05	26,19	25,91
Orthopäden[b]	K	23,17	23,77	24,03	24,80	26,37
	Z	-	22,85	22,12	22,05	23,22
Nervenärzte[f]	K	29,40	30,09	31,47	33,15	34,39
	Z	-	25,36	26,37	28,61	31,06
Radiologen[f]	K	22,44	22,82	23,14	23,69	25,53
	Z	-	23,06	23,87	24,33	26,24
Urologen[e]	K	37,27	38,57	38,52	39,78	40,82
	Z	-	33,54	33,07	35,14	36,45

[a] jeweils im 4. Quartal
[b] Einzelpraxen, Nicht-Belegärzte
[c] K: Konstantes Kollektiv
[d] Z: Zugänger
[e] Nicht-Belegärzte
[f] Einzelpraxen

Quelle: KVB-Längsschnittdaten

Tabelle A.3.57

Kassenärztliche Leistungen in Bayern, 1979-1982[a]
- Ambulante Fallwerte[b] der Rentner nach Arztgruppen und Niederlassungsdauer -

Arztgruppe		1979	1980	1981	1982
Anästhesisten	K[c]	404,0	695,6	699,4	679,4
	Z[d]	-	-	703,9	719,6
Augenärzte	K	463,6	474,4	480,5	497,1
	Z	531,5	545,9	532,5	564,0
Chirurgen	K	690,4	700,3	737,8	759,3
	Z	957,6	1 020,3	1 007,0	1 033,2
Frauenärzte	K	373,5	379,6	394,3	403,5
	Z	487,1	461,9	468,5	456,0
HNO-Ärzte	K	627,2	657,9	675,3	712,9
	Z	704,2	673,0	723,3	750,1
Hautärzte	K	654,0	663,2	677,9	679,0
	Z	775,2	674,2	656,0	685,3
Internisten	K	1 078,6	1 097,4	1 133,1	1 188,5
	Z	1 313,3	1 237,9	1 275,4	1 297,7
Kinderärzte	K	478,2	473,7	473,1	494,6
	Z	481,0	502,8	500,3	508,7
Laborärzte	K	550,9	557,2	572,1	600,8
	Z	504,7	494,6	560,5	616,6
Nervenärzte	K	983,1	991,3	1 024,9	1 079,7
	Z	1 017,4	1 118,7	1 157,3	1 245,2
Orthopäden	K	964,6	968,3	989,2	1 043,3
	Z	1 091,0	1 061,7	1 021,5	1 092,4
Radiologen	K	1 094,5	1 095,5	1 126,7	1 151,2
	Z	1 552,9	1 389,4	1 372,9	1 453,9
Urologen	K	1 243,9	1 283,4	1 348,8	1 412,9
	Z	1 563,5	1 677,5	1 738,0	1 666,1
Allgemeinärzte	K	769,8	794,6	830,0	874,9
	Z	869,6	883,0	921,4	967,8

[a] jeweils im 4. Quartal
[b] Leistungsgruppe 1 bis 7
[c] K: Konstantes Kollektiv
[d] Z: Zugänger

Quelle: KVB-Längsschnittdaten

Tabelle A.3.58

Kassenärztliche Leistungen in Bayern, 1979-1982[a]
- Punktevolumen der 'Besuche' je Fall der Rentner nach ausgewählten Arztgruppen und Niederlassungsdauer -

Arztgruppe		1979	1980	1981	1982
Allgemeinärzte	K[b]	257,3	268,3	280,3	288,9
	Z[c]	279,8	296,5	305,9	314,1
Internisten	K	88,5	94,1	97,0	100,2
	Z	127,2	129,2	129,2	110,0
Frauenärzte	K	8,1	8,1	8,5	8,4
	Z	16,7	23,1	23,8	18,4

[a] jeweils im 4. Quartal
[b] K: Konstantes Kollektiv
[c] Z: Zugänger

Quelle: KVB-Längsschnittdaten

Kapitel 4

Kassenärztliche Einweisungen und Entwicklungen im Krankenhaussektor

Peter Potthoff und Reiner Leidl

Gliederung

4. Kassenärztliche Einweisungen und Entwicklungen im Krankenhaussektor

Eines der Hauptziele des Bayern-Vertrags - in der Formulierung 'soviel ambulant wie möglich, soviel stationär wie nötig' besonders prominent gemacht - lautet: durch Intensivierung der ambulanten Diagnostik und Therapie sollen "weniger Krankenhauseinweisungen erforderlich werden; bei notwendiger Krankenhausbehandlung sollen durch Mitgabe aller erhobenen Befunde Doppeluntersuchungen vermieden und die Verweildauer reduziert werden". Inwieweit das Unterziel 'weniger Einweisungen' erreicht werden konnte, wird in Abschnitt 4.1 dieses Kapitels dargestellt. Damit ist jedoch nur ein Teil der Ziele des Vertrags im Bereich der Verlagerungen vom stationären in den ambulanten Sektor berührt. Vertragsauswirkungen auf die von Kassenärzten nur vermittelt und beschränkt beeinflußbaren Bereiche Verweildauer, Nutzungsgrad, Bettenangebot, Kostenentwicklung, Ausgaben für Krankenhauspflege usw. werden im Abschnitt 4.2 'Entwicklungen im Krankenhaussektor' abgehandelt. Strukturverschiebungen zwischen ambulanten und stationären Leistungen und Verordnungen sind Gegenstand von Kapitel 8 'Substitionen ärztlicher Leistungen und Verordnungen'.

4.1 Auswirkungen des Bayern-Vertrags auf die kassenärztlichen Einweisungen

(Autor: P.Potthoff)

In den ersten beiden Unterpunkten dieses Abschnitts liegt das Schwergewicht auf der Darstellung der mengenmäßigen Entwicklungen der Krankenhauseinweisungen und -fälle. Damit soll eine empirische Basis zur Beantwortung der Frage gelegt werden, ob und in welchem Umfang der Bayern-Vertrag Verringerungen der kassenärztlichen Einweisungen bewirkt hat. Im dritten Unterpunkt wird auf der Grundlage von Befragungen die Sicht niedergelassener Kassenärzte auf die Entwicklung ihrer Einweisungen sowie auf die Möglichkeiten und Grenzen der Verringerung der Verordnungen von Krankenhauspflege skizziert. Der vierte Unterpunkt soll ergänzend einige Urteile der von uns befragten Krankenhauspatienten über ihre Erfahrungen mit der stationären Versorgung zusammentragen. Dabei werden auch die Themen der Zugangswege in das Krankenhaus sowie die Patientenurteile über Notwendigkeit und Qualität der stationären Versorgung behandelt. Dieser letzte Punkt enthält auch Ergebnisse einer Befragung leitender Krankenhausärzte zur Entwicklung der Zugangswege von Patienten in das Krankenhaus.

4.1.1 Kassenärztliche Einweisungen

4.1.1.1 Die Statistik der kassenärztlichen Einweisungen

Bei Abschluß des Bayern-Vertrags vereinbarten die Landesverbände der RVO-Kassen in Bayern und die KVB eine routinemäßig verfügbare Datenbasis aufzubauen, die es erlauben sollte, die Krankenhausfälle der bayerischen RVO-Versicherten nach verschiedenen Zugangswegen in den stationären Sektor zu differenzieren. Dadurch sollten Analysen der Einweisungen bayerischer Kassenärzte möglich werden, z.B. zum Zwecke der Erstellung der arztbezogenen Einweisungsstatistiken[1)]. Da es sich dabei um eine neuartige Statistik handelt und es dem Verständnis des folgenden förderlich ist, soll die technische Grundlage dieser Statistik kurz erläutert werden.

Die 'Statistik über die Verordnungen von Krankenhauspflege' (im folgenden auch: 'Einweisungsstatistik') soll die Krankenhausfälle der bayerischen RVO-Kassen gegliedert nach Kassen, Versichertenstatus und die die Einweisung veranlassende Stelle erfassen. Die Angaben über die Krankenhausfälle werden bei den einzelnen bayerischen RVO-Kassen über die Verordnungsblätter für Krankenhauspflege erhoben, die den Krankenhausaufnahmeanzeigen der Krankenhäuser beigefügt werden sollen. Jeder Krankenhausfall wird nach folgender Einteilung verschlüsselt (dabei wird dessen Zuordnung zu einer Schlüsselkategorie aufgrund von Abrechnungsbelegen vorgenommen, aus denen das Zustandekommen der Krankenhausaufnahme nicht in jedem Fall direkt ersichtlich ist):

- Einweisung durch einen Kassenarzt (in diesem Fall wird die Arztnummer als Code verwendet)
- Einweisung durch Nicht-Kassenärzte im Rahmen des kassenärztlichen Notfalldienstes[2)]
- Aufnahme durch ein Krankenhaus
- Einlieferung durch Rettungsdiensteinrichtungen (im Notfall);
- Einweisung durch Nicht-Kassenärzte
- Einweisung durch Zahnärzte
- Verlegungen von einem Krankenhaus in ein anderes (Erweiterung ab 3/83).

Die Krankenhausfälle sollen immer dem Quartal zugeordnet werden, in dem der Versicherte in das Krankenhaus aufgenommen wurde.

Diese in den einzelnen Kassen erhobenen Daten werden zentral auf Landesebene zusammengespielt. Die Daten liegen jedoch zeitlich nicht immer für alle RVO-Kassen vor. Von den in den RVO-Kassen erfaßten Fällen werden die durch Kassenärzte vorgenommenen Einweisungen (zugelassene Kassenärzte einschließlich Belegärzte, beteiligte und ermächtigte Ärzte) an die KVB übermittelt. Von der KVB werden die Krankenhausfälle arztbezogen kumuliert, die Fallzahlen aus der ambulanten Leistungsabrechnung zugespielt und die nach Mitgliederstatus getrennt ausgewiesenen Gesamtzahlen der Krankenhauseinweisungen des Arztes pro Quartal in die Verordnungsstatistik eingespeist. Hierdurch sind insbesondere Verknüpfungen der Einweisungen mit anderen Verordnungen des Arztes sowie mit Fallzahlen, der Arztgruppe und dem Arztstatus möglich. Die Art der Erfassung ermöglicht quartalsweise den gesonderten Ausweis der kassenärztlichen Einweisungen sowie eine arztbezogene Zusammenführung seiner Krankenhausfälle (verschiedener Kassen in verschiedenen Krankenhäusern).

Die Einweisungsstatistik stand dem MEDIS in zwei Varianten zur Verfügung:
- für die 39 bayerischen Ortskrankenkassen in Tabellenform für den Zeitraum vom 3. Quartal 1981 bis zum 3. Quartal 1983
- durch Zugriff auf die Dateien der Verordnungsstatistik für den Zeitraum von 2/81 bis 4/82.

Die Aussagekraft der Einweisungsstatistik ist begrenzt, da die Daten zeitlich nicht bis zum Inkrafttreten des Bayern-Vertrags - geschweige denn in die Jahre davor - zurückreichen. Dies hat insbesondere zur Folge, daß kurzfristige Effekte des Bayern-Vertrags in den Jahren 1979 und 1980 mit ihnen nicht aufgedeckt werden können. Auch für 1981 können keine Veränderungen gegenüber dem Vorjahr ermittelt werden. Erstmals für 1982 können Änderungsraten der Einweisungen berechnet werden. Sollte die Annahme zutreffen, daß Vertrags-Effekte in den ersten Jahren seiner Geltung besonders ausgeprägt gewesen sind, dann wären Veränderungen ab 1982 nur als Entwicklungen relativ zu einem bereits gesenkten Häufigkeitsniveau zu werten. Zu- oder Abnahmen in der datenmäßig erfaßbaren Periode sind demgemäß für sich genommen nur schwer im Sinne einer Wirksamkeitsbeurteilung zu bewerten. Da außerdem keine vergleichbare Daten für das übrige Bundesgebiet zur Verfügung stehen, sind auch Vergleiche zwischen diesen Regionen nicht möglich.

4.1.1.2 Einweisungsentwicklung in Bayern

Die Einweisungen von (bayerischen) Versicherten der Ortskrankenkassen durch bayerische Kassenärzte für den Zeitraum von 3/81 bis 4/83 sind, soweit in der Statistik über die Verordnungen von Krankenhauspflege erfaßt, in Abbildung 4.1 wiedergegeben. Die Zeitreihe (vgl. auch Tabelle A.4.1) weist einen sehr niedrigen Wert im vierten Quartal 1981 auf, dem eine ausgeprägte Zunahme im ersten und zweiten Quartal 1982 folgt. Danach läßt sich ein Rückgang der Einweisungszahlen beobachten, der im dritten und vierten Quartal 1983 durch eine Zunahme abgelöst wird. Ein regelmäßiges saisonales Muster ist in dieser kurzen Zeitreihe nicht erkennbar.

Wie die Jahres- bzw. Halbjahresvergleiche zeigen, nehmen vom zweiten Halbjahr 1981 zum zweiten Halbjahr 1982 die Einweisungen um 4,8% zu (Einweisungen je 100 Mitglieder der Kassen: um 5,0%) und gehen von 1982 auf 1983 um 0,9% zurück (mitgliederbezogen: um 0,6%).

Wie bereits erwähnt, lassen sich diese Entwicklungen nur schwer im Sinne einer Wirksamkeitsanalyse des Bayern-Vertrags werten, denn die 4,8%-Zunahme von 1981 auf 1982 wäre anders zu beurteilen, wenn sie beispielsweise auf ein von 1979 bis 1981 kontinuierlich abgesenktes Niveau folgen würde, als wenn die Einweisungszahlen von 1979 bis 1981 unverändert geblieben wären. Immerhin ist die Abnahme von 1982 auf 1983 beachtenswert, die in absoluten Zahlen einen Rückgang um knapp 5 000 Einweisungen bedeutet.

4.1.1.3 Einweisungsentwicklung im regionalen Vergleich

Hinter der Gesamtentwicklung in Bayern stehen regional sehr unterschiedliche Einzelentwicklungen, die exemplarisch an sechs Ortskrankenkassen dargestellt werden sollen. Diese Kassen verteilen sich auf verschiedene bayerische Regierungsbezirke. Ihr Anteil an den Mitgliedern (einschließlich Rentner) der Ortskrankenkassen in Bayern insgesamt betrug 1982 im Jahresdurchschnitt 10,1%. Da die Identität der Krankenkassen für die hier dargestellten Sachverhalte belanglos ist, sind die Kassen nicht namentlich benannt. Abbildung 4.2 zeigt für den Zeitraum von 3/81 bis 4/83 die kassenärztlichen Einweisungen von Mitgliedern dieser Ortskrankenkassen.

Abbildung 4.1

Krankenhauseinweisungen bayerischer AOK-Versicherter durch Kassenärzte in Bayern

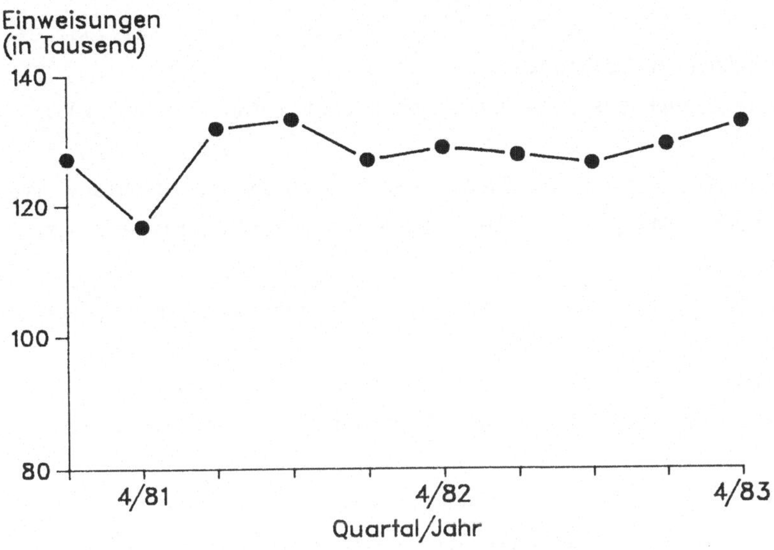

Quelle: Statistik der Krankenhausfälle

Abbildung 4.2

Krankenhauseinweisungen bayerischer AOK-Versicherter in ausgewählten Ortskrankenkassen

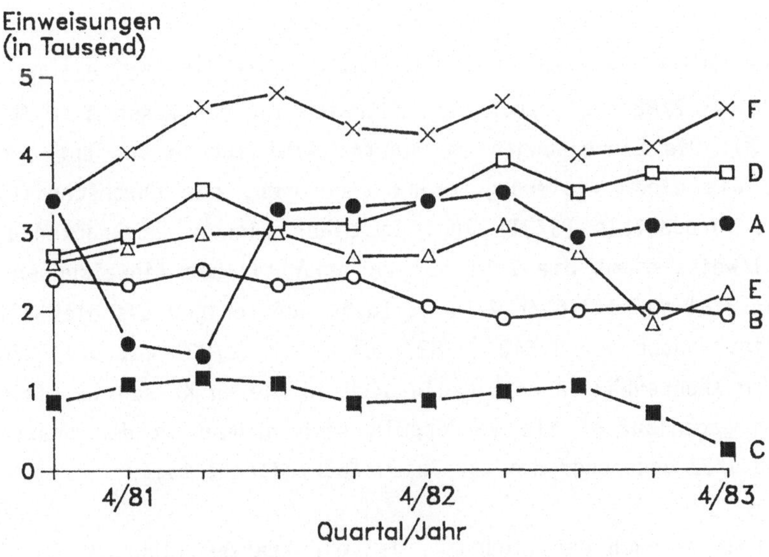

Quelle: Statistik der Krankenhausfälle

Die Abbildung läßt erkennen, daß sich die Einweisungen in den einzelnen Ortskrankenkassen durchaus unterschiedlich entwickelten:

- In drei der sechs Kassen (B, C und E) überwiegen im Betrachtungszeitraum abnehmende Tendenzen.
- In Kasse A sind im 4. Quartal 1981 sowie im 1. Quartal 1982 extreme Rückgänge zu beobachten.
- In Kasse D herrscht eine überwiegend ansteigende Tendenz vor.

In Tabelle A.4.2 sind zum Zwecke der Informationsverdichtung die zu Jahres- bzw. Halbjahreswerten zusammengefaßten Einweisungszahlen wiedergegeben.

- In den Kassen B, C und E nehmen die Einweisungen von 1981 bis 1983 stetig ab.
- Die Kassen A und D verzeichnen kontinuierliche Zunahmen.
- In Kasse F wechselt die Entwicklung von Zu- zu Abnahmen.

Neben der erkennbaren regionalen Variabilität ist jedoch in erster Linie ein anderer Sachverhalt hervorzuheben, der Zweifel an der Zuverlässigkeit der Statistik begründet: Bei regionalisierter Betrachtung der Einweisungsentwicklung in diesen sechs sowie in den anderen bayerischen Ortkrankenkassen werden starke Schwankungen im zeitlichen Verlauf erkennbar, die - wie im folgenden gezeigt wird - vermutlich nicht auf reale Veränderungen der kassenärztlichen Einweisungszahlen, sondern auf Probleme bei deren Erfassung zurückzuführen sind.

Besonders auffällig sind derartige Schwankungen zwischen den Quartalen 4/81 bis 2/82 (vgl. auch die Zeitreihe für die Kasse A in Abbildung 4.2). Die Einweisungen im Quartal 4/81 machen in fünf der 39 Kassen, die einem Regierungsbezirk angehören, nur durchschnittlich 43% des Vorquartals (3/81) aus. In einer dieser Ortskrankenkassen beispielsweise nimmt die Zahl der kassenärztlichen Einweisungen von 3.047 in 3/81 auf 1.246 in 4/81 ab (d.h. auf weniger als die Hälfte) und steigt danach von 1.543 (1/82) auf 3.067 (2/82) an. Die Aufnahmen durch Krankenhäuser entwickeln sich in diesen Kassen im gleichen Zeitraum gegenläufig: Sie verdoppeln sich nahezu in den Quartalen 4/81 und 1/82 gegenüber dem Vor- bzw. Nachfolgequartal.

Es entsteht demnach der Eindruck, daß ein starker Einbruch der Einweisungszahlen in den Quartalen 4/81 und 1/82 in regional benachbarten Kassen stattfindet, der sich danach wieder ausgleicht. In anderen Ortskrankenkassen sind ähnliche Bewegungen in anderen Quartalen zu beobachten. Es ist naheliegend, als Gründe für derart ausgeprägte und regional gehäufte Entwicklungen Datenerfassungsprobleme anzunehmen, beispielsweise Schwierigkeiten bei der Entscheidung, ob ein Krankenhausfall durch eine kassenärztliche Einweisung oder durch eine Notfallaufnahme eines Krankenhauses zustandegekommen ist, oder vorübergehende zeitliche Verzögerungen bei der Erstellung der Statistik.

Die zur Überprüfung derartiger Vermutungen mit Sachverständigen des LdOiB durchgeführten Gespräche ergaben folgendes Bild: Die technischen und administrativen Gepflogenheiten bei der Datenaufnahme waren in den einzelnen Krankenkassen - zumal es sich um eine neu eingeführte Statistik handelt - in Hinsicht auf die Behandlung von Unsicherheiten der Datenlage noch wenig standardisiert. In vielen Fällen war offensichtlich die Identifizierung der einweisenden Stelle aufgrund der Krankenhausaufnahmeanzeige nicht zuverlässig möglich. Beispielsweise kamen nicht alle Krankenhäuser den Forderungen der Krankenkassen nach, im Falle von Einweisungen durch Kassenärzte den Krankenhausaufnahmeanzeigen die Einweisungsscheine der Kassenärzte beizufügen. Damit konnte in derartigen Fällen nicht zweifelsfrei geklärt werden, ob die Nennung eines einweisenden Arztes auf der Aufnahmeanzeige durch einen zugehörigen Einweisungsschein belegbar war oder ob sie etwa nur auf mündlichen Angaben des Patienten beruhte.

Derartig unsichere Fälle wurden von den Kassen bei der Erstellung der Statistik unterschiedlich verarbeitet, beispielsweise entweder durch Nicht-Erfassung eines Falles, bei dem ein derartiger Verdacht nahelag, oder durch seine Verschlüsselung als Einweisung des eingetragenen Kassenarztes. Hierdurch entstehende Fehler bei der Datenerhebung zustandekommen, konnten nicht generell für alle RVO-Kassen abgeschätzt werden, da sie sich bei verschiedenen Kassen unterschiedlich auswirken konnten.

Ein weiterer Hinweis auf die eingeschränkte Aussagekraft dieser Statistik über kassenärztlichen Einweisungen ergibt sich aus einem Vergleich der Jahres-Gesamtzahlen der Einweisungsstatistik (alle Kategorien dieser Statistik, d.h. kassenärztliche Einweisungen, Notfallaufnahmen der Krankenhäuser, Rettungsdiensteinlieferungen, zusammengenommen) mit den Angaben für die Krankenhausfälle aus den Geschäftsberichten der Ortskrankenkassen (BdO-Statistik nach KG2). Für 1982 betrug die Gesamtzahl der Krankenhausfälle in der bayerischen Einweisungsstatistik 637.555. Aus den Geschäftsberichten des BdO errechnen sich jedoch für Bayern (1982) 788.420 Krankenhausfälle. Nimmt man die BdO-Statistik zum Maßstab, dann ergibt sich eine Untererfassung der Krankenhausfälle in der Einweisungsstatistik von rund 151.000 Fällen oder von 19%.[3)]

Bei regionalisierter Betrachtung zeigen sich Zusammenhänge zwischen der Vollständigkeit der Erfassung (gemessen an der BdO-Statistik) und dem Prozentanteil der kassenärztlichen Einweisungen in der Einweisungsstatistik: In Kassen mit großen Diskrepanzen zwischen der Einweisungsstatistik und der BdO-Statistik ist der Prozentanteil kassenärztlicher Einweisungen in der Einweisungsstatistik besonders hoch. Er beträgt dort in extremen Fällen 100%. Die Ursachen der Untererfassung können nur durch Informationen über die örtlichen Gepflogenheiten bei der Datenerfassung aufgeklärt werden. Der geschilderte Zusammenhang könnte jedoch zu der Vermutung führen, daß in einigen Ortskrankenkassen eine statistische Nicht- oder Unterfassung der Krankenhausfälle stattfindet, die nicht Einweisungsfälle von Kassenärzten sind oder die nicht durch kassenärztliche Einweisungsscheine belegbar sind.

Die dargestellten Datenqualitätsprobleme verhindern es, die Statistik der Krankenhauseinweisungen aus der Verordnungsstatistik der Vertragspartner als zuverlässige empirische Basis zur Beantwortung der Frage zu verwenden, ob der Bayern-Vertrag eine Verringerung der Zahl der kassenärztlichen Einweisungen bewirkt hat. Es ist nicht entscheidbar, ob Änderungen in den Daten der Statistik auf verändertes Arztverhalten oder auf Umstellungen in der Datenerfassung zurückzuführen sind. Dies ist nicht nur ein gravierender Informationsverlust für die Evaluationsstudie; auch die von den Vertragspartnern jährlich selbst vorzunehmenden Prüfungen der Leistungs- und Verordnungsentwicklung sind von diesen Einschränkungen der Verordnungsstatistik erheblich betroffen: Tritt nämlich der Prüffall infolge Überschreitung des Grenzwertes für die kassenärztliche Gesamtvergütung ein (vgl. Kapitel 3.3.6), dann ist eine Entscheidung, ob dies noch vertragskonform war oder nicht, auf der Grundlage dieser Statistik nicht möglich.

Dennoch soll gegenüber den gegenwärtig noch bestehenden Problemen hervorgehoben werden, welche Möglichkeiten eine zuverlässige Statistik über die kassenärztlichen Verordnungen von Krankenhauspflege bieten würde: Eine differenzierte Ausweisung der Zugangswege in den stationären Sektor würde eine erhebliche Transparenz des Aufnahmegeschehens mit sich bringen. Außerdem böte die Einspeisung der Einweisungszahlen in die Verordnungsstatistik durch den Arztbezug und die Verknüpfungsmöglichkeit von Verordnungs-, Leistungs- und Fallstatistiken eine Basis für die Untersuchung von Beziehungen im ärztlichen Leistungs- und Verordnungsverhalten (z.B. Substitutionsbeziehungen) und die Analyse von Veränderungen im Arztverhalten innerhalb relativ kurzer Zeiträume (z.B. Quartalsabhängigkeiten). Die Bemühungen der Vertragspartner um eine Verbesserung der Datenlage in diesem Bereich hielten auch nach Ablauf der Evaluationsstudie noch an.

4.1.2 Krankenhausfälle

4.1.2.1 Zur Aussagekraft des Indikators 'Krankenhausfälle'

Da sich die Evaluation der Zielvorgabe 'weniger Einweisungen' nicht auf die im Rahmen der Verordnungsstatistik erfaßten Angaben über kassenärztliche Einweisungen stützen kann, muß auf den Indikator 'Krankenhausfälle' aus der Leistungsstatistik der RVO-Kassen zurückgegriffen werden.

In dem jährlich vom Bundesverband der Ortskrankenkassen veröffentlichten Tabellenband 'Statistik der Ortskrankenkassen in der Bundesrepublik Deutschland' sind die im jeweiligen Geschäftsjahr abgeschlossenen und abgerechneten Fälle von Krankenhauspflege der Versicherten der Ortskrankenkassen erfaßt. Aus dieser Festlegung ergibt sich, daß nur ein Teil der Krankenhausfälle gleichbedeutend mit kassenärztlichen Einweisungen ist. Denn wenngleich die kassenärztlichen Einweisungen zwar den gemäß RVO und Krankenhauspflegerichtlinien normalen und zahlenmäßig bedeutsamsten Zugang in den stationären Sektor darstellen, gibt es daneben noch andere Wege, nämlich insbesondere Notfallaufnahmen durch Krankenhausärzte (z.B. bei Akutfällen, Unfällen, Rettungsdiensteinlieferungen), Wiederaufnahmen von Patienten und Verlegungen von einem Krankenhaus in ein anderes[4]. Entwicklungen der Krankenhausfälle bilden die Entwicklung der Einweisungen nur näherungsweise ab.

Die Diskussion über Krankenhausfälle, die nicht per kassenärztlichem Vordruck 'Verordnung von Krankenhauspflege' zur stationären Behandlung gelangen, hat die öffentliche Debatte über die Wirksamkeit und Bewertung des Bayern-Vertrags von Anfang an begleitet. Sie firmierte unter dem Stichwort 'Selbsteinweisungen'. Hierzu erschien - mit direktem Bezug zum Bayern-Vertrag, doch auch unabhängig von ihm - eine Vielzahl von Veröffentlichungen, auf die hier nur hingewiesen werden soll (z.B. Tischmann 1983, Die Ortskrankenkasse 1984, Hanisch 1984, Rodeck 1984).

Die Unversöhnlichkeit der verschiedenen Standpunkte zu diesem Punkt deutet sich bereits darin an, daß kein Konsens über die Verwendung des Begriffs 'Selbsteinweisungen' gefunden werden konnte. Auf der Pressekonferenz vom 14.5.1981 faßte der Geschäftsführer des LdOiB, H. Sitzmann, unter 'Selbsteinweisungen' zusammen: "die stationäre Aufnahme von Patienten, die zum Notfalldienst des Krankenhauses gekommen sind, die stationäre Aufnahme von Diagnosefällen, die Wiederbestellung von Patienten, die sich in stationärer Behandlung befanden, zur stationären Neuaufnahme"[5].

Tischmann definiert 'Selbsteinweisungen' sehr weitgehend als "die durch das Krankenhaus bzw. durch seine angestellten Ärzte (auch soweit sie als 'beteiligte' oder 'ermächtigte' Ärzte tätig werden) oder durch am Krankenhaus tätige Belegärzte veranlaßten stationären Aufnahmen solcher Patienten, die ambulant behandlungsfähig sind (1983, S.630)". Der Autor schränkt jedoch ein, daß diese Definition für statistische Zwecke unbrauchbar ist, da derartige stationäre Fälle nicht zählbar sind.

Die Deutsche Krankenhausgesellschaft (DKG) wendet sich kritisch gegen die Definition von Tischmann und schließt aus den 'Selbsteinweisungen' diejenigen Fälle aus, die erstens von Belegärzten, beteiligten oder ermächtigten Krankenhausärzten aufgenommen werden, da diese Kassenärzte sind, und die zweitens Unfallopfer oder Verlegungsfälle aus anderen Krankenhäusern sind. Demnach verbleiben nur diejenigen Patienten, "die mit oder ohne Einschaltung des Hausarztes ohne Einweisungsschein vom diensthabenden Krankenhausarzt als Notfall zur stationären Behandlung aufgenommen werden" (DKG 1982, S.511).

Diese kontroversen Definitionsbemühungen beziehen mindestens zwei Dimensionen ein, durch die eine Krankenhausaufnahme als 'Selbsteinweisung' charakterisiert werden soll: 1. die Aufnahmemodalität ('nicht-kassenärztliche' Aufnahme) und 2. die medizinischen Angemessenheit oder Notwendigkeit der stationären Behandlung des Patienten.

Der erste Gesichtspunkt, eine Untergliederung der Krankenhausfälle unter dem Gesichtspunkt Modalität der Aufnahme, war Ziel der bayerischen Statistik der Krankenhausfälle, die im ersten Unterpunkt dieses Abschnitts ausführlich diskutiert wurde. In ähnlicher Absicht haben das Wissenschaftliche Institut der Ortskrankenkassen (WIdO) und das Deutsche Krankenhausinstitut (DKI) in einer gemeinsamen Studie versucht, Ausmaß und Entwicklung der Zugangsarten von Patienten zum Krankenhaus zu analysieren.

Die Ergebnisse dieser Studie, die für eine großstädtische Ortskrankenkasse außerhalb Bayerns gewonnen wurden, zeigen von 1980 bis 1982 eine Abnahme des Anteils kassenärztlicher und eine stetige Zunahme krankenhausärztlicher Einweisungen. Der Anteil der Notfallaufnahmen nahm von 1980 auf 1981 zu und ging 1982 auf das Niveau von 1980 zurück[6]. Aus den Ergebnissen geht die Abgrenzung dieser drei Aufnahmekategorien nicht eindeutig hervor, beispielsweise ob beteiligte Krankenhausärzte den Kassenärzten oder den Krankenhausärzten zugerechnet werden.

Grundsätzlicher wird die Aussagekraft dieser Studie begrenzt durch das Fehlen direkter und gesicherter Angaben über die medizinische Notwendigkeit der stationären Behandlung der krankenhausärztlich aufgenommenen Patienten, über die Möglichkeit ambulanter Behandlungsalternativen und über die ambulante Vorbehandlung der Patienten, d.h. die Patientenkarriere. Die definitorischen Bemühungen zum Begriff der 'Selbsteinweisung' schließen jedoch schwerpunktmäßig den Sachverhalt der 'stationären Behandlungsnotwendigkeit' ein. Gerade dieser scheint aber statistisch schwer erfaßbar zu sein, da er kaum konsensfähig operationalisiert werden kann, nur im Einzelfall nach Würdigung der medizinischen Befunde beurteilt werden kann und mit Routinedaten der GKV gegenwärtig nicht abbildbar ist. In dieser Hinsicht hätte auch eine zuverlässige bayerische Einweisungsstatistik keine Rückschlüsse zugelassen, da sie nur die nicht-kassenärztlichen, nicht jedoch die medizinisch nicht-notwendigen Krankenhausfälle hätte ausweisen können.

Der ursprüngliche Ansatz der Evaluationsstudie, mit der Einweisungsstatistik eine Differenzierung kassenärztlicher Einweisungen von anderweitigen Krankenhausaufnahmen vorzunehmen, um dadurch zumindestens Teile der 'Selbsteinweisungs-Problematik' analysieren zu können, mußte wegen der eingeschränkten Zuverlässigkeit der bayerischen Einweisungsstatistik aufgegeben werden. Diesem Thema sollte wegen seiner Bedeutsamkeit in späteren Studien gesondert nachgegangen werden. Erste empirische Hinweise über Zugangswege in das Krankenhaus werden in diesem Abschnitt an späterer Stelle unter Rückgriff auf Befragungen von Krankenhausärzten und -patienten gegeben.

Eine Verwendung der Krankenhausfälle als Wirksamkeitsindikator des Bayern-Vertrags stößt also auf die Schwierigkeit,

- daß sich die Krankenhausfälle aus kassenärztlichen Einweisungen und aus anderweitigen Aufnahmen zur stationären Behandlung zusammensetzen;
- daß Änderungen des kassenärztlichen Einweisungsverhaltens (Reduktionen, verminderte Zuwächse) die durch vermehrte anderweitige Aufnahmen teilweise oder ganz kompensiert werden können, an der Fallzahlentwicklung nicht erkennbar wären;
- daß die Notwendigkeit zur stationären oder die Möglichkeit zur ambulanten Behandlung von Krankenhausfällen bei der gegenwärtigen Datenlage aus GKV-Informationen statistisch nicht sicher erfaßbar ist.

Auch der Sachverhalt, daß Morbiditätsentwicklungen sowie altersbedingte Veränderungen im Schweregrad von Krankenhausfällen in dieser Studie weitgehend unberücksichtigt blieben, schränkt die Erklärbarkeit von Entwicklungstendenzen der Krankenhausfälle ein.

Unter diesen Vorbehalten werden im folgenden die Krankenhausfall-Zahlen als grobe Indikatoren der Einweisungsentwicklung betrachtet. Die Bedeutung der Krankenhausfälle als Eingangsgröße des Krankenhaussektors wird im zweiten Teil dieses Kapitels diskutiert.

4.1.2.2 Die Entwicklung der Krankenhausfälle von 1975 bis 1983

Die Krankenhausfälle der bayerischen AOK-Versicherten (je 100 Gesamtmitglieder) im Zeitraum von 1975 bis 1983, d.h. für ein Zeitabschnitt von viereinhalb Jahren vor und nach Inkrafttreten des Bayern-Vertrags, sind in Tabelle A.4.3 sowie als Verlaufskurve in Abbildung 4.3 wiedergegeben.[7)]

Die Fallzahl-Entwicklung in Bayern in den Jahren vor dem Bayern-Vertrag begann nach 1975 mit einer Zunahme von 1975 bis 1977 um rund 16%. Ein derartig hoher Anstieg in einem vergleichbaren Zeitabschnitt ist während der gesamten betrachteten Periode nicht wieder zu beobachten. In dem Jahr vor Abschluß des Bayern-Vertrags, 1978, blieben die Krankenhausfälle gegenüber dem Vorjahr nahezu konstant. Im Jahr des Inkrafttretens, 1979, fand ein vergleichsweise ausgeprägter Rückgang statt, nämlich eine Absenkung der Werte für 1979 um rund 2% gegenüber 1978. Eine vergleichbare Abnahme der Fallzahlen läßt sich in späteren Zeitabschnitten nicht mehr feststellen. Nach 1979 waren die Fallzahlen zunächst im Folgejahr konstant bei 22,1 Krankenhausfällen je 100 Gesamtmitglieder. Sie stiegen dann allmählich wieder an und erreichten 1982 einen Wert, der rund 6% höher lag als der in 1979. Danach fand kein weiterer Anstieg mehr statt.

Die Entwicklung 1975 bis 1983 läßt sich also folgendermaßen zusammenfassen: Einem starken Anstieg der Fallzahlen in der Periode vor dem Bayern-Vertrag folgte im Vertrags-Jahr 1979 eine spürbare Rückentwicklung auf ein Niveau, das etwa zwei Jahre gehalten werden konnte. Diese Phase wurde von allmählichen Zunahmen abgelöst. Der Fallzahlrückgang 1979/1980 kann als Dämpfungseffekt des Bayern-Vertrags ausgelegt werden. Jedoch verhindert der Umstand, daß nur Jahresangaben vorliegen, eine zeitlich feiner segmentierte Betrachtung. Es ist daher nicht möglich, genauere Aussagen darüber zu machen, ob der Fallzahl-Rückgang in zeitlicher Relation zum Abschluß des Bayern-Vertrags steht.

Wenn die Abwärtsentwicklung 1979/80 auf den Bayern-Vertrag zurückzuführen wäre, dann bliebe trotzdem einzuräumen, daß diese Dämpfung keine dauerhafte war, sondern in einen Wiederanstieg überging, der 1982/83 zu den höchsten Werten im betrachteten Zeitraum führte. Offen bleibt bei der Interpretation der Zeitreihe, worauf die zeit-

Abbildung 4.3

Krankenhausfälle der AOK-Versicherten
(Pflicht-, freiwillige Mitglieder und Rentner)
Bayern und übriges Bundesgebiet 1975-1983

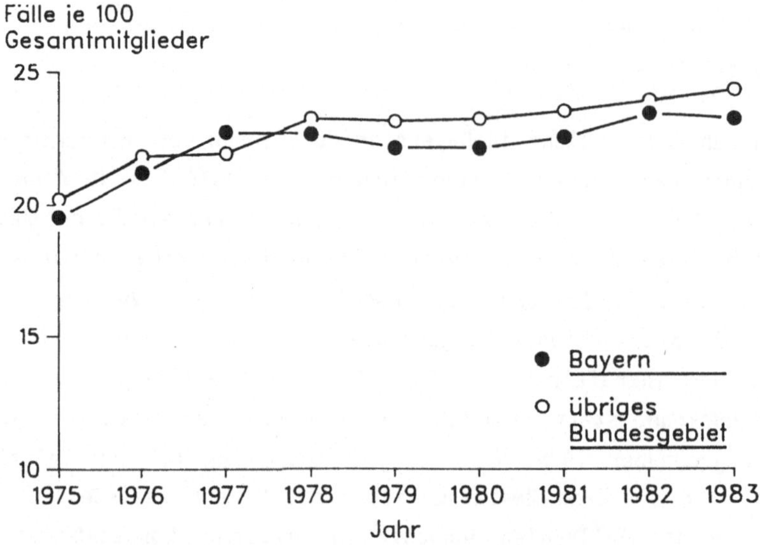

Quelle: Eigene Berechnungen nach BdO (Hrsg.): Statistik der Ortskrankenkassen in der Bundesrepublik Deutschland, Jahrgänge 1975 bis 1983

liche Begrenztheit der Fallzahlreduktion zurückzuführen sein könnte. In der Diskussion über die Wirkungsmöglichkeiten des Bayern-Vertrags wurden hierzu - mehr oder weniger explizit - zwei Vermutungen formuliert: (1) Es könnte sein, daß der Bayern-Vertrag nur sehr kurzzeitige Verhaltensänderungen bei den Kassenärzten auslöste, da ihr Verhalten mit zunehmendem zeitlichen Abstand von seinem Abschluß unter den Einfluß anderer Faktoren gerät. (2) Es könnte sein, daß von den Krankenhäusern zeitverzögerte Gegensteuerungen ausgingen, die a) Minderbelegungen durch vermehrte Aufnahmen durch Krankenhausärzte ausgleichen sollten, oder b) der Notwendigkeit folgten, stationär behandlungsbedürftige Patienten, für die von niedergelassenen Ärzten keine Verordnungen von Krankenhauspflege ausgestellt wurden, per Notaufnahme aufzunehmen. Das in den BdO-Statistiken der Ortskrankenkassen vorliegende Zahlenmaterial läßt unmittelbar keine Beurteilung dieser oder ähnlicher Vermutungen zu. Die Diskussion wird später wieder aufgenommen werden, wenn die Ergebnisse anderer eigener Erhebungen referiert werden.

Der Eindruck, daß der Bayern-Vertrag in den Jahren 1979 und 1980 eine kurzzeitig anhaltende Wirkung auf die Fallzahlentwicklung hatte, verstärkt sich, wenn die Zeitreihe Bayerns mit der der Ortskrankenkassen im übrigen Bundesgebiet verglichen wird. Dort ist nämlich - im Gegensatz zu Bayern - über den gesamten Betrachtungszeitraum hinweg in keinem Jahr ein Rückgang der Fallzahlen zu verzeichnen. Die stetige Aufwärtsentwicklung wurde nur von zwei Plateaus unterbrochen, von denen eines relativ früh im Jahr 1977 erreicht wurde. Interessanter ist jedoch, daß das zweite Plateau zeitgleich zur Absenkung der bayerischen Krankenhausfallzahlen nach 1978 auftrat, nämlich in den Jahren 1979 und 1980. In diesen beiden Jahren war demnach bundesweit der Anstieg der Krankenhausfallzahlen unterbrochen. Während die bayerischen Fallzahlen einen Rückgang aufwiesen, blieben diese im übrigen Bundesgebiet konstant.

Dazu sind mindestens zwei Interpretationen denkbar: Einerseits, daß außerhalb Bayerns ein Ausbreitungseffekt des Bayern-Vertrags-Mottos 'soviel ambulant wie möglich, soviel stationär wie nötig' stattfand, später unterstützt durch gleichlautende Empfehlungen der Bundesverbände der Krankenkassen und Kassenärzte, die dann zu einem späteren Zeitpunkt auch ihren Niederschlag in den Richtlinien des Bundesausschusses der Kassenärzte und Krankenkassen über die Verordnung von Krankenhauspflege fanden (Wekel 1982). Oder umgekehrt, daß bundesweit im Rahmen der Kostendämpfungsdiskussionen und als Reaktion auf das erste Kostendämpfungsgesetz eine zurückhaltende Einstellung der Kassenärzte gegenüber Einweisungen zu stationärer Behandlung entstanden war, die dann in Bayern mit Hilfe des Vertrags und seiner Propagierung wirkungsvoller umgesetzt werden konnte.

Im Vergleich der Zeitreihen ist weiterhin der Niveauunterschied zwischen Bayern und dem übrigen Bundesgebiet hervorzuheben. Die Fallzahlen der bayerischen Ortskrankenkassen liegen - mit Ausnahme von 1977 - durchweg niedriger als die im übrigen Bundesgebiet. Der Abstand zwischen den Reihen ist in der Laufzeit des Vertrags eher größer als kleiner geworden.

Der Bayern-Bund-Vergleich (auf dieser Ebene ohne weitergehende Standardisierung) läßt also die Fallzahlentwicklung in Bayern - mengenmäßig betrachtet - günstiger erscheinen als im Bund.

Hinter der bislang skizzierten Fallzahlentwicklung für die Gesamtheit der Versicherten (Mitglieder, Familienangehörige und Rentner) stehen unterschiedliche Verläufe innerhalb einzelner Versichertengruppen. Hier werden die Krankenhausfälle der Mitglieder (Pflicht- und freiwillige Mitglieder) und der Rentner näher betrachtet. Auf diese beiden Gruppen entfielen 1983 rund 76% der Krankenhausfälle der bayerischen Ortskrankenkassen.

Die Fallzahlentwicklung für die Mitglieder (je 100 Mitglieder) in Bayern entspricht im wesentlichen dem Verlauf der Gesamtzahlentwicklung (Abbildung 4.4 und Tabelle A.4.4): Dem ausgeprägten Fallzahlanstieg in den Jahren 1976 und 1977 folgt ein Rückgang, der bei den Mitgliedern bereits 1978 erkennbar wird. Die Jahre 1979 und 1980 weisen relativ zu den beiden Vorjahren verringerte Werte auf. Danach nehmen die Fallzahlen wieder zu. Auffällig ist im Vergleich der Werte der bayerischen Ortskrankenkassen mit denen im übrigen Bundesgebiet, daß die zeitlichen Schwankungen im übrigen Bundesgebiet geringer ausgeprägt sind als in Bayern. Die Bundesentwicklung verläuft im ganzen stetiger.

Ein von den bisher diskutierten Entwicklungen abweichendes Bild bieten die Krankenhausfälle der Rentner (Abbildung 4.5, Tabelle A.4.5): Die Entwicklung in Bayern von 1975 bis 1983 ist geprägt durch eine fast stetige Zunahme von 19,8 Fällen je 100 Rentner auf 26,9 Fälle, d.h. insgesamt um 36%. Die von 1976 bis 1978 ähnlichen jährlichen Wachstumsraten von 6-8% werden nur 1979 unterbrochen von einem Rückgang von rund einem Prozent. Diese Rückentwicklung schlägt aber bereits im Folgejahr wieder in Zuwächse um, die sich bis 1983 fortsetzen. Der Vergleich zwischen Bayern und dem übrigen Bundesgebiet zeigt vor allem, daß der kurzfristige Rückgang in Bayern im Jahre 1979 in den Ortskrankenkassen des übrigen Bundesgebietes fehlt. Das Niveau der bayerischen Werte, das unmittelbar vor Abschluß des Bayern-Vertrags (1977/78) im Zeitvergleich am stärksten über dem Bundesniveau lag, wird nach 1979 wieder an dieses herangeführt.

Insgesamt gesehen zeigen demnach auch die Krankenhausfälle der Rentner in Bayern einen Dämpfungseffekt, der mit dem Bayern-Vertrag in Verbindung gebracht werden kann. Dieser ist jedoch von noch kürzerer Dauer als die entsprechende Entwicklung bei den Mitgliedern.

Abbildung 4.4

Krankenhausfälle der AOK-Mitglieder (Pflicht- und freiwillige Mitglieder) Bayern und übriges Bundesgebiet 1975-1983

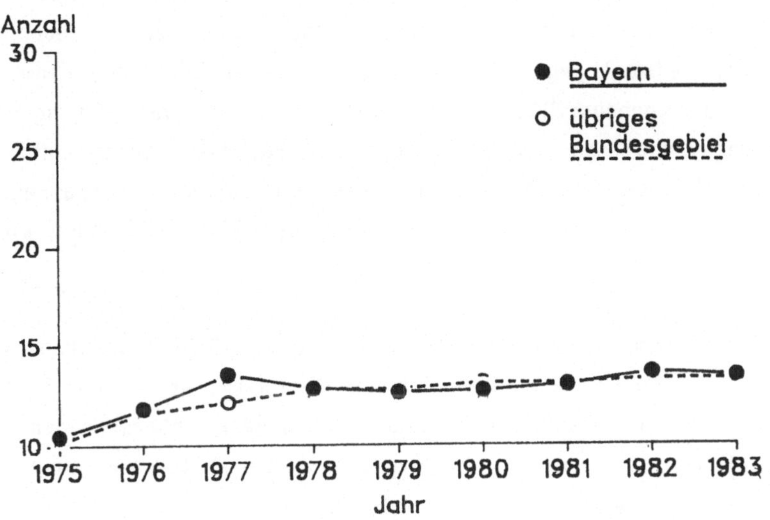

Quelle: Eigene Berechnungen nach BdO (Hrsg.): Statistik der Ortskrankenkassen in der Bundesrepublik Deutschland, Jahrgänge 1975 bis 1983

Abbildung 4.5

Krankenhausfälle der Renter (AOK) Bayern und übriges Bundesgebiet 1975-1983

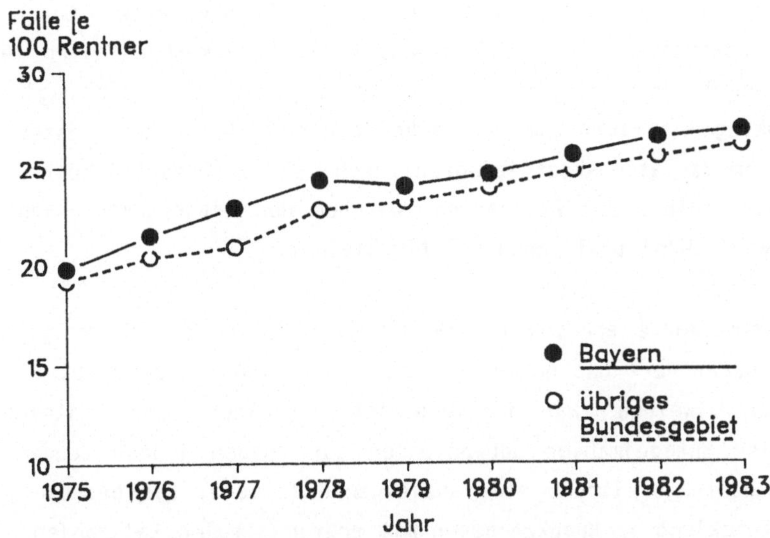

Quelle: Eigene Berechnungen nach BdO (Hrsg.): Statistik der Ortskrankenkassen in der Bundesrepublik Deutschland, Jahrgänge 1975 bis 1983

Die wahrnehmbaren Effekte entsprechen in ihrer mengenmäßigen Größenordnung und in ihrer zeitlichen Reichweite sicherlich nicht den in den Vertrag gesetzten Erwartungen. Insbesondere die Krankenhausfallzahlen der Rentner zeigen ein insgesamt nahezu ungebrochenes Wachstums für die Zeitspanne der dargestellten neun Jahre. Jedoch muß hierzu noch einmal angemerkt werden, daß kassenärztliche Einweisungen und Krankenhausfälle nicht identisch sind. Veränderungen des Einweisungsverhaltens der Zielgruppe des Bayern-Vertrags - der niedergelassenen Kassenärzte - werden demnach durch die Krankenhausfallzahlen nur mit den eingangs diskutierten Einschränkungen wiedergegeben.

Bei öffentlichen Wirksamkeitsbeurteilungen des Bayern-Vertrags wurde wiederholt hervorgehoben, daß sich die Verhältnisse in den 39 bayerischen Ortskrankenkassen erheblich voneinander unterscheiden. Deshalb soll hier die Entwicklung - getrennt für Mitglieder und Rentner - regionalisiert dargestellt werden.

In der Entwicklung der Krankenhausfallzahlen der Mitglieder (je 100 Mitglieder) ist die regionale Variabilität zwischen den 39 bayerischen Ortskrankenkassen erheblich (vgl. Tabelle 4.1). Sie ist ausgeprägter als die zeitlichen Schwankungen des Durchschnitts der 39 Ortskrankenkassen. 1977 beispielsweise betrugen die Krankenhausfälle je 100 Mitglieder in der Ortskrankenkasse mit den niedrigsten Werten nur knapp die Hälfte der Zahlen in der Ortskrankenkasse mit den meisten Krankenhausfällen (17,0 gegenüber 8,3 Krankenhausfällen je 100 Mitglieder). Hervorzuheben ist weiterhin, daß sich die regionalen Schwankungen relativ zum Durchschnitt der 39 Ortskrankenkassen (gemessen am Variationskoeffizienten) nach 1977 zurückentwickelt haben. Die Unterschiede der Fallzahlen zwischen den Ortskrankenkassen werden sowohl absolut als auch relativ kleiner.

Die Maximalwerte erreichen 1979 mit 17,3 Fällen je 100 Mitgliedern den höchsten Wert und nehmen danach in der Tendenz eher ab. Die Minimalwerte weisen zwar im Vergleich einzelner Jahre miteinander zeitweise unregelmäßige Schwankungen auf, haben jedoch tendenziell im Betrachtungszeitraum eine ansteigende Tendenz. Das bedeutet, daß die Entwicklung in Krankenkassen mit eher maximalen Fallzahlen nicht mehr ansteigt, während in den Bereichen mit vergleichsweise geringen Fallzahlen Zunahmen zu beobachten sind.

Tabelle 4.1

Krankenhausfälle der AOK-Mitglieder[a]
Regionalstatistiken der 39 bayerischen Ortskrankenkassen

Jahr	Krankenhausfälle der AOK-Mitglieder je 100 Mitglieder				
	Mittelwert der OKK	Standard-abweichung	Var. koeffizient	Maximum der OKK	Minimum der OKK
1975	10,4	1,2	11,5	12,6	8,5
1976	12,1	1,5	12,1	16,1	9,2
1977	13,0	1,9	14,6	17,0	8,3
1978	12,6	1,6	12,7	16,9	8,6
1979	12,6	1,6	12,4	17,3	10,2
1980	12,6	1,4	10,9	16,9	10,3
1981	12,8	1,6	12,3	17,0	9,6
1982	13,6	1,3	9,5	17,0	11,1
1983	13,3	1,3	9,8	16,3	10,0

[a] Pflicht- und freiwillige Mitglieder, ohne Familienangehörige

Quelle: Eigene Berechnungen nach BdO (Hrsg.): Statistik der Ortskrankenkassen in der Bundesrepublik Deutschland, Jahrgänge 1975 - 1983

Tabelle 4.2

Krankenhausfälle der Rentner (AOK)
Regionalstatistiken der 39 bayerischen Ortskrankenkassen

Jahr	Krankenhausfälle der Rentner je 100 Rentner				
	Mittelwert der OKK	Standard-abweichung	Var. koeffizient	Maximum der OKK	Minimum der OKK
1975	20,4	2,8	13,7	26,5	15,7
1976	21,9	2,8	12,9	29,1	17,0
1977	22,9	2,6	11,2	29,1	17,4
1978	24,3	2,7	11,1	29,1	19,4
1979	24,3	2,8	11,4	30,4	18,8
1980	25,1	2,4	9,6	30,4	19,9
1981	25,9	2,5	9,4	30,0	20,9
1982	26,9	2,5	9,4	31,5	21,0
1983	27,1	2,7	9,9	31,4	21,0

Quelle: Eigene Berechnungen nach BdO (Hrsg.): Statistik der Ortskrankenkassen in der Bundesrepublik Deutschland, Jahrgänge 1975 - 1983

Die Unterschiede zwischen den 39 bayerischen Ortskrankenkassen lassen sich demnach folgendermaßen zusammenfassen: Nach einer Zunahme der regionalen Variabilität der Krankenhausfälle der Mitglieder, die 1977 einen Höhepunkt erreicht, findet eine Niveauangleichung zwischen den 39 Ortskrankenkassen statt, die sich in die Periode der Wirkung des Bayern-Vertrag hinein fortsetzt. An den Extremwerten gemessen ist diese Entwicklung durch eine leichte Absenkung der Maximalwerte und durch eine etwas ausgeprägtere tendenzielle Anhebung der Minimalwerte gekennzeichnet. Regionale Unterschiede der Krankenhausfallwerte der Mitglieder sind über den gesamten Betrachtungszeitraum ausgeprägter als die zeitliche Variabilität.

Ähnliche Unterschiede wie bei den Mitgliedern lassen sich auch in der regional differenzierten Betrachtung der Krankenhausfälle von Rentnern beobachten (Tabelle 4.2). Auch bei dieser Versichertengruppe ist die regionale Unterschiedlichkeit stärker als die zeitliche. Ähnlich wie bei den Krankenhausfällen der Mitglieder ist bei den Rentnern ein tendenzieller Rückgang der relativen regionalen Variabilität im Zeitverlauf feststellbar (Variationskoeffizienten). Diese Niveauangleichung liegt in ähnlicher Größenordnung wie bei den Krankenhausfällen der Mitglieder. Bei den Rentnern, deren Krankenhausfallentwicklung durch eher stetige Steigerung gekennzeichnet ist, läßt sich jedoch keine Dämpfung der Maximalwerte beobachten, wenngleich diese über den gesamten Betrachtungszeitraum weniger stark zunehmen als die Minimalwerte.

Insgesamt ergibt sich also auch bei den Krankenhausfällen der Rentner eine Verringerung der regionalen Unterschiede, jedoch stellt sich nicht der Eindruck einer Abflachung der Maximalwerte-Entwicklung ein.

Auch die Änderungsraten der Krankenhausfallzahlen von 1979 auf 1983 streuen regional beträchtlich (Tabelle A.4.6). Bei den Krankenhausfällen der Mitglieder (je 100 Mitglieder) weisen 15 der 39 Kassen, das sind rund 40%, Rückgänge von 1979 auf 1983 von bis zu 15% auf. Die anderen 24 Kassen haben positive Zuwachsraten, die in vier Kassen die 30%-Marke überschreiten.

Bei den Rentnern sind die regionalen Gefälle in den Änderungsraten während dieses Zeitraums weniger ausgeprägt. Der überwiegende Teil der Kassen bewegt sich hier mit Zuwächsen von 1979 auf 1983 im Bereich zwischen 10% und 20%. Rückläufige Krankenhausfallzahlen der Rentner kommen praktisch nicht vor.

Faßt man die regionalen Unterschiede der Krankenhausfall-Entwicklung zusammen, dann kann diese bei den Mitgliedern als teilweise Ausgleich regionaler Disparitäten beschrieben werden. Zuwächse von 1979 auf 1983 finden vor allem in Regionen statt, die 1979 unterdurchschnittliche Fallzahlen hatten. In Kassen, die bei Abschluß des Bayern-Vertrags auf vergleichsweise hohen Niveaus lagen, lassen sich eher Dämpfungen der Krankenhausfallzahlen feststellen. Bei den Krankenhausfällen der Rentner ist diese regional differenzierte Bewegung weniger ausgeprägt. Zuwächse in Bereichen, deren Niveau bereits 1979 hoch war, finden nach wie vor statt. Regionen mit rückläufiger stationärer Versorgung der Rentner lassen sich nicht finden.

4.1.3 Die Einweisungsentwicklung aus der Sicht der niedergelassenen Ärzte

Die bislang in der Untersuchung des Einweisungsverhaltens verwendeten Routinedaten der Gesetzlichen Krankenversicherung enthalten im wesentlichen Mengenangaben über kassenärztliche Einweisungen und Krankenhausfälle. Interpretationen, ob die aus den Statistiken ablesbaren Entwicklungen auf die Regelungen des Bayern-Vertrags zurückführbar sind, und falls nicht, was dem entgegenstand und welche Bedingungen geschaffen werden müßten, um dem Motto 'soviel ambulant wie möglich, soviel stationär wie nötig' zu größerer Wirksamkeit zu verhelfen, müssen sich auf weitergehende Informationen und Argumentationen stützen. Sachverständige Auskünfte über diese Sachverhalte können am ehesten von denen gewonnen werden, die die Regelungen des Bayern-Vertrags in die Praxis umsetzen müssen - den niedergelassenen Kassenärzten.

In den Ärztebefragungen zum Bayern-Vertrag, die MEDIS 1982/83 und 1983/84 in Bayern und im übrigen Bundesgebiet durchführte (Satzinger et al. 1985), nahmen Fragen zur Möglichkeit der Verringerung von Einweisungen einen der Bedeutung des Themas entsprechenden großen Raum ein. In diesem Unterpunkt werden einige zentrale Ergebnisse wiedergegeben, die das bislang gewonnene quantitative Bild anreichern und seine Interpretation erleichtern sollen. Nach kurzen einleitenden Bemerkungen zur Validität und Validierung der Befragungsergebnisse wird zunächst die kassenärztliche Einschätzung der Einweisungsentwicklung in der Laufzeit des Bayern-Vertrags wiedergegeben. Danach werden die Meinungen der Ärzte über Hindernisse für weitere Einweisungsreduktionen referiert und abschließend die ambulanten Alternativen zu Einweisungen diskutiert.

4.1.3.1 Methodische Vorbemerkung

Befragungen ermitteln Aussagen der Ärzte über Entwicklungen und Bedingungen ihres Leistungs- und Verordnungsverhaltens. Sie sind jedoch keine direkten Registrierungen dieses Verhaltens. Daher muß bei der Interpretation der Ergebnisse bedacht werden, daß die Antworten das individuelle Verhalten des Arztes wiedergeben, wie es vermittelt durch dessen Selbstwahrnehmung und seine Einstellungen zum Bayern-Vertrag erscheint. Es ist beispielsweise denkbar, daß ein Arzt, der den Bayern-Vertrag befürwortet, sein eigenes Verhalten in sehr viel stärkerem Maß in Übereinstimmung mit dem Vertrag wahrnimmt, als dieses tatsächlich der Fall ist.

Validierungen der Arztangaben in dem Sinne, ob sie als gute Indikatoren für Arztverhalten angesehen können, lassen sich vor allem durch Vergleiche der Befragungsangaben mit externen Datenquellen, z.B. Registrierungen von Arztverhalten, gewinnen (kriterienbezogene Validierung). So konnte z.B. für die Zahl der in einem Quartal vom Arzt vorgenommenen Krankenhauseinweisungen durch Vergleich von Befragungsergebnissen mit Auswertungen an der Verordnungsdatei gezeigt werden, daß im Aggregatvergleich Befragung und Routinedaten zu gut übereinstimmenden Ergebnissen führen (Satzinger et al. 1984). Solange weitere Nachweise für eine Übereinstimmung zwischen Selbstauskünften und Arztverhalten ausstehen, sollte die Einflußmöglichkeit von Ein- stellungen auf das Antwortverhalten bei den Interpretationen der Er- gebnisse berücksichtigt werden. Nach den sozialwissenschaftlichen Erfahrungen mit Befragungen wäre es jedoch weit übertrieben anzu- nehmen, daß die Auskünfte der Ärzte ausschließlich das Produkt von Antworttendenzen sind und nicht auch als Widerspiegelungen ihres wirklichen Handelns zu interpretieren wären.

Bei der Wertung der Ergebnisse ist weiterhin zu beachten, daß es nicht möglich war, bei den Fragenformulierungen explizit zwischen ärztlichen Leistungen und Verordnungen für RVO-, Ersatzkassen- und Privatpatienten zu unterscheiden.

4.1.3.2 Einschätzung der Einweisungsentwicklung im Zeitraum vor 1982/83

Bei einer Erhebung der kassenärzlichen Meinungen über die Wirksamkeit des Mottos 'soviel ambulant wie möglich, soviel stationär wie nötig' steht naturgemäß an erster Stelle die Frage, wie sich die Zahl der Einweisungen seit Inkraftreten des Vertrags entwickelt hat.

Der Vertrag wurde im Herbst 1979 abgeschlossen. Die Befragung konnte aus forschungsorganisatorischen Gründen (vgl. Kapitel 2) nicht vor Ende 1982 begonnen werden. Um herauszufinden, was sich seit (und evtl. aufgrund) der Einführung der Regelungen geändert hat, war es daher nötig, von den Ärzten eine Auskunft über die Entwicklungen des ganzen Zwischenzeitraums, d.h. drei Jahre, zu erfragen. Da aus Methodenstudien bekannt ist, daß selbst einschneidende Ereignisse nach Ablauf von ungefähr einem Jahr bisweilen nicht mehr bei Befragungen erinnert werden, scheint die Zuverlässigkeit derartiger retrospektiver Schätzungen nicht sehr hoch zu sein (NCHSR 1977). Es hätte also aus erhebungsmethodischen Gründen nahegelegen, den Erinnerungszeitraum bei retrospektiven Fragen nach der Entwicklung von Krankenhauseinweisungen rigoros zu verkürzen. Dagegen sprachen jedoch sachliche Bedenken: Falls der Vertrag nur kurze Zeit nach Inkrafttreten seine ausgeprägteste Wirkung entfaltet hätte, dann würde eine Frage, die sich wegen eines - methodisch angeratenen - kurzen Erinnerungszeitraums nur auf das Jahr unmittelbar vor der Befragung richtet, systematisch mögliche Effekte des Vertrags (in den davor liegenden Jahren) ausblenden und dadurch zu vergleichsweise irrelevanten Ergebnissen führen.

Daher wurde im Dialog mit den Vertragspartnern abgestimmt, daß die methodischen Bedenken gegenüber den inhaltlichen zurückgestellt werden sollten, d.h. daß die retrospektiven Trendschätzungen über einen 3-Jahres-Zeitraum hinweg erfolgen sollten. Jedoch sollte die Art der Fragenformulierung nicht zur Überinterpretation der Ergebnisse verleiten:

- Es wurde darauf verzichtet, genauere quantitative Angaben über das Ausmaß der Veränderungen der Zahl der Krankenhauseinweisungen zu erheben.
- Die Angaben der Ärzte wurden als globale individuelle Trendschätzungen gewertet.

Auf die Frage, wie sich ihre Einweisungen während der letzten drei Jahren vor der Befragung (November 1982 bis März 1983) entwickelt haben, gibt etwa eine Hälfte der bayerischen Ärzte Abnahmen an. Die andere Hälfte berichtet, die Zahl der Einweisungen sei konstant geblieben. Zunahmen von Einweisungen kommen kaum vor (vgl. Abbildung 4.6 und Tabelle A.4.7). Überwiegend scheinen die Abnahmen von geringem Umfang gewesen zu sein (41,4%: 'etwas abgenommen').

Bei der Bewertung und Interpretation dieser Ergebnisse - insbesondere bei einem Vergleich mit der Krankenhausfall-Statistik - muß Folgendes bedacht werden:
- Die Ergebnisse gelten für eine repräsentative Stichprobe der bayerischen Kassenärzte, soweit diese vor dem 1.1.1980 niedergelassen waren. Die neu niedergelassenen Ärzte mit zum Teil intensiverer Nutzung der stationären Versorgung sind also nicht berücksichtigt.
- Der Bezugszeitraum der Frage erstreckt sich durch den zeitverzögerten Rücklauf der Fragebögen potentiell - wenn man die Formulierung wörtlich nimmt - auf die Zeit von November 1979 bis März 1983. Da die Frage in direktem Anschluß an Fragen zum Bayern-Vertrag gestellt wurde, ist jedoch zu vermuten, daß der Bezugszeitraum von vielen Ärzten mit der Laufzeit des Vertrages gleichgesetzt wurde.

Folgt man diesen Ergebnissen, nahm eine große Zahl der bayerischen Kassenärzte drei Jahre nach Inkrafttreten des Bayern-Vertrags ihr Einweisungsverhalten im wesentlichen in Übereinstimmung mit dessen Ziel einer Verringerung der Verordnungen von Krankenhauspflege wahr. Dieses allgemeine Bild ändert sich auch dann nicht, wenn eine Differenzierung nach größeren Arztgruppen vorgenommen wird. Arztgruppenspezifisch lassen sich nur leichte Unterschiede erkennen: Es berichten mehr Allgemeinärzte[8)] und Internisten Abnahmen von Einweisungen als Frauenärzte (vgl. Tabelle A.4.7).

Abbildung 4.6

Einweisungsentwicklung aus der Sicht niedergelassener bayerischer Kassenärzte
"Wie hat sich während der letzten drei Jahre (d.h. vor 1982/83) die Zahl Ihrer Krankenhauseinweisungen entwickelt?"

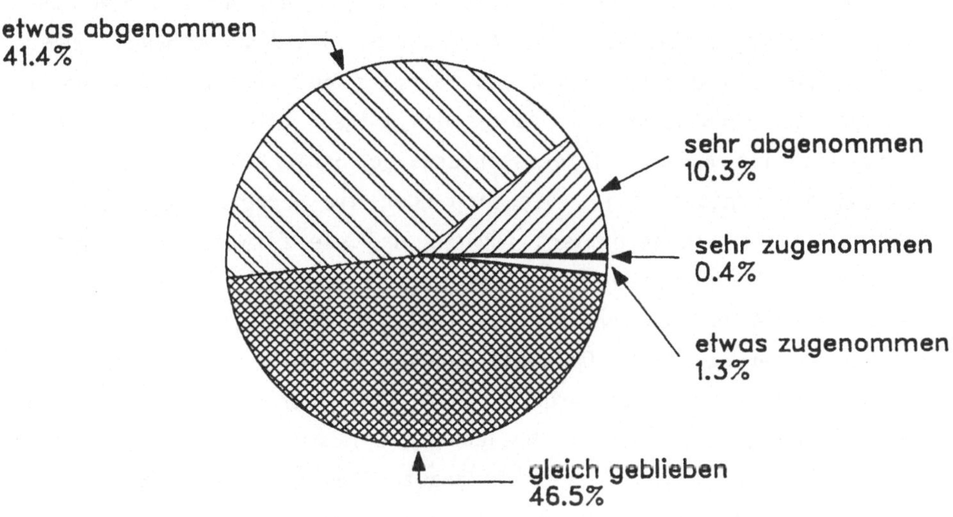

Quelle: MEDIS-Ärztebefragung 1982/83

Der Eindruck, der sich aus diesen Angaben der Ärzte ergibt, steht auf den ersten Blick in gewissem Kontrast zu demjenigen, den die Statistik der Krankenhausfälle bietet. Diese weist zwar auch 1979/80 Rückgänge gegenüber den Vorjahren aus, dann jedoch einen Anstieg, der 1982 einen Höhepunkt erreichte. Zur Erklärung der Diskrepanzen zwischen Befragung und Routinedaten können u.a. zwei Annahmen herangezogen werden: Erstens unterstellt die Fragenformulierung eine in ihrer Gesamttendenz homogene Entwicklung des Einweisungsverhaltens über den vergleichsweise langen Zeitraum von drei Jahren. Es ist jedoch denkbar und aufgrund der Routinedaten auch plausibel, daß manche Ärzte als kurzzeitige Reaktion auf den Bayern-Vertrag ihre Einweisungen verringert haben. Diese Ärzte könnten dazu tendieren, ihr Verhalten in der Befragung als 'leichte Abnahme der Einweisungen während der letzten drei Jahre' zu deklarieren. Weiterhin kann der Anstieg der Krankenhausfälle von 1980 zu 1982 in den Routinedaten, wie bereits ausgeführt, andere Gründe haben als eine Zunahme der Einweisungen der befragten Kassenarztgruppen, beispielsweise einen Anstieg der Aufnahmen durch beteiligte Krankenhausärzte (vgl. z.B. Die Ortskrankenkasse 8/9 1984, S.307), vermehrte Rettungsdiensteinlieferungen oder Umstellungen im Leistungsrecht der RVO-Kassen[9].

Zwischen der Kenntnis des Bayern-Vertrags und den Angaben zum Einweisungsverhalten besteht erwartungsgemäß ein Zusammenhang. Unter den Ärzten, die die Grundzüge des Vertrags gut kennen, geben 55,5% Abnahmen der Einweisungen an, unter denjenigen, die ihn nicht kennen 32,8% (Tabelle A.4.8). Interessanterweise berichtet auch noch ein Drittel der wenigen Ärzte, die sich über die Grundzüge des Bayern-Vertrags nicht gut informiert fühlen, daß sie Einweisungen verringert haben. Dieses bedeutet, daß es eine Gruppe von Ärzten gibt, die ohne Kenntnis des Bayern-Vertrags faktisch dem Ziel einer Einweisungsverringerung folgt. Ob diese Tendenz auf eine spezifisch bayerische Haltung der Ärzte zurückzuführen ist, oder ob sich hierin ein Verordnungstrend der Ärzte abzeichnet, der ganz allgemein in der niedergelassenen Kassenärzteschaft anzutreffen ist, wird sich weiter unten beim Vergleich der Bayern-Bund-Daten erweisen.

Die Frage, ob die Regelungen des Bayern-Vertrags dazu geführt haben, daß sie die Zahl ihrer Einweisungen verringern konnten, wird von insgesamt 41% der Ärzte bejaht (Tabelle 4.3).[10] Von den Ärzten, die Einweisungsabnahmen berichten, führen dies jedoch nur 59% auf die speziellen Regelungen des Bayern-Vertrags zurück. Ungefähr die Hälfte der offenen Kommentare läßt erkennen, daß sich ein großer Teil der Ärzte unabhängig vom Bayern-Vertrag bei ihren Einweisungsentscheidungen von der Maxime der Beschränkung auf das medizinisch Notwendige leiten ließ. Am häufigsten werden sinngemäß Anmerkungen gemacht wie: "Ich habe meine Einweisungen schon immer auf das notwendige Minimum beschränkt" (24 von 110 Eintragungen) und "Der Bayern-Vertrag hat mir in Bezug auf Einweisungen nichts Neues gebracht" (10 Eintragungen). Es sei an dieser Stelle angemerkt, daß diese Haltung der Ärzte durchaus mit den Zielen des Vertrags - den Patienten eine medizinisch notwendige und hochwertige Behandlung zukommen zu lassen - in Einklang steht. In den Äußerungen der Ärzte deutet sich jedoch an, daß der Vertrag für sie keine neuen Verhaltensmöglichkeiten erkennen ließ, die konkret genug sind, um eine weitergehende Intensivierung der ambulant-ärztlichen Leistungen zur Substititution stationärer Versorgung zuzulassen (vgl. auch Kapitel 8).

Die Verhältnisse in der Ärztestichprobe des übrigen Bundesgebiets sind denen in der bayerischen im Grundsatz sehr ähnlich (Tabelle A.4.9). Nahezu kein Arzt im Bundesgebiet berichtet Zunahmen der Einweisungen. Die Abnahmen im Bundesgebiet (35,1% 'sehr/etwas abgenommen') fallen jedoch deutlich geringer aus als in Bayern (54,1% 'sehr/etwas abgenommen').[11]

Interessanterweise ist der Anteil der Ärzte im Bundesgebiet mit Abnahmen der Einweisungen ähnlich hoch wie der unter den bayerischen Ärzten, die den Bayern-Vertrag nicht kennen. Der Vertrag scheint demnach einem generellen Trend unter bayerischen Ärzten verstärkt zur Wirkung verholfen zu haben. Hier muß jedoch daran erinnert werden, daß die Befragung zu einem Zeitpunkt erfolgte, als in weiten Teilen der Bundesrepublik der Bayern-Vertrag bereits Nachfolger gefunden hatte. Die Angleichung der bundesdeutschen an die bayerischen Verhältnisse könnte demnach auch eine Folge der Trend-Setter-Funktion des Vertrags sein (vgl. hierzu Kapitel 11).

Auch andere Äußerungen der Kassenärzte in der Ärztebefragung 1982/83 zum Thema 'Kostendämpfung' weisen tendenziell ähnliche Einstellungen bayerischer und außerbayerischer Ärzte nach. Im Fragebogen findet sich die offene Formulierung: "Ihre persönliche Meinung zur Kostendämpfung:...". Unter den Eintragungen rangiert sowohl in Bayern als auch im übrigen Bundesgebiet die Meinung an zweithäufigster Stelle: "Kostendämpfung sollte im stationären Bereich ansetzen". Davor stehen allgemein befürwortende Äußerungen zur Kostendämpfung.

Die nach Einführung des Bayern-Vertrags erfolgte Übernahme vergleichbarer Regelungen in anderen, außerbayerischen KV-Regionen legt es nahe, für das Bundesgebiet eine nach Ländern differenzierte Auswertung durchzuführen. Die Fallzahlen für derartige Auswertungen in den einzelnen Bundesländern werden sehr klein, so daß statistisch abgesicherte Ergebnisse von einem derartigen Vergleich nicht zu erwarten sind (vgl. Tabelle A.4.20). Tendenziell weisen die Verteilungen jedoch daraufhin, daß in den Bundesländern Niedersachsen und Hessen, die Honorarvereinbarungen mit ähnlichen Elementen wie der

Tabelle 4.3

Auswirkungen des Bayern-Vertrags auf Einweisungsreduktionen
"Haben die Regelungen des Bayern-Vertrags dazu geführt, daß Sie die Zahl Ihrer Krankenhauseinweisungen verringern konnnten?"

Antwort	Ausgewählte bayerische Kassenarztgruppen[a]				
	Prakt./Allg. Ärzte (n=134) %	Inter-nisten (n=94) %	Frauen-ärzte (n=99) %	HNO Ärzte (n=62) %	Gesamt (n=389) %
ja	44,0	40,4	39,4	37,1	40,9
nein	56,0	59,6	60,6	62,9	59,1
Summe	100	100	100	100	100

[a] Gesamtstichprobe

Quelle: MEDIS-Ärztebefragung 1982/83

Bayern-Vertrag haben, Abnahmen bei den Einweisungen deutlich öfter vorkommen als beispielsweise in Nordrhein-Westfalen oder Baden-Württemberg.

4.1.3.3 Hindernisse für Einweisungsreduktionen

Daß die Bereitschaft oder Möglichkeit zur Verringerung von Krankenhauseinweisungen zum Befragungszeitpunkt bereits auf Grenzen stieß, die - wie oben bereits angedeutet - vor allem in der medizinischen Notwendigkeit zur stationären Behandlung liegen, zeigen die Antworten auf die Frage "Sehen Sie Möglichkeiten, die Zahl Ihrer Einweisungen künftig zu verringern?". In der Befragung 1982/83 wurde diese Frage von 16% der bayerischen Kassenärzte bejaht (Tabelle 4.4). Der überwiegende Teil der bayerischen Kassenärzte hielt demnach zu diesem Zeitpunkt weitere Einweisungsreduktionen nicht für möglich.

Unter den Hinderungsgründen, die aus der Sicht der befragten Ärzte der weiteren Reduktion von Einweisungen im Wege stehen, spielten die meisten der im Fragebogen vorgegebenen Gründe nur eine untergeordnete Rolle[12)]: keine Zeit für Hausbesuche (4,4%), fehlende Praxisausstattung (4,9%), fehlendes Praxispersonal (1,9%) und Fehlen von

Tabelle 4.4

Ärztliche Einschätzung weiterer Einweisungsverringerungen
"Sehen Sie die Möglichkeit, die Zahl Ihrer Krankenhauseinweisungen künftig zu verringern?"

Antwort	Kassenärzte in Bayern[a]	
	abs.	%
ja	190	16,3
nein	976	83,7
Summe	1.166	100
Keine Angabe	63	-

[a] Basisstichprobe

Quelle: MEDIS-Ärztebefragung 1982/83

Gebietsärzten (2,1%) wurden relativ selten angekreuzt. Lediglich die Antwortkategorie 'Fehlen ambulanter Pflegedienste' wurde von mehr als 10% der Ärzte genannt. Unter den freien Nennungen von Gründen stehen an zahlenmäßig herausragender Stelle: 'Medizinische Notwendigkeit zur stationären Behandlung' (647 von 1.428 Nennungen), 'Einweisungsminimum ist erreicht, ambulante Möglichkeiten erschöpft' (373 Nennungen), aber auch 'Eigene Belegarzttätigkeit' (103 Nennungen).

Dieses Bild korrigierte sich dann jedoch ein Jahr später in der Zweitbefragung (1983/84). Zu diesem Zeitpunkt gaben 25% der Ärzte an, im Jahr 1983 - im Vergleich zum Vorjahr - weniger Patienten in ein Krankenhaus eingewiesen zu haben (Tabelle A.4.11). Dieser Sachverhalt korrespondiert vergleichsweise gut mit dem leichten Rückgang der Krankenhausfälle der Gesamtmitglieder der bayerischen Ortskrankenkassen in diesem Zeitraum.

Weitere Aufschlüsse vermittelt eine Zusammenführung der Angaben aus Erst- und Zweitbefragung für diejenigen Ärzte, die sich an beiden Befragungen beteiligten. Unter den Ärzten, die 1982/83 prospektiv Einweisungsreduktionen für möglich hielten, ist der Anteil derer, die 1983/84 auch retrospektiv Abnahmen von Einweisungen berichteten, doppelt so hoch wie unter denjenigen, die 1982/83 künftige Möglichkeiten von Einweisungsverringerungen verneinten.

Vergleicht man die Antworten der bayerischen mit den bundesdeutschen Ärzten in der Zweitbefragung, dann ist in der Tendenz im Jahr 1983/84 eine weitgehende Angleichung der Angaben bayerischer und außerbayerischer Ärzte zu beobachten ist: Einweisungsabnahmen im Vergleich zum Vorjahr berichten 25% der Ärzte aus Bayern und 20% aus dem übrigen Bundesgebiet (bezogen auf 1983). Zusammengefaßt heißt dies, daß gegen Ende 1982 - möglicherweise aber auch schon früher - aus Sicht der Kassenärzte die medizinische oder pflegerische Notwendigkeit zur stationären Versorgung ihrer Patienten einer weiteren Verringerung kassenärztlicher Einweisungen im Wege stand. Insbesondere der Sachverhalt, daß die Zunahme der Krankenhausfälle der Rentner durch den Bayern-Vertrag nur sehr kurzfristig unterbrochen wurde, stimmt gut mit den oben genannten Hindernissen für Einweisungsverringerungen - besonders die Notwendigkeit zur pflegerischen Versorgung im stationären Sektor - überein. 1982 war der Bayern-Vertrag damit indirekt aus der Sicht der Kassenärzte an der Grenze seiner Wirksamkeit insoweit angekommen, daß fortgesetzte Verringerungen stationärer Fälle nicht mehr möglich schienen. Die Entwicklung im Jahr 1983 stellte sich jedoch günstiger dar (auch im Lichte der Statistik der Krankenhausfälle) als es zum Jahreswechsel 1982/83 erschienen war.

4.1.3.4 Ambulante Alternativen zu Einweisungen

Der Bayern-Vertrag sieht vor, die Verringerung der kassenärztlichen Einweisungen durch 'gezielte Diagnostik und Therapie unter Ausschöpfung der den Kassenärzten gemeinsam zur Verfügung stehenden Mittel' zu erreichen. Der einzelne Kassenarzt hat demnach grundsätzlich mehrere Verhaltensmöglichkeiten zur Realisierung der Forderung 'soviel ambulant wie möglich'. Er kann:

- die eigene ambulante Tätigkeit intensivieren
- Patienten an andere niedergelassene Kassenärzte überweisen, statt sie einzuweisen
- ambulante statt stationärer Pflege für einen Patienten verordnen.

In diesem Unterpunkt wird dargestellt, in welchem Anteil die Kassenärzte nach eigenen Angaben diese Möglichkeiten genutzt haben. Ausführliche Analysen der Substitutionsbeziehungen zwischen kassenärztlichen Leistungen und Verordnungen bleiben einem späteren Kapitel vorbehalten (Kapitel 8).

Die hypothetische Frage: "Haben Sie im Verlauf der letzten drei Jahre Patienten, die Sie früher noch in das Krankenhaus eingewiesen hätten, selbst behandelt?" wurde 1982/83 von 57,0% der bayerischen Allgemeinärzte bejaht (Tabelle 4.5).[13] Ein Jahr später ist dieser Anteil nahezu konstant geblieben (57,7% der Allgemeinärzte; Tabelle A.4.12). Eine Längsschnittauswertung zeigt, daß es sich um ein individuell konstantes Verhaltensmuster handelt.

Von der Möglichkeit, Patienten, die sie früher noch in das Krankenhaus eingewiesen hätten, an andere niedergelassene Kollegen zu überweisen, haben in den Jahren vor 1982/83 rund 53% der Allgemeinärzte Gebrauch gemacht (Tabelle 4.5). Auch bei dieser Frage bleiben die Antwortverteilungen in der Zweitbefragung nahezu unverändert.

Überweisungen eines Patienten in die Ambulanz eines beteiligten Chefarztes sind nach Angaben der bayerischen Ärzte in den Jahren seit Einführung des Bayern-Vertrags eher rückläufig: 39% der befragten Ärzte machen hiervon überhaupt keinen Gebrauch, bei 26% kam dies in den letzten Jahren seltener vor als davor, bei 33% etwa gleich oft und nur 2% der Ärzte berichten eine Zunahme.

Tabelle A.4.13 gibt einen Überblick über Kombinationen ambulanter Alternativen zu Einweisungen in der befragten Ärztestichprobe. Unter den Ärzten mit verringerten Einweisungszahlen überwiegt die Gruppe, die von beiden ambulanten Alternativen (Eigenbehandlung und Überweisung) Gebrauch gemacht hat. Bei den Ärzten, die nur eine der beiden ambulanten Alternativen wählen, kommt die Eigenbehandlung von Patienten häufiger vor als die Überweisung. 'Soviel ambulant wie möglich' scheint demnach in erster Linie als Intensivierung der eigenen ambulanten Leistungen und erst in zweiter Linie als Nutzung der Überweisungsmöglichkeiten verstanden worden zu sein.

Auch im übrigen Bundesgebiet (Tabelle 4.5) geben etwa 50% der Ärzte eine Intensivierung der ambulanten Versorgung durch Eigenbehandlung oder Überweisung an andere niedergelassene Ärzte an.

Tabelle 4.5

Ambulante Alternativen zu Einweisungen aus Sicht niedergelassener Allgemeinärzte im Vergleich Bayern - Bund 1982/83

Fragen zu ambulanten Alternativen	Allgemeinärzte[a] Bayern (n = 137) %	übriges Bundesgebiet (n = 215) %
Haben Sie im Verlauf der letzten drei Jahre Patienten, die Sie früher noch ins Krankenhaus eingewiesen hätten, selbst behandelt?		
ja	57,0	49,1
nein	43,0	50,9
Haben Sie im Verlauf der letzten drei Jahre Patienten, die Sie früher noch ins Krankenhaus eingewiesen hätten, an andere niedergelassene Ärzte überwiesen?		
ja	53,1	41,1
nein	46,9	58,9
Haben Sie in den letzten drei Jahren seltener oder häufiger als in der Zeit davor Patienten an Chefarztambulanzen überwiesen?		
überhaupt nicht	26,4	--
seltener	32,6	--
etwa gleich oft	37,2	--
häufiger	3,8	--

[a] ohne Belegärzte

Quelle: MEDIS-Ärztebefragung 1982/83

Ein Jahr später, bei der Zweitbefragung, zeigen sich dagegen deutlichere Unterschiede zwischen Bayern und übrigem Bundesgebiet (Tabelle A.4.12). Während in Bayern nach wie vor etwa die Hälfte der Allgemeinärzte berichtet, im Jahr 1983 Patienten, die früher noch in das Krankenhaus eingewiesen worden wären, selbst behandelt oder an niedergelassene Kollegen überwiesen zu haben, ist der Anteil dieser Ärzte im Bund auf ca. 1/3 der Stichprobe zurückgegangen.

Weitere Ergebnisse über die Nutzung ambulant-ärztlicher Alternativen zu Einweisungen finden sich in den Kapiteln über ärztliche Leistungen (insbesondere Entwicklung der Hausbesuchstätigkeit; Kapitel 3), über Arzneimittelverordnungen (Kapitel 5) und über Substitutionsbeziehungen zwischen ärztlichen Leistungen und Verordnungen (Kapitel 8).

4.1.3.5 Nutzung ambulanter Pflegedienste

Tabelle 4.6 gibt einen Überblick über die Nutzung ambulanter Pflegedienste, z.B. Sozialstationen, durch niedergelassene Allgemeinärzte in Bayern. Fast alle Ärzte haben derartige Einrichtungen im Umfeld ihrer Praxis verfügbar und nutzen diese - nach eigenen Angaben - für durchschnittlich 4 bis 6 Patienten im Monat. Die in der Befragung berichteten Erfahrungen in der Zusammenarbeit sind überwiegend gut, und die Hälfte der Ärzte hält einen Ausbau bzw. die Einrichtung derartiger Pflegedienste für erforderlich. Durch den Ausbau der ambulant-pflegerischen Versorgung könnten aus der Sicht eines Teils der Ärzte weitere Voraussetzungen für Einweisungsverringerung geschaffen werden.

Das Ausmaß, in dem das Fehlen häuslicher oder anderweitiger ambulanter Pflegemöglichkeiten die Einweisungsnotwendigkeiten bestimmen, zeigt sich an den zwei Fragen der Erst- und der Zweitbefragung. Um zu ermitteln, wie oft es vorkommt, daß das Fehlen häuslicher pflegerischer Versorgung ein wesentlicher Grund für Einweisungen ist, wurde in der Erstbefragung die Formulierung verwendet: "Haben Sie in letzter Zeit Krankenhauseinweisungen vorgenommen, die allein aus der Natur des Krankheitszustandes nicht zwingend erforderlich gewesen wären (soziale Indikation)?" Diese Frage wurde von 26% der Allgemeinärzte[14)] sowohl in Bayern wie auch im übrigen Bundesgebiet bejaht. Bei den übrigen Arztgruppen, insbesondere bei den Frauenärzten und den HNO-Ärzten, kommen Einweisungen aus diesen Gründen wesentlich seltener vor.

Bei der Diskussion dieser Ergebnisse mit ärztlichen Standesvertretern wurde der Einwand geltend gemacht, daß diese Formulierung verfänglich sei, der Wortlaut der Frage habe sich - wolle er nicht vertragswidriges Verhalten der Ärzte thematisieren - enger an die mittlerweile neu formulierten Richtlinien zur Verordnung von Kranken-

Tabelle 4.6

Nutzung ambulanter Pflegedienste durch bayerische Allgemeinärzte

Fragen zu ambulanten Pflegediensten		Allgemeinärzte[a] in Bayern	
		abs.	%
Gibt es im Einzugsbereich Ihrer Praxis Einrichtungen für ambulante Krankenpflege (z.B. Sozialstationen)...			
	ja	121	93,1
	nein	9	6,9
	weiß nicht	0	0,0
	k.A.	7	-
Für wieviele Patienten nutzten Sie diese Dienste im letzten Monat?			
	0 - 1	11	9,1
	2 - 3	29	24,0
	4 - 6	42	34,7
	7 und mehr	39	32,2
	k.A.	16	-
Wie sind insgesamt Ihre Erfahrungen bei der Zusammenarbeit?			
	gut	90	75,6
	zufriedenstellend	28	23,5
	schlecht	1	0,8
	k.A.	16	-
Halten Sie im Bereich Ihrer Praxis die Einrichtung ambulanter Pflegedienste bzw. deren weiteren Ausbau für erforderlich?			
	ja	60	47,6
	nein	57	45,2
	weiß nicht	9	7,1
	k.A.	11	-

[a] ohne Belegärzte

Quelle: MEDIS-Ärztebefragung 1982/83

hauspflege anzulehnen. Dieser Anregung folgend enthielt die Zweitbefragung folgenden Text: "Sahen Sie sich im letzten Quartal zu Krankenhauseinweisungen veranlaßt, die aufgrund medizinischer Gegebenheiten allein nicht erforderlich gewesen wären, aber wegen des Fehlens einer häuslichen oder sonstigen pflegerischen Versorgung nötig wurden?" In der Erweiterung der Formulierung aus der Erstbefragung wurde also das "Fehlen einer häuslichen oder sonstigen pflegerischen Versorgung" betont.

Wie die Übersicht über die Antwortverteilungen (Tabelle A.4.14) zeigt, wird diese Frage von 45,6% der bayerischen Allgemeinärzte bejaht, im Vergleich zu nur 30,5% im übrigen Bundesgebiet. Der Unterschied von 15 Prozentpunkten zwischen bayerischen und nicht-bayerischen Allgemeinärzten bedarf noch einer Interpretation, zu der hier nur zwei Vermutungen geäußert werden sollen:

- Gibt es in Bayern vermehrt Patienten, die pflegerischer Betreuung bedürfen?
- Oder sind bayerische Ärzte kritischer gegenüber ihrem eigenen Einweisungsverhalten und räumen hierfür eher nicht-medizinische Gründe ein?

4.1.4 Zugangswege zum Krankenhaus aus der Sicht von Krankenhauspatienten und -ärzten

4.1.4.1 Die Krankenhauspatienten-Befragung

Die Einweisung zur Behandlung in Akutkrankenhäusern ist in der Regel nur ein Ausschnitt aus Behandlungsverläufen von Patienten (Patientenkarrieren). Vor- und nachstationäre ambulante Behandlung durch einen oder mehrere niedergelassene Ärzte, Inanspruchnahme paramedizinischer Betreuungsangebote, stationäre Wiederbehandlung oder Heilbehandlung in Rehabilitationseinrichtungen bilden Elemente, die sich vor oder nach stationärer Betreuung zu komplexen Mustern der medizinischen Versorgung ergänzen können.

Es ist ein vielfach bedauerter Mangel der Routinedaten der GKV, daß sich mit ihnen in der üblicherweise aufbereiteten Form derartige Behandlungsverläufe nicht darstellen lassen. Selbst sofern sich für Zwecke der GKV dokumentierte Informationen, wie etwa Abrechnungsdiagnosen und ärztliche Leistungen, nur auf einen, beispielsweise den ambulanten Versorgungssektor beziehen, sind sie nur zeitlich segmentiert verfügbar (für Abrechnungsquartale) und ihre zeitliche Struktur (der Zuordnung von Leistungen zu Diagnosen oder die zeitlichen Gliederung von mehreren Diagnosen) nur begrenzt rekonstruierbar (vgl. z.B. Schwefel und Schwartz 1980, Schwefel, Brenner und Schwartz 1979).

Bei der gegenwärtigen Datenlage sind Darstellungen von Patientenkarrieren, soweit sie den Vorgang des Krankwerdens, der ambulanten

Behandlung, des Übergangs in den stationären Bereich und die Nachbehandlung, Rehabilitation oder Heilung beinhalten, nur durch Befragungen von Patienten möglich. Denn nur Patienten erleben den gesamten Prozeß und sind dadurch die einzigen, die diesen - im Prinzip zumindest - lückenlos nachzeichnen können.

Im Rahmen der vorliegenden Studie hat eine Befragung von Patienten über die Stationen ihres Weges in das Krankenhaus flankierende Bedeutung, da sie hilft, die zahlenmäßige Bedeutung der einzelnen Zugangswege abzuschätzen. Die Zuverlässigkeit einer derartigen Schätzung mag infolge des begrenzten Differenzierungs- und Erinnerungsvermögens der Patienten eingeschränkt sein. Ihr relativer Informationswert ist dennoch angesichts der unbefriedigenden Differenzierbarkeit der Routinedaten hoch einzuschätzen.

Zur Ermittlung der Zugangswege von Patienten in das Krankenhaus, der Bewertung des Krankenhausaufenthalts und des subjektiv wahrgenommenen Gesundheitszustands vor und nach stationärer Behandlung führte MEDIS im Februar 1984 eine Befragung entlassener Krankenhauspatienten durch. 1983 war der Erhebung eine Pilotstudie mit bayerischen Patienten vorausgegangen.[15)]

Die Grundgesamtheit der Hauptstudie (1984) waren Personen im Alter ab 20 Jahren, die in den letzten drei Monaten vor der Erhebung stationär im Krankenhaus behandelt wurden, wobei Entbindungen nicht berücksichtigt werden sollten. Die Stichprobe umfaßte für Bayern 280 und für das übrige Bundesgebiet 501 Personen.[16)]

Die im folgenden wiedergegebenen Auswertungen beziehen sich nur auf die Angaben von Versicherten der RVO-Kassen (Orts-, Betriebs-, Innungs- und Landwirtschaftliche Krankenkassen). Deren Fallzahlen sind 163 in der Bayern- und 268 in der Bundesstichprobe. Die Auswertungsergebnisse werden getrennt für Bayern und das übrige Bundesgebiet referiert.[17)]

4.1.4.2 Zugangswege der Patienten in das Krankenhaus

Die unterschiedlichen Varianten der Zugangswege zum Krankenhaus wurden im Interview - soweit die Fragentechnik dies zuließ - in enger

Anlehnung an die Systematik der Deutschen Krankenhausgesellschaft (DKG 1982) konzipiert, die bereits im Unterpunkt 4.1.2 erwähnt wurde.

Danach gilt die Verordnung von Krankenhauspflege durch einen niedergelassenen Kassenarzt nach sorgfältiger Prüfung der gesundheitlichen und sozialen Lage des Patienten zwar als der Regelfall, nicht jedoch als der ausschließliche Weg, auf dem Patienten in ein Krankenhaus gelangen. Neben dem Kassenarzt entscheiden - in geringerem Umfang - auch andere Berufsgruppen über die Zuweisung von Patienten in die stationäre Behandlung, vor allem Krankenhausärzte und Rettungsdienste.

Die DKG unterscheidet beispielsweise:

- Einweisungen durch niedergelassene Ärzte per kassenärztlichem Vordruck 'Verordnung von Krankenhauspflege' (Einweisungsschein)
- Einweisung durch niedergelassene Ärzte, die zugleich als Belegärzte tätig sind, per Einweisungsschein
- Einweisung durch Krankenhausärzte, die an der kassenärztlichen Versorgung beteiligt sind, per Einweisungsschein
- Aufnahme von Unfallopfern, die z.B. mit dem Notarztwagen in das Krankenhaus gebracht werden
- Patienten, die - ohne Einschaltung des Hausarztes - vom diensthabenden Krankenhausarzt als Notfall aufgenommen werden
- Patienten, die auf Empfehlung eines niedergelassenen Arztes - aber ohne Einweisungsschein - ein Krankenhaus aufsuchen und vom diensthabenden Krankenhausarzt als Notfall aufgenommen werden
- Verlegung aus einem anderen Krankenhaus (DKG 12/1982, S.511).

Diese Beschreibung ist ein nützlicher Ansatzpunkt für Differenzierungen der 'Zugangswege'.

Bei der überwiegenden Zahl der befragten Patienten wurde die Entscheidung, daß sie zum Zwecke der stationären Behandlung ein Krankenhaus aufsuchen sollte, von einem Hausarzt oder einem anderen niedergelassenen Arzt getroffen. Unter den bayerischen Patienten nannten 65,6% den niedergelassenen Arzt als den Entscheidungsträger, bei den Patienten im übrigen Bundesgebiet waren es 66,4% (Tabelle 4.7).

In fast allen diesen Fällen, in denen der niedergelassene Arzt über die Einweisung zur stationären Behandlung entschieden hatte, war

Tabelle 4.7

Zugangswege zum Krankenhaus aus der Sicht von RVO-Patienten "Wer hat die Entscheidung getroffen, daß Sie zum Zwecke der stationären Behandlung ein Krankenhaus aufsuchen sollten?"

Antwort	Anzahl RVO-Patienten			
	Bayern		übriges Bundesgebiet	
	abs.	%	abs.	%
Patient, Ehepartner, Familienangehörige ohne Rücksprache mit einem Arzt	15	9,2	25	9,3
Niedergelassener Arzt, Hausarzt	107	65,6	178	66,4
Notarzt	13	8,0	24	9,0
Krankenhausarzt im Verlauf einer ambulanten Behandlung	17	10,4	27	10,1
Rettungsdienst, Feuerwehr	10	6,1	6	2,2
Sonstiges	1	0,6	8	3,0
Summe	163	100	268	100

Quelle: MEDIS-Krankenhauspatienten-Befragung 1984

auch ein Einweisungsschein vom Arzt ausgestellt worden (für 95% der bayerischen und 97% der übrigen Patienten). Informelle Verweisungen von RVO-Versicherten durch niedergelassene Ärzte an Krankenhäuser, d.h. das Unterlassen des Ausstellens einer Verordnung von Krankenhauspflege, kamen demgemäß nur selten vor.

Ein Teil der von einem niedergelassenen Arzt eingewiesenen Patienten wurde von diesem belegärztlich weiterbehandelt. Der Anteil dieser Patienten war mit 16% in Bayern erwartungsgemäß höher als im übrigen Bundesgebiet (9%), wobei diese Proportionen recht gut die unterschiedlichen Belegarztanteile in Bayern und im übrigen Bundesgebiet widerspiegeln.

Unter den Patienten, die von niedergelassenen Ärzten eingewiesen worden waren, litten rund 69% (Bundesgebiet: 73%) schon längere Zeit - 'einige Monate oder länger' - vor ihrem Krankenhausaufenthalt unter den Beschwerden oder Krankheiten, die zu der stationären Behandlung geführt hatten. Sie waren vor ihrer Einweisung größtenteils längere Zeit (Bayern: 55%; Bund 61%) und einige nur kürzere Zeit (Bayern: 19%; Bundesgebiet 16%) in ambulanter Behandlung gewesen.

Kassenärztliche Einweisungen ohne kürzere oder längere ambulante Vorbehandlungen, kamen in Bayern bei 26% und im übrigen Bundesgebiet bei 24% der Patienten vor. Unter diesen Patienten befanden sich überproportional viele Unfälle und Akutfälle. Im Vergleich zu Patienten, die über andere Zugangswege in das Krankenhaus gelangt waren, z.B. krankenhausärztliche Aufnahmen oder Rettungsdiensteinlieferungen, spielten unter den kassenärztlichen Einweisungen die Unfälle und die plötzlich eingetretenen Not- und Akutfälle erwartungsgemäß eine zahlenmäßig geringere Rolle. Sie betrugen bei den bayerischen Patienten mit kassenärztlichen Einweisungen zusammengenommen rund 26% (übriges Bundesgebiet: 25,8%).

Stationäre Aufnahmen durch Krankenhausärzte nach einer ambulanten Behandlung am Krankenhaus kamen sowohl in Bayern als auch im übrigen Bundesgebiet bei ungefähr 10% der Fälle vor (Tabelle 4.7). Genauere prozentuale Aufgliederungen dieser wie auch der folgenden Patientengruppen verbieten sich wegen der kleinen Fallzahlen. Ein Teil dieser Patienten (ungefähr zwei Drittel) war bereits vor der ambulanten Krankenhausbehandlung bei niedergelassenen Ärzten behandelt worden.

Weitere 10% der Krankenhauspatienten gaben an, sich spontan - ohne Rücksprache mit einem niedergelassenen Arzt - entschlossen zu haben, ein Krankenhaus zum Zwecke stationärer Behandlung aufzusuchen oder von Familienangehörigen oder Nachbarn dorthin gebracht worden zu sein. Da die Aufnahme dieser Patienten durch einen Krankenhausarzt veranlaßt worden sein mußte, können sie ebenfalls zu den krankenhausärztlichen Aufnahmen gerechnet werden. Auch bei dieser Gruppe finden sich keine größeren Unterschiede zwischen bayerischen Patienten (9,2%) und solchen im übrigen Bundesgebiet (9,3%).

Unter den Patienten, die das Krankenhaus spontan aufsuchten, ist der Anteil der Unfall- oder Akutfall-Patienten mit insgesamt 74% besonders hoch. Nur etwa die Hälfte von ihnen war vorher bei einem niedergelassenen Arzt in Behandlung. Die Beschwerden waren überwiegend kurz vor der Krankenhausbehandlung aufgetreten (57%). Offensichtlich hatte diese Akutsituation die sofortige Kontaktaufnahme mit der Aufnahmestation eines Krankenhauses notwendig gemacht.

Einweisungen durch Notärzte (Bayern: 8%; Bund: 9%) geschahen in der Mehrzahl bei plötzlich eingetretenen Not- oder Akutfälle. Die meisten Notarzteinweisungen wurden per Einweisungsschein vorgenommen (83%). Jedoch ist die Zuverlässigkeit dieser Angaben vermutlich nicht sehr hoch, da sich Wahrnehmung und Erinnerung der Patienten in derart belastenden Situationen großer Wahrscheinlichkeit auf Anderes als auf die Einweisungsmodalitäten konzentrieren. 60% der Patienten, die durch Notärzte eingewiesen wurden, waren vorher nicht bei einem niedergelassenen Arzt in Behandlung gewesen.

Einlieferungen durch Rettungsdienste waren im Vergleich zu den übrigen Zugangswegen selten, sind in Bayern jedoch leicht erhöht (Bayern: 6%; Bund: 2%). Naturgemäß setzen sich die Rettungsdiensteinlieferungen ausschließlich aus Unfällen (etwa zwei Drittel) und Notfällen (etwa ein Drittel) zusammen.

Aufschlußreiche Ergebnisse brachte die Frage: 'Glauben Sie, daß Sie zu früh, gerade richtig oder zu spät ins Krankenhaus gekommen sind?'. Nicht nur, daß mehr bayerische Befragte (83%) als außerbayerische (76%) der Ansicht waren, zum 'gerade richtigen' Zeitpunkt stationär aufgenommen worden zu sein; auffallend ist auch, daß sich die bayerischen Patienten in der Beantwortung dieser Frage offenbar sicherer fühlten ('weiß nicht'-Anteil: 5,6%) als die außerbayerischen (11,6%). Dies könnte als ein Hinweis auf eine etwas intensivere Abstimmung des Aufnahmezeitpunktes mit dem vorbehandelnden niedergelassenen Arzt interpretiert werden. Rund 12% aller Befragten - in Bayern 11,7% - äußerten die Auffassung, zu spät eingewiesen worden zu sein. Diese Patientengruppe setzt sich sowohl aus Personen zusammen, die vorher länger oder kürzer in ambulanter Behandlung waren, wie auch aus solchen, die vorher nicht beim niedergelassenen Arzt waren. Somit kann die gegen den Bayern-Vertrag gelegentlich vorgebrachte Vermutung, längere Vorbehandlung führe überproportional häufig zu verspäteten Einweisungen, zumindestens aus Patientensicht nicht bestätigt werden. Die Auffassungen der bayerischen und außerbayerischen Krankenhausärzte hierzu werden im nächsten Unterpunkt referiert.

Zusammenfassend ergibt sich aus den Schilderungen der Patientenkarrieren folgendes Bild: Zwei von drei Patienten wurden von niedergelassenen Kassenärzten eingewiesen und diese erhielten auch fast immer einen Einweisungsschein ausgestellt. Sofern es sich nicht um Akutfälle handelte, waren diese Patienten in der Regel für kürzere oder längere Zeit ambulant vorbehandelt. Patienten, die spontan das Krankenhaus aufsuchten, vom Notarzt eingewiesen oder vom Rettungsdienst eingeliefert wurden, machten zusammengenommen etwa ein Viertel der Krankenhausfälle aus. Bei diesen Gruppen war der Unfall-, Notfall- und Akutfallanteil relativ hoch, der Anteil vorbehandelter Patienten gering. Patienten, die ambulant vorbehandelt waren und über einen dieser drei Wege in das Krankenhaus fanden, d.h. bei denen der behandelnde ambulante Arzt keinen Einweisungsschein ausgestellt hatte, machten etwa 9% der Krankenhausfälle aus. Geringe Unterschiede in der Häufigkeit dieser Patientenkategorie zwischen bayerischen und den bundesdeutschen RVO-Patienten lassen sich bei der vorliegenden Stichprobengröße nicht statistisch sichern. Hinweise auf überproprotional viele verspätete Einweisungen in Bayern lassen sich aus den Aussagen der Patienten nicht ableiten. Obwohl derartige Abschätzungen der Anteile einzelner Zugangswege in das Krankenhaus auf der Basis von Patientenangaben nur relativ grobe Annäherungen darstellen, (die zudem aufgrund des Stichprobencharakters der Studie mit den üblichen Fehlertoleranzen versehen werden müßten) bilden die Ergebnisse jedoch eine wertvolle Ergänzung zu der aus den GKV-Routinedaten gewonnenen Einsichten, weil sie es erlauben, aus Patientenperspektive die Zugangswege in das Krankenhaus differenziert zu betrachten.

4.1.4.3 Ergebnisse der Befragung von Krankenhausärzten

Auf den Diskussionskreisen des MEDIS über den Bayern-Vertrag wie auch auf Pressekonferenzen und in der öffentlichen Debatte waren von Vertretern der Krankenhausseite zahlreiche Vermutungen über Einflüsse des Vertrags auf das kassenärztliche Einweisungsverhalten geäußert worden. Eine Zusammenstellung einiger zentraler Thesen enthalten Kapitel 10 sowie die diesbezüglichen Passagen des ersten Zwischenberichts[18]. Die Hauptstudie über die Wirksamkeit des Bayern-Vertrags wäre einseitig gewesen, hätten nicht neben solchen Verbandsvertretern, niedergelassenen Ärzten und Krankenhauspatienten auch Krankenhausärzte Gelegenheit gehabt, sich zu den Auswirkungen des Bayern-Vertrags zu äußern.

Zu diesem Zweck führte MEDIS 1984, d.h. relativ spät in der Laufzeit der Hauptstudie, eine Befragung leitender Ärzte aus Krankenhäusern zu den Themen Einweisungsverhalten der Kassenärzte, Krankenhausstruktur und gesundheitspolitische Auswirkungen des Bayern-Vertrags durch. Aus Gründen der Praktikabilität wurde die Stichprobe auf Oberärzte Innerer Fachabteilungen beschränkt, die mindestens zwei Jahre in dem betreffenden Krankenhaus tätig waren. Aus einer Grundgesamtheit von 1.288 bundesdeutschen Akutkrankenhäusern mit solchen Fachabteilungen wurde eine Bruttostichprobe gezogen, die nach den Merkmalen Bettengröße der Abteilung, Trägerschaft des Krankenhauses und Verteilung nach Bundesländern (mit Ausnahme Bayerns, das für ausreichende Fallzahlen im Regionalvergleich überproportional stark gewichtet wurde) als repräsentativ angesehen werden kann. Von den 361 Krankenhausärzten, die insgesamt befragt wurden, sind knapp ein Drittel (117) in bayerischen Krankenhäusern tätig.

An dieser Stelle werden nur insoweit Ergebnisse der Befragung referiert, wie sie für die Thematik der kassenärztlichen Einweisungen relevant sind[19]. Die Einordnung der von den Krankenhausärzten geäußerten Einstellungen in die gesundheitspolitische Debatte wird in Kapitel 10.3 vorgenommen.

In der überwiegenden Zahl der Inneren Fachabteilungen waren nach Angaben der befragten Krankenhausärzte in den Jahren vor der Befragung Zunahmen an stationären Aufnahmen zu verzeichnen ("Wie hat sich die durchschnittliche Zahl der Patientenaufnahmen pro Woche in den letzten Jahren entwickelt?" - bei 52% zugenommen, bei 38% gleich geblieben, bei 11% abgenommen). Zwischen bayerischen und außerbayerischen Ärzten gab es bei dieser Frage keine Antwortunterschiede. Angesichts der gestiegenen Krankenhausfallzahlen im Untersuchungszeitraum (vgl. Abschnitt 4.1.2) fällt dieses Ergebnis erwartungsgemäß aus. Jedoch finden sich neben dem durchschnittlichen Trend zur Zunahme der stationären Behandlungsfälle auch einige Abteilungen mit rückläufigen Patientenaufnahmen.

Für die Beurteilung des Einweisungsverhaltens der niedergelassenen Kassenärzte wurde in der Krankenhausärzte-Befragung nach dem Beitrag der einzelnen Zugangswege zu dem allgemeinen Aufwärtstrend der stationären Fälle gefragt. Die Angaben fielen sehr unterschiedlich aus, je nachdem, ob sie von Krankenhausärzten mit zunehmenden Aufnahmezahlen oder von solchen mit konstanten Aufnahmezahlen stammten. Die folgende Ergebnisdarstellung (vgl. auch Tabelle A.4.15) wird demgemäß für diese beiden Gruppen getrennt vorgenommen. Die Restgruppe der Krankenhausärzte, in deren Abteilungen die Fallzahlen rückläufig waren, ist für weitere Auswertungen zu klein und bleibt daher unberücksichtigt.

Aus Inneren Fachabteilungen mit konstanten Aufnahmezahlen (ungefähr ein Drittel der Stichprobe) berichteten die Krankenhausärzte fast nur Zunahmen der Einlieferungen durch kassenärztliche Notfalldienste (in Bayern machten 33% der Befragten diese Angabe, außerhalb Bayerns 24%), durch Rettungsdienste (in Bayern: 43%; außerhalb Bayerns: 40%) sowie häufigere spontane Kontakte von Patienten, die von sich aus das Krankenhaus aufsuchen (in Bayern: 25%; außerhalb Bayerns: 24%). Der einzige nennenswerte Unterschied im regionalen Vergleich bayerischer und außerbayerischer Krankenhausärzte war die häufigere Nennung von Zunahmen der Einlieferungen durch den kassenärztlichen Notfalldienst in Bayern.

Die Entwicklungstendenz der kassenärztlichen Einweisungen wurde von den Krankenhausärzten aus Abteilungen mit unveränderten Aufnahmezahlen überwiegend als 'gleichbleibend' charakterisiert (innerhalb sowie außerhalb Bayerns von 83% der Krankenhausärzte). Nur eine kleine Untergruppe der Krankenhausärzte (rund 10%-15%) gab rückläufige Einweisungszahlen an.

Die Angaben der Krankenhausärzte, die in Inneren Abteilungen mit steigenden Aufnahmezahlen tätig waren (etwa die Hälfte der Stichprobe), unterscheiden sich von den bislang referierten: Diese Ärzte berichteten erwartungsgemäß wesentlich öfter über Zunahmen in allen Zugangswegen, wobei sich die Angaben bayerischer und außerbayerischer Krankenhausärzte deutlich unterschieden. In Bayern hatten zwei Drittel der Befragten in ihrer Abteilung Zunahmen der kassenärztlichen Einweisungen wahrgenommen. Dieser Zugangsweg lag in Bayern an der Spitze der Nennungen. Ihm folgten Angaben über Zunahmen der Rettungsdiensteinlieferungen (genannt von 59% der Krankenhausärzte) und der Einlieferungen der kassenärztlichen Notfalldienste (49%). Im Vergleich hierzu gaben die Krankenhausärzte aus dem übrigen Bundesgebiet nicht so häufig Einweisungszunahmen durch niedergelassene Kassenärzte an (48%). Hier lagen vielmehr Angaben über Zunahmen von Rettungsdienst-Einlieferungen (56% der befragten Krankenhausärzte) an der Spitze. Notarzteinlieferungen und Aufnahmen von Patienten, die das Krankenhaus spontan aufsuchen, wurden mit ungefähr 36%-38% an vierter Stelle genannt.

Aus diesen Angaben kann nicht auf eine nachlassende Einweisungstätigkeit der niedergelassenen Ärzte innerhalb und außerhalb Bayerns geschlossen werden (zum Zeitpunkt der Befragung). Es hat den Anschein, daß das Aufnahmegeschehen von Patienten in das Krankenhaus in Bayern in etwas stärkerem Maße von den niedergelassenen Kassenärzten selbst gesteuert wird, als dies im übrigen Bundesgebiet der Fall ist. Dort wurde den zunehmenden Rettungsdiensteinlieferungen, in Bayern den kassenärztlichen Einweisungen größere Bedeutung zugemessen.

Insgesamt bieten diese Angaben keinen Anhaltspunkt für die Auffassung, daß die Entwicklung der Zahl der kassenärztlichen Einweisungen in Bayern wesentlich anders verlaufen ist als im übrigen Bundesgebiet.

Demgemäß lassen sich auch einige Befürchtungen, die von Vertretern der Krankenhausseite mit dem Bayern-Vertrag verbunden wurden, nicht durch die Ergebnisse der Befragung nicht bestätigen. Wie in Kapitel 10 ausführlich referiert wird, wird nur von 15% der bayerischen Krankenhausärzte geäußert, die niedergelassenen Kassenärzte würden "häufig" zu spät einweisen. Dieser Anteil unterscheidet sich nicht von demjenigen außerhalb Bayerns. Auch die Qualität der ambulant-ärztlichen Versorgung wird in Bayern überwiegend als "gut" eingestuft, was sich auch darin ausdrückt, daß in Bayern bei Patientenaufnahmen seltener Untersuchungen wiederholt werden müssen, für die in den Einweisungsunterlagen bereits Befunde vorhanden waren (vgl. Kapitel 10.3.2). Daß diese vergleichsweise positiven - direkten oder indirekten - Beurteilungen der Qualität der ambulant-ärztlichen Versorgung in Bayern dennoch nicht alle Vorbehalte der Krankenhausärzte gegenüber dem Bayern-Vertrag und seinen vermeintlich negativen Auswirkungen beseitigen konnten, soll an einem letzten Ergebnis dargestellt werden.

Sowohl innerhalb wie auch außerhalb Bayerns gaben etwas mehr als die Hälfte der Krankenhausärzte an, daß die schweren Erkrankungen unter den Patienten ihrer Abteilung zugenommen hätten. Bis auf einen Arzt sprachen alle anderen von konstanten Schweregradverteilungen (vgl. Tabelle 4.8). Die beiden Verteilungen lassen keine Bestätigung der im Zusammenhang mit dem Bayern-Vertrag geäußerten Befürchtungen zu, aufgrund des Vertrags könne es in Bayern zu einem überproportionalen Anstieg schwerer Fälle bei den Krankenhausaufnahmen im Vergleich zum übrigen Bundesgebiet kommen.

Interessanterweise zeigen sich zwischen bayerischen und außerbayerischen Krankenhausärzte jedoch Unterschiede in der Deutung der Ursachen für diese Schweregradentwicklung (Tabelle A.4.16): Diejenigen Ärzte, die eine Zunahme schwerer Erkrankungen angaben, wurden gebeten, in freier Formulierung eine Erklärung für diesen Sachverhalts abzugeben. Teilt man die Antworten grob in drei Gruppen ein, dann nennen bayerische Krankenhausärzte wesentlich öfter ein verändertes Einweisungsverhalten der niedergelassenen Kassenärzte als ihre außerbayerischen Kollegen, jedoch auch häufiger Veränderungen der Versorgungsstruktur, z.B. Verbesserungen beim Rettungsdienst oder Erweiterungen des Leistungsangebots ihrer Krankenhausabteilung. Die Krankenhausärzte im übrigen Bundesgebiet dagegen führen häufiger Morbiditätsveränderungen (z.B. altersbedingte Zunahmen schwerer Erkrankungen) als Ursache der Schweregradzunahme an.

In den beiden Arztkollektiven werden demnach für eine gleichartige Entwicklung unterschiedlich akzentuierte Interpretationen angeboten. Die Vermutung ist naheliegend, daß die bayerischen Krankenhausärzte durch die langjährigen Debatten um negative Folgen des Bayern-Vertrags geprägt und daher auch bereit sind, Effekte, die andernorts beispielsweise auf die Altersstruktur der Bevölkerung zurückgeführt werden, schwerpunktmäßig mit dem Verhalten ihrer niedergelassenen Kollegen in Zusammenhang zu bringen.

Die Ergebnisse der Krankenhausärzte-Befragung werden später in Kapitel 10 noch einmal aufgenommen. An dieser Stelle läßt sich folgendes zusammenfassen:

Tabelle 4.8

Schweregradveränderungen stationärer Aufnahmefälle nach Angaben von Oberärzten Innerer Abteilungen "Wenn Sie an die Erkrankungen denken, mit denen Patienten in Ihre Abteilungen kommen: Wie haben sich während der letzten Jahre die schweren Erkrankungen entwickelt?"

Antwort	Anzahl Ärzte			
	Bayern		übriges Bundesgebiet	
	abs.	%	abs.	%
zugenommen	68	58,1	127	52,3
gleich geblieben	49	41,9	115	47,3
abgenommen	0	0,0	1	0,4
k.A.	0	--	1	--
Summe	117	100	243	100

Quelle: MEDIS-Krankenhausärzte-Befragung 1984

- Die Aussagen bayerischer und außerbayerischer Krankenhausärzte über das Einweisungsverhalten der niedergelassenen Kassenärzte unterscheiden sich nicht grundlegend voneinander. Sie liefern keine Hinweise auf ein zurückhaltendes Einweisungsverhalten der Kassenärzte innerhalb und außerhalb Bayerns in den Jahren vor der Befragung (1984).
- Die Qualität der ambulant-ärztlichen Versorgung wird von bayerischen Krankenhausärzten überwiegend als gut eingestuft.
- Anders als ihre Kollegen im übrigen Bundesgebiet neigen bayerische Krankenhausärzte dazu, Zunahmen schwerer Erkrankungen unter den Patienten ihrer Abteilung auf eine längere ambulante Vorbehandlung und eine vergleichsweise späte Einweisung zurückzuführen.

4.1.5 Zusammenfassung zur Einweisungsentwicklung

In diesem Abschnitt wurde anhand einiger Datenquellen der Frage nachgegangen, ob und in welchem Umfang der Bayern-Vertrag Verringerungen der kassenärztlichen Einweisungen bewirkt hat. Zusammenfassend muß hierzu festgestellt werden, daß die Antwort auf diese Frage nicht in der wünschenswerten Eindeutigkeit gegeben werden kann. Dieses liegt im wesentlichen an drei Umständen.

- Für die Bewertung in diesem Zielbereich existieren - wie auch in anderen - keine expliziten quantitativen Zielvorgaben und -erwartungen. Die Entwicklung der Einweisungen kann infolgedessen nur an unterschiedlichen und impliziten Quasi-Soll-Werten gemessen werden, wobei die Bewertungen der Wirksamkeit des Vertrags in Richtung und Ausprägung - bei gleicher empirischer Basis - unterschiedlich ausfallen können.

- Die beobachtbaren Entwicklungen in den Statistiken der Krankenhausfälle und der kassenärztlichen Einweisungen lassen sich methodisch nicht zwingend, sondern nur mehr oder weniger plausibel auf das Inkrafttreten und die Regelungen des Vertrages zurückführen.
- Im Evaluationskonzept für diese Sparzielzone war ursprünglich vorgesehen gewesen, als Indikator die gleiche Datenquelle zu verwenden, auf die sich auch die Vertragspartner bei der Bewertung der Leistungs- und Verordnungsentwicklung beziehen wollten, nämlich die in der Anlage zum Vertrag vereinbarte Statistik über die Zahl der Krankenhauseinweisungen durch Kassenärzte (Verordnungsstatistik). Diese in Zusammenarbeit beider Partner erstellt Statistik sollte insbesondere eine Differenzierung zwischen kassenärztlichen Einweisungen und anderen Zugängen in das Krankenhaus ermöglichen, z.B. durch Rettungsdiensteinlieferungen oder Notfallaufnahmen durch Krankhausärzte. Erst im Zuge der Auswertungen erwies es sich, daß diese Statistik nicht die Zuverlässigkeit hatte, die zur Registrierung der Einweisungsveränderungen notwendig gewesen wäre.

Aufgrund des letztgenannten Umstands erschien es unumgänglich, die Entwicklung im stationären Bereich durch einen im Vergleich zur Einweisungsstatistik zwar weniger validen, jedoch zuverlässigeren Indikator nachzuzeichnen, nämlich durch die Krankenhausfall-Statistik aus den jährlichen Geschäftsberichten der RVO-Kassen. Diese Statistik enthält alle in einem jeweiligen Geschäftsjahr abgerechneten Krankenhausfälle, so daß eine Sonderung der kassenärztlichen Einweisungen von den übrigen Zugängen im stationären Bereich nicht vorgenommen werden kann. Hieraus ergibt sich, daß die Krankenhausfallstatistik nicht unbesehen als Indikator für die Wirksamkeit des Bayern-Vertrags im Einweisungsbereich verwendet werden kann. In den öffentlichen Diskussionen ist wiederholt hervorgehoben worden, daß verringerte kassenärztliche Einweisungen durch Notfallaufnahmen der Krankenhäuser, Rettungsdiensteinlieferungen und ähnliches mehr kompensiert werden können.

Die Entwicklung der Krankenhausfallzahlen, die im einzelnen im nächsten Abschnitt dieses Kapitels ausführlich diskutiert wird, läßt sich kurz folgendermaßen zusammenfassen: Die Krankenhausfälle der

Mitglieder und Rentner der bayerischen Ortskrankenkassen (die hier stellvertretend für die RVO-Kassen in Bayern betrachtet werden; nähere Differenzierungen siehe in Abschnitt 4.2) weisen in den Jahren 1975 bis 1983 zwischenzeitlich eine schwach ausgeprägte rückläufige Entwicklung auf, die als zeitlich begrenzte Wirkung des Bayern-Vertrags interpretiert werden kann: Nach Zunahmen zwischen 1975 und 1977 um rund 16% blieb die Zahl der Krankenhausfälle dieser Versichertengruppen 1978 nahezu konstant und ging dann 1979, im Jahre des Vertragsabschlusses, um rund 2% gegenüber dem Vorjahr zurück; 1980 verharrte sie auf dem gleichen Wert wie 1979. Leider verhindert die Tatsache, daß hierfür nur Gesamtjahresangaben vorliegen, eine feiner segmentierte Betrachtung des Jahres 1979, so daß die kurzfristigen Beziehungen zwischen der Senkung der Fallzahlen, dem Vertragsabschluß und den Maßnahmen seiner publizistischen Verbreitung nicht genauer untersucht werden können. Der Rückgang der Krankenhausfälle (1978/80) - bei Pflicht- und freiwilligen Mitgliedern etwas ausgeprägter als bei Rentnern - war jedoch nicht von Dauer, sondern ging in einen Wiederanstieg über, der 1982 zu den höchsten Krankenhausfallzahlen im Zeitraum von 1975 bis 1983 führte. Ausmaß und Dauer des Reduktionseffekts der Krankenhausfälle sind somit hinter den mit dem Vertrags verbundenen Erwartungen zurückgeblieben.

Die Entwicklungen der Krankenhausfälle innerhalb der 39 bayerischen Ortskrankenkassen weichen von diesem Gesamtbild teilweise beträchtlich ab. Die regionalen Unterschiede zwischen den Ortskrankenkassen waren im Untersuchungszeitraum wesentlich größer als Veränderungen im zeitlichen Verlauf. Tendenziell hatten Ortskrankenkassen mit unterdurchschnittlichen Krankenhausfallzahlen eher positive und solche mit überdurchschnittlichen Fallzahlen eher negative Wachstumsraten; d.h. es fand während der Laufzeit des Vertrages ein Ausgleich regionaler Disparitäten statt.

Diesem Bild einer zeitlich nur begrenzten und mengenmäßig relativ kleinen Senkung der Krankenhausfallzahlen in den Geschäftsberichten der RVO-Kassen stehen die Eigenangaben der niedergelassenen bayerischen Kassenärzte gegenüber, die zu den Möglichkeiten und Grenzen von Einweisungsverringerungen befragt wurden. Die bayerischen Kassenärzte geben in der Mehrzahl an, daß ihre Einweisungen in das Krankenhaus in den ersten drei Jahren nach Inkrafttreten des Vertrages 'etwas abgenommen' hätten (Ergebnisse der MEDIS-Ärztebefragung

1982/83), d.h. daß ihre Einweisungstätigkeit zeitweise zumindest tendenziell mit den Intentionen des Vertrages in Übereinstimmung gestanden hätte.

Weitere Angaben schränkten diese zunächst vergleichsweise vertragskonforme Verhaltenstendenz wieder ein. Nur ein Teil der Ärzte führte die Verringerungen der Einweisungstätigkeit auf die speziellen Regelungen des Bayern-Vertrags zurück. Ein großer Teil der Ärzte gab - unabhängig vom jedoch keineswegs im Gegensatz zum Bayern-Vertrag - zu erkennen, daß sie sich bei ihren Einweisungsentscheidungen schon immer von der Maxime der Beschränkung auf das medizinisch Notwendige hätten leiten lassen. Es konnten von diesen Ärzten anscheinend keine weiteren Reduktionen der Einweisungstätigkeit erwartet werden. Drei Jahre nach Inkrafttreten des Bayern-Vertrags (Befragungszeitpunkt 1982/83) gab die überwiegende Mehrheit (80%) der bayerischen Kassenärzte an, die Möglichkeit der Verringerung von Einweisungen sei bereits an der Grenze angelangt.

Unter den Umständen, die die Notwendigkeit zur stationären Einweisung aus Sicht der niedergelassenen Kassenärzte begründen, wurde neben der medizinischen Notwendigkeit auch das Fehlen häuslicher und pflegerischer Versorgung der Patienten hervorgehoben. Von 46% der befragten bayerischen Allgemeinärzte wurde in der Befragung 1983/84 die Auffassung geäußert, daß sie im Quartal vor der Befragung Patienten in das Krankenhaus eingewiesen hatten, die aufgrund medizinischer Gegebenheiten allein nicht stationär behandlungsbedürftig gewesen wären, bei denen aber wegen des Fehlens einer häuslichen oder sonstigen pflegerischen Versorgung die Aufnahme in ein Krankenhaus nötig wurde.

Geht man - bei aller gebotenen Vorsicht - davon aus, daß dieser Einweisungsgrund in dem betreffenden Quartal von einem Arzt nur für eine einzige Krankenhauseinweisung ausschlaggebend war und rechnet die entsprechenden Prozentanteile auf die Gesamtkassenärzteschaft hoch, dann ergeben sich Größenordnungen von mehreren Tausend Krankenhausfällen jährlich, bei denen das Fehlen häuslich-pflegerischer Versorgungen im Vordergrund stand. Der Umfang der Einweisungen aufgrund pflegerischer Notwendigkeit ist demnach zahlenmäßig beträchtlich, obwohl über 90% der Allgemeinärzte von den in Bayern vorhandenen ambulant-pflegerischen Einrichtungen (Sozialstationen, ambulante Pflegedienste u.ä.) pro Quartal für zwei oder mehr Patienten Gebrauch gemacht hatten und die Erfahrungen mit diesen Institutionen als gut angesehen wurden. Naturgemäß schloß sich hier die Auffassung der befragten Kassenärzte an, daß ein weiterer Ausbau der ambulanten Pflegedienste einer Verringerung der stationären Einweisungen dienlich sein könnte. Die Diskussion der Entlastungsmöglichkeiten des stationären Sektors durch Ausbau ambulanter Pflegedienste wird in Kapitel 10.4 wieder aufgenommen.

Um eine hochwertige medizinische Versorgung sicherzustellen, konnten die bayerischen Kassenärzte anscheinend nach Abschluß des Bayern-Vertrags nur in geringerem Umfang als erwartet auf stationäre Behandlungen ihrer Patienten verzichten. Es ist demnach überraschend, daß einige Befürchtungen, die anläßlich des Bayern-Vertrages über negative Folgen von Einweisungsverringerungen geäußert wurden, nicht bestätigt werden konnten. Sowohl aus der Sicht von ehemaligen Krankenhauspatienten wie von Krankenhausärzten ließ sich die gelegentlich geäußerte Befürchtung, aufgrund der Appelle des Bayern-Vertrags käme es in Bayern im Vergleich zum übrigen Bundesgebiet öfter zu verspäteten Einweisungen, nicht stützen. Die Qualität der ambulantärztlichen Versorgung der stationär aufgenommenen Patienten wurde von den bayerischen Krankenhausärzten überwiegend als sehr gut oder gut eingestuft, was sich insbesondere auf die ambulante Diagnostik zu beziehen scheint. Von bayerischen Krankenhausärzten wurde häufiger als von ihren Kollegen außerhalb Bayerns eingeräumt, daß sie darauf verzichten konnten, Untersuchungen zu wiederholen, für die bereits bei der Patientenaufnahme Befunde vorhanden waren.

4.2 Entwicklungen im Krankenhaussektor im Lichte des Bayern-Vertrags (Autor: R. Leidl)

Die grundlegenden Intentionen des Bayern-Vertrags im Krankenhaussektor richten sich auf eine Dämpfung der Ausgaben in diesem wachstumsintensiven Leistungsbereich und auf eine Verringerung der stationären Versorgungskapazitäten (vgl. auch die Kapitel 1.1, 10.4 und 10.5.2). Der Vertrag selbst gibt hierfür zwar eine instrumentelle Zielsetzung, nämlich die Reduktion der Krankenhauseinweisungen, nicht aber die weiterführenden Ziele im Krankenhausbereich an. Diese wurden jedoch anderweitig deutlich formuliert: "Es war die erklärte Absicht der Vertragspartner, im stationären Bereich das auf Planungsfehlern beruhende Überangebot an Krankenhausvorhaltung offenzulegen und Fehlkonstruktionen des Krankenhausfinanzierungsgesetzes zu problematisieren"[20]. Die vorgehaltenen Krankenhauskapazitäten werden gleichzeitig als zu kostenträchtig und - angesichts der ambulanten Versorgungssituation - als teilweise überflüssig angesehen. Der Bayern-Vertrag ist auch als ein Instrument zur Ausübung wirtschaftlichen Drucks auf die Krankenhausträger zu sehen. Eine langfristig kostensenkende Reduktion vorgehaltener Einrichtungen, d.h. eine Schließung von Stationen oder von Krankenhäusern, war über angebotsseitige Regulative für die Bayern-Vertragspartner rechtlich nicht möglich.

Nach der Evaluation der Entwicklung der Krankenhauseinweisungen beschäftigt sich der folgende Teil mit den Auswirkungen der Einweisungsänderungen im Krankenhausbereich. Die Krankenhausfälle, die im ersten Teil des Kapitels als ein Indikator der Einweisungsentwicklung diskutiert wurden (siehe 4.1.2), dienen dabei als verbindendes Element zum ambulant-ärztlichen Bereich; sie sind der Anknüpfungspunkt zur Leistungs- und Ausgabenentwicklung im Krankenhausbereich. Zugleich bieten krankenhausseitige und amtliche Daten zur Entwicklung der Krankenhausfälle ergänzendes Material zur Beschreibung und Validitätsbeurteilung der Einweisungsentwicklungen.

4.2.1 Wirkungen von Einweisungsänderungen auf den Krankenhaussektor

Wie hat man sich nun die Wirkungsweise der vertraglich intendierten Einweisungsreduktionen im Krankenhausbereich vorzustellen[21]? Aus der Sicht des Krankenhauses würde ein Einweisungsrückgang zunächst zu zwei Arten der Nachfrageänderung führen:

- quantitativ zu einem Rückgang in der Anzahl der Patienten
- qualitativ zu Änderungen des Morbiditätsspektrums der verbleibenden Krankenhauspatienten.

Der Rückgang in der Anzahl der Patienten müßte auf der Leistungsseite der Krankenhausversorgung zu einem Rückgang der Krankenhausfälle, der Pflegetage und - bei gleicher Bettenvorhaltung - zu einem Rückgang des Nutzungsgrades führen. Als monetäre Effekte der Nachfragereduktion wären nach dem Finanzierungssystem des Krankenhausfinanzierungsgesetzes[22] (mit einem durch Wirtschaftlichkeitsprüfungen kontrollierten Selbstkostendeckungsprinzip für den Betriebskostenbereich) Einnahmenminderungen aus den tagesgleichen Pflegesätzen und - bei dem hohen Anteil an Fixkosten - Kostenunterdeckungen und Defizite zu erwarten. Welchen Kostendeckungsgrad Krankenhäuser mit rückläufiger Auslastung in den Pflegesatzverhandlungen erzielen können, läßt sich empirisch jedoch kaum bestimmen, da fehlende wie erzielte Erlöse auch von anderen Wirtschaftlichkeitskriterien als dem Auslastungsgrad abhängen und ein objektiver Maßstab der Kosten eines medizinisch leistungsfähigen und wirtschaftlichen Krankenhauses überhaupt fehlt; dennoch sind Kostenunterdeckungen wie Defizite oder auch - in den Pflegesatzverhandlungen - Druck auf auslastungsorientierte Personalbesetzungen im Rahmen der Stellenschlüssel als wirtschaftliche Anreize zum vertraglich intendierten Kapazitätsabbau zu sehen.

Der zweite Effekt betrifft die Änderung des Morbiditätsspektrums der verbleibenden Krankenhauspatienten: Geht man, dem Vertragsmotto folgend, von einer Substitution der Krankenhausversorgung durch ambulante Versorgung für die leichteren Fälle aus, kann für die verbleibenden Krankenhauspatienten ein größerer Patientenanteil mit höheren Schweregraden ihrer Erkrankung erwartet werden. Die ambulante Behandlung von Patienten mit kürzeren Verweildauern würde zu einem Anstieg der durchschnittlichen Verweildauer der verbleibenden Krankenhauspatienten führen[23]. Die Entwicklung der durchschnittlichen Krankenhausverweildauer kann also keinen eindeutigen Indikator für die Effektivität des Bayern-Vertrags abgeben, da sie einerseits durch die erwünschte Herausnahme leichterer Fälle ansteigen würde, andererseits laut Vertrag, vor allem durch intensive prästationäre

Diagnostik im ambulanten Bereich, zugleich auch reduziert werden soll. Die potentielle Verweildauer der nicht mehr eingewiesenen, sondern ambulant behandelten Patienten beeinflußt auch die Effektivität des Instruments 'Einweisungsreduktionen' hinsichtlich einer Änderung der Bettenauslastung (siehe 4.2.3.6).

Im monetären Bereich wäre bei einer Herausnahme der leichteren Fälle aus der Krankenhauspatientenschaft mit einem Ansteigen der Kosten je Krankenhausfall (mit durchschnittlich höherer Versorgungsintensität), einer Abnahme aber der Ausgaben je Versicherten zu rechnen. Bei zunehmender Versorgungsintensität im Krankenhaus müßte gemäß dem Selbstkostendeckungsprinzip mittelfristig (nach entsprechender Kapazitätsanpassung) auch das Pflegesatzniveau wieder ansteigen. Die Verlagerung der Versorgung in den ambulanten Bereich und die Kapazitätsreduktion im stationären Bereich wären die notwendigen Beiträge einer Kostendämpfung bei gleichem Versorgungsniveau, d.h. einer Effizienzsteigerung. Die bloße Erzeugung von Defiziten, ein implizites Ziel des Vertrags, entspricht gesamtgesellschaftlich einer Verlagerung der (als ineffizient angesehenen) Ressourcenaufwendungen von den Kassen zu den Krankenhausträgern.

Diese kurze Skizze möglicher Wirkungen des Bayern-Vertrags beschreibt ein stark vereinfachtes Wirkungsmodell des Bayern-Vertrags im Krankenhaussektor. Trotz einiger Einschränkungen, die im folgenden diskutiert werden, wird es als Grundlage zur Interpretation der Entwicklung der gebräuchlichen Indikatoren der Leistungsseite im Krankenhaus sowie einiger monetärer Entwicklungen dienen.

Das zugrunde gelegte Wirkungsmodell unterliegt einer Reihe von Einschränkungen:

- So wurden hier Änderungen der Zugangswege der Patienten ins Krankenhaus - als Anpassungsreaktionen der Patienten (vgl. 4.1.4) oder der Krankenhäuser auf Einweisungsreduktionen - und damit ihre Wirkung auf die Krankenhausfallzahlen und das diagnostische Spektrum im Krankenhaus nicht berücksichtigt. Diese Anpassungsreaktionen könnten die hypothetisierten Effekte von Einweisungsreduktionen abschwächen oder sogar ganz aufheben; ein Einbezug in die empirische Prüfung würde eine quantitative Bestimmung dieser Abschwächung in der Entwicklung der Indikatoren erfordern.

- Auch sind Messungen der Verteilung des Morbiditätsspektrums (oder der Schweregrade) von Patienten auf die stationären und ambulanten Gesundheitsversorgungseinrichtungen mit den gegenwärtig verfügbaren Daten und Meßinstrumenten ebenso wenig möglich wie Gesamtaussagen über den Beitrag der Versorgungseinrichtungen zum eigentlichen Ziel der Gesundheitsversorgung, nämlich der Verbesserung oder Erhaltung des Gesundheitsstatus der Bevölkerung. Ohne eine Beurteilung der Morbiditätsentwicklung in den Versorgungsinstitutionen und der Qualitätsaspekte der Versorgung ist jedoch - besonders in einem dynamischen Krankenhaussystem mit wachsender Spezialisierung der Versorgung - eine Änderung von Fallzahlen, Pflegetagen und Verweildauern nur schwer auf ihre ökonomische Effizienz hin zu interpretieren.

- Zu diesen inhaltlichen Erweiterungen des einfachen Wirkungsmodells kommen methodische Einschränkungen des Analyseansatzes: Die partialanalytischen Vorgehensweise betrachtet die einzelnen Wirkungsdimensionen gesondert, ohne ihre Wechselwirkungen - wie beispielsweise die Abhängigkeit der Krankenhausverweildauer von der prästationären Diagnostik - zu berücksichtigen. Damit werden möglicherweise wichtige Interdependenzen vernachlässigt.

Außerdem könnte das Wirkungsgefüge auch um Zusammenhänge, die über den Gesundheitsversorgungsbereich hinausführen (wie etwa im Pflegebereich), erweitert werden. Alle diese Erweiterungen führen jedoch über die Zielsetzung dieses Beitrags hinaus. Auch ohne vollständige theoretische Wirkungsmodelle wird daher im folgenden mit den zur Verfügung stehenden Indikatoren eine pragmatische Beurteilung vorgenommen.

Die folgenden Abschnitte beschäftigen sich zum einen mit den gebräuchlichsten Mengenindikatoren der Krankenhausversorgung, die gegenwärtig als Informationsgrundlage für gesundheitspolitische Entscheidungsprozesse dienen. In einem Exkurs wird die Angebotsentwicklung nach der bayerischen Krankenhausbedarfsplanung beschrieben. Weitere Abschnitte behandeln Simulationsüberlegungen zur Effektivität des Instruments Einweisungsreduktionen (um Änderungen des Krankenhaussystems zu induzieren) sowie die wichtigsten monetären Indikatoren der Kosten- und Ausgabenentwicklung im Krankenhausbereich.

Auf der Leistungsseite wie im monetären Bereich gibt es jedoch markante Niveauunterschiede zwischen Bayern und dem Bundesgebiet[24)], die in Zusammenhang mit Unterschieden in der Struktur des Krankenhausangebots zu sehen sind. Daher werden vorab einige Besonderheiten des bayerischen Krankenhauswesens beschrieben.

4.2.2 Besonderheiten des bayerischen Krankenhausangebots

Das Krankenhausangebot in Bayern und im Bundesgebiet wird anhand folgender Merkmale verglichen:
- das Angebot an Krankenhäusern und Krankenhausbetten
- die Krankenhausträgerschaften
- das Verhältnis zwischen Akut- und Sonderkrankenhäuser
- sowie einige Indikatoren der Personalintensität.

Krankenhäuser und Krankenhausbetten (siehe Tabelle A.4.17): Im Vergleich zum Bundesgebiet verfügt Bayern über einen überdurchschnittlich hohen Anteil an kleinen Krankenhäusern bis 100 Betten; in den höheren Größenklassen ist der bayerische Anteil entsprechend geringer. Ein ähnliches Bild erhält man beim Vergleich der angebotenen Bettenkapazitäten: Bis zu den 300-Betten-Krankenhäusern werden in Bayern mehr Betten angeboten, in den Klassen mit größeren Häusern weniger als im Bundesgebiet (siehe Abbildung 4.7).

Die Größe eines Durchschnittskrankenhauses: 1982 wurden in Bayern 18% der bundesdeutschen Krankenhausbetten, oder 23% der Krankenhäuser vorgehalten. Die durchschnittliche Krankenhausgröße in Betten liegt in Bayern bei knapp 80% der bundesdeutschen Durchschnittsgröße. Bei einer etwas kleineren Versorgung an Betten pro Einwohner wird in Bayern durchschnittlich für je 15.000 Einwohner ein Krankenhaus mit 170 Betten, im Bundesgebiet für je 20.000 Einwohner ein Krankenhaus mit 220 Betten vorgehalten (gerundete Zahlen aus dem Jahr 1982).

Krankenhausträger: Der Anteil der öffentlichen Krankenhäuser ist in Bayern bedeutend höher als im Bundesgebiet, der Anteil der freigemeinnützigen Häuser deutlich kleiner.

Akut- und Sonderkrankenhäuser: In Bayern gibt es mehr Sonderkrankenhäuser (und Sonderkrankenhausbetten) als im Bundesgebiet; dieser Un-

Abbildung 4.7

Angebot an Krankenbetten nach Größenklassen der Krankenhäuser, 1982

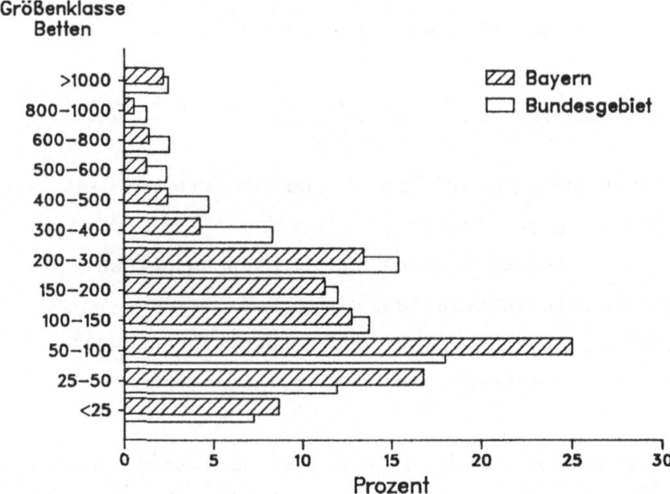

Quelle: Eigene Berechnungen nach Statistisches Bundesamt (Hrsg.), Krankenhäuser, Reihe 6 in der Fachserie 12, (Gesundheitswesen), 1982; StMAS (Hrsg.), Bericht über das bayerische Gesundheitswesen, verschiedene Jahrgänge

terschied hat sich von 1979 bis 1982 verstärkt[25]. Die Untersuchung der Vertragswirkungen richtet sich im wesentlichen auf den Akutkrankenhausbereich.

Personalintensität: Mit einem Betriebkostenanteil von ca. 70% sind die Personalkosten im Krankenhaus als der bedeutendste Kostenfaktor und die Personalintensität (hier: Ärzte, Pflege- , medizinisch-technisches- und Verwaltungs- und Wirtschaftspersonal je Bett) als wichtiger angebotsseitiger Bestimmungsfaktor für das Niveau der Krankenhausausgaben anzusehen. In Bayern gibt es etwas mehr Ärzte und mehr Verwaltungs- und Wirtschaftspersonal pro Akutkrankenhausbett als im Bundesgebiet, jedoch weniger voll ausgebildete Pflegekräfte und weniger medizinisch-technisches Personal (siehe Tabelle A.4.18). Insgesamt liegt der Personalkostenanteil (an den Gesamtkosten) in Bayern etwas niedriger als im Bundesgebiet[26].

Zusammenfassend weist der Vergleich der Krankenhauslandschaft in Bayern und im Bundesgebiet auf der Angebotsseite - mit einer kleineren durchschnittlichen Krankenhausgröße und einer geringeren Personalintensität im Pflege- und medizinisch-technischen Bereich - auf ein kostengünstigeres Krankenhauswesen in Bayern. Bei den untersuchten Merkmalen überwiegen die regionalen Niveauunterschiede bei weitem die Unterschiede im Zeitverlauf (von 1979 bis 1982).

4.2.3 Mengenindikatoren

Als Indikatoren der Krankenhausversorgung werden folgende Kennzahlen häufig verwendet:
- die Zahl der Krankenhausfälle,
- die durchschnittliche Krankenhausverweildauer,
- die Zahl der Pflegetage
- sowie Zahl und Nutzungsgrad der Krankenhausbetten.

Über die Entwicklung dieser Indikatoren im Licht der Zielsetzungen und Maßnahmen des Bayern-Vertrags wird im folgenden ein Überblick gegeben. Die Werte der Indikatoren werden zu Vergleichszwecken meist einwohner- oder versichertenbezogen standardisiert. Da sich aus den Tagen je Fall die durchschnittliche Verweildauer, aus den Tagen je Bett der Nutzungsgrad berechnen läßt, reichen die ersten drei Indikatoren zur Bestimmung aller fünf Werte aus. Alle fünf Indikatoren sagen über die eigentliche Krankenhausleistung - den Grad der Versorgung der Patienten oder gar den Beitrag zu deren Gesundheitsstatus - sehr wenig aus; als nicht-monetäre Größen sind sie aber der Leistungsseite zuzurechnen.

Die Entwicklung der Indikatoren läßt sich anhand von verschiedenen Datenquellen verfolgen. Unter anderem werden im folgenden Zahlen der amtlichen Statistik, Auswertungen der Selbstkostenblätter der Krankenhäuser und Routinestatistiken der Gesetzlichen Krankenversicherung miteinander verglichen. Die beiden ersten Quellen beziehen die Indikatoren auf Krankenhäuser und lassen teilweise Differenzierungen der Versorgungsstruktur und der Fachrichtungen - mögliche Bereiche unterschiedlicher Wirksamkeiten des Vertrages - zu. Die letzte Quelle bezieht die Indikatoren auf die Versicherten und ermöglicht Differenzierungen innerhalb der Versichertenpopulation. Die Datenquellen beziehen sich also auf unterschiedliche Beobachtungseinheiten und betrachten unterschiedliche Grundgesamtheiten; sie ermöglichen Entwicklungsvergleiche aus dem Blickwinkel des Krankenhauses und aus der Versichertenperspektive.

4.2.3.1 Krankenhausfälle

Zur Beurteilung der Entwicklung der Krankenhausfälle werden die Daten der amtlichen Statistik über die Krankenhauszugänge und die stationär behandelten Kranken[27)], die Zahl der Krankenhausfälle je Versicherten in den RVO-Krankenkassen[28)] sowie Krankenhausfallzahlen, die auf den Planungsauswertungen der Selbstkostenblättern der Krankenhäuser durch den LdOiB beruhen[29)], herangezogen.

Tabelle 4.7

Indikatoren zur Entwicklung der Krankenhausfälle, 1979 bis 1983
- Indexwerte (1979 = 100) -

Jahr	stationär behandelte Kranke[a]	Krankenhaus-zugänge[a]	AOK-Kranken-hausfälle[b]	LdOiB Planungs-auswertungen[c]
		- Bayern -		
1979	100,0	100,0	100,0	100,0
1980	101,1	101,2	100,5	102,3
1981	100,4	100,6	102,3	102,0
1982	101,6	101,9	105,9	102,4
1983	102,2	102,5	105,5	103,0
		- Bundesgebiet -		
1979	100,0	100,0	100,0	-
1980	101,9	102,1	100,9	-
1981	101,5	101,4	101,7	-
1982	102,8	103,0	103,9	-
1983	104,2	104,4	104,8	-

[a] Einwohner-standardisiert, Akutkrankenhausbereich
[b] standardisiert je Gesamtmitglied, ohne Entbindungsanstaltspflege
[c] unstandardisiert

Quellen: Eigene Berechnungen nach Statistisches Bundesamt (Hrsg.), Krankenhäuser, Reihe 6 in der Fachserie 12 (Gesundheitswesen), verschiedene Jahrgänge; BdO (Hrsg.), Statistik der Ortskrankenkassen in der Bundesrepublik, verschiedene Jahrgänge; LdOiB, Planungsauswertungen der Selbstkostenblätter, verschiedene Jahrgänge

Entwicklung 1979 bis 1983: Alle genannten Datenquellen zeigen in Bayern wie im Bundesgebiet von 1979 bis 1983 einen Anstieg der Krankenhausfälle (siehe Tabelle 4.7). Innerhalb Bayerns fällt dieser Anstieg in den Ortskrankenkassen - deren Krankenhausfallzahlen je Gesamtmitglied exemplarisch für versichertenbezogene Daten verwendet werden - deutlich stärker aus als in den anderen Datenquellen; auch der Entwicklungsverlauf der AOK-Daten (mit nahezu gleich bleibenden Werten 1980 und anschließendem Anstieg) unterscheidet sich von den anderen Quellen, die z.B. für 1981 einen Rückgang ausweisen.

Langfristige Entwicklung: Im längeren Zeitverlauf betrachtet, nahm die Krankenhaushäufigkeit - gemessen an den Krankenhauszugängen - nach der amtlichen Statistik in der Zeit vor dem Abschluß des Bayern-Vertrags stärker zu (siehe Abbildung 4.8). Zwischen 1978 und 1979, dem Jahr des Abschlusses des Bayern-Vertrags, fand nach der amtlichen Statistik in der Entwicklung der Krankenhausfälle in Bayern wie im Bundesgebiet ein Strukturbruch, der sich auch statistisch zeigen läßt (5%-Signifikanzniveau)[30], statt. Ab 1979 zeigen dabei die bayerischen Werte ein geringeres Wachstum als die Werte im Bundesgebiet, während die versichertenbezogenen Krankenhausfälle in den Ortskrankenkassen zwischen 1979 und 1983 in Bayern stärker stiegen als im Bundesgebiet. Beide Quellen deuten in der Gesamtentwicklung nicht auf einen absoluten Einweisungsrückgang; sie weisen aber auf einen steigenden Anteil der in Ortskrankenkassen Versicherten an den Krankenhauspatienten[31].

Unterschiede zwischen Versichertengruppen: Die Untersuchung der Fallzahlentwicklung im Versichertenquerschnitt beschränkt sich auf die Daten der Ortskrankenkassen. Auf die besondere Rolle der Mitglieder weist der Entwicklungsvergleich der Krankenhausfälle bei Mitgliedern und Rentnern: Das niedrige Niveau der Krankenhausfälle insgesamt in den Jahren 1979 und 1980 ist insbesondere auf den Rückgang bei den Mitgliedern (einschließlich der Familienangehörigen) zurückzuführen; 1979 und 1980 ging ihre Krankenhaushäufigkeit auch absolut zurück (siehe Tabelle A.4.19; vgl. die ausführliche Behandlung in 4.1.2).

Unterschiede zwischen Kassenarten: Zwischen den verschiedenen RVO-Kassenarten[32] gibt es deutliche Niveauunterschiede in der Anzahl der Krankenhausfälle. Nimmt man beispielsweise die Zahl der

Abbildung 4.8

Krankenhauszugänge je 10.000 Einwohner, 1970-1983
(Akutkrankenhäuser)

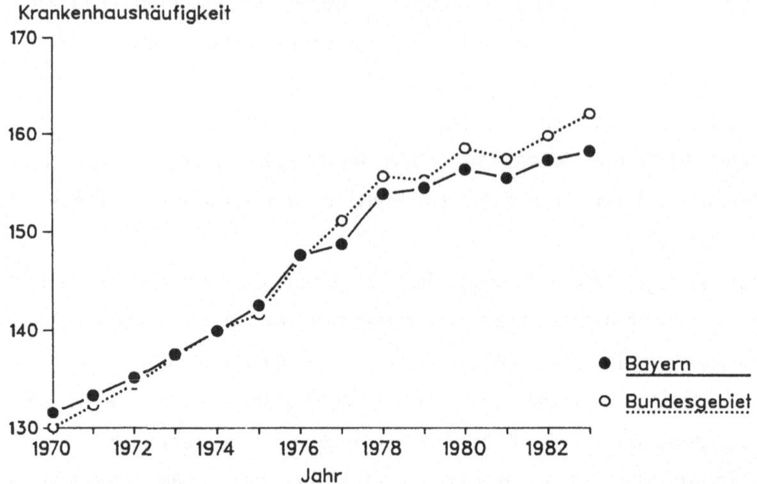

Quellen: Statistisches Bundesamt (Hrsg.), Krankenhäuser, Reihe 6 in der Fachserie 12 (Gesundheitswesen), verschiedene Jahrgänge; StMAS (Hrsg.), Bericht über das bayerische Gesundheitswesen, verschiedene Jahrgänge

Krankenhausfälle der Mitglieder ohne Familienangehörige (siehe Tabelle A.4.20), so lag sie bei den Ortskrankenkassen 1983 mit 13,4 je 100 Mitglieder am höchsten (und über die Hälfte über dem Wert der Landwirtschaftlichen Krankenkassen). Signifikante Unterschiede zeigen sich auch in der Entwicklung zwischen 1979 und 1983: So weisen in Bayern die Betriebs-, Innungs- und Landwirtschaftlichen Krankenkassen in jeweils zwei oder drei Jahren Rückgänge der Fallzahlen unter das Niveau von 1979 auf. Auch der Bayern-Bund-Vergleich fällt unter den einzelnen RVO-Kassenarten nicht einheitlich aus; der Anstieg der Krankenhausfälle von 1979 bis 1983 liegt bei den Innungskrankenkassen und den Landwirtschaftlichen Krankenkassen in Bayern unter dem entsprechenden Wert für das Bundesgebiet. Die Entwicklung der Krankenhausfallzahlen in den Ortskrankenkassen kann also nicht uneingeschränkt als Beschreibung der Entwicklung in den RVO-Kassen insgesamt angesehen werden. Alle RVO-Kassen weisen jedoch in Bayern über den Gesamtzeitraum 1979 bis 1983 eine Zunahme der Krankenhausfälle (der Mitglieder) aus.

Unterschiede innerhalb des bayerischen Krankenhauswesens (siehe Tabelle 4.8): Die Planungsauswertungen des LdOiB erlauben eine differenzierte Untersuchung der Fallzahlentwicklung in den sieben bayerischen Regierungsbezirken, in den Versorgungsstufen der bayerischen Krankenhausbedarfsplanung[33] und in den Fachrichtungstypen. Die Untersuchungen beschränken sich auf die Zeit von 1979 bis 1982. Aufgrund der internen Verlegungen, die bei einer Differenzierung nach Fachrichtungen nicht herausgerechnet werden können[34], weisen die Daten insgesamt höhere Fallzahlsteigerungen aus. Im Untersuchungszeitraum gibt es zwischen den bayerischen Regierungsbezirken keine qualitativen Unterschiede in der Entwicklung der Krankenhausfälle; sie steigen in allen Bezirken an (vergleichsweise stärker differenzierende Regionalisierungen in den Versichertendaten der bayerischen Ortskrankenkassen zeigten jedoch durchaus nennenswerte örtliche Fallzahlrückgänge; vgl. 4.1.2.3). Unter den Versorgungsstufen weisen die Ergänzungs- und Fachkrankenhäuser Fallzahlrückgänge auf. Bei den Fachrichtungen gibt es Reduktionen in den HNO- und den Kinderabteilungen sowie bei der Residualkategorie ("Sonstige"). Auf allen Beobachtungsebenen mit Fallzahlreduktionen ist jedoch ein deutlicher Bettenabbau zu verzeichnen; es werden keine Fallzahlminderungen ohne Bettenabbau ausgewiesen.

Zusammenfassend ergibt sich von 1979 bis 1983 nach allen Quellen eine Zunahme der Krankenhausfälle in Bayern. Nur in einigen Teilbereichen - in der jährlichen Entwicklung in einigen Kassen bzw. Versichertengruppen, in bestimmten Versorgungsgebieten und Fachrichtungen - liegt ein absoluter Rückgang der Krankenhausfallzahlen vor. Jedoch wird für das Krankenhauswesen insgesamt ein geringeres Wachstum der Fälle in Bayern gegenüber dem Bundesgebiet ausgewiesen. Auch diese relativen Unterschiede in der Fallzahlentwicklung können als Hinweis auf Änderungen des Einweisungsverhaltens interpretiert werden; sie sind somit auf ihre potentiellen Effekte im Krankenhaussektor zu untersuchen. Daher werden im folgenden zunächst die Entwicklungen der übrigen Indikatoren der Krankenhausversorgung beschrieben, dann - differenzierter innerhalb Bayerns - auf Zusammenhänge mit der Fallzahlentwicklung untersucht.

4.2.3.2 Verweildauer

Die durchschnittliche Krankenhausverweildauer entwickelte sich gegenläufig zu den Krankenhausfällen: Sie nahm von 1979 bis 1983 in allen drei Datenquellen in ähnlicher Größenordnung sowie mit ähnlichen Entwicklungsverläufen ab; die Abnahme fiel in Bayern geringfü-

Tabelle 4.8

Entwicklung der Fälle, Pflegetage, Verweildauer, Betten und des Nutzungsgrads in bayerischen Akutkrankenhäusern, 1979-1982
- Versorgungsstufen, Fachrichtungen und Regierungsbezirke -
- Wachstumsraten -

	Fälle	Pflegetage	Verweildauer	Betten	Nutzungsgrad
Gesamt	4,4	-3,6	-7,7	-3,1	-0,6
		- Versorgungsstufen[a] -			
I	4,3	-3,4	-7,4	-2,8	-0,6
II	8,1	1,3	-6,2	2,3	-0,9
III	7,2	-1,3	-7,9	-1,5	0,2
E	-2,1	-8,9	-6,9	-8,1	-0,9
F	-1,2	-10,6	-9,5	-10,0	-0,7
		- Fachrichtungen -			
Augen	10,1	-3,9	-12,7	-7,0	3,4
Chirurgie	1,7	-4,1	-5,6	-3,8	-0,3
Dermatologie	4,1	-0,4	-4,4	0,1	-0,6
Gynäkologie	5,8	-6,1	-11,3	-2,9	-3,4
HNO	-0,2	-4,0	-3,8	-5,1	1,2
Infektionen	37,2	7,4	-21,7	0,3	7,1
Innere	4,6	-2,0	-6,3	-1,1	-0,8
Intensiv	24,2	14,4	-7,9	15,2	-0,7
Kinder	-7,1	-15,9	-9,4	-13,0	-3,4
Mund/Kiefer	38,8	17,7	-15,3	31,5	-10,5
Neurochirurgie	1,6	5,8	4,1	-3,6	9,7
Orthopädie	17,9	2,0	-13,5	0,9	1,1
Radiologie	34,6	6,7	-20,7	7,6	-0,8
Urologie	13,9	5,0	-7,8	2,9	2,0
Sonstige	-10,1	-15,4	-6,0	-15,8	0,4
		- Regierungsbezirke -			
Oberbayern	3,2	-4,2	-7,1	-4,1	-0,1
Niederbayern	6,8	-1,8	-8,0	0,5	-2,2
Oberpfalz	3,8	-6,1	-9,5	-4,0	-2,2
Oberfranken	4,3	-3,0	-7,0	-2,6	-0,3
Mittelfranken	7,8	-1,1	-8,3	-1,8	0,7
Unterfranken	4,8	-2,2	-6,7	-2,4	0,2
Schwaben	2,4	-5,8	-8,0	-4,4	-1,5

[a] nach der bayerischen Krankenhausbedarfsplanung (E = Ergänzungskrankenhäuser, F = Fachkrankenhäuser)

Quellen: Eigene Berechnungen nach LdOiB; Planungauswertungen der Selbstkostenblätter, verschiedene Jahrgänge

gig stärker aus als im Bundesgebiet (siehe Tabelle A.4.21). Mit diesem Rückgang setzte die Verweildauer einen seit langem bestehenden Trend fort, wobei der in Bayern stärkere Rückgang bereits 1978 einsetzte (siehe Abbildung 4.9). Gleichzeitig war - wie die Versichertendaten zeigen - der Rückgang der Verweildauer von 1975 bis 1979, also vor dem Bayern-Vertrag, etwas stärker als in der Zeit danach (siehe Tabelle A.4.22). Innerhalb der Versichertengruppen ergaben sich bei der Verweildauer keine markanten Unterschiede. Innerhalb Bayerns gab es auf allen Beobachtungsebenen - also bei den Regierungsbezirken, den Versorgungsstufen und den Fachrichtungen (mit einer einzigen Ausnahme) - einen Rückgang der Verweildauer (siehe Tabelle 4.8); dies gilt im übrigen auch bei einer stärkeren regionalen Differenzierung in den Versichertendaten der bayerischen Ortskrankenkassen.

Abbildung 4.9

Krankenhausverweildauer, 1970-1983 (Akutkrankenhäuser)

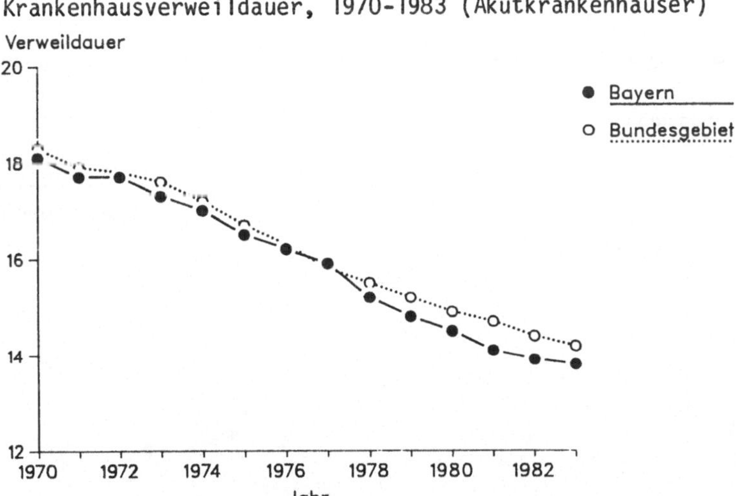

Quellen: Statistisches Bundesamt (Hrsg.), Krankenhäuser, Reihe 6 in der Fachserie 12 (Gesundheitswesen), verschiedene Jahrgänge; StMAS (Hrsg.), Bericht über das bayerische Gesundheitswesen, verschiedene Jahrgänge

Insgesamt entspricht die Entwicklung der Verweildauer von 1979 bis 1983 in ihrer Entwicklungsrichtung wie im Querschnittsvergleich Bayerns mit dem Bundesgebiet (wenn auch nicht im Vorher/Nachher-Vergleich) der vertraglichen Zielsetzung einer Reduktion - vorbehaltlich der Notwendigkeit der Krankenhausbehandlung. Angesichts des langfristig rückläufigen Trends des Indikators (d.h. der ständigen Verkürzung der Verweildauer) muß dieses Ergebnis auch nicht ein Verbleiben leichterer, ambulant behandelbarer Patienten im stationären Bereich bedeuten. Der Beginn einer 'günstigeren' Verweildauer-Entwicklung in Bayern lag jedoch vor Abschluß des Bayern-Vertrags.

4.2.3.3 Krankenhauspflegetage

Trotz der gegenläufigen Entwicklungen von Krankenhausfällen und Verweildauer nahmen die Krankenhauspflegetage in allen drei Datenquellen ab. Die Abnahme fiel in Bayern immer stärker aus als im Bundesgebiet (siehe Tabelle A.4.23 und A.4.24). Im längeren Zeitverlauf gesehen ist nach der amtlichen Statistik der Beginn der stärkeren Abnahme der Pflegetage in Bayern vor den Abschluß des Bayern-Vertrags zu datieren; zugleich ist ab 1979 eine weitere Zunahme des Entwicklungsunterschieds zwischen Bayern und dem Bundesgebiet, d.h. ein stärkerer Rückgang in Bayern, zu erkennen (siehe Abbildung 4.10).

Abbildung 4.10

Pflegetage je 1.000 Einwohner, 1970-1983 (Akutkrankenhäuser)

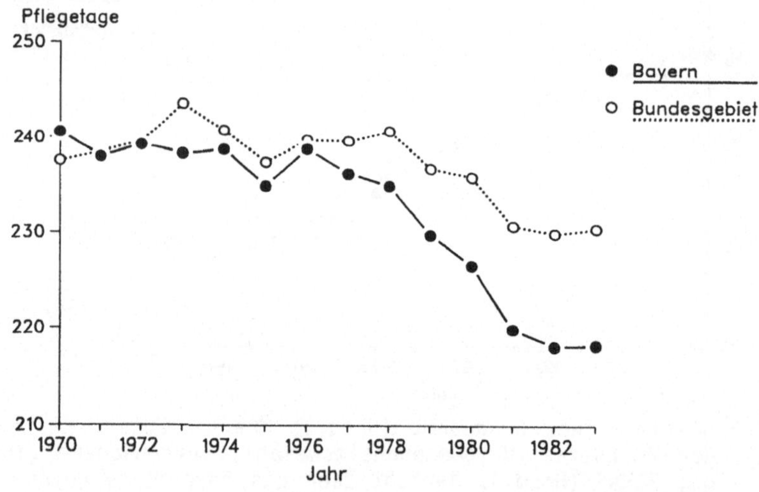

Quellen: Statistisches Bundesamt (Hrsg.), Krankenhäuser, Reihe 6 in der Fachserie 12 (Gesundheitswesen), verschiedene Jahrgänge; StMAS (Hrsg.), Bericht über das bayerische Gesundheitswesen, verschiedene Jahrgänge

Unterschiede zwischen Versichertengruppen: Zunächst unterscheidet sich der jährliche Entwicklungsverlauf der Pflegetage in den versichertenbezogenen Daten (für die wieder die Daten der Ortskrankenkassen verwendet werden) deutlich von der Entwicklung in den anderen beiden Quellen. Innerhalb der Versichertenpopulation sind die Rückgänge der Pflegetage insbesondere auf Abnahmen bei den Mitgliedern und ihrer Familienangehörigen zurückzuführen. Der Rückgang in den Jahren 1980 und 1981 ist bei dieser Versichertengruppe deutlicher ausgeprägt als bei den Rentnern und ihren Familienangehörigen; jedoch gibt es auch bei letzteren in Bayern - anders als im Bundesgebiet - 1980 einen Rückgang der Pflegetage (siehe Tabelle A.4.22).

Unterschiede innerhalb des bayerischen Krankenhauswesens (siehe Tabelle 4.8): Die Zahl der Pflegetage nahm von 1979 bis 1982 in den Regierungsbezirken[35] und in den Versorgungsstufen ab (Ausnahme: Versorgungsstufe II, die als einzige auch eine Bettenkapazitätserweiterung sowie den größten Fallzahlanstieg auswies). Fachrichtungen, die im Gegensatz zum allgemeinen Rückgang einen Anstieg der Pflegetage zeigen, weisen (mit einer Ausnahme) auch Zunahmen der Bettenkapazität aus.

Trotz des Anstiegs der Krankenhausfälle entspricht also der Rückgang der Pflegetage, der sich auf nahezu allen Beobachtungsebenen zeigen läßt (mit einigen Ausnahmen, die in Zusammenhang mit Kapazitätserweiterungen zu sehen sind), den vertraglichen Intentionen einer Reduktion des Umfangs der Krankenhausversorgung. Der Rückgang der Pflegetage begann aber bereits vor dem Abschluß des Bayern-Vertrags; dabei vollzog sich der Rückgang in Bayern auch nach 1979 stärker als im Bundesgebiet.

4.2.3.4 Bettenkapazität und Auslastungsgrad

Bettenzahl (siehe Tabelle A.4.25): Auch bei den Krankenhausbetten zeigen sich in Bayern von 1979 bis 1983 in den verschiedenen Datenquellen eine einheitliche Entwicklungsrichtung sowie einheitliche Entwicklungsverläufe; dies gilt auch für die bayerische Krankenhausbedarfsplanung, die hier anstelle der Versichertendaten als dritte Datenquelle verwendet wird. Die bayerische Krankenhausplanung bezieht etwa 90% der in der amtlichen Statistik erfaßten Akutkrankenhausbetten in die Vollförderung der Investitionsfinanzierung mit ein.

Im regionalen Vergleich weist die amtliche Statistik bei einem geringeren Ausgangsniveau in Bayern auch stärkere Rückgänge der Bettenkapazität als im Bundesgebiet auf, wobei die Vergrößerung des

Niveauunterschieds bereits drei Jahre vor Abschluß des Bayern-Vertrags begann. 1983 war (nur) in Bayern wieder ein geringfügiger Anstieg der Akutkrankenhausbetten je 10.000 Einwohner zu verzeichnen (siehe Abbildung 4.11).

Abbildung 4.11

Krankenhausbetten je 10.000 Einwohner, 1970-1983 (Akutkrankenhäuser)

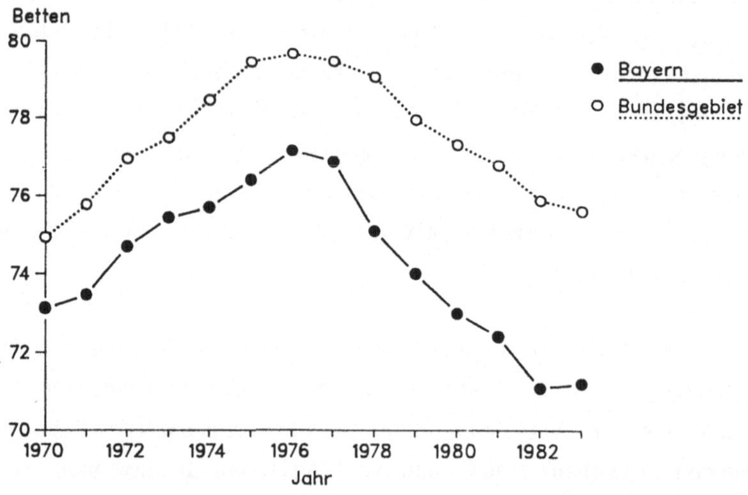

Quellen: Statistisches Bundesamt (Hrsg.), Krankenhäuser, Reihe 6 in der Fachserie 12 (Gesundheitswesen), verschiedene Jahrgänge; StMAS (Hrsg.), Bericht über das bayerische Gesundheitswesen, verschiedene Jahrgänge

Innerhalb Bayerns nahm - entgegen dem allgemeinen Trend des Kapazitätsabbaus - die Zahl der Betten von 1979 bis 1982 in einem Regierungsbezirk (Niederbayern), einer Versorgungsstufe (II) und in einigen Fachrichtungen (z.B. Intensivpflege) zu (vgl. Tabelle 4.8).

Nutzungsgrad: Die Entwicklung der Krankenhausfälle, Pflegetage und Betten führte insgesamt zu einer zyklischen Entwicklung des Nutzungsgrads mit einer abnehmenden Tendenz. Dabei entsprachen sich jedoch in Bayern Zu- bzw. Abnahmen des Nutzungsgrads in den Daten der amtlichen Statistik und in den Planungsauswertungen des LdOiB nicht (siehe Tabelle A.4.25).

Im regionalen Vergleich weist die amtliche Statistik von 1979 bis 1983 in Bayern einen Rückgang, im Bundesgebiet jedoch einen geringfügigen Anstieg aus - eine Entwicklung, die durchaus mit den vertraglichen Intentionen in Einklang steht; dabei gleichen sich die Richtungen der jährlichen Entwicklungsverläufe. Niveauunterschiede im Nutzungsgrad verringerten sich im Gesamtzeitraum: das Auslastungsniveau in Bayern paßte sich, mit einer Tendenz nach unten, dem im Bundesgebiet an (siehe Abbildung 4.12).

Abbildung 4.12

Nutzungsgrad (Akutkrankenhäuser), 1970 bis 1983

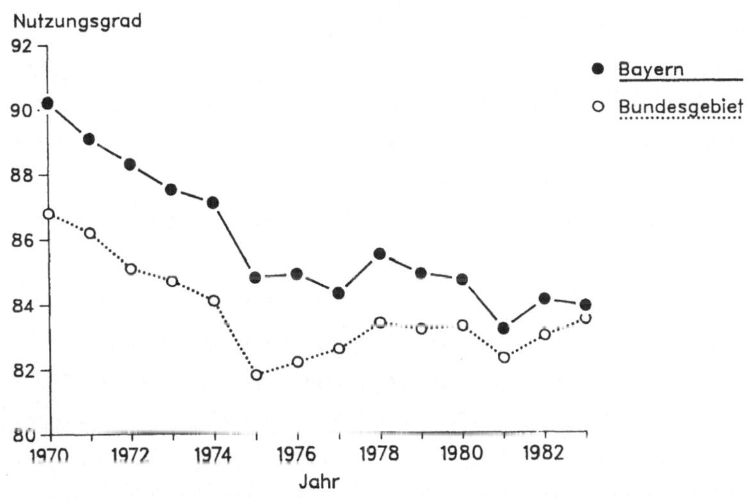

Quellen: Statistisches Bundesamt (Hrsg.), Krankenhäuser, Reihe 6 in der Fachserie 12 (Gesundheitswesen), verschiedene Jahrgänge; StMAS (Hrsg.), Bericht über das bayerische Gesundheitswesen, verschiedene Jahrgänge

Auch nach den Planungsauswertungen des LdOiB nahm der Nutzungsgrad von 1979 bis 1982 in Bayern insgesamt ab. Dies gilt jedoch nicht einheitlich für das gesamte bayerische Krankenhauswesen: Innerhalb der Versorgungsstufen nahm die Auslastung der höchsten Versorgungsstufe (III) zu, bei den Regierungsbezirken gibt es zwei Ausnahmen und bei den Fachrichtungen nahm die Auslastung nur in etwa der Hälfte der Richtungstypen ab (insbesondere bei den stark expandierenden Richtungen Mund/Kieferchirurgie sowie in der Kinderheilkunde und Gynäkologie; vgl. Tabelle 4.8).

Insgesamt sind also auch bei der Entwicklung der Bettenkapazität und -auslastung Übereinstimmungen mit den vertraglichen Intentionen festzustellen. Bei den Krankenhausbetten begann diese Entwicklung jedoch deutlich vor dem Vertragsabschluß.

Exkurs: <u>Die Bayerische Krankenhausbedarfsplanung</u>

Zur Beschreibung der Angebotsplanung im bayerischen Krankenhauswesen durch die zuständige Landesbehörde, das Bayerische Staatsministerium für Arbeit und Sozialordnung, während des Untersuchungszeitraums werden die Krankenhausbedarfspläne zum ersten Januar 1980 und 1983 hinsichtlich der Zahl der vollgeförderten Krankenhäuser und Betten, der Fachrichtungen und der Versorgungsstufen untersucht.

Von 1980 bis 1983 nahm die Zahl der vollgeförderten Krankenhäuser in Bayern von 372 auf 360 ab; die vollgeförderten Betten gingen - etwas weniger - um 2,1% zurück. Beim Bettenabbau waren die Versorgungsstufe I, die Fachkrankenhäuser und die Ergänzungskrankenhäuser stärker betroffen als die Krankenhäuser höherer Versorgungsstufen. Teilweise durch Umschichtungen bedingt, nahm die Zahl der vollgeförderten Betten in der höchsten Versorgungsstufe sogar um über 20% zu. Auch innerhalb der bayerischen Regierungsbezirke wurden Planungsänderungen vollzogen, wobei Oberfranken mit einem fast 5%igen Förderungsrückgang und Unterfranken mit einem leichten Zuwachs die beiden Extrempole bilden. Die Entwicklung der vollgeförderten Betten stimmt mit derjenigen der Betten insgesamt überein; unter den Regierungsbezirken treten aber Differenzen zwischen beiden Entwicklungen auf.

Bei den Fachrichtungen zeichnen sich die Planung und Förderung einer erhöhten Spezialisierung der stationären Versorgungsstruktur ab: So gab es im Krankenhausbedarfsplan 1983 trotz Bettenabbau 38 Fachrichtungen mehr als 1980. Die höchsten Zuwächse hatten Urologie (+9) und Kinderinfektionen (+7; ab 1981 neu ausgewiesen) zu verzeichnen; der stärkste Rückgang fand in der Chirurgie (-9) statt.

12 von 18 Krankenhäusern, die im beobachteten Zeitraum aus der staatlichen Förderung und damit auch aus der Krankenhausbedarfsplanung herausgenommen wurden, befanden sich unter der 100-Betten-Grenze; eines hatte mehr als 650 Betten. Neun dieser Krankenhäuser waren Fach- oder Ergänzungskliniken mit nicht mehr als einer Fachrichtung; häufigste Fachrichtung unter den weggefallenen Häusern waren die Innere (7) und die Chirurgie (8).

Unter den 11 bis 1983 neu, z.T. als Ersatzbauten, in den Krankenhausbedarfsplan aufgenommenen Krankenhäusern waren vier ebenfalls unter der 100-Betten-Grenze, und drei Großkrankenhäuser über 1000 Betten kamen hinzu. Fünf der neuen Kliniken waren Fach- bzw. Ergänzungskrankenhäuser mit nicht mehr als einer Fachrichtung; die häufigste Fachrichtung war die Innere (3).

Als Resümee der Krankenhausbedarfsplanung zwischen 1979 und 1982 läßt sich feststellen, daß im Untersuchungszeitraum Spezialisierungen in der Krankenhausstruktur offensichtlich auch in den kleineren Einheiten erfolgten; die Zahl der vollgeförderten Betten nahm insgesamt ab.

4.2.3.5 Zusammenhänge zwischen den Mengenindikatoren

Die Planungsauswertungen der Selbstkostenblätter des LdOiB ermöglichen regionale und fachspezifische Zusammenhangsanalysen der Indikatoren der Krankenhausversorgung auf verschiedenen Aggregationsebenen. Damit können Korrelationen[36)] der Krankenhausfallzahlentwicklung - - dem Verbindungsstück zwischen den Einweisungen und dem Krankenhausbereich - und den übrigen Indikatoren der Leistungsseite untersucht werden.

Beobachtungseinheiten: Die Selbstkostenblattauswertungen beziehen sich jeweils auf alle Krankenhäuser einer Versorgungsstufe in einem bayerischen Regierungsbezirk. Innerhalb jeder Krankenhausgruppe weisen die Planungsauswertungen die Indikatoren für fünfzehn Fachrichtungen aus. Zusammenhänge der Fallzahlentwicklung und anderer Indikatoren von 1979 bis 1982 können so innerhalb der Krankenhausgruppen (n=31, da nicht alle Regierungsbezirke Krankenhäuser in allen Versorgungsstufen vorhalten), innerhalb eines Fachrichtungstyps der Gruppen (n kleiner 31, da nicht in jeder Krankenhausgruppe jeder Fachrichtungstyp vorgehalten wird) oder innerhalb aller Fachrichtungen der Krankenhausgruppen (n=290) analysiert werden.

Mit wenigen Ausnahmen ergibt sich jedoch für alle drei Aggregationsebenen ein einheitliches Muster der Zusammenhänge (siehe Tabelle A.4.26):

- Zwischen der Entwicklung der Krankenhausfälle und der Pflegetage besteht eine starke positive Korrelation; je geringer der Fallzahlanstieg ausfiel, desto stärker war der Rückgang der Pflegetage (der entsprechenden Zusammenhänge in den Versichertendaten der bayerischen Ortskrankenkassen[37]) weist eine ähnlich hohe positive Korrelation aus). Der plausible Zusammenhang unterstützt die Intention des Bayern-Vertrags, durch Einweisungs- bzw. Fallzahlreduktionen den 'Umsatz' der Krankenhäuser an Pflegetagen zu verringern.
- Die Abnahme der Pflegetage durch Fallzahlreduktionen wurde jedoch durch geringere Verweildauerreduktionen teilweise kompensiert: Die Korrelation zwischen der Fallzahl- und der Verweildauerentwicklung ist, wenn auch der Zusammenhang manchmal schwach ist, negativ; mit geringerem Fallwachstum fiel die Abnahme der Verweildauer geringer aus (auch diese Korrelation gleicht dem Zusammenhang in den Versichertendaten in Größe und Vorzeichen). Dieser Zusammenhang entspricht in der Tendenz den beschriebenen Effekten einer Reduktion der leichteren Krankenhausfälle mit kürzerer Verweildauer. Eine alternative Interpretation würde auf die steigende Zahl von Fällen mit kurzer Verweildauer in Beobachtungseinheiten mit größeren Fallzahlsteigerungen deuten.
- Mit geringerem Fallwachstum nimmt auch der Nutzungsgrad stärker ab (positiver Zusammenhang). Auch dieser Zusammenhang entspricht den vertraglich intendierten Änderungen; er ist jedoch oft nur schwach ausgeprägt.
- Ein Grund für den schwachen Zusammenhang von Fallzahl- oder Pflegetagentwicklung und der Entwicklung des Nutzungsgrads dürfte im Bettenabbau liegen: Fallzahl-, Pflegetag- und Bettenkapazitätsentwicklung sind eng (positiv) miteinander korreliert. Auch dies entspricht in der Richtung der Zusammenhänge den vertraglichen Zielsetzungen. Gleichzeitig legen diese Ergebnisse, wenn man nicht von einer auf Fallzahl- und Pflegetagentwicklungen äußerst sensibel reagierenden Bettenkapazität ausgeht, den Schluß nahe, daß der Ursache-Wirkungszusammenhang umgekehrt verläuft, d.h. daß - z.B. durch langfristige Planungen bestimmte - Bettenkapazitätsänderungen die hier beschriebenen Entwicklungen der Fallzahlen und der anderen Indikatoren determinieren, und nicht kurzfristige Nachfrageentwicklungen unmittelbar das Angebot bestimmen.

Insgesamt passen auch in der differenzierten Analyse die Entwicklungsverläufe und Zusammenhänge der Indikatoren auf der Leistungsseite der Krankenhäuser - mit Ausnahme des absoluten Fallzahlanstiegs - zu den Intentionen des Bayern-Vertrags, ohne jedoch einen Ursache-Wirkungszusammenhang zwingend zu machen. Zugleich werden mögliche Effekte der unterschiedlichen Fallzahlsteigerungen von weitreichenden Änderungen des Krankenhausangebots - sowohl bezüglich der Bettenkapazität als auch bezüglich der Fachrichtungsstruktur (vgl. Tabelle 4.8 und den Exkurs zur bayerischen Krankenhausbedarfsplanung) - überlagert; damit wird das Verfolgen einer durchgängigen Wirkungskette von der Fallzahlentwicklung bis zur Entwicklung der Indikatoren der Krankenhausversorgung und eine Zurechnung von Effekten erschwert. Der nächste Punkt beschäftigt sich daher zumindest im Rahmen von Simulationsüberlegungen mit der Frage, welche Einweisungsreduktionen unter sonst konstanten Bedingungen welche Auslastungs- oder Kapazitätsänderungen induziert hätten.

4.2.3.6 Effektivität von Einweisungsreduktionen - Simulationsüberlegungen

Um die Größenordnungen der Effekte einer Einweisungsreduktion auf den Krankenhausbereich - insbesondere auf die Auslastung des vorgehaltenen Bettenangebots - abschätzen zu können, werden einige Simulationsüberlegungen durchgeführt. Um die Abschätzungen möglichst realistisch zu gestalten, stützen sich die Annahmen dabei auf Daten aus der LdO-Statistik der Krankenhausfälle, aus den GKV-Routinestatistiken und aus amtlichen Statistiken. Eine Integration von politischen oder ökonomischen Implementationsbedingungen, etwa bei der Durchführung umfangreicher Kapazitätsreduktionen, liegt ebenso außerhalb der Reichweite dieser Modellüberlegung wie eine Berücksichtigung der betrieblichen Umsetzung der hier rechnerisch gebrauchten 'durchschnittlichen' Bettenkapazitätsanpassung. Auch dürfen die Zahlenbeispiele keinesfalls als Abschätzung von ineffizienten Kapazitäten angesehen werden; die Simulationsüberlegungen dienen lediglich einer Bestimmung des Wirkungspotentiales des Instruments 'Einweisungen' im Krankenhaussektor.

Den Ausgangspunkt bildet die Hypothese, der Bayern-Vertrag strebe im Krankenhausbereich über die Reduktion der Einweisungen an, den Nutzungsgrad zu senken bzw. langfristig die Bettenkapazität zu redu-

23) Kompensierende Effekte würden sich durch bessere prästationäre Diagnostik im ambulanten Bereich ergeben. Zur Hypothese, Einweisungsreduktionen würden vor allem Patienten mit unterdurchschnittlicher Verweildauer betreffen, lassen sich natürlich auch Gegenhypothesen formulieren.

24) Aus auswertungstechnischen Gründen erfolgt in diesem Teil des Kapitels die Gegenüberstellung der bayerischen Daten mit dem gesamten Bundesgebiet; mögliche Unterschiede zwischen beiden Regionen werden damit weniger scharf sichtbar, da die bayerischen Daten in die Berechnung der Bundeswerte mit eingehen.

25) In Bayern nahm das Verhältnis der im Akutbereich angebotenen Betten zu denen des Sonderkrankenhausbereichs von 2,8 auf 1,7 ab, im Bundesgebiet stieg es von 2,1 auf 2,2. Eigene Berechnungen nach Statistisches Bundsamt (Hrsg.), Krankenhäuser, 1979 und 1982.

26) So betrug 1985 die Differenz - nach den Auswertungen der BKG - über einen halben Prozentpunkt; vgl. BKG (1983), S. 25

27) Die 'stationär behandelten Kranken' beziehen neben den Krankenhauszugängen die zum Stichtag im Krankenhaus bereits befindlichen Patienten mit ein.

28) Im Unterschied zur amtlichen Statistik schließen die Versichertenzahlen insbesondere die Entbindungsanstaltspflege nicht mit ein, sondern weisen sie gesondert aus.

29) Anhand der Planungsauswertungen des LdOiB lassen sich die Krankenhausfälle (wie die anderen Leistungsindikatoren) für alle stationären Patienten in nahezu allen bayerischen Akutkrankenhäusern auf verschiedene Aggregationsstufen für 35 Krankenhausgruppen (gebildet aus 5 Versorgungsstufen und 7 Regierungsbezirken) beschreiben: für Bayern gesamt, nach Versorgungsstufen und Fachrichtungen.

30) Zum Test auf Strukturbruch vgl. Schneeweiß (1978), S. 82 f.

31) Die Entwicklung der AOK-Krankenhausfälle ist je Gesamtmitglied standardisiert; die Zahl der AOK-Mitglieder stieg im Untersuchungszeitraum bei sinkender Bevölkerungszahl an (vgl. Kapitel 9, Anhang).

32) Darunter werden hier die Ortskrankenkassen, die Betriebskrankenkassen, die Innungskrankenkassen und die Landwirtschaftlichen Krankenkassen verstanden.

33) Die bayerische Krankenhausbedarfsplanung unterscheidet allgemeine Krankenhäuser der Grundversorgung I, überörtliche Schwerpunktkrankenhäuser II, Krankenhäuser der höchsten Versorgungsstufe III sowie Ergänzungskrankenhäuser E und Fachkrankenhäuser F.

34) Die internen Verlegungen bewegen sich in unterschiedlichen Größenordnungen; Unterschiede gibt es sowohl zwischen den Versorgungsstufen (Stufe II und III weisen in den LdOiB-Auswertungen die höchsten internen Verlegungsquoten, Stufe F fast keine aus); wie auch im Zeitablauf (hohe Reduktion bei Stufe 4 Ergänzungskrankenhäuser, starker Anstieg bei Stufe III). Da es sich

schiedliche Zugangswege der Versicherten verschiedener Kassen gefunden wurden. Diese Annahme verstärkt die Wirksamkeit von Einweisungsreduktionen.

Für beide Fälle wird zunächst unter einfachen Annahmen die Wirkung einer Einweisungsreduktion auf Bettenkapazität und Nutzungsgrad durchgespielt; dann wird gezeigt, in welche Richtung eine Aufhebung einzelner Annahmen führen würde.

Für 1982 erhält man nach der obigen Gleichung:

(1) Bei Verordnungsänderungen nur im RVO-Bereich ergibt eine Schätzung[39] von 930.402 RVO-Einweisungen, die 1.769.379 in der amtlichen Statistik ausgewiesenen Krankenhausfällen (Akutbereich) gegenüberstehen. Bei einem konstanten Bettenangebot von 77.948 Akutbetten und einer konstanten Verweildauer von 13,5 Tagen [40] ergäbe sich bei einer 10%igen Reduktion der Einweisungen eine Verringerung des Nutzungsgrads von 84,1% auf 79,9%, also um 4,2 Prozentpunkte.

(2) Verordnungsänderung bei allen Patienten: Rechnet man den Einweisungsanteil von 83,34% bei den AOK-Patienten auf alle in der Krankenhausstatistik dokumentierten Fälle hoch, ergibt sich für eine 10%ige Einweisungsreduktion eine Verringerung des Nutzungsgrads auf 77,1%, also um 7 Prozentpunkte.[41]

Als nächster Schritt wird die Annahme einer von den Einweisungen unabhängigen Verweildauer aufgehoben; dabei wird ausschließlich mit durchschnittlichen Verweildauern argumentiert. Bei einer Nichteinweisung (und ambulanten Behandlung) leichter Fälle mit kurzer Verweildauer vermindert sich die Wirkungsrelation folgendermaßen: Entfiele eine 10%ige Einweisungsreduktion durchschnittlich auf 8-Tages-Krankenhausfälle, würde die Verweildauer der verbleibenden Krankenhauspatienten von durchschnittlich 13,5 auf gut 14 Tage ansteigen. Einer 10%igen Einweisungsreduktion bei allen Krankenhauspatienten - der unter (2) diskutierte Fall - entspräche dann eine Verringerung des Nutzungsgrads um gut 4 Prozent. Würde man bei der Reduktion der Einweisungen um 10% jedoch durchschnittlich 4-Tages-Krankenhausfälle annehmen, entspräche dem ein Nutzungsgradrückgang von nur mehr 2 Prozent; die Wirkung der Einweisungsreduktion hätte sich bei einer Verlagerung leichter stationärer Fälle in den ambulanten Bereich drastisch vermindert.

Den Zusammenhang zwischen der Höhe der Einweisungsreduktion und der durchschnittlichen Verweildauer der nicht mehr eingewiesenen Patienten illustriert Abbildung 4.13; dabei wird von einem konstanten Bettenangebot und einem (beliebig) gewählten Reduktionsziel von 5% des Nutzungsgrads ausgegangen. Die Kurve in Abbildung 4.13 zeigt bei alternativen durchschnittlichen (potentiellen) Verweildauern der Nicht-Eingewiesenen die für eine 5%ige Verringerung des durchschnittlichen Nutzungsgrads notwendigen Einweisungsreduktionen.

Abbildung 4.13

Simulation: Umfang der für eine 5%ige Verringerung des Nutzungsgrads von Krankenhäusern erforderlichen Einweisungsreduktionen (in Prozent) unter der Annahme potentieller Verweildauern nicht mehr eingewiesener Patienten

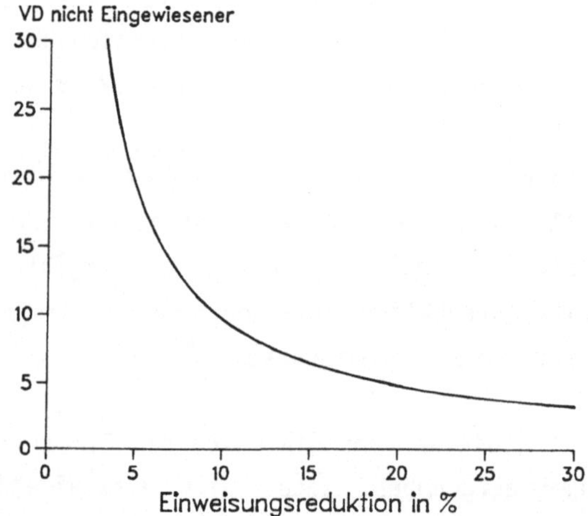

Neben einer Variation von Verweildauer und Nutzungsgrad könnten noch andere Erweiterungen vorgenommen werden, etwa die Integration einer Reaktion der 'anderen Zugangswege' auf Einweisungsänderungen[42)] oder eine Regionalisierung der Effekte, die ja nicht im landesweiten Durchschnitt, sondern in regional unterschiedlicher Stärke auftreten[43)].

Auch ohne diese Verbesserungen lassen sich jedoch einige Schlußfolgerungen ziehen: Die Wirkung von Einweisungsreduktionen auf die Auslastung des Krankenhaussystems kann durch verschiedene Einflußfaktoren deutlich gemindert werden. Die niedergelassenen Ärzte beeinflussen nur einen Teil der Krankenhausfälle; je geringer also dieser Teil - oder der Teil der Patienten, bei dem das Verordnungsverhalten geändert wird - ist, desto geringer sind die Auswirkungen auf die

Zahl der Krankenhausfälle insgesamt. Entnehmen die Einweisungsreduktionen aus dem Verweildauerspektrum der Krankenhauspatienten Fälle mit unterdurchschnittlicher Verweildauer, reduziert sich die Wirkung von Einweisungsreduktionen; dasselbe gilt übrigens auch für die Wirkung auf die Bettenkapazität bei einem nach unten flexiblen Nutzungsgrad. Insgesamt müßte sich das Einweisungsverhalten der niedergelassenen Ärzte unter Umständen um ein Vielfaches der angestrebten Nutzungsgrad-Senkung verändern; Einweisungen sind also nicht uneingeschränkt als Instrument einer nachfrageinduzierten Angebotssteuerung anzusehen.

4.2.3.7 Zusammenfassung

Die Untersuchung der Fallzahlentwicklung und ihrer Auswirkungen beschränkte sich auf die gebräuchlichsten Mengenindikatoren im Krankenhausbereich. Der Anknüpfungspunkt zum ambulant-ärztlichen Bereich, die Entwicklung der Krankenhausfälle, entsprach absolut nur in Teilbereichen den vertraglichen Intentionen; jedoch war der Gesamtanstieg von 1979 bis 1983 in Bayern geringer als im Bundesgebiet. Die anderen Indikatoren - Pflegetage, Verweildauer, Betten und Auslastungsgrad - zeigten in ihrer Entwicklung meist Übereinstimmungen mit den impliziten Zielen des Bayern-Vertrags. Dies gilt auch für regionale und fachspezifische Differenzierungen innerhalb Bayerns sowie für die Zusammenhänge zwischen den Indikatoren; so ging beispielsweise ein geringerer Fallzahlanstieg mit einer Verringerung des Nutzungsgrads bzw. mit Bettenabbau einher.

Aus den Zusammenhangsanalysen und der Tatsache, daß sich bei den meisten Indikatoren schon zwei bis drei Jahre vor Abschluß des Bayern-Vertrags Strukturbrüche in den Entwicklungen zeigten (die in ihrer Tendenz - Reduktion der Pflegetage, Bettenabbau - auf Beschränkungen im Krankenhausbereich hinwiesen), läßt sich jedoch auf das Vorhandensein wichtiger, vom Bayern-Vertrag unabhängiger Determinanten der Indikatorenentwicklung schließen. Insbesondere Entwicklungen der Angebotsstruktur erschweren dabei eine Identifikation und Zuordnung der Effekte unterschiedlicher Fallzahlsteigerungen. Daher wurde anhand von Simulationsüberlegungen gezeigt, welche Einweisungsreduktionen notwendig wären, um Auslastungsreduktionen zu erreichen. Unter bestimmbaren Bedingungen müßten die Veränderungen bei Einweisungen ein Vielfaches der Veränderungen bei der Auslastung betragen.

Zugleich zeigen im regionalen Vergleich Bayerns mit dem Bundesgebiet die meisten Indikatoren der Krankenhausversorgung deutliche Niveauunterschiede, die auf eine höhere Effektivität im bayerischen Krankenhauswesen hindeuten: Die bayerischen Werte liegen auf der Angebots- wie auf der Nachfrageseite deutlich unter, beim Nutzungsgrad über denjenigen des Bundesgebiets. Mit Ausnahme des Nutzungsgrads vergrößerten sich die Niveauunterschiede zwischen 1979 und 1983.

4.2.4 Monetäre Indikatoren

Im folgenden Abschnitt werden einige monetäre Indikatoren des Kosten- und Ausgabengeschehens im Krankenhausbereich untersucht. Dabei beschränkt sich die Darstellung auf der Kostenseite auf die Betriebskosten, die nach der dualen Konzeption des Krankenhausfinanzierungsgesetzes von den Patienten bzw. deren Versicherungen zu finanzieren und daher (soweit es die RVO-versicherten Krankenhauspatienten betrifft) zu den vertragsrelevanten Finanzbereichen zu rechnen sind. Auf Aspekte der Investitionsfinanzierung wird - auch in Anbetracht des kurzen Untersuchungszeitraums - nicht eingegangen. Ein weiterer Abschnitt beschäftigt sich mit den Ausgaben der Krankenkassen für Krankenhauspflege; untersucht werden unter anderem die Ausgaben je Versicherten, je Krankenhaustag und je Krankenhausfall. Ein weiterer Punkt behandelt Zusammenhänge zwischen der Leistungs- und Ausgabenentwicklung.

4.2.4.1 Selbstkosten und Pflegesätze

Selbstkosten: Die Krankenhausfinanzierung nach dem KHG sieht eine - bei wirtschaftlicher Leistungserstellung - volle Deckung der Selbstkosten der Krankenhäuser durch pauschale, tagesgleiche Pflegesätze vor; daher werden die in den Selbstkostenblättern ausgewiesenen Betriebskosten, die Grundlage der Pflegesatzverhandlungen sind, auf den Pflegetag bezogen untersucht. Aus Gründen der Datenverfügbarkeit wird für die Gesamtkosten die Summe aus den Personalkosten und Sachkosten verwendet[44]. Für die Selbstkosten liegen Daten von den Krankenhausgesellschaften sowie von den Kassenverbänden vor, die sich im Zeitpunkt ihrer Erstellung, in ihrem Umfang und in ihrer Funktion unterscheiden.[45]

Von 1979 bis 1983 weisen die Auswertungen der Selbstkosten starke Steigerungen der Krankenhauskosten aus. Dabei zeigen sich deutliche Unterschiede zwischen Bayern und dem Bundesgebiet (siehe Tabelle A.4.27): Die bayerischen Kostenwerte liegen auf einem niedrigerem Niveau, zeigen aber einen stärkeren Anstieg als im Bundesgebiet. Dies führte im Untersuchungszeitraum zu einer Verminderung, nicht aber zu einem Ausgleich der regionalen Niveauunterschiede in den Absolutwerten. (Da es sich bei den vorliegenden Daten um jährlich wechselnde Beobachtungseinheiten handelt, wird auf die jährlichen Veränderungen nicht weiter eingegangen.) Die Ausgabenentwicklung im Krankenhausbereich ist im Zusammenhang mit einem starken Anstieg der Betriebskosten zu sehen.

Pflegesätze: Wie bei den Betriebskosten liegen beim allgemeinen, 'großen' Pflegesatz die bayerischen Werte auf einem niedrigeren Niveau, weisen aber zwischen 1979 und 1983 ein höheres Wachstum als die entsprechenden Bundeswerte auf. Dieses Grundmuster gilt für beide der Datenquellen von Seiten der BKG und des Verbandes der Privaten Krankenversicherer, die unterschiedliche Grundgesamtheiten betreffen und für die gleiche Region unterschiedliche Pflegesatzniveaus angeben. Damit entspricht die Pflegesatzentwicklung im wesentlichen der Betriebskostenentwicklung, wobei die Pflegesätze absolut unter den Betriebskosten liegen.[46)]

'Geringeres Absolutniveau und größeres Wachstum in Bayern' gilt nach den Daten der Privaten Krankenversicherer auch für den kleinen Pflegesatz (mit Arztkostenabschlag). Ein Vergleich mit dem Wachstum des großen Pflegesatzes weist auf einen geringeren Anteil der Arztkosten an den Kostensteigerungen in Bayern hin (die Personalintensität bei den Krankenhausärzten ist in Bayern im Beobachtungszeitraum auch geringer gestiegen als im Bundesgebiet; vgl. Tabelle A.4.18).

Defizitentwicklung: Aus dem Vergleich der Betriebskosten- und der Pflegesatzentwicklung kann nicht unmittelbar auf die von den Krankenhäusern erzielte Kostendeckung geschlossen werden[47)]. Dafür liegt jedoch seit 1980 eine jährliche Defizitermittlung auf der Grundlage der Selbstkostenblattauswertungen durch die BKG vor. Pro Bett weist diese Entwicklung für 1980 in Bayern nennenswerte Defizite von durchschnittlich knapp 3.000 DM aus, die in den folgenden drei Jahren nochmals um über 30 bzw. 40% höher liegen[48]. Hierzu gibt es keine Vergleichszahlen für das Bundesgebiet.

4.2.4.2 Ausgaben für Krankenhauspflege

Ausgaben je Krankenhaustag (siehe Tabelle A.4.29): Den Pflegesätzen entsprechen auf der Versichertenseite die Ausgaben je Krankenhaustag. Je Gesamtmitglied - in den Ortskrankenkassen, deren Daten wieder exemplarisch verwendet werden - stiegen auch sie von 1979 bis 1983 in Bayern stärker als im Bundesgebiet sowie in beiden Regionen auch stärker als im Vergleichszeitraum vor Absicht des Bayern-Vertrags. Die absoluten Ausgaben pro Krankenhaustag liegen unter den Betriebskosten je Pflegetag sowie zwischen den Werten für Pflegesätze (vgl. Tabelle A.4.27 und A.4.28).

Ausgaben je Gesamtmitglied (siehe Tabelle A.4.30): Auch die Entwicklung der Ausgaben je Gesamtmitglied in den Ortskrankenkassen - deren Ergebnisse sich nicht grundsätzlich von denen der gesamten RVO unterscheiden[49] - weist die bekannten charakteristischen Merkmale der anderen monetären Krankenhausindikatoren auf: Niedrigeres Niveau und (geringfügig) schnelleres Wachstum in Bayern, höhere Steigerungen von 1979 bis 1983 als im Vergleichszeitraum davor. Im jährlichen Entwicklungsverlauf zeigen die Ausgaben für Krankenhauspflege in Bayern einen Wachstumsrückgang bis einschließlich 1979, um dann bis zu einem Steigerungsmaximum 1982 zuzunehmen; 1983 ging das Ausgabenwachstum wieder zurück. Insgesamt kann man jedoch weder im Vorher/Nachher- noch im Bayern/Bund-Vergleich von einer Ausgabenentwicklung sprechen, die mit den Intentionen des Vertrages in Einklang stehen.

Der absolute Zuwachs der Ausgaben je Gesamtmitglied fällt in Bayern mit 181 DM jedoch deutlich geringer aus als im Bundesgebiet mit 223 DM. Der Grund für die relativ höheren, absolut aber geringeren Ausgabenzunahmen ist in den Niveauunterschieden der Ausgangswerte zu sehen; gerade dann ist der Vergleich absoluter Ausgabenzuwächse jedoch problematisch (siehe Kapitel 9, Anmerkung 10).

Ausgaben im Querschnitt der Versichertengruppen (siehe Tabelle 4.9): Unter den einzelnen Mitgliedergruppen der Versicherten gibt es starke Niveauunterschiede der Ausgaben für Krankenhauspflege; so lag 1983 in Bayern der absolute Ausgabenbetrag für Mitglieder nur knapp über 40% des Ausgabenbetrages für Rentner (jeweils einschließlich der Familienangehörigen). Dennoch sind auch im Querschnitt der Versichertengruppen die Merkmale 'niedrigeres Niveau und höheres Wachstum in Bayern' ebenfalls vorzufinden; es ergeben sich keine qualitativen Unterschiede in der Ausgabenentwicklung.

Ausgaben für allgemeine und belegärztliche Krankenhauspflege (siehe Tabelle 4.9): Die bisherigen Auswertungen umfaßten jeweils die allgemeine wie die belegärztliche Krankenhauspflege; dabei entsprechen sich die Ausgabenentwicklungen der allgemeinen Krankenhauspflege und der Krankenhauspflege insgesamt nahezu vollständig. Die Ausgaben für die belegärztliche Krankenhauspflege umfassen nur die Ausgaben für die Belegarztleistungen. Sie machen nur einen sehr geringen Anteil der gesamten Krankenhausausgaben aus, der jedoch auch in den Absolutbeträgen in Bayern (mit einem höheren belegärztlichen Anteil, siehe Kapitel 3) deutlich größer ist als im Bundesgebiet. In Bayern fällt auch das Wachstum der Ausgaben für belegärztliche Krankenhauspflege deutlich höher aus als im Bundesgebiet. Jedoch liegt das Wachstum der Ausgaben für belegärztliche niedriger als für die allgemeine Krankenhauspflege; es trägt also relativ weniger zum Ausgabenanstieg bei. Dies gilt auch unter den einzelnen Versichertengruppen, die untereinander wiederum Niveau- und Entwicklungsunterschiede aufweisen (geringeres Ausgabenniveau, aber stärkeres Ausgabenwachstum für belegärztliche Krankenhauspflege bei den Rentnern).

Ausgaben je Krankenhausfall (vgl. Tabelle A.4.31): Auch bei diesem Indikator liegen die Ausgabenwerte in Bayern niedriger als im Bundesgebiet. Das Ausgabenwachstum von 1979 bis 1983 war jedoch in der jährlichen Entwicklung (Ausnahme: 1983) wie in der Gesamtentwicklung in Bayern geringer als im Bundesgebiet; dies vergrößerte den Niveauunterschied der Absolutwerte. Im Vergleich mit dem Zeitraum vor dem Bayern-Vertrag war das Ausgabenwachstum in beiden Regionen von 1979 an stärker als zuvor (wobei die Zunahmen in Bayern vor dem Vertrag noch größer als im Bundesgebiet gewesen waren). Für die Ausgaben je Krankenhausfall war jedoch - im vereinfachten Wirkungsmodell - ein relativer Anstieg hypothetisch angenommen worden.

Tabelle 4.9

Ausgaben für allgemeine und belegärztliche Krankenhauspflege nach Versichertengruppen in den Ortskrankenkassen 1983
- absolute Werte und Indexwerte (1979 = 100) -

Versicherten-gruppe[a]	Krankenhaus-pflege		belegärztliche KH-Pflege		Krankenhaus insgesamt[b]	
	absolut	Index	absolut	Index	absolut	Index
			- Bayern -			
M je M	356,83	128,1	8,36	125,5	365,19	128,0
M+F je M	517,14	123,1	12,63	121,6	529,77	123,1
R+F je R	1 250,12	141,7	11,18	133,1	1 261,30	141,6
(M+F)+(R+F) je M+R	749,00	131,4	12,17	125,0	761,17	131,3
			- Bundesgebiet -			
M je M	441,39	126,7	5,62	113,1	447,01	126,5
M+F je M	672,42	123,2	9,30	108,6	681,72	123,0
R+F je R	1 435,14	140,2	7,93	127,5	1 443,07	140,1
(M+F)+(R+F) je (M+R)	935,36	131,1	8,83	114,1	944,19	130,9

[a] +F bedeutet jeweils einschließlich der Familienangehörigen
[b] jedoch ohne Kur- und Spezialeinrichtungen

Quellen: Eigene Berechnungen nach BdO (Hrsg.), Statistik der Ortskrankenkassen in der Bundesrepublik Deutschland, verschiedene Jahrgänge

Ausgaben je Tag, je Mitglied und je Fall im Vergleich (siehe Abbildung 4.14): Aus dem Sinken der Verweildauer ergibt sich ein geringerer Anstieg der Ausgaben je Krankenhausfall gegenüber den Ausgaben je Krankenhaustag; aus der Abnahme der Pflegetage je Gesamtmitglied ein geringerer Anstieg der Ausgaben je Gesamtmitglied gegenüber den Ausgaben je Tag; aus dem Anstieg der Krankenhausfälle je Mitglied ein höheres Wachstum der Ausgaben je Mitglied gegenüber den Ausgaben je Fall. Der geringere Anstieg der Ausgaben je Gesamtmitglied gegenüber den Ausgaben je Krankenhaustag stimmt mit den Erwartungen monetärer Effekte der Einweisungsreduktionen bzw. geringeren Fallzahlsteigerungen überein, der geringere Anstieg der Ausgaben je Fall gegenüber den Ausgaben je Mitglied (der Hypothese eines ansteigenden Schweregrads der Patienten folgend) nicht; beide Entwicklungen lassen sich jedoch aus den Mengenentwicklungen erklären, deren Vertragsrelevanz im Abschnitt 4.2.3 erläutert wurde.

Abbildung 4.14

Entwicklung der Ausgaben für Krankenhauspflege in den bayerischen Ortskrankenkassen, 1979 bis 1983
- Ausgaben je Gesamtmitglied, je Krankenhaustag und je Krankenhausfall (Indexwerte) -

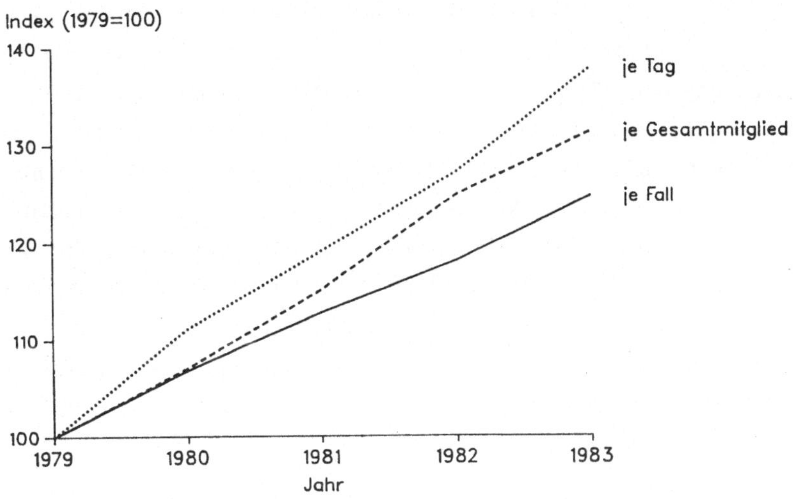

Quellen: Eigene Berechnungen nach BdO (Hrsg.), Statistik der Ortskrankenkassen in der Bundesrepublik Deutschland, verschiedene Jahrgänge

Zusammenfassend für die Ausgabenentwicklung läßt sich feststellen, daß keine der Leistungsseite (insbesondere dem Rückgang der Pflegetage) entsprechende Übereinstimmung der monetären Indikatorenentwicklung mit den vertraglichen Intentionen vorzufinden ist.

4.2.4.3 Zum Zusammenhang von Fallzahl- und Ausgabenentwicklung

Im folgenden werden Zusammenhänge der Entwicklungen auf der Leistungs- und der Ausgabenseite anhand der versichertenbezogenen Daten der bayerischen Ortskrankenkassen untersucht. Dazu werden Produkt-Moment-Korrelationen der Wachstumsraten einiger Leistungs- und Ausgabenindikatoren von 1979 bis 1982 verwendet; die Angaben beziehen sich jeweils nur auf die Mitglieder (siehe Tabelle A.4.32). Die Zusammenhänge zwischen den Indikatoren auf der Leistungsseite entsprechen dabei denjenigen in den LdO-Planungsauswertungen (vgl. 4.2.3.5), wobei die stärkere Differenzierung innerhalb Bayerns auf die Ebene der AOK-Bezirke zu Abweichungen einiger Regionen vom gesamten Trend führt (beispielsweise weisen sieben AOK-Bezirke im Beobachtungszeitraum einen Fallzahlrückgang auf).

Auffällig ist dabei der geringe Zusammenhang der Instrumentvariablen 'Entwicklung der Krankenhausfälle' mit der Entwicklung der Krankenhausausgaben je Mitglied (r=-0.10); von 1979 bis 1983 weisen die beiden Variablen sogar einen noch schwächeren Zusammenhang auf (vgl. Kapitel 8, Tabelle A.8.13). Dieser geringe Zusammenhang überrascht umso mehr, als ja die Korrelation der Entwicklung von Fallzahlen und Pflegetagen relativ eng und positiv, die Korrelation zwischen der Entwicklung der Pflegetage und der Krankenhausausgaben (trotz tagesgleicher Pflegesätze) nur sehr gering ist (r=0.11). Einen erklärenden Hinweis gibt dazu die Entwicklung der Preiskomponente, für welche die Entwicklung der Ausgaben je Pflegetag als Indikator angesehen werden kann: Diese ist sowohl mit der Entwicklung der Krankenhausfälle wie mit der Entwicklung der Pflegetage stark negativ korreliert, d.h. je kleiner das Mengenwachstum (Zunahme der Krankenhausfälle bzw. Zunahme der Pflegetage) ausfiel, desto größer war im Querschnitt der bayerischen AOK-Bezirke das Wachstum der Preiskomponente (der durchschnittlichen Ausgaben je Pflegetag).

Für die Entwicklung der Ausgaben je Mitglied wirkte also die Preiskomponente kompensierend zur Fallzahlentwicklung. Daher kann man auf dem Aggregationsniveau der AOK-Bezirke unter den einfachen Hypothesen über Wirkungszusammenhänge zwischen der Leistungs- und der Ausgabenseite nicht von einer durchgängigen Wirksamkeit von Fallzahländerungen auf das Ausgabengeschehen sprechen.

4.2.4.4 Zusammenfassung

Bei den monetären Entwicklungen ergibt sich ein anderes Bild als bei den Mengenindikatoren (deren Entwicklung durchaus in Übereinstimmung mit den vertraglichen Intentionen stand, ohne eindeutig durch vertragliche Maßnahmen bedingt gewesen zu sein). Zwar sind auch für die monetären Indikatoren niedrigere Ausgangsniveaus in Bayern charakteristisch; doch lagen die Wachstumsraten (nicht die absoluten Differenzen!) für nahezu alle monetären Indikatoren aus dem Krankenhausbereich (Ausnahme: die Ausgaben je Krankenhausfall) von 1979 bis 1983 in Bayern höher als im Bundesgebiet; dies verringerte die Niveauunterschiede.

Unter den Indikatoren fällt der starke Anstieg der Betriebskosten im Untersuchungszeitraum auf; dem schlossen sich - teilweise auf geringeren Niveaus und mit geringerem Anstieg - die Entwicklungen der Pflegesätze und der Kassenausgaben für Krankenhauspflege an. Nimmt man die Erzeugung von Defiziten aus dem Betriebskostenbereich der Krankenhäuser als implizites Vertragsziel an, so stimmt - angesichts der jährlichen Fehlbeträge je Bett in Bayern - dieser Indikator mit den vertraglichen Intentionen überein. Eine Bestimmung von auslastungsbedingten Defiziten ist jedoch nicht möglich; daher kann nicht unmittelbar auf eine Vertragswirkung geschlossen werden.

Abweichungen in den Niveauunterschieden zwischen Bayern und dem Bundesgebiet gibt es beim Ausgabenbereich 'Belegärztliche Krankenhauspflege', der in Bayern einen größeren Anteil an den gesamten Krankenhausausgaben hat, hier auch stärker zunahm und insgesamt eher kostendämpfend wirkt.

Zwischen den Entwicklungen der Krankenhausfallzahlen und der Ausgaben für Krankenhauspflege je Mitglied besteht innerhalb der bayerischen Ortskrankenkassen nahezu kein Zusammenhang. Dem Finanzierungssystem und der Abrechnungseinheit 'tagesgleiche Pflegesätze' zum Trotz ist jedoch auch der Zusammenhang zwischen den Entwicklungen von Pflegetagen und Ausgaben gering. Dies läßt sich durch die (hohen) negativen Zusammenhänge der Mengenindikatoren mit einem Preisindikator erklären, nämlich der Ausgabenentwicklung je Pflegetag, die sich gegenläufig zur Mengenkomponente verändert und damit auf die Ausgabenentwicklung je Mitglied kompensierend wirkt.

Anmerkungen und Tabellen

1) Vgl. die protokollarische Erklärung vom 12.4.1979 und die Anlage 1 vom 20.5.1980 zur Vereinbarung über die Erstellung einer Arzneikostenstatistik für die RVO-Kassen Bayerns.

2) Diese Kategorie des Schlüssels hat in Bayern praktisch ihre Bedeutung verloren, da der Notfalldienst fast ausschließlich von Kassenärzten unter Leitung der KVB getragen wird.

3) Es muß bei diesem Vergleich allerdings berücksichtigt werden, daß beide Statistiken aus einer Vielzahl von Gründen nur bedingt vergleichbar sind, z.B. unterschiedliche Zählung von Patienten, die über den Jahreswechsel stationär betreut werden, oder Erfassung von Langzeitfällen in der Psychiatrie. Diese Unterschiede können nach Auffassung des Autors jedoch nicht allein die Diskrepanz von rund 150.000 Krankenhausfällen zwischen Einweisungsstatistik und BdO-Statistik erklären.

4) Vgl. hierzu auch die Differenzierungen der bayerischen Statistik der Krankenhausfälle in Abschnitt 4.1.1.

5) Sitzmann, H.: Der Bayern-Vertrag - Bericht über die Ergebnisse des Jahres 1980, Materialien zur Pressekonferenz vom 14.5.1981, S.11.

6) Zitiert nach: Deutsches Ärzteblatt, Band 81, 1984, S.329; vgl. auch Die Ortskrankenkasse: Erste Ergebnisse zum Thema 'Selbsteinweisungen', Band 66 Heft 8/9, S. 307-308, 1984

7) Die Werte für die Krankenhausfälle der Versicherten je 100 Gesamtmitglieder sind in dieser Form nicht in der BdO-Statistik der Ortskrankenkassen tabellarisch aufgeführt, sondern wurden aus den Werten für die einzelnen Versichertengruppen und den Mitgliederzahlen errechnet. Wegen der dabei vorgenommenen Rundungsverfahren können in den ersten Nachkommastellen der Zahlenangaben Ungenauigkeiten entstehen. Diese würden sich naturgemäß bei der Berechnung von prozentualen Veränderungsraten der Fallzahlen vergrößern, so daß auf letzteres verzichtet wurde.

8) Unter der Bezeichnung 'Allgemeinärzte' werden im folgenden immer 'Praktische und Allgemeinärzte' zusammengefaßt.

9) Beispielsweise wird Entbindungsanstaltspflege gemäß §199 RVO seit dem 1.1.1982 nur noch für sechs Tage, nicht mehr - wie zuvor - für zehn Tage gewährt. Wöchnerinnen werden demgemäß ab 1982 bereits nach sechs Tagen Verweildauer in der Klinik im statistischen Sinne von 'Entbindungsanstaltsfällen' zu 'Krankenhausfällen', davor geschah dieser Wechsel erst nach zehn Tagen.

10) Die Frage findet sich in einem Spezialteil 'Krankenhauseinweisungen' des Fragebogens, der 417 Ärzten vorgelegen hatte.

11) Um den Einfluß der unterschiedlichen Belegarzt-Anteile an den Ärztebeständen in Bayern und im übrigen Bundesgebiet auszuschalten, bezieht sich dieser Vergleich nur auf die Angaben von Nicht-Belegärzten. Eine Eingrenzung der Betrachtung auf die Gruppe der Allgemeinärzte erlaubt es, auch die unterschiedliche Arztgruppenzusammensetzung der bayerischen und bundesdeutschen Ärzteschaft auszugleichen. Die Ergebnisse unterscheiden sich je-

doch nicht wesentlich von den bereits dargestellten, die sich auf die Gesamtärzteschaft beziehen: keine Zunahme der Einweisungen in den letzten drei Jahren in beiden Kollektiven, jedoch häufigere Angaben von Einweisungsabnahmen in Bayern (54,5% gegenüber 39,9% im übrigen Bundesgebiet).

12) Prozentuierungen beziehen sich nur auf die Ärzte, die keine weiteren Verringerungen für möglich halten.

13) Nur Nicht-Belegärzte. Der Fragebogenteil, in dem diese sowie die in den folgenden Unterpunkten referierten Fragen enthalten sind, lag einer Teilstichprobe bestehend aus Allgemeinärzten, Internisten, Frauenärzten und HNO-Ärzten vor.

14) Nur Nicht-Belegärzte.

15) Diese Studie gehört schwerpunktmäßig in das Forschungs- und Entwicklungsprogramm des MEDIS Indikatorensysteme im Gesundheitswesen (75552) und dient den dort beschriebenen Zielen der Entwicklung von Indikatoren u.a. für 'subjektive' Gesundheit, Patientenerwartungen und -zufriedenheit, Erfolgsbeurteilungen medizinischer Behandlungen durch Patienten. Einige Ergebnisse der Studie geben jedoch auch - im eingangs dargestellten Sinne - Aufschluß zu Fragestellungen der Bayern-Vertrag-Studie.

16) Die Stichprobe wurde nach einem Quotenverfahren gebildet, wobei folgende Quotierungsvariablen (bezogen auf die Randverteilungen) verwendet wurden:
- Bundesländer (ausgenommen Bayern, das disproportional aufgestockt wurde)
- Gemeindegrößenklasse (über 100.000 Einwohner; 20.000-100.000 Einwohner; unter 20.000 Einwohner)
- Alter
- Geschlecht.

Die Ermittlung der zu befragenden Personen sowie die Durchführung der mündlichen Befragung übernahmen geschulte Interviewer der Firma Infratest-Gesundheitsforschung. Wir danken Frau D. Urbahn von Infratest-Gesundheitsforschung für ihre Unterstützung.

17) Aufgrund der Stichprobengrößen müssen bei den Prozentangaben Konfidenzintervalle aufgrund der Stichprobenfehler in der Größenordnung zwischen $\pm$ 1,5% und $\pm$ 4% berücksichtigt werden (alpha = 5%).

18) vgl. Schwefel et al. 1982, S. 99 bis 108

19) Einzelheiten finden sich in Leidl, R. und Satzinger, W.: Stationäre Gesundheitsversorgung aus der Sicht von Krankenhausärzten. GSF-Bericht (in Vorbereitung).

20) H. Sitzmann auf der Pressekonferenz vom 2.5. 1983, ähnlich derselbe auf der Pressekonferenz vom 23.5.1984

21) Vgl. zum folgenden auch Leidl et. al. (1984)

22) Eine Beschreibung des 'alten' Krankenhausfinanzierungssystems in der Bundesrepublik gibt Leidl (1983); das Gesetz zur Neuordnung der Krankenhausfinanzierung tritt erst (ab 1985 bzw. 1986) nach dem vorliegenden Untersuchungszeitraum in Kraft.

23) Kompensierende Effekte würden sich durch bessere prästationäre Diagnostik im ambulanten Bereich ergeben. Zur Hypothese, Einweisungsreduktionen würden vor allem Patienten mit unterdurchschnittlicher Verweildauer betreffen, lassen sich natürlich auch Gegenhypothesen formulieren.

24) Aus auswertungstechnischen Gründen erfolgt in diesem Teil des Kapitels die Gegenüberstellung der bayerischen Daten mit dem gesamten Bundesgebiet; mögliche Unterschiede zwischen beiden Regionen werden damit weniger scharf sichtbar, da die bayerischen Daten in die Berechnung der Bundeswerte mit eingehen.

25) In Bayern nahm das Verhältnis der im Akutbereich angebotenen Betten zu denen des Sonderkrankenhausbereichs von 2,8 auf 1,7 ab, im Bundesgebiet stieg es von 2,1 auf 2,2. Eigene Berechnungen nach Statistisches Bundsamt (Hrsg.), Krankenhäuser, 1979 und 1982.

26) So betrug 1985 die Differenz - nach den Auswertungen der BKG - über einen halben Prozentpunkt; vgl. BKG (1983), S. 25

27) Die 'stationär behandelten Kranken' beziehen neben den Krankenhauszugängen die zum Stichtag im Krankenhaus bereits befindlichen Patienten mit ein.

28) Im Unterschied zur amtlichen Statistik schließen die Versichertenzahlen insbesondere die Entbindungsanstaltspflege nicht mit ein, sondern weisen sie gesondert aus.

29) Anhand der Planungsauswertungen des LdOiB lassen sich die Krankenhausfälle (wie die anderen Leistungsindikatoren) für alle stationären Patienten in nahezu allen bayerischen Akutkrankenhäusern auf verschiedene Aggregationsstufen für 35 Krankenhausgruppen (gebildet aus 5 Versorgungsstufen und 7 Regierungsbezirken) beschreiben: für Bayern gesamt, nach Versorgungsstufen und Fachrichtungen.

30) Zum Test auf Strukturbruch vgl. Schneeweiß (1978), S. 82 f.

31) Die Entwicklung der AOK-Krankenhausfälle ist je Gesamtmitglied standardisiert; die Zahl der AOK-Mitglieder stieg im Untersuchungszeitraum bei sinkender Bevölkerungszahl an (vgl. Kapitel 9, Anhang).

32) Darunter werden hier die Ortskrankenkassen, die Betriebskrankenkassen, die Innungskrankenkassen und die Landwirtschaftlichen Krankenkassen verstanden.

33) Die bayerische Krankenhausbedarfsplanung unterscheidet allgemeine Krankenhäuser der Grundversorgung I, überörtliche Schwerpunktkrankenhäuser II, Krankenhäuser der höchsten Versorgungsstufe III sowie Ergänzungskrankenhäuser E und Fachkrankenhäuser F.

34) Die internen Verlegungen bewegen sich in unterschiedlichen Größenordnungen; Unterschiede gibt es sowohl zwischen den Versorgungsstufen (Stufe II und III weisen in den LdOiB-Auswertungen die höchsten internen Verlegungsquoten, Stufe F fast keine aus); wie auch im Zeitablauf (hohe Reduktion bei Stufe 4 Ergänzungskrankenhäuser, starker Anstieg bei Stufe III). Da es sich

bei diesen Informationen um Abweichungen von der Gesamtsumme der Krankenhausfälle handelt, kann nicht abgeschätzt werden, welche Verschiebungen innerhalb der Fachrichtungsstruktur bereinigt werden müßten. Die LdOiB-Bereinigungsmethode der proportionalen Reduktion berücksichtigt mögliche Unterschiede in den internen Verlegungen zwischen den Fachrichtungen nicht.

35) Auch bei den Pflegetagen gibt es - wie bei den Krankenhausfällen - nennenswerte Abweichungen bei einer stärkeren Regionalisierung innerhalb der Versichertendaten der bayerischen Ortskrankenkassen: Zwischen 1979 und 1982 wiesen über ein Viertel der AOK-Bezirke einen Anstieg der Pflegetage (je Mitglied) auf.

36) Die verwendeten Produkt-Moment-Korrelationskoeffizienten (r) beschreiben die Stärke eines linearen Zusammenhangs zweier Merkmale in einer Menge von Beobachtungseinheiten mit Werten zwischen 0 (kein Zusammenhang) und 1 (vollständiger Zusammenhang). Ein positiver Koeffizient kennzeichnet gleichlautende, ein negativer gegenläufige Entwicklungen der Merkmalsausprägungen im Querschnitt der Beobachtungseinheiten.

37) Eine analoge Korrelationsanalyse wurde zwischen den Fällen und Tagen der Mitglieder in den 39 AOK-Bezirken Bayerns, ebenfalls für die Zeit von 1979 bis 1982 durchgeführt.

38) Ableitung: In der Definition des Nutzungsgrads

$$\text{Nutzungsgrad} = \frac{\text{Pflegetage} * 100}{\text{Betten} * 365}$$

werden die Pflegetage in Verweildauer * Fälle (=Pflegetage je Fall * Fälle) erweitert und die Krankenhausfälle in Einweisungen und andere Zugänge ins Krankenhaus aufgeteilt. Bei einem fix vorgegebenen Nutzungsgrad und einer konstanten Verweildauer läßt sich auch der Zusammenhang zwischen Einweisungsveränderung und Bettenkapazitätsanpassung - hier graphisch - zeigen:

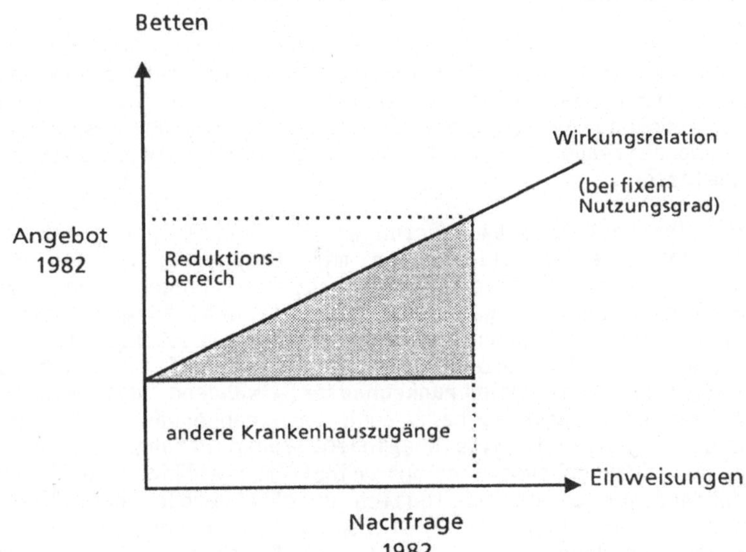

39) 83,3% Einweisungen von AOK-Patienten nach der LdO-Statistik der Krankenhausfälle (1982) werden bezogen auf 838.133 abgerechnete Krankenhausfälle der Ortskrankenkassen, diese um den Faktor 1,332 (siehe Kapitel 9, Tabelle A.9.23) auf den Gesamt-RVO-Patientenanteil hochgerechnet. Resultat: 930.102 RVO-Einweisungen. Bei der gleichzeitigen Verwendung von AOK-Daten und der auf Krankenhausinformationen aufbauenden amtlichen Statistik unterschätzt diese Berechnungsmethode die Wirkung von Einweisungsreduktionen, da der Anteil der abgerechneten AOK-Krankenhausfälle an den in der amtlichen Statistik ausgewiesenen Krankenhausfällen geringer ist als der Anteil der AOK-Versicherten - was aber kaum an einer günstigeren Risikostruktur liegen dürfte. Der gesonderte Ausweis der Entbindungsfälle in der AOK-Statistik wurde berücksichtigt (zu 788.420 Krankenhausfällen wurden die 49.713 Entbindungsfälle addiert); nicht berücksichtigt werden konnte der Saldo von Wanderungsbewegungen der versicherten Krankenhauspatienten von und nach Bayern.

40) Anstelle der offiziellen Zugangs+Abgangs/2-Kalkulation wird die Verweildauer hier aus Pflegetagen und Fällen berechnet, um die Zahlen mit der Nutzungsgradformel kompatibel zu machen.

41) Die beschriebenen Änderungen sind aufgrund der Funktionsform linear in ihren Entwicklungen, d.h. eine Verdoppelung der Einweisungsreduktion führt auch zu einer Verdoppelung der Nutzungsgradreduktion.

42) z. B. eine Gegenreaktion der Krankenhäuser (z.B. durch Selbsteinweisungen von Kurzzeitfällen) oder eine Änderung der Zugangswege von medizinisch eindeutig stationären Patienten, die ohne einen Einweisungsschein ins Krankenhaus gelangen; für diese Alternativen liegen keine quantitativen Anhaltspunkte vor. Klar ist jedoch, daß sie zu einer weiteren Abschwächung der Wirkung von Einweisungsreduktionen führen.

43) Auch bei einer im gesamten Durchschnitt relativ geringen Kapazitätswirkung von Einweisungsreduktionen könnte sich bei lokalen Konzentrationen ein Einheitenabbau ergeben.

44) Zu den im Selbstkostenblatt ausgewiesenen Gesamtkosten werden teilweise noch die Betriebsmittelkreditzinsen sowie die Instandssetzungspauschalen gerechnet; diese Positionen wurden jedoch aufgrund gesetzlicher Änderungen nicht im gesamten Untersuchungszeitraum angesetzt und daher beim Entwicklungsvergleich weggelassen.

45) Die Selbstkostenblattauswertungen der Bayerischen Krankenhausgesellschaft werden alljährlich mit Gruppenvergleichen für die Pflegesatzverhandlungen ausgewertet; sie liegen früher vor als die Planungsauswertungen des LdOiB, die erst aufgrund der in den Pflegesatzverhandlungen übergebenen Selbstkostenblätter am Jahresende erstellt werden. Die letzteren umfassen nahezu alle (vollgeförderten) Akutkrankenhäuser; während die Auswertungen der Krankenhausgesellschaft auch Fachkrankenhäuser für Neurologie und Psychiatrie miteinbeziehen. Zudem beruhen die Auswertungen der Krankenhausseite auf einer freiwilligen Teilnahme der Krankenhäuser an den regionalen Betriebsvergleichen. Sie erfassen damit nur einen - über die Jahre auch wechselnden - Teil (in der Größenordnung von über 70% der Krankenhäuser und über 80% der Betten) der Krankenhäuser; damit können Änderungen der Werte

auch von der unterschiedlichen Teilnahme einiger Krankenhäuser verursacht werden; die Teilnahme der Krankenhäuser an diesen Auswertungen nahm über den Beobachtungszeitraum hin zu. Bei den Bundeswerten für die Selbstkosten je Pflegetag werden jeweils die entsprechenden Bundesauswertungen der Verbände verwendet.

46) Vgl. Tabelle A.4.28 -
Zum 'Niveau' der Pflegesätze vgl. PVK Information 8/82, S. 116; mit einem durchschnittlichen allgemeinen großen Pflegesatz in Höhe von DM 165,23 lag Bayern zum Stichtag 30.7.1982 am unteren Ende der Skala sämtlicher Bundesländer (Bundesdurchschnitt: DM 193,36). -
Zu den BKG-Daten vgl. Anmerkung 45; die Daten des Verbands der privaten Krankenversicherer betreffen alle Krankenhäuser, für welche die privaten Versicherer Kosten erstatten, und schließen damit z.B. auch Kurkliniken und Spezialeinrichtungen (gemäß § 184a RVO) mit ein; diese Erweiterung der Beobachtungsgrundlage könnte die Niveauunterschiede zwischen beiden Datenquellen zumindest teilweise erklären.

47) Dafür werden insbesondere buchhaltungstechnische Gründe angegeben; vgl. BKG (1983), S. 24

48) Die genauen Werte liegen 1980 bei 2.981 DM, 1981 bei 4.246 DM, 1982 bei 3.927 DM und 1983 bei 4.308 DM; siehe ebenda, S. 65

49) Unterschiede ergeben sich beispielsweise im Ausmaß der regionalen Entwicklungsunterschiede; sie sind in der RVO insgesamt geringer. Vgl. Kapitel 9, Tabelle 9.2 und Tabelle A.9.3.

Tabelle A.4.1

Krankenhauseinweisungen bayerischer AOK-Versicherter (M,F und R) durch Kassenärzte in Bayern

Zeitraum	Einweisungen AOK-Versicherter durch Kassenärzte in Bayern			
	Absolutwerte		je 100 Gesamtmitglieder	
	Anzahl	Veränderung zum Vorjahreszeitraum in %	Anzahl	Veränderung zum Vorjahreszeitraum in %
	- Quartalswerte -			
3/81	127 085	-	3,76	-
4/81	116 679	-	3,43	-
1/82	131 718	-	3,88	-
2/82	133 044	-	3,94	-
3/82	126 811	- 0,2	3,75	- 0,3
4/82	128 713	+10,3	3,80	+10,8
1/83	127 535	- 3,2	3,78	- 2,6
2/83	126 287	- 5,1	3,75	- 4,8
3/83	129 154	+ 1,9	3,83	+ 2,1
4/83	132 572	+ 3,0	3,92	+ 3,2
	- Jahres- und Halbjahreswerte -			
2.Hj.81	243 764	-	7,20	-
2.Hj.82	255 524	+ 4,8	7,56	+ 5,0
1982	520 286	-	15,37	-
1983	515 548	- 0,9	15,28	- 0,6

Quelle: Eigene Berechnungen nach der Statistik der Krankenhausfälle

Tabelle A.4.2

Krankenhauseinweisungen bayerischer AOK-Versicherter (M, F und R) durch bayerische Kassenärzte in sechs ausgewählten Ortskrankenkassen (OKK)

Zeitraum	Einweisungen je 100 Gesamtmitglieder durch Kassenärzte					
OKK:	A	B	C	D	E	F
	-Anzahl-					
2. Hj.81	4,96	8,49	8,41	6,94	7,51	6,61
2. Hj.82	6,67	8,02	7,56	8,03	7,47	7,69
1982	11,32	16,73	17,49	16,24	15,77	16,10
1983	12,53	14,03	13,31	18,41	13,60	15,62
	- Veränderung zum Vorjahreszeitraum (%) -					
2. Hj.81 / 2. Hj.82	34,5	- 5,5	-10,1	15,7	- 0,5	16,3
1982 / 1983	10,7	-16,1	-23,9	13,4	-13,8	- 3,0

Quelle: Eigene Berechnungen nach der Statistik der Krankenhausfälle

Tabelle A.4.3

Krankenhausfälle der Versicherten[a] der Ortskrankenkassen Bayern und übriges Bundesgebiet, 1975-1983

Jahr	Krankenhausfälle der AOK-Versicherten je 100 Gesamtmitglieder: Anzahl Bayern	Anzahl übriges Bundesgebiet	Index (1979=100) Bayern	Index (1979=100) übriges Bundesgebiet
1975	19,5	20,2	88	87
1976	21,2	21,8	96	94
1977	22,7	21,9	103	95
1978	22,6	23,2	102	100
1979	22,1	23,1	100	100
1980	22,1	23,2	100	100
1981	22,5	23,5	102	102
1982	23,4	23,9	106	103
1983	23,2	24,3	105	105

[a] Mitglieder, Familienangehörige und Rentner

Quelle: Eigene Berechnungen nach BdO (Hrsg.): Statistik der Ortskrankenkassen in der Bundesrepublik Deutschland, Jahrgänge 1975 bis 1983

Tabelle A.4.4

Krankenhausfälle der Mitglieder[a] der Ortskrankenkassen Bayern und übriges Bundesgebiet, 1975-1983

Jahr	Krankenhausfälle der AOK-Mitglieder je 100 Mitglieder Anzahl		(Index 1979=100)	
	Bayern	übriges Bundesgebiet	Bayern	übriges Bundesgebiet
1975	10,4	10,1	83	79
1976	11,8	11,6	94	91
1977	13,5	12,1	107	95
1978	12,8	12,8	102	100
1979	12,6	12,8	100	100
1980	12,7	13,1	101	102
1981	13,0	13,1	103	102
1982	13,6	13,3	108	104
1983	13,4	13,3	106	104

[a] Pflicht- und freiwillige Mitglieder, ohne Familienangehörige

Quelle: Eigene Berechnungen nach BdO (Hrsg.): Statistik der Ortskrankenkassen in der Bundesrepublik Deutschland, Jahrgänge 1975 - 1983

Tabelle A.4.5

Krankenhausfälle der Rentner der Ortskrankenkassen Bayern und übriges Bundesgebiet, 1975-1983

Jahr	Krankenhausfälle der Rentner (AOK) je 100 Rentner Anzahl		Index (1979=100)	
	Bayern	übriges Bundesgebiet	Bayern	übriges Bundesgebiet
1975	19,8	19,2	83	83
1976	21,5	20,4	90	88
1977	22,9	20,9	95	90
1978	24,3	22,8	101	98
1979	24,0	23,2	100	100
1980	24,6	23,9	103	103
1981	25,6	24,8	107	107
1982	26,5	25,5	110	110
1983	26,9	26,1	112	113

Quelle: Eigene Berechnungen nach BdO (Hrsg.): Statistik der Ortskrankenkassen in der Bundesrepublik Deutschland, Jahrgänge 1975 - 1983

Tabelle A.4.6

Regionale Verteilung der Wachstumsraten der Krankenhausfälle
- 1979 : 1983 -
in den 39 bayerischen Ortskrankenkassen

Wachstumsraten (%) 1979 : 1983 von...	bis unter...	Anzahl Ortskrankenkassen Krankenhausfälle Mitglieder	Krankenhausfälle Rentner
-15,0	-10,0	1	0
-10,0	- 5,0	6	0
- 5,0	0,0	8	1
0,0	5,0	6	8
5,0	10,0	6	6
10,0	20,0	6	20
20,0	30,0	2	3
über 30,0		4	1
Summe		39	39

Quelle: Eigene Berechnungen nach BdO (Hrsg.): Statistik der Ortskrankenkassen in der Bundesrepublik Deutschland, Jahrgänge 1975 - 1983

Tabelle A.4.7

Einweisungsentwicklung aus Sicht niedergelassener Kassenärzte in Bayern
"Wie hat sich während der letzten drei Jahre die Zahl Ihrer Einweisungen in das Krankenhaus entwickelt?"

	Alle Arztgruppen abs.	%	Allg. ärzte (n=584)	Internisten (n=407)	Frauenärzte (n=203)
sehr abgenommen	120	10,3	9,3	11,1	7,0
etwas abgenommen	482	41,4	45,2	43,2	38,2
gleich geblieben	541	46,5	43,8	45,2	49,7
etwas zugenommen	15	1,3	1,1	0,5	4,0
sehr zugenommen	5	0,4	0,7	0,0	1,0
Summe	1 163	100	100	100	100
keine Angabe	66	-	-	-	-

[a] Basisstichprobe

Quelle: MEDIS-Ärztebefragung 1982/83

Tabelle A.4.8

Zusammenhang von Einweisungsentwicklung und Kenntnis des Bayern-Vertrags
"Wie hat sich während der letzten Jahre die Zahl Ihrer Einweisungen in das Krankenhaus entwickelt?"
Kassenärzte in Bayern[a]

Antwort	"Kennen Sie die Grundzüge des Bayern-Vertrags?" kenne sie gut (n=1061) %	habe davon gehört (n=598) %	kenne sie nicht (n=116) %
sehr/etwas abgenommen	55,5	42,6	32,8
gleich geblieben	42,7	54,7	65,5
sehr/etwas abgenommen	1,8	2,7	1,7
Summe	100	100	100

[a] Gesamtstichprobe

Quelle: MEDIS-Ärztebefragung 1982/83

Tabelle A.4.9

Einweisungsentwicklung aus Sicht niedergelassener Kassenärzte Bayern und übriges Bundesgebiet
"Wie hat sich während der letzten drei Jahre die Zahl Ihrer Einweisungen in das Krankenhaus entwickelt?"

Antwort	Anzahl Ärzte[a] Bayern abs.	%	übriges Bundesgebiet abs.	%
sehr abgenommen	106	10,9	22	4,5
etwas abgenommen	421	43,2	150	30,6
gleich geblieben	436	44,7	309	63,1
etwas zugenommen	8	0,8	8	1,6
sehr zugenommen	4	0,4	1	0,2
Summe	975	100	490	100
Keine Angabe	55	-	12	-

[a] Basisstichproben ohne Belegärzte

Quelle: MEDIS-Ärztebefragung 1982/83

Tabelle A.4.10

Einweisungsentwicklung aus Sicht niedergelassener Kassenärzte nach ausgewählten Bundesländern
"Wie hat sich während der letzten drei Jahre die Zahl Ihrer Krankenhauseinweisungen entwickelt?"

Antwort	Anzahl Ärzte			
	Nieder-sachsen (n=65)	Hessen (n=65)	Nordrhein-Westfalen (n=165)	Baden-Württ. (n=100)
sehr/etwas abgenommen	37	42	33	31
gleich geblieben	62	57	64	67
sehr/etwas zugenommen	1	1	2	2
Summe	100	100	100	100

Quelle: MEDIS-Ärztebefragung 1982/83

Tabelle A.4.11

Einweisungsentwicklung 1983 aus Sicht niedergelassener Kassenärzte
"Wie hat sich 1983, verglichen mit dem Jahr davor, die Zahl Ihrer Krankenhauseinweisungen entwickelt?"

Antwort	Anzahl Ärzte[a]			
	Bayern		übriges Bundesgebiet	
	abs.	%	abs.	%
abgenommen	276	25,5	95	20,1
gleich geblieben	779	72,1	362	76,7
zugenommen	26	2,4	15	3,2
Summe	1 081	100	472	100
Keine Angabe	34	-	1	-

[a] Basistichprobe

Quelle: MEDIS-Ärztebefragung 1983/84

Tabelle A.4.12

Ambulante Alternativen zu Einweisungen aus Sicht niedergelassener Allgemeinärzte im Vergleich Bayern-Bund 1983/84

Ambulante Alternativen zur Krankenhauseinweisung		Allgemeinärzte[a] Bayern (n = 497) %	übriges Bundesgebiet (n = 179) %
Haben Sie im Laufe des Jahres 1983 Patienten, die Sie früher noch ins Krankenhaus eingewiesen hätten, selbst behandelt?			
	ja	57,7	34,5
	nein	42,3	65,5
Haben Sie im Lauf des Jahres 1983 Patienten, die Sie früher noch ins Krankenhaus eingewiesen hätten, an andere niedergelassene Ärzte überwiesen?			
	ja	51,2	33,1
	nein	48,8	66,9

[a] ohne Belegärzte

Quellen: MEDIS-Ärztebefragungen 1983/84

Tabelle A.4.13

Kombinationen von Einweisungsreduktionen, Intensivierung von Eigenbehandlung und Vermehrung von Überweisungen

Einweisungen verringert	Eigenbehandlung intensiviert	Überweisungen verstärkt	Anzahl bayer. Ärzte[a] abs.	%
ja	ja	ja	75	27,7
ja	ja	nein	30	11,1
ja	nein	ja	18	6,6
ja	nein	nein	33	12,2
nein	ja	ja	18	6,6
nein	ja	nein	22	8,1
nein	nein	ja	13	4,8
nein	nein	nein	62	22,9
Gesamt			271	100

[a] Gesamtstichprobe, ohne Belegärzte

Quelle: MEDIS-Ärztebefragung 1982/83

Tabelle A.4.14

Einweisungen aufgrund des Fehlens häuslich-pflegerischer Versorgung

"Sahen Sie sich im letzten Quartal zu Krankenhauseinweisungen veranlaßt, die aufgrund medizinischer Gegebenheiten allein nicht erforderlich gewesen wären, aber wegen des Fehlens einer häuslichen oder sonstigen pflegerischen Versorgung nötig wurden?"

Antwort	Allgemeinärzte[a]	
	Bayern (n=497) %	übriges Bundesgebiet (n=179) %
ja	45,7	30,7
nein	54,3	69,3
Summe	100	100

[a] ohne Belegärzte

Quelle: MEDIS-Ärztebefragung 1983/84

A.4.15

Entwicklung der Zugangswege in das Krankenhaus aus der Sicht von Oberärzten Innerer Stationen

Entwicklung 'in den letzten Jahren' vor der Befragung (1984)	Anzahl Ärzte Abteilungen mit konstanten Aufnahmezahlen		Abteilungen mit gestiegenen Aufnahmezahlen	
	abs.	%	abs.	%
Kassenärztliche Einweisungen				
zugenommen	5	3,7	97	52,7
gleich geblieben	112	83,0	72	39,1
abgenommen	18	13,3	15	8,2
K.A.	0	-	2	-
Einweisungen durch beteiligte/ermächtigte Krankenhausärzte				
zugenommen	5	3,7	20	10,9
gleich geblieben	81	60,5	94	51,4
abgenommen	15	11,2	21	11,5
trifft nicht zu	33	24,6	48	26,2
K.A.	1	-	3	-
Einweisungen durch den kassenärztlichen Notdienst				
zugenommen	36	27,5	75	41,7
gleich geblieben	85	64,9	97	53,9
abgenommen	10	7,6	8	4,4
K.A.	4	-	6	-
Einlieferungen durch Rettungsdienste[a]				
zugenommen	44	41,1	94	57,0
gleich geblieben	59	55,1	66	40,0
abgenommen	4	3,7	5	3,0
Aufnahmen von Patienten, die von sich aus das Krankenhaus aufsuchen[a]				
zugenommen	26	24,1	59	35,8
gleich geblieben	72	66,7	93	56,4
abgenommen	10	40,0	13	7,9
Wiedereinbestellungen[a]				
zugenommen	4	4,2	20	13,3
gleich geblieben	69	72,6	102	67,6
abgenommen	22	23,2	29	19,2

[a] Nur Abteilungen, bei denen dieser Zugang eine nennenswerte Rolle spielt

Quelle: MEDIS-Krankenhausärzte-Befragung 1984

Tabelle A.4.16

Ursachen für Schweregradzunahmen stationär behandelter Patienten aus der Sicht von Oberärzten Innerer Abteilungen

Ursachen für Schweregradzunahmen[b]	Anzahl Ärzte[a] Bayern (n=68)	übriges Bundesgebiet (n=129)
Morbititätsveränderungen (Patienten werden älter; Zunahme d. Morbidität und Multimorbidität; Nennung einzelner Krankheiten)	7	47
Verändertes Arztverhalten (späte Einweisungen durch niedergelassene Ärzte; strengere Einweisungsindikation; nur schwere Fälle werden eingewiesen)	32	52
Änderungen in der Versorgungsstruktur (Verbesserungen der Qualität im Krankhaus; Erweiterung des stationären Leistungsangebots; Verbesserungen beim Rettungsdienst)	27	32
Sonstiges (nicht verschlüsselbar)	12	31
K.A.	-	4

a Krankenhausärzte, die die Frage bejahten: "Wenn Sie an die Erkrankungen denken, mit denen Patienten in ihre Abteilungen kommen: Haben während der letzten Jahre (vor 1984) die schweren Erkrankungen zugenommen?"
b Mehrfachnennungen möglich

Quelle: MEDIS-Krankenhausärzte-Befragung 1984

Tabelle A.4.17

Krankenhäuser und Betten nach Krankenhausträgern, 1979 und 1982
- Prozentwerte und absolute Werte -

Träger-schaft	Krankenhäuser		Betten		durchschnittliche Größe in Betten	
	1979	1982	1979	1982	1979	1982
			- Bayern -			
öffentlich	47,8%	47,1%	67,8%	67,5%	241	242
frei-gemein	16,3%	16,3%	16,0%	15,4%	167	159
privat	35,9%	36,5%	16,1%	17,1%	76	79
insgesamt absolut	735	728	124 901	122 842	170	169
			- Bundesgebiet -			
öffentlich	36,4%	36,5%	52,2%	51,4%	311	308
frei-gemein	33,9%	34,2%	35,5%	37,7%	227	228
privat	29,8%	29,2%	12,4%	12,9%	90	96
insgesamt absolut	3 286	3 130	712 055	683 624	217	218

Quellen: Eigene Berechnungen nach Statistisches Bundesamt (Hrsg.), Krankenhäuser, Reihe 6 in der Fachserie 12 (Gesundheitswesen), 1979 und 1982

Tabelle A.4.18

Personalintensitäten in Akutkrankenhäusern,
- Ärzte, Pflegepersonal, medizinisch-technisches Personal,
Verwaltungs- und Wirtschaftspersonal 1982 je Bett -
- absolute Werte und Indexwerte (1979 = 100) -

Personal je 100 Betten	Bayern absolut	Bayern Index	Bundesgebiet absolut	Bundesgebiet Index
Ärzte	14,2	105,0	14,0	108,7
Pflegepersonal[a]	33,9	112,9	35,2	112,9
medizinisch-technisches Personal	8,0	126,1	10,0	127,7
Verwaltungs- und Wirtschaftspersonal	38,1	99,3	37,8	98,6

[a] Krankenschwestern und Krankenpfleger (ohne Kinderpflege, Helfer und Schüler)

Quellen: Eigene Berechnungen nach Statistisches Bundesamt (Hrsg.), Krankenhäuser, Reihe 6 in der Fachserie 12 (Gesundheitswesen), 1979 und 1982

Tabelle A.4.19

Entwicklung der Krankenhausfälle je 100 Mitglieder in den Ortskrankenkassen, 1979-1983
- Mitglieder, Rentner und Gesamtmitglieder jeweils einschließlich Familienangehörige -
- absolute Werte und Indexwerte (1979 = 100) -

Jahr	M + F		R + F		(M+F) + (R+F)	
	absolut	Index	absolut	Index	absolut	Index
			- Bayern -			
1975	18,3	91,0	21,8	83,8	19,5	88,6
1976	20,0	99,5	23,5	90,4	21,2	96,4
1977	21,6	107,5	25,0	96,2	22,7	103,2
1978	20,7	103,0	26,4	101,5	22,6	102,7
1979	20,1	100,0	26,0	100,0	22,0	100,0
1980	19,9	99,0	26,7	102,7	22,1	100,5
1981	20,1	100,0	27,6	106,2	22,5	102,3
1982	20,9	104,0	28,5	109,6	23,3	105,9
1983	20,6	102,5	28,9	111,2	23,2	105,5
			- Bundesgebiet -			
1975	19,4	90,2	21,4	84,3	20,1	87,8
1976	21,2	98,6	22,6	89,0	21,7	94,8
1977	21,3	99,1	23,3	91,7	22,0	96,1
1978	22,0	102,3	25,2	99,2	23,1	100,9
1979	21,5	100,0	25,4	100,0	22,9	100,0
1980	21,5	100,0	26,1	102,8	23,1	100,9
1981	21,3	99,1	27,0	106,3	23,3	101,7
1982	21,8	101,4	27,5	108,3	23,8	103,9
1983	21,8	101,4	28,3	111,4	24,0	104,8

Quellen: Eigene Berechnungen nach BdO (Hrsg.), Statistik der Ortskrankenkassen in der Bundesrepublik Deutschland, verschiedene Jahrgänge

Tabelle A.4.20

Entwicklung der Krankenhausfälle der Mitglieder je Mitglied in den RVO-Kassen 1979-1983
- Indexwerte (1979 = 100) -

Jahr	OKK	BKK	IKK	LKK
		- Bayern -		
1979	100,0	100,0	100,0	100,0
1980	101,6	100,4	92,6	99,4
1981	104,0	96,0	96,5	96,4
1982	108,0	95,4	92,0	101,3
1983	107,2	101,1	106,3	103,7
		- Bundesgebiet -		
1979	100,0	100,0	100,0	100,0
1980	101,6	99,1	103,0	102,7
1981	102,3	97,3	103,0	101,4
1982	103,9	94,6	104,0	112,3
1983	103,9	94,6	106,9	111,0

Quellen: Eigene Berechnungen nach BMA (Hrsg.), Die Gesetzliche Krankenversicherung in der Bundesrepublik, verschiedene Jahrgänge; Informationen des Bundesverband der LKK

Tabelle A.4.21

Indikatoren zur Entwicklung der Verweildauer
1979-1983
- Indexwerte (1979 = 100) -

Jahr	amtliche Statistik[a]	AOK-Daten	LdOiB Planungsauswertungen
		- Bayern -	
1979	100,0	100,0	100,0
1980	98,0	95,2	96,6
1981	95,3	94,1	95,2
1982	93,9	91,9	93,9
1983	93,2	89,2	93,2
		- Bundesgebiet -	
1979	100,0	100,0	-
1980	98,0	97,3	-
1981	96,7	95,7	-
1982	94,7	93,6	-
1983	93,4	92,0	-

[a] Akutkrankenhausbereich

Quellen: Eigene Berechnungen nach Statistisches Bundesamt (Hrsg.), Krankenhäuser, Reihe 6, Fachserie 12 (Gesundheitswesen), verschiedene Jahrgänge; BdO (Hrsg.), Statistik der Ortskrankenkassen in der Bundesrepublik, verschiedene Jahrgänge; LdOiB, Planungsauswertungen der Selbstkostenblätter, verschiedene Jahrgänge

Tabelle A.4.22

Entwicklung der Krankenhausverweildauer in den Ortskrankenkassen, 1979-1983
- Mitglieder, Rentner und Gesamtmitglieder jeweils einschließlich Familienangehörige -
- absolute Werte und Indexwerte (1979 = 100) -

Jahr	M + F absolut	M + F Index	R + F absolut	R + F Index	(M+F) + (R+F) absolut	(M+F) + (R+F) Index
			- Bayern -			
1975	17,9	117,8	28,7	111,7	21,5	115,6
1976	18,0	118,4	28,3	110,1	21,5	115,6
1977	15,9	104,6	26,4	102,7	19,4	104,3
1978	15,6	102,6	25,9	100,8	19,0	102,2
1979	15,2	100,0	25,7	100,0	18,6	100,0
1980	14,6	96,1	24,8	96,5	17,7	95,2
1981	14,3	94,1	24,5	95,3	17,5	94,1
1982	13,8	90,8	24,3	94,6	17,1	91,9
1983	13,4	88,2	23,5	91,4	16,6	89,2
			- Bundesgebiet -			
1975	17,8	116,3	27,4	110,0	21,2	113,4
1976	18,0	117,6	27,1	108,8	21,2	113,4
1977	16,3	106,5	25,8	103,6	19,7	105,3
1978	15,7	102,6	25,1	100,8	19,0	101,6
1979	15,3	100,0	24,9	100,0	18,7	100,0
1980	14,8	96,7	24,5	98,4	18,2	97,3
1981	14,6	95,4	24,1	96,8	17,9	95,7
1982	14,2	92,8	23,8	95,6	17,5	93,6
1983	13,9	90,8	23,4	94,0	17,2	92,0

Quellen: Eigene Berechnungen nach BdO (Hrsg.), Statistik der Ortskrankenkassen in der Bundesrepublik Deutschland, verschiedene Jahrgänge

Tabelle A.4.23

Indikatoren zur Entwicklung der Pflegetage
1979-1983
- Indexwerte (1979 = 100) -

Jahr	amtliche Statistik[a]	AOK-Daten[b]	LdOiB Planungsauswertungen[c]
		- Bayern -	
1979	100,0	100,0	100,0
1980	98,6	96,4	99,2
1981	95,7	96,7	97,5
1982	94,9	98,2	96,4
1983	95,0	95,2	96,0
		- Bundesgebiet -	
1979	100,0	100,0	-
1980	99,6	98,4	-
1981	97,5	98,0	-
1982	97,1	98,3	-
1983	97,3	98,1	-

[a] Einwohner-standardisiert, Akutkrankenhausbereich
[b] standardisiert je Gesamtmitglieder
[c] unstandardisiert

Quellen: Eigene Berechnungen nach Statistisches Bundesamt (Hrsg.), Krankenhäuser, Reihe 6, Fachserie 12 (Gesundheitswesen), verschiedene Jahrgänge; BdO (Hrsg.), Statistik der Ortskrankenkassen in der Bundesrepublik, verschiedene Jahrgänge; LdOiB, Planungsauswertungen der Selbstkostenblätter, verschiedene Jahrgänge

Tabelle A.4.24

Entwicklung der Krankenhaustage je 100 Mitglieder in den Ortskrankenkassen, 1979-1983
- Mitglieder, Rentner und Gesamtmitglieder jeweils einschließlich Familienangehörige -
- absolute Werte und Indexwerte (1979 = 100) -

Jahr	M + F		R + F		(M+F) + (R+F)	
	absolut	Index	absolut	Index	absolut	Index
			- Bayern -			
1975	327,2	107,1	624,5	93,2	426,7	100,7
1976	360,4	118,0	666,1	99,4	462,9	109,2
1977	343,8	112,5	661,3	98,7	449,7	106,1
1978	323,8	106,0	683,2	101,9	442,0	104,3
1979	305,5	100,0	670,2	100,0	423,8	100,0
1980	289,8	94,9	661,0	98,6	408,4	96,4
1981	286,3	93,7	676,8	101,0	410,0	96,7
1982	288,3	94,4	692,2	103,3	416,1	98,2
1983	275,5	90,2	680,6	101,6	403,6	95,2
			- Bundesgebiet -			
1975	344,5	104,8	586,5	92,6	429,6	98,6
1976	380,3	115,7	611,9	96,6	462,7	106,2
1977	346,3	105,4	601,3	94,9	437,4	100,4
1978	345,7	105,2	631,9	99,7	447,3	102,7
1979	328,7	100,0	633,5	100,0	435,7	100,0
1980	317,0	96,4	639,0	100,9	428,6	98,4
1981	310,1	94,3	649,6	102,5	426,8	98,0
1982	309,3	94,1	655,3	103,4	428,3	98,3
1983	303,8	92,4	662,1	104,5	427,3	98,1

Quellen: Eigene Berechnungen nach BdO (Hrsg.), Statistik der Ortskrankenkassen in der Bundesrepublik Deutschland, verschiedene Jahrgänge

Tabelle A.4.25

Indikatoren zur Entwicklung der Betten
und des Nutzungsgrad in Bayern
1979-1983
- Indexwerte (1979 = 100) -

Jahr	amtliche Statistik[a]	LdOiB Planungs-auswertungen[b]	bayerische Krankenhaus-bedarfs-planung[c]
		- Betten -	
1979	100,0	100,0	100,0
1980	98,6	98,1	99,5
1981	97,9	98,2	98,8
1982	96,1	97,4	97,5
1983	96,2	97,4	97,4
		- Nutzungsgrad -	
1979	100,0	100,0	-[d]
1980	99,8	101,1	-
1981	98,0	99,2	-
1982	99,1	98,9	-
1983	98,8	98,6	-

[a] Einwohner-standardisiert, Akutkrankenhausbereich
[b] Planbetten (nicht aufgestellte Betten)
[c] Stand jeweils zum 1. Januar des Jahres
[d] die Zielgröße der bayerischen Krankenhausbedarfsplanung für den Nutzungsgrad beträgt durchwegs 85%

Quellen: Eigene Berechnungen nach Statistisches Bundesamt (Hrsg.), Krankenhäuser, Reihe 6, Fachserie 12 (Gesundheitswesen), verschiedene Jahrgänge; STMAS (Hrsg.), Krankenhausbedarfsplan des Freistaates Bayern, verschiedene Jahrgänge; LdOiB, Planungsauswertungen der Selbstkostenblätter, verschiedene Jahrgänge

Tabelle A.4.26

Zusammenhänge in der Entwicklung der Krankenhausfälle und der Pflegetage, der Verweildauer, der Betten und des Nutzungsgrads in bayerischen Akutkrankenhäusern, 1979-1982
- Fachabteilungen von Krankenhausgruppen[a] -
- Produktmomentkorrelationskoeffizienten der Wachstumsraten -

	Krankenhausfälle und			
	Pflegetage	Verweildauer	Betten	Nutzungsgrad
Krankenhaus-gruppen	.86*	-.34	.86*	.17
		- Fachabteilungen -		
Augen	.93*	-.24	.74*	.30
Chirurgie	.85*	-.62*	.71*	.62*
Dermatologie	.97*	.39	.79	.93*
Gynäkologie	.96*	-.39	.68*	.80*
HNO	.96*	-.32	.84*	.54*
Infektionen	.89*	-.37	.71*	.48
Innere	.96*	-.84*	.90*	-.14
Intensiv	.85*	.10	.72*	.34
Kinder	.97*	-.29	.25	.68*
Mund/Kiefer	.77	-.48	.66	.30
Neurochirurgie	.99	-.97	.98	.72
Orthopädie	.96*	-.50	.87*	.18
Radiologie	.76	-.84	.43	.26
Urologie	.98*	-.44	.98*	.38
Sonstige	.90*	-.25	.90*	.34
alle Fach-abteilungen	.92*	-.23*	.82*	.35*

[a] Beobachtungsgrundlage sind die Krankenhäuser einer Versorgungsstufe in einem Regierungsbezirk Bayerns; bei sieben Bezirken und fünf Versorgungsstufen ergeben sich 35 Krankenhausgruppen.

* 1% Signifikanzniveau

Quellen: Eigene Berechnungen nach LdOiB, Planungsauswertungen der Selbstkostenblätter, verschiedene Jahrgänge

Tabelle A.4.27

Entwicklung der Betriebskosten je Pflegetag, 1979-1983
- absolute Werte,
Indexwerte (1979 = 100), jährliche Wachstumsraten -

Jahr	BKG[a]			LdOiB/BdO[b]		
	absolut	Index	Wachstums-rate	absolut	Index	Wachstums-rate
			- Bayern -			
1979	147,31	100,0	-	155,65	100,0	-
1980	174,50	118,5	18,5	173,83	111,7	11,7
1981	204,51	138,8	17,2	192,28	123,5	10,6
1982	207,45	140,8	1,4	205,05	131,7	6,6
1983	228,74	155,3	10,3	217,97	140,0	6,3
			- Bundesgebiet -			
1979	179,11	100,0	-	180[c]	100[c]	-
1980	194,67	108,7	8,7	197[c]	109[c]	9
1981	221,91	123,9	14,0	216[c]	120[c]	10
1982	234,38	130,9	5,6	229,31	127[c]	6
1983	246,38	137,6	5,1	-	-	-

[a] nur Summe aus Personal- und Sachkosten
[b] bayerische Werte vom LdOiB, Bundeswerte vom BdO (Kehr)
[c] Rückrechnung anhand der Wachstumsraten

Quellen: Eigene Berechnungen nach BKG (Hrsg.) Die Auswertung der Selbstkostenblätter im Bundesvergleich, Band 2-6, verschiedene Jahrgänge; LdOiB, Planungsauswertungen der Selbstkostenblätter, verschiedene Jahrgänge; Kehr, H., Wie teuer sind unsere Krankenhäuser? DOK 13-17, 1984

Tabelle A.4.28

Großer und kleiner Pflegesatz, 1983
- absolute Werte und Indexwerte (1979 = 100) -

Pflegesatz	Bayern absolut	Bayern Index	Bundesgebiet absolut	Bundesgebiet Index
	- BKG[a] -			
großer Pflegesatz	201,31	148,9	223,04	135,4
	- Verband der privaten Krankenversicherer[b] -			
großer Pflegesatz	177,46	131,9	207,16	129,7
kleiner Pflegesatz	155,97	135,1	184,84	127,9
Einbett-Zimmer	85,17	121,2	99,87	131,1

[a] vgl. Textanmerkung 45
[b] Angaben zum 31.10.1979 und zum 30.9.1983

Quellen: Eigene Berechnungen nach BKG (Hrsg.), Die Auswertung der Selbstkostenblätter im Bundesvergleich, Band 2-6, verschiedene Jahrgänge; Angaben des Verbandes der Privaten Krankenversicherer

Tabelle A.4.29

Entwicklung der Ausgaben pro Krankenhaustag je Gesamtmitglied in den Ortskrankenkassen, 1975-1983
- absolute Werte, Indexwerte (1979 = 100), jährliche Wachstumsraten -

Jahr	Bayern absolut	Bayern Index	Bayern Wachstumsrate	Bundesgebiet absolut	Bundesgebiet Index	Bundesgebiet Wachstumsrate
1975	105,00	76,7	-	129,95	78,5	-
1976	106,47	77,8	1,4	131,02	79,1	0,8
1977	116,30	85,0	9,2	146,76	88,6	12,0
1978	124,68	91,1	7,2	152,40	92,1	3,8
1979	136,82	100,0	9,7	165,55	100,0	8,6
1980	152,08	111,2	11,2	182,36	110,2	10,2
1981	162,94	119,1	7,1	195,71	118,2	7,3
1982	174,04	127,2	6,8	210,34	127,1	7,5
1983	188,60	137,8	8,4	220,97	133,5	5,1

Quellen: Eigene Berechnungen nach BdO (Hrsg.), Statistik der Ortskrankenkassen in der Bundesrepublik Deutschland, verschiedene Jahrgänge

Tabelle A.4.30

Entwicklung der Ausgaben für Krankenhauspflege je Gesamtmitglied in den Ortskrankenkassen, 1975-1983 - absolute Werte, Indexwerte (1979 = 100), jährliche Wachstumsraten -

Jahr	Bayern			Bundesgebiet		
	absolut	Index	Wachstums-rate	absolut	Index	Wachstums-rate
1975	448,02	77,3	-	558,25	77,4	-
1976	492,85	85,0	10,0	606,24	84,1	8,6
1977	523,01	90,2	6,1	641,93	89,0	5,9
1978	551,09	95,0	5,4	681,67	94,5	6,2
1979	579,84	100,0	5,2	721,28	100,0	5,8
1980	621,10	107,1	7,1	781,60	108,4	8,4
1981	668,05	115,2	7,6	835,30	115,8	6,9
1982	724,17	124,9	8,4	900,88	124,9	7,9
1983	761,17	131,3	5,1	944,19	130,9	4,8

Quellen: Eigene Berechnungen nach BdO (Hrsg.), Statistik der Ortskrankenkassen in der Bundesrepublik Deutschland, verschiedene Jahrgänge

Tabelle A.4.31

Entwicklung der Ausgaben je Krankenhausfall in den Ortskrankenkassen, 1975-1983 - absolute Werte, Indexwerte (1979 = 100), jährliche Wachtumsraten -

Jahr	Bayern			Bundesgebiet		
	absolut	Index	Wachstums-rate	absolut	Index	Wachstums-rate
1975	2298	87,3	-	2777	88,2	-
1976	2325	88,4	1,2	2794	88,7	0,6
1977	2304	87,6	-0,9	2918	92,6	4,4
1978	2439	92,7	5,9	2951	93,7	1,1
1979	2631	100,0	7,9	3150	100,0	6,7
1980	2810	106,8	6,8	3384	107,4	7,4
1981	2969	112,8	5,7	3585	113,8	5,9
1982	3108	118,1	4,7	3785	120,2	5,6
1983	3281	124,7	5,6	3934	124,9	3,9

Quellen: Eigene Berechnungen nach BdO (Hrsg.), Statistik der Ortskrankenkassen in der Bundesrepublik Deutschland, verschiedene Jahrgänge

Tabelle A.4.32

Korrelationen der Wachstumsraten von Krankenhausindikatoren für 39 bayerische Ortskrankenkassen, 1979-1982
- Produktmomentkorrelationskoeffizienten[a] -

	Krankenhaus-fälle	Krankenhaus-tage	Ausgaben je Mitglied	Ausgaben je Tag
Krankenhaus-fälle	1,00	0,81	-0,10	-0,80
Krankenhaus-tage		1,00	0,11	-0,88
Ausgaben je Mitglied			1,00	0,36
Ausgaben je Tag				1,00

[a] Werte je Mitglied

Quelle: Eigene Berechnungen nach BdO (Hrsg.), Statistik der Ortskrankenkassen in der Bundesrepublik Deutschland, 1979 und 1982

Kapitel 5

Arzneimittelverordnungen bayerischer Kassenärzte

Jürgen John, Peter Potthoff und Karlheinz Zwerenz

Gliederung

5. Arzneimittelverordnungen bayerischer Kassenärzte

5.1 Arzneimittelverordnungen als Zielbereich des Bayern-Vertrags

Durch eine die ambulante kassenärztliche Versorgung nicht einengende Vergütungsvereinbarung soll im Bereich der Arzneimittelverordnungen, dem Text des Bayern-Vertrags folgend, erreicht werden, "daß eine gezielte Arzneiverordnung erleichtert wird, wobei der Beachtung von Wirksamkeit, Preis und Menge der verordneten Arzneimittel erhebliche Bedeutung zukommt".

In den explorativen Vorstudien zum Bayern-Vertrag war ermittelt worden, daß die Verordnung von Arzneimitteln für die Realisierung der Vertragsziele unterschiedliche Bedeutung haben kann. Einerseits haben KVB und die Landesverbände der RVO-Kassen keinen Zweifel daran gelassen, daß sie unter Mengen- wie auch Preisaspekten eine sparsamere Verordnung von Arzneimitteln für möglich halten. Andererseits wurde geltend gemacht, daß die Substitution stationärer durch ambulante Behandlung einen verstärkten und unter Umständen auch teueren Einsatz von medikamentöser Therapie im Einzelfall erfordern könne[1)].

Die Verwirklichung von Intentionen des Bayern-Vertrags kann für den Kassenarzt bezüglich seiner Arzneimittelverordnungen bedeuten:

- Verringerung der verordneten Menge von Arzneimitteln durch gezielte Diagnostik und - soweit möglich - durch Verwendung anderer Therapieformen, wie z.B. Empfehlung von Hausmitteln;
- sparsamere Verordnung von Arzneimitteln durch Wahl der wirtschaftlichsten Darreichungsform, Packungsgröße und Präparateart, wozu eine intensive Nutzung von Informationsquellen über Arzneimittel dienlich wäre;
- Ausweitung der Arzneimitteltherapie zur Substitution stationärer Behandlungen bei geeigneten Behandlungsfällen.

Es ist einleuchtend, daß für diesen Katalog von Verhaltensregeln kein so griffiger Slogan zu finden war wie beispielsweise die Formulierung 'soviel ambulant wie möglich, soviel stationär wie nötig'. So läßt die Vertragsformulierung 'gezielte Arzneimittelverordnung unter Beachtung von Wirksamkeit, Preis und Menge' die Festlegung einer eindeutigen bzw. eindeutig operationalisierbaren Zielgröße für die Arzneimittelverordnungen der bayerischen Kassenärzte offen.

An anderer Stelle als im Bayern-Vertrag finden sich konkretere Vorstellungen über eine 'rationelle' oder 'gezielte' Arzneimitteltherapie. Hervorzuheben sind in erster Linie die 'Richtlinien des Bundesausschusses der Ärzte und Krankenkassen über die Verordnung von Arzneimitteln in der kassenärztlichen Versorgung' in der Fassung vom Juni 1978 (im folgenden: 'Arzneimittelrichtlinien'). Diese enthalten u.a. folgende Festlegungen[2]:

- daß die Arzneimittelverordnungen nach den Regeln der ärztlichen Kunst zweckmäßig und ausreichend sein sollen und daß entbehrliche Kosten vermieden werden sollen;
- daß der Arzt prüfen soll, ob der Behandlungserfolg nicht auch durch andere Maßnahmen, beispielsweise Diät, erreicht werden kann;
- daß die Wirtschaftlichkeit der Verordnungsweise des einzelnen Arztes durch Prüfausschüsse überprüft werden kann;
- daß bei Arzneimitteln, die nach Qualität, Unbedenklichkeit und Bioverfügbarkeit gleichartig sind, das nach Form und Menge wirtschaftlichste verordnet werden soll;
- daß therapiegerechte Verpackungsgrößen gewählt werden sollen, wobei vor der Verordnung von - wirtschaftlichen - Großpackungen eine Prüfung der Verträglichkeit und Wirkung unter Verwendung kleiner Packungsgrößen empfohlen wird.

Diese Regularien für 'wirtschaftliche' Arzneimittelverordnungen bekamen zu Beginn des Jahres 1979, also kurz vor Abschluß des Bayern-Vertrags, bundesweit Geltung. Sie lassen erkennen, daß der Bayern-Vertrag in diesem Sektor ärztlichen Handelns keine neuen Akzente gesetzt, sondern eher bereits bestehende Verordnungsmaximen assimiliert hat.

Die Voraussetzungen für eine 'rationale' Arzneimitteltherapie unter besonderer Berücksichtigung der Praxisbedingungen des niedergelassenen Arztes faßt Kleinsorge zusammen[3]:

- Sinnvolle Therapie setzt gezielte Diagnostik voraus.
- Wissenschaftliche Therapie setzt pharmakologische Kenntnisse voraus.
- Bei komplexer Therapie müssen ökonomische Prinzipien beachtet werden.
- Der Erfolg der Arzneimitteltherapie muß beurteilbar sein.
- Arzneimittel müssen individuell dosiert sein.

- Darbietungsform und -dauer müssen auf die Therapieziele abgestimmt sein.
- Patientenpräferenzen dürfen nicht bestimmend für die Arzneimittelverordnungen sein.
- Kombinationspräparate sollten nicht grundsätzlich abgelehnt werden.
- Medikamentöse Therapie in der ärztlichen Praxis sollte auf ein ambulantes Klientel (im Unterschied zur stationären Therapie) abgestimmt sein.

Es ist leicht einsehbar, daß diese Vielzahl von Handlungsregeln für eine rationale, gezielte oder wirtschaftliche Arzneimitteltherapie nicht systematisch in der Evaluationsstudie überprüft werden konnte. Neben forschungsökonomisch notwendigen Beschränkungen ist zu bedenken, daß sich ein Teil dieser Ziele einer empirisch-statistischen Operationalisierbarkeit entzieht.

Hinzu kommt, daß gerade das System der Arzneimittelversorgung in der Zeit kurz vor Abschluß des Bayern-Vertrags ebenso wie in den ersten Jahren seiner Geltung Ziel einer großen Zahl von Interventionen seitens des Staates und seitens der Selbstverwaltungsorgane im Gesundheitswesen war[4]. Erinnert werden soll hier an die schon angesprochenen Arzneimittelrichtlinien des Bundesausschusses der Ärzte und Krankenkassen sowie vor allem an die folgenden Aktivitäten und Instrumente:

- Arzneimittelhöchstbetrag: zu den Aufgaben der durch das KVKG geschaffenen Konzertierten Aktion im Gesundheitswesen gehört bzw. gehörte es u.a., einmal jährlich bis zum 31. März eine Empfehlung über die angemessene Veränderung des Höchstbetrags für Arzneimittel abzugeben (§ 405 a Abs. 1 RVO); von der Festlegung eines solchen Höchstbetrags in den Gesamtverträgen wurde eine das Wachstum der Arzneimittelausgaben bremsende Wirkung erhofft. Auch wenn die Partner des Bayern-Vertrags diesem Instrument und der ihm zugrunde liegenden kostendämpfungspolitischen Konzeption ablehnend gegenüber standen, kann z.B. eine die Appelle des Bayern-Vertrags zur sparsamen Verordnung von Arzneimitteln verstärkende Wirkung der diesbezüglichen Empfehlungen der Konzertierten Aktion nicht ausgeschlossen werden[5].
- Transparenzlisten und Preisvergleichslisten: Mit Hilfe von Transparenzlisten der Transparenzkommission "Arzneimittel" beim Bundes-

gesundheitsamt sowie durch Preisvergleichslisten des Bundesausschusses der Ärzte und Krankenkassen (die im übrigen formal als Bestandteil der Arzneimittel-Richtlinien zu betrachten sind) soll für die Kassenärzte mehr Transparenz bezüglich der Effektivität und der Wirtschaftlichkeit von Arzneimitteln geschaffen werden. Die Erarbeitung solcher Listen kann als eine Maßnahme betrachtet werden, die die Voraussetzungen für die Wirksamkeit des Bayern-Vertrags im Bereich der Arzneimittelverordnungen möglicherweise erst geschaffen oder doch zumindest verbessert hat[6)].

- Arzneikostenbeteiligung der Patienten: Das durch das KVKG eingeführte Modell der Selbstbeteiligung der Patienten an den im Rahmen der kassenärztlichen Versorgung zu Lasten der Kassen verordneten Arzneimitteln in Form eines fixen Selbstbehalts je verordnetem Mittel wurde nach Abschluß des Bayern-Vertrags hinsichtlich der Höhe des Selbstbehalts zweimal modifiziert: zum 1.1.1982 wurde die Verordnungsgebühr von 1,- DM auf 1,50 DM, zum 1.1.1983 auf 2,- DM erhöht. Diesen Regelungen werden häufig strukturverändernde Wirkungen, z.B. in Form des Übergangs zu größeren Packungen, teils sogar ausgabentreibende Effekte zugesprochen[7)]. Ergänzt wurde diese Form der Arzneikostenbeteiligung der Patienten durch die mit dem Haushaltsbegleitgesetz 1983 beschlossene und zum 1.4.1983 in Kraft getretene - teils indikationsbezogene, teils grundsätzliche - Herausnahme der sogenannten Bagatellarzneimittel aus der Leistungspflicht der Kassen.[8)]
- Normierung der Packungsgrößen für Arzneimittel: Zum 22.2.1980 haben die Spitzenverbände von Krankenkassen, Ärzten, Apothekern und Pharmaindustrie nach längeren Beratungen eine "Empfehlung über therapiegerechte Packungsgrößen" ausgesprochen, mit der den Ärzten eine therapiegerechte Verordnung der Medikamente erleichtert und gleichzeitig ein Beitrag zur Verbesserung der Markttransparenz geleistet werden sollte. In der Folgezeit sind von den rund 8.400 durch die Empfehlung angesprochenen Arzneimittelpackungen bis Mitte April 1983 etwa 4.500 Packungsgrößen umgestellt worden[9)]. Auch diese Regelung hat nach Ansicht von Marktbeobachtern Struktur-, Preis- und Mengeneffekte nach sich gezogen.

Diese kurzen Hinweise auf verschiedene Interventionen im Arzneimittelbereich und deren mögliche Wirkungsverflechtungen mit dem Bayern-Vertrag mögen genügen, um zu zeigen, wie schwierig es ist, angesichts der Vielzahl von Stimuli Auswirkungen eines einzelnen Eingriffs zu ermitteln, aber auch, wie problematisch ein solches Vorhaben angesichts der Fülle möglicher Interaktionseffekte zwischen den verschiedenen Interventionen wäre.

Die Auswahl der Themenstellungen im Bereich Arzneimittelverordnung, die in diesem Kapitel behandelt werden, orientiert sich an den zwei Untersuchungsschwerpunkten, die in der Vorphase der Studie mit den Projektpartnern abgestimmt worden waren: a) Arztverhalten und b) an Indikatoren ablesbare Entwicklungen. Zum erstgenannten Schwerpunkt werden im Abschnitt 5.3 die Varianten und Bedingungen des ärztlichen Verordnungsverhaltens diskutiert; die empirische Basis hierfür bilden vor allem Befragungsergebnisse. In Abschnitt 5.2 wird mit Hilfe von Routinedaten aus dem Abrechnungsprozeß der verordneten Arzneimittel der Frage nachgegangen, ob sich diese als Indikatoren zur Ermittlung der Wirksamkeit des Bayern-Vertrags im Arzneimittelbereich eignen. Darüber hinaus werden einige wesentliche Entwicklungstendenzen der Verordnungsmengen und -kosten analysiert.

5.2. Arzneimittelverordnungen der bayerischen Kassenärzte im Lichte der Routinedaten

(Autor: J. John)

5.2.1 Vorbemerkung

Mit dem Bayern-Vertrag beabsichtigten die Vertragspartner u.a., eine Honorarregelung zu schaffen, die die vergütungsmäßigen Voraussetzungen für eine gezielte Diagnostik und Therapie im Rahmen der kassenärztlichen Versorgung verbessern sollte (im einzelnen siehe Kapitel 1). Durch eine Intensivierung der ambulant-ärztlichen Tätigkeit sollte laut Vertragstext - wie bereits erwähnt - auch erreicht werden, "daß eine gezielte Arzneiverordnung erleichtert wird, wobei der Beachtung von Wirksamkeit, Preis und Menge der verordneten Arzneimittel erhebliche Bedeutung zukommt".

Die dem MEDIS-Institut zur Verfügung stehende Routinedatenbasis für eine Beurteilung der Wirksamkeit des Bayern-Vertrags im Bereich des Arzneimittelverordnungsgeschehens, die im folgenden noch näher beschrieben wird, enthielt in arzt- und versichertenbezogener Form Angaben über die Höhe der Arzneimittelausgaben und über die Zahl der von Kassenärzten ausgestellten Rezepte sowie partielle Informationen über die Anzahl der verordneten Medikamente. Für eine Beurteilung des Vertrags im Lichte der zitierten, explizit im Text aufgeführten Ziele steuert diese Datenbasis kaum brauchbare Informationen bei[10)]. Gleichwohl sind die genannten Statistiken von mehr als nur randständiger Bedeutung für eine Einschätzung des Erfolgs oder Mißerfolgs des Bayern-Vertrags, hat doch - wie schon einleitend zu diesem Kapitel betont - dessen Bewertung durch die Vertragspartner selbst deutlich gemacht, daß an diese Vergütungsvereinbarung auch die Hoffnung geknüpft war, sie werde sich im Sinne einer Dämpfung des Wachstums der Arzneimittelausgaben auswirken. Ob der erwartete Kostendämpfungseffekt im Arzneimittelsektor dabei eher als Indikator einer gezielteren Verordnungsweise oder als deren positiv zu bewertende Begleiterscheinung betrachtet wurde, oder ob dies gar der sachliche Kern einer auf maximale Konsensfähigkeit ausgelegten Formulierung war, kann an dieser Stelle dahingestellt bleiben.

Abschnitt 2 dieses Kapitels enthält daher zunächst eine differenzierte Beschreibung der Ausgaben- und Mengenentwicklung im Arzneimittelsektor, in die, soweit es die Datenlage erlaubt, auch einige dem Abschluß des Bayern-Vertrags vorausgehende Jahre sowie die entsprechenden Entwicklungen im übrigen Bundesgebiet einbezogen werden. Um die Perspektive der Darstellung nicht auf eine in der Tendenz immer nivellierende Aggregatdatenbetrachtung zu verengen, wird die Beschreibung durch eine arztpraxisbezogene Darstellung einerseits und eine auf die Ebene der AOK-Bezirke regional disaggregierende Betrachtung andererseits erweitert. Inhaltlich geht dieser Abschnitt im wesentlichen an drei Stellen über eine vorsichtig kommentierende Deskription hinaus: Erstens wird der Frage nachgegangen, ob sich Unterschiede im Arzneimittelverordnungsverhalten zwischen jüngeren und älteren Ärzten feststellen lassen, ob also aus den Abgangs- und Zugangsbewegungen im Ärztebestand ein eigenständiger Einfluß auf die Verordnungsentwicklung im Arzneimittelbereich resultiert. Zweitens wird die Triftigkeit des Arguments geprüft, der Bayern-Vertrag könne nicht zu Einsparungen von Arzneimittelausgaben führen, da die geforderte Verringerung von Krankenhauseinweisungen zusätzliche Arzneimittelverordnungen unvermeidbar mache. Diese Überlegungen führen schließlich zur Untersuchung der Frage, ob das Datenmaterial Hinweise darauf enthält, daß eine Intensivierung der ärztlichen Leistungen zu einer Verringerung der Arzneimittelverordnungen führen kann.

5.2.2 Datenquellen

Die MEDIS zur Verfügung stehende Routinedatenbasis für eine Beurteilung der Wirksamkeit des Bayern-Vertrags im Bereich des Arzneimittelverordnungsgeschehens setzte sich aus den jährlichen Rechnungsergebnissen der RVO-Kassen, der Abrechnungsstatistik der Verrechnungsstelle Süddeutscher Apotheken (VSA) und der von der KVB und den Landesverbänden der bayerischen RVO-Kassen gemeinsam erstellten Arzneikostenstatistik zusammen. Im folgenden werden diese drei Datenquellen soweit beschrieben, wie es für das Verständnis der Darstellung der Entwicklungen im Arzneimittelbereich erforderlich erscheint[11]; insbesondere wird dabei auf die Unterschiede in den Erfassungsbereichen und Merkmalskonzepten eingegangen werden.

Die jährlichen Rechnungsergebnisse der RVO-Kassen (KJ 1) bieten in Kontengruppe 43 (Arzneien, Verband-, Heil- und Hilfsmittel aus Apotheken) des Kontenrahmens für die GKV Informationen über die Höhe der Kassenausgaben für Arzneimittel. Als Indikator für die von den bayerischen Kassenärzten im Rahmen der kurativen ambulant-ärztlichen Behandlung veranlaßten Arzneimittelausgaben der Kassen weist die Ausgabenposition in dieser Kontengruppe die folgenden Unschärfen auf:

- Kontengruppe 43 umfaßt, wie ihrem Titel zu entnehmen ist, auch Ausgaben für Heil- und Hilfsmittel, soweit diese aus öffentlichen Apotheken bezogen wurden, und damit auch Ausgaben für Leistungen, die nicht zu den Kostenzielbereichen des Bayern-Vertrags zählen.
- Der funktionale Versorgungskontext spielt bei der Zuordnung zu dieser Kontengruppe keine Rolle, d.h. die aus den Rechnungsergebnissen entnommenen Daten enthalten auch Ausgaben in Leistungsbereichen, die vom Bayern-Vertrag auf seiten der kassenärztlichen Gesamtvergütung nicht angesprochen werden, wie z.B. Mutterschaftsvorsorge und sonstige Hilfen.
- Es wird nicht danach differenziert, von wem die Arzneimittelverordnung ausgestellt wurde. Dies bedeutet, daß die Arzneimittelausgaben - ins Gewicht fallend vermutlich vor allem bei den bundesunmittelbaren Betriebskrankenkassen mit Hauptsitz in Bayern, aber auch bei Ortskrankenkassen an den Grenzen zu Baden-Württemberg oder Hessen - auch die Kosten der von außerbayerischen Kassenärzten ausgestellten Arzneimittelverordnungen enthalten. Dies bedeutet aber auch, daß in dieser Position zudem Kassenausgaben für Arzneimittel enthalten sind, die nicht im Rahmen der kassenärztlichen Versorgung verordnet wurden.

Die Größenordnung der mit diesen Sachverhalten verbundenen Ausgabenvolumina ist nicht transparent; für einzelne Kassen mögen die genannten Unschärfen zu spürbaren Präzisionsverlusten der Indikatoren aus den Rechnungsergebnissen KJ 1 führen. Auf Aggregatebene hingegen können die dort ausgewiesenen Beträge sowohl in ihrem Niveau wie auch in ihrer Veränderung als hinreichend aussagefähige Indikatoren der kassenärztlich veranlaßten Arzneimittelausgaben gelten.

Das Ausgabenkonzept selbst ist ein Konzept 'netto zu Lasten der Kassen', d.h. Rabatte der Apotheken zugunsten der Kassen, die von den Versicherten entrichteten Rezeptgebühren und die Ausgaben der Versicherten für sogenannte Bagatellarzneimittel sind in den ausgewiesenen Beträgen nicht enthalten. Eingeschlossen sind hingegen die Ausgaben der Kassen für den aus Apotheken bezogenen Sprechstundenbedarf. Hierbei ist zu beachten, daß diese Ausgaben, die einen schnell wachsenden Anteil am gesamten Ausgabenvolumen ausmachen[12], zwischen den Kassen im Verhältnis der Mitgliederzahlen, innerhalb einer Kasse auf die Versichertengruppen im Verhältnis der Kosten für deren Arzneimittelversorgung umgelegt werden. Wie weit durch diese Verteilungsschlüssel die tatsächliche Kosteninzidenz verfälscht wird, kann nicht zuverlässig abgeschätzt werden[13]. Der große Vorteil der Rechnungsergebnisse der Kassen im Vergleich zu den beiden anderen Datenkörpern liegt darin, daß sie auch schon in den Jahren vor Abschluß des Bayern-Vertrags und bundesweit geführt wurden, so daß entsprechende Vergleiche der Ausgabenentwicklung vor und nach Vertragsabschluß sowie innerhalb und außerhalb Bayerns ('Vorher/Nachher'- und 'Mit/Ohne'-Vergleiche) möglich sind.

Die monatliche Abrechnungsstatistik der Verrechnungsstelle Süddeutscher Apotheken lag MEDIS für die Zeit von 1979 an vor. In dieser Statistik sind alle Arzneimittelverordnungen zu Lasten der bayerischen RVO-Kassen erfaßt, die von den der Verrechnungsstelle angeschlossenen Apotheken bei dieser eingereicht werden. Ausgewiesen werden in der Statistik neben Ausgabengrößen auch Mengeninformationen, nämlich

- die Anzahl der Rezepte, getrennt nach gebührenfreien und gebührenpflichtigen Verordnungen sowie differenziert nach Versichertengruppen, sowie
- die Anzahl der verordneten Arzneimittel, allerdings nur insoweit, als diese gebührenpflichtig sind, und ebenfalls differenziert nach Versichertengruppen.

Die Kostengrößen werden getrennt nach Versichertengruppen und - allerdings nur für Mitglieder und deren Familienangehörige, nicht dagegen für Rentner - nach gebührenfreien und gebührenpflichtigen Rezepten ausgewiesen. Anders als im Falle der Rechnungsergebnisse der Kassen sind dieser Datenquelle nicht nur die Kassenausgaben, sondern auch die Zuzahlungen der Versicherten in Form der Verordnungsgebühren und die Kosten vor Abzug des von den Apotheken eingeräumten Rabatts zu entnehmen. In den Tabellen zu diesem Kapitel, die auf der VSA-Statistik basieren, wird jeweils der letztere, als 'Bruttokosten' bezeichnete Wert wiedergegeben[14].

Zu beachten ist, daß ähnlich wie bei den Rechnungsergebnissen der Kassen auch Verordnungen nicht-bayerischer Kassenärzte in die Statistik Eingang finden. Andererseits sind nicht alle Apotheken der Verrechnungsstelle angeschlossen, so daß auch ein Problem der Untererfassung existiert. Dieses Problem ist deshalb besonders störend, weil das Ausmaß der Untererfassung über die Zeit nicht konstant bleibt: Im Laufe der Beobachtungsperiode nahm ein kontinuierlich wachsender Teil der Apotheken die Dienstleistungen der Verrechnungsstelle in Anspruch, mit der Folge, daß auch der Anteil der in den Statistiken der Verrechnungsstelle erfaßten Ausgaben an den gesamten Arzneimittelausgaben zunahm. Die Berechnung mitgliederstandardisierter Durchschnittswerte impliziert daher, daß Größen mit positivem Trend im Zuwachs überschätzt, Größen mit negativem Trend im Rückgang unterschätzt werden[15)]. Daher blieb für diese Studie nur die Möglichkeit datei-interner Standardisierungen (Arzneimittel je Rezept, Kosten je Rezept, Kosten je Arzneimittel), die aber ihrerseits dadurch beschränkt ist, daß die Zahl der Arzneimittel nur im Falle gebührenpflichtiger Verordnungen erfaßt wird und der getrennte Ausweis der Kosten nach gebührenfreien und gebührenpflichtigen Rezepten bei den Rentnern unterbleibt[16)].

Bei der dritten und letzten Datenquelle schließlich, der von der KVB und den Landesverbänden der RVO-Kassen gemeinsam erstellten vierteljährlichen Arzneikostenstatistik, handelt es sich im Unterschied zu den Rechnungsergebnissen der Kassen und zur VSA-Statistik nicht um eine versichertenbezogene, sondern um eine kassenarztbezogene Darstellung des Arzneimittelverordnungsvolumens. Erfassungsgrundlage bilden die zu Lasten der bayerischen RVO-Kassen für deren Versicherte ausgestellten Arzneimittelverordnungen der an der kassenärztlichen Versorgung in Bayern teilnehmenden Ärzte. Die so definierte Gesamtheit der Rezepte geht vollständig in die Statistik ein, unabhängig davon, ob ein Rezept über die Verrechnungsstelle oder auf direktem Wege mit der Kasse abgerechnet wurde. Insoweit treten bei dieser Statistik keine Untererfassungen (wie bei der VSA-Statistik) oder Übererfassungen (wie bei den Rechnungsergebnissen der Kassen) im Sinne der Verordnungen bayerischer Kassenärzte auf. Ergänzt werden diese Daten durch Zuspielung der Kosten des (über Apotheken oder direkt bezogenen) Sprechstundenbedarfs der Kassenärzte[17)]. Zusätzlich zu den Arzneimittelkosten, bei denen es sich um Bruttokostenwerte (also Kosten einschließlich der Verordnungsgebühren und vor Abzug des Rabatts) handelt, wird die Anzahl der ausgestellten Rezepte erfaßt, wobei die zeitliche Zuordnung von Kosten und Rezepten entsprechend dem

Datum der Abrechnung des Rezepts bei der VSA erfolgt. Da in die Arzneikostenstatistik die Fallzahlen der ambulanten kassenärztlichen Versorgung eingehen, ist neben der Mitgliederstandardisierung auch eine Fallzahlstandardisierung der Arzneikosten und Rezepte möglich.

Die Arzneikostenstatistik der KVB und der Landesverbände der RVO-Kassen lag MEDIS für die Zeit vom zweiten Quartal 1979 bis zum vierten Quartal 1982 vor. In diesem Kapitel werden aus dieser Quelle lediglich die Ergebnisse für die Ortskrankenkassen berichtet. Diese Beschränkung dient der Vergleichbarkeit mit den arztbezogenen Angaben über andere Verordnungsbereiche (Krankenhauseinweisungen, Verordnungen physikalisch-medizinischer Leistungen, Arbeitsunfähigkeitsbescheinigungen) aus der sogenannten Verordnungsstatistik, zu der bis dahin noch nicht alle anderen Kassen ihre Daten geliefert hatten.

Ein für alle drei Datenquellen gleichermaßen zutreffender und auch schon kurz erwähnter Sachverhalt soll abschließend nochmals hervorgehoben werden: In den genutzten Statistiken werden die Kosten, Rezepte und Arzneimittel jeweils nur dann erfaßt, wenn die Verordnung zu Lasten der Krankenkasse erfolgt. Die Neuregelung des § 182 f RVO durch das Haushaltsbegleitgesetz 1983 hat, wie schon erwähnt, mit Wirkung vom 1.4.1983 die sogenannten Bagatellarzneimittel aus der Leistungspflicht der Gesetzlichen Krankenversicherung ausgeschlossen. Diese Einschränkung des Leistungsspektrums hatte, wie noch gezeigt wird, einen nachhaltigen Einfluß auf verschiedene Indikatoren des Arzneimittelverordnungsgeschehens, und erschwert daher den intertemporalen Vergleich der im Rahmen der kassenärztlichen Versorgung ausgestellten Rezepte und verordneten Medikamente ebenso wie der damit verbundenen Kassenausgaben. Hinzu kommt, daß von diesem Zeitpunkt an der von den Versicherten im Zusammenhang mit der kurativen ambulant-ärztlichen Behandlung getragene finanzielle Aufwand für Arzneimittel aus den Statistiken der GKV nicht mehr rekonstruierbar ist.[18)]

5.2.3 Entwicklung der Arzneimittelverordnungen

Der folgende Unterabschnitt dieses Kapitels enthält vor allem eine Darstellung und Kommentierung der Entwicklung der Arzneimittelausgaben der bayerischen RVO-Kassen[19)] und der den bei diesen Kassen versicherten Personen verordneten Arzneimittelmengen seit Inkrafttreten des Bayern-Vertrags. Diese Darstellung wird, soweit es das Datenmaterial zuläßt, nach Kassenarten, Versicherten- und Arztgruppen differenziert und im Sinne der skizzierten 'Vorher/Nachher'- und 'Mit/Ohne'-Vergleiche um entsprechendes Datenmaterial für die Zeit vor Vertragsabschluß und für das übrige Bundesgebiet erweitert. Die Diskussion über die Aussagefähigkeit solcher Vergleiche ist schon an anderer Stelle geführt worden (siehe Kapitel 2.2) und braucht daher hier nicht nochmals aufgenommen zu werden.

Den wesentlichen Teil der Datenbasis zur Beschreibung der Ausgabenentwicklung für Arzneimittel bilden die auf den Rechnungsergebnissen der Krankenkassen (KJ 1) beruhenden Ausgabenstatistiken. Diese sind im Tabellenanhang zu diesem Kapitel ausführlich in insgesamt 27 Tabellen dokumentiert (Tabellen A.5.1 bis A.5.27). Die Dokumentation ist im einzelnen so organisiert, daß für jede der vier Kassenarten (OKK, BKK, IKK und LKK) sowie für die RVO-Kassen insgesamt jeweils 5 Tabellen zur Arzneimittelausgabenentwicklung im Zeitraum von 1975 bis 1983 vorgelegt werden, die die in der üblichen Weise gruppierten und mitgliederstandardisierten Ausgabenwerte enthalten:

(1) Arzneimittelausgaben für Mitglieder je Mitglied,
(2) Arzneimittelausgaben für Familienangehörige der Mitglieder je Mitglied,
(3) Arzneimittelausgaben für Mitglieder und deren Familienangehörige je Mitglied,
(4) Arzneimittelausgaben für Rentner und deren Familienangehörige je Rentner, und
(5) Arzneimittelausgaben für die Versicherten insgesamt je Mitglied einschließlich Rentner (je Gesamtmitglied)[20].

Jede der Tabellen enthält neben den entsprechenden Absolutbeträgen die auf das Jahr 1979 indexierten Zeitreihen sowie die Werte der Veränderungen gegenüber dem Vorjahr sowohl in DM als auch in Prozent. Die wichtigsten Kennziffern aus den Tabellen A.5.3 - A.5.27 sind in Tabelle A.5.2 zu einer Synopse zusammengestellt worden. Ergänzt wird der Datenkörper schließlich um eine Übersicht über die Entwicklung der Summenwerte für die Arzneimittelausgaben der RVO-Kassen (Tabelle A.5.1). Da dieser Teil des Tabellenanhangs ein in sich geschlossenes Ganzes bildet, jedoch an verschiedenen Stellen des Textes auf ihn Bezug genommen wird, ist in diesem Falle von der sonst üblichen Reihung der Tabellen in der Folge ihrer erstmaligen Nennung im Text abgewichen worden; auch wird davon abgesehen, an jeder passenden Textstelle auf die einschlägigen Tabellen zu verweisen.

5.2.3.1 Globale Ausgaben- und Mengenentwicklung im Arzneimittelbereich

Die bayerischen RVO-Kassen haben 1979, also im Jahre des Inkrafttretens des Bayern-Vertrags, rund 1,2 Milliarden DM für die Arzneimittelversorgung ihrer Versicherten aufgewendet[21]; dies waren etwa 14,6% der gesamten Leistungsausgaben. Vier Jahre später beliefen sich die Arzneimittelausgaben bei leicht erhöhtem Anteil an den Leistungsausgaben (15,2%) auf knapp 1,7 Milliarden DM, was einer Zunahme von 35,3% entspricht. Vier Jahre vor Abschluß des Bayern-Vertrags, im Jahre 1975, hatten die Arzneimittelausgaben noch wenig mehr als 0,9 Milliarden DM betragen, waren aber auch schon bis zum Abschluß des Vertrags kaum langsamer gewachsen als danach: Für den Zeitraum von 1975 bis 1979 betrug die Zuwachsrate 33,2%. Ein Vergleich mit der Ausgabenentwicklung bei den RVO-Kassen im übrigen Bundesgebiet zeigt, daß dort die Arzneimittelausgaben nach 1979 wesentlich langsamer zunahmen als in Bayern, nämlich bis zum Jahre 1983 um 23,4%. Dies ist indessen kein Spezifikum der neueren Entwicklung; auch in den vier Jahren zuvor hatte die Wachstumsrate der Arzneimittelausgaben bei den außerbayerischen RVO-Kassen mit 24,8% deutlich unter dem Vergleichswert für Bayern gelegen. (Bei der Beurteilung dieser Entwicklung ist freilich das niedrigere Niveau der bayerischen Kassenausgaben für Arzneimittel zu berücksichtigen.)

Bei der Beurteilung dieser Entwicklung ist zu berücksichtigen, daß die genannten Ausgabenwerte lediglich die Ausgaben der Kassen umfassen; die finanziellen Belastungen der Versicherten durch die Arzneimittelversorgung, die aus der direkten Eigenbeteiligung in Form von Verordnungsblattgebühren resultieren, sind hierin nicht eingeschlossen. Hochrechnungen auf der Basis der Statistiken der VSA führen zu einer Schätzung dieser Gebühren in Höhe von etwa 65 Mio. DM im Jahre 1979 und etwa 105 Mio. DM im Jahre 1983. Unter Einschluß der Verordnungsgebühren ergibt sich somit für den Zeitraum 1979 bis 1983 eine Zuwachsrate von 36,5% statt von 35,3%.

Zudem ist zu beachten, daß durch den zum 1.4.1983 vollzogenen Ausschluß der Bagatellarzneimittel aus der Leistungspflicht der GKV eine weitere Form der Selbstbeteiligung der Versicherten an den Arzneimittelausgaben eingeführt wurde. Die hieraus resultierenden finanziellen Mehrbelastungen der Versicherten sind nur schwer zu beziffern; zwar liegen Schätzungen des Einsparungseffekts für die Kassen vor[22], offen ist jedoch, ob dem Rückgang der Ausgaben zu Lasten der Kassen ein Anstieg der Ausgaben zu Lasten der Patienten in gleicher Höhe gegenübersteht. Die bisher vorliegenden Erfahrungen mit Selbstbeteiligungsregelungen lassen nur vermuten, daß derartige gravierende Veränderungen der preislichen Konditionen des Arzneimittelbezugs für die Versicherten zu einem Nachfragerückgang führen[23], überprüfbar ist dies mit den verfügbaren Daten jedoch nicht. Dies bedeutet auch, daß der mit der kassenärztlichen Behandlung verbundene finanzielle Aufwand der Versicherten für Arzneimittel aus den GKV-Statistiken nicht mehr voll rekonstruierbar ist.

Die mitgliederstandardisierten Werte der Arzneimittelausgaben für die Versicherten insgesamt haben gegenüber den Summenwerten den Vorteil, den Einfluß unterschiedlicher Größe der Versichertenpopulationen auf die Ausgabenhöhe wenigstens näherungsweise zu kontrollieren (vgl. hierzu aber den Anhang des Kapitels 9). Abbildung 5.1 und Tabelle A.5.7 zeigen diese Werte im Verlauf von 1975 bis 1983 und im Vergleich zwischen den RVO-Kassen in Bayern und im übrigen Bundesgebiet.

Die Arzneimittelausgaben für die Versicherten insgesamt sind bei den bayerischen RVO-Kassen je Mitglied einschließlich Rentner zwischen 1979 und 1983 von 281,93 DM auf 368,04 DM, also um etwa 86 DM oder um 30,5% gestiegen[24]. Vergleicht man das Ausgabenwachstum in den ersten vier Jahren der Geltung des Bayern-Vertrags mit der Entwicklung in einer gleich langen Zeitspanne vor seinem Abschluß, also von 1975 bis 1979, so ist für die Gesamtheit der bayerischen RVO-Kassen sowohl gemessen an den absoluten Zuwächsen mit 86 DM gegenüber 61 DM als auch gemessen an den Steigerungsraten mit 30,5% gegenüber 27,8% eine Beschleunigung des Ausgabenwachstums zu verzeichnen. Vergleicht man die Arzneimittelausgaben der bayerischen RVO-Kassen mit denen der außerbayerischen, so ist zunächst festzuhalten, daß im gesamten Beobachtungszeitraum von 1975 bis 1983 das Ausgabenniveau in Bayern um durchschnittlich etwa 60 DM niedriger lag als außerhalb Bayerns. Im zeitlichen Verlauf fällt auf, daß bei ständig - also auch schon vor Abschluß des Bayern-Vertrags - höheren Wachstumsraten in Bayern die absoluten Steigerungsbeträge dort bis 1980 hinter denen im übrigen Bundesgebiet zurückblieben, nach 1980 aber auch die absoluten Ausgabenzuwächse in Bayern größer waren als bei den außerbayerischen RVO-Kassen.

Abbildung 5.1

Arzneimittelausgaben der RVO-Kassen
in Bayern und im übrigen Bundesgebiet je Gesamtmitglied,
1975 - 1983
- Absolutwerte (DM) und Indexwerte (1979 = 100) -

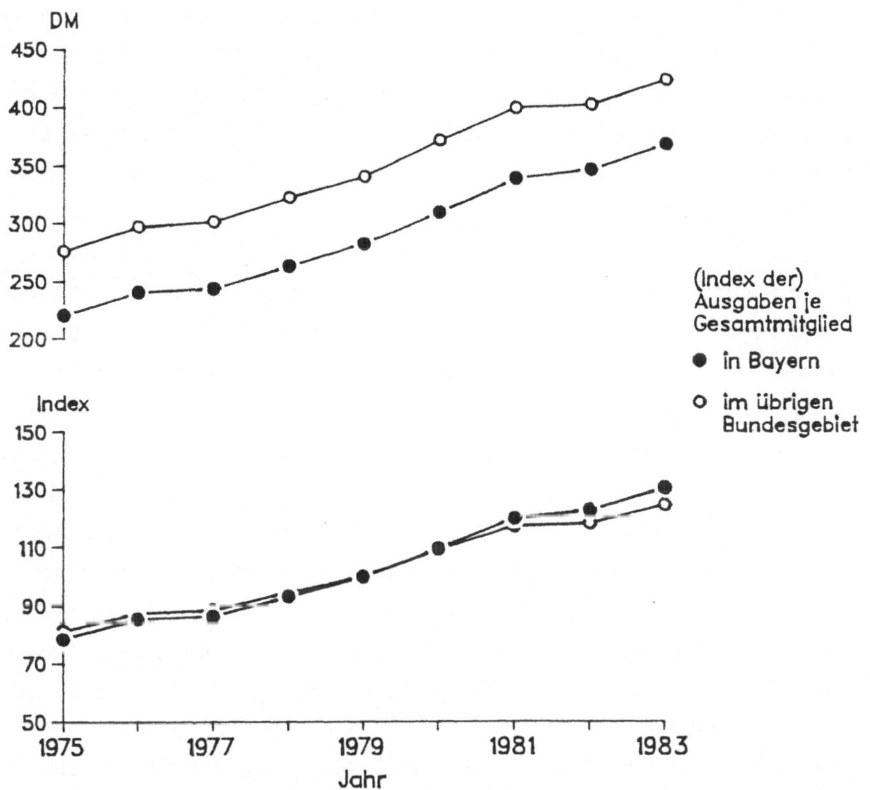

Quellen: Eigene Berechnungen nach: BMA (Hrsg.), Die gesetzliche Krankenversicherung in der Bundesrepublik Deutschland. Statistischer und finanzieller Bericht, verschiedene Jahrgänge; Angaben der Landwirtschaftlichen Krankenkasse Oberbayern zu den Rechnungsergebnissen (KJ 1) der LKK

Nach Kassenarten getrennt betrachtet, bewegte sich die Zunahme der Arzneimittelausgaben je Gesamtmitglied von 1979 bis 1983 zwischen 25,7% bei den Innungskrankenkassen und 33,6% bei den Landwirtschaftlichen Krankenkassen. Diese Schwankungen dürften im wesentlichen aus Unterschieden in den Altersstrukturen der Versicherten herrühren: Wie in Abschnitt 5.2.3.2 noch ausgewiesen wird, steigen die Arzneimittelausgaben für die Rentner schneller als für die Mitglieder und deren Familienangehörige; unter den vier Kassenarten haben aber die Innungskrankenkassen den niedrigsten und die Landwirtschaftlichen Krankenkassen den höchsten Anteil der Rentner an den Versicherten. Die für die RVO-Kassen konstatierte Zunahme des Wachstumstempos der Ausgaben in den Jahren nach Abschluß des Bayern-Vertrags trifft nicht für alle Kassenarten zu; bei Betriebs- und Innungskrankenkassen ist die Zuwachsrate im Zeitabschnitt 1979 bis 1983 geringer als in den vier Jahren zuvor, freilich nur um 0,5 Prozentpunkte. Für alle Kassenarten gleichermaßen gilt jedoch, daß die Wachstumsraten für 1979 bis 1983 in Bayern doch recht deutlich über denen im übrigen Bundesgebiet lagen: Am größten war die Differenz mit 6,1 Prozentpunkten bei den Ortskrankenkassen, am geringsten mit 4,2 Prozentpunkten bei den Betriebskrankenkassen.

Weitere Kennziffern für die Entwicklung der Arzneimittelausgaben sind in Tabelle 5.1 zusammengestellt. Hierbei handelt es sich um die Arzneikosten je Behandlungsfall in der ambulanten kassenärztlichen Versorgung, die einzige Routinedatenvariable, die - wenn auch nur in grober Weise - eine gewisse Kontrolle der von Morbiditätsänderungen auf die Arzneikosten ausgehenden Einflüsse erlaubt, sowie um die Arzneikosten je Rezept. Die Ermittlung der Kosten je verordnetes Arzneimittel ist, wie schon angedeutet, für die Versicherten insgesamt nicht sinnvoll, da bei der Berechnung einer solchen Variable nur etwa die Hälfte der Rezepte und ein Drittel der Kosten berücksichtigt werden könnten und überdies die Arzneimittelversorgung der Rentner gänzlich ausgeklammert bliebe. Ergänzt wird die Tabelle 5.1 durch Angaben zur Anzahl der pro Fall ausgestellten Rezepte und zur Anzahl der verordneten Arzneimittel je gebührenpflichtigem Rezept, den beiden einzigen 'mengennahen' Variablen, die aus der Datenbasis dieser Untersuchung für die Versicherten insgesamt ableitbar waren.

Der Trend bei den Kosten je Behandlungsfall der Versicherten insgesamt ist vom vierten Quartal 1979 (DM 51,43) bis zum vierten Quartal 1982 (DM 66,53) durch eine mittlere jährliche Wachstumsrate von 9% gekennzeichnet. Auffällig an dieser Reihe ist ihre ausgeprägte saisonale Zyklizität mit Zunahmen vom ersten zum zweiten Quartal und vom dritten zum vierten Quartal sowie mit Abnahmen vom zweiten zum dritten und vom vierten zum ersten Quartal. Dieser stete Wechsel von Zu- und Abnahmen findet sich ebenso in der Zeitreihe für die Anzahl der Rezepte je Fall, die sich in den zweiten und vierten Quartalen zwischen 1,7 und 1,8 und in den ersten und dritten Quartalen zwischen 1,5 und 1,6 bewegt; ein Trend ist in dieser Reihe nicht erkennbar[25].

Tabelle 5.1

Arzneikosten und Rezepte je Fall, sowie Arzneikosten und Arzneimittel je Rezept (nur AOK-Versicherte), 1/1979-4/1983

Quartal	Kosten je Fall[a]	Kosten je Rezept[b]	Rezepte je Fall[a]	Arzneimittel je Rezept[b,c]
1/1979	.	26.59	.	1,92
2/1979	50,15	28,09	1,78	1,89
3/1979	45,44	29,12	1,55	1,87
4/1979	51,43	28,42	1,80	1,86
1/1980	46,04	28,60	1,60	1,98
2/1980	51,80	30,43	1,70	1,86
3/1980	51,09	31,68	1,61	1,86
4/1980	58,14	31,44	1,84	1,87
1/1981	50,82	31,45	1,61	1,88
2/1981	55,87	33,52	1,66	1,85
3/1981	55,44	34,66	1,59	1,85
4/1981	61,98	33,79	1,83	1,85
1/1982	51,24	33,55	1,52	1,83
2/1982	58,94	35,12	1,67	1,80
3/1982	56,10	36,49	1,53	1,80
4/1982	66,53	36,52	1,81	1,80
1/1983	.	36,28	.	1,81
2/1983	.	40,19	.	1,72
3/1983	.	41,69	.	1,71
4/1983	.	41,10	.	1,70
		Index 4/1979 = 100		
4/1980	113,0	110,6	102,2	100,3
4/1981	120,5	118,9	101,2	99,4
4/1982	129,4	128,5	100,5	96,7
4/1983	.	144,6	.	91,3

a,b Unstimmigkeiten zwischen den Angaben resultieren aus Unterschieden zwischen den Datenquellen
c nur gebührenpflichtige Arzneimittelverordnungen

Quellen: [a] Arzneikostenstatistik; [b] VSA-Arzneikostenstatistik (eigene Berechnungen)

Die Kosten je Rezept zeigen wie die Kosten je Fall einen positiven Trend, der bis zum vierten Quartal 1982 auch etwa das gleiche Ausmaß aufweist. Die im zweiten Quartal 1983 eintretende Beschleunigung des Anstiegs der durchschnittlichen Kosten je Rezept dürfte weitgehend eine Folge des Ausschlusses der Bagatellarzneimittel aus der Leistungspflicht der Kassen, also ein rein struktureller Effekt sein. Die Anzahl der je gebührenpflichtigem Rezept verordneten Arzneimittel schließlich scheint von Anfang 1979 bis Anfang 1981 mehr oder weniger konstant gewesen zu sein. Im Verlauf der beiden Jahre 1981 und 1982 ist ein Rückgang dieser Zahl unübersehbar; gegenüber dem Ausgangsniveau 1979 liegt die Anzahl der Arzneimittel je Rezept im Jahre 1982 um mehr als 4% niedriger. Der Rückgang beschleunigt sich 1983, vermutlich wiederum als Folge der Neuregelung bei den Bagatellarzneimitteln. Im Ganzen gesehen, scheint jedoch auch schon für die Zeit vor Inkrafttreten dieser Regelung ein Rückgang der verordneten gebührenpflichtigen Arzneimittel konstatiert werden zu können. Die Frage ist freilich, ob diese Verringerung als eine positive Tendenz im Sinne der Ziele des Bayern-Vertrags gedeutet werden kann. So könnte in dieser Entwicklung z.B. eine stärkere Bevorzugung größerer Arzneimittelpackungen durch die verordnenden Ärzte zum Ausdruck kommen; mit einem kostendämpfenden Effekt einer derartigen Veränderung der Verordnungsstruktur kann indessen nicht unbedingt gerechnet werden. Teilweise ist diese Entwicklung wahrscheinlich auch ein aus der Härtefallklausel des § 182 a RVO in Verbindung mit der Nichterfassung der Anzahl der Arzneimittel auf gebührenfreien Rezepten herrührendes statistisches Artefakt.[26)]

Die beschriebenen Daten vermitteln den Gesamteindruck eines bei möglicherweise geringem Mengenrückgang ungebrochenen Ausgabenwachstums bei den bayerischen RVO-Kassen, das sich im Vergleich zu den letzten Jahren vor Abschluß des Vertrags sogar eher beschleunigt hat und im Vergleich mit den außerbayerischen Krankenkassen durch höhere Zuwachsraten charakterisiert ist. Auch wenn eine isolierte Betrachtung einzelner Leistungs- bzw. Ausgabenbereiche dem kostendämpfungspolitischen Grundkonzept des Bayern-Vertrags nicht entspricht, so rechtfertigen die bisher dargestellten Befunde doch die Einschätzung, daß der Bayern-Vertrag Hoffnungen auf eine günstigere Ausgabenentwicklung im Arzneimittelsektor nicht erfüllt hat.

Zwei ergänzende Bemerkungen zu diesem Befund sind angebracht. Erstens steht er unter dem Vorbehalt, daß eine Reihe von Einflüssen auf die Arzneimittelausgabenentwicklung außer Betracht geblieben ist, die im räumlichen oder zeitlichen Vergleich nicht als gleichartig oder unverändert angenommen werden können. Hierzu gehören etwa Faktoren der Versichertenstruktur, die im folgenden betrachtet werden, vor allem aber auch der Substitutionsimpuls des Bayern-Vertrags, der ja, falls wirksam, zunächst zweifellos auch zusätzliche

Arzneimittelausgaben erforderlich macht; auch hierauf wird später noch eingegangen werden. Es kann jedoch vorweggenommen werden, daß die Berücksichtigung dieser Einflüsse nicht zu einer günstigeren Einschätzung der Arzneimittelausgabenentwicklung in Bayern führt. Zweitens folgt aus diesem Befund nicht zwangsläufig, daß die Ärzte durch den Bayern-Vertrag in ihren Verordnungsverhalten im Arzneimittelbereich nicht erreicht worden sind; so sind etwa konterkarierende oder kompensierende Entwicklungen im Angebot der pharmazeutischen Industrie durchaus denkbar, anhand unserer Routinedatenbasis indessen aber nicht nachvollziehbar.

5.2.3.2 Arzneimittelverordnungen nach Versichertengruppen

Das Auftreten beträchtlicher Unterschiede im Niveau und in der Dynamik des Arzneimittelverbrauchs zwischen den Versichertengruppen ist ein bekannter Sachverhalt. Im Vergleich zu den Mitgliedern und deren Familienangehörigen weisen Rentner und deren Familienangehörige einen weitaus höheren Arzneimittelkonsum auf; das Wachstum der Arzneimittelausgaben für diese Versichertengruppe gilt als einer der besonders neuralgischen Punkte in der Expansion der Leistungsausgaben der GKV[27)]. Die Verbrauchs- und Ausgabendifferenzen zwischen den Versichertengruppen sind im wesentlichen auf altersstrukturelle Unterschiede zwischen diesen Gruppen zurückzuführen; mit zunehmendem Alter erkranken Menschen häufiger und leiden auch häufiger an mehreren Krankheiten gleichzeitig[28)], wobei parallel dazu auch der Anteil der chronischen Krankheiten zunimmt, die einer kontinuierlichen medikamentösen Therapie bedürfen oder zugänglich sind, wie z.B. Hypertonie, Diabetes mellitus oder rheumatische Beschwerden. Detaillierte Untersuchungen über die Altersabhängigkeit des Arzneimittelverbrauchs liegen für die Bundesrepublik zwar nicht vor, jedoch zeigt eine ältere Auswertung, die auf der Basis der Datenbank des LdO für eine regional begrenzte Stichprobe aus dem Jahr 1975 durchgeführt wurde, daß sowohl Mengen- wie Ausgabenindikatoren eine starke Altersabhängigkeit in Form einer monotonen Zunahme mit fortschreitendem Alter aufweisen; hiervon ausgenommen ist lediglich der im Vergleich zur folgenden Altersgruppe höhere Arzneimittelverbrauch der Säuglinge und Kleinkinder[29)].

Abbildung 5.2 zeigt, zunächst nur grob nach Mitgliedern und deren Familienangehörigen sowie Rentnern und deren Familienangehörigen getrennt, die Entwicklung der Arzneimittelausgaben der bayerischen RVO-Kassen in den Jahren 1975 bis 1983 für diese beiden Gruppen. Der Abbildung ist zu entnehmen, daß die Ausgaben für Mitglieder und deren Familienangehörige je Mitglied von 1979 bis 1983 um etwa 35 DM oder 17,5% gestiegen sind; für die Rentner und deren Familienangehörige betragen diese Werte hingegen über 200 DM oder 43,9%. Wesentlich weniger ausgeprägt sind die Wachstumsunterschiede zwischen den beiden Gruppen dagegen in den Jahren 1975 bis 1979; die Wachstumsraten über dieses Zeitintervall hinweg liegen mit 27,1% bei den Mitgliedern und

Abbildung 5.2

Arzneimittelausgaben der bayerischen RVO-Kassen nach Versichertengruppen je Mitglied bzw. Rentner, 1975 bis 1983
- Absolutwerte (DM) und Indexwerte (1979 = 100) -

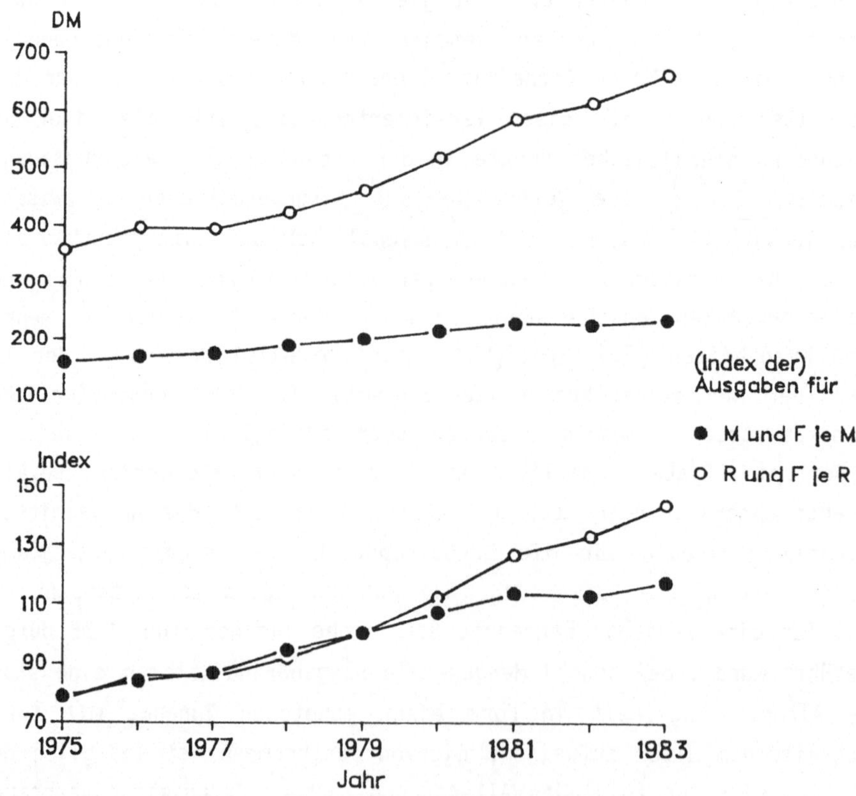

Quelle: Eigene Berechnungen nach: BMA (Hrsg.), Die gesetzliche Krankenversicherung in der Bundesrepublik Deutschland. Statistischer und finanzieller Bericht, verschiedene Jahrgänge; Angaben der Landwirtschaftlichen Krankenkasse Oberbayern zu den Rechnungsergebnissen (KJ 1) der LKK

29,3% bei den Rentnern sehr nahe beieinander. Die Betrachtung für die einzelnen Jahre zeigt, daß diese Entwicklung insbesondere ein Resultat der Stagnation der Kassenausgaben für die Arzneimittelversorgung der Rentner im Jahre 1977 ist und damit vermutlich stark durch das KVKG beeinflußt wurde, das für die Rentner die Abschaffung der bis dahin geltenden generellen Befreiung dieses Personenkreises von der Selbstbeteiligung an den Arzneimittelkosten gebracht hatte.

Die Tabellen A.5.3 bis A.5.6 sowie die Synopse in Tabelle A.5.2 zeigen die Entwicklung durch getrennten Ausweis der Ausgaben für Mitglieder und der Ausgaben für deren Familienangehörige etwas differenzierter und in Gegenüberstellung mit dem Ausgabenwachstum bei den außerbayerischen Kassen. Die Tabellen weisen aus, daß die für die Versicherten insgesamt festgestellte Beschleunigung des Ausgabenwachstums nach 1979 nur bei den Ausgaben für die Rentner und - in schwächerer Form - bei den Ausgaben für die Familienangehörigen der Mitglieder festzustellen ist. Bei den Mitgliedern hingegen ist eine deutliche Wachstumsverlangsamung eingetreten: Hatte der Ausgabenzuwachs 1975 bis 1979 noch 34 DM oder 36,8% betragen, so verringerten sich diese Werte für den Zeitraum 1979 bis 1983 auf 23 DM oder 18,2%. Der Vergleich mit der Entwicklung im übrigen Bundesgebiet zeigt zunächst, daß sich die Veränderung des Wachstumstempos dort nicht in gleicher Weise vollzog: Zwar steht auch außerhalb Bayerns eine Beschleunigung des Wachstumstempos bei den Rentnern einer Drosselung des Wachstumstempos bei den Mitgliedern gegenüber, jedoch ist im Unterschied zur bayerischen Entwicklung eine solche Verlangsamung des Ausgabenzuwachses auch bei den Ausgaben für die Familienangehörigen je Mitglied festzustellen.

Weiterhin macht der Vergleich deutlich, daß das für die Versicherten insgesamt im Vergleich zum übrigen Bundesgebiet in Bayern schnellere Wachstum der Arzneimittelausgaben seit Inkrafttreten des Bayern-Vertrags für jede der drei Versichertengruppen in gleicher Weise zutrifft: Lag das Ausgabenwachstum für die Versicherten insgesamt um 6 Prozentpunkte höher als im übrigen Bundesgebiet, so waren dies bei den Mitgliedern 6,2, bei deren Familienangehörigen 7,6 und bei den Rentnern 7,1 Prozentpunkte[30)]. Auch die versichertengruppenspezifische Betrachtung läßt also keine Hinweise auf einen Kostendämpfungseffekt des Bayern-Vertrags im Arzneimittelbereich erkennen. Der Sachverhalt, daß die Wachstumsdifferenz zwischen den bayerischen und den außerbayerischen Krankenkassen bei den Ausgaben für die Familienangehörigen am größten ist, bedarf zu einer angemessenen Beurteilung allerdings auch des Hinweises, daß von den Partnern des Bayern-Vertrags im Rahmen ihrer Politik der Stärkung des ambulant-ärztlichen Elements der Gesundheitsversorgung mit der Aufnahme der Rachitis-Prophylaxe und einer Reihe von Schutzimpfungen in den Leistungskatalog der kassenärztlichen Versorgung auch Maßnahmen realisiert wurden, die ganz unvermeidlich und beabsichtigt eine Zunahme der Arzneimittelausgaben - naturgemäß vor allem bei den Familienangehörigen - bewirkten[31)].

Die nach Kassenarten differenzierten Ergebnisse der Entwicklung der Arzneimittelausgaben nach Versichertengruppen sind den Tabellen A.5.8 bis A.5.27 zu entnehmen und sollen hier nicht im einzelnen erläutert werden. Im wesentlichen finden sich die beschriebenen Charakteristika der Entwicklungsunterschiede zwischen den Versichertengruppen und zwischen den bayerischen und den außerbayerischen Kassen auch bei den einzelnen Kassenarten wieder. Gleichwohl gibt es in Einzelfällen durchaus auch sehr auffällige Abweichungen von den generellen Entwicklungsmustern, so etwa bei den Ausgaben für die Familienangehörigen der Mitglieder der bayerischen Betriebskrankenkassen, für die die Rechnungsergebnisse des Jahres 1982 je Mitglied gegenüber 1981 eine Wachstumsrate von 10% anzeigen, während ansonsten innerhalb und außerhalb Bayerns für diese Versichertengruppe ein Nullwachstum festzustellen ist[32)].

Die fallstandardisierte Arzneikostenentwickung nach Versichertengruppen ist aus Abbildung 5.3 zu ersehen; die Zahlenwerte zu der Abbildung können Tabelle A.5.29 entnommen werden.

Die Kosten je Fall bewegen sich bei den Mitgliedern und bei deren Familienangehörigen weitgehend parallel: Vom zweiten Quartal 1979 bis zum vierten Quartal 1982 errechnet sich für die Mitglieder ein Anstieg von 35,32 DM auf 43,82 DM, also um 22,7%, für die Familienangehörigen eine Zunahme von 28,38 DM auf 37,31 DM, also um 23,0%. Das Verordnungskostenniveau für die Fälle der Rentner, das im Durchschnitt der Beobachtungsperiode rund das Dreifache der Werte für die Kosten der beiden anderen Versichertengruppen beträgt, steigt in dieser Zeitspanne um 32,9%. Der schon beschriebene Saisonzyklus findet sich bei allen drei Versichertengruppen wieder.

Abbildung 5.3

Kosten der von bayerischen Kassenärzten verordneten Arzneimittel je Fall nach Versichertengruppen (nur AOK-Versicherte), 2/1979 - 4/1982

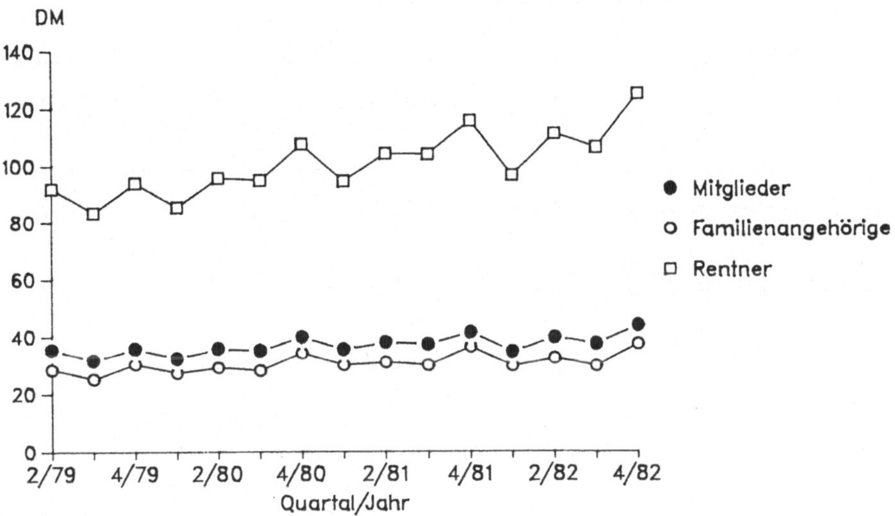

Quelle: Arzneikostenstatistik

Weitere Indikatoren der Kosten- und Mengenentwicklung der Arzneimittelverordnungen für die einzelnen Versichertengruppen sind den Tabellen A.5.30 bis A.5.33 zu entnehmen. Aus diesen Tabellen sind zur Erleichterung einer vergleichenden Betrachtung dieser Entwicklungen einige Kennziffern in Tabelle 5.2 zusammengestellt worden.

Die Zunahme der Arzneikosten je Rezept ist nach Versichertengruppen deutlich gestaffelt: Die geringste Zunahme ist bei den Familienangehörigen, die größte Zunahme bei den Rentnern zu verzeichnen; die Zuwachsrate für die Mitglieder liegt etwa in der Mitte zwischen den beiden Extremen. Die Kosten je (gebührenpflichtigem) Arzneimittel, die sich für die Rentner nicht ermitteln lassen, liegen bei Familienangehörigen und Mitgliedern immer etwa in der gleichen Größenordnung und nehmen vom zweiten Quartal 1979 bis zum vierten Quartal 1982 um jeweils etwa 30% zu. Die Anzahl der Rezepte je Fall, die für die Versicherten insgesamt etwa konstant geblieben ist, nimmt in den einzelnen Versichertengruppen einen unterschiedlichen Verlauf: Einer leichten Zunahme bei den Familienangehörigen (1,5%) und bei den Rentnern (2,0%) steht eine Abnahme bei den Mitgliedern um 3,2% gegenüber. Die

Tabelle 5.2

Arzneikosten je Fall, je Rezept und je Arzneimittel[a] sowie Rezepte je Fall und Arzneimittel[a] je Rezept bei den bayerischen Ortskrankenkassen nach Versichertengruppen im vierten Quartal 1982 - Absolutwerte und Indexwerte (4/1979 = 100) -

Indikator		Mitglieder	Familien-angehörige	Rentner
Arzneikosten je Fall	DM	43,82	37,31	125,01
	Index	122,7	123,0	132,09
Arzneikosten je Rezept	DM	31,98	24,55	45,90
	Index	126,4	121,4	130,4
Arzneikosten je Arzneimittel[a]	DM	19,01	18,57	.
	Index	131,9	128,8	.
Rezepte je Fall	Anzahl	1,37	1,53	2,72
	Index	96,8	101,5	102,0
Arzneimittel je Rezept[a]	Anzahl	1,67	1,70	1,94
	Index	96,1	96,0	97,0

[a] nur gebührenpflichtige Verordnungen

Quelle: Arzneikostenstatistik; VSA-Arzneikostenstatistik

Anzahl der verordneten Arzneimittel je gebührenpflichtigem Rezept schließlich hat bei allen drei Versichertengruppen vom zweiten Quartal 1979 bis zum vierten Quartal 1982 um 3 bis 4 Prozent abgenommen.

Die schon diskutierten erhebungstechnischen Gepflogenheiten und deren sachliche Implikationen erlauben es nur im Falle der Mitglieder, der zuletzt genannten Kennziffer eine gewisse Aussagefähigkeit zuzuschreiben, da bei dieser Versichertengruppe die gebührenfreie Arzneimittelverordnung eher die Ausnahme ist[33)]. Daher ist es für die Mitglieder auch möglich, durch die Verknüpfung der Angaben zur Anzahl der Arzneimittel je Rezept aus der VSA-Statistik mit den Angaben zur Anzahl der Rezepte je Fall in der Arzneikostenstatistik als zusätzliche mengenbezogene Kennziffer die Anzahl der Arzneimittel je Fall zu berechnen[34)]. Der Verlauf dieser neuen Variablen im Zeitraum vom zweiten Quartal 1979 bis zum vierten Quartal 1982 ist zusammen mit der Entwicklung der anderen Indikatoren der Arzneimittelkosten und -mengen aus Abbildung 5.4 zu ersehen.

Abbildung 5.4

Entwicklung der Indikatoren der Arzneimittelkosten und -mengen für die Mitglieder der bayerischen Ortskrankenkassen, 2/1979 bis 4/1982

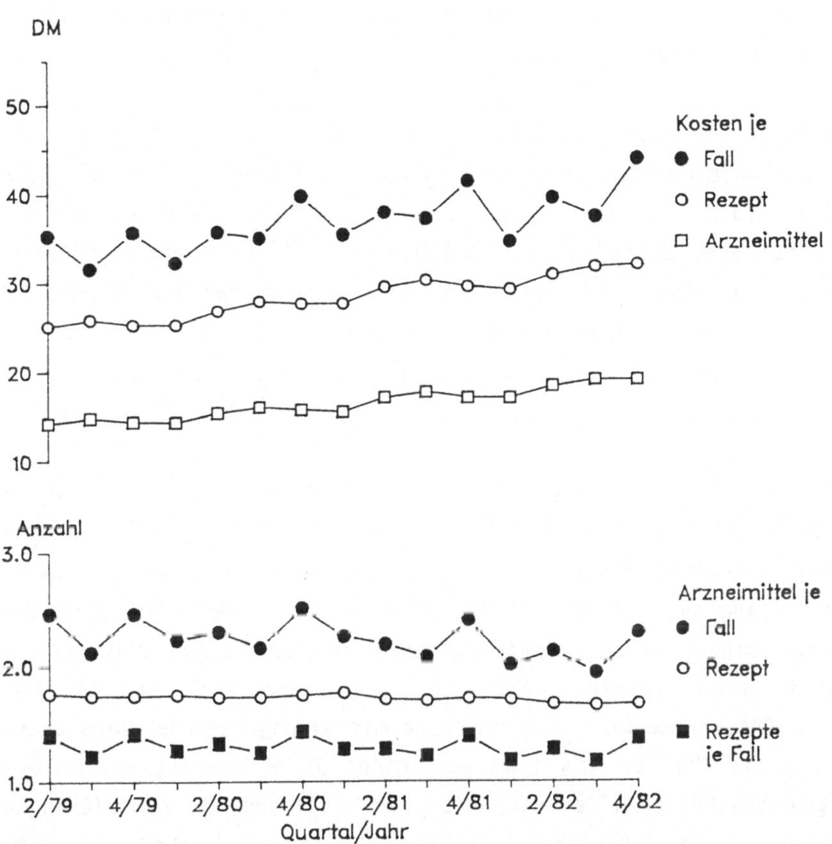

Quellen: Arzneikostenstatistik; VSA-Arzneikostenstatistik

Die Zahl der Arzneimittel je Behandlungsfall der Mitglieder weist offenbar spätestens mit Beginn des Jahres 1981 einen fallenden Verlauf auf. Im Durchschnitt des zweiten bis vierten Quartals 1982 liegt diese Zahl um knapp 10% unter dem Wert für den entsprechenden Zeitraum des Jahres 1979; der Rückgang setzt sich etwa zu gleichen Teilen aus einem Rückgang der Zahl der Rezepte je Fall und einem Rückgang der Zahl der je Rezept verordneten Arzneimittel zusammen. Dieser Rückgang der Mengenindikatoren setzt sich infolge einer Zuwachsrate der Kosten pro verordnetem Arzneimittel von nahezu 30% in eine Zunahme der Arzneikosten je Fall von rund 17% um. Wieweit sich hierin Preissteigerungen oder Struktureffekte niederschlagen, ist auf Grundlage der für MEDIS verfügbaren Routinedaten ebensowenig zu beurteilen wie die weitergehende Frage, inwieweit für einen etwaigen Struktureffekt Änderungen des Verordnungsverhaltens der Ärzte oder Änderungen der Produktstruktur durch die pharmazeutische Industrie verantwortlich gemacht werden können.

Schließlich ist auch bezüglich der hier dargestellten rein quantitativen Merkmale der Mengen- und Ausgabenentwicklungen im Arzneimittelbereich darauf hinzuweisen, daß diese die Grenze ihrer Aussagefähigkeit nicht erst darin finden, daß Mengen- und Ausgabenvariablen ohne Strukturinformation nur wenig zur Beurteilung der Entwicklung der Arzneimittelverordnungen beitragen können; vielmehr sind solche Beschränkungen schon darin zu sehen, daß Mitglieder- und Fallstandardisierungen recht unzureichende Verfahren der Standardisierung sind. Zwar ist nicht neu, daß Fallzahlen unzuverlässige Indikatoren von Patientenzahlen[35] und Mitgliederzahlen mindestens ebenso unzuverlässige Indikatoren der Versichertenzahlen sind, doch scheint das Ausmaß möglicher Verzerrungen bei Verwendung der Zahlen im Sinne der Indikatoren bislang eher unterschätzt zu werden. Traut man den im Rhythmus von vier Jahren durchgeführten Erhebungen der Kassen zur Zahl der mitversicherten Familienangehörigen[36], so haben z.B. bei den bayerischen Ortskrankenkassen die Arzneimittelausgaben je Versichertem von 1979 bis 1983 um 40% (zum Vergleich: je Gesamtmitglied um 30%), die Ausgaben für Familienangehörige der Mitglieder je Familienangehörigem um 43% (zum Vergleich: je Mitglied um 16%) zugenommen. Auch wenn an der Zuverlässigkeit dieser Erhebungen Abstriche gemacht werden müssen - ein Vergleich mit den Resultaten der Mikrozensen deutet auf eine Überschätzung des Rückgangs der Zahl der mitversicherten Familienangehörigen hin[37] -, so zeigen die darauf aufbauenden Zahlen doch, daß strukturelle Veränderungen wie z.B. Veränderungen der Familienlastquote sich in einem so hohen Tempo vollziehen können und tatsächlich vollziehen, daß deren Vernachlässigung selbst in einer sehr kurzen Zeitspanne zu eklatanten Fehlbeurteilungen von Entwicklungen führen kann. Vor Fehlermargen in dieser Größenordnung sind auch die Querschnitts- und Längsschnittsvergleiche von mitgliederstandardisierten Zahlenangaben zu anderen Ausgaben- und Leistungsbereichen der Krankenkassen in diesem Bericht zu sehen.

5.2.3.3 Arzneimittelverordnungen nach Arztgruppen

Die folgende Darstellung der Entwicklung der Arzneimittelverordnungen nach Arztgruppen stützt sich auf die Arzneikostenstatistik; diese ist, wie schon erwähnt, die einzige der drei benutzten Datenquellen, die arztbezogene Differenzierungen zuließ. Auch sei nochmals daran erinnert, daß es sich bei den ausgewiesenen monetären Größen jeweils um die Bruttokosten, also den auf Basis des regulären Apothekenverkaufspreises kalkulierten Wert der verordneten Arzneimittel handelt, und daß sich aus Gründen der Vergleichbarkeit alle Angaben nur auf die Versicherten der bayerischen Ortskrankenkassen beziehen. Arztseitig beschränkt sich die Darstellung auf die zugelassenen Kassenärzte; beteiligte und ermächtigte Ärzte bleiben ausgeklammert. Diese beiden Arztgruppen vereinigen zwar rund 5% der in der Arzneikostenstatistik ausgewiesenen Behandlungsfälle auf sich[38)] (vgl. Tabelle A.5.34), jedoch nur etwa 1% des Werts des verordneten Arzneimittelvolumens, können unter dem Aspekt der Entwicklung der Pharmako-Therapie und deren Kosten also vernachlässigt werden.

Bei der Beschreibung der Entwicklung der Arzneimittelverordnungen nach Arztgruppen stehen zwei Arztgruppen eindeutig im Vordergrund des Interesses: die Allgemeinärzte[39)] und die Internisten. Zwei Gründe sind hierfür ausschlaggebend. Zum einen gilt für beide Gruppen, daß ihr Anteil an den Kosten der verordneten Arzneimittel ihren Fallanteil übersteigt: So entfielen im vierten Quartal 1979 auf die Allgemeinärzte bei einem Fallanteil von 56% fast 75% der Arzneikosten; bei den Internisten stand einem Fallanteil von 10% ein Arzneikostenanteil von 15% gegenüber. Dies verdeutlicht die hohe Verordnungsintensität an Arzneimitteln und die zentrale Rolle der medikamentösen Therapie im Rahmen der Behandlungsmethoden dieser beiden Arztgruppen.

Der zweite Grund wird aus Abbildung 5.5 ersichtlich. Sie zeigt, daß auf die Allgemeinärzte und Internisten zusammen 89% der gesamten Kosten der im Rahmen der kassenärztlichen Versorgung zu Lasten der Kassen verordneten Arzneimittel entfielen; alle anderen Arztgruppen zusammen vereinigten nur 11% der Gesamtkosten auf sich. Damit war von Anfang an klar, daß der Bayern-Vertrag eine spezifische Kostendämpfungswirkung im Arzneimittelbereich nur würde ausüben können, wenn er Allgemeinärzte und Internisten in ihrem Verordnungsverhalten erreichte.

Abbildung 5.5

Verteilung der Kosten der Arzneimittelverordnungen niedergelassener bayerischer Kassenärzte für AOK-Versicherte nach Arztgruppen, 4/1979 und 4/1982

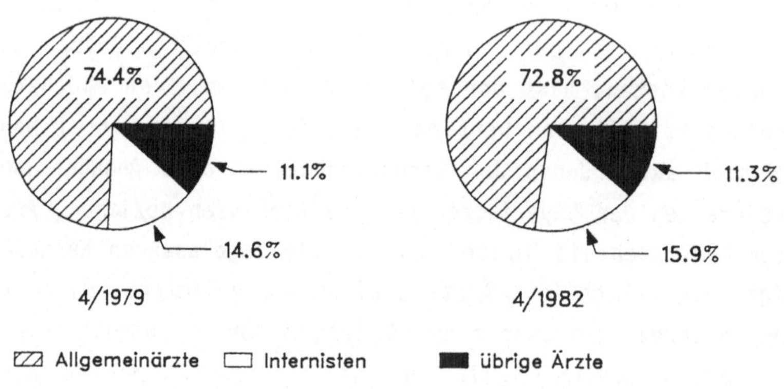

Quelle: Arzneikostenstatistik

Die Tabelle A.5.35 zeigt die Entwicklung der fallbezogenen Arzneimittelkosten in den vierten Quartalen der Jahre 1979 bis 1983. Betrachtet man die einzeln aufgeführten Arztgruppen[40] zunächst im Querschnittsvergleich, so lassen sich diese ohne Zuordnungsprobleme in drei Kategorien einteilen: in eine Gruppe hoher Arzneikostenintensität, zu der neben den Allgemeinärzten und Internisten noch die Nervenärzte zu rechnen sind, in eine Gruppe mittlerer Arzneikostenintensität, zu der die Haut- und Kinderärzte sowie die Urologen gehören, und schließlich in die Gruppe niedriger Arzneikostenintensität, die aus Augenärzten, Chirurgen, Frauenärzten, HNO-Ärzten und Orthopäden besteht.

Im Zeitablauf betrachtet sind bei allen Arztgruppen mit Ausnahme der Chirurgen[41] Zunahmen der Arzneikosten je Fall zu beobachten; die Zuwachsraten schwanken zwischen 10,6% bei den Frauenärzten und 38,4% bei den Augenärzten. Sowohl die Internisten als auch die Allgemeinärzte liegen nicht nur bei den absoluten Steigerungsbeträgen, sondern auch bei den Wachstumsraten am oberen Ende der Spannbreite der Werte. Von den pharmako-therapeutisch am intensivsten behandelnden Arztgruppen ist also ein überdurchschnittlich expansiver Effekt auf die Arzneikostenentwicklung ausgegangen. Wie Tabelle A.5.36 zeigt, kann dies nicht auf eventuelle Verschiebungen in der Versichertenstruktur der Patienten dieser Arztgruppe zurückgeführt werden: Auch nach Versichertengruppen getrennt betrachtet, errechnen sich mit einer Ausnahme (den Kosten für die der Versichertengruppe der Familienangehörigen zuzurechnenden Fälle der Internisten) durchgängig überdurchschnittliche Wachstumsraten.

Die Anzahl der Rezepte je Fall, die für die Ärzte insgesamt nahezu unverändert geblieben ist, zeigt bei Betrachtung nach den einzelnen Arztgruppen getrennt eine breite Bandbreite unterschiedlicher Entwicklungsverläufe (vgl. Tabelle A.5.38). Sieht man wegen der schon erwähnten speziellen Umstände von den Chirurgen und den sonstigen Ärzten ab, so liegt die Bandbreite der Veränderungsraten zwischen -9,1% bei den Nervenärzten und +9,2% bei den Kinderärzten[42]. Tabelle A.5.39 zeigt, daß der generelle Befund, daß eine gewisse Drosselung der Zunahme der Arzneiverordnungen zwar bei den Mitgliedern, hingegen nicht bei den Rentnern erreicht worden ist, auch auf die Allgemeinärzte und die Internisten zutrifft. In einer pointierenden Formulierung lassen sich daher die Ergebnisse der arztgruppenspezifischen Betrachtung dahingehend zusammenfassen, daß der Kern der expansiven Dynamik im Arzneimittelbereich, nämlich die primärärztliche Arzneimittelversorgung der älteren Patienten, von den Appellen des Bayern-Vertrags zu sparsamerer Verordnungsweise offenbar nicht in spürbarem Ausmaß erreicht worden ist.

Die Routinedaten zur Untersuchung des Einflusses des Bayern-Vertrags auf das Leistungs- und Verordnungsverhalten der Kassenärzte sind so aufgebaut worden, daß bei 'Vorher/Nachher'-Vergleichen die Betrachtung auf jene Ärzte eingeschränkt werden konnte, die sowohl vor als auch nach Abschluß des Vertrags an der kassenärztlichen Versorgung in Bayern teilnahmen. Zu diesem Zweck wurden die Kassenärzte in 'konstante' Ärzte, Zu- und Abgänger kategorisiert. Unter konstanten Ärzten sind dabei Ärzte zu verstehen, die über den ganzen Beobachtungszeitraum vom vierten Quartal 1978 bis zum vierten Quartal 1982 hinweg kassenärztlich tätig waren, ohne während dieser Zeit einige zentrale Arzt- oder Praxismerkmale wie Zulassungsgebiet oder Praxisstandort zu wechseln[43]. Ein solcher Vergleich ist zwar im Falle der Arzneimittelverordnungen nicht möglich, da die Arzneikostenstatistik erstmals für das zweiten Quartal 1979, also nur knapp ein halbes Jahr vor Abschluß des Vertrags, erstellt wurde. Jedoch erlaubt die beschriebene Kategorisierung näherungsweise auch einen unter dem Aspekt möglicher Implikationen der 'Ärzteschwemme' interessanten Vergleich zwischen neu niedergelassenen Ärzten (Zugänger) und deren schon länger als Kassenärzte tätigen Kollegen (konstante Ärzte).

Die Ergebnisse dieser vergleichenden Betrachtung der Kosten und Rezepte je Behandlungsfall sind für alle Arztgruppen in Tabelle A.5.40, für die Allgemeinärzte in Tabelle A.5.41 und für die Internisten in Tabelle A.5.42 festgehalten. Bei den Kosten je Fall ergeben sich in allen drei Untersuchungsgruppen für die Zugänger in jedem der betrachteten Quartale - teilweise beträchtlich - niedrigere Werte als für die konstante Gruppe. Hinsichtlich des Kostenwachstums sind die Ergebnisse weniger homogen. Bei den Allgemeinärzten fallen auch die Wachstumsraten der Arzneikosten für die Zugänger niedriger aus als für die konstanten Ärzte. Bei den Internisten jedoch ist dieses Verhältnis umgekehrt; freilich liegen trotz des schnelleren Kostenwachstums die Arzneikosten je Fall bei den Zugängern auch im letzten Quartal der Beobachtungsperiode immer noch um mehr als 14% unter dem Wert für die konstanten Ärzte. Völlig identische Resultate errechneten sich für die Anzahl der Rezepte je Fall, also wiederum eine ausnahmslos niedrigere Frequenz bei allen Gruppen der Zugänger, ein niedrigeres Wachstum dieser Frequenz bei den Zugängern unter den Allgemeinärzten, nicht aber bei den Zugängern unter den Internisten.

Die statistische Analyse vermittelt somit zunächst den Eindruck eines kosten- und mengenmäßig vergleichsweise geringeren Arzneimittelverordnungsvolumens je Fall bei den neu niedergelassenen Kassenärzten. Indessen muß offen bleiben, ob aufgrund dieses Sachverhalts auch ein Arzneikostendämpfungseffekt als Folge des zunehmenden Zustroms junger Ärzte in die kassenärztliche Praxis erwartet werden kann. So ist zum einen denkbar, daß sich bei den Zugängern noch Anpassungsreaktionen im Sinne einer Angleichung an das Verordnungsniveau der schon länger praktizierenden Ärzte vollziehen, die sich wegen der kurzen Beobachtungsperiode in den Daten nicht mehr widerspiegeln können. Zum anderen unterscheidet sich die versichertenstrukturelle Zusammensetzung der Behandlungsfälle von Zugängern und konstanten Ärzten in einer Weise, daß der Rentneranteil der Zugänger sowohl bei den Allgemeinärzten als auch bei den Internisten vergleichsweise niedriger ist. Ein Teil der Niveauunterschiede zwischen Zugängern und konstanten

Ärzten dürfte somit auch darauf zurückzuführen sein, daß die Patientenschaft der neu niedergelassenen Ärzte im Durchschnitt jünger ist.[44)]

5.2.3.4 Stabilität und Variabilität der Arzneimittelverordnungen bayerischer Kassenärzte

Im Folgenden soll ein Einblick in die Streubreite der Werte der Indikatoren für Kosten und Mengen kassenärztlich verordneter Arzneimittel gegeben werden, der sich der Betrachter der arztpraxisbezogenen Einzeldaten gegenüber sieht. Beobachtungseinheiten der Untersuchung sind also nunmehr nicht Gruppen von Ärzten, sondern die einzelnen Kassenärzte, oder richtiger: die einzelnen Kassenarztpraxen[45)]. Diese Darstellung erfolgt mit Hilfe der üblichen Häufigkeitsverteilung, die angibt, welche Prozentsätze der in die Untersuchung einbezogenen Praxen Werte der betrachteten Kennziffer in bestimmten vorgegebenen Größenintervallen aufweisen, sowie mit Hilfe bestimmter Maße zur standardisierten Charakterisierung von Häufigkeitsverteilungen; die hierbei verwendeten Maße sind in Anmerkung 46 zusammengestellt und kurz erläutert worden[46)].

Abbildung 5.6 zeigt zunächst die Häufigkeitsverteilungen aller niedergelassenen Kassenärzte in den vierten Quartalen 1979 und 1982 nach der Höhe ihrer durchschnittlichen Arzneikosten je Fall; die zugehörigen Verteilungsparameter sind Tabelle A.5.43 zu entnehmen. In beiden Beobachtungsquartalen haben diese Häufigkeitsverteilungen einen charakteristischen zweigipfligen Verlauf; der für 1982 entstehende Eindruck eines dritten Gipfels resultiert aus der Wahl der Untergrenze für das nach oben offene Randintervall bei der Größe von 120 DM; würde man das Randintervall weiter nach außen schieben, so entstünde von der Größenklasse zwischen 90 und 100 DM an ein monoton fallender Verlauf der Besetzungshäufigkeiten in den einzelnen geschlossenen Intervallen.

Die Verteilung der Ärzte nach den Arzneikosten je Fall im vierten Quartal 1979 zeigt bei einem Mittelwert von 53,04 DM und einem Median von 57,50 DM, daß die nach der Höhe dieser Variablen geordneten mittleren 50% der Ärzte sich in einem Arzneikostendurchschnitt zwischen 22 DM und 76,50 DM bewegen. 6% der Ärzte weisen einen Arzneikostendurchschnitt von mehr als 100 DM aus, ein knappes Viertel der Ärzte

Abbildung 5.6

Häufigkeitsverteilungen der niedergelassenen Kassenärzte in Bayern nach Arzneimittelkosten je Fall der AOK-Versicherten, 4/1979 und 4/1982 (Bruttokosten)

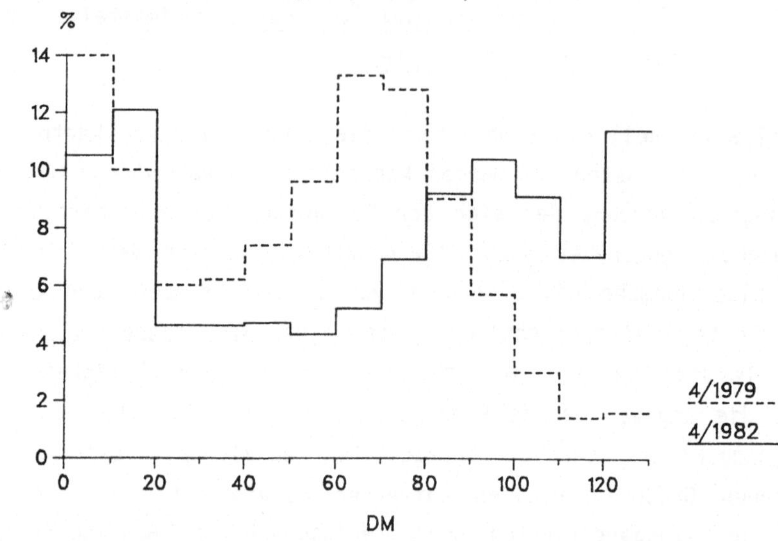

Quelle: KVB-Längsschnittdaten

Abbildung 5.7

Häufigkeitsverteilung der niedergelassenen Kassenärzte in Bayern nach der Veränderung der Arzneimittelkosten je Fall der AOK-Versicherten (in DM), 4/1979 - 4/1982 (Bruttokosten)

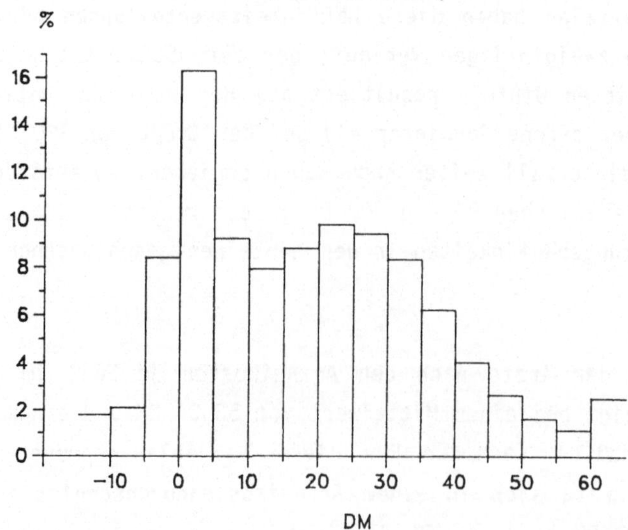

Quelle: KVB-Längsschnittdaten

wendete pro Fall nicht mehr als 20 DM auf. Drei Jahre später lagen Mittelwert und Median der Verteilung bei 70,04 DM bzw. 76,50 DM, und die mittleren 50% der Ärzte waren zwischen 25 DM und 103 DM angesiedelt. Der Anteil der Ärzte mit einem Arzneikostendurchschnitt von bis zu 20 DM war von 24,0% auf 22,6% leicht gefallen, während der Anteil der Ärzte mit Arzneimittelverordnungskosten von über 100 DM je Fall von 6% auf 27,5% angestiegen war.

Generell läßt sich die Veränderung der Verteilung vom vierten Quartal 1979 zum vierten Quartal 1982 als eine Dehnung oder Streckung in Verbindung mit einer Rechtsverschiebung charakterisieren, deren Ausmaß mit zunehmendem Wert der Verteilungsvariablen immer stärker wird[47]. Die Gründe hierfür dürften vor allem in zwei Sachverhalten zu suchen sein: Erstens ist im Arzneikostenwachstum eine Preis- oder Inflationskomponente enthalten, die in der Tendenz dazu führt, daß die absoluten Steigerungsbeträge der Arzneimittelkosten umso größer sind, je höher das Kostenniveau im Ausgangsquartal 4/1979 war. Zweitens gibt es eine beträchtliche Zahl von Ärzten, für die im Rahmen ihrer Tätigkeit Arzneimittelverordnungen naturgemäß (fast) keine Rolle spielen und die daher in ihrer Lage im oder nahe am Nullpunkt der Arzneikostenskala ganz unabhängig von der allgemeinen Entwicklung der Arzneimittelverordnungen nicht beeinflußt werden.[48]

Abbildung 5.7 zeigt die Verteilung der Veränderungen der Arzneimittelkosten (gemessen in DM) zwischen den beiden Beobachtungsquartalen. Die zugehörigen Verteilungsparameter sind ebenfalls in Tabelle A.5.43 enthalten. Auch die Veränderungen der Arzneikosten sind - wenn auch weniger ausgeprägt als bei den Niveauwerten - zweigipflig verteilt, wobei der Gipfel in der Größenklasse zwischen 0 und 5 DM wiederum auf die Existenz von Ärzten zurückzuführen ist, die Arzneimittelverordnungen nie oder nur selten ausstellen. Im Mittel liegt die Zunahme der Arzneimittelkosten je Fall bei etwas über 19 DM, wobei eine breite Streuung um diesen Wert zu beobachten ist. Bei knapp 12% der Ärzte, also nahezu jedem achten Arzt, ist der Steigerungsbetrag größer als 40 DM. Andererseits ist für eine etwa gleich große Zahl an Ärzten im Zeitraum vom vierten Quartal 1979 bis zum vierten Quartal 1982 eine Abnahme der fallbezogenen Arzneimittelkosten festzustellen.

Abbildung 5.8 stellt die Häufigkeitsverteilungen der gleichen Variablen wie in Abbildung 5.6 dar, jedoch eingeschränkt auf die niedergelassenen Allgemeinärzte der konstanten Arztgruppe; die zugehörigen Verteilungsparameter können Tabelle A.5.44 entnommen werden. Zu beiden Untersuchungsquartalen lassen sich die Verteilungen als fast symmetrische, nur leicht linkssteile Verteilungen charakterisieren. Im vierten Quartal 1979 liegen der Mittelwert und der Median bei 70,10 DM bzw. 69,50 DM. Die nach der Höhe der Arzneikosten mittleren 50% der Ärzte bewegen sich in einer Streubreite zwischen 58,00 DM und 81,25 DM je Fall. Über 100 DM liegen die Arzneikosten je Fall bei 6,2%, unter 60 DM bei 28,2% aller Ärzte. Drei Jahre später finden sich in der Gruppe mit einem Arzneikostendurchschnitt von über 100 DM bereits 43,7%, in der Gruppe mit einem Durchschnitt von unter 60 DM nur noch 7,1% der Allgemeinärzte; Mittelwert und Median sind in diesem Zeitraum um etwa 27 DM gestiegen.

Auch bei den Allgemeinärzten ist die Änderung der Verteilung vom vierten Quartal 1979 zum vierten Quartal 1982 durch eine deutliche Zunahme der Streuung gekennzeichnet, die zum Teil wiederum auf die schon erwähnte Preiskomponente in der Arzneimittelkostenentwicklung zurückzuführen ist. Als für die Allgemeinärzte bedeutsamer Faktor kommt hinzu, daß die Arzneikostenzunahme in den einzelnen Versichertengruppen unterschiedlich schnell verläuft. Dies impliziert, daß sich Abweichungen in der versichertenstrukturellen Zusammensetzung der Patienten auch bei gleichem Verordnungsverhalten der Ärzte in unterschiedlichen Zuwachsraten der Arzneikosten je Fall der Versicherten insgesamt niederschlagen. Nicht auszuschließen ist weiterhin auch, daß sich die Vielzahl neuer kostendämpfungs-, absatz- und gesundheitspolitischer Stimuli, denen die Ärzteschaft im Arzneimittelbereich gerade während dieser Zeit ausgesetzt war, in einer zunehmenden Differenzierung der Ärzte bezüglich ihres Arzneikostendurchschnitts niederschlägt.

Abbildung 5.9 verdeutlicht schließlich, daß die für die Allgemeinärzte auf der Aggregatdatenebene festgestellte Zunahme der Rezepte je Fall keineswegs das Resultat von Veränderungen bei einer vergleichsweise kleinen Gruppe von Ausreißern in dieser Arztgruppe, sondern die typische Bewegungsrichtung für die überwiegende Anzahl der Allgemeinärzte ist: Knapp drei Viertel der Ärzte haben positive Veränderungen, und nur etwa 26% negative Veränderungen dieser Kennziffer der Arzneimittelmengenentwicklung zu verzeichnen.

Abbildung 5.8

Häufigkeitsverteilungen der zugelassenen Allgemeinärzte (konstante Gruppe) in Bayern nach Arzneimittelkosten je Fall der AOK-Versicherten, 4/1979 und 4/1982 (Bruttokosten)

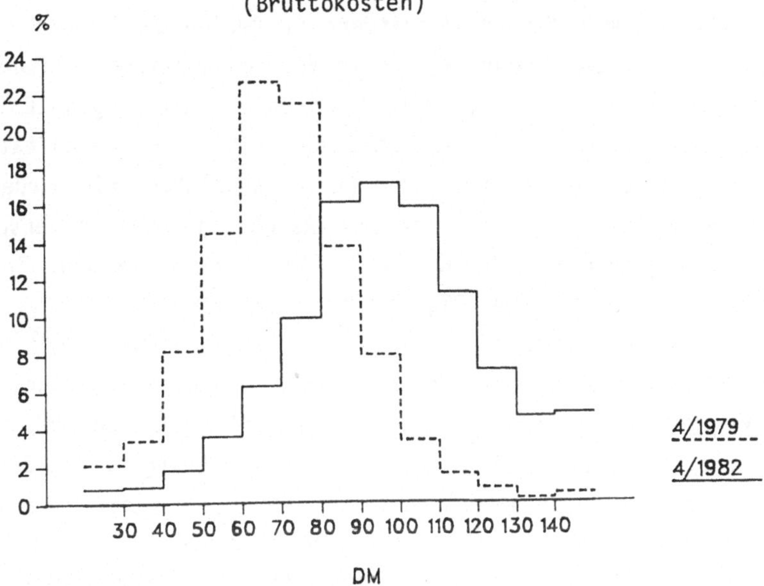

Quelle: KVB-Längsschnittdaten

Abbildung 5.9

Veränderung der Anzahl der Rezepte je Behandlungsfall (nur AOK-Patienten) der bayerischen Allgemeinärzte (konstante Gruppe), 4/1979 - 4/1982

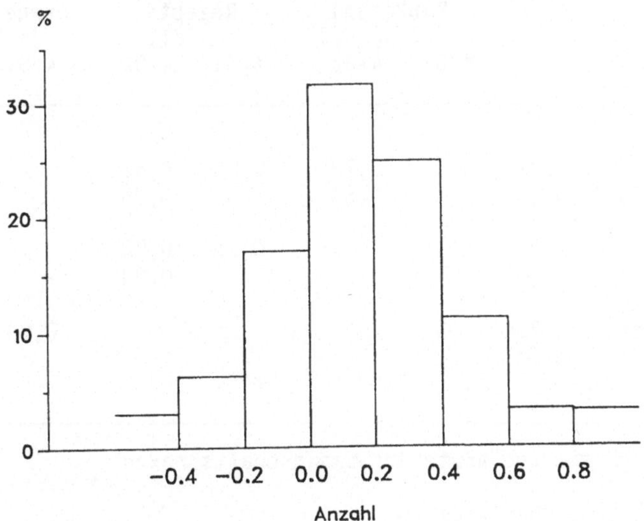

Quelle: KVB-Längsschnittdaten

Die breite Streuung der bei den Ärzten im Zeitablauf zu registrierenden Veränderungen der Kosten und Anzahl der Rezepte je Fall führt zu der Frage, wie stabil die Verordnungsintensität eines Arztes im Vergleich zu seinen Kollegen über die Zeit hinweg ist, m.a.W., ob Ärzte mit relativ hohen Verordnungsziffern zu Beginn des Beobachtungszeitraums auch zu den Ärzten mit hohen Verordnungsziffern in den Folgequartalen zu rechnen sind oder ob es keinen derartigen Zusammenhang gibt. Zur Bestimmung des Ausmaßes an zeitlicher Stabilität in der Rangordnung der Ärzte nach ihrer Versorgungsintensität wurden Korrelationskoeffizienten für Kosten bzw. Rezepte je Fall in verschiedenen Untersuchungsquartalen berechnet[49)]. Die Ergebnisse sind in Tabelle 5.3 beispielhaft für die Allgemeinärzte zusammengestellt.

Die in der Tabelle enthaltenen Beispiele machen deutlich, daß die starken Niveauveränderungen bei den einzelnen Ärzten und die große Streubreite, in der sich diese Veränderungen bewegen, die Rangordnung der Ärzte nach ihrer Verordnungsintensität zwar nicht ganz unberührt lassen, jedoch auch nicht grundsätzlich verändern. Der Vergleich mit der Entwicklung bei den ärztlichen Leistungen zeigt für die Allge-

Tabelle 5.3

Kennziffern der zeitlichen Stabilität des Leistungs- und Verordnungsverhaltens (Korrelationskoeffizienten) niedergelassener bayerischer Allgemeinärzte[a] (konstante Gruppe)

		Punktzahl LG 1-7 je Fall		Rezepte je Fall		Arzneikosten je Fall	
		4/81	4/82	4/81	4/82	4/81	4/82
Punktzahl	4/79	0,82	0,78	0,85	0,83		
LG 1-7 je Fall	4/81		0,88		0,89		
Rezepte	4/79			0,85	0,83		
je Fall	4/81				0,89		
Arzneikosten	4/79					0,84	0,80
je Fall	4/81						0,90

[a] ohne Belegärzte und Ärzte in Gemeinschaftspraxen

Quelle: KVB-Längsschnittdaten

meinärzte ein etwa gleiches Ausmaß an zeitlicher Stabilität im Leistungs- und Verordnungsgeschehen.

5.2.3.5 Regionale Entwicklungen der Arzneimittelverordnungen

Nur kurz gestreift sei zum Abschluß der Beschreibung der Entwicklung von Mengen- und Kostenindikatoren der Arzneimittelverordnungen der Aspekt der regionalen Variabilität dieser Kennziffern. Zu diesem Zweck sind in Tabelle 5.4 für die 39 bayerischen Ortskrankenkassen die Verteilungsparameter der Arzneimittelausgaben für Mitglieder je Mitglied und des Anteils dieser Ausgaben an den vom Bayern-Vertrag angesprochenen Leistungsausgaben für Mitglieder insgesamt zusammengestellt worden. Ergänzt wird diese Übersicht durch Verteilungsparameter regionaler Aggregationen der arztpraxisbezogenen Angaben zur Anzahl der Rezepte und zur Höhe der Arzneimittelkosten je Fall auf der Ebene der Bezirke der bayerischen Ortskrankenkassen; die Verteilungsparameter dieser beiden Variablen sind aus Tabelle A.5.45 zu ersehen.

Betrachtet man zunächst die Verteilungen der aus den Rechnungsergebnissen der Kassen abgeleiteten Variablen in den Jahren 1978 bis 1983, so ist festzuhalten, daß diese sich innerhalb einer Spannweite von im Minimum 31 DM und im Maximum 55 DM bewegen, wobei im Zeitablauf keine Tendenz zu einer Vergrößerung oder Verringerung regionaler Niveauunterschiede feststellbar ist. Die strukturbezogene Betrachtung zeigt hingegen einen leichten Trend zur Verringerung regionaler Differenzen: die Spannweite der Anteilswerte der Arzneimittelausgaben an den vertragsbezogenen Leistungsausgaben insgesamt geht von 8 auf 6 Prozentpunkte zurück.

Interessant sind die regionalen Daten und die sich dabei zeigenden Unterschiede unter zwei Aspekten: Sie weisen zum einen das Fortbestehen unterschiedlicher Ausgabenintensitäten und -strukturen aus, deren Ursachen bislang ebensowenig geklärt sind wie deren Bedeutung unter Outcome-Gesichtspunkten; sie weisen zum anderen Größenordnungen auf, die teilweise weit dramatischer sind als die im Längsschnitt von drei bis vier Jahren beobachtbaren Veränderungen, ohne daß sich an diesen Querschnittsunterschieden bislang eine Diskussion entzündet hätte, die auch nur im entferntesten den Stellenwert und die Aufmerksamkeit der allgemeinen Kostendämpfungsdiskussion erreicht hätte.

Tabelle 5.4

Verteilungsparameter für die Arzneimittelausgaben für Mitglieder je Mitglied und den Anteil dieser Ausgaben an den BV-Leistungsausgaben für Mitglieder insgesamt in den 39 bayerischen Ortskrankenkassen, 1978-1983

Parameter	1978	1979	1980	1981	1982	1983
	Arzneimittelausgaben für Mitglieder je Mitglied (DM)					
Mittelwert	116,34	124,67	136,23	144,35	141,92	145,64
Standardabweichung	9,42	10,70	11,47	10,97	9,66	11,02
Variationskoeffizient	0,08	0,09	0,08	0,08	0,07	0,08
Maximum	131,25	154,26	174,25	171,21	160,23	172,38
Oberes Quartil	124,91	132,29	141,41	151,31	147,89	157,00
Median	115,19	122,00	135,14	143,06	138,74	143,92
Unteres Quartil	109,90	116,80	128,48	134,25	133,22	136,48
Minimum	97,59	107,63	119,36	128,38	128,91	127,67
Spannweite	33,60	46,63	54,89	42,83	31,32	44,71
Quartilsabstand	15,01	15,49	12,93	17,16	14,67	20,51
	Anteil der Arzneimittelausgaben für Mitglieder an den BV-Leistungsausgaben für Mitglieder (%)					
Mittelwert	20,6	20,5	20,6	20,7	19,6	19,4
Standardabweichung	2,0	2,0	1,9	1,7	1,6	1,7
Variationskoeffizient	0,10	0,10	0,09	0,08	0,08	0,09
Maximum	25,2	25,6	25,2	24,8	22,9	22,5
Oberes Quartil	22,0	22,3	22,2	22,2	20,9	20,4
Median	20,6	20,5	20,4	20,7	19,3	19,5
Unteres Quartil	18,6	18,6	19,2	19,6	18,5	18,3
Minimum	17,3	17,5	17,1	17,2	16,4	16,4
Spannweite	7,9	8,0	8,0	7,6	6,5	6,1
Quartilsabstand	3,6	3,7	3,0	2,6	2,4	2,2

Quelle: BdO (Hrsg.), Statistik der Ortskrankenkassen in der Bundesrepublik Deutschland, verschiedene Jahrgänge (eigene Berechnungen)

Die Verteilungsparameter für die Rezepte und die Arzneikosten je Fall zeigen bei gleicher Aggregationsebene ein etwas höheres Ausmaß an regionalen Unterschieden an als die den Kassendaten entlehnten Variablen. Freilich ist hierbei zu beachten, daß es sich bei den Variablen in Tabelle A.5.45 um Aggregationen über Praxisdaten handelt; daher werden die Verteilungsparameter z.B. auch durch regionale Unterschiede in den Arztgruppenstrukturen bestimmt. Die arztbezogene Aggregation hat zur Konsequenz, daß auf entsprechende patientenseitige Unterschiede in der Arzneimittelverordnungsintensität wegen der Möglichkeit 'kompensatorischer Versorgungswanderungen' der Versicherten nicht geschlossen werden kann.

5.2.4 Arzneimitteltherapie als komplementärer oder substitutiver Faktor einer Intensivierung ambulant-ärztlicher Tätigkeit

In der Anfangsphase der Geltung des Bayern-Vertrags war einer der selbst unter den grundsätzlichen Befürwortern dieses Vertrags umstrittenen Punkte, welche Konsequenzen sich bei einem vertragskonformen Leistungs- und Verordnungsverhalten der Kassenärzte für die Entwicklung der Arzneimittelverordnungen ergeben würden. Einerseits wurde von den Vertragspartnern mit Nachdruck betont, daß eine gezielte Arzneimitteltherapie sich sowohl mengen- wie ausgabenmäßig in Einsparungen niederschlagen könne und müsse. Andererseits wurde dagegen geltend gemacht, daß die Verringerung von Krankenhauseinweisungen auf dem Wege der Substitution stationärer durch ambulante Behandlung einen verstärkten Einsatz medikamentöser Therapie erforderlich mache, der sich letztendlich auch in einer Erhöhung der Ausgaben für Arzneimittel auswirken müsse.

An dieser Stelle soll auf Basis der Routinedaten auf diese Diskussion insoweit eingegangen werden, als untersucht wird, ob sich in diesen Daten strukturelle Zusammenhänge identifizieren lassen, die mit den in die Diskussion eingehenden Argumenten und Vermutungen über die Beziehungen zwischen ärztlichen Leistungen, Arzneimittelverordnungen und Krankenhauseinweisungen übereinstimmen.

Vorausgeschickt werden soll jedoch eine kurze modellhafte Überlegung über das mögliche Ausmaß einer arzneimittelausgabensteigernden Wirkung der Substitution stationärer durch ambulante Behandlung. Dem sei beispielhaft die medikamentöse Ulkus-Therapie mittels Cimetidin zugrundegelegt, zum einen deshalb, weil diese Therapie sowohl medizinisch als auch ökonomisch vergleichsweise gründlich evaluiert wurde[50], zum anderen aber auch, weil sie zumindest im Bereich der häufiger auftretenden Krankheiten und Beschwerden zu den relativ teueren medikamentösen Behandlungen zu zählen ist[51]. Ausgegangen sei von einem Allgemeinarzt im vierten Quartal mit durchschnittlicher Krankenhauseinweisungshäufigkeit (2,5 Einweisungen je 100 Fälle) und durchschnittlicher Höhe der Arzneikosten je Fall (88,10 DM). Die Kosten einer Cimetidin-Behandlung durchschnittlicher Dauer (2 Monate) beliefen sich in diesem Jahr auf 357,26 DM[52]. Nun sei unterstellt, der Arzt vermeide die Einweisung eines von fünf potentiellen Krankenhausfällen in seiner Patientenschaft durch Verordnung von Cimetidin. Dies bedeutet Arzneimittelmehrausgaben in Höhe von 178,63 DM je 100 ambulanten Behandlungsfällen, mithin eine Erhöhung der Arzneikosten je Fall von 88,10 DM auf 89,89 DM oder um 2,03% bei einer Verringerung der bisherigen Zahl der Krankenhauseinweisungen um 20%.

Um Mißverständnissen vorzubeugen, sei ausdrücklich betont, daß diese Modellrechnung nicht besagen soll, durch vermehrten Einsatz der Cimetidin-Therapie könnten 20% der Krankenhauseinweisungen vermieden werden[53]. Es sollte lediglich demonstriert werden, daß auch eine Verringerung der Krankenhauseinweisungen in beträchtlichem Umfang selbst bei Einsatz einer relativ teueren Arzneimitteltherapie nur zu einer eher geringen Erhöhung des Arzneikostendurchschnitts des einzelnen Arztes führt. Dieses Resultat wird auch durch Ergebnisse der MEDIS-Ärztebefragung 1982/83 bestätigt: Dort zeigte sich, daß Ärzte, die eine Abnahme ihrer Krankenhauseinweisungen berichteten, keineswegs häufiger angaben, über dem Arzneikostendurchschnitt ihrer Arztgruppe zu liegen, als Ärzte, die keinen Rückgang ihrer Krankenhauseinweisungen zu verzeichnen hatten (siehe 5.3.4).

Unter diesen Umständen erscheint die Hypothese der Vertragspartner plausibel, daß auch bei Konzedierung eines Mehraufwandes an Arzneimitteln als Folge der erwünschten Substitution bei gleichzeitiger Ausschöpfung von Einsparungsmöglichkeiten im Bereich der Arzneimitteltherapie, etwa durch konsequente Beachtung der Preisvergleichsliste, per Saldo ein Spareffekt realisierbar sein müsse.

Die Tabelle 5.5 und 5.6 zeigen die Ergebnisse unserer statistischen Untersuchungen zur Struktur der Beziehungen zwischen den ärztlichen

Tabelle 5.5

Lineare Regressionsmodelle für das Arzneimittelverordnungsvolumen je Fall der bayerischen Kassenärzte, 4/1982
- Querschnittsanalysen -

Abhängige Variable	Konstante	Punktzahl LG 1-7 je Fall	Rentner-anteil in %	KH-Einweisungen je 100 Fälle	Determ.-koeff.
		- Alle Ärzte -			
AM-Kosten je Fall	20,38	0,0049 (0,0001)[b]	1,3974 (0,0001)	0,0059 (0,0001)	0,233
		- Allgemeinärzte[a] (konstante Gruppe) -			
Rezepte je Fall	1,64	0,0005 (0,0001)	0,0168 (0,0001)	-0,0004 (0,9397)	0,170
AM-Kosten je Fall	46,72	0,0244 (0,0001)	0,8974 (0,0001)	1,3364 (0,0001)	0,218
		- Internisten[a] (konstante Gruppe) -			
Rezepte je Fall	1,60	-0,0002 (0,0099)	0,0194 (0,0001)	0,0235 (0,0005)	0,184
AM-Kosten je Fall	56,06	-0,00010 (0,7489)	1,0726 (0,0001)	2,2399 (0,0001)	0,226
		- Allgemeinärzte[a] (Zugänger) -			
Rezepte je Fall	1,42	0,0005 (0,0018)	0,0195 (0,0001)	-0,0306 (0,1066)	0,231
AM-Kosten je Fall	29,67	0,0185 (0,0135)	1,4192 (0,0001)	-0,0985 (0,9068)	0,408

[a] ohne Belegärzte und Ärzte in Gemeinschaftspraxen
[b] Zahlen in Klammern: Irrtumswahrscheinlichkeiten

Quelle: KVB-Längsschnittdaten (eigene Berechnungen)

Leistungen, Arzneimittelverordnungen und Krankenhauseinweisungen. Dabei wurden lineare Regressionsmodelle[54)] geschätzt, in denen Arzneimittelkosten je Fall und Anzahl der Rezepte je Fall als abhängig von der Intensität ärztlicher Behandlung (gemessen an der Punktzahl in den Leistungsgruppen 1 bis 7 je Fall) betrachtet wurden; als Kontrollvariablen wurden dabei - soweit möglich - der Rentneranteil unter den Behandlungsfällen sowie die relative Häufigkeit der Kranken-

Tabelle 5.6

Lineare Regressionsmodelle für Veränderungen des Arzneimittelverordnungsvolumens je Fall der bayerischen Kassenärzte, 4/1979 - 4/1982
- Längsschnittanalysen -

Zeitraum der Veränderung	Abhängige Variable	Konstante	Punktzahl LG 1-7 je Fall	Rentneranteil in %	KH-Einweisungen je 100 Fälle	Determinationskoeffiz.
- Allgemeinärzte[a] (konstante Gruppe) -						
1/1979-4/1982	Rezepte je Fall	0,06	0,0010 (0,0001)[b]	0,0135 (0,0001)		0,179
4/1981-4/1982	AM-Kosten je Fall	22,22	0,0371 (0,0001)	0,9863 (0,0001)		0,158
4/1981-4/1982	Rezepte je Fall	0,00	0,0010 (0,0001)	0,0105 (0,0001)	-0,0003 (0,9192)	0,136
- Internisten[a] (konstante Gruppe) -						
4/1979-4/1982	Rezepte je Fall	0,03	0,0005 (0,0001)	0,0169 (0,0001)		0,142
4/1979-4/1982	AM-Kosten je Fall	23,58	0,0213 (0,0001)	0,9503 (0,0001)		0,104
4/1981-4/1982	Rezepte je Fall	0,00	0,0005 (0,0001)	0,0122 (0,0001)	0,0142 (0,0001)	0,146
- Allgemeinärzte[a] (Zugänger) -						
4/1981-4/1982	Rezepte je Fall	0,15	0,0006 (0,0001)	0,0022 (0,7064)	0,0020 (0,8898)	0,097
4/1981-4/1982	AM-Kosten je Fall	14,47	0,0246 (0,0001)	0,3814 (0,1031)	-0,5198 (0,3805)	0,111

[a] ohne Belegärzte und Ärzte in Gemeinschaftspraxen
[b] Zahlen in Klammern: Irrtumswahrscheinlichkeiten

Quelle: KVB-Längsschnittdaten (eigene Berechnungen)

hauseinweisungen berücksichtigt. Die Modelle wurden sowohl für die Niveauwerte des vierten Quartals 1982 (Querschnittsanalysen) als auch für die (absoluten) Veränderungen dieser Werte vom vierten Quartal 1979 bzw. 1981 zum vierten Quartal 1982 (Längsschnittanalysen) für verschiedene Arztgruppen geschätzt.

Die Schätzergebnisse zeigen hinsichtlich des hier vorrangig interessierenden Zusammenhangs zwischen Behandlungs- und Arzneimittelverordnungsintensität keine den Erwartungen der Vertragspartner entsprechenden Strukturen: Die Punktzahl je Fall ist zwar in fast allen Gleichungen eine statistisch gut gesicherte Einflußgröße auf Arzneikosten und Anzahl der Rezepte, steht jedoch - von einer Ausnahme abgesehen - in positivem Zusammenhang mit der abhängigen Variablen. Dies bedeutet, daß im statistischen Durchschnitt eine Erhöhung der ärztlichen Leistungsintensität mit eine Erhöhung der pharmako-therapeutischen Verordnungsintensität einhergeht. Unseren Modellüberlegungen zum Einfluß einer Substitution stationärer durch ambulante Behandlung entsprechend bestätigte sich auch nicht die Hypothese einer inversen Beziehung zwischen relativer Häufigkeit der Krankenhauseinweisungen und Kosten- oder Mengenintensität der Arzneimitteltherapie.

5.2.5 Zusammenfassung

Die dem MEDIS-Institut zur Verfügung stehende Routinedatenbasis für eine Beurteilung der Wirksamkeit des Bayern-Vertrags im Bereich des Arzneimittelverordnungsgeschehens setzte sich aus Datenkörpern zusammen, die Angaben über arzt- und versichertenbezogene Arzneimittelausgabenvolumina und über die Zahl der von Kassenärzten ausgestellte Rezepte sowie partielle Informationen über Anzahl der verordneten Medikamente enthielten. Für eine Beurteilung des Vertrags im Lichte der zitierten, explizit im Text aufgeführten Ziele steuert diese Datenbasis kaum brauchbare Informationen bei. Gleichwohl sind die genannten Statistiken von mehr als nur randständiger Bedeutung für eine Einschätzung des Erfolgs oder Mißerfolgs des Bayern-Vertrags, hat doch dessen Bewertung durch die Vertragspartner selbst deutlich gemacht, daß an diese Vergütungsvereinbarung auch die Hoffnung geknüpft war, sie werde sich im Sinne einer Dämpfung des Wachstums der Arzneimittelausgaben auswirken. Ob der erwartete Kostendämpfungseffekt im Arzneimittelsektor dabei eher als Indikator einer gezielteren Verordnungsweise oder als deren positiv zu bewertende Begleiterscheinung betrachtet wurde, oder ob dies gar der sachliche Kern einer auf maximale Konsensfähigkeit ausgelegten Formulierung war, kann an dieser Stelle dahingestellt bleiben.

Die Arzneimittelausgaben für die Versicherten insgesamt sind bei den bayerischen RVO-Kassen je Mitglied (einschließlich Rentner) zwischen 1979 und 1983 von 281,93 DM auf 368,04 DM, also um etwa 86 DM oder 30,5% gestiegen. Nach Kassenarten getrennt betrachtet, bewegte sich diese Zunahme zwischen 25,7% bei den Innungskrankenkassen und 33,6% bei den Landwirtschaftlichen Krankenkassen; diese Schwankungen dürften im wesentlichen aus Unterschieden in den Altersstrukturen der Versicherten herrühren. Vergleicht man das Ausgabenwachstum in den ersten vier Jahren der Geltung des Bayern-Vertrags mit der Entwicklung in einer gleich langen Zeitspanne vor seinem Inkrafttreten, also von 1975 bis 1979, so ist für die Gesamtheit der bayerischen RVO-Kassen sowohl gemessen an den absoluten Zuwächsen (86 DM gegenüber 61 DM) als auch gemessen an den Steigerungsraten (30,5% gegenüber 27,8%) eine Beschleunigung des Ausgabenwachstums zu verzeichnen. Vergleicht man die Arzneimittelausgaben der bayerischen RVO-Kassen mit denen der RVO-Kassen im übrigen Bundesgebiet, muß zunächst festgehalten werden, daß im gesamten Beobachtungszeitraum 1975-1983 das Ausgabenniveau um durchschnittlich etwa 60 DM niedriger als außerhalb Bayerns lag. Im zeitlichen Verlauf fällt auf, daß bei ständig - also auch schon vor Abschluß des Vertrags - höheren Wachstumsraten in Bayern die absoluten Steigerungsbeträge bis 1980 hinter denen im übrigen Bundesgebiet zurückblieben, nach 1980 aber auch die absoluten Ausgabenzuwächse in Bayern größer waren als bei den außerbayerischen RVO-Kassen.

Auch wenn eine isolierte Betrachtung einzelner Leistungs- bzw. Ausgabenbereiche dem kostendämpfungspolitischen Konzept des Bayern-Vertrags nicht entspricht, so rechtfertigen die Ergebnisse des zeitlichen und regionalen Vergleichs der Entwicklung der Arzneimittelausgaben doch die Einschätzung, daß der Bayern-Vertrag Hoffnungen auf eine günstigere Ausgabenentwicklung im Arzneimittelsektor nicht erfüllt hat.

Die Differenzierung des Ausgabenwachstums nach Versichertengruppen zeigt, daß sich der längerfristig zu beobachtende Trend einer vergleichsweise hohen Ausgabendynamik bei den Arzneimittelverordnungen für Rentner auch nach Inkrafttreten des Bayern-Vertrags in verstärktem Maße fortsetzte. So lagen z.B. bei den bayerischen Ortskrankenkassen die Kosten je Behandlungsfall im vierten Quartal 1982 für die Mitglieder um 22,7%, für deren Familienangehörige um 23,0%, für die Rentner und deren Familienangehörige aber um 32,9% höher als drei

Jahre zuvor. Den Rechnungsergebnissen dieser Kassen ist zu entnehmen, daß von 1979 bis 1983 die Arzneimittelausgaben je Mitglied bzw. je Rentner für die Mitglieder um 18,2%, für deren Familienangehörige um 16,3%, für die Rentner und deren Familienangehörige hingegen um 43,9% zugenommen haben.

Die begrenzte Aussagefähigkeit derart standardisierter Angaben ist seit langem bekannt (die Fallzahlen sind unzuverlässige Indikatoren der Patientenzahlen, den Mitgliederstatistiken ist nicht zu entnehmen, wie sich die Zahl der Versicherten entwickelt); dennoch erscheint es notwendig, erneut auf diese Probleme aufmerksam zu machen, da das Ausmaß möglicher Verzerrungen durch die üblichen Standardisierungen vermutlich weithin unterschätzt wird. Folgt man den im Rhythmus von vier Jahren durchgeführten Erhebungen der Kassen zur Zahl der mitversicherten Familienangehörigen, so haben etwa bei den Ortskrankenkassen die Arzneimittelausgaben je Versichertem von 1979 bis 1983 um 40% (zum Vergleich: je Mitglied einschl. Rentner um 30%), die Arzneimittelausgaben für Familienangehörige der Mitglieder je Familienangehörigem um 43% (zum Vergleich: je Mitglied um 16%) zugenommen. Auch wenn an der Zuverlässigkeit dieser Erhebungen gewisse Abstriche gemacht werden müssen, so zeigen sie doch, daß strukturelle Veränderungen wie z.B. Veränderungen der Familienlastquote sich in einem so hohen Tempo vollziehen können, daß deren Vernachlässigung selbst bei einer relativ kurzen Zeitspanne von vier Jahren zu erheblichen Fehlbeurteilungen von Entwicklungen führen kann.

Differenziert man die Arzneikostenentwicklung nach Arztgruppen, so zeigt sich, daß die dominierende Position der Allgemeinärzte und Internisten erhalten geblieben ist. Im vierten Quartal 1979 haben die niedergelassenen bayerischen Kassenärzte für AOK-Versicherte Arzneimittelverordnungen mit einem Bruttowert von ca. 254 Mio. DM ausgestellt; davon entfielen 226 Mio. oder 88,8% auf die Rezepte von Allgemeinärzten und Internisten. Drei Jahre später, also im vierten Quartal 1982, repräsentierte das Verordnungsvolumen der bayerischen Kassenärzte einen Bruttowert von knapp 340 Mio. DM, was einer Zunahme um ein Drittel entspricht; auf die Rezepte der Allgemeinärzte und Internisten entfielen davon 301 Mio. DM oder 88,7%.

Die fallbezogene Betrachtungsweise verdeutlicht zum einen, daß diese beiden Arztgruppen auch mit Abstand die arzneimittelkostenintensivste

Therapie betreiben (im vierten Quartal 1982 ergaben sich bei einem Falldurchschnitt von 69,05 DM für die Ärzte insgesamt für die Allgemeinärzte und Internisten Durchschnittswerte von 96,40 DM bzw. 100,17 DM), und zum anderen, daß diese beiden Arztgruppen bei ohnehin schon hoher Kostenintensität auch überdurchschnittlich hohe Wachstumsraten der Kosten je Fall aufweisen. Trifft man eine Unterscheidung der Ärzte in solche, die sowohl vor als auch nach Abschluß des Bayern-Vertrags als niedergelassene Kassenärzte tätig waren, und in solche, die sich erst im Jahr seines Inkrafttretens oder später niederließen, so zeigt sich, daß die zweite Gruppe sowohl im Niveau als auch im Wachstum der fallbezogenen Arzneimittelkosten vergleichsweise niedrigere Werte zu verzeichnen hatte. Es ist freilich ungewiß, ob diese Abweichungen ausschließlich Unterschiede im Verordnungsverhalten älterer und jüngerer Kassenärzte anzeigen, da die Patientenschaft jüngerer Ärzte im Durchschnitt vermutlich ebenfalls jünger ist.

Über die verordneten Arzneimittelmengen geben die Statistiken nur spärliche Auskünfte. Die Anzahl der je Behandlungsfall der AOK-Versicherten ausgestellten Rezepte ist vom vierten Quartal 1979 (1,80 Rezepte je Fall) bis zum vierten Quartal 1982 (1,81 Rezepte je Fall) praktisch konstant geblieben; differenziert nach Versichertengruppen steht einem Rückgang bei den Mitgliedern um gut 3% eine Zunahme bei den Familienangehörigen und den Rentnern um jeweils knapp 2% gegenüber. Die Anzahl der verordneten Arzneimittel wird nur im Falle gebührenpflichtiger Verordnungen statistisch erfaßt. Eine zuverlässige Abschätzung der Anzahl verordneter Arzneimittel ist daher nur für die Versichertengruppe der Mitglieder möglich; in dieser Gruppe ist die Befreiung von der Verordnungsgebühr eine relativ seltene Ausnahme. Wiederum im Zeitraum vom vierten Quartal 1979 bis zum vierten Quartal 1982 ist die Anzahl der verordneten Arzneimittel je Fall der Mitglieder von 2,46 auf 2,29, also um 7%, gesunken. Interpretationen dieser Zahlen im Sinne eines Mengenrückgangs sind freilich nicht möglich; die verfügbaren Daten gestatten noch nicht einmal das Herausfiltern des Einflusses veränderter Packungsgrößen auf diese Kennziffer.

Wieweit sich der Rückgang der im Rahmen der kassenärztlichen Versorgung verordneten Arzneimittel im Jahre 1983 fortgesetzt hat, ist aufgrund der am 1.4.1983 in Kraft getretenen Regelung über die Verordnung von Bagatellarzneimitteln in Verbindung mit dem Sachverhalt, daß sich Leistungs- und Ausgabenstatistiken der GKV auf die Erfassung von

Leistungen und Ausgaben zu Lasten der Kassen beschränken, nicht zu beurteilen.

Zur Prüfung der Frage, ob sich in den Routinedaten Hinweise dafür finden lassen, daß von einer Intensivierung der ambulant-ärztlichen Leistungstätigkeit ein dämpfender Effekt auf die Höhe der Arzneimittelkosten ausgeht, wurden arztpraxisbezogene Daten über Leistungsvolumen, Rezepte und Arzneimittelkosten je Fall auf Zusammenhänge hin überprüft. In diese Berechnungen wurde als Kontrollvariable auch die relative Häufigkeit der Krankenhauseinweisungen einbezogen, da der Erwartung einer sparsameren Verordnung von Arzneimitteln als Folge gezielter Diagnostik häufig der Hinweis entgegengesetzt worden war, daß eine Verringerung der Krankenhauseinweisungen unvermeidlich einen Mehraufwand an ambulanter Arzneimitteltherapie nach sich ziehe. Auch unter Berücksichtigung dieser Variablen weisen die Ergebnisse der Untersuchungen nicht in Richtung substitutiver Beziehungen zwischen ärztlichem Leistungsvolumen und Arzneimittelkosten: Sowohl im Querschnitt als auch im Längsschnitt ergaben sich statistisch abgesicherte Zusammenhänge nur in Form gleichgerichteter Beziehungen.

5.3 Varianten des kassenärztlichen Arzneimittel-Verordnungsverhaltens (Autor: P. Potthoff)

In diesem Abschnitt wird, basierend auf Auswertungen der MEDIS-Ärztebefragung 1982/83, das ärztliche Verordnungsverhalten im Arzneimittelbereich untersucht. Am Beginn des Abschnitts wird dargestellt, wie sich die Häufigkeitsentwicklung der Arzneimittelverordnungen aus der Sicht der Ärzte in den Jahren vor der Befragung gestaltet hat. Der nächste Unterpunkt stellt die Nutzung von Informationsquellen über Arzneimittel und der übernächste die Verbreitung von Verordnungspräferenzen unter bayerischen und außerbayerischen Ärzten dar. Es folgen Analysen der Verteilung von und der Einflüsse auf die relative Höhe der Arzneimittelverordnungskosten. Der Abschnitt wird durch eine kurze Zusammenfassung der wichtigsten Ergebnisse zum Arzneimittel-Verordnungsverhalten beendet.

5.3.1 Häufigkeitsentwicklung von Arzneimittelverordnungen

Zum Zeitpunkt der MEDIS-Ärztebefragung 1982/83 kennzeichnete ungefähr die Hälfte der bayerischen Kassenärzte die Häufigkeitsentwicklung ihrer Arzneimittelverordnungen in den drei Jahren seit Bestehen des Vertrags durch die Kategorie 'gleich geblieben', ein Drittel gab die Antwort 'etwas abgenommen' und bei rund 13% hatten die Verordnungen 'etwas zugenommen' (Tabelle 5.7) [55]. Die Verhältnisse in den einzelnen Arztgruppen unterscheiden sich nicht wesentlich voneinander. Der allgemeine Verordnungstrend, der sich in den Angaben abzeichnet, läßt sich als gleichbleibend mit leichtem Überwiegen von Abnahmen der Verordnungen gegenüber Zunahmen beschreiben. Eine Entscheidung der Frage, ob die Ärzte bei ihren Angaben an die Rezepte je Fall, die Arzneimittel je Fall, die Rezepte absolut usw. gedacht haben, gestattet die Fragenformulierung nicht. Die Arztangaben können daher nicht unmittelbar mit den an den Routinedaten gewonnen Ergebnissen zur Verordnungsentwicklung verglichen werden (vgl. hierzu Abschnitt 5.2). Jedoch widersprechen sich die aus der Befragung und die aus den Routinedaten abgeleiteten Trendschätzungen nicht. Die Frage zur Häufigkeitsentwicklung wird in den folgenden Analysen als globaler Indikator für die Mengenentwicklung der Arzneimittelverordnungen in den Praxen der befragten Ärzte verwendet.

Tabelle 5.7

Entwicklung der Arzneimittelverordnungen aus der Sicht bayerischer Kassenärzte
"Wie haben sich in den letzten drei Jahren Ihre Arzneimittelverordnungen entwickelt?"

Antwortkategorie	Anzahl Ärzte in %				
	Basis-stichprobe (n=1229)	Allgemeinärzte (n=584)	Internisten (n=407)	Frauenärzte (n=203)	Kinderärzte (n=118)
sehr abgenommen	3,8	2,5	2,7	6,6	1,8
etwas abgenommen	33,9	34,2	29,4	30,6	33,3
gleich geblieben	47,7	47,3	51,2	47,4	45,9
etwas zugenommen	12,6	14,7	13,7	13,8	16,2
sehr zugenommen	2,0	1,3	3,0	1,5	2,7
Summe	100	100	100	100	100

Quelle: MEDIS-Ärztebefragung 1982/83

Tabelle 5.8

Vergleich der Entwicklungen von Arzneimittelverordnungen in Bayern und dem übrigen Bundesgebiet
"Wie haben sich in den letzten drei Jahren Ihre Arzneimittelverordnungen entwickelt?"
- Angaben von Allgemeinärzten -

Antwortkategorie	Anzahl Ärzte in %	
	Bayern (n=584)	übriges Bundesgebiet (n=223)
sehr abgenommen	2,5	2,3
etwas abgenommen	34,2	52,1
gleich geblieben	47,3	37,3
etwas zugenommen	14,7	7,8
sehr zugenommen	1,3	0,5
Summe	100	100

Quelle: MEDIS-Ärztebefragung 1982/83

Eine Gegenüberstellung der Angaben bayerischer Allgemeinärzte zu denen ihrer Kollegen im übrigen Bundesgebiet enthält die Tabelle 5.8. Daraus ist ersichtlich, daß die bayerischen Ärzte weniger oft ihre Verordnungen verringert haben: Während im übrigen Bundesgebiet etwas mehr als die Hälfte der Allgemeinärzte eine Verringerung angab, waren es in Bayern nur rund ein Drittel. Die tabellarisch nicht aufgeführten Antworten der Internisten führen zu dem gleichen Ergebnis.

Die Zielsetzung des Bayern-Vertrags, stationäre Behandlungen durch intensivierte ambulante Diagnostik und Therapie zu ersetzen, legt die Frage nahe, ob die weniger intensive Reduktion von Arzneimittelverordnungen in Bayern darauf zurückgeführt werden kann, daß zur Verringerung von Krankenhauseinweisungen verstärkt medikamentöse Therapie eingesetzt werden mußte. Bereits in den Vorstudien zum Bayern-Vertrag wurde die Vermutung hervorgehoben, daß die vermehrte Therapie schwerer Erkrankungen in der niedergelassenen Praxis (zur Substitution stationäre Behandlung) zwangsläufig zu einem höheren Einsatz von (teuren) Arzneimitteln führen müsse [56]. Eine entsprechende Frage, ob bei einer Verringerung von Krankenhauseinweisungen eine verstärkte medikamentöse Therapie notwendig würde, bejahte zu Beginn des Jahres 1982 knapp die Hälfte einer bundesweiten Stichprobe von Allgemeinärzten und Internisten (Leidl 1984, S.25), wobei unter den genannten Substitutionspräparaten Antibiotika und Herz-Kreislauf-Präparate an vorderster Stelle lagen.

Die aus den Ergebnissen der MEDIS-Ärztebefragung (1982/83) ableitbaren Zusammenhänge zwischen den Entwicklungen der Arzneimittelverordnungen und der Krankenhauseinweisungen sind in Tabelle 5.9 dargestellt. Von besonderem Interesse in dieser Tabelle sind die Ärzte, die Abnahmen ihrer Krankenhauseinweisungen angaben. Unter diesen beträgt der Prozentsatz mit Verringerungen von Arzneimittelverordnungen 47,3%. In der Arztgruppe mit unveränderten Einweisungszahlen hingegen hatten nur bei 27,5% der Ärzte die Arzneimittelverordnungen abgenommen. Die Häufigkeitsentwicklungen von Arzneimittelverordnungen und Einweisungen sind demnach überwiegend gleichgerichtet: Abnahmen der Einweisungen gehen mit Verringerungen der Arzneimitteltherapie einher. Allerdings stellen diese Angaben eine Einschätzung der Trends in den ärztlichen Praxen dar. Dieses schließt nicht aus, daß bei der Therapie einzelner Patienten zur Substitution einer Einweisung vermehrte und teure Arzneimittel eingesetzt werden müssen. Jedoch

Tabelle 5.9

Zusammenhänge zwischen den Häufigkeitsentwicklungen von Krankenhauseinweisungen und von Arzneimittelverordnungen aus der Sicht bayerischer Ärzte

	Entwicklung der Einweisungen			
	etwas/sehr abgenommen		gleich-geblieben	
	abs.	%	abs.	%
Entwicklung der Arzneimittelverordnungen				
	- Alle Ärzte der Basisstichprobe -			
etwas/sehr abgenommen	277	47,3	141	27,5
gleich geblieben	221	37,8	301	58,8
etwas/sehr zugenommen	87	14,9	70	13,7
	- Nur Ärzte mit konstanten Scheinzahlen -			
etwas/sehr abgenommen	148	41,6	105	28,4
gleich geblieben	147	41,3	228	61,8
etwas/sehr zugenommen	61	17,1	36	9,0

Quelle: MEDIS-Ärztebefragung 1982/83

scheint die Zahl der Patienten in einer Praxis, für die eine Substitutionsmöglichkeit besteht, so gering zu sein, daß Besonderheiten ihrer ärztlichen Versorgung sich nicht entscheidend auf den allgemeinen Entwicklungstrend der ärztlichen Leistungen und Verordnungen auswirken. Vergleichbare Ergebnisse wurden auch durch Korrelationsanalysen der Verordnungsdatei erzielt (Abschnitt 5.2).

Im unteren Teil von Tabelle 5.9 ist gesondert der Zusammenhang von Einweisungsentwicklung und Entwicklung der Arzneimittelverordnungen für diejenigen Ärzte ausgewiesen, deren Scheinzahlen im Referenzraum unverändert geblieben waren. Durch diese Eingrenzung kann der Einfluß etwaiger Besonderheiten bei zunehmenden oder abnehmenden Scheinzahlen in den Praxen ausgeglichen werden. Es zeigt sich für diese Untergruppe jedoch tendenziell das gleiche Ergebnis wie bei der Gesamtgruppe der Ärzte. Weitere Analysen zur Substitution ärztlicher Leistungen und Verordnungen unter Berücksichtigung der Arzneimittelverordnungen finden sich in Kapitel 8.

5.3.2 Nutzung von Arzneimittel-Informationsquellen

Gezielte und wirtschaftliche Arzneimittelverordnung, die der Bayern-Vertrag von den Kassenärzten fordert, setzt - neben anderem - voraus, daß sich der niedergelassene Arzt über Wirksamkeit, Sicherheit und Preis der verfügbaren Arzneimittel informiert. Erst vergleichende Informationen über verschiedene Präparate ermöglichen dem Arzt die Entscheidung, ob der therapeutische Nutzen einer Verordnung mit dem hierfür preisgünstigsten Arzneimittel erzielt wird [57)].

Informationen über Arzneimittel werden mit unterschiedlichen Zielsetzungen und durch vielfältige Medien an den Arzt herangetragen. Das Spektrum reicht von der Arzneimittelwerbung und den Beratern der pharmazeutischen Industrie über vergleichende Arzneimittellisten bis hin zu wissenschaftlichen Publikationen über die Wirksamkeit einzelner Präparate [58)]. Für die Zwecke der Studie wurde die Nutzung folgender Informationsquellen untersucht [59)]:

- Die Rote Liste. Verzeichnis von Fertigarzneimitteln der Mitglieder des Bundesverbandes der pharmazeutischen Industrie. Herausgeber: Bundesverband der pharmazeutischen Industrie e.V. Die Rote Liste soll den Vergleich von Arzneimitteln in pharmakologisch-therapeutischer und preislicher Sicht ermöglichen. Sie ist im Hauptteil nach Indikationsgruppen geordnet.
- Die Gelbe Liste/Pharmindex. Herausgegeben von der IMP Kommunikationsgesellschaft. Der Pharmindex enthält nach Angaben der Herausgeber 'alle häufig verordneten Präparate' und führt im Hauptteil in alphabetischer Reihenfolge die Präparate mit pharmakologischen und Preis-Informationen auf. Da die Gelbe Liste vierteljährlich erscheint, ist sie aktueller als die Rote Liste.
- Die Weiße Liste/Transparenztelegramm. Herausgeber: API Arzneimittel-Informationsdienst GmbH. Diese Liste enthält Informationen, die eine 'therapeutisch und wirtschaftlich rationale' Arzneimitteltherapie erleichtern sollen. Zur Verbesserung der Transparenz der Preise wird von graphischen Preisvergleichs-Darstellungen Gebrauch gemacht.

- Die Preisvergleichsliste des Bundesausschusses der Ärzte und Krankenkassen. Diese Liste enthielt in der Version, die im Untersuchungszeitraum veröffentlicht war, Preisvergleiche auf der Basis von rechnerisch ermittelten Tagesdosen für Monopräparate und für diejenigen Kombinationspräparate, die in der Zusammensetzung der wirksamen Bestandteile identisch sind [60)]. Die Preisvergleichsliste wird in Bayern von der KVB an die niedergelassenen Ärzte verteilt.
- Auskünfte von Pharmareferenten.
- Schriftliche Informationen der pharmazeutischen Industrie.

Im Kontext der vorliegenden Untersuchung interessieren vor allem zwei Fragestellungen:
- Welche Arzneimittelinformationen wurden von den bayerischen Kassenärzten genutzt?
- Gibt es Hinweise darauf, daß die Nutzung einzelner Informationsquellen Auswirkungen auf das Verordnungsverhalten der Kassenärzte hatte?

Die folgenden Ergebnisse wurden durch Auswertungen der Angaben von Allgemeinärzten und Internisten in den MEDIS-Ärztebefragungen gewonnen. Beide Gruppen verordnen zusammen ca. 85% der Arzneimittel in Bayern. Die Eingrenzung der Auswertungen auf die Allgemeinärzte und Internisten gestattet es, beim Bayern-Bund-Vergleich den Einfluß unterschiedlicher Arztgruppen-Zusammensetzungen der Kassenärzteschaft auf die Ergebnisse auszuschalten.

Die vom Bundesverband der pharmazeutischen Industrie herausgegebene 'Rote Liste' wird mit Abstand am häufigsten von den bayerischen Kassenärzten zur Informierung über Arzneimittel genutzt (Abbildung 5.10 und Tabelle A.5.46). Der Nutzungsgrad liegt bei den Allgemeinärzten bei 88% und bei den Internisten bei 83%. Die Herausgeber führen die bekanntermaßen weite und durch diese Ergebnisse bestätigte Verbreitung der Roten Liste darauf zurück, daß diese aufgrund ihres Aufbaus und ihrer Schwerpunkte die Information über den therapeutischen Nutzen vor den Preis stellt. Den zweiten Platz in der Rangordnung der Informationsquellen nehmen die 'Auskünfte von Pharmareferenten' mit rund 45% ein; diese vergleichsweise hohe Nutzung wurde auch in anderen Studien nachgewiesen [61)]. Die Preisvergleichsliste folgt an dritter Stelle; sie wird ungefähr von jedem dritten Arzt verwendet.

Abbildung 5.10

Nutzung von Informationsquellen über Arzneimittel durch bayerische Allgemeinärzte und Internisten

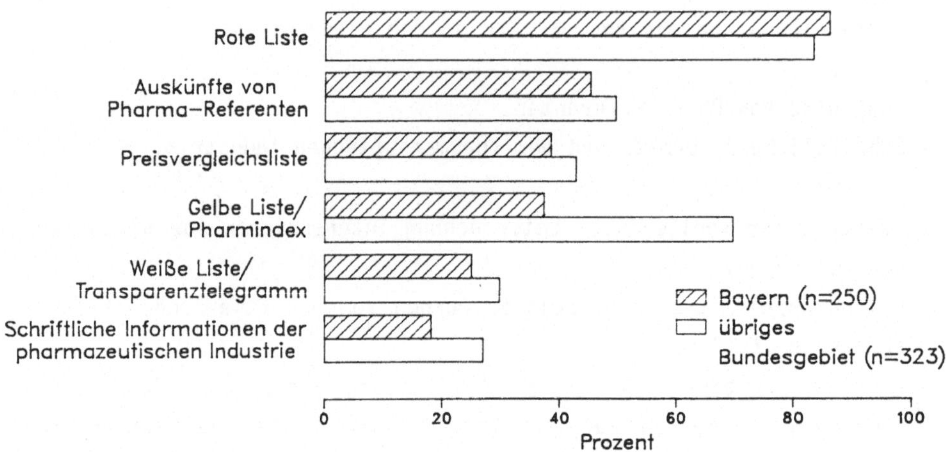

Quelle: MEDIS-Ärztebefragung 1982/83

In der Literatur werden verschiedene Gründe für die vergleichsweise seltene Nutzung der Preisvergleichsliste geltend gemacht. An vorderster Stelle steht ihre Unvollständigkeit in Bezug auf das Verordnungsspektrum der Ärzte, da sie nur Monopräparate und einen begrenzten Bestand an Kombinationspräparaten enthält. Weiterhin macht die Struktur der angebotenen Informationen Preisvergleiche kompliziert, weil die Abfolge der Präparate nach der Verordnungsdauer in Tagen ein langes Suchen in der Liste nötig macht [62]. Von der neuen Preisvergleichsliste erwartet man sich Abhilfe. In der alten Form jedenfalls scheint die Preisvergleichsliste von den Ärzten nur ergänzend zu pharmakologisch orientierten Informationsquellen genutzt worden zu sein. Dicht auf die Preisvergleichsliste folgt die Gelbe Liste (38% der Allgemeinärzte und Internisten). Schriftliche Informationen der Pharmaindustrie (z.B. durch Zusendungen oder Werbung) und die Weiße Liste ('Transparenztelegramm') liegen am Ende der Skala mit Nutzungshäufigkeiten von 25% und 18%. Von der Möglichkeit, die im Fragebogen vorgegebenen Informationsquellen durch offene Eintragungen zu ergänzen, wurde nur wenig Gebrauch gemacht.

Faßt man diese Ergebnisse etwas vergröbernd zusammen, dann läßt sich festhalten:

- Fast jeder bayerische Arzt nutzt die Rote Liste.
- Informationsquellen, die sich auf pharmakologisch-therapeutische Aspekte beziehen, werden bevorzugt, insbesondere solche, die von der pharmazeutischen Industrie stammen (BPI, Pharmareferenten).
- Preisorientierte Vergleichslisten haben nur nachrangige Bedeutung als Informationsquellen.

Interessant ist in diesem Zusammenhang, daß die schriftlichen Informationen der pharmazeutischen Industrie (soweit sie Werbematerial sind) von den Ärzten nur selten genutzt werden, obwohl sie ihnen in großer Menge kostenlos zur Verfügung stehen. Der Umstand, daß eine Informationsquelle ohne Kosten und rasch verfügbar ist, scheint nicht auszureichen, um sie für den Arzt in der täglichen Anwendung attraktiv zu machen.

Im Vergleich bayerischer und außerbayerischer Ärzte (Abbildung 5.10, Tabelle A.5.47) fällt nur auf, daß die Ärzte im übrigen Bundesgebiet den Pharmindex (Gelbe Liste) häufiger nutzen, als die Ärzte in Bayern. Rangfolgen und Nutzungsgrade der übrigen Quellen sind nahezu identisch. Es ist demnach in Bayern nach Abschluß des Bayern-Vertrags zu keinen wesentlich anderen Verhaltensweisen bei der Nutzung von Arzneimittelinformationen gekommen, als im übrigen Bundesgebiet. Die Suche nach Informationen hier wie dort ist von dem Grundsatz geprägt, daß der therapeutische Nutzen und die pharmakologischen Eigenschaften der Präparate Vorrang vor dem Preis haben. Die Auswirkungen der Nutzung unterschiedlicher Informationsquellen auf die Verordnungsweise und die relativen Arzneimittelkosten der Ärzte werden in einem späteren Abschnitt analysiert.

5.3.3 Verordnungsvarianten

Das Arzneimittelangebot läßt dem Arzt die Möglichkeit, zur Erzielung eines therapeutischen Effekts unterschiedliche Verordnungsformen auszuwählen, z.B. durch Variationen der Packungsgröße, Wahl zwischen verschiedenen Herstellern und Darreichungsformen, zwischen Rezeptierung und der Vergabe von Ärztemustern und anderem mehr. Darüber hinaus scheinen Substitutionsmöglichkeiten bei medikamentösen Therapiestrategien (z.B. Monostatt Kombinationspräparaten) und zwischen medikamentösen und nicht-medikamentösen Therapieformen zu bestehen.

In der MEDIS-Ärztebefragung 1982/83 wurden den Ärzten einige derartige Verordnungsvarianten präsentiert und sie wurden gebeten, unter Verwendung der Kategorien 'nie/selten/gelegentlich/häufig/sehr häufig' anzugeben, in welchem Umfang sie von diesen Varianten oder Präferenzen Gebrauch machten. Die einleitende Formulierung zu dieser Frage lautete: "Bei der Frage, wie die Kosten für Arzneimittel möglichst niedrig zu halten wären, werden mehrere Möglichkeiten diskutiert. Bitte geben Sie an, wie oft Sie in Ihrer Praxis die unten aufgeführten Möglichkeiten wahrnehmen!" [63]. Die Liste umfaßte folgende Varianten von Arzneimittelverordnungen:

- "Billige" Markenpräparate verordnen
- Generica verordnen
- Hausmittel empfehlen
- größere Packungen verordnen
- kleinere Packungen verordnen
- Ärztemuster abgeben
- Kombinationspräparate verordnen
- Monopräparate verordnen.

Die Vorgabe dieser Liste sollte nicht so verstanden werden, daß die Autoren der Studie in jedem Fall der Auffassung wären, daß mit diesen verschiedenen Verordnungsvarianten zwangsläufig kostendämpfende Effekte verbunden wären. Vielmehr wurden zur Erzielung eines breitflächigen Bildes der Verordnungsvarianten eine Reihe von Punkten aus der öffentlichen Diskussion sowie einige in den Arzneimittelrichtlinien enthaltene Verordnungshinweise aufgenommen. Da das ärztliche Verordnungsverhalten in individuellen Fällen, bei spezifischen Diagnosen oder zu unterschiedlichen Therapiezeitpunkten durchaus zu variablen Verordnungsformen führen kann, wurden auch scheinbar paradoxe Formulierungen in die Liste aufgenommen. So sind beispielsweise Großpackungen im Falle einer Langzeittherapie bei gut eingestellten chronisch kranken Patienten, z.B. Hypertonikern oder Diabetikern, preisgünstiger als kleinere Packungen, die wiederum im Falle von Akuterkrankungen wirtschaftlicher sein mögen.

Bei der Auswertung der Frage interessieren insbesondere folgende Sachverhalte:

- Welchen Stellenwert räumen die Ärzte den einzelnen Verordnungsvarianten in ihrem Verordnungsverhalten in der täglichen Praxis ein?

- Bestehen Zusammenhänge zwischen einzelnen Verordnungsstrategien und den bereits erwähnten Informationsquellen über Arzneimittel?
- Lassen sich Auswirkungen einzelner Verordnungsstrategien auf die durchschnittlichen Verordnungskosten des einzelnen Arztes feststellen?

In Abbildung 5.11 (vergleiche auch Tabelle A.5.48) sind die Verordnungsvarianten in der Reihenfolge ihrer Verbreitung geordnet. Die Abbildung gibt damit eine Rangordnung dieser Verordnungsvarianten bei niedergelassenen Kassenärzten (Allgemeinärzte und Internisten) wider. Die überwiegende Zahl der Fragen nach Verordnungsstrategien wurde von den Ärzten mit einer nur geringen Anzahl von Antwortausfällen beantwortet. Lediglich die Kategorien 'Monopräparate verordnen' und 'kleinere Packungen verordnen' wiesen gößere Anteile fehlender Werte auf. Dies führte dazu, daß die Kategorie 'kleinere Packungen verordnen' nicht weiter ausgewertet wurde. Einschränkungen bei den Angaben zu 'Monopräparate verordnen' werden unten aufgeführt.

An erster Stelle in der Rangfolge steht die Verordnungsvariante 'größere Packungen verordnen', die von 81% der Internisten und von 80% der Allgemeinärzte in ihrer Verordnungspraxis häufig oder sehr häufig gewählt wird. Angesichts der Tatsache, daß die Verordnung von Großpackungen in der Regel nur bei Dauertherapien angezeigt ist, ist eine häufige Verordnung durch derart viele Ärzte erstaunlich. An zweiter Stelle der Rangfolge (zwei Drittel bis drei Viertel der Ärzte) steht die Verordnung von Monopräparaten. Diese Präferenz steht durchaus in Übereinstimmung mit den Arzneimittelrichtlinien, die die Kombinationspräparate ausdrücklich in den Bereich der jeweils besonders zu überprüfenden Verordnungen verweisen und damit indirekt eine Empfehlung für die Verwendung von Monopräparaten aussprechen. Die aufgeführten Prozentanteile der Ärzte, die häufig Monopräparate verordnen, können leicht überhöht sein, da bei dieser Frage der Anteil der fehlenden Angaben relativ hoch war und die Prozentuierungen auf die Zahl der antwortenden Ärzte (d.h. ohne Berücksichtigung derjenigen mit fehlenden Angaben) berechnet wurde. Eine etwas vorsichtigere Schätzung, bei der die Prozentuierung auf die Gesamtzahl der befragten Ärzte, d.h. einschließlich der Ärzte mit fehlenden Angaben, berechnet wird, resultiert in 59% (Allgemeinärzte) und in 59,5% (Internisten). Durch diese Korrektur verschiebt sich zwar der Anteil um etwa 10 Prozentpunkte nach unten, dennoch behält die Verordnung von Monopräparaten den zweiten Platz in der dargestellten Rangfolge.

Abbildung 5.11

Rangfolgen der Verordnungsvarianten von Arzneimitteln bei Allgemeinärzten und Internisten
- Prozentanteile der Angaben 'häufig' oder 'sehr häufig' -

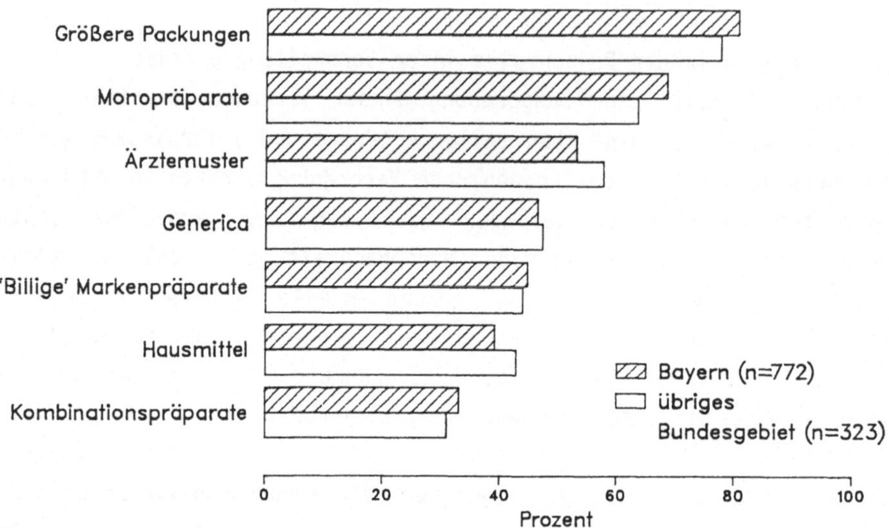

Quelle: MEDIS-Ärztebefragung 1982/83

Etwas mehr als jeder zweite der befragten Ärzte gibt häufig oder sehr häufig Ärztemuster ab [64]. Unmittelbar nach der Abgabe von Ärztemustern folgt in der Rangfolge die Verordnung 'billiger' Markenpräparate. Diese Verhaltensweise wird dicht gefolgt von der Verordnung von Generica. Im Vergleich zu den bislang genannten Varianten wird relativ selten von der Empfehlung von Hausmitteln Gebrauch gemacht. Nur ein gutes Drittel der Ärzte gibt an, medikamentöse Therapie durch die Empfehlung von Hausmitteln zu ersetzen. An letzter Stelle schließlich liegt die Verordnung von Kombinationspräparaten; wie bereits oben erwähnt, ist deren seltene Verordnung gemäß den Empfehlungen des Bundesausschusses der Ärzte und Krankenkassen als wirtschaftliches Verordnungsverhalten zu bewerten [65].

Eine Gegenüberstellung dieser Verordnungsvarianten der bayerischen mit denen außerbayerischer Ärzte führt zu dem Ergebnis, daß es in der Rangfolge der Varianten keine und in ihren Prozentanteilen nur minimale Verschiebungen gibt (Abbildung 5.11 und Tabelle A.5.49). Ähnlich wie bei der Nutzung der Informationsquellen zeigen sich auch in den Verordnungspräferenzen bei bayerischen Ärzten unter dem Einfluß des Bayern-Vertrags keine abweichenden Verhaltensmuster im Vergleich zum übrigen Bundesgebiet.

Erwartungsgemäß bestehen zwischen der Nutzung der Informationsquellen über Arzneimittel und den Verordnungspräferenzen sachlich plausible Zusammenhänge. In Tabelle 5.10 sind diese schematisch wiedergegeben. Als Zusammenhangsmaß wurde der gamma-Koeffizient verwendet, der als Korrelationskoeffizient interpretiert werden kann: er kann Werte zwischen +1 und -1 annehmen, wobei positive Werte für positive und negative Werte für negative Zusammenhänge stehen. Beispielsweise gaben 62% der Ärzte, die die Weiße Liste nutzen, an, daß sie häufig oder sehr häufig Generica verordnen. Unter den restlichen Ärzten machten nur 41% häufig oder sehr häufig von Generica Gebraucn. Unter Zusammenhang wird durch den - vergleichsweise hohen - Wert von gamma - 50 angezeigt.

In der Übersicht fällt besonders auf, daß sich Ärzte, die die Weiße Liste oder die Preisvergleichsliste verwenden, markant von den anderen Ärzten unterscheiden. Beide Arztgruppen verordnen öfter 'billige' Markenpräparate, Generica und empfehlen Hausmittel, d.h. sie tendieren zu anerkanntermaßen wirtschaftlichen Verordnungsformen. Die Verwendung der Weißen Liste ist zudem verbunden mit der Bevorzugung von Monopräparaten und Großpackungen. Diese Tendenzen sind jedoch vergleichsweise schwach. Zur korrekten Beurteilung dieser Beziehungen sei angemerkt, daß in der tabellarischen Darstellung nicht berücksichtigt wurde, daß die Informationsquellen in der Regel kombiniert miteinander genutzt werden. Das bedeutet beispielsweise bei den Ergebnissen zur Weißen Liste, daß alle Ärzte, die die Weiße Liste allein oder in Kombination mit irgendeiner anderen Informationsquelle anwenden, mit denen verglichen werden, die alle anderen Kombinationen aber nicht die Weiße Liste verwenden.

Neben den genannten sind nur noch zwei weitere Zusammenhänge hervorzuheben:

- Ärzte, die schriftliche Informationen der pharmazeutischen Industrie nutzen, verordnen häufiger große Packungen und Kombinationspräparate;

Tabelle 5.10

Zusammenhänge zwischen Arzneimittel-Informationsquellen und Präferenzen im Arzneimittel-Verordnungsverhalten

	Rote Liste	Pharma-referenten	Preisvergleichsliste	Gelbe Liste	Weiße Liste	Inform.d. pharmaz. Industrie
			- gamma-Koeffizienten[a] -			
Größere Packungen	-.17	.03	-.08	-.07	.36	.58
Monopräparate	-.14	.09	-.01	-.14	.32	-.07
Ärztemuster	.11	.20	-.04	-.19	.06	-.13
Generica	.12	.01	.50	.00	.41	.00
'Billige' Markenpr.	-.16	.05	.33	-.05	.38	-.03
Hausmittel	.00	.00	-.25	-.16	.49	.03
Kombinationspräp.	.41	.17	.01	-.04	-.25	.49

[a] Gamma ist ein Zusammenhangsmaß für ordinal skalierte Variablen. Hohe positive Koeffizienten indizieren einen positiven und hohe negative Koeffizienten einen negativen Zusammenhang zwischen Informationsquellen und Verordnungsvarianten.

Quelle: MEDIS-Ärztebefragung 1982/83

- Ärzte, die die Rote Liste verwenden, verordnen häufiger Kombinationspräparate.

5.3.4 Einflußfaktoren der Arzneimittel-Verordnungskosten

Der letzte Teil dieses Abschnitts beschäftigt sich mit dem Einfluß verschiedener Faktoren auf die durch ärztliche Arzneimittelverordnungen verursachten Verordnungskosten. Seit 1979 wird in Zusammenarbeit der Landesverbände der RVO-Kassen und der KVB eine Arzneikostenstatistik geführt; sie hat u.a. die Funktion, den Kassenarzt über die von ihm verursachten Arzneikosten zu unterrichten [66]. Hierzu übermittelt die KVB den Kassenärzten quartalsweise deren Arzneikosten mit Vergleichswerten über den entsprechenden Arztgruppendurchschnitt. Aufgrund dieser Informationen können die Ärzte feststellen, ob und wieweit ihre verordneten Arzneikosten je Fall (incl. Sprechstundenbedarf) vom Arztgruppendurchschnitt abweichen. Da die Arzneimittelverordnungen einer regelmäßigen Wirtschaftlichkeitsprüfung unterzogen werden, die sich auch auf die Arzneikostenstatistik stützt, kann man davon ausgehen, daß die Kassenärzte diese Statistik mit Interesse zur Kenntnis nehmen.

Eine Frage in der Ärztebefragung 1982/83 richtete sich auf diese Arzneikostenstatistik, um zu ermitteln, ob der Arzt in den letzten drei Quartalen vor der Befragung über dem, im oder unter dem Durchschnitt der Arzneikosten seiner Arztgruppe gelegen hatte [67]. In den Antworten auf diese Frage bilden sich wohlgemerkt die relativen und nicht die absoluten Arzneimittelkosten des Arztes ab. Die beträchtlichen Niveauanhebungen des Arztgruppendurchschnitts (vgl. Abschnitt 5.2) finden hierin keinen Ausdruck. Ein Arzt, dessen relative Arzneimittelkosten konstant unterhalb des Arztgruppendurchschnitts liegen, kann trotzdem absolut betrachtet Zuwächse seiner Arzneimittelkosten aufweisen. Dieser Sachverhalt muß bei der Interpretation der Antworten beachtet werden.

Tabelle 5.11

Relative Arzneimittelverordnungskosten bayerischer Ärzte

"Aufgrund der Informationen, die Ihnen seit längerem von der KVB übermittelt wurden, können Sie u.a. feststellen, ob Sie mit den durch Ihre Verordnungen verursachten Arzneikosten über oder unter dem Durchschnitt ihrer Arztgruppe liegen. Wenn Sie sich an die letzten drei Quartale erinnern: Wo lagen Sie in der Regel?"

Antwortkategorie	Anzahl Ärzte in %			
	Allgemeinärzte (n=143) %	Internisten (n=107) %	Kinderärzte (n=118) %	Augenärzte (n=77) %
über dem Durchschnitt	29,3	31,6	18,6	20,6
etwa im Durchschnitt	30,1	24,5	36,3	29,4
unter dem Durchschnitt	38,3	39,8	39,2	45,6
schwankte von Quartal zu Quartal	1,5	1,0	4,9	4,4
weiß nicht	0,8	3,1	1,0	- -
Summe	100	100	100	100

Quelle: MEDIS-Ärztebefragung 1982/83

Die Antwortverteilungen dieser Frage sind in Tabelle 5.11 wiedergegeben [68]. Zunächst ist ersichtlich, daß die Ärzte sichere und stabile Angaben über ihre relativen Arzneimittelkosten machen: sowohl der Anteil von 'weiß nicht'-Antworten wie der der Angabe 'schwankte von Quartal zu Quartal' ist sehr gering. Die übrigen Antworten verteilen sich annähernd gleichmäßig auf die restlichen Kategorien: rund 40% der Ärzte stufen sich unterhalb des Durchschnitts ihrer Arztgruppe ein, 25% bis 30% im Durchschnitt und rund 30% oberhalb des Durchschnitts. Angesichts der relativ symmetrischen und nur leicht linkssteilen Verteilung der Arzneimittelkosten je Fall in der Verordnungsstatistik (vergleiche Abschnitt 5.2) haben die in der Befragung ermittelten Verteilungen ein hohes Maß an Plausibilität. Die Antworten scheinen demnach ein zuverlässiger Indikator der relativen Arzneimittelkosten der Ärzte zu sein.

Im Fortgang dieses Kapitel werden einige Faktoren daraufhin untersucht, ob sie die relative Höhe der Arzneimittelkosten beeinflussen. Diese Faktoren können in drei Gruppen eingeteilt werden:

- ausgewählte Leistungs- und Verordnungsangaben (Entwicklung der Arzneimittelverordnungen, der Einweisungen und der ambulanten Diagnostik);
- Verordnungspräferenzen und Nutzung von Informationsquellen über Arzneimittel (vgl. hierzu auch die Abschnitte 5.3.2 und 5.3.3);
- kognitive Faktoren, nämlich die Bekanntheit des Bayern-Vertrags sowie zwei Fragen über Einstellungen zur Kostendämpfung im Gesundheitswesen.

Zwischen der Entwicklung der Arzneimittelverordnungen in den letzten drei Jahren vor der Befragung (1979 bis 1982) und der relativen Höhe der Arzneikosten je Fall besteht ein ausgeprägter Zusammenhang (Tabelle 5.12): Während nur jeder vierte bis fünfte Arzt, der seine Arzneimittelverordnungen verringert oder gleich belassen hat, in der Gruppe mit den überdurchschnittlichen Arzneikosten je Fall zu finden ist, trifft dies bei Ärzten mit zunehmenden Arzneimittelverordnungen auf fast jeden zweiten zu. Intensivierung der ambulanten Therapie durch vermehrte Arzneimitteltherapie verdoppelt für den Arzt demnach das Risiko überdurchschnittlich hoher Verordnungskosten und damit die Gefahr einer Wirtschaftlichkeitsüberprüfung.

Tabelle 5.12

Zusammenhang zwischen Arzneimittelverordnungskosten und Häufigkeitsentwicklung ausgewählter Leistungen und Verordnungen
- Angaben bayerischer Ärzte[a] -

	n	Kosten für Arzneimittelverordnungen je Fall im Verhältnis zum Arztgruppendurchschnitt unterdurchschnittlich in %	durchschnittlich in %	überdurchschnittlich in %
			-Zeilenprozente-	
Entwicklung der Arzneimittelverordnungen				
etwas/sehr abgenommen	133	45,9	30,1	24,0
gleich geblieben	213	45,5	33,3	21,1
etwas/sehr zugenommen	58	20,7	31,0	48,3
Entwicklung der Krankenhauseinweisungen				
etwas/sehr abgenommen	208	45,2	29,3	25,5
gleich geblieben	204	38,7	34,3	27,0
Entwicklung der ambulanten Diagnostik				
etwas/sehr abgenommen	56	42,9	28,6	28,6
gleich geblieben	194	43,8	35,1	21,1
etwas/sehr zugenommen	163	41,7	27,0	31,3

[a] Allgemeinärzte, Internisten, Kinder-, Augen- und Hautärzte

Quelle: MEDIS-Ärztebefragung 1982/83

Von einer Veränderung der Krankenhauseinweisungen gehen anscheinend keine Auswirkungen auf die relativen Arzneimittelkosten aus. Der in Abschnitt 5.3.1 bereits diskutierte Sachverhalt, daß die Zahl der Patienten, bei denen stationäre Behandlung durch ambulante Arzneimitteltherapie substituiert werden könnte, zu klein ist, um durchschlagende Effekte auf die relative Höhe der Arzneimittelkosten auszuüben, wird durch dieses Ergebnis bestätigt.

Eine mit dem Bayern-Vertrag verbundene Erwartung bestand darin, daß eine intensivierte ambulante Diagnostik zu einer gezielteren und damit preiswerteren Arzneimitteltherapie führen könnte. Auch für diese Vermutung findet sich in den Befragungsdaten keine uneingeschränkte

Bestätigung. Der Zusammenhang zwischen der Häufigkeitsentwicklung der ambulanten Diagnostik und den Arzneikosten ist uneindeutig: sowohl Ärzte mit abnehmender wie auch solche mit zunehmender ambulanter Diagnostik haben etwas öfter überdurschnittlich Arzneimittelkosten als Ärzte mit unveränderten diagnostischen Leistungen.

Die Zusammenhänge zwischen ärztlichen Verhaltensweisen, von denen gemeinhin kostenbeeinflussende Wirkungen erwartet werden - nämlich Nutzung von preisorientierten Informationsquellen und wirtschaftlichen Verordnungsvarianten -, und den relativen Arzneimittelkosten sind in der Übersichtstabelle A 5.51 in Form von gamma-Koeffizienten (vergleiche die Erläuterungen zu Tabelle 5.10) dargestellt. Bei der Interpretation der Tabelle wurden nur Koeffizienten berücksichtigt, deren Absolutbetrag größer als .20 ist.

Das allgemeine Ergebnis dieser Zusammenhangsanalysen läßt sich so zusammenfassen, daß zwischen der Nutzung der Informationsquellen und den Verordnungsvarianten einerseits und der relativen Höhe der Verordnungskosten andererseits in fast keinem Fall nennenswerte Zusammenhänge bestehen. Die einzige - und in ihrer Tendenz eher unerwartete - Ausnahme bildet die Kategorie 'Monopräparate verordnen'. Ärzte, die diese Verordnungsform häufig oder sehr häufig verwenden, liegen öfter über dem Arzneikostendurchschnitt als diejenigen, die von der Verordnung von Monopräparaten nur gelegentlich oder selten Gebrauch machen. Unter Umständen ist dieser Sachverhalt so zu interpretieren, daß Ärzte, deren Verordnungskosten oberhalb des Arztgruppendurchschnitts liegen, versuchen, durch die Verordnung von Monopräparaten ihre Verordnungskosten zu senken.

Insgesamt deuten die Ergebnisse darauf hin, daß der Einfluß, der von wirtschaftlichem Verordnungsverhalten auf die relative Höhe der Arzneimittelkosten ausgeht, überschätzt wird. Individuelle Variationen des Verordnungsspektrums wirken sich weit weniger auf die relative Höhe der Verordnungskosten aus als die grundsätzliche Bedeutung, die ein Arzt der medikamentösen Therapie im Rahmen seiner Praxisführung zumißt. Insbesondere legen die Ergebnisse nahe, nicht allzu ausgeprägte Erwartungen von dem Einsatz von Transparenzlisten zu erwarten. Die in dieser Studie gewonnen Ergebnisse weisen in dieser Beziehung in die gleiche Richtung wie international vergleichende Studien über die Kosteneffekte der Information von Ärzten (Friebel 1984). Allerdings soll hier einschränkend noch einmal hervorgehoben werden, daß diese Schlußfolgerungen aus der MEDIS-Ärztebefragung sich auf die Kosteneffekte der Arzneimittelverordnungen des einzelnen Arztes relativ zum Durchschnitt seiner Arztgruppe beziehen, und durch diese Aussagen nicht ausgeschlossen wird, daß Transparenzinformationen oder geeignete Verordnungsvarianten bei entsprechender Nutzung das Niveau des Arztgruppendurchschnitts beeinflussen können.

Abschließend soll der Einfluß einiger kognitiver Faktoren auf die relative Höhe der Arzneimittelkosten und die Häufigkeitsentwicklung der Arzneimittelverordnungen betrachtet werden (Tabelle A.5.51). Die Bekanntheit des Bayern-Vertrags wirkt sich weder auf die Kosten noch auf die Häufigkeitsentwicklung aus. Dieses steht in Übereinklang mit der anderer Stelle ausgeführten Vermutung, daß die niedergelassenen Ärzte eher selten den Arzneimittelbereich als Zielbereich des Vertrags wahrnehmen (vgl. Kapitel 10.3.4). Interessanterweise ist ein deutlicher Einfluß einer skeptischen Haltung gegenüber der Kostendämpfung auf die Arzneimittelkosten zu verzeichnen: Ärzte, die befürchten, daß von der Kostendämpfung im Gesundheitswesen eine Gefährdung der Versorgungsqualität ausgeht, hatten öfter überdurchschnittliche Arzneimittelkosten als solche, die der Kostendämpfung nicht derart vorbehaltlich gegenübertraten (36% überdurschnittliche Kosten gegenüber 26%). Umgekehrt formuliert: Befürchtungen, daß mit der Kostendämpfung Qualitätseinbußen verbunden sein könnten, können Ärzte von preisbewußtem Verordnungsverhalten abhalten.

5.3.5 Zusammenfassung zum Arzneimittel-Verordnungsverhalten

Bei ungefähr der Hälfte der bayerischen Kassenärzte war nach eigenen Angaben in den ersten drei Jahren nach Abschluß des Bayern-Vertrags die Zahl ihrer Arzneimittelverordnungen im wesentlichen unverändert. Die andere Hälfte verzeichnete überwiegend Abnahmen der Verordnungen (37% der Ärzte) und nur zum kleineren Teil Zunahmen (15%). Im übrigen Bundesgebiet war der Anteil der Ärzte mit verringerten Arzneiverordnungen rund 20 Prozentpunkte höher als in Bayern.

Zusammenhangsanalysen der Angaben der bayerischen Ärzte ergaben, daß die Entwicklungen von Arzneimittelverordnungen und Einweisungen im wesentlichen gleichsinnig verliefen, d.h. daß bei etwa einem Fünftel der Ärzte Abnahmen der Krankenhauseinweisungen mit Abnahmen der Arzneimittelverordnungen einhergingen. Nur bei wenigen Ärzten fanden sich gegenläufige Bewegungen, also Hinweise auf Substitutionen von Einweisungen durch medikamentöse Therapie. Eine detaillierte clusteranalytische Darstellung dieser Zusammenhänge enthält das Kapitel 8. Vermutungen, daß mit einem Weniger an Einweisungen ein nennenswertes Mehr an Arzneimitteln im Verordnungsspektrum des Arztes einhergehen muß, lassen sich durch diese Ergebnisse nicht bestätigen, wenngleich nicht auszuschließen ist, daß dies bei der Therapie einzelner Patienten zutreffen mag. Diejenigen Ärzte, die Einweisungen verringert hatten, lagen nicht häufiger über dem Durchschnitt der Arzneiverordnungskosten ihrer Arztgruppe als Ärzte mit konstanten Einweisungszahlen. Substitutionen stationärer Behandlungen durch Medikamente bei einzelnen Patienten wirken sich auf den Arzneikostendurchschnitt des Arztes offenbar weit weniger gravierend aus, als es manche in persönlichen Gesprächen geäußerte Meinungen von Ärzten erwarten ließen.

Gezielte Arzneimittelverordnung soll nach den Formulierungen des Vertrags unter Beachtung von Wirksamkeit, Preis und Menge der Arzneimittel erfolgen. Angesichts der Vielfalt der Arzneimittel muß der Arzt hierzu auf vergleichende Informationen zurückgreifen. Die Ärztebefragung führte zu dem Ergebnis, daß die Informationsquellen bayerischer wie außerbayerischer Ärzte nach Nutzungshäufigkeit eine nahezu identische Rangfolge aufwiesen: Fast jeder Arzt nutzte die Rote Liste, jeder zweite ließ sich durch Pharmareferenten beraten und nur rund 40% verwendeten die Preisvergleichsliste des Bundesausschusses der Ärzte und Krankenkassen. Informationsquellen, die Preisvergleiche besonders transparent anbieten, hatten gegenüber solchen, die pharmakologisch-therapeutische Gesichtspunkte in den Vordergrund stellen, für die Ärzte nur nachrangige Bedeutung.

Die Präferenzen verschiedener Verordnungsvarianten (größere gegenüber kleineren Packungen, Mono- gegenüber Kombinationspräparaten, Generica gegenüber Markenpräparaten) unterschieden sich zwischen bayerischen und außerbayerischen Ärzten nicht: Der größte Teil der Ärzte neigte, wenn er wirtschaftlich verordnen wollte, 'häufig' oder 'sehr häufig' zu größeren Packungen (rund 80%), zur Verwendung von Monopräparaten (rund 70%) und zur Vergabe von Ärztemustern (rund 55%). Generica und 'billige' Markenpräparate wurden etwa von jedem zweiten Arzt häufig eingesetzt. Obwohl bei der Nutzung dieser Verordnungsformen Variabilität unter den Ärzten besteht, gingen von den Verordnungsvarianten keine bedeutsamen Einflüsse auf die Verordnungskosten der Ärzte im Verhältnis zum Arztgruppendurchschnitt aus. Ärzte, die häufig Generica verordneten, lagen beispielsweise nicht öfter unterhalb dieses Durchschnitts als solche, die dies nur selten taten. Auch von der Nutzung preisorientierter Transparenzlisten (z.B. der Preisvergleichsliste) ging kein Einfluß auf die relative Höhe der Verordnungskosten aus. Es hat nach den Ergebnissen der Befragung den Anschein, als ob der generelle Stellenwert, den ein Arzt der medikamentösen Therapie bei seiner Praxisführung zumißt, größere Auswirkungen auf seine Arzneimittelkosten hat, als die Nutzung von Preis-Transparenz-Information und die Bevorzugung von Verordnungsvarianten, die gemeinhin als wirtschaftlich gelten.

Unter den weiteren Faktoren, die als potentielle Determinanten der relativen Höhe der Arzneimittelkosten betrachtet wurden, ließ sich nur für die Einstellung des Arztes zur Kostendämpfung ein Einfluß nachweisen: Ärzte, die in Kostendämpfungsmaßnahmen keine Gefährdung der Qualität der medizinischen Versorgung sahen, lagen öfter unter dem Arztgruppendurchschnitt als andere.

Anmerkungen und Tabellen

1) Vgl. hierzu Schwefel et al. 1982, S.84, 126 f. sowie S.192 ff.

2) Siehe auch W. Gerdelmann: Arzneimittelrichtlinien. In: Die Ortskrankenkasse, Heft 1/2, 1979, S.12-17

3) Vgl. Kleinsorge 1985, passim

4) Zu einem kurzen Überblick siehe Oberender 1985, S.26-29; zu einer kritischen Auseinandersetzung mit den staatlichen Kostendämpfungsaktivitäten im Arzneimittelbereich siehe z.B. Nord 1982, S.57-74.

5) In den Gesamtverträgen zwischen KVB und den Landesverbänden der bayerischen RVO-Kassen ist für 1979 der Arzneimittelhöchstbetrag so bestimmt worden, daß sich die Aufwendungen der Kassen für Arzneimittel um nicht mehr als 5,7% je Mitglied gegenüber dem entsprechenden Vorjahreswert erhöhen sollten. Für das Jahr 1980 wurde in analoger Weise eine maximale Zuwachsrate von 5,9% vereinbart. Für die folgenden Jahre wurden - trotz der eindeutigen Regelung des § 368 f Abs. 6 RVO - keine Arzneimittelhöchstbeträge mehr festgelegt.

6) Zur Preisvergleichsliste siehe z.B. Westphal 1979, passim.

7) Zur Einschätzung der Effekte der Selbstbeteiligung an den Arzneimittelkosten siehe Nord 1982, S. 58 f., Geißler 1980, passim.

8) Zu Einzelheiten dieser Neuregelung des § 182 f RVO siehe z.B. Buschmann 1983, S.51 f.

9) Zu Einzelheiten der genannten Empfehlung siehe Westphal 1980, passim.

10) Eine solche Datenbasis bietet in Ansätzen der GKV-Arzneimittelindex (GKV-AI). Zum Zeitpunkt der Absprachen zwischen den Projektpartnern der Bayern-Vertrags-Studie über die MEDIS zur Verfügung zu stellenden Daten sah sich der LdO indessen außerstande, MEDIS die Zusage auf Zugang zu vorhandenen oder künftigen Auswertungsergebnissen aus dem bayerischen GKV-AI zu machen. Überraschenderweise hat dieser Datenkörper auch in der öffentlichen Evaluierung des Bayern-Vertrags durch die Vertragspartner selbst keine Rolle gespielt, obwohl er die vergleichsweise zielnächsten Informationen liefert. Zu Zweck, Inhalt und Methode des GKV-AI siehe z.B. Oldiges 1983, Paffrath 1984 sowie Berg, Paffrath und Reichelt 1985.

11) Zu weiteren Einzelheiten siehe John u.a. (in Vorbereitung).

12) Im Bereich der bayerischen RVO-Kassen belief sich der Bruttowert des Sprechstundenbedarfs im vierten Quartal 1979 auf 9,2 Mio. DM, im vierten Quartal 1982 dagegen bereits auf über 20,4 Mio. DM.

13) Was die Unschärfen der Aufgliederung der Ausgaben nach Versichertengruppen als Indikatoren der tatsächlichen Kostenverteilung betrifft, sind andere Faktoren vermutlich ebenso bedeutsam, etwa die 'Umverteilung' innerhalb der Familie. Wie die schon erwähnte Neuregelung des § 182 f RVO illustriert, können derartige Umverteilungen auch durch gesetzgeberische Regulierungsversuche pro-

voziert werden. Siehe dazu Hartmann-Besche und Reichelt 1984, S.679 f.

14) Die finanzielle Gesamtbelastung für die Versichertengemeinschaft, also die Summe aus beitragsfinanzierten Arzneimittelausgaben und Verordnungsgebühren, ist aus diesen Zahlen leicht ableitbar: Der von den Apotheken eingeräumte Rabatt betrug während des Untersuchungszeitraums konstant 5%.

15) Überschlägige Vergleiche zwischen der VSA-Statistik und den Rechnungsergebnissen der Kassen haben gezeigt, daß z.B. die Verwendung der VSA-Angaben zur Berechnung der Wachstumsraten der Ausgaben je Mitglied im Zeitraum von 1979 bis 1983 zu einer Überschätzung der jährlichen Wachstumsrate von durchschnittlich etwa einem Prozentpunkt führen würde.

16) Angaben zur Zahl der Arzneimittel je Rezept beziehen sich im Untersuchungszeitraum auf durchschnittlich etwa 80% aller Rezepte, Angaben zu den Kosten je Arzneimittel sogar auf nur 40% der Rezepte, die etwa ein Drittel der gesamten Arzneimittelkosten auf sich vereinigen. Allein schon die vergleichsweise sehr niedrigen Kosten je gebührenfreiem Rezept in der Gruppe der Familienangehörigen, auf die etwa zwei Drittel aller gebührenfreien Rezepte entfallen, machen die Annahme, die nur auf Teile des Datenmaterials sich stützenden Werte der oben genannten Variablen könnten als repräsentativ für das gesamte Material betrachtet werden, nicht sehr plausibel. Vgl. hierzu Anmerkung 18.

17) Diese Variable war in den MEDIS zur Verfügung gestellten Datensätzen nur als Summenwert über alle Kassen, also vor Umlegung gemäß geltendem Verteilungsschlüssel auf die einzelnen Kassen enthalten.

18) Man kann die Spekulation anstellen, daß eine solche Rekonstruktion auch dann nicht möglich wäre, wenn die die Bagatellarzneimittel betreffenden Privatrezepte für Kassenpatienten in die statistische Basis einbezogen werden könnten. Die zu dieser Vermutung führende Hypothese lautet, daß im Falle der Verordnung eines nicht rezeptpflichtigen und dem Patienten gut vertrauten Medikaments - einer bei der zur Diskussion stehenden Arzneimittelgruppe nicht untypischen Situation - weder für den Arzt noch für den Patienten ein Motiv zur Ausstellung eines Rezepts besteht und es daher bei einer mündlichen Empfehlung bleibt.
Bei Interpretation der Arzneimittelverordnungsdaten im Sinne von Indikatoren für den mengenmäßigen Einsatz der Arzneimitteltherapie im Rahmen der kassenärztlichen Versorgung erfährt das mit der Ausgrenzung der Bagatellarzneimittel aus der Leistungspflicht der GKV auftretende Problem der Untererfassung eine zusätzliche Verschärfung durch die Nichterfassung der Abgabe von Arzneimittelmustern an die Patienten in der Kassenarztpraxis. Zuverlässige Zahlenangaben hierzu liegen nicht vor. Seitens des AOK-Bundesverbands wird geschätzt, daß im Jahr 1983 auf nur je 2,5 Verordnungen eine Musterabgabe entfiel; die pharmazeutische Industrie hat diese Zahl als "maßlose Übertreibung" zurückgewiesen. Siehe hierzu AOK-Bundesverband der Ortskrankenkassen 1984, S. 3, und o.V. 1984, passim.

19) Unter den bayerischen RVO-Kassen werden hier und im folgenden verstanden: die Orts-, Innungs- und Landwirtschaftlichen Krankenkassen in Bayern, die landesunmittelbaren bayerischen Betriebs-

krankenkassen sowie die bundesunmittelbaren Betriebskrankenkassen mit Hauptsitz in Bayern. Bei den Vergleichen zwischen den bayerischen und den außerbayerischen Krankenkassen ist zu beachten, daß die Betriebskrankenkassen der Bundespost, der Bundesbahn und des Bundesverkehrsministeriums auch nicht zu den Kassen im übrigen Bundesgebiet gerechnet werden, sondern ganz aus der Betrachtung ausgeklammert bleiben.

20) Die Bezeichnungen für die Versichertengruppen werden nicht immer ausführlich gehalten; teilweise folgen sie den Gepflogenheiten in den Institutionen der GKV. Dabei ist zu beachten, daß in den Ausgaben- und Leistungsstatistiken für die Gruppe der Familienangehörigen der Mitglieder und für die Gruppe der Rentner und deren Familienangehörige häufig die Kurzbezeichnungen 'Familienangehörige' und 'Rentner' benutzt werden.
Einer verbreiteten Übung folgend, werden sowohl die Mitglieder der AKV und der KVdR als auch deren Familienangehörige als Versicherte bezeichnet, auch wenn diese Bezeichnung für letztere bei sozialversicherungsrechtlicher Betrachtungsweise nicht zutrifft. Unter Mitgliedern werden in diesem Kapitel jeweils nur die Mitglieder der AKV verstanden. Die bis 1981 in der Mitgliederstatistik des BdO verwendete - sprachlogisch wenig glückliche - Bezeichnung 'Gesamtmitglieder' dient als Oberbegriff für die Mitglieder der AKV und die Rentner.

21) Um eine gewisse Vorstellung von der Größenordnung der zur Diskussion stehenden Ausgaben zu vermitteln, sei daran erinnert, daß sich im Jahre 1983 der Arzneimittelverbrauch der Versicherten in der Gesetzlichen Krankenversicherung im ganzen Bundesgebiet auf 14,4 Mrd. DM belief; im gleichen Jahr betrugen in der Bundesrepublik die Verbrauchsausgaben für Alkoholika 46 Mrd. DM und die Ausgaben für Tabakwaren etwa 24 Mrd. DM (zit. nach Oberender 1985, S.19).

22) Hartmann-Besche und Reichelt beziffern die Einsparungen der GKV aufgrund der Neuregelung des § 182 f RVO im ersten Jahr nach dessen Inkrafttreten auf rund 380 Mio. DM; vgl. Hartmann-Besche und Reichelt 1984, passim. Sitzmann schätzt, daß sich bei den bayerischen Ortskrankenkassen im Jahr 1983 die Ausgaben für Arzneimittel unter Berücksichtigung der Kostenverlagerung auf die Versicherten durch die Erhöhung der Verordnungsgebühr von 1,50 DM auf 2,00 DM und die Ausgrenzung der Bagatellarzneimittel aus der Leistungspflicht der Kassen je Gesamtmitglied gegenüber dem Vorjahr um mehr als 9% (bei einer Steigerungsrate der Kassenausgaben je Gesamtmitglied von 6,8%) erhöht haben; ob und in welchem Ausmaß diesen Berechnungen eine Drosselung der Nachfrage nach Bagatellarzneimitteln zugrunde gelegt wurde, ist den Ausführungen nicht zu entnehmen. Vgl. Sitzmann 1984, S.693.

23) Zu einer zusammenfassenden Übersicht über die Ergebnisse empirischer Untersuchungen zur Reaktion des Verbrauchs von Gesundheitsgütern auf Änderungen der Preise dieser Güter siehe z.B. van der Ven 1983, passim; speziell zu den deutschen Erfahrungen siehe Geißler 1980 sowie Knappe und Fritz 1985 sowie die dort angegebene Literatur.

24) Ausgehend von den Angaben zur Höhe der Verordnungsgebühren in der VSA-Statistik dürfte der Ausgabenzuwachs je Gesamtmitglied 1979 bis 1983 einschließlich der Zunahme der direkt entrichteten Zahlungen für die zu Lasten der Kassen verordneten Arzneimittel mit etwa 95 DM bzw. 33,7% zu beziffern sein.

25) Die markanteste Änderung im Laufe des Saisonzyklus ist jeweils der Rückgang der Kosten und der Anzahl der Rezepte je Fall vom vierten zum ersten Quartal. Bemerkenswerterweise ist auch bei den Summenwerten für Arzneimittelkosten und -rezepte im ersten Quartal ein Rückgang gegenüber dem Vorquartal zu verzeichnen (siehe Tabelle A.5.28). Dies ist deshalb auffällig, weil der Umfang der ärztlichen Leistungen (sowohl der Summenwerte der Punktzahlen in den Leistungsgruppen 1 - 7 als auch der durchschnittlichen Punktzahl in diesen Leistungsgruppen je Fall), die Fallzahlen und die Indikatoren für die Anzahl der Arzt-Patient-Kontakte wie die Anzahl der Beratungen oder der Besuche vom vierten zum ersten Quartal jeweils zunehmen. Untersuchungen zur Klärung der Frage, auf welche Momente in der kassenärztlichen Versorgung dieser gegenläufige Prozeß zurückzuführen ist, liegen, soweit wir sehen, noch nicht vor.

26) Die Härtefallregelung in § 182 a RVO hat bei der gegenwärtigen Form der Selbstbeteiligung an den Arzneimittelkosten den Effekt, daß unter den Rezepten, für die keine Verordnungsgebühren entrichtet werden müssen, überproportional viele Rezepte mit überdurchschnittlicher Zahl der Arzneimittel sein werden (auch dies ist übrigens ein Argument gegen die Repräsentativität der auf die gebührenpflichtigen Verordnungen bezogenen Kennziffern; vgl. Anmerkung 8). Nun hat aber in der Versichertengruppe, für die die Härtefallregelung die größte Rolle spielt, nämlich bei den Rentnern, der Anteil der gebührenpflichtigen Rezepte im Zeitraum zwischen dem vierten Quartal 1979 und dem vierten Quartal 1983 kontinuierlich von 89,8% auf 83,9% abgenommen. Dies läßt vermuten, daß ein zunehmend größerer Anteil der Rezepte mit hohen Arzneimittelzahlen aus der Datenbasis für die Ermittlung der Anzahl der Arzneimittel je Rezept herausgefallen ist, m.a.W., es muß eine im Zeitablauf immer stärker werdende Unterschätzung des wahren Werts für die Gesamtheit der Rezepte durch die berechnete Kennziffer angenommen werden. Daher ist die in der VSA-Statistik ausgewiesene Variable "Anzahl der Arzneimittel je Rezept" kein valider Indikator für die mengenmäßige Entwicklung des Arzneimittelkonsums der Rentner und ihrer Familienangehörigen.

27) Vgl. hierzu z.B. Berg, Paffrath und von Stackelberg 1983, passim.

28) Auswertungen an einer regional begrenzten Stichprobe von Versicherten der Gesetzlichen Krankenversicherung, die sich im zweiten Quartal 1976 in kassenärztlicher Behandlung befanden, zeigen für einen nur in den Altersgruppen der Säuglinge und Kleinkinder durchbrochenen monoton steigenden Zusammenhang zwischen Alter und durchschnittlicher Zahl der auf den Krankenscheinen dokumentierten Diagnosen (siehe Schwefel u.a., im Druck).

29) Siehe hierzu die bei Schulte, 1982, S.120ff., zitierten Ergebnisse des Datenbankprojekts des LdO aus dem Jahre 1975.

30) Daß die Differenzen zwischen bayerischen und außerbayerischen RVO-Kassen für die einzelnen Versichertengruppen größer sind als für die Versicherten insgesamt, macht deutlich, daß die versichertenstrukturellen Voraussetzungen für eine Drosselung des Ausgabenwachstums, soweit sie durch den Rentneranteil der Kassen erfaßt werden, in Bayern günstiger als im übrigen Bundesgebiet waren.

31) Von H. Sitzmann wurden auf den Pressekonferenzen zum Bayern-Vertrag verschiedentlich Schätzwerte für den mit dieser Erweiterung des Leistungskatalogs verbundenen Arzneimittelaufwand genannt. So bezifferte er die um diese Aufwendungen bereinigte Wachstumsrate der Arzneimittelausgaben der bayerischen Ortskrankenkassen je Gesamtmitglied im Jahre 1981 gegenüber dem Vorjahr auf 8,74%, bei einer unbereinigten Wachstumsrate von 9,38% (H. Sitzmann, Pressekonferenz vom 6.5.1982). Die Arzneimittelausgaben je Gesamtmitglied beliefen sich nach seinen Angaben abzüglich der Aufwendungen für die Schutzimpfungen 1981 auf 335,19 DM, 1982 auf 345,19 DM (H. Sitzmann, Pressekonferenz vom 2.5.1983). Die unkorrigierten Kassenausgaben beliefen sich 1981 auf 337,32 DM, 1982 auf 345,93 DM; demnach wäre der Aufwand für die Schutzimpfungen je Gesamtmitglied von 2,13 DM im Jahre 1981 auf 0,74 DM im Jahre 1982 gefallen.

32) Eine sachliche Erklärung für diese Sonderbewegung konnte auch von den Betriebskrankenkassen selbst nicht geliefert werden. Datenfehler können daher nicht ausgeschlossen werden.

33) Der Anteil der gebührenfreien Rezepte für Mitglieder an den Rezepten für diesen Personenkreis ist von etwa 2,5% im Jahre 1979 auf etwa 3,8% im Jahre 1982 angestiegen.

34) Diese Berechnung basiert auf zwei Annahmen: Erstens, daß die (nicht bekannte) Anzahl der Arzneimittel je Rezept sich nicht spürbar von der (bekannten) Anzahl der Arzneimittel je gebührenpflichtigem Rezept unterscheidet, was angesichts des geringen Anteils der gebührenfreien Rezepte und der nicht wesentlich höheren Durchschnittskosten dieser Rezepte unterstellt werden kann. Zweitens, daß sich die direkt mit den Kassen abgerechneten Rezepte hinsichtlich der Zahl der verordneten Arzneimittel nicht von den über die VSA abgerechneten Rezepten unterscheiden. Empirische Belege, die diese Annahme stützen, liegen uns nicht vor, ebenso wenig sind uns Hinweise bekannt, die diese Annahme in Zweifel ziehen würden.

35) Im Zusammenhang mit dem hier behandelten Problem der Entwicklung der Arzneimittelausgaben sei an dieser Stelle auch daran erinnert, daß nach dem Willen des Gesetzgebers der Arzneimittelhöchstbetrag unter Berücksichtigung (u.a.) der Zahl der behandelten Personen - also gerade nicht der Zahl der Fälle - festzulegen ist. Uns ist kein Versuch bekannt, diese "informationelle Insuffizienz bei der gesetzlichen Aufgabenerfüllung" (Geißler 1981, S.95) zu beseitigen.

36) Zahlen und Quellenhinweise hierzu sind dem Anhang zu Kapitel 9 zu entnehmen.

37) Zu näheren Einzelheiten siehe den Datenquellenvergleich zwischen Mikrozensus und der Mitgliederstatistik der GKV bei Neuhaus und Preiser 1984, passim.

38) Das Fallzahlkonzept in der Arzneikostenstatistik unterscheidet sich in einigen Punkten von dem Fallzahlkonzept in den Leistungsstatistiken der KVB. Für die in diesem Kapitel im Vordergrund stehenden Arztgruppen sind diese Unterschiede aber bedeutungslos. Zu Einzelheiten siehe John u.a. (in Vorbereitung).

39) Als Allgemeinärzte werden in diesem Kapitel praktische Ärzte und Ärzte für Allgemeinmedizin bezeichnet.

40) Die in der Residualkategorie 'Sonstige' zusammengefaßten Arztgruppen umfassen neben einer grundsätzlich aus statistischen und datenschutzbezogenen Überlegungen heraus geführten Restgruppe jene Arztgruppen, bei denen Arzneimittelverordnungen im Rahmen ihrer Tätigkeit so gut wie keine Rolle spielen (Anästhesisten, Laborärzte und Radiologen).

41) Die Entwicklung der Kosten des Sprechstundenbedarfs zeigt für diese Arztgruppe eine auffallend starke Zunahme, was einen sachlichen Zusammenhang der Bewegungen von Verordnungskosten und Kosten des Sprechstundenbedarfs vermuten läßt. Ähnliches gilt für die Kostenentwicklung bei den sonstigen Ärzten, die durch die Entwicklung bei den Laborärzten bestimmt wird; für diese Gruppe ist ein sprunghafter Anstieg des Sprechstundenbedarfs im vierten Quartal 1982 zu beobachten. - Zu den Kosten des Arzneimittelsprechstundenbedarfs, die im Rahmen dieser Studie nicht näher analysiert worden sind, siehe die Zahlenangaben in Tabelle A.5.37.

42) Die hohe Zuwachsrate bei den Kinderärzten realisiert sich im wesentlichen schon zum vierten Quartal 1980 und hängt vermutlich mit der zum 1.10.1980 in Kraft getretenen Vereinbarung zwischen den Landesverbänden der RVO-Kassen und der KVB über die Aufnahme der Rachitis-Prophylaxe und der Schutzimpfungen in die Leistungen der kassenärztlichen Versorgung zusammen.

43) Die genaue Definition dieser Kategorien ist Anmerkung 24 zu Kapitel 7 zu entnehmen.

44) So führen überschlägige Schätzungen auf der Basis der durchschnittlichen Arzneikostenwerte z.B. für die Allgemeinärzte zu dem Ergebnis, daß die Arzneikosten je Fall der Versicherten insgesamt bei Erhöhung des Rentneranteils um einen Prozentpunkt im vierten Quartal 1979 um rund 0,80 DM und im vierten Quartal 1982 um rund 1,20 DM zunehmen. Demnach wären die Fallkostendifferenzen für diese Arztgruppe im vierten Quartal 1979 um knapp die Hälfte, im vierten Quartal 1982 um mehr als die Hälfte auf unterschiedliche Rentneranteile zurückzuführen.

45) Aus der Orientierung auf die Abrechnung und Vergütung der kassenärztlichen Leistungen resultiert folgerichtig, daß die einzelne Einheit, an der Leistungen, Verordnungen, Honoraransprüche etc. festgemacht werden, die Kassenarztpraxis ist. In einem primär auf diesen Zweck orientierten System der Datenerfassung und -verwendung wäre es funktionslos, im Falle einer Gemeinschaftspraxis den einzelnen in dieser Praxis tätigen Arzt zum Träger von Leistungs-, Verordnungs- oder Honorarmerkmalen zu machen, und dies geschieht daher auch nicht. Dem üblichen Sprachgebrauch folgend wird jedoch auch bei der Beschreibung der Häufigkeitsverteilung von Praxen nach bestimmten Merkmalen in der Regel von Ärzten bzw. Kassenärzten gesprochen werden.

46) Die Häufigkeitsverteilungen werden in den Tabellen durch die folgenden Lage- und Streuungsparameter charakterisiert:
- Mittelwert.
- Standardabweichung: Die Standardabweichung ist die Wurzel aus dem Durchschnitt der quadrierten Abweichungen zwischen den Beobachtungswerten und deren Mittelwert. Je kleiner die Standardab-

weichung, desto enger zentriert streuen die Beobachtungswerte um den Mittelwert.

- Variationskoeffizient: Der Variationskoeffizient ist der Quotient aus Standardabweichung und Mittelwert. Er ermöglicht einen unmittelbaren Vergleich der relativen Stärke der Streuung verschieden dimensionierter Merkmale.
- Maximum: Größter Beobachtungswert.
- Oberes Quartil: Dieser Wert ist dadurch charakterisiert, daß 25% aller Beobachtungen Werte annehmen, die größer oder gleich diesem Wert sind.
- Median: Der Median (oder Zentralwert) ist dadurch ausgezeichnet, daß jeweils 50% aller beobachteten Werte größer oder gleich bzw. kleiner oder gleich diesem Zentralwert sind.
- Unteres Quartil: Dies ist jener Wert, der dadurch charakterisiert ist, daß 25% aller Beobachtungswerte kleiner oder gleich diesem Wert sind.
- Minimum: Kleinster Beobachtungswert.
- Spannweite: Differenz zwischen Maximum und Minimum.
- Quartilsabstand: Differenz zwischen oberem und unterem Quartil.

47) Unter den in Tabelle A.5.43 zusammengestellten Parametern machen diese Art der Verschiebung am besten die beiden Quartilswerte deutlich: Der Quartilsabstand erhöht sich um 23 DM auf 78 DM; dabei nimmt der untere Quartilswert nur um 3 DM auf 25 DM zu, während sich der obere Quartilswert von 76,50 DM auf 103 DM, also um 26,50 DM erhöht.

48) Im vierten Quartal 1979 wiesen 2,0% aller Praxen, im vierten Quartal 1982 2,1% aller Praxen Arzneimittelverordnungen in einer Größenordnung von unter 2 DM je Fall auf.

49) Die zeitliche Stabilität der Rangordnung der Ärzte hinsichtlich der Arzneimittelverordnungsintensität wird hier durch den Pearsonschen Korrelationseffizienten r gemessen, der die Stärke des linearen Zusammenhangs zwischen zwei Variablen mißt. Für statistische Einzelheiten siehe auch Anmerkung 19 zu Kapitel 7.

50) Mehrere Übersichtsaufsätze über die medizinische und die ökonomische Evaluation von Cimetidin finden sich bei Culyer und Horisberger 1984, Teil III: Cimetidin, S. 201-315

51) Auswertungen des GKV-AI für die ersten drei Quartale des Jahres 1981 wiesen das Cimetidinpräparat Tagamet als das - gemessen am Preis je Verordnung - teuerste Fertigarzneimittel in der GKV aus. Siehe Reher 1982, S.753.

52) Therapiedauer, Mengen und Preise nach Herstellerangaben und Roter Liste 1981.

53) Trifft die Einschätzung der Verordnungshäufigkeit von Tagamet durch Bock zu, so müßte im Gegenteil eher vermutet werden, daß im Falle dieser Indikationsstellungen Substitutuionspielräume faktisch schon ausgeschöpft sind. Siehe Bock 1985, S. 50 f.

54) Zur Erläuterung des statistischen Verfahrens der Regressionsanalyse und zur Bedeutung der in den Tabellen 5.5 und 5.6 ausgewiesenen Größen siehe Kapitel 8.4.2

55) Zur Zuverlässigkeit und Aussagekraft der Befragungsergebnisse vgl. die Ausführungen in Abschnitt 4.1.3.1

56) Vgl. Anmerkung 1

57) "Zur wirtschaftlichen Verordnungsweise gehört auch die Verpflichtung des Arztes, sich im Rahmen des Möglichen über die Preise der von ihm verordneten Arzneimittel zu unterrichten." Richtlinien des Bundesausschusses der Ärzte und Krankenkassen über die Verordnung von Arzneimitteln in der kassenärztlichen Verordnung in der Fassung vom 19. Juni 1978. Vgl. auch Kleinsorge 1985 und Westphal 1982, S.150

58) Nord 1976, S.87 f., und Westphal 1982, S.88 f.

59) Die Fragenformulierung in der MEDIS-Ärztebefragung 1982/83 lautete: "Welche Informationsquellen benutzen Sie zum Vergleich von Arzneimitteln?", gefolgt von einer Liste mit sechs Informationsquellen und einer offenen Kommentierungsmöglichkeit.

60) Bundesausschuß der Ärzte und Krankenkassen (Hrsg.): Preisvergleichsliste, Stand: 1.4.1985

61) Zitiert bei Westphal 1982, S.94

62) Pharmazeutische Zeitung, 130. Jahrgang, 11. Juli 1985

63) Die Fragestellung ist zugegebenermaßen pauschal. Die Wahl der Verordnungsform muß in der Praxis von Behandlungsfall zu Behandlungsfall erneut nach Maßgabe der individuellen Besonderheiten der Patienten getroffen werden. Dennoch ist anzunehmen, daß sich generelle Verordnungspräferenzen der Ärzte ausbilden, die sich in den Antworten auf die Frage niederschlagen.

64) Westphal 1982, S.98f.

65) "Die Verordnung von Kombinationspräparaten kann unwirtschaftlich sein..." Arzneimittelrichtlinien in der Fassung vom Mai 1985, S.3

66) "Ziel der Arzneikostenstatistik ist es, die Verordnungsweise des einzelnen Kassenarztes soweit wie möglich transparent zu machen und die Prüfung der wirtschaftlichen Verordnungsweise effizienter zu gestalten." AOK-Benutzerhandbuch (Hrsg.: LdOiB) , Abschnitt: Arzneikostenstatistik

67) Seit dem zweiten Quartal 1982 enthält die Arzneikostenstatistik zusätzlich zu den verordneten Kosten je Fall einen gewichteten Abweichungswert, in dem der Rentneranteil am Klientel rechnerisch berücksichtigt wird. Wie auf Ärzteversammlungen erkennbar wurde, war diese Angabe im Herbst 1982, d.h. zu Beginn der Befragung, für viele Ärzte noch ungewohnt und nicht interpretierbar. Man kann daher davon ausgehen, daß der überwiegende Teil der Ärzte bei den Antworten die ungewichteten Werte berücksichtigt hat.

68) Die Frage war im Spezialteil 'Arzneimittelverordnungen' des Fragebogens enthalten. Dieser wurde nur von Allgemeinärzten, Internisten, Kinderärzten, Augenärzten und Hautärzten beantwortet.

Tabelle A.5.1

Entwicklung der Arzneimittelausgaben der bayerischen und der außerbayerischen RVO-Kassen, 1975-1983

Jahr	Bayern	übriges Bundesgebiet	Bayern	übriges Bundesgebiet
	TDM		1979 = 100	
1975	925 000,6	4 959 354,5	75,1	80,1
1976	1 013 993,7	5 325 393,8	82,3	86,0
1977	1 040 078,2	5 411 864,5	84,4	87,4
1978	1 138 706,8	5 831 892,7	92,4	94,2
1979	1 232 110,7	6 190 339,3	100	100
1980	1 363 318,4	6 806 387,8	110,6	110,0
1981	1 499 800,3	7 322 472,8	121,7	118,3
1982	1 532 490,1	7 336 052,8	124,4	118,5
1983	1 667 263,4	7 626 438,4	135,3	123,4
	Veränderung gegenüber dem Vorjahr			
	absolut		prozentual	
1976	88 993,1	366 039,3	9,6	7,4
1977	26 084,5	86 470,7	2,6	1,6
1978	98 628,6	420 028,2	9,5	7,8
1979	93 403,9	358 446,6	8,2	6,1
1980	131 207,7	616 048,5	10,6	10,0
1981	136 481,9	516 085,0	11,1	7,6
1982	32 689,8	13 580,0	2,2	0,2
1983	134 773,3	290 385,6	8,8	4,0

Quellen: Eigene Berechnungen nach: BMA (Hrsg.), Die gesetzliche Krankenversicherung in der Bundesrepublik Deutschland. Statistischer und finanzieller Bericht, Bonn, verschiedene Jahrgänge; Angaben der Landwirtschaftlichen Krankenkasse Oberbayern zu den Rechnungsergebnissen (KJ 1) der LKK

Tabelle A.5.2

Arzneimittelausgaben bei den bayerischen und den außerbayerischen RVO-Kassen nach Kassenarten und Versichertengruppen, 1975-1983,

	Jahr	OKK Bayern	OKK übriges Bundesg.	BKK Bayern	BKK übriges Bundesg.
		- Ausgaben für Mitglieder -			
(1) Ausgaben je	1975 (DM)	91,81	110,77	103,85	121,31
(2) Mitglied	1976 (DM)	126,68	146,49	141,11	154,53
(3)	1983 (DM)	149,60	162,83	166,22	177,09
(4) Ausgaben-	1975-79 (DM)	34,87	35,72	37,26	33,22
(5) wachstum	1979-83 (DM)	22,92	16,34	25,11	22,56
(6)	1975-79 (%)	38,0	32,3	35,9	27,4
(7)	1979-83 (%)	18,1	11,2	17,8	14,6
		- Ausgaben für Mitglieder u. Familienangehörige -			
(8) Ausgaben je	1975 (DM)	151,98	187,64	176,65	221,28
(9) Mitglied	1979 (DM)	193,75	232,24	234,39	275,51
(10)	1873 (DM)	228,98	257,45	273,24	306,61
(11) Ausgaben-	1975-79 (DM)	41,77	44,60	57,74	54,23
(12) wachstum	1979-83 (DM)	35,23	25,21	38,85	31,10
(13)	1975-79 (%)	27,5	23,8	32,7	24,5
(14)	1979-83 (%)	18,2	10,9	16,6	11,3
		- Ausgaben für Rentner und Familienangehörige -			
(15) Ausgaben je	1975 (DM)	354,55	443,59	385,31	470,74
(16) Rentner	1979 (DM)	461,59	543,31	472,11	560,82
(17)	1983 (DM)	668,46	747,08	644,85	741,63
(18) Ausgaben-	1975-79 (DM)	107,04	99,72	86,80	90,08
(19) wachstum	1979-83 (DM)	206,87	203,77	172,74	180,81
(20)	1975-79 (%)	30,2	22,5	22,5	19,1
(21)	1979-83 (%)	44,8	37,5	36,6	32,2
		- Ausgaben für die Versicherten insgesamt -			
(22) Ausgaben je	1975 (DM)	219,77	278,69	223,27	288,33
(23) Gesamtmitglied	1979 (DM)	280,67	343,86	294,53	358,87
(24)	1983 (DM)	368,00	429,89	377,70	444,90
(25) Ausgaben-	1975-79 (DM)	60,90	65,17	71,26	70,54
(26) wachstum	1979-83 (DM)	87,33	86,03	83,17	86,03
(27)	1975-79 (%)	27,7	23,4	31,9	24,5
(28)	1979-83 (%)	31,1	25,0	28,2	24,0

Quellen: BMA (Hrsg.), Die gesetzliche Krankenversicherung in der Bundesrepublik Deutschland, Statistischer und finanzieller Bericht, Bonn, verschiedene Jahrgänge; Angaben der Landwirtschaftlichen Krankenkasse Oberbayern zu den Rechnungsergebnissen (KJ 1) der LKK (eigene Berechnungen)

Fortsetzung Tabelle A.5.2

	IKK		LKK		RVO insgesamt	
	Bayern	übriges Bundesg.	Bayern	übriges Bundesg.	Bayern	übriges Bundesg.
			- Ausgaben für Mitglieder -			
(1)	71,13	82,16	83,61	93,19	92,31	109,22
(2)	97,67	105,64	106,81	129,21	126,30	142,91
(3)	111,94	119,83	133,15	159,68	149,24	160,01
(4)	26,54	23,48	23,20	36,02	33,99	33,69
(5)	14,27	14,19	26,34	30,47	22,94	17,10
(6)	37,3	28,6	27,7	38,7	36,8	30,8
(7)	14,6	13,4	24,7	23,6	18,2	12,0
			- Ausgaben für Mitglieder u. Familienangehörige -			
(8)	122,16	159,57	200,57	240,55	157,79	192,39
(9)	151,93	187,02	242,72	313,46	200,62	237,02
(10)	173,93	205,51	287,54	366,38	235,67	262,27
(11)	29,77	27,45	41,97	72,91	42,83	44,63
(12)	22,00	18,49	44,82	52,92	35,05	25,25
(13)	24,4	17,2	20,9	30,3	27,1	23,2
(14)	14,5	9,9	18,5	16,9	17,5	10,7
			- Ausgaben für Rentner und Familienangehörige -			
(15)	356,99	432,30	350,12	442,77	357,25	446,70
(16)	434,21	524,82	457,31	566,06	461,95	545,90
(17)	639,19	729,68	665,67	781,14	664,74	746,74
(18)	77,22	92,52	107,19	123,29	104,70	99,20
(19)	204,98	204,86	208,36	215,08	202,79	200,84
(20)	21,6	21,4	30,6	27,8	29,3	22,2
(21)	47,2	39,0	45,6	38,0	43,9	36,8
			- Ausgaben für die Versicherten insgesamt -			
(22)	152,43	203,66	256,94	326,38	220,67	275,93
(23)	192,33	245,43	323,17	420,41	281,93	339,88
(24)	241,74	296,23	431,84	542,35	368,04	423,06
(25)	39,90	41,77	66,23	94,03	61,26	63,95
(26)	49,41	50,80	108,67	121,94	86,11	83,18
(27)	26,2	20,5	25,8	28,8	27,8	23,1
(28)	25,7	20,7	33,6	29,0	30,5	24,5

Tabelle A.5.3

Entwicklung der Arzneimittelausgaben für die Mitglieder bei den bayerischen und den außerbayerischen RVO-Kassen, 1975-1983

Jahr	Ausgaben je Mitglied Bayern	 übriges Bundesgebiet	 Bayern	 übriges Bundesgebiet
	DM		1979 = 100	
1975	92,31	109,22	73,1	76,4
1976	101,29	118,29	80,2	82,8
1977	106,23	124,13	84,1	86,9
1978	117,62	136,11	93,1	95,2
1979	126,30	142,91	100	100
1980	137,66	155,88	109,0	109,1
1981	147,74	162,72	117,0	113,9
1982	144,96	158,04	114,8	110,6
1983	149,24	160,01	118,2	112,0
	Veränderung gegenüber dem Vorjahr			
	absolut		prozentual	
1976	8,98	9,07	9,7	8,3
1977	4,94	5,84	4,9	4,9
1978	11,39	11,98	10,7	9,7
1979	8,68	6,80	7,4	5,0
1980	11,36	12,97	9,0	9,1
1981	10,08	6,84	7,3	4,4
1982	-2,78	-4,68	-1,9	-2,9
1983	4,28	1,97	3,0	1,2

Quellen: Eigene Berechnungen nach: BMA (Hrsg.), Die gesetzliche Krankenversicherung in der Bundesrepublik Deutschland. Statistischer und finanzieller Bericht, Bonn, verschiedene Jahrgänge; Angaben der Landwirtschaftlichen Krankenkasse Oberbayern zu den Rechnungsergebnissen (KJ 1) der LKK

Tabelle A.5.4

Entwicklung der Arzneimittelausgaben für die Familienangehörigen der Mitglieder bei den bayerischen und den außerbayerischen RVO-Kassen, 1975-1983

Jahr	Ausgaben je Mitglied			
	Bayern	übriges Bundesgebiet	Bayern	übriges Bundesgebiet
	DM		1979 = 100	
1975	65,48	83,17	88,1	88,4
1976	67,03	85,46	90,2	90,8
1977	67,65	86,48	91,0	91,9
1978	71,75	92,50	96,5	98,3
1979	74,32	94,11	100	100
1980	77,25	96,31	103,9	102,3
1981	80,35	100,06	108,1	106,3
1982	81,57	99,33	109,8	105,5
1983	86,44	102,26	116,3	108,7
	Veränderung gegenüber dem Vorjahr			
	absolut		prozentual	
1976	1,55	2,29	2,4	2,8
1977	0,62	1,02	0,9	1,2
1978	4,10	6,02	6,1	7,0
1979	2,57	1,61	3,6	1,7
1980	2,93	2,20	3,9	2,3
1981	3,10	3,75	4,0	3,9
1982	1,22	-0,73	1,5	-0,7
1983	4,87	2,93	6,0	3,0

Quellen: Eigene Berechnungen nach: BMA (Hrsg.), Die gesetzliche Krankenversicherung in der Bundesrepublik Deutschland. Statistischer und finanzieller Bericht, Bonn, verschiedene Jahrgänge; Angaben der Landwirtschaftlichen Krankenkasse Oberbayern zu den Rechnungsergebnissen (KJ 1) der LKK

Tabelle A.5.5

Entwicklung der Arzneimittelausgaben für die Mitglieder und deren Familienangehörige bei den bayerischen und den außerbayerischen RVO-Kassen, 1975-1983

Jahr	Ausgaben je Mitglied			
	Bayern	übriges Bundesgebiet	Bayern	übriges Bundesgebiet
	DM		1979 = 100	
1975	157,79	192,39	78,7	81,2
1976	168,31	203,75	83,9	86,0
1977	173,89	210,62	86,7	88,9
1978	189,38	228,61	94,4	96,5
1979	200,62	237,02	100	100
1980	214,91	252,20	107,1	106,4
1981	228,08	262,77	113,7	110,9
1982	226,53	257,37	112,9	108,6
1983	235,67	262,27	117,5	110,7
	Veränderung gegenüber dem Vorjahr			
	absolut		prozentual	
1976	10,52	11,36	6,7	5,9
1977	5,58	6,87	3,3	3,4
1978	15,49	17,99	8,9	8,5
1979	11,24	8,41	5,6	3,7
1980	14,29	15,18	7,1	6,4
1982	13,17	10,47	6,1	4,2
1982	-1,55	-5,40	-0,7	-2,1
1983	9,14	4,90	4,0	1,9

Quellen: Eigene Berechnungen nach: BMA (Hrsg.), Die gesetzliche Krankenversicherung in der Bundesrepublik Deutschland. Statistischer und finanzieller Bericht, Bonn, verschiedene Jahrgänge; Angaben der Landwirtschaftlichen Krankenkasse Oberbayern zu den Rechnungsergebnissen (KJ 1) der LKK

Tabelle A.5.6

Entwicklung der Arzneimittelausgaben für die Rentner und deren Familienangehörige bei den bayerischen und den außerbayerischen RVO-Kassen, 1975-1983

Jahr	Ausgaben je Rentner			
	Bayern	übriges Bundesgebiet	Bayern	übriges Bundesgebiet
	DM		1979 = 100	
1975	357,25	446,70	77,3	81,8
1976	395,86	482,30	85,7	88,3
1977	394,23	479,12	85,3	87,8
1978	423,73	507,01	91,7	92,9
1979	461,95	545,90	100	100
1980	519,24	612,63	112,4	112,2
1981	586,32	675,95	126,9	123,8
1982	615,36	695,49	133,2	127,4
1983	664,74	746,74	143,9	136,8
	Veränderung gegenüber dem Vorjahr			
	absolut		prozentual	
1976	38,61	35,60	10,8	8,0
1977	-1,63	-3,18	-0,4	-0,7
1978	29,50	27,89	7,5	5,8
1979	38,22	38,89	9,0	7,7
1980	57,29	66,73	12,4	12,2
1981	67,08	63,32	12,9	10,4
1982	29,04	19,54	5,0	2,9
1983	49,38	51,25	8,0	7,4

Quellen: Eigene Berechnungen nach: BMA (Hrsg.), Die gesetzliche Krankenversicherung in der Bundesrepublik Deutschland. Statistischer und finanzieller Bericht, Bonn, verschiedene Jahrgänge; Angaben der Landwirtschaftlichen Krankenkasse Oberbayern zu den Rechnungsergebnissen (KJ 1) der LKK

Tabelle A.5.7

Entwicklung der Arzneimittelausgaben für die Versicherten insgesamt bei den bayerischen und den außerbayerischen RVO-Kassen, 1975-1983

Jahr	Ausgaben je Gesamtmitglied			
	Bayern	übriges Bundesgebiet	Bayern	übriges Bundesgebiet
	DM		1979 = 100	
1975	220,67	275,93	78,3	81,2
1976	240,49	296,84	85,3	87,3
1977	243,72	301,08	86,4	88,6
1978	263,05	322,14	93,3	94,8
1979	281,93	339,88	100	100
1980	308,64	371,13	109,5	109,2
1981	337,92	398,66	119,9	117,3
1982	345,96	401,85	122,7	118,2
1983	368,04	423,06	130,5	124,5
	Veränderung gegenüber dem Vorjahr			
	absolut		prozentual	
1976	19,82	20,91	9,0	7,6
1977	3,23	4,24	1,3	1,4
1978	19,33	21,06	7,9	7,0
1979	18,88	17,74	7,2	5,5
1980	26,71	31,25	9,5	9,2
1981	29,28	27,53	9,5	7,4
1982	8,04	3,19	2,4	0,8
1983	22,08	21,21	6,4	5,3

Quellen: Eigene Berechnungen nach: BMA (Hrsg.), Die gesetzliche Krankenversicherung in der Bundesrepublik Deutschland. Statistischer und finanzieller Bericht, Bonn, verschiedene Jahrgänge; Angaben der Landwirtschaftlichen Krankenkasse Oberbayern zu den Rechnungsergebnissen (KJ 1) der LKK

Tabelle A.5.8

Entwicklung der Arzneimittelausgaben für die Mitglieder bei den bayerischen und den außerbayerischen Ortskrankenkassen, 1975-1983

Jahr	Ausgaben je Mitglied			
	Bayern	übriges Bundesgebiet	Bayern	übriges Bundesgebiet
	DM		1979 = 100	
1975	91,81	110,77	72,5	75,6
1976	101,06	120,36	79,8	82,2
1977	105,98	126,50	83,7	86,4
1978	117,98	139,53	93,1	95,2
1979	126,68	146,49	100	100
1980	138,25	159,38	109,1	108,8
1981	147,11	166,06	116,1	113,4
1982	145,60	161,02	114,9	109,9
1983	149,60	162,83	118,1	111,2
	Veränderung gegenüber dem Vorjahr			
	absolut		prozentual	
1976	9,25	9,59	10,1	8,7
1977	4,92	6,14	4,9	5,1
1978	12,00	13,03	11,3	10,3
1979	8,70	6,96	7,4	5,0
1980	11,57	12,89	9,1	8,8
1981	8,86	6,68	6,4	4,2
1982	-1,51	-5,04	-1,0	-3,0
1983	4,00	1,81	2,7	1,1

Quelle: BdO (Hrsg.), Statistik der Ortskrankenkassen in der Bundesrepublik Deutschland, verschiedene Jahrgänge (eigene Berechnungen)

Tabelle A.5.9

Entwicklung der Arzneimittelausgaben für die Familienangehörigen der Mitglieder bei den bayerischen und den außerbayerischen Ortskrankenkassen, 1975-1983

Jahr	Ausgaben je Mitglied			
	Bayern	übriges Bundesgebiet	Bayern	übriges Bundesgebiet
	DM		1979 = 100	
1975	60,17	76,87	89,7	89,6
1976	61,19	78,55	91,2	91,6
1977	60,73	79,41	90,5	92,6
1978	64,79	84,71	96,6	98,8
1979	67,07	85,75	100	100
1980	69,79	88,16	104,1	102,8
1081	74,20	92,10	110,6	107,4
1982	74,31	91,45	110,8	106,6
1983	79,38	94,61	118,4	110,3
	Veränderung gegenüber dem Vorjahr			
	absolut		prozentual	
1976	1,02	1,68	1,7	2,2
1977	-0,46	0,86	-0,8	1,1
1978	4,06	5,30	6,7	6,7
1979	2,28	1,04	3,5	1,2
1980	2,72	2,41	4,1	2,8
1981	4,41	3,94	6,3	4,5
1982	0,11	-0,65	0,2	-0,7
1983	5,07	3,16	6,8	3,5

Quelle: BdO (Hrsg.), Statistik der Ortskrankenkassen in der Bundesrepublik Deutschland, verschiedene Jahrgänge (eigene Berechnungen)

Tabelle A.5.10

Entwicklung der Arzneimittelausgaben für die Mitglieder und deren Familienangehörige bei den bayerischen und den außerbayerischen Ortskrankenkassen, 1975-1983

Jahr	Ausgaben je Mitglied			
	Bayern	Übriges Bundesgebiet	Bayern	Übriges Bundesgebiet
	DM		1979 = 100	
1975	151,98	187,64	78,4	80,8
1976	162,25	198,91	83,7	85,7
1977	166,71	205,91	86,0	88,7
1978	182,78	224,24	94,3	96,6
1979	193,75	232,24	100	100
1980	208,04	247,54	107,4	106,6
1981	221,31	258,15	114,2	111,2
1982	219,91	252,46	113,5	108,7
1983	228,98	257,45	118,2	110,9
	Veränderung gegenüber dem Vorjahr			
	absolut		prozentual	
1976	10,27	11,27	6,8	6,0
1977	4,46	7,00	2,8	3,5
1978	16,07	18,33	9,6	8,9
1979	10,97	8,00	6,0	3,6
1980	14,29	15,30	7,4	6,6
1981	13,27	10,61	6,4	4,3
1982	-1,40	-5,69	-0,6	-2,2
1983	9,07	4,99	4,1	2,0

Quelle: BdO (Hrsg.), Statistik der Ortskrankenkassen in der Bundesrepublik Deutschland, verschiedene Jahrgänge (eigene Berechnungen)

Tabelle A.5.11

Entwicklung der Arzneimittelausgaben für die Rentner und deren Familienangehörige bei den bayerischen und den außerbayerischen Ortskrankenkassen, 1975-1983

Jahr	Ausgaben je Rentner			
	Bayern	übriges Bundesgebiet	Bayern	übriges Bundesgebiet
	DM		1979 = 100	
1975	354,55	443,59	76,8	81,7
1976	393,11	479,43	85,2	88,2
1977	393,50	477,37	85,3	87,9
1978	421,79	504,09	91,4	92,8
1979	461,59	543,31	100	100
1980	519,53	610,51	112,6	112,4
1981	587,50	674,27	127,3	124,1
1982	618,32	694,98	134,0	127,9
1983	668,46	747,08	144,8	137,5
	Veränderung gegenüber dem Vorjahr			
	absolut		prozentual	
1976	38,56	35,84	10,9	8,1
1977	0,39	-2,06	0,1	-0,4
1978	28,29	26,72	7,2	5,6
1979	39,80	39,22	9,4	7,8
1980	57,94	67,20	12,6	12,4
1981	67,97	63,76	13,1	10,4
1982	30,82	20,71	5,3	3,1
1983	50,14	52,10	8,1	7,5

Quelle: BdO (Hrsg.), Statistik der Ortskrankenkassen in der Bundesrepublik Deutschland, verschiedene Jahrgänge (eigene Berechnungen)

Tabelle A.5.12

Entwicklung der Arzneimittelausgaben für die Versicherten insgesamt bei den bayerischen und den außerbayerischen Ortskrankenkassen, 1975-1983

	Ausgaben je Gesamtmitglied			
Jahr	Bayern	Übriges Bundesgebiet	Bayern	Übriges Bundesgebiet
	DM		1979 = 100	
1975	219,77	278,69	78,3	81,0
1976	239,69	300,20	85,4	87,3
1977	242,36	304,46	86,4	88,5
1978	261,41	325,45	93,1	94,6
1979	280,67	343,86	100	100
1980	307,58	375,86	109,6	109,4
1981	337,32	404,17	120,2	117,5
1982	345,93	407,91	123,3	118,6
1983	368,00	429,89	131,1	125,0
	Veränderung gegenüber dem Vorjahr			
	absolut		prozentual	
1976	19,92	21,51	9,1	7,7
1977	2,67	4,26	1,1	1,4
1978	19,05	20,99	7,9	6,9
1979	19,26	18,41	7,4	5,7
1980	26,91	32,00	9,6	9,4
1981	29,74	28,31	9,7	7,5
1982	8,61	3,74	2,6	0,9
1983	22,07	21,98	6,4	5,4

Quelle: BdO (Hrsg.), Statistik der Ortskrankenkassen in der Bundesrepublik Deutschland, verschiedene Jahrgänge (eigene Berechnungen)

Tabelle A.5.13

Entwicklung der Arzneimittelausgaben für die Mitglieder bei den bayerischen und den außerbayerischen Betriebskrankenkassen, 1975-1983

Jahr	Ausgaben je Mitglied			
	Bayern	übriges Bundesgebiet	Bayern	übriges Bundesgebiet
	DM		1979 = 100	
1975	103,85	121,31	73,6	78,5
1976	115,24	131,38	81,7	85,0
1977	119,36	136,58	84,6	88,4
1978	132,99	145,60	94,2	94,2
1979	141,11	154,53	100	100
1980	152,60	170,26	108,1	110,2
1981	171,02	178,76	121,2	115,7
1982	160,41	175,67	113,7	113,7
1983	166,22	177,09	117,8	114,6
	Veränderung gegenüber dem Vorjahr			
	absolut		prozentual	
1976	11,39	10,07	11,0	8,3
1977	4,12	5,20	3,6	4,0
1978	13,63	9,02	11,4	6,6
1979	8,12	8,93	8,1	6,1
1980	11,49	15,73	8,1	10,2
1981	18,42	8,50	12,1	5,0
1982	-10,61	-3,09	-6,2	-1,7
1983	5,81	1,42	3,6	0,8

Quelle: BMA (Hrsg.), Die gesetzliche Krankenversicherung in der Bundesrepublik Deutschland. Statistischer und finanzieller Bericht, Bonn, verschiedene Jahrgänge (eigene Berechnungen)

Tabelle A.5.14

Entwicklung der Arzneimittelausgaben für die Familienangehörigen der Mitglieder bei den bayerischen und den außerbayerischen Betriebskrankenkassen, 1975-1983

Jahr	Ausgaben je Mitglied			
	Bayern	Übriges Bundesgebiet	Bayern	Übriges Bundesgebiet
	DM		1979 = 100	
1975	72,80	99,97	78,8	82,6
1976	78,06	104,17	83,7	86,1
1977	82,91	106,55	88,9	88,1
1978	90,13	115,81	96,6	95,7
1979	93,28	120,97	100	100
1980	96,70	122,83	103,7	101,5
1981	93,81	127,37	100,6	105,3
1982	103,13	127,74	110,6	105,6
1983	107,13	129,52	114,7	107,1
	Veränderung gegenüber dem Vorjahr			
	absolut		prozentual	
1976	5,26	4,20	7,2	4,2
1977	4,85	2,38	6,2	2,3
1978	7,22	9,26	8,7	8,7
1979	3,15	5,16	3,5	4,5
1980	3,42	1,86	3,7	1,5
1981	-2,89	4,54	-3,0	3,7
1982	9,32	0,37	9,9	0,3
1983	3,90	1,78	3,8	1,4

Quelle: BMA (Hrsg.), Die gesetzliche Krankenversicherung in der Bundesrepublik Deutschland. Statistischer und finanzieller Bericht, Bonn, verschiedene Jahrgänge (eigene Berechnungen)

Tabelle A.5.15

Entwicklung der Arzneimittelausgaben für die Mitglieder und deren Familienangehörige bei den bayerischen und den außerbayerischen Betriebskrankenkassen, 1975-1983

Jahr	Ausgaben je Mitglied			
	Bayern	Übriges Bundesgebiet	Bayern	Übriges Bundesgebiet
	DM		1979 = 100	
1975	176,65	221,28	75,4	80,3
1976	193,29	235,55	82,5	85,5
1977	202,27	243,13	86,3	88,2
1978	223,12	261,41	95,2	94,9
1979	234,39	275,51	100	100
1980	249,30	293,10	106,4	106,4
1981	264,83	306,13	113,0	111,1
1982	263,55	303,41	112,4	110,1
1983	273,24	306,61	116,6	111,3
	Veränderung gegenüber dem Vorjahr			
	absolut		prozentual	
1976	16,64	14,27	9,4	6,4
1977	8,98	7,58	4,6	3,2
1978	20,85	18,28	10,3	7,5
1979	11,27	14,10	5,1	5,4
1980	14,91	17,59	6,4	6,4
1981	15,53	13,03	6,2	4,4
1982	-1,28	-2,72	-0,5	-0,9
1983	9,69	3,20	3,7	1,1

Quelle: BMA (Hrsg.), Die gesetzliche Krankenversicherung in der Bundesrepublik Deutschland. Statistischer und finanzieller Bericht, Bonn, verschiedene Jahrgänge (eigene Berechnungen)

Tabelle A.5.16

Entwicklung der Arzneimittelausgaben für die Rentner und deren Familienangehörige bei den bayerischen und den außerbayerischen Betriebskrankenkassen, 1975-1983

Jahr	Ausgaben je Mitglied			
	Bayern	übriges Bundesgebiet	Bayern	übriges Bundesgebiet
	DM		1979 = 100	
1975	385,31	470,74	81,6	83,9
1976	423,59	501,84	89,7	89,5
1977	411,29	493,64	87,1	88,0
1978	443,62	526,94	94,0	94,0
1979	472,11	560,82	100	100
1980	527,79	622,99	111,8	111,1
1981	586,76	684,03	124,3	122,0
1982	606,25	697,46	128,4	124,4
1983	644,85	741,63	136,6	132,2
	Veränderung gegenüber dem Vorjahr			
	absolut		prozentual	
1976	38,28	31,10	9,9	6,6
1977	-12,30	-8,20	-2,9	-1,6
1978	32,33	33,30	7,9	6,7
1979	28,49	33,88	6,4	6,4
1980	55,68	62,17	11,8	11,1
1981	58,97	61,04	11,7	9,8
1982	19,49	13,43	3,3	2,0
1983	38,60	44,17	6,4	6,3

Quelle: BMA (Hrsg.), Die gesetzliche Krankenversicherung in der Bundesrepublik Deutschland. Statistischer und finanzieller Bericht, Bonn, verschiedene Jahrgänge (eigene Berechnungen)

Tabelle A.5.17

Entwicklung der Arzneimittelausgaben für die Versicherten insgesamt bei den bayerischen und den außerbayerischen Betriebskrankenkassen, 1975-1983

	Ausgaben je Gesamtmitglied			
Jahr	Bayern	Übriges Bundesgebiet	Bayern	Übriges Bundesgebiet
	DM		1979 = 100	
1975	223,27	288,33	75,8	80,3
1976	247,31	309,78	84,0	86,3
1977	253,46	314,75	86,1	87,7
1978	278,57	338,56	94,6	94,3
1979	294,53	358,87	100	100
1980	320,46	390,63	108,8	108,9
1981	348,96	420,17	118,5	117,1
1982	355,50	425,56	120,7	118,6
1983	377,70	444,90	128,2	124,0
	Veränderung gegenüber dem Vorjahr			
	absolut		prozentual	
1976	24,04	21,45	10,8	7,4
1977	6,15	4,97	2,5	1,6
1978	25,11	23,81	9,9	7,6
1979	15,96	20,31	5,7	6,0
1980	25,93	31,76	8,8	8,9
1981	28,50	29,54	8,9	7,6
1982	6,54	5,39	1,9	1,3
1983	22,20	19,34	5,9	4,5

Quelle: BMA (Hrsg.), Die gesetzliche Krankenversicherung in der Bundesrepublik Deutschland. Statistischer und finanzieller Bericht, Bonn, verschiedene Jahrgänge (eigene Berechnungen)

Tabelle A.5.18

Entwicklung der Arzneimittelausgaben für die Mitglieder bei den bayerischen und den außerbayerischen Innungskrankenkassen, 1975-1983

Jahr	Ausgaben je Mitglied			
	Bayern	übriges Bundesgebiet	Bayern	übriges Bundesgebiet
	DM		1979 = 100	
1975	71,13	82,16	72,8	77,8
1976	77,64	87,16	79,5	82,5
1977	81,01	90,64	82,9	85,8
1978	87,82	101,09	89,9	95,7
1979	97,67	105,64	100	100
1980	105,14	115,10	107,6	109,0
1981	109,54	121,41	112,2	114,9
1982	109,70	118,99	112,3	112,6
1983	111,94	119,83	114,6	113,4
	Veränderung gegenüber dem Vorjahr			
	absolut		prozentual	
1976	6,51	5,00	9,2	6,1
1977	3,37	3,48	4,3	4,0
1978	6,81	10,45	8,4	11,5
1979	9,85	4,55	11,2	4,5
1980	7,47	9,46	7,6	9,0
1981	4,40	6,31	4,2	5,5
1982	0,16	-2,42	0,1	-2,0
1983	2,24	0,84	2,0	0,7

Quelle: BMA (Hrsg.), Die gesetzliche Krankenversicherung in der Bundesrepublik Deutschland. Statistischer und finanzieller Bericht, Bonn, verschiedene Jahrgänge (eigene Berechnungen)

Tabelle A.5.19

Entwicklung der Arzneimittelausgaben für die Familienangehörigen der Mitglieder bei den bayerischen und den außerbayerischen Innungskrankenkassen, 1975-1983

Jahr	Bayern	übriges Bundesgebiet	Bayern	übriges Bundesgebiet
	Ausgaben je Mitglied			
	DM		1979 = 100	
1975	51,04	77,41	94,1	95,1
1976	53,79	79,35	99,1	97,5
1977	50,48	78,29	93,0	96,2
1978	51,40	81,70	94,7	100,4
1979	54,26	81,38	100	100
1980	55,42	81,84	102,1	100,6
1981	56,33	83,95	103,8	103,2
1982	57,79	83,98	106,5	103,2
1983	61,99	85,67	114,2	105,3
	Veränderung gegenüber dem Vorjahr			
	absolut		prozentual	
1976	2,75	1,94	5,4	2,5
1977	-3,31	-1,06	-6,2	-1,3
1978	0,92	3,41	1,8	4,4
1979	2,86	-0,32	5,6	-0,4
1980	1,16	0,46	2,1	0,6
1981	0,91	2,01	1,6	2,5
1982	1,46	0,03	2,6	0,0
1983	4,20	1,69	7,3	2,0

Quelle: BMA (Hrsg.), Die gesetzliche Krankenversicherung in der Bundesrepublik Deutschland. Statistischer und finanzieller Bericht, Bonn, verschiedene Jahrgänge (eigene Berechnungen)

Tabelle A.5.20

Entwicklung der Arzneimittelausgaben für die Mitglieder und deren Familienangehörige bei den bayerischen und den außerbayerischen Innungskrankenkassen, 1975-1983

Jahr	Ausgaben je Mitglied			
	Bayern	übriges Bundesgebiet	Bayern	übriges Bundesgebiet
	DM		1979 = 100	
1975	122,16	159,57	80,4	85,3
1976	131,43	166,51	86,5	89,0
1977	131,49	168,93	86,5	90,3
1978	139,23	182,79	91,6	97,7
1979	151,93	187,02	100	100
1980	160,56	196,94	105,7	105,3
1981	165,88	205,36	109,2	109,8
1982	167,49	202,98	110,2	108,5
1983	173,93	205,51	114,5	109,9
	Veränderung gegenüber dem Vorjahr			
	absolut		prozentual	
1976	9,27	6,94	7,6	4,3
1977	0,06	2,42	0,0	1,5
1978	7,74	13,86	5,9	8,2
1979	12,70	4,23	9,1	2,3
1980	8,63	9,92	5,7	5,3
1981	5,32	8,42	3,3	4,3
1982	1,61	-2,38	1,0	-1,2
1983	6,44	2,53	3,8	1,2

Quelle: BMA (Hrsg.), Die gesetzliche Krankenversicherung in der Bundesrepublik Deutschland. Statistischer und finanzieller Bericht, Bonn, verschiedene Jahrgänge (eigene Berechnungen)

Tabelle A.5.21

Entwicklung der Arzneimittelausgaben für die Rentner und deren Familienangehörige bei den bayerischen und den außerbayerischen Innungskrankenkassen, 1975-1983

Jahr	Ausgaben je Mitglied			
	Bayern	Übriges Bundesgebiet	Bayern	Übriges Bundesgebiet
	DM		1979 = 100	
1975	356,99	432,30	82,2	82,4
1976	386,53	467,87	89,0	89,1
1977	384,25	458,78	88,5	87,4
1978	409,57	484,88	94,3	92,4
1979	434,21	524,82	100	100
1980	489,51	592,79	112,7	113,0
1981	562,68	656,31	129,6	125,1
1982	594,11	678,51	136,8	129,3
1983	639,19	729,68	147,2	139,0
	Veränderung gegenüber dem Vorjahr			
	absolut		prozentual	
1976	29,54	35,57	8,3	8,2
1977	-2,28	-9,09	-0,6	-1,9
1978	25,32	26,10	6,6	5,7
1979	24,64	39,94	6,0	8,2
1980	55,30	67,97	12,7	13,0
1981	73,17	63,52	14,9	10,7
1982	31,43	22,20	5,6	3,4
1983	45,08	51,17	7,6	7,5

Quelle: BMA (Hrsg.), Die gesetzliche Krankenversicherung in der Bundesrepublik Deutschland. Statistischer und finanzieller Bericht, Bonn, verschiedene Jahrgänge (eigene Berechnungen)

Tabelle A.5.22

Entwicklung der Arzneimittelausgaben für die Versicherten insgesamt bei den bayerischen und den außerbayerischen Innungskrankenkassen, 1975-1983

Jahr	Ausgaben je Mitglied			
	Bayern	übriges Bundesgebiet	Bayern	übriges Bundesgebiet
	DM		1979 = 100	
1975	152,43	203,66	79,3	83,0
1976	165,81	217,25	86,2	88,5
1977	166,27	219,23	86,5	89,3
1978	177,64	235,37	92,4	95,9
1979	192,33	245,43	100	100
1980	207,82	264,59	108,1	107,8
1981	223,10	282,12	116,0	114,9
1982	229,34	284,76	119,2	116,0
1983	241,74	296,33	125,7	120,7
	Veränderung gegenüber dem Vorjahr			
	absolut		prozentual	
1976	13,38	13,59	8,8	6,7
1977	0,46	1,98	0,3	0,9
1978	11,37	16,14	6,4	7,4
1979	14,69	10,06	8,3	4,3
1980	15,49	19,16	8,1	7,8
1981	15,28	17,53	7,4	6,6
1982	6,24	2,64	2,8	0,9
1983	12,40	11,47	5,4	4,0

Quelle: BMA (Hrsg.), Die gesetzliche Krankenversicherung in der Bundesrepublik Deutschland. Statistischer und finanzieller Bericht, Bonn, verschiedene Jahrgänge (eigene Berechnungen)

Tabelle A.5.23

Entwicklung der Arzneimittelausgaben für die Mitglieder bei den bayerischen und den außerbayerischen Landwirtschaftlichen Krankenkassen, 1975-1983

Jahr	Ausgaben je Mitglied			
	Bayern	übriges Bundesgebiet	Bayern	übriges Bundesgebiet
	DM		1979 = 100	
1975	83,61	93,19	78,3	72,1
1976	86,16	100,87	80,7	78,1
1977	95,19	113,59	89,1	87,9
1978	98,10	127,75	91,8	98,9
1979	106,81	129,21	100	100
1980	117,62	144,66	110,1	112,0
1981	126,86	151,42	118,8	117,2
1982	126,20	154,70	118,2	119,7
1983	133,15	159,68	124,7	123,6
	Veränderung gegenüber dem Vorjahr			
	absolut		prozentual	
1976	2,55	7,68	3,0	8,2
1977	9,03	12,72	10,5	12,6
1978	2,91	14,16	3,1	12,5
1979	8,71	1,46	8,9	1,1
1980	10,81	15,45	10,1	12,0
1981	9,24	6,76	7,9	4,7
1982	-0,66	3,28	-0,5	2,2
1983	6,95	4,98	5,5	3,2

Quelle: Angaben der Landwirtschaftlichen Krankenkasse Oberbayern zu den Rechnungsergebnissen (KJ 1) der LKK (eigene Berechnungen)

Tabelle A.5.24

Entwicklung der Arzneimittelausgaben für die Familienangehörigen der Mitglieder bei den bayerischen und den außerbayerischen Landwirtschaftlichen Krankenkassen, 1975-1983

	Ausgaben je Mitglied			
Jahr	Bayern	Übriges Bundesgebiet	Bayern	Übriges Bundesgebiet
	DM		1979 = 100	
1975	117,14	147,37	86,2	80,0
1976	116,84	155,36	86,0	84,3
1977	125,54	162,04	92,4	87,9
1978	128,32	179,02	94,4	97,2
1979	135,91	184,25	100	100
1980	144,40	196,31	106,2	106,5
1981	150,34	202,55	110,6	109,9
1982	147,88	202,36	108,8	109,8
1983	154,40	206,70	113,6	102,1
	Veränderung gegenüber dem Vorjahr			
	absolut		prozentual	
1976	-0,30	7,99	-0,3	5,4
1977	8,70	6,68	7,4	4,3
1978	2,78	16,98	2,2	10,5
1979	7,59	5,23	5,9	2,9
1980	8,49	12,06	6,2	6,5
1981	5,94	6,24	4,1	3,2
1982	-2,46	-0,19	-1,6	-0,1
1983	6,52	4,34	4,4	2,1

Quelle: Angaben der Landwirtschaftlichen Krankenkasse Oberbayern zu den Rechnungsergebnissen (KJ 1) der LKK (eigene Berechnungen)

Tabelle A.5.25

Entwicklung der Arzneimittelausgaben für die Mitglieder und deren Familienangehörige bei den bayerischen und den außerbayerischen Landwirtschaftlichen Krankenkassen, 1975-1983

Jahr	Ausgaben je Mitglied			
	Bayern	übriges Bundesgebiet	Bayern	übriges Bundesgebiet
	DM		1979 = 100	
1975	200,75	240,55	82,7	76,7
1976	202,99	256,23	83,6	81,7
1977	220,73	275,63	90,9	87,9
1978	226,43	306,77	93,3	97,9
1979	242,72	313,46	100	100
1980	262,02	340,97	108,0	108,8
1981	277,21	353,96	114,2	112,9
1982	274,08	357,06	112,9	113,9
1983	287,54	366,38	118,5	116,9
	Veränderung gegenüber dem Vorjahr			
	absolut		prozentual	
1976	2,24	15,68	1,1	6,5
1977	17,74	19,40	8,7	7,6
1978	5,70	31,14	2,6	11,3
1979	16,29	6,69	7,2	2,2
1980	19,30	27,51	8,0	8,8
1981	15,19	12,99	5,8	3,8
1982	-3,13	3,10	-1,1	0,9
1983	13,46	9,32	4,9	2,6

Quelle: Angaben der Landwirtschaftlichen Krankenkasse Oberbayern zu den Rechnungsergebnissen (KJ 1) der LKK (eigene Berechnungen)

Tabelle A.5.26

Entwicklung der Arzneimittelausgaben für die Altenteiler und deren Familienangehörige bei den bayerischen und den außerbayerischen Landwirtschaftlichen Krankenkassen, 1975-1983

Jahr	Ausgaben je Mitglied			
	Bayern	Übriges Bundesgebiet	Bayern	Übriges Bundesgebiet
	DM		1979 = 100	
1975	350,12	442,77	76,6	78,2
1976	389,76	486,54	85,2	86,0
1977	380,71	484,48	83,2	85,6
1978	418,82	517,90	91,6	91,5
1979	457,31	566,06	100	100
1980	510,56	638,15	111,6	112,7
1981	579,12	700,38	126,6	123,7
1982	604,23	717,91	132,1	126,8
1983	665,67	781,14	145,6	138,0
	Veränderung gegenüber dem Vorjahr			
	absolut		prozentual	
1976	39,64	43,77	11,3	9,9
1977	-9,05	-2,06	-2,3	-0,4
1978	38,11	33,42	10,0	6,9
1979	38,49	48,16	9,2	9,3
1980	53,25	72,09	11,6	12,7
1981	68,56	62,23	13,4	9,8
1982	25,11	17,53	4,3	2,5
1983	61,44	63,23	10,2	8,8

Quelle: Angaben der Landwirtschaftlichen Krankenkasse Oberbayern zu den Rechnungsergebnissen (KJ 1) der LKK (eigene Berechnungen)

Tabelle A.5.27

Entwicklung der Arzneimittelausgaben für die Versicherten insgesamt bei den bayerischen und den außerbayerischen Landwirtschaftlichen Krankenkassen, 1975-1983

Jahr	Ausgaben je Mitglied			
	Bayern	übriges Bundesgebiet	Bayern	übriges Bundesgebiet
	DM		1979 = 100	
1975	256,94	326,38	79,5	77,6
1976	272,66	354,71	84,4	84,4
1977	280,34	364,80	86,7	86,8
1978	297,84	396,00	92,2	94,2
1979	323,17	420,41	100	100
1980	357,02	467,70	110,5	111,2
1981	393,49	503,74	121,8	119,8
1982	401,51	512,09	124,2	121,8
1983	431,84	542,35	133,6	129,0
	Veränderung gegenüber dem Vorjahr			
	absolut		prozentual	
1976	15,72	28,33	6,1	8,7
1977	7,68	10,09	2,8	2,8
1978	17,50	31,20	6,2	8,6
1979	25,33	24,41	8,5	6,2
1980	33,85	47,29	10,5	11,2
1981	36,47	36,04	10,2	7,7
1982	8,02	8,35	2,0	1,7
1983	30,33	30,26	7,6	5,9

Quelle: Angaben der Landwirtschaftlichen Krankenkasse Oberbayern zu den Rechnungsergebnissen (KJ 1) der LKK (eigene Berechnungen)

Tabelle A.5.28

Kosten[a] und Anzahl der von bayerischen Kassenärzten[b] ausgestellten Arzneimittelverordnungen insgesamt sowie Anteile nach Versichertengruppen (nur AOK), 2/1979 - 4/1982

Quartal	Versicherte insgesamt	Mitglieder	Familienangehörige	Rentner
		Arzneimittelkosten		
	DM	in %	in %	in %
2/1979	253 044 669,47	30,4	15,4	54,1
3/1979	226 706 375,60	30,1	14,7	55,1
4/1979	259 386 140,69	30,8	15,4	53,7
1/1980	246 593 343,49	37,6	15,7	52,7
2/1980	265 400 588,01	30,4	14,2	55,4
3/1980	263 919 155,36	30,4	14,2	55,4
4/1980	297 443 596,02	31,0	15,0	54,0
1/1981	273 829 102,85	31,6	15,4	53,0
2/1981	288 383 275,81	29,9	14,3	55,7
3/1981	288 247 430,92	29,8	13,7	56,5
4/1981	321 229 908,75	30,0	14,9	55,1
1/1982	271 485 564,34	30,6	14,8	54,6
2/1982	306 618 047,30	29,5	14,3	56,2
3/1982	294 527 694,15	29,4	13,6	57,0
4/1982	343 954 192,99	29,3	14,3	56,4
		Rezepte		
2/1979	8 974 420	34,0	21,8	44,2
3/1979	7 750 035	34,0	20,9	45,1
4/1979	9 100 602	34,8	21,8	43,4
1/1980	8 595 394	35,8	22,2	42,0
2/1980	8 697 878	34,4	21,1	44,4
3/1980	8 297 595	34,5	20,5	45,0
4/1980	9 430 248	35,2	21,6	43,1
1/1981	8 682 284	36,0	22,4	41,6
2/1981	8 567 372	34,1	21,0	44,9
3/1981	8 285 985	34,1	20,3	45,6
4/1981	9 463 130	34,4	21,9	43,7
1/1982	8 055 572	35,2	21,9	42,9
2/1982	8 694 052	33,6	21,4	45,0
3/1982	8 056 076	33,8	20,4	45,8
4/1982	9 374 340	33,5	21,5	45,0

[a] Bruttokosten
[b] zugelassene, beteiligte und ermächtigte Ärzte

Quelle: Arzneikostenstatistik (eigene Berechnungen)

Tabelle A.5.29

Kosten[a] der von bayerischen Kassenärzten[b] verordneten Arzneimittel je Fall nach Versichertengruppen (nur AOK), 2/1979 - 4/1982

Quartal	Mitglieder	Familien-angehörige	Rentner	Versicherte insgesamt
		Kosten[a] je Fall (DM)		
2/1979	35,32	28,38	92,00	50,15
3/1979	31,61	25,13	83,34	45,44
4/1979	35,70	30,33	94,03	51,43
1/1980	32,29	27,24	85,41	46,04
2/1980	35,73	29,15	95,77	51,80
3/1980	35,02	28,07	94,95	51,09
4/1980	39,74	34,21	107,54	58,14
1/1981	35,37	29,94	94,65	50,82
2/1981	37,84	30,90	104,26	55,87
3/1981	37,14	29,85	104,03	55,44
4/1981	41,32	36,29	115,64	61,98
1/1982	34,55	29,57	96,64	51,24
2/1982	39,47	32,28	111,05	58,94
3/1982	37,32	29,64	106,32	56,10
4/1982	43,82	37,31	125,01	66,53
		Index 4/1979 = 100		
4/1979	100	100	100	100
4/1980	111,3	112,8	114,4	113,0
4/1981	115,7	119,6	123,0	120,5
4/1982	122,7	123,0	132,9	129,4

[a] Bruttokosten
[b] zugelassene, beteiligte und ermächtigte Ärzte

Quelle: Arzneikostenstatistik (eigene Berechnungen)

Tabelle A.5.30

Arzneimittelkosten je Rezept nach Versichertengruppen (nur AOK), 1/1979 - 4/1983

Quartal	Mitglieder	Familien-angehörige	Rentner	Versicherte insgesamt
		Kosten[a] je Rezept (DM)		
1/1979	23,92	19,15	33,43	26,59
2/1979	25,16	20,01	34,48	28,09
3/1979	25,86	20,61	35,68	29,12
4/1979	25,30	20,22	35,19	28,42
1/1980	25,32	20,32	35,94	28,60
2/1980	26,88	21,48	37,60	30,43
3/1980	27,95	22,05	39,12	31,68
4/1980	27,70	21,92	39,48	31,44
1/1981	27,69	21,77	40,10	31,45
2/1981	29,51	22,98	41,73	33,52
3/1981	30,24	23,60	43,02	34,62
4/1981	29,53	23,14	42,70	33,79
1/1982	29,21	22,89	42,80	33,55
2/1982	30,86	23,67	44,00	35,12
3/1982	31,75	24,41	45,41	36,49
4/1982	31,98	24,55	45,90	36,52
1/1983	31,79	24,30	46,91	36,28
2/1983	35,60	26,44	49,86	40,19
3/1983	36,74	26,96	52,09	41,69
4/1983	36,48	26,69	51,97	41,10
		Index 4/1979 = 100		
4/1979	100	100	100	100
4/1980	109,5	108,4	112,2	110,6
4/1981	116,7	114,4	121,3	118,9
4/1982	126,4	121,4	130,4	128,5
4/1983	144,2	132,0	147,7	144,6

[a] Bruttokosten

Quelle: VSA-Arzneikostenstatistk

Tabelle A.5.31

Arzneimittelkosten[a] je Arzneimittel[b] nach Versichertengruppen (nur AOK), 1/1979 - 4/1983

	DM		Index 4/1979 = 100	
Quartal	Mitglieder	Familien-angehörige	Mitglieder	Familien-angehörige
1/1979	13,17	13,32	91,4	92,4
2/1979	14,25	14,12	98,9	97,9
3/1979	14,82	14,69	102,8	101,9
4/1979	14,41	14,42	100	100
1/1980	14,38	14,45	99,8	100,2
2/1980	15,44	15,36	107,1	106,5
3/1980	16,05	15,89	111,4	110,2
4/1980	15,75	15,77	109,3	109,4
1/1981	15,51	15,59	107,6	108,1
2/1981	17,10	16,84	118,7	116,8
3/1981	17,70	17,46	122,8	121,1
4/1981	17,03	16,91	118,2	117,3
1/1982	17,02	16,96	118,1	117,6
2/1982	18,36	17,89	127,4	124,1
3/1982	19,05	18,60	132,2	129,0
4/1982	19,01	18,57	131,9	128,8
1/1983	18,49	18,45	128,3	127,9
2/1983	22,39	21,78	155,4	151,0
3/1983	23,24	22,58	161,3	156,6
4/1983	22,99	22,55	159,5	156,4

[a] Bruttokosten
[b] gebührenpflichtige Arzneimittel

Quelle: VSA-Arzneikostenstatistik

Tabelle A.5.32

Anzahl der von bayerischen Kassenärzten[a] ausgestellten Rezepte je Fall nach Versichertengruppen (nur AOK), 2/1979 - 4/1982

Quartal	Mitglieder	Familien-angehörige	Rentner	Versicherte insgesamt
		Rezepte je Fall		
2/1979	1,40	1,42	2,66	1,78
3/1979	1,22	1,22	2,33	1,55
4/1979	1,41	1,50	2,67	1,80
1/1980	1,27	1,35	2,37	1,60
2/1980	1,33	1,36	2,54	1,70
3/1980	1,25	1,27	2,42	1,61
4/1980	1,43	1,57	2,72	1,84
1/1981	1,28	1,38	2,36	1,61
2/1981	1,28	1,35	2,49	1,66
3/1981	1,22	1,27	2,41	1,59
4/1981	1,39	1,57	2,70	1,83
1/1982	1,18	1,29	2,26	1,52
2/1982	1,28	1,37	2,52	1,67
3/1982	1,17	1,22	2,34	1,53
4/1982	1,37	1,53	2,72	1,81
		Index 4/1979 = 100		
4/1979	100	100	100	100
4/1980	101,6	104,1	102,0	102,2
4/1981	98,8	104,6	101,3	101,2
4/1982	96,8	101,5	102,0	100,5

[a] zugelassene, beteiligte und ermächtigte Ärzte

Quelle: Arzneikostenstatistik (eigene Berechnungen)

Tabelle A.5.33

Arzneimittel je Rezept nach Versichertengruppen (nur AOK), 1/1979 - 4/1983

Quartal	Mitglieder	Familien- angehörige	Rentner	Versicherte insgesamt
		Arzneimittel[a] je Rezept (DM)		
1/1979	1,81	1,82	2,05	1,92
2/1979	1,76	1,79	2,02	1,89
3/1979	1,74	1,77	2,01	1,87
4/1979	1,74	1,77	2,00	1,86
1/1980	1,75	1,77	2,00	1,87
2/1980	1,73	1,76	2,00	1,86
3/1980	1,73	1,76	2,00	1,86
4/1980	1,75	1,77	2,01	1,87
1/1981	1,77	1,78	2,02	1,88
2/1981	1,71	1,75	1,99	1,85
3/1981	1,72	1,75	1,99	1,85
4/1981	1,72	1,75	1,99	1,85
1/1982	1,71	1,72	1,96	1,83
2/1982	1,67	1,70	1,94	1,80
3/1982	1,66	1,69	1,94	1,80
4/1982	1,67	1,70	1,94	1,80
1/1983	1,71	1,71	1,93	1,81
2/1983	1,58	1,59	1,86	1,72
3/1983	1,57	1,59	1,85	1,71
4/1983	1,57	1,58	1,84	1,70
		Index 4/1979 = 100		
4/1979	100	100	100	100
4/1980	100,3	100,3	100,6	100,4
4/1981	99,0	98,9	99,7	99,4
4/1982	96,1	96,0	97,0	96,7
4/17983	90,3	89,6	92,0	91,3

[a] nur gebührenpflichtige Arzneimittelverordnungen

Quelle: VSA-Arzneikostenstatistik

Tabelle A.5.34

Fallzahlen der Arzneikostenstatistik nach Arztstatus, Arztgruppen und Versichertengruppen (nur AOK), 4/1979 - 4/1982

	4. Quartal			
	1979	1980	1981	1982
Fälle insgesamt	5 043 284	5 115 855	5 182 815	5 169 900
darunter Fälle der				
- zugelassenen Ärzte	4 778 274	4 859 542	4 931 560	4 919 672
- beteiligten Ärzte	198 911	196 098	193 329	191 991
- ermächtigten Ärzte	66 099	60 215	57 926	58 237
- zugel. Allg.ärzte	2 673 102	2 672 414	2 637 283	2 566 807
- zugel. Internisten	482 823	511 180	529 262	538 855
- Mitglieder	2 240 235	2 317 747	2 336 107	2 299 869
- Familienangehörige	1 321 128	1 303 179	1 316 707	1 318 287
- Rentner	1 481 921	1 494 929	1 530 001	1 551 744
	Spaltenprozente[a]			
Fälle insgesamt	100,0	100,0	100,0	100,0
darunter: Fälle der				
- zugelassenen Ärzte	94,7	95,0	95,2	95,2
- beteiligten Ärzte	3,9	3,8	3,7	3,7
- ermächtigten Ärzte	1,4	1,2	1,1	1,1
- zugel. Allg.ärzte	55,9	55,0	53,5	52,2
- zugel. Internisten	10,1	10,5	10,7	11,0
- Mitglieder	44,4	45,3	45,1	44,5
- Familienangehörige	26,2	25,5	25,4	25,5

[a] Anteilswerte für zugelassene Allgemeinärzte und Internisten in Prozent der Fälle der zugelassenen Ärzte, übrige Anteilswerte in Prozent der Fälle insgesamt

Quelle: Arzneikostenstatistik

Tabelle A.5.35

Kosten[a] der Arzneimittelverordnungen zugelassener Kassenärzte in Bayern je Fall der AOK-Versicherten in den vierten Quartalen 1979-1982 nach Arztgruppen

Arztgruppe	4. Quartal 1979	1980	1981	1982	Veränderung 4/79-4/82	
	DM	DM	DM	DM	DM	in %
Augenärzte	7,69	9,14	9,98	10,65	2,96	38,4
Chirurgen	12,73	12,73	11,71	11,72	-1,01	-7,9
Frauenärzte	11,83	12,54	12,50	13,08	1,25	10,6
HNO-Ärzte	12,77	14,55	15,45	16,76	3,99	31,3
Hautärzte	40,10	44,37	44,84	48,06	7,96	19,9
Internisten	76,84	86,91	92,25	100,17	23,33	30,4
Kinderärzte	30,65	35,52	38,77	39,05	8,40	27,4
Nervenärzte	67,49	72,69	73,49	76,29	8,80	13,0
Orthopäden	15,53	16,63	16,53	17,43	1,90	12,2
Urologen	34,30	39,67	41,07	46,76	12,46	36,3
Allgemeinärzte	70,76	80,69	88,10	96,40	25,64	36,2
Sonstige	5,90	5,92	5,73	5,06	-0,84	-14,2
Ärzte insgesamt	53,31	60,24	64,20	69,05	15,74	29,5
	Index Ärzte insgesamt = 100					
Augenärzte	14,4	15,2	15,5	15,4		
Chirurgen	23,9	21,1	18,2	17,0		
Frauenärzte	22,2	20,8	19,4	18,9		
HNO-Ärzte	24,0	24,2	24,1	24,3		
Hautärzte	75,2	73,7	69,8	69,6		
Internisten	144,1	144,3	143,7	145,1		
Kinderärzte	57,5	59,0	60,4	56,6		
Nervenärzte	126,6	120,7	114,5	110,5		
Orthopäden	29,1	27,6	25,7	25,2		
Urologen	64,3	65,9	64,0	67,7		
Allgemeinärzte	132,7	133,9	137,2	139,6		
Sonstige	11,1	9,8	8,9	7,3		
Ärzte insgesamt	100	100	100	100		

[a] Bruttokosten

Quelle: Arzneikostenstatistik (eigene Berechnungen)

Tabelle A.5.36

Kosten[a] der von den zugelassenen Kassenärzten in Bayern verordneten Arzneimittel je Fall nach Arztgruppen und Versichertengruppen (nur AOK), 4/1979 - 4/1982

Arztgruppe	Quartal	Mitglieder	Familien-angehörige	Rentner	Versicherte insgesamt
		Kosten[a] je Fall (DM)			
Ärzte insgesamt	4/1979	37,14	31,31	96,74	53,31
	4/1980	41,27	35,32	110,73	60,24
	4/1981	42,91	37,45	119,18	64,20
	4/1982	45,63	38,59	129,04	69,05
Allgemeinärzte	4/1979	48,37	39,57	126,37	70,76
	4/1980	54,32	44,93	145,75	90,69
	4/1981	57,72	48,66	160,76	88,10
	4/1982	62,12	51,14	176,37	96,40
Internisten	4/1979	50,95	45,50	121,24	76,84
	4/1980	56,79	50,52	138,44	86,91
	4/1981	59,50	51,84	146,90	92,25
	4/1982	63,65	54,28	160,04	100,17
		Index 4/1979 = 100			
Ärzte insgesamt	4/1980	111,1	112,8	114,5	113,0
	4/1981	115,5	119,6	123,2	120,4
	4/1982	122,9	123,3	133,4	129,5
Allgemeinärzte	4/1980	112,3	113,5	115,3	114,0
	4/1981	119,3	123,0	127,2	124,5
	4/1982	128,4	129,2	139,6	136,2
Internisten	4/1980	111,5	110,0	114,2	113,1
	4/1981	116,8	113,9	121,2	120,1
	4/1982	124,9	119,2	132,0	130,4

[a] Bruttokosten

Quelle: Arzneikostenstatistik

Tabelle A.5.37

Kosten des Arzneimittel-Sprechstundenbedarfs bayerischer Kassenärzte[a] für RVO-Versicherte, 4/1979 - 4/1982

	4. Quartal 1979 DM	1980 DM	1981 DM	1982 DM
Kosten insgesamt	9 167 484	11 648 725	1 6377 608	20 342 556
Kosten je Fall	1,55	1,94	2,69	3,36
darunter:				
Augenärzte	0,50	0,56	0,64	0,65
Chirurgen	7,80	9,64	11,16	13,36
Frauenärzte	1,19	1,42	1,50	1,52
HNO-Ärzte	1,40	1,49	1,69	1,81
Hautärzte	2,33	2,46	3,20	3,44
Internisten	1,34	1,60	2,32	2,91
Kinderärzte	0,97	2,43	5,59	6,72
Nervenärzte	0,94	1,22	1,54	3,05
Orthopäden	7,77	9,53	11,03	12,32
Urologen	7,08	7,68	16,09	17,47
Allgemeinärzte	1,24	1,56	2,14	2,91
Sonstige	0,44	0,57	1,13	1,38

[a] nur zugelassene Ärzte

Quelle: Arzneikostenstatistik

Tabelle A.5.38

Rezepte zugelassener Kassenärzte in Bayern je Fall der AOK-Versicherten in den vierten Quartalen 1979-1982 nach Arztgruppen

Arztgruppe	4. Quartal				Veränderung
	1979	1980	1981	1982	4/79-4/82
	Anzahl				%
Augenärzte	0,75	0,78	0,76	0,78	3,2
Chirurgen	0,66	0,63	0,56	0,51	-22,5
Frauenärzte	0,62	0,61	0,59	0,59	- 4,4
HNO-Ärzte	0,89	0,91	0,90	0,91	2,7
Hautärzte	1,69	1,70	1,65	1,65	- 2,5
Internisten	2,16	2,21	2,17	2,18	1,1
Kinderärzte	1,94	2,11	2,14	2,12	9,2
Nervenärzte	1,61	1,56	1,50	1,46	- 9,1
Orthopäden	0,76	0,75	0,70	0,71	- 7,8
Urologen	1,15	1,17	1,16	1,19	3,4
Allgemeinärzte	2,42	2,49	2,51	2,53	4,6
Sonstige	0,13	0,11	0,11	0,09	-32,8
Ärzte insgesamt	1,87	1,91	1,89	1,88	0,7
	Index Ärzte insgesamt = 100				
Augenärzte	40,1	40,8	40,2	41,5	
Chirurgen	35,3	33,0	29,6	27,1	
Frauenärzte	33,2	32,0	31,2	31,4	
HNO-Ärzte	48,6	47,6	47,6	48,4	
Hautärzte	90,4	89,0	87,3	87,8	
Internisten	115,5	115,7	114,8	116,0	
Kinderärzte	103,7	110,5	113,2	112,8	
Nervenärzte	86,1	81,7	79,4	77,7	
Orthopäden	40,6	39,3	37,0	37,8	
Urologen	61,5	61,3	61,4	63,3	
Allgemeinärzte	129,4	130,4	132,8	134,6	
Sonstige	7,0	5,8	5,8	4,8	
Ärzte insgesamt	100	100	100	100	

Quelle: Arzneikostenstatistik

Tabelle A.5.39

Anzahl der von den zugelassenen Kassenärzten in Bayern ausgestellten Rezepte je Fall nach Arztgruppen und nach Versichertengruppen (nur AOK), 4/1979 - 4/1982

Arztgruppe	Quartal	Mitglieder	Familien-angehörige	Rentner	Versicherte insgesamt
			Rezepte je Fall		
Ärzte insgesamt	4/1979	1,47	1,56	2,75	1,87
	4/1980	1,49	1,62	2,80	1,91
	4/1981	1,45	1,63	2,79	1,89
	4/1982	1,42	1,58	2,81	1,88
Allgemeinärzte	4/1979	1,91	1,92	3,50	2,42
	4/1980	1,96	2,00	3,60	2,49
	4/1981	1,94	2,04	3,66	2,51
	4/1982	1,92	2,01	3,73	2,53
Internisten	4/1979	1,67	1,69	2,93	2,16
	4/1980	1,71	1,73	3,00	2,21
	4/1981	1,67	1,68	2,96	2,17
	4/1982	1,64	1,64	3,01	2,18
			Index 4/1979 = 100		
Ärzte insgesamt	4/1980	101,5	104,2	102,1	102,2
	4/1981	98,7	104,5	101,5	101,1
	4/1982	96,9	101,7	102,4	100,7
Allgemeinärzte	4/1980	102,5	104,0	103,0	102,9
	4/1981	101,5	106,2	104,6	103,9
	4/1982	100,3	104,4	106,7	104,6
Internisten	4/1980	102,2	102,1	102,5	102,3
	4/1981	99,5	99,3	101,0	100,7
	4/1982	98,0	97,0	102,7	101,1

Quelle: Arzneikostenstatistik

Tabelle A.5.40

Kosten und Anzahl der Arzneimittelverordnungen zugelassener Kassenärzte in Bayern nach konstanten Ärzten, Zu- und Abgängern, 4/1979 - 4/1982

Arztgruppe	4. Quartal 1979	1980	1981	1982
	1. Kosten[a] je Fall (DM)			
Alle Ärzte	53,31	60,24	64,20	60,05
darunter: Konstante Ärzte	53,42	60,82	65,60	71,26
Zugänger	51,68	59,52	61,88	66,05
Abgänger	60,46	67,96	75,80	-
	Index 1979 = 100			
Alle Ärzte	100	112,0	120,4	129,5
darunter: Konstante Ärzte	100	113,9	122,8	133,4
Zugänger	100	115,2	119,7	127,8
Abgänger	100	112,4	125,3	-
	Index alle Ärzte = 100			
Alle Ärzte	100	100	100	100
darunter: Konstante Ärzte	100,2	101,0	102,2	103,2
Zugänger	96,9	98,8	96,4	95,7
Abgänger	113,4	112,8	118,1	-
	2. Rezepte je Fall (Anzahl)			
Alle Ärzte	1,87	1,91	1,89	1,88
darunter: Konstante Ärzte	1,87	1,93	1,93	1,94
Zugänger	1,78	1,88	1,83	1,81
Abgänger	2,14	2,17	2,27	-
	Index 1979 = 100			
Alle Ärzte	100	102,2	101,1	100,7
darunter: Konstante Ärzte	100	103,0	103,1	103,6
Zugänger	100	105,6	102,7	101,7
Abgänger	100	101,6	106,1	-
	Index alle Ärzte = 100			
Alle Ärzte	100	100	100	100
darunter: Konstante Ärzte	100,1	100,9	102,1	103,0
Zugänger	95,0	98,2	96,4	95,9
Abgänger	114,4	113,7	120,0	-

[a] Bruttokosten

Quelle: KVB-Längsschnittdaten

Tabelle A.5.41

Kosten und Anzahl der Arzneimittelverordnungen zugelassener Allgemeinärzte in Bayern nach konstanten Ärzten, Zu- und Abgängern, 4/1979 - 4/1982

Arztgruppe	4. Quartal 1979	1980	1981	1982
	1. Kosten[a] je Fall (DM)			
Alle Allgemeinärzte	70,76	80,69	88,10	96,40
darunter: Konstante Ärzte	70,72	80,86	88,94	97,69
Zugänger	68,75	77,97	83,71	91,31
Abgänger	71,33	81,13	84,11	-
	Index 1979 = 100			
Alle Allgemeinärzte	100	114,0	124,5	136,2
darunter: Konstante Ärzte	100	114,3	125,8	138,1
Zugänger	100	113,4	121,8	132,8
Abgänger	100	113,7	117,9	-
	Index alle Allgemeinärzte = 100			
Alle Allgemeinärzte	100	100	100	100
darunter: Konstante Ärzte	99,9	100,2	101,0	101,3
Zugänger	97,2	96,6	95,0	94,7
Abgänger	100,8	100,6	95,5	-
	2. Rezepte je Fall (Anzahl)			
Alle Allgemeinärzte	2,42	2,49	2,51	2,53
darunter: Konstante Ärzte	2,41	2,49	2,53	2,56
Zugänger	2,28	2,38	2,38	2,39
Abgänger	2,50	2,56	2,68	-
	Index 1979 = 100			
Alle Allgemeinärzte	100	102,9	103,9	104,6
darunter: Konstante Ärzte	100	103,3	105,1	106,3
Zugänger	100	104,1	104,2	104,6
Abgänger	100	102,7	107,3	-
	Index alle Allgemeinärzte = 100			
Alle Allgemeinärzte	100	100	100	100
darunter: Konstante Ärzte	99,8	100,2	100,9	101,4
Zugänger	94,6	95,7	94,9	94,6
Abgänger	103,4	103,2	106,8	-

[a] Bruttokosten

Quelle: KVB-Längsschnittdaten

Tabelle A.5.42

Kosten und Anzahl der Arzneimittelverordnungen zugelassener Internisten in Bayern nach konstanten Ärzten, Zu- und Abgängern, 4/1979-4/1982

Arztgruppe	4. Quartal 1979	1980	1981	1982
	1. Kosten[a] je Fall (DM)			
Alle Internisten	76,84	86,91	92,25	100,17
darunter: Konstante Ärzte	77,42	88,96	95,33	104,18
Zugänger	56,42	74,11	83,34	89,10
Abgänger	75,48	84,09	81,52	-
	Index 1979 = 100			
Alle Internisten	100	113,1	120,1	130,4
darunter: Konstante Ärzte	100	114,9	123,1	134,6
Zugänger	100	131,4	147,7	157,9
Abgänger	100	111,4	108,0	-
	Index alle Internisten = 100			
Alle Internisten	100	100	100	100
darunter: Konstante Ärzte	100,8	102,4	103,3	104,0
Zugänger	73,4	85,3	90,3	89,0
Abgänger	98,2	96,8	88,4	-
	2. Rezepte je Fall (Anzahl)			
Alle Internisten	2,16	2,21	2,17	2,18
darunter: Konstante Ärzte	2,16	2,24	2,22	2,25
Zugänger	1,65	2,00	2,03	2,01
Abgänger	2,32	2,38	2,19	-
	Index 1979 = 100			
Alle Internisten	100	102,3	100,7	101,1
darunter: Konstante Ärzte	100	103,6	103,1	104,3
Zugänger	100	121,0	122,8	121,3
Abgänger	100	102,7	94,6	-
	Index alle Internisten = 100			
Alle Internisten	100	100	100	100
darunter: Konstante Ärzte	100,1	101,4	102,5	103,3
Zugänger	76,7	90,7	93,6	92,0
Abgänger	107,5	107,9	101,0	-

[a] Bruttokosten

Quelle: KVB-Längsschnittdaten

Tabelle A.5.43

Verteilungsparameter der Arzneikosten je Fall (AOK-Versicherte) der niedergelassenen Kassenärzte in Bayern, 4/1979 und 4/1982

Parameter	Arzneikosten je Fall (DM)[a] 4/1979	4/1982	Veränderung(abs.)[b] 4/1979-4/1982
Mittelwert	53,04	70,04	19,11
Standardabweichung	33,09	54,68	19,72
Variationskoeffizient	0,62	0,78	1,03
Maximum	448,50	3 089,50	323,00
Oberes Quartil	76,50	103,00	31,25
Median	57,50	76,50	17,75
Unteres Quartil	22,00	25,00	4,25
Minimum	0,00	0,00	-181,50
Spannweite	448,50	3 089,50	504,50
Quartilsabstand	55,00	78,00	27,00

[a] Beobachtungsdaten (Durchschnittswerte der einzelnen Arztpraxen) gerundet auf 0,50 DM

[b] Beobachtungsdaten (Durchschnittswerte der einzelnen Arztpraxen) gerundet auf 0,25 DM

Quelle: Arzneikostenstatistik

Tabelle A.5.44

Verteilungsparameter der Arzneikosten je Fall und der Veränderung Zahl der Rezepte je Fall (AOK-Versicherte) der niedergelassenen Allgemeinärzte in Bayern, 4/1979 - 4/1982

Parameter	Arzneikosten je Fall (DM)[a]		Veränderung der Rezepte je Fall (abs.)[b]
	4/1979	4/1982	4/1979-4/1982
Mittelwert	70,10	97,33	0,17
Standardabweichung	20,17	27,05	0,37
Variationskoeffizient	0,29	0,28	2,19
Maximum	213,00	383,00	4,17
Oberes Quartil	81,25	112,50	0,32
Median	69,50	96,25	0,16
Unteres Quartil	58,00	81,50	0,00
Minimum	1,00	0,50	-3,06
Spannweite	212,00	382,50	7,23
Quartilsabstand	23,25	31,00	0,33

[a] Beobachtungsdaten (Durchschnittswerte der einzelnen Arztpraxen) gerundet auf 0,25 DM

[b] Beobachtungsdaten (Durchschnittswerte der einzelnen Arztpraxen) gerundet auf 0,01 Rezepte

Quelle: Arzneikostenstatistik

Tabelle A.5.45

Verteilungsparameter für die Anzahl der Rezepte je Fall und die Arzneimittelkosten je Fall in den 39 bayerischen Ortskrankenkassen, 4/1979-4/1982

Parameter	4/1979	4/1980	4/1981	4/1982
	Rezepte je Fall (Anzahl)			
Mittelwert	1,93	1,97	1,96	1,95
Standardabweichung	0,28	0,19	0,19	0,20
Variationskoeffizient	0,09	0,09	0,10	1,10
Maximum	2,29	2,34	2,30	2,34
Oberes Quartil	2,12	2,15	2,10	2,10
Median	1,91	1,95	1,94	1,93
Unteres Quartil	1,80	1,83	1,82	1,80
Minimum	1,59	1,60	1,61	1,62
Spannweite	0,70	0,75	0,69	0,72
Quartilsabstand	0,31	0,32	0,28	0,30
	Arzneimittel je Fall (DM)			
Mittelwert	54,63	62,02	66,13	71,27
Standardabweichung	5,49	6,06	6,52	7,16
Variationskoeffizient	0,10	0,10	0,10	0,10
Maximum	67,95	77,25	79,33	88,17
Oberes Quartil	58,72	65,61	70,40	74,06
Median	54,18	62,30	65,37	70,11
Unteres Quartil	50,65	57,29	60,39	65,33
Minimum	44,32	52,00	56,25	59,87
Spannweite	23,62	25,25	23,08	28,29
Quartilsabstand	8,07	8,32	10,00	8,73

Quelle: KVB-Längsschnittdaten (eigene Berechnungen)

Tabelle A.5.46

Nutzung von Informationsquellen über Arzneimittel durch bayerische Allgemeinärzte und Internisten
"Welche Informationsquellen benutzen Sie zum Vergleich von Arzneimitteln?"

Informationsquellen[a]	Anzahl der Ärzte Allgemeinärzte (n=143) in %	Internisten (n=107) in %
Rote Liste	88,1	83,2
Auskünfte von Pharma-Referenten	41,3	50,5
Preisvergleichsliste des Bundesausschusses der Ärzte und Krankenkassen	35,7	42,1
Gelbe Liste/Pharmindex	41,3	31,8
Weiße Liste/Transparenz-telegramm	25,2	24,3
Schriftliche Informationen der pharmazeutischen Industrie	16,1	20,6

[a] Mehrfachnennungen möglich

Quelle: MEDIS-Ärztebefragung 1982/83

Tabelle A.5.47

Nutzung von Informationsquellen über Arzneimittel:
Vergleich Bayern / übriges Bundesgebiet
"Welche Informationsquellen benutzen Sie zum Vergleich von Arzneimitteln?"
- Angaben von Allgemeinärzten und Internisten -

Informationsquellen[a]	Anzahl der Ärzte Bayern (n=250) in %	übriges Bundesgebiet (n=323) in %
Rote Liste	86,0	83,3
Auskünfte von Pharma-Referenten	45,2	49,5
Preisvergleichsliste des Bundesausschusses der Ärzte und Krankenkassen	38,4	42,7
Gelbe Liste/Pharmindex	37,2	69,6
Weiße Liste/Transparenztelegramm	24,8	29,7
Schriftliche Informationen der pharmazeutischen Industrie	18,0	26,9

[a] Mehrfachangaben möglich

Quelle: MEDIS-Ärztebefragung 1982/83

Tabelle A.5.48

Präferenzen bei Arzneimittelverordnungen:
bayerische Kassenärzte
"Bei der Frage, wie die Kosten für Arzneimittel möglichst niedrig zu halten wären, werden mehrere Möglichkeiten diskutiert. Bitte geben Sie an, wie oft Sie in Ihrer Praxis die unten aufgeführten Möglichkeiten wahrnehmen!"

Verordnungsweise[a]	Anzahl der Ärzte mit der Angabe 'häufig' oder 'sehr häufig' Allgemeinärzte (n=584) in %	Internisten (n=407) in %
Größere Packungen verordnen	80,4	81,1
Monopräparate verordnen	67,5 [b]	73,3 [b]
Ärztemuster abgeben	55,2	57,7
'Billige' Markenpräparate ver.	46,3	54,3
Generica verordnen	43,0	53,6
Hausmittel empfehlen	43,4	36,0
Kombinationspräparate verordnen	36,6	33,4

Tabelle A.5.49

Präferenzen bei Arzneimittelverordnungen:
Vergleich bayerische/außerbayerische Ärzte
"Bei der Frage, wie die Kosten für Arzneimittel möglichst niedrig zu halten wären, werden mehrere Möglichkeiten diskutiert. Bitte geben Sie an, wie oft Sie in Ihrer Praxis die unten aufgeführten Möglichkeiten wahrnehmen!"
- Angaben von Allgemeinärzten und Internisten -

Verordnungsweise[a]	Anzahl der Ärzte mit der Angabe 'häufig' bzw. 'sehr häufig' Bayern (n=772) in %	übriges Bundesgebiet (n=323) in %
Größere Packungen verordnen	80,5	77,5
Monopräparate verordnen	68,4 [b]	63,4 [b]
Ärztemuster abgeben	53,0	57,6
Generica verordnen	46,3	47,2
'Billige' Markenpräparate ver.	44,6	43,8
Hausmittel empfehlen	39,1	42,7
Kombinationspräparate verordnen	33,0	30,9

[a] Mehrfachnennungen möglich
[b] Hoher Anteil fehlender Werte; vgl. hierzu Abschnitt 5.3.3

Quelle: MEDIS-Ärztebefragung 1982/83

Tabelle A.5.50

Einflußfaktoren auf die Nutzung von Arzneimittelinformationsquellen und die Verordnungsvarianten
- Angaben bayerischer Allgemeinärzte und Internisten -

	Bekanntheit des Bayern-Vertrags	EINST3[b]	EINST4[c]
	- gamma-Koeffizienten[a] -		
'Billige' Markenpräp. verordnen	-.01	.39	-.11
Generica verordnen	.11	.20	-.19
Hausmittel empfehlen	.08	.14	-.13
Größere Packungen verordnen	-.04	-.18	.10
Ärztemuster abgeben	-.10	-.01	-.06
Kombinationspräparate verordnen	-.05	.01	.05
Monopräparate verordnen	.17	.02	-.17
Nutzung der			
Roten Liste	.06	.04	.06
Gelben Liste	.15	.01	.23
Weißen Liste	.21	.48	-.14
Preisvergleichsliste	-.09	.28	-.16
Auskünfte von Pharmareferenten	.09	-.15	-.09
Schriftlichen Informationen der pharmazeutischen Industrie	.26	.36	-.00

[a] Gamma ist ein Zusammenhangsmaß für ordinal skalierte Variablen. Hohe positive Koeffizienten indizieren einen positiven und hohe negative Koeffizienten einen negativen Zusammenhang.

[b] "Ich achte bei allen meinen Tätigkeiten darauf, die kostengünstigste Möglichkeit auszuwählen."

[c] "Kostendämpfung im Gesundheitswesen führt zu einer Einschränkung der Versorgungsqualität."

Quelle: MEDIS-Ärztebefragung 1982/83

Tabelle A.5.51

Einflußfaktoren auf die Häufigkeitsentwicklung der Arzneimittelverordnungen und die relative Höhe der Arzneimittelverordnungskosten
- Angaben bayerischer Allgemeinärzte und Internisten -

Faktoren	Entwicklung der Arzneimittelverordnungen	Relative Höhe der Verordnungskosten
	- gamma-Koeffizienten[a] -	
'Billige' Markenpräp. verordnen	-.09	-.04
Generica verordnen	-.07	-.08
Hausmittel empfehlen	-.07	.00
Größere Packungen verordnen	-.01	.10
Ärztemuster abgeben	-.07	-.04
Kombinationspräparate verordnen	.08	.16
Monopräparate verordnen	.09	-.21
Nutzung der		
Roten Liste	.22	-.06
Gelben Liste	.02	-.08
Weißen Liste	-.22	-.02
Preisvergleichsliste	-.21	-.03
Pharmareferenten	.14	.14
Schriftlichen Informationen der pharmazeutischen Industrie	.42	.02
Bekanntheit des Bayern-Vertrags	-.03	.03
EINST3[b]	-.18	-.13
EINST4[c]	.16	.26

[a] Gamma ist ein Zusammenhangsmaß für ordinal skalierte Variablen. Hohe positive Koeffizienten indizieren einen positiven und hohe negative Koeffizienten einen negativen Zusammenhang.

[b] "Ich achte bei allen meinen Tätigkeiten darauf, die kostengünstigste Möglichkeit auszuwählen."

[c] "Kostendämpfung im Gesundheitswesen führt zu einer Einschränkung der Versorgungsqualität."

Quelle: MEDIS-Ärztebefragung 1982/83

Kapitel 6

Verordnungen physikalisch - medizinischer Leistungen als Zielbereich des Bayern - Vertrags

Anette Merschbrock - Bäuerle

Gliederung

6. Verordnungen physikalisch-medizinischer Leistungen als Zielbereich des Bayern-Vertrags

6.1 Die Zielrichtung des Bayern-Vertrags im Bereich physikalische Therapie

Der Bayern-Vertrag zielt auf die Wirtschaftlichkeit der Gesamttätigkeit von Kassenärzten, d.h. neben ihren Leistungen vor allem auf ihre Verordnungen. Einer der im Vertrag genannten, in der Studie als 'Sparzielzone' bezeichneten Verordnungsbereiche ist die physikalische Therapie. Der Anteil der Ausgaben für Leistungen von physikalischen Therapeuten an den gesamten Leistungsausgaben der Kassen ist zwar gering (z.B. bei den bayerischen Ortskrankenkassen im Bayern-Vertrags-Jahr 1979 mit 86,6 Millionen DM nur 1,3%), aber während der siebziger Jahre wurden in diesem Bereich überdurchschnittliche Steigerungsraten registriert. Zwischen 1975 und 1979 betrug die durchschnittliche jährliche Steigerungsrate der Ausgaben für physikalische Therapie bei den bayerischen Ortskrankenkassen je Mitglied einschließlich Rentner 13,9%, während die vergleichbare Steigerungsrate der Leistungsausgaben insgesamt im gleichen Zeitraum (nur) 7,2% betrug. Wegen dieser Dynamik wurde die physikalische Therapie, trotz ihrer relativ geringen Bedeutung für die Gesamtausgaben der Kassen, in die Kostendämpfungsbemühungen des Bayern-Vertrags einbezogen.

Der Bayern-Vertrag appelliert an den einzelnen Kassenarzt, durch gezielte Diagnostik und Therapie u. a. dazu beizutragen, daß "die Verordnung von physikalischen Leistungen, z.B. Massagen und Bäder, eingeschränkt werden kann". Zur Unterstützung dieses Ziels wurde u.a. gemeinsam von den Vertragspartnern ein Merkblatt "zur Verordnung von medizinischen Bädern, Massagen und ähnlichen Behandlungen" erstellt, das zur Information der Versicherten in den Arztpraxen und in den Schalterräumen der Krankenkassen ausgelegt wurde. Darin heißt es unter anderem: "Der Rheumakranke, der Verletzte, der Patient mit behandlungsbedürftigen Gelenkveränderungen erhält die notwendige Krankengymnastik, Massagen und Bäder als maßgebliche Behandlungen. Für diesen Patienten tritt die Kasse ein, hier darf es keine falsche Sparsamkeit geben. Diesen Patienten ... stehen solche medizinischen Anwendungen voll zur Verfügung." Darüber hinaus aber wird auf die eigene Aktivität statt verordneter Massagen oder Bäder verwiesen, wenn es um die Behebung weitverbreiteter Unpäßlichkeiten wie Rückenschmerzen, steifen Hals mit Nackenschmerzen oder eingeschränkte Beweglichkeit nach stundenlangem Sitzen geht. Diese Aufforderung an die Versicherten soll der Intention der Vertragspartner gemäß auch gleichzeitig als handlungsleitend für den einzelnen Kassenarzt gelten, wenn er zur Einschränkung seiner Verordnungen physikalisch-medizinischer Leistungen aufgefordert wird.

Zu Beginn der Laufzeit des Vertrags wurde dieser Appell nicht nach den einzelnen Arten physikalisch-medizinischer Leistungen differenziert. Zwar sind im Vertragstext beispielhaft nur die Massagen und Bäder genannt, die Krankengymnastik wurde aber nicht ausdrücklich von den einzuschränkenden Verordnungen ausgeschlossen. Auch die den Ärzten infolge der vertraglichen Vereinbarungen zugehenden Verordnungsstatistiken vergleichen den Arzt in seinen Kosten für die gesamte physikalische Therapie mit seiner Fachgruppe; lediglich als Davon-Angabe werden dann Bäder, Massagen, Krankengymnastik und sonstige Verordnungen aufgezählt, ohne daß sie mit dem Arztgruppendurchschnitt verglichen werden. Nach Aussagen des Zentralverbandes der Krankengymnasten führte daher der Appell des Bayern-Vertrags anfangs auch zu einem Rückgang der Verordnungen von Krankengymnastik[1)]. Seit dem Jahre 1981 wurde dann von den Vertragspartnern öffentlich darauf hingewiesen, daß die Krankengymnastik mit dem Einsparungsappell eigentlich nicht gemeint sei, da sie eine aktive, die Mitarbeit des Patienten voraussetzende und damit begrüßenswerte Therapieform sei[2)]. Dies war nicht zuletzt der aktiven Interessenpolitik des Berufsverbands der Krankengymnasten zu verdanken, der es verstand, die Ziele des Bayern-Vertrags mit seinen eigenen Interessen zu verknüpfen. Denn, so die Verbandsargumentation, wenn Krankenhausaufenthalte vermieden oder verkürzt werden sollen, z.B. nach Operationen, dann müsse auch die Tätigkeit der ambulant tätigen, niedergelassenen Krankengymnasten zunehmen[3)].

Diese positive Einschätzung der Krankengymnastik unter besonderer Betonung der substitutiven Effekte wurde von den bayerischen Ortskrankenkassen dann noch einmal auf einer überregionalen Fachtagung der Krankengymnasten Ende 1982 bestätigt[4)]. Dort wurden einerseits die präventiven Maßnahmen physikalischer Therapie in die zumutbare Zuständigkeit der Versicherten verwiesen (was insbesondere auch für Bäder und Massagen zutreffen dürfte), andererseits aber wurde der hohe Stellenwert der Krankengymnastik in der Rehabilitation und der kurativen Medizin herausgestellt.

Verwiesen wurde insbesondere auf die substitutiven Effekte der Krankengymnastik gegenüber der Arzneimitteltherapie, was folgende Zitate unterstreichen: "Eine Betrachtung des Aufwandes der bayerischen Ortskrankenkassen für Arzneimittel, z.B. Anti-Rheumatika, Corticoide, Muskelrelaxantia mit fast 90 Mill. Mark im Jahr rechtfertigt die Annahme, daß die Ursachenbeseitigung durch rechtzeitigen und intensiven Einsatz von krankengymnastischen Leistungen eine Symptombehandlung durch laufende Medikamenteneinnahme - was den Krankheitsprozeß in seinem Ablauf nicht beeinflußt - kostendämpfend ersetzen kann. Betrachte ich das Problem der 'Nebenwirkungen' - z.B. beim Einsatz von Arzneimitteln -, sollte der Arzt nach der Maxime primum nil nocere lieber zu wenigen und guten, statt zu vielen, nicht effektiven Maßnahmen greifen. Zu den wenigen und guten Maßnahmen zähle ich die Krankengymnastik"[5].

Da Krankengymnasten u. a. auch Erbringer von Behindertensport sind, läßt sich die positive Einschätzung der Krankengymnastik in Bayern ebenfalls an den Aussagen des LdO ablesen, die dieser anläßlich einer Pressekonferenz der 'Arbeitsgemeinschaft Behindertensport in Bayern' veröffentlichte[6]. Dort wird neben dem humanen auch der ökonomische, kostendämpfende Aspekt des Behindertensports (und damit auch der 'aktiven' Krankengymnastik) betont. Als kostendämpfende Effekte werden genannt: Prävention von Risikotatbeständen, Stabilisierung der Arbeits- und Erwerbsfähigkeit nach stationären Maßnahmen, die Vermeidung erneuter stationärer Maßnahmen sowie die Reduzierung des Medikamentenverbrauches. Vergleichbare positive Einschätzungen erfolgten dort auch durch die anderen Vertragspartner des Bayern-Vertrags, die Kassenärztliche Vereinigung Bayerns und die Arbeitsgemeinschaft der RVO-Kassen.

Diesen Argumenten zugunsten der Krankengymnastik konnten die Verbände der Masseure, Bademeister und der Bäder keine gleich überzeugenden Argumente zur Wirksamkeit ihrer Leistungen gegenüberstellen. Dabei mag für die größere Wertschätzung der Krankengymnastik auch die Vermutung eines beträchtlichen kostenneutralen Potentials eigener Aktivitäten gesprochen haben, was von den 'passiven' physikalisch-medizinischen Leistungen nicht erwartet wird.

Bei der Evaluierung des Zielbereichs physikalische Therapie werden deshalb im folgenden die unterschiedlichen Bereiche physikalischer Therapie getrennt betrachtet, sofern die vorliegenden Daten eine solche Trennung zulassen. Die Analyse baut auf den im ersten Zwischenbericht festgehaltenen explorativen Ergebnissen auf, die dort jeweils zu untersuchungswürdigen Thesen zusammengefaßt wurden. Diese Thesen, auch 'Vermutungen' genannt, werden jeweils zusammengefaßt den folgenden Kapiteln vorangestellt, in denen dann auf die Untersuchbarkeit aufgrund vorhandener oder erhobener Daten im Rahmen der Bayern-Vertrags-Studie eingegangen wird[7)].

6.2 Zentrale Eingriffe auf Bundesebene in den Verordnungsbereich physikalische Therapie

Bevor im folgenden auf die Verordnungs- und Ausgabenentwicklung innerhalb und außerhalb Bayerns sowie auf einige sie fördernde bzw. hemmende Einflußfaktoren jenseits des Bayern-Vertrags oder ihn begleitend eingegangen wird, müssen die während des Untersuchungszeitraums auf Bundesebene beschlossenen Gesetze und Richtlinien herausgestellt werden, die auch diesen Verordnungsbereich betroffen haben: das Krankenversicherungs-Kostendämpfungs-Ergänzungsgesetz (KVEG[8)]), beschlossen am 22. Dezember 1981 und in Kraft seit dem 1. Januar 1982, sowie die Richtlinien über die Verordnung von Heilmitteln und Hilfsmitteln in der kassenärztlichen Versorgung (Heilmittel- und Hilfsmittel-Richtlinien) vom 26. Februar 1982, in Kraft seit dem 14. Juli 1982.

Die Erhöhung der Verordnungsblattgebühr für Heilmittel von 1,50 DM auf 4,-- DM (§ 182 a RVO) durch das KVEG betraf direkt[9)] die Verordnungen physikalisch-medizinischer Leistungen; die Ausgaben der Krankenkassen wurden zusätzlich durch die Übergangsvorschrift des KVEG betroffen[10)], wonach die am 1. Januar 1982 geltenden Preisvereinbarungen mit den Anbietern physikalisch-medizinischer Leistungen bis zum 31. Dezember 1983 festgeschrieben wurden. Entlastete somit das KVEG ab dem ersten Quartal 1982 über erhöhte Selbstbeteiligungen und einen Preisstopp insbesondere die Ausgabenentwicklung der Krankenkassen, wurde in das ärztliche Verordnungsverhalten - abgesehen von möglichen Patientenreaktionen auf die Selbstbeteiligung - erst ab dem dritten Quartal 1982 durch die Heil- und Hilfsmittel-Richtlinien direkt eingegriffen. In diesen vom Bundesausschuß der Ärzte und Krankenkassen beschlossenen und für die kassenärztliche Versorgung verbindlichen Richtlinien heißt es: "Insbesondere bei Maßnahmen der physikalischen Therapie soll die jeweilige Verordnung nicht mehr als 6 Einzelbehandlungen umfassen. Die Verordnung längerer Behandlungsserien bedarf der besonderen Begründung, soweit sich die Notwendigkeit nicht aus der Diagnose selbst ergibt. ... Der Kassenarzt muß sich vor einer Wiederholung der Verordnung von der therapeutischen Wirkung des verordneten Heilmittels überzeugen, wenn erforderlich auch während einer laufenden Serie."[11)]

Diese Maßnahmen überschneiden sich mit den Zielen des Bayern-Vertrags[12)]. Wenn also in diesem Verordnungs- und Ausgabenbereich ab 1982 zielkonforme Entwicklungen zu beobachten sind, wird zu fragen sein, ob diese eher den neuen Regelungen auf Bundesebene oder aber dem Bayern-Vertrag zuzuschreiben wären.

6.3 Bedarf, Nachfrage nach und nicht-kassenärztliches Angebot an physikalisch-medizinischen Leistungen

6.3.1 Vermutungen zu Bedarfs-, Nachfrage- und Angebotsfaktoren

Die im ersten Zwischenbericht der Bayern-Vertrags-Studie aufgeführten Vermutungen zum Bereich physikalische Therapie lassen sich verschiedenen Aspekten der Analyse zuordnen. Bei den Bedarfs- und Nachfragefaktoren werden Verschiebungen der Altersstruktur und die Zunahme von Sportverletzungen als Einflüsse von Morbiditätsveränderungen genannt. Als Einflußfaktoren auf Bedarf und Nachfrage werden weiterhin Entwicklungen in der Medizin genannt, nämlich die wachsende Bedeutung rehabilitativer Maßnahmen, die Entwicklung neuer, wirksamer physikalischer Behandlungsmethoden, die Weiterentwicklung und Effektivierung krankengymnastischer Therapieformen, aber auch eine wachsende Anerkennung für natürliche Heilmittel, was z.B. wegen des im Vergleich zu Arzneimitteltherapien geringeren Risikos von Nebenwirkungen zu Präferenzverschiebungen zugunsten krankengymnastischer Therapieformen führe. Unterstellt wird auch, daß krankengymnastische Behandlungen bezüglich Zweckmäßigkeit und Notwendigkeit wesentlich höher einzustufen seien als Massagen und Bäder[13)]. Diese Einflußfaktoren wirken gleichermaßen auf die nachfragenden Patienten wie auch auf die anbietenden physikalischen Therapeuten und die selbst anbietenden wie verordnenden Ärzte ein.

Andere Faktoren werden eher den Anbietern zugeschrieben, z.B. die Ausweitung der personellen Kapazitäten, was zum Abbau einer bestehenden Überschußnachfrage nach krankengymnastischen Leistungen führen könne. Die örtliche Niederlassung physikalischer Therapeuten könne einen Einfluß auf die Art der Nachfrage nach physikalischer Therapie haben, wenn z.B. Massagen in der Regel für die Patienten leichter räumlich erreichbar seien als krankengymnastische Behandlungen. Die Entwicklung der physikalischen Leistungen hänge bei den einzelnen Anbietern von ihrem unterschiedlich engen Kontakt mit den zuweisenden Ärzten ab, was bei den Ärzten - neben anderen Informationsquellen - zu einer Verbesserung ihres Kenntnisstandes über Einsatzmöglichkeiten z.B. krankengymnastischer Therapieformen führe, wobei im Falle der Krankengymnastik das bessere Wissen zur Befriedigung eines (unterstellten) Nachholbedarfes führe. Mit dieser Interaktion Anbieter-Arzt, aber auch Anbieter-Patient hängt auch die Vermutung zusammen, daß die Entwicklung der Leistungsmengen in krankengymnastischen Praxen von der Praxisgröße und der Dauer ihres Bestehens abhänge.

Auf die Patienten bezogene Vermutungen zur Nachfrage thematisieren deren Einfluß auf das ärztliche Verordnungsverhalten: Danach sollen städtische Patienten ihre Behandlungswünsche bei Ärzten leichter durchsetzen können als ländliche und werden Massagen vorwiegend auf Patientenwunsch hin verschrieben (was eine Nichtschätzung der Massagen durch Ärzte unterstellt). Zeige ein Arzt gegenüber Patientenwünschen ein restriktives Verordnungsverhalten, dann führe das zu einem verstärkten Suchverhalten und erhöhe die Häufigkeit des Arztwechsels.

Fast alle oben genannten Einflußfaktoren (Morbidität, Medizinentwicklung, Anbieter, Patienten) wirken natürlich auch auf das Verordnungsverhalten der Ärzte ein und umgekehrt. Auf das Verordnungsverhalten der Ärzte wird gesondert noch einmal in Abschnitt 6.5 eingegangen. Im Zentrum der Analyse dieses Kapitels 6 stehen das ärztliche Verordnungsverhalten und die dadurch veranlaßten Ausgaben der Krankenkassen in diesem Bereich. Ergänzende Analysen zu den Bedarfs-, Nachfrage- und Angebotsfaktoren wurden - durch die Beschränkung auf drei statt zehn Studienziele (vgl. Kapitel 2.5) - nicht durchgeführt. Gedacht war ursprünglich z.B. an Befragungen der Anbieter physikalischer Therapie und der Patienten. Das ist nicht geschehen, sodaß die sich auf diese Einflußfaktoren beziehenden Vermutungen (bei den Anbietern räumliche Verteilung, Praxisgröße, Praxisdauer, Arztkontakte, bei den Patienten Präferenz für bestimmte Therapiearten, unterschiedlicher Stadt-/Landtyp, Einfluß auf Arztverhalten sowie 'Suchverhalten' bei restriktivem Arztverhalten) weder bestätigt noch abgelehnt werden können. Sie müssen deshalb als Ergebnisse der explorativen Phase so stehen bleiben. Von den Einflußfaktoren der Anbieter- und Patientenseite wird im folgenden lediglich die Anbieterentwicklung behandelt[14].

Auch den Einflußfaktoren der Morbiditäts- und Medizinentwicklung kann im Rahmen dieser Studie nur andeutungsweise nachgegangen werden. Die diesbezüglichen Ergebnisse der explorativen Vorstudie bleiben ebenfalls als Aussagen von Beteiligten und Betroffenen so stehen. Insbesondere Entwicklungen der Medizin bleiben unberücksichtigt, während zur Morbiditätsentwicklung im folgenden einige Daten aus den Mikrozensuserhebungen, der Krankheitsartenstatistik der Ortskrankenkassen und den Statistiken der Rehabilitationsträger angeführt werden, um Hinweise - nicht als Beleg, sondern lediglich als Indiz für Tendenzen - auf Einflüsse der Morbiditätsentwicklung auf den Bedarf und die Nachfrage nach physikalisch-medizinischen Leistungen zu erhalten. Ebenfalls auf Grundlage dieser Datenkörper und zusätzlich über die nach Versichertengruppen unterschiedenen Verordnungsintensitäten wird ansatzweise der Frage nachgegangen, ob und welche Einflüsse von den Veränderungen der Altersstruktur zu erwarten sind. Auch dies wird lediglich als Indiz für Tendenzen angeführt. Nur über weitergehende Analysen könnten diese Zusammenhänge fundierter untersucht und beurteilt werden.

6.3.2 Tendenzen in der Morbiditätsentwicklung und das Alter als Einflußfaktor auf die Inanspruchnahme physikalisch-medizinischer Leistungen

Aus Erhebungen des Mikrozensus ist bekannt, daß unter den häufigsten Krankheiten an dritter Stelle solche des Skeletts, der Muskeln und des Bindegewebes (SMB) genannt werden (nach denen des Kreislaufsystems und der Atmungsorgane)[15], Krankheitsformen, für die insbesondere auch physikalische Behandlungsmethoden als Therapieformen in Betracht kommen. Diese Krankheiten des Skeletts, der Muskeln und des Bindegewebes nehmen eher zu: Traten sie z.B. 1978 noch bei 208 von je 10.000 Einwohnern auf, so waren 1980 bereits von 10.000 Einwohnern

232 betroffen[16]. Diese sich bereits in dem kurzen Zeitraum von drei Jahren abzeichnende zunehmende Bedeutung dieser Krankheitsformen wird auch durch längerfristige Inanspruchnahmeindikatoren bestätigt: so nahm bei den Ortskrankenkassen zwischen 1975 und 1983 der Anteil der Krankheiten des Skeletts, der Muskeln und des Bindegewebes sowohl an den Krankheitsursachen (Hauptdiagnosen) der Krankenhausfälle aller Versicherten als auch an den Krankheitsursachen der Arbeitsunfähigkeitsfälle der Pflichtmitglieder zu[17]. Keine andere Krankheitsgruppe wies von 1975 bis 1983 eine größere Steigerungsrate der auf sie entfallenden Arbeitsunfähigkeitstage auf [18]. 1983 entfiel auf diese Krankheitsgruppe der größte Anteil an den Arbeitsunfähigkeitstagen (21,6%) und - nach den Krankheiten der Atmungsorgane - der zweitgrößte Anteil an den Arbeitsunfähigkeitsfällen (17,7%).[19]

Der Anteil chronisch Kranker insgesamt an den kranken Personen nimmt ständig zu, so von 56% in 1974 auf 67% in 1980[20]. Ein Großteil dieser zunehmenden chronischen Erkrankungen entfällt auf Krankheitsformen des Skeletts, der Muskeln und des Bindegewebes (z.B. Rheumatismus, Gicht etc.). Nicht immer führen chronische Krankheiten zu rehabilitativen Maßnahmen, insbesondere nicht bei älteren, nicht mehr ins Erwerbsleben eingliederungsfähigen Personen. Von den Personen aber, für die 1978 Maßnahmen der medizinischen Rehabilitation durchgeführt wurden, erhielten die meisten - nämlich 30% - diese Maßnahmen aufgrund von Krankheiten des Skeletts, der Muskeln und des Bindegewebes, gefolgt von Krankheiten des Kreislaufsystems mit 15% [21]. 1980 lag der Anteil dieser Krankheitsformen an den Rehabilitationsmaßnahmen bereits bei 34%. Gleichzeitig nahm von 1978 auf 1980 die Zahl der Rehabilitationsmaßnahmen insgesamt um 17% zu, die der Krankheiten des Skeletts, der Muskeln und des Bindesgewebes aber sogar um 31%.

Unterstellt man, daß die Entwicklungen im Rehabilitationsgeschehen ebenso wie Entwicklungen in der Krankheitsartenstatistik der Ortskrankenkassen und Ergebnisse des Mikrozensus Indizien für die allgemeine Morbiditätsentwicklung sind, die sich auch in den Praxen der Ärzte in einer Zunahme dieser Erkrankungsformen niederschlägt, dann geht von der Morbiditätsentwicklung eine Bedarfs- und damit Nachfrageerhöhung nach physikalisch-medizinischen Leistungen aus. Ob der Arzt dies in eine Erhöhung seiner Verordnungen physikalisch-medizinischer Leistungen umsetzt, wird unter anderem von seiner Einschätzung der Notwendigkeit dieser Therapieform, von der versicherungsrechtlichen Situation sowie vom vorhandenen Angebot und deren Ersetzbarkeit durch andere Therapieformen abhängen.

Im folgenden wird der Frage nachgegangen, welche Bedeutung der Altersstruktur und dem Geschlecht für den Bedarf an und die Inanspruchnahme von physikalisch-medizinischen Leistungen zukommt. Aus den veröffentlichten Daten der zitierten Mikrozensuserhebungen läßt sich ablesen, wie sich die Krankheiten des Skeletts, der Muskeln und des Bindegewebes nach Alter und Geschlecht der Befragten verteilen[22]. Danach liegt die Zahl der Erkrankungen bei Frauen insgesamt höher als bei Männern (was insbesondere auf die hohe Anzahl von Erkrankungen in der Altersgruppe der über 65-jährigen Frauen zurückzuführen ist). Gleichzeitig ist bei Frauen wie bei Männern eine mit zunehmendem Alter ansteigende Zahl der Erkrankungen festzustellen[23].

Akzeptiert man diese Angaben zu Krankheiten des Skeletts, der Muskeln und des Bindegewebes als Bedarfsindikatoren für die Nachfrage nach physikalisch-medizinischen Leistungen und nimmt man an, daß der größere Bedarf höherer Altersgruppen sich in einer entsprechend größeren Inanspruchnahme von physikalisch-medizinischen Leistungen dieser Altersgruppen auswirkt, dann wäre zu erwarten, daß sich diese erhöhte Inanspruchnahme auch in den Verordnungen der Ärzte und den Ausgaben der Kassen niederschlägt. Nun lassen sich aber nach derzeitigem Stand der routinemäßigen Datenaufbereitung weder die von Ärzten veranlaßten Verordnungskosten physikalischer Therapie noch die Ausgaben der Kassen nach Alter oder Geschlecht der Patienten differenzieren[24]. Die einzige im Ausgaben- und Verordnungsbereich verwendete Differenzierung auf der Patientenseite betrifft deren versicherungsrechtlichen Status als Mitglied, Familienangehöriger oder Rentner.

Nimmt man den Rentnerstatus als einen groben Indikator für ein im Vergleich zur Gruppe der Mitglieder und Familienangehörigen höheres Alter der betreffenden Patienten (Versicherten) - trotz zunehmender Frühverrentung etc. -, dann müßte man aufgrund obiger Annahmen vergleichsweise höhere Aufwendungen der Kassen für Rentner bzw. höhere von Ärzten veranlaßte Verordnungskosten für Rentner erwarten. Betrachtet man die in der Verordnungsstatistik (vgl. Abschnitt 6.5.2) pro Fall ausgewiesenen Verordnungskosten physikalisch-medizinischer Leistungen, dann scheint diese Erwartung nicht zuzutreffen: Danach veranlassen die bayerischen Kassenärzte für einen Mitgliederfall durchschnittlich höhere Kosten als für einen Familienangehörigen- oder Rentnerfall, nämlich z.B. im zweiten Quartal 1982 5,40 DM je Mitgliederfall, 2,80 DM je Fall eines Familienangehörigen der Mitglieder und 4,40 DM je Rentnerfall (vgl. Tabelle A.6.27).[25]

Dieser Widerspruch zu den Tendenzen im Morbiditätsgeschehen - mit dem Alter ansteigende Erkrankungen des SMB - ist jedoch nur ein scheinbarer, wenn man die unterschiedlichen Fallhäufigkeiten der einzelnen Mitgliedergruppen berücksichtigt: So wurde z.B. im vierten Quartal 1982 ein Mitglied bei den bayerischen Ortskrankenkassen durchschnittlich einmal zu einem Fall[26]; gleichzeitig entfielen auf 100 Mitglieder 58 Fälle ihrer Familienangehörigen. Auf 100 Rentner entfielen aber durchschnittlich 147 Fälle, in denen auch Fälle der Familienangehörigen der Rentner - untrennbar - enthalten sind. Vergleichbar wären dann also nur die Relationen "100 Rentner - 147 Fälle der Rentner und ihrer Familienangehörigen" und " 100 Mitglieder - 158 Fälle der Mitglieder und ihrer Familienangehörigen". Berücksichtigt man dabei aber den entschieden geringeren Familienlastquotienten der Rentner - 15 Familienangehörige auf 100 Rentner im Vergleich zu 67 Familienangehörigen auf 100 Mitglieder[27] - , dann dürfte ein Rentner auch ohne Familienangehörige häufiger zu einem Fall werden als ein Mitglied (ohne Familienangehörige).

Die durchschnittlich geringeren Fallkosten der Rentner führen deshalb aufgrund der größeren Fallhäufigkeit der Rentner auch zu höheren Ausgaben der Rentner im Vergleich zu den Mitgliedern. So betrugen 1982 die Ausgaben der bayerischen Ortskrankenkassen je Mitglied (ohne Familienangehörige) 20,75 DM, je Rentner inclusive Familienangehörige 25,92 DM. Bereinigt man die Rentnerausgaben um den Anteil der Familienangehörigen[28], dann bleibt pro Rentner ein Betrag von 22,54 DM, der um 8,6% über den Ausgaben je Mitglied liegt. Die aus anderen Bereichen bekannten überproportional hohen Ausgabenanteile für Rentner sind bei den Ausgaben und Verordnungskosten für physikalisch-medizinische Leistungen nicht anzutreffen: fallbezogen sind sie niedriger, mitgliederbezogen nur geringfügig höher als die der Mitglieder.[29]

Dies unterstützt also nicht gerade die These einer mit zunehmendem Alter höheren Inanspruchnahme physikalisch-medizinischer Leistungen, zumal bei den Mitgliedern verstärkt andere Sozialversicherungsträger - wie die Rentenversicherung über medizinische Rehabilitationsmaßnahmen (z.B. in Kuren) - einen Teil der physikalisch-medizinischen Leistungen für diese Personengruppe finanzieren[30]. Andererseits werden Kuren der Rentner und Familienangehörigen überwiegend durch die Krankenkassen finanziert. Es könnte nun sein, daß z.B. Rentner ihren - unterstellten - höheren Bedarf an physikalisch-medizinischen Leistungen mehr als die Mitglieder im Rahmen von Kurmaßnahmen erhalten, die bei den Krankenkassen ebenfalls gesondert gebucht werden. Eine Interpretationsmöglichkeit der fallbezogen höheren Ausgaben bei Mitgliedern könnte ein zusätzlicher Bedarf sein, der z.B. aufgrund einer größeren Anzahl von Verspannungen im Berufsleben (Massagen) oder von Sportunfällen mit Knochenbrüchen (Krankengymnastik) entsteht, die in den Krankheiten des Skeletts, der Muskeln und des Bindegewebes nicht berücksichtigt sind. Bevor also etwas über den Einfluß der Altersstruktur auf die Entwicklungen physikalisch-medizinischer Leistungen gesagt werden kann, sind weiterführende Analysen notwendig, die insbesondere auch den Kurbereich einbeziehen müßten. Der Rentnerstatus als grober Altersindikator hat jedenfalls für die weiter unten untersuchten Indikatoren der Ausgaben- und Verordnungskostenentwicklung keine große Bedeutung.

6.3.3 Die Entwicklung der Zahl physikalischer Therapeuten

Zu den oben angesprochenen Einflußfaktoren der Anbieterseite standen MEDIS lediglich veröffentlichte Zahlen der Anbieterentwicklung als Information zur Verfügung. Hierbei handelt es sich um die in den Statistischen Jahrbüchern ausgewiesenen Berufe der Masseure, Bademeister und Krankengymnasten (und -innen), ohne die in den Krankenhäusern tätigen physikalischen Therapeuten (vgl. Tabelle A.6.35). Hierdurch werden die ambulant tätigen, prinzipiell auch für die Verordnungen von Kassenärzten zur Verfügung stehenden physikalischen Therapeuten erfaßt. Es kann jedoch nicht unterschieden werden, ob diese Therapeuten ambulant in eigener Praxis oder z.B. angestellt in der ambulanten Praxis eines niedergelassenen Kassenarztes tätig sind, und in welchem Umfang sie im Rahmen der kassenärztlichen Versorgung der bayerischen RVO-Versicherten tätig sind[31]. Damit handelt es sich um einen für die Beschreibung der für kassenärztliche Verordnungen relevanten Anbieterentwicklung nur eingeschränkt aussagefähigen Indikator, der mangels besserer Daten dennoch verwendet wird.

Zwischen 1979 und 1983 nahm die Zahl der ambulant tätigen physikalischen Therapeuten in Bayern um 17% (+ 642), im übrigen Bundesgebiet um 25% (+ 2925) zu. Diese größere Zunahme der absoluten Anbieterzahlen im übrigen Bundesgebiet wird jedoch relativiert, wenn man die Zahl der physikalischen Therapeuten einwohnerbezogen vergleicht: danach entfielen bereits 1979 in Bayern 34 physikalische Therapeuten auf 100.000 Einwohner, im übrigen Bundesgebiet jedoch nur 24; bis 1983 erhöhte sich diese Zahl sowohl innerhalb wie außerhalb Bayerns um 6, was jedoch im übrigen Bundesgebiet aufgrund des niedrigeren Ausgangsniveaus eine Steigerungsrate von 25%, in Bayern hingegen von (nur) 16% bedeutete[32).]

Ein anderer Maßstab zum Vergleich der Anbieterdichte ist die auf die zu versorgende Gebietsfläche bezogene Zahl der Anbieter, auch wenn dadurch zunächst noch nichts über Ballungen in bestimmten Räumen wie z.B. dem oberbayerischen Bädergürtel und Gleich- oder Ungleichverteilungen ausgesagt wird. Aber sie kann als grober Maßstab für die Erreichbarkeit von Leistungsanbietern dienen. Bezogen auf die Gebietsfläche standen im Flächenstaat Bayern 1979 und 1983 weniger physikalische Therapeuten zur Verfügung: In Bayern entfielen auf 1.000 qkm nur ca. 3/4 der Anbieter des übrigen Bundesgebietes[33)].

Der Vergleich der Anbietersituation in Bayern und im restlichen Bundesgebiet zeigt also einwohnerbezogen eine größere Anbieterdichte in Bayern, gebietsbezogen eine größere Anbieterdichte im Bundesgebiet. Abgesehen von diesen unterschiedlichen Niveaus nahmen die Anbieterzahlen zwischen 1979 und 1983 im übrigen Bundesgebiet relativ stärker als in Bayern zu.

Wenn ein wie auch immer gearteter positiver Zusammenhang zwischen der Entwicklung der Anbieter und der Entwicklung verordneter und ausgabenwirksam werdender physikalisch-medizinischer Leistungen besteht, dann könnte sich diese prozentual stärkere Zunahme der absoluten und einwohnerbezogenen Anbieterzahlen im übrigen Bundesgebiet gegenüber Bayern auch in einer relativen Erhöhung der Verordnungen von und Ausgaben für physikalische Therapie niederschlagen [35)].

Im Rahmen der MEDIS-Befragung bayerischer Kassenärzte wurden 1982/83 einem Teil der Ärzte - nämlich Allgemeinärzten, Nervenärzten, Internisten und Orthopäden - spezielle Fragen zur physikalischen Therapie vorgelegt. Diese vier Arztgruppen veranlassen weit über 90% aller Verordnungskosten für physikalische Therapie (vgl. Abschnitt 6.5.2). Befragt wurden sie nach ihrer Beurteilung des Angebots an physikalischen Therapeuten im Umfeld ihrer Praxis. Von den antwortenden Ärzten (n=381) hielt fast die Hälfte (ca. 47%) das Angebot für zu groß. Lediglich 2,5% der Ärzte hielten das Angebot für zu gering. Auffällig ist dabei der hohe Anteil von Orthopäden, die das Angebot für zu groß hielten, nämlich 65% (im Vergleich zur geringsten Angabe bei den Allgemeinärzten mit 38%). Unter den Orthopäden und auch den Internisten war kein einziger, der das Angebot im Praxisumfeld für zu gering hielt. Eine der Ursachen dafür mag der Umstand sein, daß Orthopäden sehr viel häufiger als andere Arztgruppen in ihren eigenen Praxen die einzelnen Arten physikalisch-medizinischer Leistungen erbringen (vgl. Abschnitt 6.4).

Somit bestehen Unterschiede in der Einschätzung des Umfeldangebotes nach den unterschiedlichen Arztgruppen. Unterschiede in der Einschätzung bestehen ebenfalls in Abhängigkeit von der Praxislage der antwortenden Ärzte. Ärzte in der Stadt hielten das Angebot eher für zu groß als Ärzte auf dem Land (47% gegenüber 40%), während mehr Ärzte auf dem Land als in der Stadt das Angebot für angemessen oder zu gering hielten[36].

Gleichzeitig wurden diese vier Arztgruppen nach der Entwicklung der Zahl physikalischer Therapeuten in ihrem Praxisumfeld während der letzten drei Jahre gefragt. Dabei gaben nur ca. 5% der befragten Ärzte einen Rückgang von physikalischen Therapeuten an. Die überwiegende Zahl der Ärzte erlebte eine Zunahme der Anbieter, nämlich 50% der Ärzte hinsichtlich der Bademeister, 61% hinsichtlich der Krankengymnasten und 73% nahmen eine Zunahme der Masseure in ihrem Praxisumfeld wahr.

Die von den Ärzten wahrgenommene Anbieterentwicklung stimmt mit den oben genannten veröffentlichten Daten zur Anbieterentwicklung überein: In den Daten zeigt sich eine deutliche Zunahme physikalischer Therapeuten, die auch von der überwiegenden Zahl der antwortenden Ärzte im Praxisumfeld wahrgenommen wurde, und zwar am häufigsten eine Zunahme der Masseure.

Ob diese Zunahme der nichtärztlichen Anbieter einen Einfluß auf das Verordnungsverhalten der Ärzte und das Nachfrageverhalten der Patienten gehabt hat, läßt sich aufgrund der vorliegenden Indikatoren nur ansatzweise untersuchen. In Abschnitt 6.6 wird die Anbietersituation und -entwicklung im Zusammenhang mit der Ausgabenentwicklung noch einmal angesprochen, und zwar zusätzlich innerhalb Bayerns regional disaggregiert nach Regierungsbezirken. Vorsichtig ausgedrückt, stand zumindest die globale Anbieterentwicklung einer Ausweitung der Nachfrage nach und Verordnungen von physikalisch-medizinischen Leistungen nicht im Wege. Die Tatsache aber, daß nur 2,5% der befragten bayerischen Ärzte das Angebot für zu gering hielt, deutet darauf hin, daß zumindest 1982 aus Sicht der Kassenärzte eine Sättigungsgrenze bereits erreicht bzw. sogar überschritten war, was den Einfluß einer (weiteren) Anbieterzunahme beträchtlich einschränkt[37)]. Bevor jedoch die Verordnungs- und Ausgabenentwicklungen als eigentliche Zielbereiche des Bayern-Vertrags näher untersucht werden, wird im nächsten Kapitel auf die Rolle der Kassenärzte als Anbieter physikalisch-medizinischer Leistungen in ihren eigenen Praxen eingegangen.

6.4 Die bayerischen Kassenärzte als Anbieter physikalisch-medizinischer Leistungen und die Leistungsentwicklung in ärztlichen Praxen

Der Bayern-Vertrag zielt in Wortlaut und Intention lediglich auf die Einschränkung der Verordnungen physikalisch-medizinischer Leistungen, nicht auf die Einschränkung der in ärztlichen Praxen erbrachten Leistungen. Neben den Faktoren des Bedarfs, der Nachfrage und des nichtärztlichen Angebots spielt deshalb auch die Entwicklung des eigenen ärztlichen Leistungsangebots eine nicht unwesentliche Rolle bei der Beurteilung der kassenärztlichen Verordnungsentwicklung. Eine Arbeitshypothese könnte z.B. die sein, daß die Kassenärzte zwar vertragsgemäß ihre Verordnungen verringern, diese aber durch Leistungen in den eigenen Praxen ersetzen, zumal dies den eigenen ökonomischen Interessen angesichts steigender Arztzahlen durchaus entgegenkäme. Eine andere Arbeitshypothese wurde bereits als Vermutung auf dem ersten im MEDIS veranstalteten Diskussionskreis aufgestellt, nämlich daß die Kassenärzte diesen Appell mißverstanden, auf ihre eigenen physikalisch-medizinischen Leistungen übertragen und diese (auch) reduziert hätten. Da aber nicht weit verbreitete physikalisch-medizinische Leistungen wie z.B. Bestrahlungen, sondern die allgemein in ärztlichen Praxen eher selten angebotenen Leistungen Massagen, Bäder und Krankengymnastik (mit obigen Einschränkungen) angesprochen wurden, muß zunächst berücksichtigt werden, welche Arztgruppen überhaupt welche Formen der physikalischen Therapie anbieten. Von den Ärzten der hierzu befragten vier verordnungsrelevanten[38)] Arztgruppen gaben fast 90% an, in ihrer eigenen Praxis physikalisch-medizinische Leistungen zu erbringen. Bei den Orthopäden waren es ca. 98%, bei den Allgemeinärzten 94% und bei den Internisten und Nervenärzten 81% bzw. 63% (vgl. Tabelle A.6.1).

Bei der zusätzlichen Frage nach der Art der von ihnen erbrachten Leistungen zeigte sich jedoch, daß zwar mit Ausnahme der Nervenärzte nahezu jeder Arzt Bestrahlungen durchführte, daß aber die substitutionsrelevanten Leistungsarten Krankengymnastik, Massagen, Bäder und Packungen nur in orthopädischen Praxen in nennenswertem Umfang erbracht wurden, nämlich in ca. 70% der Praxen Krankengymnastik, in 80% Massagen, in 45% Packungen und in 20% der orthopädischen Praxen Bäder. Für eine Betrachtung der Substitutionsbeziehungen zwischen den verordneten und in der Praxis erbrachten Leistungen physikalischer Therapie sind deshalb vor allem die Orthopäden von Bedeutung. Vor der Untersuchung der Verordnungen, auch unter dem Gesichtspunkt der Substitution durch eigene Leistungen, wird jedoch im folgenden die Struktur und Entwicklung der physikalisch-medizinischen Leistungen in den ärztlichen Praxen in den vierten Quartalen 1979 bis 1982 dargestellt.

Im vierten Quartal 1979 rechneten die zugelassenen Kassenärzte in Bayern insgesamt 2,745 Millionen Einzelleistungen gemäß den BMÄ-Nummern 500-567 für RVO-Versicherte ab (vgl. Tabelle A.6.2). Diese physikalisch-medizinischen Leistungen wurden zu 41% von Allgemeinärzten, 32% von Orthopäden, zu 12% von HNO-Ärzten und zu 5% von Internisten abgerechnet; andere Arztgruppen hatten entweder keinen oder einen Anteil von ca. 1-2% (vgl. Tabelle 6.1).

Etwas anders sieht es aus, wenn die einzelnen Arztgruppen nicht an ihrer Mengen- und damit Ausgabenrelevanz insgesamt gemessen werden, sondern an der Häufigkeit der physikalisch-medizinischen Leistungen je 100 Abrechnungsfälle. Auf 100 Fälle entfielen bei den zugelassenen Ärzten insgesamt durchschnittlich 41 Leistungen, bei den Allgemeinärzten aber z.B. nur 30, bei den Orthopäden dagegen 342 physika-

Tabelle 6.1

Anzahl physikalisch-medizinischer Leistungen in bayerischen Kassenarztpraxen; Anteile der Arztgruppen an den einzelnen Leistungsarten in % in 4/1979; (nur RVO-Kassen) zugelassene Kassenärzte in Bayern

Arztgruppen	Anteile an den Leistungen 4/1979 in %							
	Inhalationen	Krankengymnastik	Massagen	Bäder und Packungen	Wärmebehandl.	Elektrotherapie	Lichttherapie	Phys.-med. Leist.insg.
Augenärzte	0	0	0	0,1	12,5	1,2	0,2	1,9
Chirurgen	0,1	2,8	2,2	5,0	1,6	1,3	0	1,4
Frauenärzte	0	0,1	0	0	0,2	2,1	0,2	1,4
HNO-Ärzte	54,3	0,6	0,5	0	21,8	7,7	0,1	11,8
Hautärzte	0	0	6,6	4,5	1,6	0,1	80,5	2,4
Internisten	5,0	0,5	0,7	0,2	1,2	6,6	0,7	4,9
Kinderärzte	9,4	0,6	0,1	0,1	1,0	0,9	2,2	1,6
Nervenärzte	0	1,3	0,9	0	1,0	1,6	0	1,3
Orthopäden	0	84,0	73,9	76,4	37,0	26,4	1,3	32,4
Allg.Ärzte	28,6	10,1	15,1	13,7	22,2	51,9	14,8	40,5
Insgesamt	100	100	100	100	100	100	100	100

Quelle: KVB-Häufigkeitsstatistik

Tabelle 6.2

Anzahl physikalisch-medizinischer Leistungen in bayerischen Kassenarztpraxen; je 100 Fälle nach Leistungsart und Arztgruppen in 4/1979; (nur RVO-Kassen) zugelassene Kassenärzte in Bayern

Arztgruppen	Leistungen je 100 Fälle in 4/1979							
	Inhalationen	Krankengymnastik	Massagen	Bäder u. Packungen	Wärmebehandl.	Elektrotherapie	Lichttherapie	Phys.-med. Leist.insg.
Augenärzte	0	0	0	0	6,7	4,8	0	11,6
Chirurgen	0,3	10,6	5,1	0,8	5,9	36,3	0	59,0
Frauenärzte	0	0	0	0	0,1	8,9	0	9,1
HNO-Ärzte	70,0	0,8	0,4	0	29,3	75,4	0	175,8
Hautärzte	0	0	6,0	0,3	2,3	1,0	30,4	40,0
Internisten	1,8	0,2	0,2	0	0,5	18,0	0,1	20,7
Kinderärzte	8,9	0,6	0,1	0	1,0	6,8	0,6	18,0
Nervenärzte	0	3,9	1,7	0	3,0	34,4	0	42,9
Orthopäden	0	78,7	42,5	3,1	35,2	182,5	0,3	342,3
Allgemeinärzte	1,8	0,7	0,6	0	1,5	25,0	0,3	29,9
Insgesamt	3,6	3,7	2,3	0,2	3,7	27,1	0,9	41,3

Quelle: KVB-Häufigkeits- und Leistungsgruppenstatistik (eigene Berechnungen)

lisch-medizinische Leistungen (vgl. Tabelle 6.2). Einen fallbezogen überdurchschnittlichen Einsatz weisen neben den Orthopäden die HNO-Ärzte (176 Leistungen je 100 Fälle), die Chirurgen (59) und die Nervenärzte (43) auf, bei den Hautärzten sind es immerhin noch 40 Leistungen auf 100 Fälle. 65% der Leistungen aller Kassenärzte entfielen auf die Elektrotherapie, jeweils 9% auf die Wärmebehandlung, Krankengymnastik und Inhalationen; der Anteil der Massagen lag bei 5%, der der Bäder und Packungen nur bei 0,4% (vgl. Tabelle A.6.5)[39]. Auch in den einzelnen Arztgruppen lag der Anteil der Elektrotherapie jeweils an erster Stelle, mit Ausnahme der Augenärzte (dort war es die Wärmebehandlung), der Hautärzte (Lichttherapie) und der Kinderärzte (Inhalationen). Die vorrangige Bedeutung der Elektrotherapie als "die" physikalisch-medizinische Leistung in ärztlichen Praxen deckt sich auch mit den Befragungsergebnissen, bei denen fast jeder Arzt, der überhaupt physikalisch-medizinische Leistungen erbrachte, Bestrahlungen nannte.

Im folgenden werden neben der Leistungsentwicklung der zugelassenen Kassenärzte insgesamt nur noch die der Allgemeinärzte und Orthopäden untersucht: die der Orthopäden, weil sie die bedeutendsten Leistungserbringer insgesamt und vor allem in den besonders substitutionsrelevanten Leistungsbereichen Krankengymnastik, Massagen sowie Bäder und Packungen sind (vgl. Tabelle A.6.7), die Allgemeinärzte aufgrund ihrer mengenmäßigen Bedeutung sowohl im Leistungs- wie insbesondere auch im Verordnungsbereich (vgl. Tabelle 6.1, A.6.3 und A.6.4 sowie Abschnitt 6.5.2). Vom vierten Quartal 1979 auf das vierte Quartal 1982 haben sich die fallbezogenen physikalisch-medizinischen Leistungen der zugelassenen Kassenärzte insgesamt um 1,7% erhöht, die der Allgemeinärzte und Orthopäden um 3,2% bzw. 6,5% (vgl. Tabelle A.6.8, dort auch Absolutwerte). An diesen Steigerungen waren die einzelnen Leistungsbereiche unterschiedlich beteiligt: Bei den zugelassenen Kassenärzten insgesamt wiesen mit Ausnahme der Inhalationen (- 10%) alle Leistungsbereiche positive Steigerungsraten auf; absolut die größten Leistungszunahmen verzeichnete die Krankengymnastik, aber auch die Bäder und Packungen sowie die Elektro- und Lichttherapie; prozentual nahm keine Leistungsart so stark zu wie die Bäder und Packungen. Bei den Allgemeinärzten gingen die Inhalationen, Massagen und Lichttherapie, aber auch die Krankengymnastik zurück, während Bäder und Packungen, Wärmebehandlung und die Elektrotherapie Zunahmen aufwiesen, absolut insbesondere die Elektrotherapie. Die Orthopäden hingegen reduzierten nur ihre Massageleistungen; alle anderen Leistungsbereiche verzeichneten Zunahmen, und zwar erfolgten absolut die höchsten Zunahmen bei der Lichttherapie sowie bei den Bädern und Packungen (die prozentual die höchste Steigerungsrate aufwiesen).

Die im Verordnungsbereich angestrebte Strukturverschiebung zugunsten der Krankengymnastik, zu Lasten vor allem der Massagen und Bäder, fand im ärztlichen Leistungsbereich nicht statt: nicht nur die Krankengymnastik, sondern auch die Massagen und insbesondere die Bäder und Packungen wiesen im vierten Quartal 1982 höhere Anteile an allen physikalisch-medizinischen Leistungen auf als noch im vierten Quartal 1979 (vgl. Tabelle A.6.9). Bei den Orthopäden verzeichneten die krankengymnastischen Leistungen sogar einen Rückgang ihres Anteils an den abgerechneten Leistungen.

Etwas anders sieht die Entwicklung aus, wenn man nicht nur die Mengenentwicklung - Anzahl der Leistungen -, sondern auch die Preisstruktur der Leistungen berücksichtigt[40)], da die abgerechneten Leistungen der Krankengymnastik, Massagen und Lichttherapie um ca. die Hälfte über dem durchschnittlichen Preis bzw. der durchschnittlichen Punktzahl der anderen Leistungen liegen[41)]. Bezogen auf das Punktvolumen der physikalisch-medizinischen Leistungen insgesamt verzeichneten vom vierten Quartal 1979 auf das vierte Quartal 1982 die Krankengymnastik, Lichttherapie sowie Bäder und Packungen Zunahmen ihrer Anteile (vgl. Tabelle A.6.10), auf Kosten aller anderen Bereiche, insbesondere der Elektrotherapie und der Inhalationen.

Im folgenden geht es nicht mehr um die Struktur der physikalisch-medizinischen Leistungen, sondern um ihre Bedeutung im ärztlichen Leistungsspektrum und ihre Entwicklung in unterschiedlichen Arztkollektiven in den vierten Quartalen 1978 bis 1982, gemessen über das Punktvolumen aller physikalisch-medizinischen Leistungen unter Berücksichtigung der Fallentwicklung. Tabelle 6.3 zeigt, daß die Bedeutung dieser Leistungsgruppe bei den zugelassenen Kassenärzten insgesamt nur gering ist: der Anteil am Punktvolumen aller Leistungen beträgt nur ca. 3%, und dieser Anteil nahm zwischen den vierten Quartalen 1978 und 1982 ständig ab[42)]. Auch bei den Allgemeinärzten nahm der Anteil von ca. 2% ebenfalls während des gesamten Untersuchungszeitraumes ab, d.h. aus anderen Leistungsbereichen wurden mehr und/ oder teuere Leistungen abgerechnet. Anders die Orthopäden: 20% ihres

Tabelle 6.3

Punktvolumen physikalisch-medizinischer Leistungen (Leistungsgruppe 6) in bayerischen Kassenarztpraxen; Anteil am Gesamt-Punktevolumen der Leistungsgruppen 1-7 in den vierten Quartalen 1978 bis 1982 (nur RVO-Kassen)

Arztgruppe	Anteil LG 6 am Punktvolumen LG 1-7 in %				
	4/1978	4/1979	4/1980	4/1981	4/1982
Allgemeinärzte	2,40	2,35	2,31	2,24	2,17
Orthopäden	21,37	20,30	19,87	19,96	20,28
Zugelassene Ärzte insgesamt	3,27	3,20	3,11	3,0	2,98

Quelle: KVB-Leistungsstatistik

Gesamtleistungsvolumens entfallen auf physikalisch-medizinische Leistungen; nach relativ hohen Rückgängen dieses Anteils in den vierten Quartalen von 1979 und 1980 erhöhte sich in den Jahren 1981 und besonders 1982 der Anteil dieser Leistungsgruppe wieder.

Anders sieht die Entwicklung des Punktvolumens aus, wenn es nicht am Gesamtleistungsvolumen[43)] gemessen, sondern fallbezogen betrachtet wird: Bezogen auf 100 Fälle, nahm das Punktvolumen physikalisch-medizinischer Leistungen bei den zugelassenen Kassenärzten insgesamt ebenso wie bei den Allgemeinärzten und den Orthopäden in jedem Jahr zu[44)] (vgl. Tabelle A.6.11). Besonders hoch war diese Zunahme bei den zugelassenen Ärzten mit 4% im vierten Quartal 1982. Während die Steigerungsrate in diesem Quartal bei den Allgemeinärzten keine Auffälligkeiten aufwies, war sie bei den Orthopäden mit + 6,6% im Vergleich zu den Steigerungen der Vorjahre ebenfalls auffallend hoch.

Unterscheidet man die Ärzte nach Zugängern, die erst im vierten Quartal 1979 oder später ihre kassenärztliche Tätigkeit aufgenommen haben, und nach konstanten Ärzten, die während des gesamten Untersuchungszeitraums tätig waren[45)], dann verzeichneten die konstanten Kollektive bei den zugelassenen Ärzten insgesamt und auch bei den Allgemeinärzten bis zum vierten Quartal 1981 nur negative Steigerungsraten des fallbezogenen Punktvolumens physikalisch-medizinischer Leistungen, im vierten Quartal 1982 aber eine Zunahme (vgl. Tabelle

A.6.11). Die konstanten Orthopäden wiesen mit Ausnahme des vierten Quartals 1979 positive Steigerungsraten auf, die im vierten Quartal 1982 ebenfalls höher lag als in den Jahren vorher. Die Zugänger unter den Ärzten wiesen jedoch in allen drei Untersuchungsgruppen abnehmende Fallwerte auf, was einen Anpassungsprozeß an den Arztgruppendurchschnitt widerspiegelt: So lagen z.B. die Zugänger unter den Allgemeinärzten im vierten Quartal 1979 um 43% über dem Fallwert ihrer Arztgruppe, im vierten Quartal 1982 immer noch um durchschnittlich 15% (vgl. Tabelle A.6.12). Eine Ausnahme bilden die Zugänger unter den Orthopäden: Bis zum vierten Quartal 1981 wiesen auch sie negative Steigerungsraten auf, erhöhten dann aber ihr fallbezogenes Leistungsvolumen im vierten Quartal 1982 um 10,7% (vgl. Tabelle A.6.11). Diese Gruppe hatte ihre Fallwertüberschreitung bis zum vierten Quartal 1981 auf 1,3% reduziert und lag damit absolut nicht viel weniger über dem Arztgruppendurchschnitt als die Zugänger der Allgemeinärzte, bei denen dies aber eine prozentuale Überschreitung von 23% bedeutete.

Geht man davon aus, daß im Zusammenhang mit Wirtschaftlichkeitsprüfungen die prozentualen Überschreitungen des Arztgruppendurchschnitts größere Bedeutung haben als die (von Arztgruppe zu Arztgruppe variierenden) absoluten Überschreitungen, dann könnte für die Zugänger unter den Allgemeinärzten im vierten Quartal 1981 immer noch ein stärkerer Anpassungsdruck zur Reduzierung ihres Fallwertes bestanden haben als für die Zugänger unter den Orthopäden. Diese wiederum folgten dem auch bei den konstanten Ärzten aller Untersuchungsgruppen feststellbaren Trend einer deutlichen Erhöhung des fallbezogenen Punktvolumens physikalisch-medizinischer Leistungen im vierten Quartal 1982. Fraglich ist dabei der Einfluß der Fallzahlveränderungen: Die zugelassenen Ärzte insgesamt wiesen ebenso wie die Allgemeinärzte unter ihnen im vierten Quartal 1982 den größten Fallzahlrückgang während des gesamten Beobachtungszeitraums auf. Das konstante Kollektiv unter den Orthopäden reduzierte nur im vierten Quartal 1979 sein fallbezogenes Punktvolumen physikalisch-medizinischer Leistungen, und zwar um 4,6%; dies war gleichzeitig das einzige Beobachtungsquartal, in der dieses Kollektiv eine Fallzahlsteigerung aufwies, und zwar um 5,4%[46)]. Dies wirft die Frage auf, wieweit Fallwerterhöhungen mit Fallzahlreduzierungen korrespondieren und umgekehrt. Da andererseits 1982 das KVEG und die Heil- und Hilfsmittel-Richtlinien mit ihren Verordnungsbeschränkungen und Selbstbeteiligungsregelungen in Kraft traten, wird noch zu untersuchen sein, ob im vierten Quartal 1982

Verordnungen physikalisch-medizinischer Leistungen ersetzt wurden durch Leistungen in den ärztlichen Praxen, die diesen neuen Beschränkungen nicht unterlagen (vgl. Abschnitt 6.5.2.5).

6.5 Kassenärztliche Verordnungen physikalisch-medizinischer Leistungen

6.5.1 Die Verordnungsentwicklung in Bayern und im übrigen Bundesgebiet aus Sicht der Kassenärzte

Im Rahmen der MEDIS-Ärztebefragungen 1982/83 wurden zugelassene Kassenärzte in Bayern und im übrigen Bundesgebiet u.a. nach der Entwicklung ihrer Verordnungen physikalischer Therapie in den letzten drei Jahren gefragt[47)]. Jeweils fast 40% der antwortenden Ärzte stellten eine Abnahme ihrer Verordnungen fest. Gleichzeitig gaben in Bayern jedoch ca. 18% der Ärzte (gegenüber nur 13% der Ärzte im übrigen Bundesgebiet) an, in den letzten drei Jahren ihre Verordnungen erhöht zu haben (vgl. Abbildung 6.1 und Tabelle A.6.36).[48)]

Ein Jahr später, 1983/84, wurden die Befragungen wiederholt, diesmal jedoch eingeschränkt auf die Verordnungsentwicklung im letzten Jahr (1983). Auffällig sind dabei die in beiden Arztkollektiven gleichermaßen deutlich selteneren Angaben einer Verordnungsabnahme gegenüber der Vorjahresbefragung. Die weit überwiegende Anzahl der Ärzte stellte eine Konstanz ihrer Verordnungen fest, nämlich 59% der Ärzte in Bayern und 65% im übrigen Bundesgebiet. Trotz dieser insgesamt sehr ähnlichen Veränderung des ärztlichen Antwortverhaltens in beiden Gruppen wiederholten sich jedoch die tendenziellen Unterschiede der Vorjahresbefragung: In Bayern gaben doppelt soviele Ärzte eine Zunahme ihrer Verordnungen im letzten Jahr an, nämlich 16% gegenüber 8% der Ärzte im übrigen Bundesgebiet. Gleichzeitig sprachen bayerische Ärzte seltener als ihre außerbayerischen Kollegen von einer Abnahme ihrer Verordnungen (24% gegenüber 27%, vgl. Abbildung 6.2.).[49)]

In beiden Befragungen haben also in Bayern wie im übrigen Bundesgebiet bedeutend mehr Ärzte angegeben, ihre Verordnungen physikalischer Therapie in den letzten drei Jahren bzw. im letzten Jahr eingeschränkt als sie ausgeweitet zu haben. Als Nettoeffekt könnte daher ein Rückgang der Verordnungen physikalisch-medizinischer Leistungen zu verzeichnen gewesen sein, der allerdings in Bayern schwächer ausgefallen sein dürfte als im übrigen Bundesgebiet, da dort jeweils

Abbildung 6.1

Entwicklung der Verordnungen physikalisch-medizinischer Leistungen während der letzten drei Jahre (1980-82) in Bayern und im übrigen Bundesgebiet aus der Sicht niedergelassener Ärzte

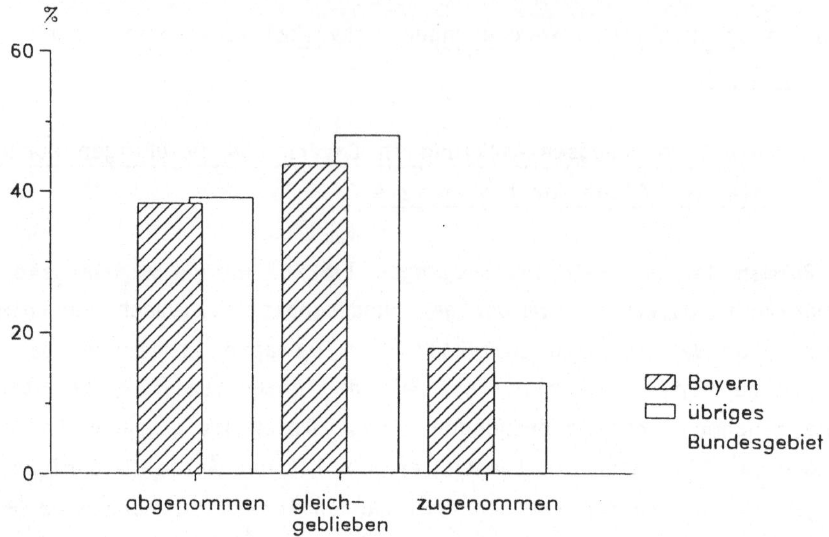

Quelle: MEDIS-Ärztebefragungen 1982/83

Abbildung 6.2

Entwicklung der Verordnungen physikalisch-medizinischer Leistungen während des letzten Jahres (1982) in Bayern und im übrigen Bundesgebiet aus der Sicht niedergelassener Ärzte

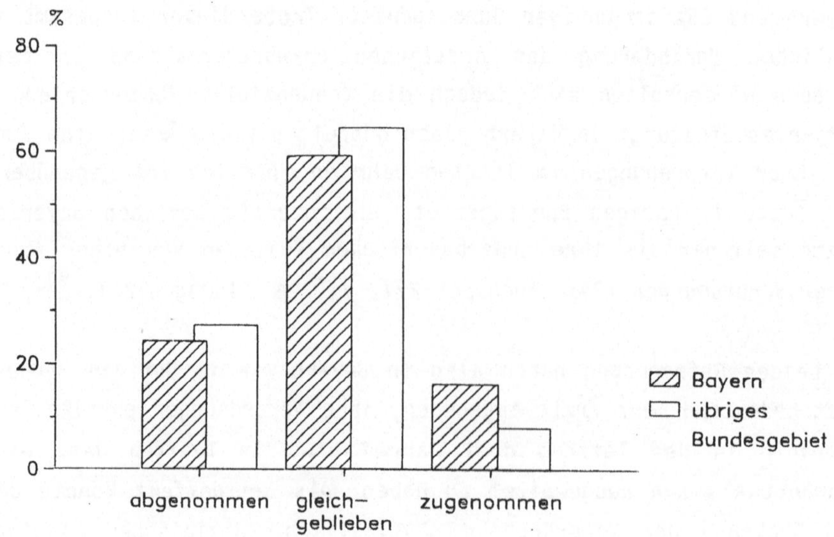

Quelle: MEDIS-Ärztebefragungen 1983/84

mehr Ärzte auch eine Zunahme ihrer Verordnungen angaben. Dies könnte auf einen relativ größeren Anteil junger, noch expandierender Praxen in Bayern zurückzuführen sein, denn zwischen den Angaben zur Scheinzahl- und Verordnungsentwicklung besteht ein signifikanter Zusammenhang: In der Ärztebefragung 1982/83 nannten 39% der bayerischen Ärzte mit abnehmender Scheinzahl auch Verordnungsabnahmen, 15% gaben Verordnungszunahmen an. Unter den Ärzten mit zunehmender Scheinzahl gaben nur 33% Abnahmen, dafür 26% Zunahmen ihrer Verordnungen an. Die Dynamik unterschiedlicher Fallzahlentwicklungen in den Praxen scheint somit die Gesamtverordnungsentwicklung eines Arztkollektivs nicht unwesentlich zu beeinflussen.

Lag die nach ärztlichen Angaben in Bayern eher ungünstiger verlaufene Verordnungsentwicklung[50)] u.U. daran, daß hier eine bestimmte Form der physikalischen Therapie, nämlich die Krankengymnastik, spätestens seit 1981 ausdrücklich gefördert wurde (vgl. Abschnitt 6.1)? So könnten zwar Massagen und Bäder evtl. noch stärker als im übrigen Bundesgebiet rückläufig gewesen, dies aber durch entsprechende Zunahmen der Verordnungen von Krankengymnastik kompensiert worden sein.

Hierzu vorliegende Ergebnisse aus der Ärztebefragung 1982/83 weisen diese Annahme jedoch eher zurück. Befragt nach den Verordnungsentwicklungen in den einzelnen Bereichen physikalischer Therapie, nämlich Krankengymnastik, Massagen, Bäder, Packungen und Bestrahlungen, stellten die Ärzte zwar Abnahmen ihrer Verordnungen am häufigsten bei Bädern, Packungen und Massagen, am seltensten bei Krankengymnastik fest[51)]; doch unterschieden sich hierin die Antworten der bayerischen und außerbayerischen Ärzte nur wenig voneinander. Deutliche Unterschiede in den Antworten beider Befragtengruppen tauchten aber hinsichtlich der Nennung von Zunahmen auf: bei allen Formen physikalischer Therapie gaben bayerische Ärzte häufiger eine Zunahme an als ihre Kollegen im übrigen Bundesgebiet. Besonders ausgeprägt, nämlich mit jeweils fast doppelt so vielen Angaben einer Zunahme durch bayerische Ärzte, waren diese Unterschiede bei den Verordnungen von Krankengymnastik, Massagen und Bädern (vgl. Tabelle A.6.36). Insgesamt nannten die Ärzte innerhalb wie außerhalb Bayerns am häufigsten eine Zunahme bei der Krankengymnastik, am seltensten bei Bädern. Vergleicht man die Nennungen der Zu- und Abnahmen jeweils miteinander, dann wurden in beiden Gebieten für alle Verordnungsbereiche deutlich mehr Abnahmen als Zunahmen genannt. Die geringste Differenz zwischen Zu- und Abnahmen lag bei den Verordnungen von Krankengymnastik vor.

Abbildung 6.3

Entwicklung der Verordnungen von Krankengymnastik während der letzten drei Jahre (1980-82) in Bayern und im übrigen Bundesgebiet aus der Sicht niedergelassener Ärzte

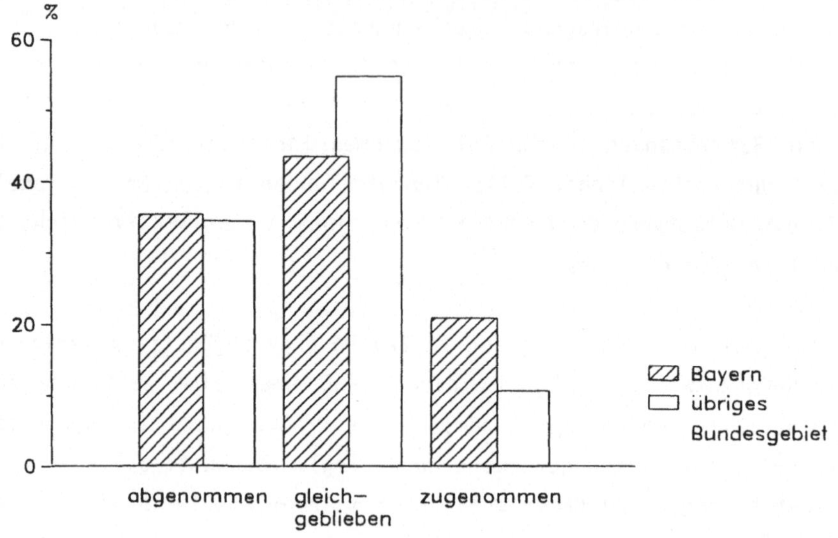

Quelle: MEDIS-Ärztebefragungen 1982/83

Abbildung 6.4

Entwicklung der Verordnungen von Massagen während der letzten drei Jahre (1980-82) in Bayern und im übrigen Bundesgebiet aus der Sicht niedergelassener Ärzte

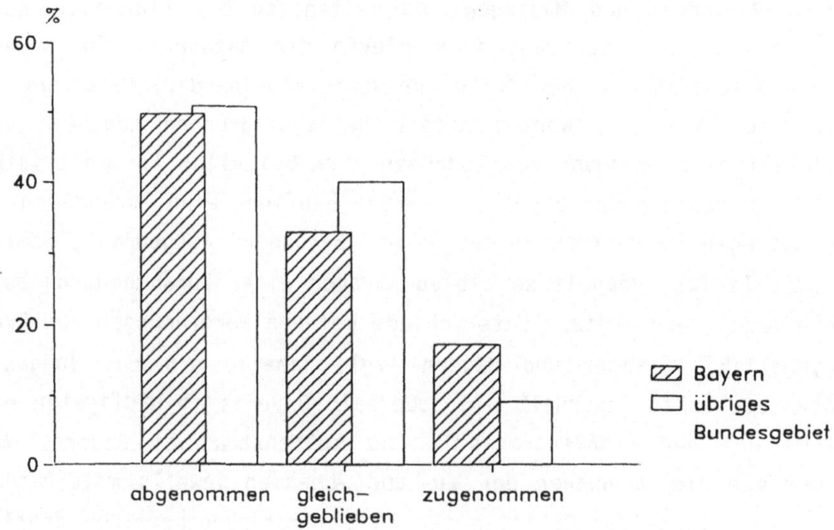

Quelle: MEDIS-Ärztebefragungen 1982/83

Abbildung 6.5

Entwicklung der Verordnungen von Bädern während der letzten drei Jahre (1980-82) in Bayern und im übrigen Bundesgebiet aus der Sicht niedergelassener Ärzte

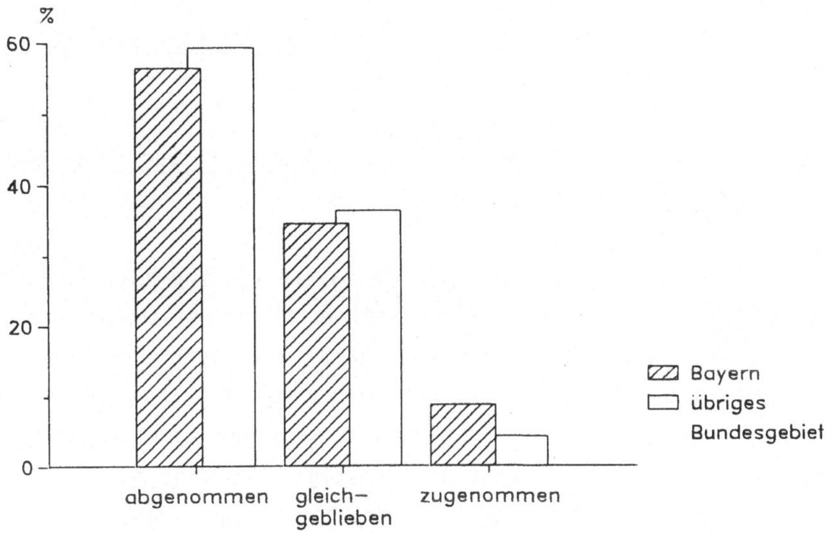

Quelle: MEDIS-Ärztebefragungen 1982/83

Zusammenfassend bestätigen auch die Angaben zu den Entwicklungen in den einzelnen Bereichen physikalischer Therapie eine insgesamt eher rückläufige Verordnungshäufigkeit zwischen 1979 und 1983; diese abnehmende Tendenz war in Bayern schwächer ausgeprägt als im übrigen Bundesgebiet (vgl. Abbildungen 6.3, 6.4 und 6.5).

Das Vertragsziel, die Verordnungen von physikalischer Therapie zu reduzieren, haben - gemessen an diesen Ergebnissen - die bayerischen Kassenärzte also erreicht, allerdings nicht im selben Umfang wie ihre außberbayerischen Kollegen. Allein auf die Sonderrolle der Krankengymnastik im bayerischen Vertragsgebiet aber läßt sich dieser Unterschied nicht zurückführen: Bayerische Ärzte gaben nicht nur bei der Krankengymnastik, sondern auch bei den (unerwünschten) Massagen und Bädern etwa doppelt so häufig wie ihre bundesdeutschen Kollegen eine Zunahme ihrer Verordnungen an. Die nach Angaben der Ärzte eher ungünstigere Verordnungsentwicklung in Bayern wird auch beeinflußt von gegenläufigen Fallzahlveränderungen in den ärztlichen Praxen, deren Dynamik wiederum sehr eng mit Fluktuationen in der Ärzteschaft zusammenhängt[52]. Auf diese Problematik der Zugänger (und Abgänger) unter den Kassenärzten wird in den Abschnitten 6.5.2.3 und 6.5.2.4 näher eingegangen.

6.5.2 Die Verordnungsstruktur in Bayern und mögliche Einflußfaktoren auf die Verordnungsentwicklung

6.5.2.1 Die eingeschränkte Datenlage zur Beschreibung von Entwicklungen

Seit dem zweiten Quartal 1981 wird in Bayern routinemäßig eine Statistik über die Kosten physikalisch-medizinischer Leistungen erstellt, die bayerische Kassenärzte für Versicherte der bayerischen RVO-Kassen verordnet haben[53]. Die Gesamtverordnungskosten physikalisch-medizinischer Leistungen sind differenziert nach den Leistungsarten Massagen, Krankengymnastik, Bäder und sonstige Verordnungen; unter letzteren werden u.a. Packungen, Elektrobehandlungen, Hausbesuche und Wegegebühren erfaßt. Die Verordnungsstatistik erlaubt eine Zurechnung dieser Verordnungskosten nicht nur zu einzelnen Ärzten und Arztgruppen, sondern auch zu den unterschiedlichen Versichertengruppen der RVO-Kassen. Mengenangaben zur Häufigkeit der einzelnen Leistungen fehlen allerdings in dieser Statistik.

Im Rahmen der Studie konnten diese Daten bis einschließlich viertem Quartal 1982, also für insgesamt nur sieben Quartale aufbereitet werden; zudem begann der Beobachtungszeitraum erst ca. zwei Jahre nach Abschluß des Bayern-Vertrags. Wie fast alle ärztlichen Leistungen und Verordnungen unterliegen auch die Verordnungen physikalisch-medizinischer Leistungen starken saisonalen Schwankungen[54]. Die Untersuchung von Entwicklungen muß sich daher auf Veränderungen von Jahreswerten oder auf Vorjahresquartalsvergleiche stützen. Wegen des kurzen Beobachtungszeitraums waren in diesem Fall die Analysemöglichkeiten sehr eingeschränkt: ein Vergleich von Ganzjahreswerten war nicht möglich, und für den Vergleich mit Vorjahresquartalen lagen nur drei Werte vor. Untersuchungen der längerfristigen Verordnungsentwicklung mußten sich deshalb in erster Linie auf die veröffentlichten Ausgabenstatistiken der RVO-Kassen (vgl. Abschnitt 6.6) und auf die Auskünfte der Ärzte selbst stützen (vgl. Abschnitt 6.5.1).

Der größte Wert dieser Verordnungsstatistik für die Evaluation des Bayern-Vertrags liegt in den Möglichkeiten der Querschnittanalyse, die keine andere Routinedatenquelle so bietet. Durch sie lassen sich z.B. Verordnungen zugelassener Allgemeinärzte im Vergleich zu denen anderer Arztgruppen untersuchen, oder z.B. die unterschiedlichen Anteile der einzelnen Arten physikalisch-medizinischer Leistungen an den Verordnungen ablesen und die in einzelnen Arztgruppen unterschiedlichen Fallzahlen durch die Bildung fallbezogener Verordnungswerte berücksichtigen. Hierdurch wird die hinter den Ausgabenwerten der Kassen stehende kassenärztliche Verordnungsstruktur verdeutlicht.

Für einen wenn auch nur kurzen Zeitraum lassen sich zudem Entwicklungstendenzen darstellen. Die nachfolgende Analyse der Verordnungsentwicklung konzentriert sich auf die vierten Quartale 1981 und 1982 und dabei u.a. auf die Frage, welchen Einfluß die Verordnungen von Neuzugängern auf die Verordnungen insgesamt hatten und welche Entwicklungsdifferenzen sich bereits in diesem Jahr hinsichtlich der verschiedenen Arten physikalisch-medizinischer Leistungen zeigten. Untersucht wird auch, ob sich Anzeichen für Substitutionsbeziehungen zwischen kassenärztlichen Verordnungen und Leistungen finden lassen, d.h. ob etwa Orthopäden und Allgemeinärzte zwar ihre Verordnungen reduziert, diese aber durch Leistungen in der eigenen Praxis ersetzt haben.

6.5.2.2 Die kassenärztliche Verordnungsstruktur und kurzfristige Entwicklungstendenzen

Im Jahr 1982 wurden von den bayerischen Kassenärzten physikalisch-medizinische Leistungen - allein für die Versicherten der bayerischen Ortskrankenkassen - im Gesamtwert von rund 91 Mio. DM veranlaßt. Rund 95% dieser Kosten wurden von den nach § 24 ZOÄ zugelassenen Kassenärzten verordnet, auf die sich die nachfolgenden Auswertungen beschränken. Unter diesen Ärzten veranlaßten Allgemeinärzte den größten Teil der Verordnungskosten, nämlich 57%, gefolgt von Orthopäden mit 23%, Internisten mit 15%, den Kinderärzten, Chirugen und Nervenärzten mit jeweils etwa 2% (vgl. Tabelle A.6.14 und Abbildung 6.6).

Von den Verordnungskosten für physikalisch-medizinische Leistungen entfiel im vierten Quartal 1981 der größte Anteil, nämlich 69%, auf Massagen, gefolgt von der Krankengymnastik mit 14% und Bädern mit

Abbildung 6.6

AOK-Verordnungskosten physikalisch-medizinischer Leistungen
- zugelassene Kassenärzte in Bayern nach Arztgruppen in 4/1981 -

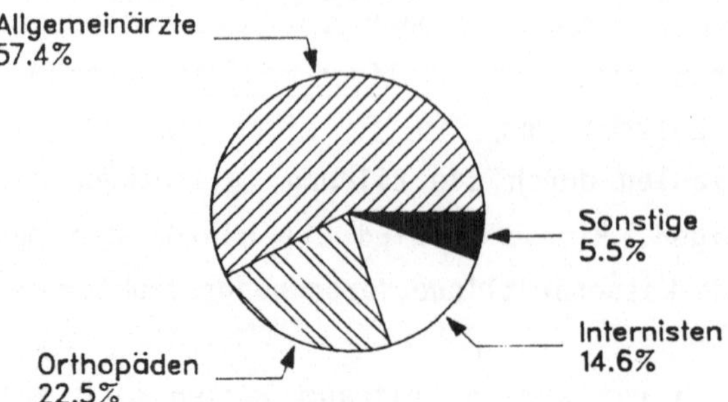

Quelle: KVB-Verordnungsstatistik

Abbildung 6.7

Anteile der unterschiedlichen Arten physikalisch-medizinischer Leistungen an den AOK-Gesamtverordnungskosten der zugelassenen Kassenärzte in Bayern in 4/1981

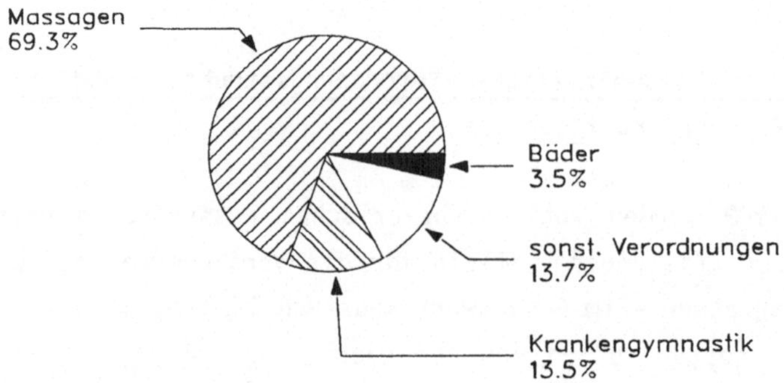

Quelle: KVB-Verordnungsstatistik

3,5% (vgl. Tabelle 6.4 und Abbildung 6.7). Auffällig ist der relativ große Anteil der Restkategorie Sonstige Verordnungen (z.B. Packungen, Elektrobehandlungen, die Entgelt- und Wegegebühren für Hausbesuche physikalischer Therapeuten), der etwa dem der Verordnungen von Krankengymnastik entspricht.

Auch in den einzelnen Bereichen physikalisch-medizinischer Leistungen dominieren die von den Allgemeinärzten veranlaßten Kosten: 62% der Verordnungskosten für Massagen, 51% derer für Bäder, 41% der Kosten für Krankengymnastik und 52% der sonstigen Verordnungskosten wurden im vierten Quartal 1981 allein durch sie verordnet (vgl. Tabelle A.6.17). Bei diesen Anteilswerten spielen jedoch die unterschiedlichen Fallzahlen der Arztgruppen eine wichtige Rolle. Fallbezogen weisen die Orthopäden die größte Verordnungsintensität auf, nämlich 2.671 DM auf 100 Fälle, gefolgt von den Chirurgen (887 DM), den Internisten (645 DM), den Allgemeinärzten (509 DM), den Nervenärzten (503 DM) und den Kinderärzten mit 185 DM (vgl. Tabelle A.6.19).

Von diesen Arztgruppen werden im folgenden vor allem die Allgemeinärzte und Orthopäden, zum Teil auch die Internisten betrachtet, da diese drei Arztgruppen im vierten Quartal 1981 allein 94% aller Verordnungskosten der zugelassenen Kassenärzte veranlaßt haben. Vergleicht man ihre Verordnungsstruktur, d.h. die Anteile der unterschiedlichen Leistungsarten an den Gesamtverordnungskosten physikalisch-medizinischer Leistungen, dann unterscheiden sich die Verordnungsstrukturen der Allgemeinärzte und Internisten nur wenig voneinander: ca. 3/4 aller Kosten entfielen auf Massagen, 10% auf die Krankengymnastik; anders die Orthopäden, bei denen der Anteil der Massagen um ca. 20 Prozentpunkte unter, die Anteile der Krankengymnastik und sonstigen Verordnungen jedoch deutlich über denen der beiden anderen Arztgruppen lagen (vgl. Tabelle 6.4).

Bei allen hier untersuchten Arztgruppen zeigte sich in dem Zeitraum von 4/1981 auf 4/1982 eine Verschiebung der Verordnungsstrukturen zugunsten der Krankengymnastik und sonstigen Verordnungen, zu Lasten vor allem der Massagen, bei gleichzeitigem Rückgang der Gesamtverordnungskosten physikalisch-medizinischer Leistungen (vgl. Tabellen 6.4, A.6.16 und A.6.18[55)]). Die Verschiebung zugunsten der Krankengymnastik setzte sich auch von 1982 auf 1983 fort: Seit 1982 sind in den Statistiken der Ortskrankenkassen die Ausgaben für physikalisch-medizinische Leistungen erstmals nach den Leistungserbringern getrennt ausgewiesen; dabei zeigte sich 1983 gegenüber 1982 in Bayern eine Zunahme der Ausgaben für die von Krankengymnasten erbrachten Leistungen, bei gleichzeitigem Rückgang der Ausgaben für die von Masseuren und Badebetrieben abgerechneten Leistungen und einem Ausgabenrückgang insgesamt (vgl. Tabelle A.6.33).[56)]

Tabelle 6.4

AOK-Verordnungskosten physikalisch-medizinischer Leistungen in Bayern; Anteile der unterschiedlichen Leistungsarten an den Gesamtverordnungskosten nach Arztgruppen (zugelassene Kassenärzte) in 4/1981 und 4/1982 (in %)

Art der physikalisch-medizinischen Leistungen	Arztgruppe			
	Allgemeinärzte	Orthopäden	Internisten	Ärzte insgesamt
	Anteil in 4/1981 in %			
Massagen	74,9	56,5	77,4	69,3
Bäder	3,1	3,8	2,6	3,5
Krankengymnastik	9,6	19,6	9,7	13,5
Sonst.Verordnungen	12,4	20,2	10,3	13,7
Phys.-med.Leistungen insgesamt	100	100	100	100
	Anteil in 4/1982 in %			
Massagen	72,8	51,8	74,3	66,2
Bäder	2,9	3,9	2,7	3,1
Krankengymnastik	11,7	22,4	11,9	16,3
Sonst.Verordnungen	12,6	21,9	11,1	14,4
Phys.-med. Leistungen insgesamt	100	100	100	100

Quelle: KVB-Verordnungsstatistik

Während der Rückgang der Verordnungskosten bzw. Ausgaben insgesamt vor allem auf die Regelungen des KVEG und der nachfolgenden Heil- und Hilfsmittel-Richtlinien zurückzuführen sein dürfte, ist dies für die Verschiebung der Verordnungsstruktur nicht zu vermuten, da in den bundesweiten Regelungen keine Unterscheidung nach den verschiedenen Arten physikalisch-medizinischer Leistungen getroffen wurde. Es kann deshalb nicht ausgeschlossen werden, daß die Zunahme der Verordnungskosten bzw. der Ausgaben für krankengymnastische Leistungen auf die seit 1981 in Bayern herausgestellte Förderung dieser Leistungsart zurückzuführen ist. Die gleiche Verschiebung zugunsten der Krankengymnastik auch in der Ausgabenstruktur des übrigen Bundesgebiets spricht jedoch gegen diese Vermutung (vgl. Tabelle A.6.33).

6.5.2.3 Mögliche Einflußfaktoren auf das ärztliche Verordnungsverhalten

In Abschnitt 6.3.1 wurden Vermutungen des Zwischenberichtes angeführt, die die Morbidität, Medizinentwicklung sowie Anbieter- und Patientenmerkmale als Einflußfaktoren auf den Bedarf und die Nachfrage nach physikalisch-medizinischen Leistungen benennen. All diese Faktoren wirken (auch) auf das Verordnungsverhalten der Ärzte ein. Wichtig aus Sicht des Arztes ist demnach der regionale Standort der Praxis (unterschiedliche räumliche Erreichbarkeit der Anbieter, unterschiedlicher Patiententyp in Stadt und Land, unterschiedliche Arztdichte usw.). Vermutet wurde auch, daß die Arztgruppenzugehörigkeit Einfluß auf die medizinische Bewertung (und damit den Einsatz) der unterschiedlichen Therapiearten habe: so sollen Orthopäden Massagen für sehr nützlich halten, während bei Allgemeinärzten ein negatives Urteil überwiege. Als weitere Arzt- und Praxismerkmale, die generell das ärztliche Verordnungsverhalten beeinflussen und daher auch im Bereich physikalischer Therapie wirksam werden könnten, wurden Alter (und/oder Niederlassungsdauer) und Praxisgröße genannt.

Im Rahmen dieser Studie konnte nicht allen dieser potentiellen Einflußfaktoren nachgegangen werden. Der Tatsache, daß arztgruppenspezifische Unterschiede im Verordnungsverhalten bestehen, wurde durch jeweils parallele Auswertungen nach Arztgruppen, insbesondere nach Allgemeinärzten und Orthopäden, Rechnung getragen; nach ihrer Einschätzung der Nützlichkeit unterschiedlicher Therapieformen wurden die Ärzte aber nicht gefragt. Untersucht wurden hingegen - unter Verwendung von Befragungsdaten - die Einflüsse von Praxislage[57)], Praxisgröße[58)] und Arztalter[59)] auf das Niveau[60)] und die Entwicklung[61)] der Verordnungen physikalisch-medizinischer Leistungen.

Faßt man die Ergebnisse dieser Untersuchungen kurz zusammen, dann lagen jüngere Ärzte, solche in größeren Praxen und Ärzte auf dem Lande mit ihren Verordnungskosten für physikalisch-medizinische Leistungen nach eigenen Angaben eher über, hingegen ältere Ärzte, solche in kleineren Praxen und Ärzte in der Stadt eher unter dem Durchschnitt ihrer Arztgruppe. Die Analyse der Zusammenhänge dieser Arzt- und Praxismerkmale mit den Aussagen der Ärzte zur Entwicklung ihrer Verordnungen physikalisch-medizinischer Leistungen ergab, daß Ärzte auf dem Land, jüngere Ärzte und Ärzte mit größeren Praxen seltener eine

Abnahme und häufiger eine Zunahme ihrer Verordnungen feststellten als Ärzte in der Stadt, ältere Ärzte und solche mit kleineren Praxen.[62)]

Bereits diese einfachen bivariaten Zusammenhänge weisen darauf hin, daß Beurteilungen der Entwicklung kassenärztlicher Verordnungen immer auch einen dynamischen Altersfaktor[63)] berücksichtigen müssen, der zu zwei gegenläufigen Entwicklungstendenzen im Verordnungsgeschehen führt: junge expandierende Praxen stehen alten kontrahierenden gegenüber, und in Abhängigkeit von der Dynamik dieser beiden Entwicklungstendenzen entwickeln sich die Verordnungen des jeweiligen Gesamtkollektivs der Kassenärzte. Diese Zusammenhänge bedürfen weiterer Untersuchungen. Im folgenden wird hierzu auf der Grundlage routinemäßig erhobener Daten aus dem Arztregister sowie aus den Leistungs- und Verordnungsstatistiken dargestellt, wie sich die Zugänger unter den Kassenärzten in ihren Verordnungen physikalisch-medizinischer Leistungen von den bereits etablierteren Kassenärzten unterscheiden.

6.5.2.4 Die Verordnungen der Zugänger unter den Kassenärzten

Im folgenden wird auf der Grundlage von Routinedaten untersucht, wie sich innerhalb der zugelassenen Kassenärzteschaft 'Neuzugänger' von 'konstant tätigen Ärzten' mit Hinblick auf Niveau und Entwicklung ihrer Verordnungen physikalisch-medizinischer Leistungen unterscheiden[64)]. Vergleicht man die Fallstruktur und Falldynamik dieser zwei Arztkollektive zwischen den vierten Quartalen 1979 und 1982, dann weist die Gruppe der konstant Tätigen einen von Jahr zu Jahr größeren Rückgang der Fallzahlen, die der Zugänger eine in jedem Jahr sehr hohe und nur allmählich geringer werdende Zuwachsrate auf (vgl. Tabelle A.6.24). Für das konstante Kollektiv mit einer definitionsgemäß gleichbleibenden Zahl von Ärzten bedeutet dies auch einen entsprechenden Rückgang der durchschnittlichen Fallzahlen je Arzt; bei den Zugängern als einem ständig wachsenden Kollektiv sind die Fallzahlsteigerungen je Arzt zwar geringer als die Steigerungsraten der Fallzahlen insgesamt, aber hoch genug, daß sich ein Anpassungsprozeß der Zugänger an die Fallzahlen je Arzt des konstanten Kollektivs vollzieht[65)]: In 4/1979 lagen die Fallzahlen eines Zugängers mit 349 Fällen noch um 32% bzw. um 166 Fälle unter den durchschnittlichen Fallzahlen eines Arztes des konstanten Kollektivs mit 515 Fällen; in 4/1982 hatte sich dieser Abstand zum konstanten Kollektiv auf 41 Fälle bzw. 9% verringert. Da in diesem Zugängerkollektiv aber auch die

Zugänger des vierten Quartals 1982 mit noch sehr geringen Fallzahlen je Arzt vertreten sind, ist davon auszugehen, daß die bereits 4/1979 hinzugekommenen Ärzte bis 4/1982 mindestens die durchschnittlichen Fallzahlen des konstanten Kollektivs erreicht haben.

In der Struktur der Fallzahlen nach Versichertengruppen unterscheiden sich die Zugänger vom konstanten Kollektiv dadurch, daß sie eher mehr Mitglieder und Familienangehörige und eher weniger Rentner unter ihren Fällen haben (vgl. Tabelle A.6.25). In dem für die folgenden Analysen nur kurzen Zeitraum von 4/1981 auf 4/1982 liegt der Rentneranteil um 2,8 bzw. 3,6 Prozentpunkte unter dem des konstanten Kollektivs. Unter Berücksichtigung dieser Unterschiede und der versichertengruppen-spezifischen Fallwerte - im Vergleich zu den Rentnern zwar höhere Werte der Mitglieder, aber gleichzeitig sehr geringe Fallwerte der Familienangehörigen (vgl. Tabelle A.6.27) - müßte der Fallwert der Zugänger geringer sein als der des konstanten Kollektivs. Tatsächlich aber lagen die Verordnungskosten der Zugänger erheblich über dem durchschnittlichen Fallwert ihrer Arztgruppe: in 4/1981 bei den zugelassenen Ärzten insgesamt um 7,5%, bei den Allgemeinärzten um 2,6% und bei den Orthopäden um 8,3% (vgl. Tabelle 6.5 und A.6.23).

Bereits in dem kurzen Zeitraum von 4/1981 auf 4/1982 zeigte sich jedoch ein Anpassungsprozeß der Zugänger: Während die zugelassenen Ärzte insgesamt ihre Verordnungskosten physikalisch-medizinischer Leistungen je 100 Fälle um durchschnittlich 1,5% reduzierten, verzeichneten die Zugänger unter ihnen einen durchschnittlichen Rückgang von 5,1%. Vergleichbares zeigte sich auch bei den Orthopäden: Dort war der Rückgang der Verordnungskosten bei den Zugängern mit 12% sogar so hoch, daß in 4/1982 die Zugänger dieser Arztgruppe mit ihrem durchschnittlichen Fallwert unter dem des konstanten Kollektivs der Orthopäden insgesamt lagen (vgl. Tabelle A.6.23). Etwas anders sieht es bei den Allgemeinärzten aus: Diese Arztegruppe erhöhte ihre durchschnittlichen Verordnungskosten physikalisch-medizinischer Leistungen je 100 Fälle von 4/1981 auf 4/1982 sehr leicht um 0,2% (vgl. Tabelle 6.5); während auch bei ihnen das konstante Kollektiv seine fallbezogenen Verordnungskosten leicht reduzierte, erhöhten die Zugänger diese sogar, wenn auch geringfügig[66]. Dabei lagen jedoch die Zugänger unter den Allgemeinärzten im vierten Quartal 1981 mit 2,6% (bzw. 13,52 DM) näher am fallbezogenen Verordnungsdurchschnitt ihrer Arztgruppe als etwa die Zugänger unter den Orthopäden mit einer Über-

Tabelle 6.5

AOK-Verordnungskosten physikalisch-medizinischer Leistungen in Bayern; Werte der Zugänger und des konstanten Kollektivs absolut und fallbezogen in 4/1981 und 4/1982; Veränderungen absolut und in % nach Arztgruppen (zugelassene Kassenärzte)

Arztgruppe/ Kollektiv	Verordnungskosten 4/1981 in DM	4/1982 in DM	Veränderung in DM	4/81-4/82 in %
		- absolut -		
Zugelassene Ärzte				
konstantes Kollektiv	17 023 441	16 057 195	- 966 246	- 5,7
Zugänger	3 436 265	4 475 719	1 039 454	30,3
alle	23 419 148	23 029 941	- 389 207	- 1,7
Allgemeinärzte				
konstantes Kollektiv	9 825 166	9 227 223	- 597 943	- 6,1
Zugänger	1 955 018	2 621 582	666 564	34,1
alle	13 430 787	13 111 767	- 319 020	- 2,4
Orthopäden				
konstantes Kollektiv	3 540 647	3 416 744	- 123 903	- 3,5
Zugänger	903 825	1 012 807	108 982	12,1
alle[a]	5 263 728	5 213 976	- 49 752	- 1,0
		- je 100 Fälle -		
Zugelassene Ärzte				
konstantes Kollektiv	481,34	473,01	- 8,33	- 1,7
Zugänger	517,72	492,24	-26,48	- 5,1
alle	481,55	474,18	- 7,37	- 1,5
Allgemeinärzte				
konstantes Kollektiv	514,35	509,99	- 4,36	- 0,8
Zugänger	524,97	525,25	0,28	0,1
alle	511,45	512,24	0,79	0,2
Orthopäden				
konstantes Kollektiv	2 577,72	2 552,69	- 25,03	- 1,0
Zugänger	2 894,18	2 545,89	-348,29	-12,0
alle	2 671,50	2 596,38	- 75,11	- 2,8

[a] Abweichung um -0,3% zu den absoluten Werten in Tabelle A.6.15, da aus Datenschutzgründen bei den Werten der Längsschnittdaten eine Praxis fehlt.

Quellen: KVB-Längsschnittdaten und -Verordnungsstatistik (eigene Berechnungen)

schreitung um 8,3% (bzw. 222,68 DM) oder die unter den zugelassenen Kassenärzten insgesamt mit einer Überschreitung um 7,5% (bzw. 36,17 DM).

Zusammenfassend also lagen die Zugänger unter den Kassenärzten mit ihren Fallzahlen (noch) unter dem Durchschnitt ihrer jeweiligen Arztgruppe, näherten sich ihm aber an, während das konstante Kollektiv im Durchschnitt Fälle verlor. Die Fallstruktur der Zugänger unter den zugelassenen Kassenärzten unterschied sich von der des konstanten Kollektivs durch einen geringeren Rentneranteil und einen etwas höheren Anteil an Familienangehörigen und Mitgliedern. Anders aber als in anderen Verordnungsbereichen (wie z.B. bei den Einweisungen) bedeutet bei physikalisch-medizinischen Leistungen ein geringerer Rentneranteil allein noch keine geringeren Verordnungskosten, da die Fallkosten der Mitglieder über denen der Rentner lagen. Wegen der noch geringeren Fallkosten der Familienangehörigen wäre per Saldo bei den Zugängern eher mit einem niedrigeren Fallwert als im Arztgruppendurchschnitt zu rechnen; doch deren fallbezogene Verordnungskosten lagen über, nicht unter dem Durchschnitt ihrer Arztgruppe. Daraus könnte man schließen, daß in der Regel andere Faktoren als die Fallstruktur nach Versichertenstatus das ärztliche Verordnungsverhalten nachhaltiger beeinflussen[67)]. Gleichzeitig wurde deutlich, daß die verordnungsintensiveren Zugänger bereits in dem kurzen Beobachtungszeitraum einem Anpassungsprozeß ihrer fallbezogenen Verordnungskosten zum Arztgruppendurchschnitt hin unterlagen[68)].

6.5.2.5 Substitutionsbeziehungen zwischen kassenärztlichen Leistungen und Verordnungen im Bereich physikalischer Therapie?

Kassenärzte veranlassen nicht nur die Erbringung physikalisch-medizinischer Leistungen außerhalb ihrer Praxis, sondern erbringen sie auch in ihren eigenen Praxen und rechnen sie als Eigenleistungen ab. In Abschnitt 6.3 wurde bereits die kassenärztliche Leistungsstruktur und ihre Entwicklung vom vierten Quartal 1979 bzw. 1978 bis zum vierten Quartal 1982 dargestellt. Dabei zeigte sich bei den von den zugelassenen bayerischen Kassenärzten für RVO-Versicherte abgerechneten physikalisch-medizinischen Leistungen im vierten Quartal 1982 eine auffällige Zunahme des fallbezogenen Punktvolumens. Im folgenden wird deshalb untersucht, ob es Hinweise auf die Substitution von Verordnungen physikalisch-medizinischer Leistungen durch ärztliche Eigenleistungen gibt. Aufgrund der eingeschränkten Datenlage im Verordnungsbereich muß sich diese Analyse auf die bayerischen Ortskrankenkassen und die Quartale 4/1981 und 4/1982 beschränken. Den Verordnungskosten der zugelassenen Kassenärzte werden die Kosten der Eigenleistungen physikalischer Therapie gegenübergestellt[69)], und zwar absolut und - bei gleichem Fallkonzept - auch fallbezogen, differenziert nach den unterschiedlichen Kollektiven (Zugänger, konstant Tätige, alle) der zugelassenen Kassenärzte insgesamt sowie der Allgemeinärzte und Orthopäden.

Im vierten Quartal 1981 haben die bayerischen Kassenärzte bei den bayerischen Ortskrankenkassen insgesamt 32,5 Mio. DM an Ausgaben für physikalisch-medizinische Leistungen veranlaßt, wovon 23,4 Mio. DM bzw. 72% auf Verordnungen und 9,1 Mio. DM bzw. 28% auf Leistungen in ärztlichen Praxen entfielen. Von 4/1981 auf 4/1982 gingen die Verordnungskosten absolut um ca. 390 TDM oder 1,7% zurück, während die Kosten für eigene Leistungen um ca. 330 TDM oder 3,6% zunahmen (vgl. Tabellen A.6.16 und 6.6). Im Aggregat scheint dies auf Verlagerungen von physikalisch-medizinischen Leistungen in die ärztlichen Praxen hinzudeuten; bei einer differenzierteren Betrachtung nach unterschiedlichen Arztkollektiven wird jedoch zweifelhaft, ob diese Entwicklungen als Substitution deutbar sind. So haben die Allgemeinärzte ihre Verordnungen um 320 TDM verringert (-2,4%), gleichzeitig aber auch ihre Leistungen um 44 TDM reduziert (-1,4%). Die Orthopäden hingegen haben ihre Verordnungen absolut nur um 50 TDM verringert (-1,0%), ihre Leistungen jedoch um fast 300 TDM erhöht (+8,2%). Berücksichtigt man zusätzlich die in den einzelnen Arztgruppen unterschiedlich verlaufenen Fallzahlentwicklungen, dann haben die Allgemeinärzte fallbezogen sowohl ihre Verordnungen um 0,2% als auch ihre Leistungen um 1,2% erhöht, während die Orthopäden ihre Verordnungen um 2,8% reduziert und ihre Leistungen um 6,1% erhöht haben (vgl. Tabelle 6.6). Die zugelassenen Kassenärzte insgesamt haben ihre Verordnungen um 1,5% reduziert und ihre Leistungen um 3,7% erhöht.

Unterscheidet man diese fallbezogenen Leistungsentwicklungen zusätzlich nach den Zugängern und konstanten Ärzten, dann haben zwar bei den Allgemeinärzten (und den zugelassenen Kassenärzten insgesamt) die Ärzte des konstanten Kollektivs ihren durchschnittlichen Leistungsfallwert erhöht - bei gleichzeitiger Reduktion der fallbezogenen Verordnungskosten -, nicht jedoch die Zugänger: Diese haben ihre Leistungen fallbezogen um 5% (bzw. 2%) reduziert (vgl. Tabellen A.6.20 und 6.6) und dadurch ihre durchschnittlichen Fallwertüberschreitungen von 23% auf 15% (bzw. von 15% auf 9%) reduziert (vgl. Tabelle A.6.23). Anders die Zugänger unter den Orthopäden: Sie erhöhten ihre fallbezogenen Leistungen um 9,4% und somit stärker als das konstante Kollektiv ihrer Arztgruppe (4%; vgl. Tabelle 6.6), unterlagen aber auch einem weit schwächeren Anpassungsdruck durch Wirtschaftlichkeitsprüfungen als die Zugänger unter Allgemeinärzten (und zugelassenen Ärzten insgesamt): Die Zugänger unter den Orthopäden überschritten den Leistungsfallwert ihrer Arztgruppe 4/1981 nur um 1,5%. Neben dieser Leistungssteigerung um 9,4% reduzierten sie gleichzeitig ihre fallbezogenen Verordnungskosten um 12% und damit um 10 Prozentpunkte mehr als alle anderen hier betrachteten Arztkollektive[70].

Wenn überhaupt eine Arztgruppe substitutiert hat, dann waren es am ehesten die Orthopäden und unter ihnen vor allem die Zugänger (vgl. Tabelle 6.6). Dies würde übereinstimmen mit der bereits oben festgestellten Tatsache, daß vor allem Orthopäden über ein substitutionsrelevantes Potential von Eigenleistungen in ihren Praxen verfügen (vgl. Abschnitt 6.4). Fraglich ist jedoch, ob hier lediglich zwei Entwicklungen unabhängig voneinander parallel verlaufen sind: einmal die Reduktion von Verordnungskosten aufgrund gesetzgeberischer und vergleichbarer Maßnahmen, zum anderen die in allen ärztlichen Leistungsbereichen festzustellende stetige Zunahme des Fallwertes. Für die Leistungsverlagerung in die ärztlichen Praxen spricht jedoch der Umstand, daß die Steigerungsraten der Leistungen im vierten Quartal 1982 sowohl bei den zugelassenen Kassenärzten insgesamt als auch insbesondere bei den Orthopäden deutlich höher lagen als in den Vergleichsquartalen der Vorjahre (vgl. Abschnitt 6.4).[71]

Durch gesetzgeberische Maßnahmen zur Verordnungseinschränkung angehalten, scheinen die Kassenärzte, insbesondere die Zugänger unter den Orthopäden (auf der Aggregatebene) die Ziele des Bayern-Vertrages zumindest im vierten Quartal 1982 befolgt zu haben: sie haben ihre Verordnungen physikalisch-medizinischer Leistungen, insbesondere Bäder und Massagen, reduziert und gleichzeitig ihre eigene Therapie intensiviert. Derartige Substitutionsbewegungen[72] scheinen aber nicht nur von Substitutionspotentialen in den Praxen abhängig zu sein, sondern auch von den Spielräumen, die die Wirtschaftlichkeitsprüfungen dem einzelnen Arzt lassen (bzw. die von ihm als Spielräume wahrgenommen werden).

Tabelle 6.6

Gegenüberstellung der AOK-Verordnungs- und Leistungskosten physikalisch-medizinischer Leistungen in Bayern; prozentuale Veränderungen der absoluten und fallbezogenen Werte 4/1981 auf 4/1982 nach Arztgruppen (zugelassene Kassenärzte)

Arztgruppe/ Kollektiv	Veränderung 4/81 auf 4/82 (in %) Verordnungen	Leistungen
	- der absoluten Werte -	
Zugelassene Ärzte		
konstantes Kollektiv	- 5,7	- 1,2
Zugänger	30,3	34,4
alle	- 1,7	3,6
Allgemeinärzte		
konstantes Kollektiv	- 6,1	- 3,9
Zugänger	34,1	27,3
alle	- 2,4	- 1,4
Orthopäden		
konstantes Kollektiv	- 3,5	1,3
Zugänger	12,1	39,3
alle	- 1,0	8,2
	- der fallbezogenen Werte -	
Zugelassene Ärzte		
konstantes Kollektiv	- 1,7	2,9
Zugänger	- 5,1	- 2,1
alle	- 1,5	3,7
Allgemeinärzte		
konstantes Kollektiv	- 0,8	1,5
Zugänger	0,1	- 5,0
alle	0,2	1,2
Orthopäden		
konstantes Kollektiv	- 1,0	4,0
Zugänger	-12,0	9,4
alle	- 2,8	6,1

Quellen: KVB-Längsschnittdaten, -Leistungsstatistik, -Verordnungsstatistik

All diese Aussagen stehen jedoch unter dem großen Vorbehalt, daß der kurze Untersuchungszeitraum keine Trendaussagen zuläßt und die Ergebnisse somit der Gefahr von Zufallseinflüssen unterliegen. Es ist nicht auszuschließen (oder sogar wahrscheinlich), daß die Eingriffe des KVEG und der Heil- und Hilfsmittel-Richtlinien das ärztliche Verordnungsverhalten kurzfristig in einer Weise verändert haben, die sich so nicht wiederholen wird, weil längerfristig anderen Einflußfaktoren doch (wieder) eine größere Bedeutung für das kassenärztliche Verordnungsverhalten zukommt.

6.6 Die Ausgabenentwicklung für verordnete physikalisch-medizinische Leistungen innerhalb Bayerns und im übrigen Bundesgebiet

Daten über die Verordnungen physikalisch-medizinischer Leistungen durch bayerische Kassenärzte liegen erst über einen relativ kurzen Zeitraum als routinemäßig erhobene Daten vor (vgl. Abschnitt 6.5.2.1). Zur Beschreibung der längerfristigen Verordnungsentwicklung konnten sie deshalb nicht herangezogen werden. Die Analyse dieser Daten verdeutlichte jedoch die kassenärztliche Verordnungsstruktur sowie kurzfristige Entwicklungstendenzen und mögliche Einflußfaktoren auf die Verordnungsentwicklung. Zur Beschreibung längerfristiger Entwicklungen kann neben den Ergebnissen der Ärztebefragung nur auf die Ausgabenstatistiken der Ortskrankenkassen[73)] zurückgegriffen werden. Die Ausgaben der Krankenkassen für die Leistungen von medizinischen Badebetrieben, Masseuren und Krankengymnasten[74)] scheinen aber ein hinreichend guter Indikator für die Entwicklung der Verordnungskosten physikalisch-medizinischer Leistungen der bayerischen Kassenärzte zu sein: Die Ausgaben der bayerischen Ortskrankenkassen betrugen hierfür 1982 91,7 Mio. DM. Laut Verordnungsstatistik machten die durch Kassenärzte veranlaßten Verordnungskosten über 99% dieser Summe aus, wovon 95% bzw. 86,7 Mio. DM durch zugelassene Ärzte verordnet wurden.

Nicht quantifizieren lassen sich jedoch die Selbstbeteiligungskosten der Versicherten, die in der Verordnungsstatistik noch enthalten sind, in den Ausgabenstatistiken aber fehlen. Andererseits sind in den Ausgabenstatistiken auch die von außerbayerischen Ärzten veranlaßten Kosten für die Versicherten der bayerischen Ortskrankenkassen enthalten, die in der Verordnungsstatistik fehlen. Die Höhe dieser Kosten läßt sich ebenfalls nicht quantifizieren. Den Daten der Verordnungs- und Ausgabenstatistiken ist nur zu entnehmen, daß beide Beträge etwa in der gleichen Größenordnung gelegen haben. Die Entwicklung des Gesamtverordnungsvolumens der Kassenärzte dürfte generell durch die Ausgabenentwicklung gut repräsentiert werden; Ausnahmen sind Jahre wie 1982 mit Veränderungen in der Höhe der Selbstbeteiligung: Erhöhungen der Selbstbeteiligung führen in den Ausgabenstatistiken per se zu relativen Ausgabenrückgängen, in der Verordnungsstatistik nur aufgrund zusätzlicher Veränderungen im Verordnungs- und Inanspruchnahmeverhalten.

Auf der Grundlage der Ausgabendaten lassen sich weder strukturelle Entwicklungen der Ausgaben nach den einzelnen Arten physikalisch-medizinischer Leistungen noch Veränderungen der kassenärztlichen Verordnungsstruktur nach Arztgruppen untersuchen[75)]; das globale Verordnungsvolumen der Kassenärzte läßt sich in seiner Entwicklung nur nach Versichertengruppen unterscheiden und untersuchen.

Die nachfolgenden Analysen stützen sich auf die Jahresstatistiken nur der Ortskrankenkassen, da für den gesamten RVO-Bereich kein hinreichend differenziertes Material vorliegt (vgl. Anmerkung 73). In Bayern entfallen ca. 80% der Fälle aller am Bayern-Vertrag beteiligten RVO-Kassen auf die Versicherten der Ortskrankenkassen, so daß durch sie die Ausgabenentwicklung der RVO-Kassen insgesamt recht gut repräsentiert wird[76)]. Ein statistischer Vergleich von Werten aus der Verordnungsstatistik zeigt zudem, daß die durchschnittlichen Kosten für verordnete physikalisch-medizinische Leistungen je Fall in den einzelnen Versichertengruppen der Ortskrankenkassen nur unwesentlich von denen der RVO-Kassen insgesamt abweichen (vgl. Tabelle A.6.27). Im folgenden wird die Ausgabenentwicklung der Ortskrankenkassen in Bayern und im übrigen Bundesgebiet miteinander verglichen, sodann auf einige Besonderheiten der bayerischen Entwicklung eingegangen.

Ein Vergleich der Ausgaben bayerischer und außerbayerischer Ortskrankenkassen für physikalisch-medizinische Leistungen zeigt ein in Bayern absolut niedrigeres Niveau der Ausgaben je Mitglied, je Rentner und damit auch je Gesamtmitglied. Betrugen die Aufwendungen je Gesamtmitglied in Bayern 1975 noch ca. 82% der im übrigen Bundesgebiet, so fielen sie bis 1979 auf 74% und bis 1982 auf 72% (vgl. Tabelle 6.7). Dieses in Bayern von 1979 auf 1983 relativ abnehmende Niveau

Tabelle 6.7

AOK-Ausgaben für physikalisch-medizinische Leistungen[a] je Mitglied in Bayern und im übrigen Bundesgebiet; relative Höhe der bayerischen Ausgabenwerte im Vergleich zu denen des übrigen Bundesgebiets nach Versichertengruppen (in %) in den Jahren 1975, 1979 und 1983

Versicherten-gruppe	'Ausgabenniveau' in Bayern im Vergleich zum übrigen Bundesgebiet (in %)		
	1975	1979	1983
Mitglieder und Familienangehörige	82,0	73,7	70,7
Rentner und Familienangehörige	81,6	74,8	74,8
Versicherte insgesamt	81,9	74,4	72,1

[a] vgl. Anmerkung a in Tabelle A.6.28

Quelle: BdO (Hrsg.), Statistik der Ortskrankenkassen in der Bundesrepublik Deutschland, Jahrgänge 1975 bis 1983 (eigene Berechnungen)

der Ausgaben ist auf einen relativen Rückgang bei den Allgemeinversicherten zurückzuführen; bei den Rentnern und ihren Familienangehörigen hat sich in diesem Zeitraum das Ausgabenniveau im Vergleich zum übrigen Bundesgebiet nicht verändert. Durchschnittlich wird also in Bayern für physikalische Therapie nur 3/4 so viel wie im übrigen Bundesgebiet ausgegeben.

In Abbildung 6.8 wird die Entwicklung der Ausgaben für physikalisch-medizinische Leistungen je Gesamtmitglied in Bayern und im übrigen Bundesgebiet von 1975 bis 1983 dargestellt. Dabei zeigen sich sehr deutlich die unterschiedlichen Ausgabenniveaus.

Vergleicht man vor dem Hintergrund dieser unterschiedlichen Ausgabenniveaus die Veränderungsraten in den einzelnen Jahren, dann sind in all den Jahren vor dem Bayern-Vertrag und auch noch ein Jahr danach, also zwischen 1975 und 1980, die Ausgaben im übrigen Bundesgebiet stärker angestiegen als in Bayern, und zwar je Mitglied, je Rentner und damit auch je Gesamtmitglied absolut und prozentual (vgl. die Tabellen A.6.28, A.6.29 und A.6.30)[77]. In Bayern zeigte sich dabei 1980 eine im Vergleich zum Vorjahr rückläufige Steigerungsrate, die um die Hälfte geringer war als die bei den Ortskrankenkassen des übrigen Bundesgebietes, und zwar in allen Versichertengruppen gleicher-

Abbildung 6.8

Entwicklung der AOK-Ausgaben für physikalisch-medizinische Leistungen je Mitglied insgesamt in Bayern und im übrigen Bundesgebiet von 1975 bis 1983 in DM

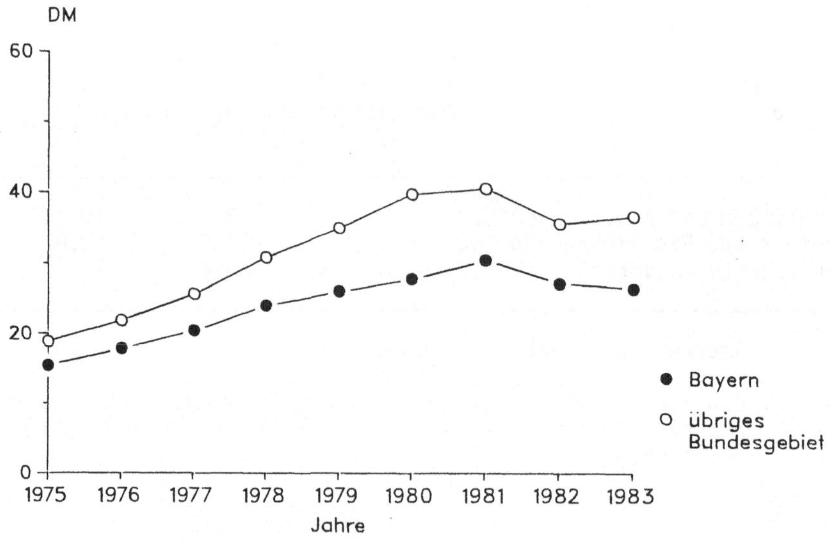

Quelle: BdO (Hrsg.), Statistik der Ortskrankenkassen in der Bundesrepublik Deutschland, Jahrgänge 1975 bis 1983 (eigene Berechnungen)

maßen, wobei aber bereits 1979 die Steigerungsrate in Bayern erheblich unter der des übrigen Bundesgebietes lag. Folgte man den Erfahrungsberichten der nichtärztlichen Anbieter physikalisch-medizinischer Leistungen, dann wäre der Rückgang der Ausgabensteigerungsrate 1980 auf den Einfluß des Bayern-Vertrags zurückzuführen[77]. In den Jahren 1981 und 1982 lagen dann die Steigerungsraten im übrigen Bundesgebiet erstmalig unter denen der bayerischen Ortskrankenkassen: Einem drastischen Rückgang des Ausgabenzuwachses im übrigen Bundesgebiet stand 1981 in Bayern eine Erhöhung der Steigerungsraten gegenüber; 1982, im Jahr des KVEG und der neuen Heil- und Hilfsmittelrichtlinien, verzeichneten die Ortskrankenkassen erstmals reale Rückgänge der Ausgaben für physikalisch-medizinische Leistungen, und zwar im übrigen Bundesgebiet etwas stärker als in Bayern. 1983 verlief die Ausgabenentwicklung dann wieder zugunsten der bayerischen Ortskrankenkassen: Während die Ausgaben in Bayern erneut real zurückgingen, nahmen sie im übrigen Bundesgebiet leicht zu.

Abbildung 6.9

Vorjahresveränderungen der AOK-Ausgaben für physikalisch-medizinische Leistungen je Mitglied insgesamt in Bayern und im übrigen Bundesgebiet 1976 bis 1983 (in %)

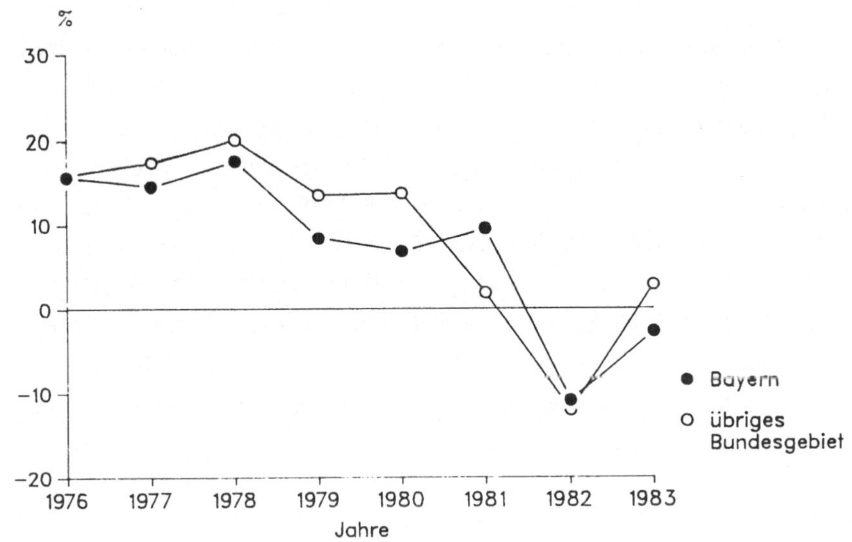

Quelle: BdO (Hrsg.), Statistik der Ortskrankenkassen in der Bundesrepublik Deutschland, Jahrgänge 1975 bis 1983 (eigene Berechnungen)

Diese von Jahr zu Jahr schwankenden Steigerungsraten, ohne deutlichen Vorteil zugunsten der Ortskrankenkassen in Bayern oder im übrigen Bundesgebiet, lassen keinen Trend erkennen. Zu groß waren wohl die gesetzgeberischen Einflüsse (inklusive die der Richtlinien) auf Bundesebene, als daß sich in diesem kurzen Beobachtungszeitraum die Ausgabenentwicklung in der einen oder anderen Weise verstetigt haben könnte. Etwas klarer wird das Bild, wenn man jeweils die Gesamtzeiträume 1975 bis 1979 und 1979 bis 1983 vergleicht (vgl. Tabelle A.6.31). Von 1975 auf 1979 nahmen die Ausgaben in Bayern und im übrigen Bundesgebiet absolut und prozentual sehr stark zu, und zwar im übrigen Bundesgebiet stärker als in Bayern und bei den Mitgliedern und ihren Familienangehörigen stärker als bei den Rentnern und deren Familienangehörigen. Von 1979 auf 1983 waren die Ausgabenzuwächse bei den Versicherten insgesamt (bedingt durch die realen Ausgabenrückgänge in 1982 und z.T. 1983) nur sehr gering, doch absolut und prozentual im übrigen Bundesgebiet höher als in Bayern. Wie schwer freilich diese Ausgabenentwicklungen im Vergleich zu beurteilen sind, zeigt die Tatsache, daß noch für den Zeitraum 1979 bis 1982 die Ausgabenentwicklung bei den Ortskrankenkassen im übrigen Bundesgebiet absolut und prozentual günstiger verlief als in Bayern.

Bei der Unterscheidung nach Versichertengruppen zeigt sich, daß die (geringe) Zunahme der Ausgaben vor allem auf die Ausgabenentwicklung bei den Rentnern zurückzuführen ist, und zwar in Bayern wie im Bund[78)], während bei den Mitgliedern im übrigen Bundesgebiet leichte Zunahmen, in Bayern aber sogar Rückgänge zu verzeichnen waren. Während der stärkere Ausgabenzuwachs von 1975 auf 1979 bei den Allgemeinversicherten dazu führte, daß die relative Höhe der Ausgaben für Rentner verglichen mit den Ausgaben für Allgemeinversicherte in Bayern von 96,2% in 1975 bis 1979 auf 84,7% abfiel, führte der stärkere Ausgabenzuwachs bei den Rentnern zwischen 1979 und 1983 dazu, daß sich deren relatives Ausgabenniveau 1983 wieder auf 98,2% des Ausgabenniveaus der Allgemeinversicherten erhöhte (vgl. Tabelle A.6.32). Mit 26,04 DM je Rentner lagen die Ausgaben bei den Rentnern 1983 fast so hoch wie bei den Allgemeinversicherten mit 26,52 DM[79)].

Ob diese stärkere Ausgabenzunahme bei den Rentnern auf Einflüsse der Altersstruktur zurückzuführen ist, darf bezweifelt werden (vgl. auch Abschnitt 6.3.2). In den neun Beobachtungsjahren lagen die Steigerungsraten bei Rentnern nur während der drei Jahre 1981 bis 1983 über den Steigerungsraten bei den Mitgliedern. Kurzfristig von größerem Einfluß als Altersveränderungen dürften z.B. Zunahmen der Frühverrentungen sein, durch die häufig gerade gesundheitlich beeinträchtigte Versicherte mit hoher Leistungsinanspruchnahme von der Allgemeinen in die Rentnerkrankenversicherung wechseln. Denkbar sind auch Effekte unterschiedlicher Härtefallregelungen bei der Selbstbeteiligung der einzelnen Versichertengruppen.

Welchen Einfluß der Bayern-Vertrag auf die Ausgabenentwicklung hatte, läßt sich wegen der seit 1982 einwirkenden gesetzgeberischen Impulse für den Gesamtzeitraum kaum feststellen. Im Jahr 1980 aber hat der Vertrag vermutlich Effekte auf die Ausgabenentwicklung gezeigt. Vielleicht war auch die in Bayern festzustellende Verschiebung der Verordnungsstruktur zugunsten der Krankengymnastik eine Folge seiner Appelle; allerdings fand auch im übrigen Bundesgebiet, zumindest seit 1982 feststellbar, eine ähnliche Verschiebung der Ausgabenstruktur statt.[80)]

Auf der Suche nach potentiellen Einflußfaktoren auf das ärztliche Verordnungsverhalten bietet sich als weitere Möglichkeit ein innerbayerischer Vergleich der (Entwicklung der) Ausgaben für physikalisch-medizinische Leistungen an. Im Ergebnis zeigt eine solche Regionalanalyse einen nivellierenden Trend auf: Von den 39 bayerischen Ortskrankenkassen verzeichneten zwischen 1979 und 1983 14 Kassen Rückgänge und 25 Kassen Zuwächse bei ihren Ausgaben für physikalisch-medizinische Leistungen je Mitglied[81]; Krankenkassen mit hohem Ausgabenniveau im Jahr 1979 hatten bis 1983 eher Rückgänge, Kassen mit niedrigem Ausgabenniveau eher Zuwächse zu verzeichnen. Abbildung 6.10 zeigt diese Anpassungstendenz in der Ausgabenentwicklung auf der Ebene der bayerischen Regierungsbezirke[82] (vgl. auch Tabelle A.6.34).

Abbildung 6.10

Verringerung regionaler Ausgabenunterschiede - AOK-Ausgaben für physikalisch-medizinische Leistungen je Mitglied 1979 und 1983, nach bayerischen Regierungsbezirken (in DM)

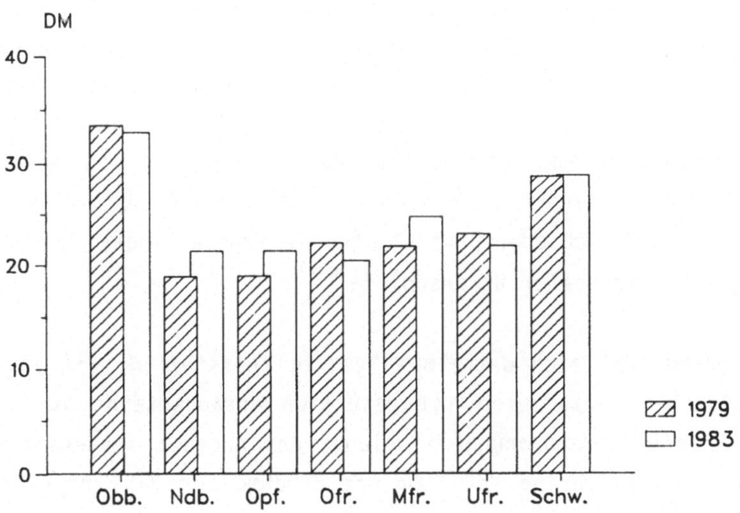

Quelle: BdO (Hrsg.), Statistik der Ortskrankenkassen in der Bundesrepublik Deutschland, Jahrgänge 1975 bis 1983 (eigene Berechnungen)

Der in den explorativ ermittelten Vermutungen immer wieder thematisierte Einfluß der Anbieterentwicklung auf die Verordnungen und damit Ausgaben für physikalisch-medizinische Leistungen läßt sich jedoch weder für den innerbayerischen Vergleich noch für den Vergleich mit dem übrigen Bundesgebiet eindeutig feststellen[83)]. Innerhalb Bayerns weisen zwar 1979 und 1983 die Bezirke mit der höchsten Anbieterdichte, nämlich Oberbayern und Schwaben, auch die höchsten Ausgaben je Mitglied auf. Doch Niederbayern mit der dritthöchsten Anbieterdichte liegt 1979 bei den Ausgaben an letzter, Unterfranken mit der geringsten Anbieterdichte hingegen an dritter Stelle. Auch die Gegenüberstellung der Ausgaben- und Anbieterentwicklungen von 1979 auf 1983 spricht eher gegen diesen vermuteten Zusammenhang[84)]. Die in Abschnitt 6.3.3 festgestellte relativ größere Zunahme der Anbieter von 1979 bis 1983 im übrigen Bundesgebiet kann ebenfalls nicht in einen Zusammenhang gebracht werden mit den dort auch höheren Ausgabensteigerungen: Zu unterschiedlich in den einzelnen Jahren und in der Regel gegenläufig sind die Entwicklungen der Ausgaben und der Anbieter in Bayern und im übrigen Bundesgebiet (vgl. Tabellen A.6.35 und A.6.28).

Damit kann der Zusammenhang zwischen Anbieter- und Ausgabenentwicklung jedoch noch nicht pauschal zurückgewiesen werden, denn dafür ist die Indikatorqualität der Anbieterzahlen für die ausgabenrelevante Anbieterentwicklung zu schlecht[85)], sind die in diesem Bereich vorliegenden Daten regional zu wenig disaggregiert. Wenn aber ein solcher Zusammenhang bestehen sollte, dann scheint er von anderen Einflußfaktoren überlagert zu werden, so z.B. von den sowohl in den Ausgaben- wie auch Anbieterentwicklungen festzustellenden Tendenzen zur Verringerung regionaler Unterschiede.[86)]

Abschließend läßt sich deshalb allgemein feststellen: Ein Angebot an physikalischen Therapeuten ist natürlich Voraussetzung für entsprechende ärztliche Verordnungen; solange das Angebot insgesamt oder in Teilbereichen zu gering ist, mag die Zunahme der Zahl physikalischer Therapeuten[87)] auch zu einer entsprechenden Zunahme der Verordnungen und damit der Ausgaben für physikalische Therapie führen. Nach Meinung von hierzu befragten bayerischen Kassenärzten war aber die Sättigungsgrenze des Angebots bereits 1982 erreicht oder gar überschritten. Zwar mögen die Anbieter gewisse Möglichkeiten haben, das Verordnungsverhalten der Ärzte in ihrem Sinne zu beeinflussen, sei es direkt über den Arzt oder indirekt über die nachfragenden Patienten - dem konnte im Rahmen dieser Studie nicht nachgegangen werden. Gravierender als diese denkbaren anbieterseitigen Einflüsse auf das Verordnungsverhalten der Ärzte und damit auf die Ausgabenentwicklung der Krankenkassen scheinen jedoch andere, in der Person und Wahrnehmung des Arztes begründete Faktoren und die von außen kommenden, für ihn verbindlichen und zumindest kurzfristig nachfragebeschränkenden Regelungen im Rahmen der kassenärztlichen Versorgung zu sein.

6.7 Zusammenfassung

Einer der im Bayern-Vertrag genannten, in der Studie als 'Sparzielzone' bezeichneten Verordnungsbereiche betrifft die physikalische Therapie: Der Vertrag appelliert an die Kassenärzte, durch gezielte Diagnostik und Therapie auch dazu beizutragen, daß "die Verordnung von physikalischen Leistungen, z.B. Massagen und Bäder, eingeschränkt werden kann". Obwohl die finanzielle Bedeutung der physikalischen Therapie im Vergleich zu den anderen Sparzielzonen sehr gering ist - ihr Anteil an den Leistungsausgaben der bayerischen Ortskrankenkassen betrug im Jahr 1979 mit 86,6 Millionen DM nur 1,3% -, wurde sie wegen ihrer überdurchschnittlichen Steigerungsraten in den Vorjahren in die Strategie des Bayern-Vertrags einbezogen.

Um die Entwicklung der Verordnungen physikalischer Therapie und damit die Zielerreichung in diesem Bereich kontrollieren zu können, vereinbarten die Vertragspartner die Erstellung einer Verordnungsstatistik. Diese Statistik, erstmals vorliegend für das zweite Quartal 1981, enthält jedoch keine Angaben über Verordnungsmengen, sondern nur über die von bayerischen Kassenärzten veranlaßten Verordnungskosten physikalischer Therapie für Versicherte der bayerischen RVO-Kassen (differenziert nach Arztgruppen, Kassenarten und Versichertengruppen). Sie konnte im Rahmen dieser Studie lediglich für die sieben Quartale von 2/1981 bis 4/1982 aufbereitet werden und war damit für Untersuchungen der längerfristigen Verordnungsentwicklung ungeeignet. Hierfür mußte stattdessen auf die Ausgabenstatistiken der Kassen zurückgegriffen werden, die als Indikator für die Verordnungsentwicklung bei den Kassenärzten herangezogen wurde. Aufgrund der eingeschränkten Datenlage wurden die Ergebnisse bei den bayerischen Ortskrankenkassen stellvertretend für die aller RVO-Kassen benutzt.

Betrachtet man die Ausgabenentwicklung von 1979 auf 1983, dann wurde das Ziel einer Ausgabenreduktion bzw. einer Senkung der Wachstumsraten zweifellos erreicht, denn die Ausgaben für physikalische Therapie je Gesamtmitglied nahmen im Gesamtzeitraum nur um 0,37 DM bzw. 1,42% zu. Offen ist jedoch, inwieweit dies dem Bayern-Vertrag als Erfolg zugeschrieben werden kann: Die insgesamt geringe Ausgabensteigerung ist vor allem auf Ausgabenrückgänge in den Jahren 1982 und 1983 zurückzuführen, die ihrerseits auch auf die durch das KVEG verfügten Erhöhungen der Selbstbeteiligung und Preis- und Mengenbeschränkungen im Bereich physikalische Therapie und auf die neuen Heil- und Hilfsmittel-Richtlinien zurückgeführt werden können. Hingegen spricht einiges dafür, daß die rückläufige Ausgabenentwicklung im Jahre 1980 eine Auswirkung des Bayern-Vertrags war.

Weitere Analysen sollten Aufschluß geben über Einflußfaktoren auf das ärztliche Verordnungsverhalten, die jenseits vom Bayern-Vertrag wirksam gewesen sein könnten. So deuten fast alle vorliegenden, wenn auch häufig als unzureichend kritisierten Morbiditätsindikatoren darauf hin, daß von der Morbiditätsentwicklung (speziell im Bereich der Erkrankungen des Skeletts, der Muskeln und des Bindegewebes) eher eine Bedarfs- und damit Nachfrageerhöhung ausgeht. Ob die Ärzte dies in eine Erhöhung ihrer Verordnungen physikalisch-medizinischer Leistungen umsetzen, hängt neben der sozialversicherungsrechtlichen Anerkennung einer Bedarfsdeckung durch Kassenleistungen von der ärztlichen Einschätzung der Notwendigkeit dieser Therapieform und deren Ersetzbarkeit durch andere Therapieformen ab.

Dem Angebot an physikalischen Therapeuten scheint für die ärztliche Verordnungsentscheidung nicht die große Bedeutung zuzukommen, die ihm immer zugesprochen wird: Die überwiegende Zahl der 1982/83 befragten bayerischen Kassenärzte hielt das Angebot im Praxisumfeld bereits für zu groß, nur wenige Ärzte hielten es für zu gering. Auch für die Vergangenheit läßt sich ein Zusammenhang zwischen der Höhe oder Entwicklung von Verordnungsausgaben und Anbieterzahlen nicht bestätigen, zumindest nicht auf der Grundlage der nur eingeschränkt verwendbaren Indikatoren aus den amtlichen Statistiken.

Anhand von Daten der Verordnungsstatistik zeigte sich, daß neben der Arztgruppenzugehörigkeit vor allem die Niederlassungsdauer das ärztliche Verordnungsverhalten wesentlich beeinflußt. Danach sind die

'Zugänger' unter den Ärzten zu Beginn ihrer Tätigkeit deutlich verordnungsintensiver als ihre bereits länger niedergelassenen Kollegen, unterliegen aber einem Anpassungsprozeß in Richtung auf den Verordnungsdurchschnitt ihrer Arztgruppe.

Gleiches zeigte sich auch bei der Analyse der in ärztlichen Praxen erbrachten physikalisch-medizinischen Leistungen. Dabei führte eine auffällige Erhöhung dieser Leistungen im Jahr 1982 zu der Frage, ob hierin eine Reaktion der Ärzte auf die einschränkenden Regelungen im Verordnungsbereich gesehen werden könnte. Für diese Substitution kassenärztlicher Verordnungen durch kassenärztliche Leistungen ergaben sich auf der Aggregatebene einige Anhaltspunkte. Derartige Substitutionen scheinen nicht nur von Substitutionspotentialen in der ärztlichen Praxis abzuhängen - die besonders bei Orthopäden vorhanden sind -, sondern auch von den Spielräumen, die die Wirtschaftlichkeitsprüfungen den Ärzten der unterschiedlichen Arztgruppen tatsächlich oder nur vermeintlich offenlassen.

Aus den Ergebnissen aus der Ärztebefragung ging zudem hervor, daß nicht nur jüngere Ärzte, sondern auch solche in größeren Praxen und Ärzte auf dem Lande häufiger physikalisch-medizinische Leistungen verordnen als andere Kollegen ihres Fachgebietes. Soweit unterschiedliches Verordnungsverhalten sich in regional unterschiedlichen Ausgabenintensitäten niederschlägt, ergab die Analyse der Ausgabenentwicklungen bei den bayerischen Ortskrankenkassen eine Tendenz zur Verringerung der bestehenden regionalen Ausgabenunterschiede.

Alle Ergebnisse, insbesondere die aus den Untersuchungen an der Verordnungsstatistik, stehen jedoch unter dem großen Vorbehalt, daß der kurze Untersuchungszeitraum keine Trendaussagen zuläßt und die Ergebnisse somit der Gefahr von Zufallseinflüssen unterliegen. So könnten die Regelungen des KVEG und der Heil- und Hilfsmittel-Richtlinien das ärztliche Verordnungsverhalten kurzfristig in einer Weise verändert haben, die sich so nicht wiederholen wird, weil längerfristig anderen Einflußfaktoren (doch wieder) eine größere Bedeutung für die Verordnungs- und damit Ausgabenentwicklung zukommt.

Anmerkungen und Tabellen

1) MEDIS-Diskussionskreis I im Juli 1981, vgl. Schwefel et al. 1982, S.77 ff.

2) So H. Sitzmann auf dem MEDIS-Diskussionskreis I und auf der Tagung des Zentralverbands der Krankengymnasten am 16./17.10.81 in München.

3) Vgl. Schwefel et al. 1982, S.78.

4) "Der Stellenwert der Krankengymnasten aus der Sicht der Kostenträger", Mitteilungsblatt des LdOiB November 1982, Folge 11.

5) H. Sitzmann, ebenda.

6) H. Sitzmann im Mitteilungsblatt des LdOiB, April 1984, Folge 4.

7) Vgl. Schwefel et al. 1982, S. 85 ff., 114, 231 f.

8) Siehe BGBL I, S.1578, in seinen wichtigsten Regelungen abgedruckt in BdB 1983, S.31 ff.

9) Indirekt wurde der Verordnungsbereich physikalische Therapie auch durch die einschneidenden Maßnahmen im gesamten Kurbereich betroffen.

10) Vgl. KVEG, Art.5 Nr.7.

11) Vgl. Heil- und Hilfsmittel-Richtlinien A.2.8, abgedruckt in der Beilagen-Nr. 32/82 zum Bundesanzeiger Nr. 125 vom 13. Juli 1982, S.3.

12) Anders als im Bayern-Vertrag wird die Krankengymnastik nicht gesondert behandelt, deren i.d.R. schwerere Indikationen aber für den Arzt leichter begründbar sein dürften als z.B. Massagen.

13) Diese Einschätzung unterstützen zumindest die Kostenträger; vgl. oben Abschnitt 6.1.

14) Veränderungen der Altersstruktur der Patienten werden ansatzweise im Abschnitt 6.3.3 behandelt. - Zu einer vollständigen und differenzierten Behandlung der Einflußfaktoren siehe Lefelmann und Eichner (1981).

15) Zur Problematik der Mikrozensuserhebungen speziell im Bereich der Gesundheitsdaten siehe R. Brennecke: Mikrozensuserhebungen. In: R. Brennecke, E. Greiser, H.A. Paul, E. Schach (Hrsg.), Datenquellen für Sozialmedizin und Epidemiologie. Berlin Heidelberg New York: Springer-Verlag, S. 100-121 (1981)

16) Vgl. BMJFG 1980, S.87, und 1983, S.85.

17) Die Anteilswerte der Diagnosen SMB: an den Krankenhausfällen aller Versicherten von 1975 4,8% über 1980 5,9% auf 1983 7,0%, an den Krankenhaustagen von 1975 6,2% über 1980 7,4% auf 1983 8,9%; an den Arbeitsunfähigkeitsfällen der Pflichtmitglieder von 1975 15,9% über 1980 16,7% auf 1983 17,7%, bei den AU-Tagen von 1975 17,2% über 1980 20,1% auf 1983 21,6%. Quelle: BdO (Hrsg.), Krankheitsartenstatistik, S.17 und S.31.

18) Die Steigerungsrate der Arbeitsunfähigkeitstage je 10.000 Pflichtmitglieder beträgt von 1975 auf 1983 + 29,2%, die der Arbeitsunfähigkeitsfälle + 44,4%; größere Steigerungsraten wiesen lediglich bei den Fällen die infektiösen und parasitären Krankheiten (+ 49,7%) sowie die psychiatrischen Krankheiten (+ 54,7%) auf; vgl. ebenda S.18.

19) Vgl. ebenda, S.20; auf die generelle Problematik dieser Krankheitsartenstatistik wie auch aller anderen Statistiken mit Diagnoseangaben wird hier nicht weiter eingegangen; zur Beschreibung von Entwicklungstendenzen wird hier von der Verwendbarkeit dieser Datenquellen ausgegangen.

20) BMJFG 1983, S.83.

21) Die Zahl der medizinischen Rehabilitationsmaßnahmen betrug insgesamt 1978 719.624 und 1980 839.773; davon entfielen auf die Krankheiten des SMB 1978 215.440 (29,9%) und 1980 281.081 (33,5%). Bereits in diesem kurzen Zeitraum betrug die Steigerung der Maßnahmen insgesamt + 16,7%, die der des SMB + 30,5%; Quelle: BMJFG 1980, S.283, und 1983, S.280 (eigene Berechnungen).

22) Vgl. Anmerkung 16.

23) Gleichzeitig steigt von 1978 auf 1980 in allen Alters- und Geschlechtsgruppen die Zahl von Erkrankungen an, Ausnahme: Frauen von 15-40 Jahren.

24) Eine Ausnahme bilden die in der Krankheitsartenstatistik nach Alter und Geschlecht ausgewiesenen Krankenhausfälle und -tage sowie Arbeitsunfähigkeitsfälle und -tage nach Krankheitsarten; für den vertragsrelevanten ambulanten Verordnungsbereich der Kassenärzte sind die Arbeitsunfähigkeitsangaben aber nur eingeschränkt brauchbar, da sie in der vom AOK-Bundesverband herausgegebenen Veröffentlichung auf die Pflichtmitglieder beschränkt sind.

25) Ähnlich sieht es bei den fallbezogenen ärztlichen Leistungen physikalischer Therapie aus: Das Punktvolumen der Leistungsgruppe 6 betrug 4/82 bei den durch bayerische Ärzte behandelten RVO-Kassenversicherten je Mitglied 21,91 Punkte, je Familienangehörigen der Mitglieder 11,50 und je Rentner (incl. der Familienangehörigen) 21,35 Punkte; aber anders bei den bayerischen Innungskrankenkassen: dort weisen die Rentner den höchsten Verordnungskostenfallwert auf.

26) Die Relation beträgt 101 Fälle auf 100 Mitglieder, wobei natürlich neben Mehrfachfällen - wenn ein Mitglied z.B. gleichzeitig in einem Quartal zu einem Original-, Überweisungs- und Notfall geworden ist - auch Mitglieder stehen, die während eines Quartals nicht zu einem Abrechnungsfall in der kassenärztlichen Versorgung geworden sind.

27) Bayerische Ortskrankenkassen am 1.10.1983; dabei sind von den 67 Familienangehörigen der Mitglieder 44 Kinder und 23 Ehegatten, von den 15 Familienangehörigen der Rentner 12 Ehegatten und 3 Kinder; vgl. AOK-Bundesverband, Statistische Informationen, Reihe 1: Versicherte, Nr.9/1984: Anspruchsberechtigte Familienangehörige in der Gesetzlichen Krankenversicherung, S.8 und 9.

28) Hierbei wird eine gleiche Verteilung der Ausgaben auf die Rentner und ihre Familienangehörigen unterstellt, bei denen es sich überwiegend um i.d.R. gleichaltrige Ehegatten handelt.

29) Weitere Analysen im MEDIS an Querschnittsdaten zu Diagnosen und Leistungen aus dem Jahre 1976 deuten darauf hin, daß die physikalische Therapie - zumindest die Leistungen in ärztlichen Praxen - in einem engen Zusammenhang mit den Diagnosen aus dem Bereich des Skeletts, der Muskeln und des Bindegewebes stehen; gleichzeitig weisen diese Diagnosen des SMB einen deutlichen Alterstrend auf, der sich jedoch in den Leistungen physikalischer Therapie nicht so eindeutig niederschlägt: danach läßt sich ein Alterstrend vornehmlich in den Altersgruppen feststellen, die i.d.R. zu der Versichertengruppe der Mitglieder zählen, nämlich insbesondere bei den 45- bis 54-jährigen. Danach verschwindet der Alterstrend fast, so daß er mit der versicherungsrechtlichen Unterscheidung nach Mitgliedern und Rentnern nicht erfaßt werden kann.

30) Die Zahl der medizinischen Rehabilitationsmaßnahmen steigt mit zunehmendem Alter, ausgenommen die über 60-jährigen, bei denen das Hauptziel der Rehabilitation - Wiedereingliederung ins Berufsleben - entfällt. Die bayerischen Ortskrankenkassen wendeten andererseits 1982 in der Vorbeugung und Genesendenfürsorge für Allgemeinversicherte 6,95 DM, für Rentnerversicherte 9,98 DM je Mitglied auf; bei den Mitgliedern ohne Familienangehörige waren es sogar nur 2,86 DM; vgl. BdO (Hrsg.), Statistik der Ortskrankenkassen für die Bundesrepublik Deutschland, Jahrgang 1982, S.254.

31) Ein Teil der nicht im Krankenhaus tätigen physikalischen Therapeuten arbeitet z.B. im Rahmen der offenen Badekuren für bayerische oder außerbayerische Versicherte.

32) Die Werte für Bayern betrugen 1979 34,0 und 1983 39,54 physikalische Therapeuten auf 100.000 Einwohner sowie 1979 23,6 und 1983 29,51 im übrigen Bundesgebiet; eigene Berechnungen nach: Statistisches Bundesamt, 1979 und 1983; Bayerisches Staatsministerium für Arbeit und Sozialordnung, 1979 und 1983.

33) Die Werte: 1979 52,39 (= 78,2%) physikalische Therapeuten auf 1.000 km^2 in Bayern, 66,98 (= 100%) im übrigen Bundesgebiet; 1983: 61,49 (= 73,7%) bzw. 83,41 (= 100%).

34) Dabei könnte der höhere Anteil der Masseure und Bademeister (ca. 70% an den physikalischen Therapeuten) die Vermutung nahelegen, daß Massagen für die Patienten i.d.R. räumlich leichter erreichbar sind als krankengymnastische Behandlungen.

35) Oder in einer geringeren Abnahme, falls andere Faktoren überwiegen und in eine andere Richtung drängen.

36) Diese Unterschiede sind aber im statistischen Sinne nicht signifikant; Stadt/Land = Praxisort mit über/unter 20000 Einwohner.

37) Denkbar wäre nur noch ein Einfluß der zunehmenden Anbieterdichte auf die kassenärztlichen Verordnungen durch einen stärkeren Nachfragedruck seitens der Patienten.

38) Eigentlich wären Chirurgen hierfür relevanter gewesen als Nervenärzte, doch wegen ihrer Rolle beim ambulanten Operieren wurde die Stichprobe der Chirurgen voll für den darauf abzielenden Spezialfragebogen benötigt.

39) Zu beachten ist jedoch, daß die Gebührenordnungsziffern 553 (Zellenbad) - und 554 (Hydroelektrisches Vollbad) nicht unter Bädern, sondern unter Elektrotherapie abgerechnet werden.

40) Das sogenannte Punktvolumen ist das Produkt aus der Häufigkeit einer Leistung (Anzahl) und der Punktzahl entsprechend dem Bewertungsmaßstab Ärzte (BMÄ). Im BMÄ wird mittels Punktzahlen die relative Bewertung von Leistungen im Verhältnis zueinander bundeseinheitlich festgelegt, während der - hier nicht berücksichtigte - Punktwert die vertraglich immer wieder neu auszuhandelnde, regional unterschiedliche Preiskomponente darstellt.

41) Die durchschnittliche Punktzahl je abgerechneter Leistung betrug im Quartal 4/1979: Inhalationen 39 Punkte, Krankengymnastik 66 Punkte, Massagen 58 Punkte, Bäder und Packungen 36 Punkte, Wärmebehandlungen 41 Punkte, Elektrotherapien 42 Punkte und Lichttherapien 64 Punkte; bei den durchschnittlich teuersten Leistungen Krankengymnastik und Lichttherapie erhöhte sich zusätzlich bis 4/1982 die durchschnittliche Punktzahl je Leistung um 6 Punkte, während sie sich bei allen anderen Leistungen maximal um einen Punkt veränderte.

42) Gemessen an den DM-Beträgen, d.h. an den mit dem vertraglichen Punktwert multiplizierten Punktevolumina, sähe dies jedoch aufgrund des sinkenden Punktwertes bei den Laborleistungen etwas anders aus, vgl. zu dieser Problematik Kapitel 3.

43) Da die ärztlichen Einzelleistungen unterschiedlich hoch bewertet sind, kann z.B. der Anteil der (niedrig bewerteten) physikalisch-medizinischen Leistungen am Gesamtpunktvolumen relativ weniger stark zunehmen als der Anteil anderer Leistungen, die - bei gleicher Zunahme der Leistungshäufigkeit - aufgrund ihrer höheren Punktzahl eine höhere Anteilszunahme am Gesamtpunktvolumen aufweisen. Solche Struktureffekte sind nur schwer kalkulierbar.

44) Die einzige Ausnahme ist der Rückgang im Quartal 4/1980 bei den Orthopäden.

45) Weitere Ausführungen zu diesem Thema in Abschnitt 6.5.2.4; zur genauen Definition vgl. Anmerkung 64. - Nicht behandelt werden hier z.B. Abgänger und Wechsler bestimmter Arzt- und Praxismerkmale.

46) Ob daraus der Schluß zu ziehen wäre, daß die Kassenärzte etwa Fallzahlrückgänge durch Fallwerterhöhungen kompensiert haben, bedürfte weiterer Untersuchungen (z.B. am Leistungsfallwert insgesamt), die hier nicht angestellt wurden.

47) Kassenärzte mit Zulassung vor 1980, vgl. Kapitel 2.7. Die Befragungsergebnisse sind nicht nach den Kassenarten der Versicherten differenzierbar und daher nur eingeschränkt mit den Auswertungsergebnissen der Verordnungs- und Ausgabenstatistiken vergleichbar, die sich auf die Versicherten der Ortskrankenkassen beziehen. Doch wird zunächst davon ausgegangen, daß sich Unterschiede im Antwortverhalten zwischen bayerischen und außerbayerischen

Ärzten auf Entwicklungen bei den Ortskrankenkassen nicht anders auswirken dürften als bei anderen Kassenarten.

48) Diese Unterschiede sind im statistischen Sinne 'signifikant'; p = 0,0403.

49) Diese Unterschiede sind im statistischen Sinne 'signifikant'; p = 0,0001.

50) p = 0,0305. Es kann sich hierbei nur um Tendenzaussagen handeln. Der Umfang der jeweils mehr oder weniger verordneten physikalisch-medizinischen Leistungen läßt sich aus den Antworten nicht ableiten; auch die in den Auswertungen hier zusammengefaßten, in den Antworten aber vorhandenen Differenzierungen nach 'sehr' oder 'etwas' zu- bzw. abgenommen geben keinen Hinweis auf die Größenordnungen der Zu- und Abnahmebewegungen und damit auch keinen Hinweis auf mögliche Nettoeffekte der Veränderungen.

51) Die Angaben einer Abnahme der Verordnungen von Krankengymnastik liegen jedoch mit jeweils ca. 35% immer noch relativ hoch; gerundete Werte (vgl. Tabelle A.6.36).

52) Befragt wurden die Kassenärzte mit Zulassung vor 1980. Von 1976 bis 1979 nahm die Zahl der Kassenärzte (Ärzte in freier Praxis) in Bayern um 7,9%, im übrigen Bundesgebiet nur um 6,2% zu; vgl. Kapitel 3.

53) Es handelt sich dabei um Verordnungen, die von Patienten auch tatsächlich kostenverursachend in Anspruch genommen wurden. Die von Patienten zu zahlenden Selbstbeteiligungen sind ebenfalls in diesen Kosten enthalten, da Ärzte sonst entsprechend dem Anteil von Härtefällen an ihren Patienten unterschiedlich beurteilt würden.

54) Vgl. Zwerenz/Merschbrock-Bäuerle 1984; danach gehören die physikalisch-medizinischen Leistungen zum "Wintertyp" saisonaler Schwankungen mit hohen Werten im vierten und ersten Quartal und geringen Werten in den beiden Sommerquartalen.

55) Dieser absolute Rückgang der Verordnungskosten von 4/81 auf 4/82 (bei gleichzeitiger Strukturverschiebung) zeigt sich auch bei Berücksichtigung der Fallzahlentwicklung: die fallbezogenen Verordnungskosten nahmen bei den zugelassenen Ärzten insgesamt leicht ab, so auch bei den Orthopäden und Internisten, während sie z.B. bei den Allgemeinärzten sogar einen (wenn auch sehr) geringen Anstieg aufwiesen (vgl. Tabelle A.6.19).

56) Durch die Festschreibung der Preise bis Ende 1983 durch das KVEG spielen Preisentwicklungen keine Rolle, sondern nur Mengen- und Preisstruktureffekte, die jedoch bei den Leistungen in den ärztlichen Praxen zu durchaus anderen Ergebnissen führten (vgl. Abschnitt 6.4); zu den Klassifizierungsunterschieden in den Verordnungs- und Ausgabenstatistiken vgl. Abschnitt 6.6 und die Anmerkungen 74 und 75.

57) Die Praxislage wurde operationalisiert über das Kriterium der Einwohnerzahl (über/unter 20 000 Einwohner) und kategorisiert in die Bereiche "Stadt" und "Land".

58) Die Praxisgröße wurde operationalisiert über die Scheinzahl, die in zwei Kategorien, nämlich in Praxen mit "1.200 und mehr Scheine" (größere Praxen) und "weniger als 1.200 Scheine" (kleinere Praxen), eingeteilt wurde.

59) Das Arztalter wurde zum einen in die zwei Kategorien "50 Jahre und älter" (ältere Ärzte) und "unter 50 Jahre" (jüngere Ärzte), zum anderen in die drei Kategorien "unter 40 Jahre" (jüngere Ärzte), "40 bis 59 Jahre" (mittlere Ärzte) und "60 Jahre und älter" (ältere Ärzte) eingeteilt.

60) Das Verordnungsniveau wurde operationalisiert über die Frage nach den Informationen, welche die Ärzte quartalsweise von der KVB erhalten; sie enthalten Berechnungen aus der Verordnungsstatistik und vergleichen die Verordnungskosten des einzelnen Arztes mit denen seiner Arztgruppe (gewichtet nach Fallzahlen und Versichertenstruktur). In der Ärztebefragung wurden die Ärzte befragt, ob sie in den letzten zwei Quartalen mit ihren Verordnungen physikalischer Therapie über, unter oder etwa im Durchschnitt ihrer Arztgruppe lagen.

61) Die Verordnungsentwicklung wurde operationalisiert über die Frage nach den Verordnungsentwicklungen unterschiedlicher Arten physikalisch-medizinischer Leistungen in den letzten drei Jahren.

62) Für jedes Merkmal signifikant waren diese Zusammenhänge jedoch nur bei den Angaben zur Entwicklung der krankengymnastischen Verordnungen.

63) vgl. Kapitel 8.3.

64) Hierzu wurden aus dem Kollektiv der zugelassenen Kassenärzte zwei Gruppen gebildet: Dabei zeichnen sich Ärzte der konstanten Gruppe dadurch aus, daß sie in dem Zeitraum von 1978 bis 1982 ohne Wechsel der Arzt- und Praxismerkmale Arztgruppe, Belegarzttätigkeit, Praxisort und Praxisform als zugelassene Kassenärzte tätig waren, d.h. mindestens in 4/1978 und auch noch (ohne Unterbrechung) in 4/1982 tätig waren, während die Zugänger erst 1979 oder später ihre kassenärztliche Tätigkeit aufgenommen haben, danach aber in den genannten Arzt- und Praxismerkmalen ebenfalls keine Veränderungen aufwiesen. - Vgl. auch Kapitel 3.3.5.5.

65) Die Fallzahlen je Arzt des konstanten Kollektivs liegen auch über dem Wert des Gesamtkollektivs, da zu diesem neben den Zugängern u.a. auch Abgänger mit geringerer Fallzahl je Praxis gehören.

66) Die Zunahme der fallbezogenen Verordnungskosten der Zugänger unter den Allgemeinärzten ist geringfügig, nämlich + 0,28 DM bzw. 0,1%; vgl. Tabelle 6.5. Man könnte sich fragen, ob die Zahl der Neuzugänger in 4/82 bei den Allgemeinärzten besonders hoch war. Nach ersten Analysen war sie zwar relativ höher als bei den Orthopäden, aber dennoch vergleichbar mit der Zugängerentwicklung im Gesamtkollektiv der zugelassenen Ärzte. Somit scheint dieses keine Ursache für diese Zunahme zu sein.

67) Dies kann z.B. dann anders aussehen, wenn ein Arzt in einem Altenwohnheim tätig ist und dort Rentnern physikalisch-medizinische Leistungen verordnet. Fraglich ist jedoch, wieweit die weiter unten festgestellte stärkere Abnahme der Ausgaben für Mitglieder in Bayern (um ca. 4 DM) gegenüber denen für Rentner (um ca. 2 DM)

von 1981 auf 1982 bei dieser Interpretation berücksichtigt werden muß: Sind diese Ausgabenentwicklungen u.a. Folgen des stärkeren Verordnungsrückganges bei den Zugängern mit höheren Mitgliederanteilen oder gibt es andere Einflußfaktoren, die gerade die Mitgliederausgaben stärker reduziert und damit auch u.U. die größeren Rückgänge bei den Zugängern verursacht haben? (Die Verordnungskosten der Zugänger sind nachträglich nicht mehr nach Versichertengruppen getrennt auswertbar.) Die Daten deuten auf Effekte der Selbstbeteiligungserhöhung hin, von denen Rentner häufiger denn Mitglieder als Härtefälle befreit werden (was aber nur im Arzneimittelbereich datenmäßig belegbar ist).

68) Auch aus anderen Leistungs- und Verordnungsbereichen ist diese höhere Leistungs- und Verordnungsintensität der Zugänger mit nachfolgendem Anpassungsprozeß bekannt. In der Regel dauert dieser Prozeß drei Jahre. Während z.B. im Leistungsbereich die Wirtschaftlichkeitsprüfung einen Anpassungsdruck hin zum Durchschnitt ausübt, könnte im Bereich der Verordnungen die Information des Arztes über seinen Fallwert im Vergleich zur Arztgruppe einen korrigierenden Einfluß ausüben.

69) Die Kosten der Eigenleistungen wurden berechnet aus dem Punktvolumen (Menge mal Punktzahl) aller von den zugelassenen Kassenärzten in Abrechnung gestellten physikalisch-medizinischen Eigenleistungen, das mit dem 4/81 und 4/82 gültigen Punktwert von 9,6 Pfennigen bewertet wurde. Da nur die Leistungsstatistik, nicht aber die Häufigkeitsstatistik nach Kassenarten differenzierbar ist, mußten die AOK-Werte der in der Leistungsstatistik als Leistungsgruppe 6 zusammengefaßten physikalisch-medizinischen Einzelleistungen herangezogen werden. Eine Differenzierung nach unterschiedlichen Leistungsarten ist bei den Daten aus der Leistungsstatistik ebenfalls nicht möglich. Man kann aber davon ausgehen, daß die Leistungsstruktur und deren Verschiebungen bei den RVO-Kassen auch für die Ortskrankenkassen zutrifft. Als Fallbasis wurden die Fälle der Leistungsstatistik um die dort doppelt erfaßten gemischt kurativen und Sonstige-Hilfe-Fälle bereinigt.

70) Die Zugänger unter den Allgemeinärzten erhöhten sogar ihre fallbezogenen Verordnungskosten sehr geringfügig (bzw. hielten sie konstant). Sie lagen mit ihren Verordnungskosten in 4/1981 nur 2,6% über dem Durchschnitt ihrer Arztgruppen, die Zugänger der Orthopäden (und der zugelassenen Kassenärzte insgesamt) aber um + 8%. Fraglich ist jedoch, ob die Information über die Abweichung vom Verordnungsdurchschnitt, die den Ärzten seit 2/1981 zugesandt wird, das Verordnungsverhalten in der Weise beeinflußt, wie man es vom Vorhandensein der Wirtschaftlichkeitsprüfung im Leistungsbereich erwarten kann - zumal die hier genannten Überschreitungen sehr viel geringer sind als im Leistungsbereich.

71) Die Vermutung der fallwertsteigernden Wirkung von Fallzahlreduktionen trifft auf die Zugänger prima facie so nicht zu.

72) Substitution im Sinne von Verlagerungen auf der Aggregatebene, da dies weder einzelarzt- noch einzelfallbezogen überprüft wurde (bzw. werden kann). Auswertungen zur Frage der Substitution stationärer durch ambulante Operationen bei den Chirurgen in Bayern mahnen zur Vorsicht: Sowohl auf der Aggregat- wie auf der Einzelarztebene ergab sich ein negativer Zusammenhang zwischen den Veränderungsraten der ambulanten und stationären Operationen; graphisch zeigte sich, daß dieser einzelarztbezogene Zusammenhang

durch sehr wenige Ausreißer entstand, ohne die der Zusammenhang positiv gewesen wäre; d.h. die Mehrzahl der Ärzte erhöhte bzw. reduzierte die Operationen sowohl ambulant wie auch stationär. Dennoch scheint es zulässig zu sein, auf der Aggregatebene bei der Arztgruppe der Chirurgen von Substitution zu sprechen, auch wenn dies nur durch wenige Ärzte erfolgte. Analog könnte auch hier gelten: Selbst wenn bei den Orthopäden nur wenige Zugänger ihren (neuen) Fällen weniger (bzw. keine) Leistungen (mehr) verordnet und stattdessen in der eigenen Praxis erbracht hätten, dann hätte die Arztgruppe der Orthopäden dennoch auch insgesamt substituiert, wenn auch nicht jeder Orthopäde, sondern nur oder vor allem solche Orthopäden, die kurzfristig zu solchen Umstellungen überhaupt willens oder in der Lage waren.

73) Die Daten der Ortskrankenkassen wurden gewählt, weil sie die größten Differenzierungsmöglichkeiten zur Beschreibung der innerbayerischen Ausgabenentwicklung bieten. Preisbereinigungen der Ausgabenentwicklung wurden nicht durchgeführt, da die entsprechenden Werte des übrigen Bundesgebiets aufgrund der regional und zeitlich differierenden vertraglichen Preise nur mit unvertretbarem Aufwand zu ermitteln sind.

74) Ab 1.1.1982 ist bei den Ortskrankenkassen ein neuer Kontenrahmen in Kraft getreten. Die hier als Ausgaben für physikalische Therapie bezeichneten Ausgaben wurden bis 1981 in der Kontenart 442 "Heil- und Hilfsmittel von Badeanstalten, Bestrahlungen, Massagen, Heilgymnastik" erfaßt. Ab 1982 wurde diese Kontenart in die drei Kontenarten 450 (Leistungen von medizinischen Badebetrieben), 451 (Leistungen von Masseuren) und 452 (Leistungen von Krankengymnasten) aufgeteilt. Zusätzlich wurde der Behindertensport in die eigene Kontenart 541 ausgegliedert. Letzterer kann aber aufgrund seiner geringen Bedeutung (1982 in Bayern 0,02 DM je Mitglied, im Bund 0,05 DM je Mitglied) vernachlässigt werden. Er ist in den Ausgabenwerten von 1982 und 1983 in den nachfolgenden Analysen nicht enthalten.

75) Erst ab 1982 wurden die Ausgaben nach den Leistungserbringern differenziert (vgl. Anmerkung 74 und Tabelle A.6.33). Diese Unterscheidung deckt sich nicht mit der Aufteilung der Leistungsarten in der Verordnungsstatistik: Während dort z.B. unter krankengymnastischen Verordnungen auch nur solche erfaßt werden, unabhängig davon, wo und von wem sie erbracht werden, zählen die Ausgabenstatistiken alle von Krankengymnasten abgerechneten Leistungen, auch wenn das z.B. Massagen sind. In Abschnitt 6.5.2.2 wurde dennoch davon ausgegangen, daß die Zunahme des Ausgabenteils der Leistungen von Krankengymnasten auf die Zunahme krankengymnastischer Leistungen schließen läßt, da Krankengymnasten andere Leistungsarten höchstens komplementär zur Krankengymnastik einsetzen dürften, umgekehrt aber z.B. Masseure keine Krankengymnastik durchführen können.

76) Die angenommene Repräsentativität der Ortskrankenkassen für die RVO-Kassen insgesamt heißt nicht, daß diese Werte und Ergebnisse dann auch auf die einzelnen RVO-Kassenarten zutreffen müssen!

77) Vertreter des Deutschen Verbandes für Physiotherapie/Zentralverband der Krankengymnasten, des Verbands Physikalische Therapie und des Verbands Deutscher Badebetriebe e.V. berichteten Mitte 1981 auf einer Diskussionsveranstaltung des MEDIS über Veränderungen in den kassenärztlichen Verordnungsgewohnheiten im Jahre

1980, die sie übereinstimmend als Reaktionen der Kassenärzte auf den Bayern-Vertrag werteten; vgl. Schwefel et al. 1982. S. 77 ff.

78) Prozentual sind die Steigerungen nahezu gleich, absolut aber in Bayern niedriger.

79) Diese Schwankungen sind offenbar nicht auf die Veränderungen bei Familienangehörigen der Mitglieder zurückzuführen; deren Anteil an den Ausgaben für Allgemeinversicherte verringerte sich in Bayern von 28,9% in 1975 auf 26,3% in 1979 und 25,8% in 1982. Unbekannt ist jedoch der Anteil der Ausgaben für Familienangehörige der Rentner.

80) Der Anteil der Ausgaben für Leistungen von Krankengymnasten an den Ausgaben für Leistungen von physikalischen Therapeuten insgesamt erhöhte sich in Bayern von 1982 auf 1983 von 21,5% auf 23,7% (+ 2,2 Prozentpunkte), im übrigen Bundesgebiet von 20,5% auf 22,6% (+ 2,1 Prozentpunkte).

81) Die 14 Ausgabenrückgänge lagen zwischen -0,04 DM und -12,79 DM bzw. - 0,2% und - 27,3%. Die 25 Ausgabenzuwächse lagen zwischen 0,18 DM und 7,96 DM bzw. zwischen +0,8% und +42,1%.

82) Der Regierungsbezirk Schwaben fällt etwas aus der Reihe; dort liegt andererseits die Kasse mit den höchsten Ausgaben, die von 1979 bis 1983 zugleich auch den größten Ausgabenrückgang aufwies.

83) Ein Zusammenhang zwischen Anbieterzahlen und Ausgaben läßt sich auf der Grundlage der hier verwendeten Indikatoren nicht belegen.

84) So weist Niederbayern sowohl bei der Anbieter- wie der Ausgabenentwicklung prozentual die höchste Steigerungsrate auf; Unterfranken hingegen mit einer Anbietersteigerungsrate von 50% hatte einen Ausgabenrückgang um 5%.
Auch die Suche nach Zusammenhängen zwischen Anbieter- und Ausgabenstruktur blieb erfolglos: Die bereits oben festgestellte Erhöhung des Ausgabenanteils der Leistungen von Krankengymnasten (Abschnitt 6.5.2.2) vollzog sich 1982 auf 1983 in allen Bezirken unabhängig davon, ob der Anteil der Krankengymnasten an den Anbietern zunahm, abnahm oder gleich blieb; einzige Ausnahme war Niederbayern mit einem Rückgang des Ausgabenanteils der Krankengymnasten von 24% auf 16%, während ihr Anteil an den physikalischen Therapeuten von 11,8% auf 11,3% nur geringfügig zurückging.

85) Umgekehrt fehlt den Ausgabendaten die Indikatorenqualität für die anbieterrelevante Ausgabenentwicklung, da Angaben über physikalisch-medizinische Leistungen in ärztlichen Praxen nicht regional differenziert verfügbar waren; ein weiteres Problem wäre die adäquate Einbeziehung der offenen Badekuren gewesen.

86) Bildet man bei den Ausgaben und Anbietern zwei Rangfolgen, erstens für das Ausgabenniveau 1979 und zweitens für die absolute Veränderung auf 1983, dann ergeben sich folgende Rangpaare (1 = höchster, 7 = geringster Wert):
bei den Ausgaben 1-6, 7-2, 6-3, 4-4, 5-1, 3-7, 2-5
bei den Anbietern 1-7, 3-1, 6-2, 5-6, 4-4, 7-3, 2-5.

87) Dabei spielen auch Arbeitsmarktentwicklungen eine Rolle (z.B. wenn die Bundeswehr ausscheidende Zeitsoldaten zu Masseuren umschult).

Tabelle A.6.1

Physikalisch-medizinische Leistungen in bayerischen Kassenarztpraxen[a]

	Anzahl Ärzte (in %)				
Frage/ Antwort	Allgemein-Ärzte (n=148)	Inter-nisten (n=100)	Ortho-päden (n=98)	Nerven-ärzte (n=35)	Summe d.Ärzte (n=381)
"Werden in Ihrer eigenen Praxis physikalisch-medizinische Leistungen erbracht?"					
ja	94,4	81,0	97,9	62,9	88,8
nein	5,6	19,0	2,1	37,1	11,2
"Falls Ja: Welche?"[b]					
Massagen	6,6	8,6	78,7	4,5	27,3
Krankengymnastik	3,7	1,2	69,1	0	21,3
Bäder	0	1,2	19,1	4,5	6,0
Packungen	3,7	2,5	44,7	0	14,7
Bestrahlungen	98,5	100,0	18,9	73,3	97,6

[a] Allgemeinärzte, Internisten, Orthopäden, Nervenärzte
[b] Mehrfachnennungen möglich

Quelle: MEDIS-Ärztebefragung 1982/83

Tabelle A.6.2

Anzahl physikalisch-medizinischer Leistungen in bayerischen Kassenarztpraxen; Absolutwerte nach Leistungsarten und Arztgruppen in 4/1979 (nur RVO-Kassen)

Arztgruppe	Anzahl der Leistungen in 4/1979							
	Inhalationen	Krankengymnastik	Massagen	Bäder u. Packungen	Wärmebehandl.	Elektrotherapie	Lichttherapie	Phys.-med. Leist.insg.
Augenärzte	0	1	1	7	30 849	22 061	149	53 068
Chirurgen	193	6 906	3 288	526	3 820	23 669	26	38 428
Frauenärzte	19	158	3	2	549	36 969	126	37 826
HNO-Ärzte	128 356	1 428	707	0	53 668	138 339	79	322 577
Hautärzte	3	1	9 869	475	3 846	1 719	50 408	66 321
Internisten	11 882	1 216	967	24	2 962	118 260	413	135 724
Kinderärzte	22 264	1 498	118	11	2 542	16 957	1 393	44 783
Nervenärzte	1	3 173	1 374	1	2 442	28 236	0	35 227
Orthopäden	4	204 180	110 186	8 065	91 201	473 329	807	887 772
Urologen	5	1	2	4	4	3 130	0	3 146
Allg.ärzte	67 533	24 457	22 573	1 445	54 756	931 941	9 254	1 111 959
Zugelassene Ärzte insgesamt	236 430	243 068	149 088	10 561	246 654	1 796 216	62 655	2 744 672

Quelle: KVB-Häufigkeitsstatistik

Tabelle A.6.3

Anzahl physikalisch-medizinischer Leistungen in bayerischen Kassenarztpraxen; Absolutwerte nach Leistungsarten und Arztgruppen in 4/1982 (nur RVO-Kassen)

Arztgruppe	Anzahl der Leistungen in 4/1982							
	Inhalationen	Krankengymnastik	Massagen	Bäder u. Packungen	Wärmebehandl.	Elektrotherapie	Lichttherapie	Phys.-med. Leist.insg.
Augenärzte	0	4	3	2	30 610	20 966	21	51 606
Chirurgen	84	6 797	3 518	1 326	3 945	21 773	34	37 477
Frauenärzte	14	423	0	4	220	28 360	175	29 196
HNO-Ärzte	123 286	1 198	561	4	48 128	141 775	156	315 108
Hautärzte	0	1	18 335	730	3 619	2 005	62 401	87 091
Internisten	11 106	1 213	1 529	43	4 165	129 621	244	147 921
Kinderärzte	16 665	3 380	328	69	2 273	13 668	1 045	37 428
Nervenärzte	1	2 541	832	70	1 355	26 295	0	31 094
Orthopäden	18	234 742	115 645	25 098	110 736	554 017	1 120	1 031 376
Urologen	5	0	0	0	2	3 109	0	3 116
Allg.ärzte	64 319	22 011	19 844	1 797	55 331	936 815	7 726	1 107 843
Zugelassene Ärzte insgesamt	219 540	272 355	160 595	29 143	260 391	1 870 341	72 944	2 885 309

Quelle: KVB-Häufigkeitsstatistik

Tabelle A.6.4

Physikalisch-medizinische Leistungen in bayerischen Kassenarztpraxen; Anteile der Arztgruppen an einzelnen Leistungsarten in 4/1982 (nur RVO-Kassen)

Arztgruppe	Anteil an der Anzahl der Leistungen in 4/1982 (in %)							
	Inhalationen	Krankengymnastik	Massagen	Bäder u. Packungen	Wärmebehandl.	Elektrotherapie	Lichttherapie	Phys.-med. Leist.insg.
Augenärzte	0	0	0	0	11,8	1,1	0	1,8
Chirurgen	0	2,5	2,2	4,6	1,5	1,2	0,1	1,3
Frauenärzte	0	0,2	0	0	0,1	1,5	0,2	1,0
HNO-Ärzte	56,2	0,4	0,4	0	18,5	7,6	0,2	10,9
Hautärzte	0	0	11,4	2,5	1,4	0,1	85,6	3,0
Internisten	5,1	0,5	1,0	0,2	1,6	6,9	0,3	5,1
Kinderärzte	7,6	1,2	0,2	0,2	0,9	0,7	1,4	1,3
Nervenärzte	0	0,9	0,5	0,2	0,5	1,4	0	1,1
Orthopäden	0	86,2	72,0	86,1	42,5	29,1	1,5	35,8
Allg.ärzte	29,3	8,1	12,4	6,2	21,3	50,1	10,6	38,4
Zugelassene Ärzte insgesamt	100	100	100	100	100	100	100	100

Quelle: KVB-Häufigkeitsstatistik

Tabelle A.6.5

Physikalisch-medizinische Leistungen in bayerischen Kassenarztpraxen; Anteile der Leistungsarten an den Leistungen insgesamt einzelner Arztgruppen in 4/1979 (nur RVO-Kassen)

Arztgruppe	Anteil an der Anzahl der Leistungen in 4/1979 (in %)							
	Inhalationen	Krankengymnastik	Massagen	Bäder u. Packungen	Wärmebehandl.	Elektrotherapie	Lichttherapie	Phys.-med. Leist.insg.
Augenärzte	0	0	0	0	58,1	41,6	0,3	100
Chirurgen	0,5	18,0	8,6	1,4	9,9	61,6	0,1	100
Frauenärzte	0,1	0,4	0	0	1,5	97,7	0,3	100
HNO-Ärzte	39,8	0,4	0,2	0	16,6	42,9	0	100
Hautärzte	0	0	14,9	0,7	5,8	2,6	76,0	100
Internisten	8,8	0,9	0,7	0	2,2	87,1	0,3	100
Kinderärzte	49,7	3,4	0,3	0	5,7	37,9	3,1	100
Nervenärzte	0	9,0	3,9	0	6,9	80,2	0	100
Orthopäden	0	23,0	12,4	0,9	10,3	53,3	0,1	100
Allg.ärzte	6,1	2,2	2,0	0,1	4,9	83,8	0,8	100
Zugelassene Ärzte insgesamt	8,6	8,9	5,4	0,4	9,0	65,4	2,3	100

Quelle: KVB-Häufigkeitsstatistik

Tabelle A.6.6

Physikalisch-medizinische Leistungen in bayerischen Kassenarztpraxen; Anteile der Leistungsarten an den Leistungen insgesamt einzelner Arztgruppen in 4/1982 (nur RVO-Kassen)

Arztgruppe	Anteil an der Anzahl der Leistungen in 4/1982 (in %)							
	Inhalationen	Krankengymnastik	Massagen	Bäder u. Packungen	Wärmebehandl.	Elektrotherapie	Lichttherapie	Phys.-med. Leist.insg.
Augenärzte	0	0	0	0	59,3	40,6	0	100
Chirurgen	0,2	18,1	9,4	3,5	10,5	58,1	0,1	100
Frauenärzte	0,1	1,5	0	0	0,8	97,1	0,6	100
HNO-Ärzte	39,1	0,4	0,2	0	15,3	45,0	0,1	100
Hautärzte	0	0	21,1	0,8	4,2	2,3	71,7	100
Internisten	7,5	0,8	1,0	0	2,8	87,6	0,2	100
Kinderärzte	44,5	9,0	0,9	0,2	6,1	36,5	2,8	100
Nervenärzte	0	8,2	2,7	0,2	4,4	84,6	0	100
Orthopäden	0	22,8	11,2	2,4	10,7	52,8	0,1	100
Allg.ärzte	5,8	2,0	1,8	0,2	5,0	84,6	0,7	100
Zugelassene Ärzte insgesamt	7,6	9,4	5,6	1,0	9,0	64,8	2,5	100

Quelle: KVB-Häufigkeitsstatistik

Tabelle A.6.7

Physikalisch-medizinische Leistungen in bayerischen Kassenarztpraxen je 100 Fälle nach Leistungsarten und Arztgruppen in 4/1982 (nur RVO-Kassen)

Arztgruppe	Leistungen je 100 Fälle in 4/1982							
	Inhalationen	Krankengymnastik	Massagen	Bäder u. Packungen	Wärmebehandl.	Elektrotherapie	Lichttherapie	Phys.-med. Leist.insg.
Augenärzte	0	0	0	0	6,1	4,2	0	10,4
Chirurgen	0,1	10,3	5,3	2,0	6,0	33,0	0,1	56,7
Frauenärzte	0	0,1	0	0	0,1	5,9	0	6,0
HNO-Ärzte	61,4	0,6	0,3	0	24,0	70,6	0,1	156,8
Hautärzte	0	0	9,6	0,4	1,9	1,1	32,6	45,6
Internisten	1,5	0,2	0,2	0	0,6	17,6	0	20,1
Kinderärzte	6,0	1,2	0,1	0	0,8	4,9	0,4	13,5
Nervenärzte	0	2,7	0,9	0,1	1,4	27,8	0	32,9
Orthopäden	0	83,0	40,9	8,9	39,2	192,4	0,4	364,7
Allg.ärzte	1,8	0,6	0,6	0,1	1,5	26,1	0,2	30,8
Zugelassene Ärzte insgesamt	3,2	4,0	2,3	0,4	3,8	27,2	1,1	42,0

Quellen: KVB-Häufigkeits- und Leistungsstatistik

Tabelle A.6.8

Physikalisch-medizinische Leistungen in bayerischen Kassenarztpraxen; Veränderung der Zahl der Leistungen je 100 Fälle von 4/1979 auf 4/1982 (nur RVO-Kassen)

Art der physikal.-medizin. Leistungen	Veränderung von 4/79 auf 4/82 (Leistungen je 100 Fälle)					
	Allgemeinärzte		Orthopäden		Zugel. Ärzte insg.	
	abs.	in %	abs.	in %	abs.	in %
Inhalationen	-0,02	-1,1	0,01	0	-0,36	-10,1
Krankengymn.	-0,05	-0,1	4,28	5,4	0,31	8,5
Massagen	-0,06	-0,1	-1,59	-3,7	0,09	4,0
Bäder und Packungen	0,01	25,0	5,77	185,5	0,26	162,5
Wärmebehandlung	0,07	4,8	3,99	11,3	0,08	2,2
Elektrotherapie	1,04	4,2	9,86	5,4	0,19	0,7
Lichttherapie	-0,03	-12,0	0,09	29,0	0,12	12,8
Leistungen insgesamt	0,96	3,2	22,41	6,5	0,69	1,7

Quellen: KVB-Häufigkeits- und Leistungsstatistik

Tabelle A.6.9

Anzahl physikalisch-medizinischer Leistungen in bayerischen Kassenarztpraxen; Anteil der einzelnen Leistungsarten an den Leistungen insgesamt in 4/1979 und 4/1982 und deren Veränderung (nur RVO-Kassen)

Leistungsart	Anteil an der Gesamtzahl physikalisch-medizinischer Leistungen								
	Allgemeinärzte			Orthopäden			Zugelassene Ärzte insgesamt		
	4/79	4/82	Veränderung in Prozentpunkten[a]	4/79	4/82	Veränderung in Prozentpunkten[a]	4/79	4/82	Veränderung in Prozentpunkten[a]
Inhalationen	6,1	5,8	- 0,3	0	0	0	8,6	7,6	- 1,0
Krankengymn.	2,2	2,0	- 0,2	23,0	22,8	- 0,2	8,9	9,4	0,5
Massagen	2,0	1,8	- 0,2	12,4	11,2	- 1,2	5,4	5,6	0,2
Bäder und Packungen	0,1	0,2	0,1	0,9	2,4	1,5	0,4	1,0	0,6
Wärmebehandlung	4,9	5,0	0,1	10,3	10,7	0,4	9,0	9,0	0
Elektrotherapie	83,8	84,6	0,8	53,3	52,7	- 0,6	65,4	64,8	- 0,6
Lichttherapie	0,8	0,7	- 0,1	0,1	0,1	0	2,3	2,5	0,2

[a] Rundungsbedingte Abweichung der Summe der Anteilveränderungen von 0

Quelle: KVB-Häufigkeitsstatistik

Tabelle A.6.10

Punktvolumen physikalisch-medizinischer Leistungen in bayerischen Kassenarztpraxen; Anteil am Gesamtpunktvolumen aller Leistungen in 4/1979 und 4/1982 und dessen Veränderung (nur RVO-Kassen)

Leistungsart	Anteil am Gesamtpunktvolumen physikalisch-medizinischer Leistungen								
	Allgemeinärzte			Orthopäden			Zugelassene Ärzte insgesamt		
	4/79	4/82	Veränderung in Prozentpunkten	4/79	4/82	Veränderung in Prozentpunkten	4/79	4/82	Veränderung in Prozentpunkten[a]
Inhalationen	5,8	5,5	- 0,3	0	0	0	7,4	6,4	- 1,0
Krankengymn.	2,9	2,9	0	29,9	31,2	1,3	12,9	14,4	1,5
Massagen	2,7	2,3	- 0,4	14,0	12,5	- 1,5	6,9	6,7	- 0,2
Bäder und Packungen	0,1	0,1	0	0,6	1,6	1,0	0,3	0,8	0,5
Wärmebehandlung	4,9	4,9	0	3,8	9,0	0,2	8,1	8,0	- 0,1
Elektrotherapie	82,8	83,6	0,8	46,6	45,6	- 1,0	61,1	60,0	- 1,1
Lichttherapie	0,7	0,7	0	0,1	0,1	0	3,2	3,8	0,6

[a] Rundungsbedingte Abweichung der Summe der Anteilveränderungen von 0

Quelle: KVB-Häufigkeitsstatistik

Tabelle A.6.11

Punktvolumen physikalisch-medizinischer Leistungen in bayerischen Kassenarztpraxen je 100 Fälle; 4/1978 bis 4/1982 (nur RVO-Kassen)

	Punktvolumen physik.-med. Leistungen je 100 Fälle				
Arztgruppe	4/1978	4/1979	4/1980	4/1981	4/1982
			absolut		
Allgemeinärzte					
konstantes Kollektiv	1 260,8	1 225,0	1 222,7	1 221,4	1 241,4
Zugänger	-	1 758,0	1 651,7	1 553,5	1 488,3
alle	1 222,1	1 226,1	1 251,1	1 267,3	1 288,6
Orthopäden					
konstantes Kollektiv	18 648,8	17 821,0	17 927,2	18 363,0	19 161,6
Zugänger	-	19 793,9	18 861,8	18 468,3	20 450,4
alle	18 577,9	17 869,5	17 917,1	18 224,2	19 420,8
Zugelassene Ärzte insg.					
konstantes Kollektiv	1 910,9	1 874,8	1 858,6	1 849,2	1 905,0
Zugänger	-	2 515,5	2 278,9	2 196,8	2 163,2
alle	1 860,9	1 876,2	1 894,3	1 898,2	1 973,5
		Veränderung zum Vorjahresquartal in %			
Allgemeinärzte					
konstantes Kollektiv	-	-2,8	-0,2	-0,1	1,6
Zugänger	-	-	-8,1	-3,9	-4,2
alle	-	0,3	2,0	1,3	1,7
Orthopäden					
konstantes Kollektiv	-	-4,6	0,6	2,4	4,3
Zugänger	-	-	-4,7	-2,1	10,7
alle	-	-3,8	0,3	1,7	6,6
Zugelassene Ärzte insg.					
konstantes Kollektiv	-	-1,9	-0,9	-0,5	3,0
Zugänger	-	-	-9,4	-3,6	-1,5
alle	-	0,8	1,0	0,2	4,0

Quelle: KVB-Längsschnittdaten

Tabelle A.6.12

Punktvolumen physikalisch-medizinischer Leistungen in bayerischen Kassenarztpraxen je 100 Fälle;
Abweichung vom Arztgruppendurchschnitt zugelassener Kassenärzte (nur RVO-Kassen)

	Abweichung des Fallwertes vom Arztgruppendurchschnitt				
Arztgruppe	4/1978	4/1979	4/1980	4/1981	4/1982
Allgemeinärzte					
konstantes Kollektiv	3,2	-0,1	-2,3	-3,6	-3,7
Zugänger	-	43,4	29,1	22,6	15,5
Orthopäden					
konstantes Kollektiv	0,6	-0,3	0,1	0,8	-1,3
Zugänger	-	10,8	5,3	1,3	5,3
Zugelassene Ärzte insg.					
konstantes Kollektiv	2,7	-0,1	-1,9	-2,6	-3,5
Zugänger	-	34,1	20,3	15,7	9,6

Quellen: KVB-Längsschnittdaten; KVB-Leistungsstatistik; Verordnungsstatistik

Tabelle A.6.13

Zahl der ambulanten Fälle[a] der zugelassenen Kassenärzte in Bayern von 4/1978 bis 4/1982 (nur RVO-Kassen)

Arztgruppe	4/1978	4/1979	4/1980	4/1981	4/1982
	ambulante Fälle				
	absolut				
Allgemeinärzte					
konstantes Kollektiv	2 791 857	2 802 823	2 766 989	2 684 229	2 539 683
Zugänger	-	138 110	338 255	523 338	699 300
alle	3 724 140	3 723 518	3 723 534	3 690 969	3 593 007
Orthopäden					
konstantes Kollektiv	192 951	203 422	200 521	194 310	189 171
Zugänger	-	10 387	24 922	44 323	56 307
alle	239 397	259 326	269 076	277 482	282 783
Zugelassene Ärzte insg.					
konstantes Kollektiv	5 032 855	5 100 970	5 072 621	4 997 424	4 792 959
Zugänger	-	238 702	572 790	938 951	1 285 128
alle	6 434 668	6 554 088	6 661 229	6 773 793	6 751 976
	Veränderung zum Vorjahresquartal in %				
Allgemeinärzte					
konstantes Kollektiv	-	0,4	-1,3	-3,0	-5,4
Zugänger[b]	-	-	(145)	(55)	(34)
alle	-	0	0	-0,9	-2,7
Orthopäden					
konstantes Kollektiv	-	5,4	-1,4	-3,1	-2,6
Zugänger[b]	-	-	(140)	(78)	(27)
alle	-	8,3	3,8	3,1	1,9
Zugelassene Ärzte insg.					
konstantes Kollektiv	-	1,3	-0,6	-1,6	-4,1
Zugänger[b]	-	-	(140)	(64)	(34)
alle	-	1,9	1,6	1,7	-0,3

[a] Entsprechend dem Konzept der KVB Leistungsstatistik, d.h. die rein kurativen oder reinen Sonstige-Hilfe-Fälle werden je einmal, die sowohl kurativen als auch Sonstige-Hilfe-Fälle doppelt gezählt (vgl. John et al. 1986).

[b] Steigerungsraten wenig aussagefähig, da stetig zunehmendes Kollektiv; vgl. Tabelle A.6.25

Quellen: KVB-Längsschnittdaten; KVB-Leistungsstatistik

Tabelle A.6.14

AOK-Verordnungskosten physikalisch-medizinischer Leistungen in Bayern; absolut in DM und Anteile in % nach Arztgruppen im Jahr 1982 und in den vierten Quartalen 1981 und 1982 (zugelassene Kassenärzte)

Arztgruppe	Verordnungskosten physik.-med. Leistungen			
	Jahr 1982		Quartal	
	absolut	in %	4/82 in %	4/81 in %
Allgemeinärzte	49 126 189	56,7	56,9	57,4
Orthopäden	20 060 925	23,1	22,7	22,5
Internisten	12 692 850	14,6	14,7	14,6
Kinderärzte	1 426 889	1,7	1,7	1,5
Chirurgen	1 408 881	1,6	1,6	1,7
Nervenärzte	1 279 317	1,5	1,5	1,4
Sonstige	717 000	0,8	0,8	0,9
Ärzte insgesamt	87 712 052	100	100	100

Quelle: Verordnungsstatistik

Tabelle A.6.15

AOK-Verordnungskosten physikalisch-medizinischer Leistungen in Bayern; absolut in DM nach Leistungsarten und Arztgruppen in den vierten Quartalen 1981 und 1982 (zugelassene Kassenärzte)

Art der physik.-medizinischen Leistungen	Allgemeinärzte	Orthopäden	Internisten	Ärzte insgesamt
		DM in 4/1981		
Massagen	10 062 878	2 982 947	2 644 709	16 220 395
Bäder	416 868	200 158	87 119	825 720
Krankengymnastik	1 285 443	1 032 843	332 100	3 153 689
Sonst.Verordnungen	1 665 607	1 064 255	352 392	3 218 382
Phys.med.Leistungen insgesamt	13 430 797	5 280 202	3 416 320	23 418 185
		DM in 4/1982		
Massagen	9 544 404	2 710 381	2 515 077	15 244 770
Bäder	378 069	204 104	91 250	703 680
Krankengymnastik	1 536 000	1 171 987	404 397	3 758 894
Sonst.Verordnungen	1 655 288	1 145 220	374 070	3 322 226
Phys.med.Leistungen insgesamt	13 113 761	5 231 692	3 385 094	23 029 569

Quelle: Verordnungsstatistik

Tabelle A.6.16

AOK-Verordnungskosten physikalisch-medizinischer Leistungen in Bayern; Veränderung von 4/1981 auf 4/1982, absolut in DM und in % nach Leistungsarten und Arztgruppen (zugelassene Kassenärzte)

Art der physik.-medizinischen Leistungen	Allgemeinärzte	Orthopäden	Internisten	Ärzte insgesamt
	Veränderung 4/81-4/82 in DM			
Massagen	-518 474	-272 566	-129 632	-975 625
Bäder	- 38 799	3 946	4 131	-122 040
Krankengymnastik	250 557	139 144	72 297	605 205
Sonst.Verordnungen	- 10 319	80 965	21 678	103 844
insgesamt	-317 036	- 48 510	- 31 226	-388 616
	Veränderung 4/81-4/82 in %			
Massagen	- 5,2	- 9,1	- 4,9	- 6,0
Bäder	- 9,3	2,0	4,7	-14,8
Krankengymnastik	19,5	13,5	21,8	19,2
Sonst.Verordnungen	- 0,6	7,6	6,2	3,2
insgesamt	- 2,4	- 0,9	- 0,9	- 1,7

Quelle: Verordnungsstatistik

Tabelle A.6.17

AOK-Verordnungskosten physikalisch-medizinischer Leistungen in Bayern; Anteil einiger Arztgruppen an den Leistungsarten in % in den vierten Quartalen 1981 und 1982 (zugelassene Kassenärzte)

Art der physik.-medizinischen Leistungen	Allgemeinärzte	Orthopäden	Internisten	Ärzte insgesamt
	Anteil in 4/1981 in %			
Massagen	62,0	18,4	16,3	100
Bäder	50,5	24,2	10,6	100
Krankengymnastik	40,8	32,8	10,5	100
Sonst.Verordnungen	51,8	33,1	10,9	100
insgesamt	57,4	22,5	14,6	100
	Anteil in 4/1982 in %			
Massagen	62,6	17,8	16,5	100
Bäder	53,7	29,0	13,0	100
Krankengymnastik	40,9	31,2	10,8	100
Sonst.Verordnungen	49,8	34,5	11,3	100
insgesamt	56,9	22,7	14,7	100

Quelle: Verordnungsstatistik

Tabelle A.6.18

AOK-Verordnungskosten physikalisch-medizinischer Leistungen in Bayern; Veränderungen der Anteile der Leistungsarten an den Gesamtverordnungskosten nach Arztgruppen (zugelassene Kassenärzte) von 4/1981 auf 4/1982 in Prozentpunkten;

	Anteilsveränderung 4/81-4/82 in Prozentpunkten			
Art der physik.-medizinischen Leistungen	Allgemein-ärzte	Orthopäden	Internisten	Ärzte insgesamt
Massagen	-2,1	-4,7	-3,1	-3,1
Bäder	-0,2	0,1	0,1	-0,4
Krankengymnastik	2,1	2,8	2,2	2,8
Sonst.Verordnungen	0,2	1,7	0,8	0,7

Quelle: KVB-Verordnungsstatistik (eigene Berechnungen)

Tabelle A.6.19

AOK-Verordnungskosten physikalisch-medizinischer Leistungen in Bayern; Gesamtkosten je 100 Fälle in 4/1981 und 4/1982 (in DM) und deren Veränderung (in DM und in %) nach Arztgruppen (zugelassene Kassenärzte)

	Verordnungskosten je 100 Fälle[a]			
Arztgruppe	4/1981 in DM	4/1982 in DM	Veränderung in DM	4/81-82 in %
Chirurgen	886,70	774,12	-112,58	-12,7
Frauenärzte	41,08	40,59	-0,49	-1,2
HNO-Ärzte	18,79	19,08	0,29	1,5
Hautärzte	7,50	8,34	0,84	11,2
Internisten	645,49	628,20	-17,29	-2,7
Kinderärzte	184,60	200,83	16,23	8,8
Nervenärzte	502,84	497,87	-4,97	-1,0
Orthopäden	2671,36	2598,11	-73,25	-2,7
Urologen	9,84	8,18	-1,66	-16,9
Allgemeinärzte	509,27	510,90	1,63	0,3
Ärzte insgesamt	474,86	468,11	-6,75	-1,4

[a] Fälle entsprechend dem Fallkonzept der Verordnungsstatistik, d.h. die kurativen, Sonstige-Hilfe- und gemischt kurative/Sonstige-Hilfe-Fälle werden je einmal gezählt, zusätzlich die Mutterschaftsvorsorge- und Notfalldienstfälle (vgl. John et al. 1986)

Quelle: Verordnungsstatistik

Tabelle A.6.20

AOK-Kosten[a] physikalisch-medizinischer Leistungen in bayerischen Kassenarztpraxen; Werte der Zugänger und des konstanten Kollektivs absolut und fallbezogen in 4/1981 und 4/1982, incl. der Veränderungsraten absolut und in % nach Arztgruppen (zugelassene Kassenärzte)

Arztgruppe/ Kollektiv	4/1981 in DM	4/1982 in DM	Veränderung 4/81-82 in DM	in %
		- absolut -		
Zugelassene Ärzte insg.				
konstantes Kollektiv	6 413 601	6 336 703	-76 898	-1,2
Zugänger	1 430 647	1 922 725	492 078	34,4
alle	9 081 819	9 409 216	327 397	3,6
Allgemeinärzte				
konstantes Kollektiv	2 287 637	2 198 257	-89 380	-3,9
Zugänger	569 633	725 300	155 667	27,3
alle	3 268 714	3 224 221	-44 492	-1,4
Orthopäden				
konstantes Kollektiv	2 447 100	2 479 479	32 380	1,3
Zugänger	559 764	779 794	220 030	39,3
alle	3 480 321	3 764 532	284 212	8,2
		- bezogen auf 100 Fälle -		
Zugelassene Ärzte insg.				
konstantes Kollektiv	181,35	186,67	5,32	2,9
Zugänger	215,55	211,03	-4,52	-2,1
alle	186,74	193,73	6,99	3,7
Allgemeinärzte				
konstantes Kollektiv	119,76	121,50	1,74	1,5
Zugänger	152,96	145,32	7,64	5,0
alle	124,47	125,96	1,49	1,2
Orthopäden				
konstantes Kollektiv	1 781,58	1 852,45	70,87	4,0
Zugänger	1 792,45	1 960,17	167,72	9,4
alle	1 766,36	1 874,61	108,24	6,1

[a] Das Punktevolumen der Leistungsgruppe 06 - physikalisch-medizinische Leistungen - wurde mit dem damaligen gültigen Punktwert von 9,6 Pfennigen multipliziert.

[b] bezogen auf die bereinigten Leistungsfälle, d.h. anders als in der KVB-Leistungsstatistik werden die gemischten kurativen/Sonstige-Hilfe-Fälle nur einmal gezählt (vgl. Tab. A.6.13, Fußn.b, und John et al. 1986).

Quellen: KVB-Längsschnittdaten und KVB-Leistungsstatistik

Tabelle A.6.21

Gegenüberstellung der AOK-Verordnungs- und Leistungskosten physikalisch-medizinischer Leistungen in Bayern; absolute Veränderungen der absoluten und fallbezogenen Werte von 4/1981 auf 4/1982 nach Arztgruppen (zugelassene Kassenärzte)

Arztgruppe/ Kollektiv	Veränderung von 4/81 auf 4/82 in DM Verordnungen	Leistungen	Saldo
		- absolut -	
Zugelassene Ärzte insg.			
konstantes Kollektiv	-966 246	-76 898	-1 043 144
Zugänger	1 039 454	492 078	1 531 532
alle	-389 207	327 397	-61 810
Allgemeinärzte			
konstantes Kollektiv	-597 943	-89 380	-687 323
Zugänger	666 564	155 667	822 231
alle	-319 020	-44 492	-363 512
Orthopäden			
konstantes Kollektiv	-123 903	32 380	-91 523
Zugänger	108 982	220 030	329 012
alle	-49 752	284 212	234 460
		- je 100 Fälle[a] -	
Zugelassene Ärzte insg.			
konstantes Kollektiv	-8,33	5,32	-3,01
Zugänger	-26,48	-4,52	-31,00
alle	-7,37	6,99	-0,38
Allgemeinärzte			
konstantes Kollektiv	-4,36	1,74	-2,62
Zugänger	0,28	-7,64	-7,36
alle	0,79	1,49	2,28
Orthopäden			
konstantes Kollektiv	-25,03	70,87	45,84
Zugänger	-348,29	167,72	-180,57
alle	-75,11	108,24	33,13

[a] bereinigte Leistungsfälle (vgl. Tab. A.6.20, Fußn.b)

Quellen: KVB-Längsschnittdaten; KVB-Leistungsstatistik; Verordnungsstatistik

Tabelle A.6.22

Gegenüberstellung der AOK-Verordnungs- und Leistungskosten physikalisch-medizinischer Leistungen in Bayern; Anteile der Zugänger und des konstanten Kollektivs an den Gesamtverordnungs- und Leistungskosten der jeweiligen Arztgruppe in 4/1981 und 4/1982 (zugelassene Kassenärzte)

Arztgruppe/ Kollektiv	Anteile an den Verordnungskosten 4/1981 in %	4/1982 in %	Anteile an den Leistungskosten 4/1981 in %	4/1982 in %
Zugelassene Ärzte insg.				
konstantes Kollektiv	72,7	69,7	70,6	67,3
Zugänger	14,7	19,4	15,8	20,4
Sonstige[a]	12,6	10,9	13,6	12,3
Allgemeinärzte				
konstantes Kollektiv	73,2	70,4	70,0	68,2
Zugänger	14,6	20,0	17,4	22,5
Sonstige[a]	12,2	9,6	12,6	9,3
Orthopäden				
konstantes Kollektiv	67,3	65,5	70,3	65,9
Zugänger	17,2	19,4	16,1	20,7
Sonstige[a]	15,5	15,1	13,6	13,4

[a] Die Gruppe der Sonstigen setzt sich zusammen aus Abgängern sowie aus Ärzten mit Wechseln in den Arzt- und Praxismerkmalen Arztgruppe, Praxisform, Praxisort oder Belegarzttätigkeit; die Werte wurden hier durch Aufsummieren auf 100 ermittelt.

Quellen: KVB-Längsschnittdaten; KVB-Leistungsstatistik; Verordnungsstatistik

Tabelle A.6.23

Gegenüberstellung der AOK-Verordnungs- und Leistungskosten physikalisch-medizinischer Leistungen in Bayern; Abweichung der Zugänger und des konstanten Kollektivs vom durchschnittlichen Fallwert (DM je 100 Fälle) der jeweiligen Arztgruppe in 4/1981 und 4/1982 (zugelassene Kassenärzte)

Arztgruppe/ Kollektiv	Abweichung vom durchschnittlichen Fallwert in DM 4/1981	in DM 4/1982	in % 4/1981	in % 4/1982
	- Verordnungsfallwert -			
Zugelassene Ärzte insg.				
konstantes Kollektiv	- 0,21	- 1,17	- 0,0	-0,2
Zugänger	36,17	18,10	7,5	3,8
Allgemeinärzte				
konstantes Kollektiv	2,90	- 2,25	0,6	-0,4
Zugänger	13,52	13,01	2,6	2,5
Orthopäden				
konstantes Kollektiv	- 93,78	-43,69	- 3,5	-1,7
Zugänger	222,68	-50,49	8,3	-1,9
	- Leistungsfallwert -			
Zugelassene insgesamt				
konstantes Kollektiv	- 5,39	- 7,06	- 2,9	-3,6
Zugänger	28,81	17,30	15,4	8,9
Allgemeinärzte				
konstantes Kollektiv	- 4,71	- 4,46	- 3,8	-3,5
Zugänger	28,49	19,36	22,9	15,4
Orthopäden				
konstantes Kollektiv	15,22	-22,16	0,9	-1,2
Zugänger	26,09	85,56	1,5	4,6

Quellen: KVB-Längsschnittdaten; KVB-Leistungsstatistik; Verordnungsstatistik

Tabelle A.6.24

Ambulante Fälle in der Verordnungsstatistik[a] in Bayern (AOK); Fallzahlen absolut und je Praxis sowie Veränderungsraten nach Arztkollektiven in den vierten Quartalen 1979-1982 (zugelassene Kassenärzte)

Arztkollektiv/ Fallzahlindikator	4/1979	4/1980	4/1981	4/1982
Zugelassene Ärzte insg.				
Fallzahl absolut	4 778 274	4 859 542	4 931 726	4 919 838
Veränderung in %	-	1,7	1,5	-0,2
Anzahl Ärzte	9 861	10 125	10 381	10 634
Fallzahlen je Arzt	485	480	475	463
Veränderung der Fallzahlen je Arzt in %	-	- 1,0	- 1,0	-2,5
Konstantes Kollektiv				
Fallzahl absolut	3 669 260	3 645 016	3 581 670	3 433 611
Veränderung in %	-	- 0,7	- 1,7	-4,1
Anzahl Ärzte	7 119	7 119	7 119	7 119
Fallzahlen je Arzt	515	512	503	482
Veränderung der Fallzahlen je Arzt[b] in %	-	- 0,6	- 1,8	-4,2
Zugänger				
Fallzahl absolut	173 775	412 885	673 228	923 070
Veränderung in %	-	137,6	63,1	37,1
Anzahl Ärzte	498	1 013	1 560	2 092
Fallzahlen je Arzt	349	408	432	441
Veränderung der Fallzahlen je Arzt in %	-	16,9	5,9	2,1

[a] Vor 1981 entstammen die Werte der Arzneikostenstatistik, die auf dem gleichen Fallkonzept wie die Verordnungsstatistik beruhen.
[b] Abweichungen zur absoluten Fallzahlveränderung aufgrund von Rundungen bei den Fallzahlen je Arzt.

Quellen: KVB-Längsschnittdaten; Arztregister; Arzneikostenstatistik, Verordnungsstatistik

Tabelle A.6.25

Ambulante Fälle in der Verordnungsstatistik[a] in Bayern (AOK); Anteile der Versichertengruppen an den Fallzahlen nach Arztkollektiven von 4/1979 bis 4/1982 (zugelassene Kassenärzte)

Arztkollektiv/ Versichertengruppe	Anteil an den Gesamtfallzahlen in % 4/1979	4/1980	4/1981	4/1982
Zugelassene Ärzte insg.				
Mitglieder	44,1	45,0	44,8	44,2
Familienangehörige	26,2	25,5	25,5	25,6
Rentner	29,7	29,5	29,7	30,2
Konstantes Kollektiv				
Mitglieder	43,9	44,7	44,3	43,5
Familienangehörige	26,7	25,8	25,5	25,3
Rentner	29,4	29,5	30,2	31,2
Zugänger[b]				
Mitglieder	44,8	46,1	45,9	45,5
Familienangehörige	26,6	26,3	26,7	26,9
Rentnter	28,6	27,6	27,4	27,6

[a] Vor 1981 entstammen die Werte der Arzneikostenstatistik, die auf dem gleichen Fallkonzept beruht.
[b] Hierbei handelt es sich um ein ständig anwachsendes Kollektiv von Ärzten, was zu hohen Fallzahlsteigerungen führt. Anders das konstante Kollektiv, bei dem es sich definitionsgemäß immer um dieselben Ärzte handelt.

Quellen: KVB-Längsschnittdaten; Arzneikostenstatistik; Verordnungsstatistik

Tabelle A.6.26

Bereinigte Leistungsfallzahlen[a] in Bayern (AOK); Fallzahlen absolut in 4/1981 und 4/1982 und Veränderung von 4/81 auf 4/82 nach Arztgruppen (zugelassene Kassenärzte)

Arztgruppe/ Arztkollektiv	Bereinigte Leistungsfallzahlen absolut 4/1981	absolut 4/1982	Veränderung 4/81-82 absolut	Veränderung 4/81-82 in %
Zugelassene Ärzte insg.				
konstantes Kollektiv	3 536 656	3 394 658	-141 998	- 4,0
Zugänger	663 728	911 108	247 380	37,3
alle	4 863 318	4 856 809	- 6 509	- 0,1
Allgemeinärzte				
konstantes Kollektiv	1 910 198	1 809 307	-100 897	- 5,3
Zugänger	372 403	499 107	126 740	34,0
alle	2 626 039	2 559 681	- 66 358	- 2,5
Orthopäden				
konstantes Kollektiv	137 356	133 849	- 3 507	- 2,6
Zugänger	31 229	39 782	8 553	27,4
alle	197 033	200 817	3 784	1,9

[a] Die kurativen Fälle, Sonstige-Hilfe-Fälle und die gemischten kurativ-Sonstige-Hilfe-Fälle (nur 1x); im Vergleich zu den Tabellen A.6.24 und A.6.25 fehlen in diesem Fallkonzept die Mutterschaftsvorsorgen und Notfälle, so daß sich geringfügige Abweichungen um 1 Prozent bzw. bei Veränderungsraten um 0,1 bzw. 0,2 Prozent ergeben können.

Quelle: KVB-Leistungsstatistik

Tabelle A.6.27

Gesamtverordnungskosten physikalisch-medizinischer Leistungen in Bayern;
Ausgaben je Fall nach Kassenarten und Versichertengruppen im 2. Quartal 1982[a] (Kassenärzte insgesamt)

Kassenart	Mitglieder	Familienangehörige	Rentner u. Familienangehörige	Versicherte insgesamt
		DM je Fall		
bayerische AOK	5,45	2,74	4,53	4,47
bayerische LKK	3,75	2,62	2,03	2,71
bayerische IKK	5,42	3,19	6,45	4,91
bayerische BKK	5,64	3,29	4,52	4,59
bundesunm.BKK[b]	5,46	3,86	5,24	4,85
bay. RVO insgesamt	5,40	2,84	4,39	4,39

[a] Gewählt wurde das 2. Quartal 1982, da dort erstmals auch für die Betriebskrankenkassen vergleichbare Werte vorlagen, die in 4/1982 wiederum fehlten.
[b] bundesunmittelbare Betriebskrankenkassen mit Sitz in Bayern

Quelle: Verordnungsstatistik

Tabelle A.6.28

AOK-Ausgaben für physikalisch-medizinische Leistungen[a] für die Gesamtversicherten je Gesamtmitglied (M+R) in Bayern und im übrigen Bundesgebiet von 1975 bis 1983; absolut (in DM), Vorjahresveränderungen (in DM und %) und Differenzen (in DM und Prozentpunkten)

AOK-Bereich	1975	1976	1977	1978	1979	1980	1981	1982	1983
	DM je Mitglied								
Bayern	15,42	17,82	20,40	23,98	25,99	27,76	30,40	27,09	26,36
übriges Bundesgebiet	18,82	21,82	25,62	30,78	34,92	39,69	40,44	35,56	36,55
Differenz zu Bayern	3,40	4,00	5,22	6,80	8,93	11,93	10,04	7,47	10,19
	Vorjahresveränderung in DM								
Bayern	-	2,40	2,58	3,58	2,01	1,77	2,64	-3,31	-0,73
übriges Bundesgebiet	-	3,00	3,80	5,16	4,14	4,77	0,75	-4,88	0,99
Differenz zu Bayern	-	0,60	1,22	1,58	2,13	3,00	-1,89	-1,57	1,72
	Vorjahresveränderung in %								
Bayern	-	15,6	14,5	17,5	8,4	6,8	9,5	-10,9	-2,7
übriges Bundesgebiet	-	15,9	17,4	20,1	13,5	13,7	1,9	-12,1	2,8
Differenz zu Bayern[b]	-	0,3	2,9	2,6	5,1	6,9	-7,6	-1,2	5,5

[a] Ab 1.1.82 ist bei den Ortskrankenkassen ein neuer Kontenrahmen in Kraft getreten. Die hier als physikalische Therapie bezeichneten Ausgaben wurden bis 1981 als 'Heil- und Hilfsmittel von Badeanstalten, Bestrahlungen, Massagen, Heilgymnastik' in der Kontenarten 450 (Leistungen von medizinischen Badebetrieben), 451 (Leistungen von Masseuren) und 452 (Leistungen von Krankengymnasten) aufgeteilt. Zusätzlich wurde der Behindertensport in die eigene Kontenart 541 ausgegliedert, der aufgrund seiner geringen Bedeutung (1982 in Bayern 0,02 DM, im Bund 0,05 DM je Mitglied) vernachlässigbar und in den Werten von 1982 und 1983 nicht enthalten ist.

[b] Prozentpunktdifferenzen

Quellen: BdO (Hrsg.): Statistik der Ortskrankenkassen in der Bundesrepublik Deutschland, verschiedene Jahrgänge (eigene Berechnungen)

Tabelle A.6.29

AOK-Ausgaben für physikalisch-medizinische Leistungen[a] für Mitglieder und deren Familienangehörigen je Mitglied in Bayern und im übrigen Bundesgebiet von 1975 bis 1983; absolut (in DM), Vorjahresveränderungen (in DM und %) und Differenzen (in DM und Prozentpunkten)

AOK-Bereich	1975	1976	1977	1978	1979	1980	1981	1982	1983
					DM je Mitglied				
Bayern	15,62	18,21	21,25	25,21	27,35	29,19	31,61	27,63	26,52
übriges Bundesgebiet	19,04	22,38	26,82	32,56	37,11	42,17	42,62	36,98	37,50
Differenz zu Bayern	3,42	4,17	5,57	7,35	9,76	12,98	11,01	9,35	10,98
					Vorjahresveränderung in DM				
Bayern	-	2,59	3,04	3,96	2,14	1,84	2,42	-3,98	-1,11
übriges Bundesgebiet	-	3,34	4,44	5,74	4,55	5,06	0,45	-5,64	0,52
Differenz zu Bayern	-	0,75	1,40	1,78	2,41	3,22	-1,97	-1,66	1,63
					Vorjahresveränderung in %				
Bayern	-	16,6	16,7	18,6	8,5	6,7	8,3	-12,6	-4,0
übriges Bundesgebiet	-	17,5	19,8	21,4	14,0	13,6	1,1	-13,2	1,4
Differenz zu Bayern[b]	-	0,9	3,1	2,8	5,5	6,9	-7,2	-0,6	5,4

[a] Vgl. Anmerkung zu Tabelle A.6.28
[b] Prozentpunktdifferenzen

Quellen: BdO (Hrsg.): Statistik der Ortskrankenkassen in der Bundesrepublik Deutschland, verschiedene Jahrgänge (eigene Berechnungen)

Tabelle A.6.30

AOK-Ausgaben für physikalisch-medizinische Leistungen[a] für Rentner und deren Familienangehörigen je Rentner in Bayern und im übrigen Bundesgebiet von 1975 bis 1983; absolut (in DM), Vorjahresveränderungen (in DM und %) und Differenzen (in DM und Prozentpunkten)

AOK-Bereich	1975	1976	1977	1978	1979	1980	1981	1982	1983
					DM je Rentner				
Bayern	15,03	17,06	18,70	21,47	23,16	24,72	27,80	25,92	26,04
übriges Bundesgebiet	18,41	20,82	23,50	27,59	30,98	35,15	36,42	32,92	34,80
Differenz zu Bayern	3,38	3,76	4,80	6,12	7,82	10,43	8,62	7,00	8,76
					Vorjahresveränderung in DM				
Bayern	-	2,03	1,64	2,77	1,69	1,56	3,08	-1,88	0,12
übriges Bundesgebiet	-	2,41	2,68	4,09	3,39	4,17	1,27	-3,50	1,88
Differenz zu Bayern	-	0,38	1,04	1,32	1,70	2,61	-1,81	-1,62	1,76
					Vorjahresveränderung in %				
Bayern	-	13,5	9,6	14,8	7,9	6,7	12,5	-6,8	0,5
übriges Bundesgebiet	-	13,1	12,9	17,4	12,3	13,5	3,6	-9,6	5,7
Differenz zu Bayern[b]	-	-0,4	3,3	2,6	4,4	6,8	-8,9	-2,8	5,2

[a] Vgl. Anmerkung zu Tabelle A.6.28
[b] Prozentpunktdifferenzen

Quellen: BdO (Hrsg.): Statistik der Ortskrankenkassen in der Bundesrepublik Deutschland, verschiedene Jahrgänge (eigene Berechnungen)

Tabelle A.6.31

AOK-Ausgaben für physikalisch-medizinische Leistungen[a] in Bayern und im übrigen Bundesgebiet; Veränderungen 1975-1979 und 1979-1983, absolut und in % nach Versichertengruppen

Versicherte/AOK-Bereich	Veränderung der Ausgaben je Mitglied in DM 75-79	in DM 79-83	in % 75-79	in % 79-83
Mitglieder und Fam.ang.				
Bayern	11,73	-0,83	75,1	-3,0
übriges Bundesgebiet	18,07	0,39	94,9	1,1
Rentner und Familienang.				
Bayern	8,13	2,88	54,1	12,4
übriges Bundesgebiet	12,57	3,82	68,3	12,3
Versicherte insgesamt				
Bayern	10,57	0,37	68,5	1,4
übriges Bundesgebiet	16,10	1,63	85,5	4,7

[a] Vgl. Anmerkung zu Tabelle A.6.28

Quellen: BdO (Hrsg.); Statistik der Ortskrankenkassen in der Bundesrepublik Deutschland, verschiedene Jahrgänge (eigene Berechnungen)

Tabelle A.6.32

AOK-Ausgaben für physikalisch-medizinische Leistungen in Bayern und im übrigen Bundesgebiet;
Niveauunterschiede zwischen den Ausgaben für Rentner und deren Familienangehörige je Rentner und den Ausgaben für Mitglieder und Familienangehörige je Mitglied absolut und als Anteil in 1975, 1979 und 1983

AOK-Bereich/Versicherte	1975	1979	1983
	DM je Mitglied		
Bayern			
Mitglieder und Familienangehörige	15,62	27,35	26,52
Rentner und Familienangehörige	15,03	23,16	26,04
übriges Bundesgebiet			
Mitglieder und Familienangehörige	19,04	37,11	37,50
Rentner und Familienangehörige	18,41	30,98	34,80
	Höhe der Rentnerausgaben im Vergleich zu den Ausgaben für Mitglieder (in %)		
Bayern	96,2	84,7	98,2
übriges Bundesgebiet	96,7	83,5	92,8

Quellen: BdO (Hrsg.): Statistik der Ortskrankenkassen in der Bundesrepublik Deutschland, Jahrgänge 1979 und 1983 (eigene Berechnungen)

Tabelle A.6.33

AOK-Ausgaben für physikalisch-medizinische Leistungen in Bayern und im übrigen Bundesgebiet;
Ausgaben je Mitglied insgesamt (in DM) nach Leistungserbringern in 1982 und 1983 und deren Veränderung (in DM und in %)

Leistungs-erbringer	Ausgaben je Mitglied insgesamt			
	1982 in DM	1983 in DM	Veränderung 1982/83 in DM	in %
		- Bayern -		
Badebetriebe	10,47	9,50	-0,97	- 9,3
Masseure	10,78	10,61	-0,17	- 1,6
Krankengymnasten	5,83	6,25	0,42	7,2
Badebetriebe u.Masseure	21,25	20,11	-1,14	- 5,4
insgesamt	27,08	26,36	-0,72	- 2,7
		- übriges Bundesgebiet -		
Badebetriebe	10,65	10,24	-0,41	- 3,9
Masseure	17,62	18,06	0,44	2,5
Krankengymnasten	7,28	8,24	0,96	13,2
Badebetriebe u. Masseure	28,27	28,30	0,03	0,1
insgesamt	35,55	36,54	0,99	2,8

Quellen: BdO (Hrsg.): Statistik der Orstkrankenkassen in der Bundesrepublik Deutschland, Jahrgänge 1975 bis 1983 (eigene Berechnungen)

Tabelle A.6.34

Vergleich von Niveau und Entwicklung der AOK-Ausgaben für physikalische Therapie je Mitglied insgesamt und der Zahl der physikalischen Therapeuten je 100 000 Einwohner nach Bezirken in Bayern von 1979 bis 1983

Gebiet	1979	1983	Veränderung 1979-1983 absolut	in %
	- AOK-Ausgaben je Mitglied in DM -			
Oberbayern	33,50	32,83	-0,67	-2,0
Niederbayern	18,89	21,41	2,52	13,3
Oberpfalz	18,96	21,43	2,47	13,0
Oberfranken	22,18	20,41	-1,77	-8,0
Mittelfranken	21,85	24,69	2,84	13,0
Unterfranken	23,02	21,93	-1,09	-4,7
Schwaben	28,68	28,82	0,14	0,5
Bayern	25,99	26,36	0,37	1,4
	- Physikalische Therapeuten je 100 000 Einwohner -			
Oberbayern	56,61	52,88	-3,73	-6,6
Niederbayern	26,05	39,70	13,65	52,4
Oberpfalz	15,34	22,25	6,91	45,0
Oberfranken	17,76	19,43	1,67	9,4
Mittelfranken	22,58	27,49	4,91	21,7
Unterfranken	10,58	15,75	5,17	48,9
Schwaben	39,45	42,97	3,52	8,9
Bayern	34,00	39,55	5,55	16,3

Quellen: Eigene Berechnungen nach BdO (Hrsg.): Statistik der Ortskrankenkassen in der Bundesrepublik Deutschland, Jahrgänge 1979 und 1983; Bayerische Staatsministerien des Inneren und für Arbeit und Sozialordnung (Hrsg.), Berichte über das bayerische Gesundheitswesen für die Jahre 1979 bis 1983

Tabelle A.6.35

Entwicklung der Zahl ambulant tätiger physikalischer Therapeuten in Bayern und im übrigen Bundesgebiet 1979-1983[a]

Jahr	Bayern	übriges Bundesgebiet	Bayern	übriges Bundesgebiet	Bayern	übriges Bundesgebiet
	Physikalische Therapeuten		Veränderung zum Vorjahr			
	Anzahl		absolut		in %	
1978	3 456	11 244	-	-	-	-
1979	3 696	11 928	240	684	6,9	6,1
1980	3 765	13 189	69	1 261	1,9	10,6
1981	4 058	13 449	293	260	7,8	2,0
1982	4 149	14 874	91	1 425	2,2	10,6
1983	4 338	14 853	189	-21	4,6	-0,14
1979-1983	-	-	642	2 925	17,4	24,5

[a] Stand jeweils 31.12.

Quelle: Eigene Berechnungen nach: Statistisches Bundesamt, Statistische Jahrbücher für die Bundesrepublik Deutschland für die Jahre 1981 bis 1985; Bayerische Staatsministerien des Inneren und für Arbeit und Sozialordnung (Hrsg.), Berichte über das bayerische Gesundheitswesen für die Jahre 1979 bis 1983

Tabelle A.6.36

Entwicklung der Verordnungen physikalisch-medizinischer Leistungen während der letzten drei Jahre (1979-1982) in Bayern und im übrigen Bundesgebiet aus der Sicht niedergelassener Ärzte

Physikalisch-medizinische Leistungen	Angaben der Ärzte (in %) abgenommen	gleich geblieben	zugenommen
	- Bayern (n=1229) -		
Krankengymnastik	35,4	43,6	21,0
Massagen	49,7	33,0	17,3
Bäder	56,5	34,6	8,8
Packungen	52,0	36,6	11,4
Bestrahlungen	41,6	47,7	10,8
insgesamt	38,3	43,9	17,8
	- übriges Bundesgebiet (n=553) -		
Krankengymnastik	34,5	54,8	10,7
Massagen	50,8	40,0	9,1
Bäder	59,3	34,6	4,3
Packungen	52,8	39,1	8,0
Bestrahlungen	32,7	57,5	9,9
insgesamt	39,1	47,9	13,0

Quelle: MEDIS-Ärztebefragung 1982/83

Kapitel 7

Entwicklung der Arbeitsunfähigkeits-schreibungen niedergelassener Kassenärzte

Jürgen John

Gliederung

7. Entwicklung der Arbeitsunfähigkeitsschreibungen niedergelassener Kassenärzte

7.1. Ziele des Bayern-Vertrags im Bereich der Arbeitsunfähigkeitsschreibungen

Ziel des Bayern-Vertrags ist es laut Vertragstext unter anderem, "durch gezielte Diagnostik und Therapie unter Ausschöpfung der den Kassenärzten gemeinsam zur Verfügung stehenden Möglichkeiten" zu erreichen, daß "die Gesundheit und die Arbeitsfähigkeit der Patienten auch im Hinblick auf ihre volkswirtschaftliche Bedeutung erhalten wird". Ein Anstieg der kassenärztlichen Gesamtvergütung über die jeweils vereinbarte Zuwachsrate kann unter anderem auch dann als gerechtfertigt gelten, wenn die Gesamttätigkeit der Kassenärzte einen Fortschritt in dieser Zielrichtung aufweist.

In diesem Kapitel wird versucht, die Entwicklung im Zielbereich Arbeitsunfähigkeit (= AU) seit Inkrafttreten des Bayern-Vertrags - soweit es die Daten erlauben, auch für den Zeitraum einiger Jahre vor dem Abschluß des Vertrags - zu beschreiben. Die im Vertragstext selbst und in den einschlägigen Kommentierungen der Vertragspartner enthaltenen Informationen sind freilich nicht eindeutig genug, um aus ihnen definitiv und zweifelsfrei einen bestimmten Satz von AU-Variablen als Operationalisierungen der aus der Sicht der Vertragspartner wesentlichen Zieldimensionen ableiten zu können. Dem Vertragstext selbst ist hierzu der Hinweis zu entnehmen, daß sich die Vertragspartner zur Beurteilung der Entwicklung im AU-Bereich auf die Entwicklung der "Zahl der Arbeitsunfähigkeitsfälle und deren Dauer (beziehen)". Sieht man die vom LdOiB auf den jährlichen Pressekonferenzen der Vertragspartner verwendeten Materialien nach den Daten durch, die zur Beschreibung des AU-Bereichs herangezogen werden, so ergibt sich das in Tabelle 7.1 dargestellte Bild.

Auffällig ist in diesem Zusammenhang, daß der seitens des LdOiB zur Beurteilung der AU-Entwicklung verwendete Datensatz im Zeitablauf nicht unverändert geblieben ist: Erstmals für das Geschäftsjahr 1981 ist mit dem Krankengeld auch ein monetärer Indikator für den AU-Bereich aufgeführt worden; gleichzeitig wurde das Krankengeld ausdrücklich zu einem der "Kostenzielbereiche"[1] des Bayern-Vertrags erklärt[2].

Tabelle 7.1

Daten zur Entwicklung des Zielbereichs Arbeitsunfähigkeit
(Materialien des LdO zu den Bayern-Vertrags-Pressekonferenzen)

Geschäftsjahr	Variablen	Datenherkunft
1979	AU-Fälle	Geschäftsergebnisse der Kassen (KG2)
	AU-Tage	Geschäftsergebnisse der Kassen (KG2)
1980	AU-Fälle	Geschäftsergebnisse der Kassen (KG2)
	AU-Tage	Geschäftsergebnisse der Kassen (KG2)
1981	AU-Fälle	Geschäftsergebnisse der Kassen (KG2)
	AU-Tage	Geschäftsergebnisse der Kassen (KG2)
	AU-Tage je AU-Fall	Geschäftsergebnisse der Kassen (KG2)
	Krankenstand	Monatsstatistik der Kassen über Mitglieder und Kranke (KM1)
	Krankengeld	Rechnungsergebnisse der Kassen (KJ1)
1982	AU-Fälle	Geschäftsergebnisse der Kassen (KG2)
	AU-Tage	Geschäftsergebnisse der Kassen (KG2)
	Krankenstand	Monatsstatistik der Kassen über Mitglieder und Kranke (KM1)
	Krankengeld	Rechnungsergebnisse der Kassen (KJ1)
1983	AU-Fälle	Geschäftsergebnisse der Kassen (KG2)
	AU-Tage	Geschäftsergebnisse der Kassen (KG2)
	Krankenstand	Monatsstatistik der Kassen über Mitglieder und Kranke (KM1)
	Krankengeld	Rechnungsergebnisse der Kassen (KJ1)

Die folgende Darstellung trägt diesen Veränderungen hinsichtlich der aus der Sicht der Vertragspartner wesentlichen Zieldimensionen dadurch Rechnung, daß ein möglichst differenziertes Bild der Entwicklung unter Verwendung aller verfügbaren AU-bezogenen Variablen gezeichnet werden soll. So erfolgt bei den Routinedaten eine Erweiterung des Datensatzes durch die Einbeziehung

- von Statistiken über die Häufigkeit der Ausstellung von AU-Bescheinigungen durch Kassenärzte, um die Entwicklung zeitlich feiner segmentiert, d.h. quartalsweise, darstellen zu können,
- von Kassenstatistiken über Krankengeldfälle und -tage, um auch für den Kostenzielbereich 'Krankengeld' die Mengenkomponente der Entwicklung sichtbar zu machen,
- von Angaben aus der Verordnungsstatistik über AU-Fälle und AU-Tage, um - freilich nur für den kurzen Zeitraum von sieben Quartalen - das von den bayerischen Kassenärzten bescheinigte AU-Volumen beschreiben zu können.

Ungleich problematischer als die Auswahl der relevanten Zielvariablen ist die Auswahl der Beurteilungskriterien für die Entwicklung dieser Variablen. Häufigkeit und Dauer ärztlich attestierter Arbeitsunfähigkeit werden durch eine Fülle nicht-medizinischer Faktoren beeinflußt[3)], so daß es nicht erlaubt ist, aus der Entwicklung der aufgeführten Routinedaten unmittelbare Schlüsse abzuleiten, ob und in welchem Ausmaß es gelungen ist, mit den von dem Vertrag angestrebten "Maßnahmen die Gesundheit und die Arbeitsfähigkeit der Patienten auch im Hinblick auf ihre volkswirtschaftliche Bedeutung (zu) erhalten."

Trotz der hinsichtlich Zieldimensionen und Beurteilungskriterien bestehenden offenen Fragen deutet gleichwohl alles darauf hin, daß aus der Sicht der Vertragspartner ein Sinken der AU-Fälle und deren Dauer (damit also auch: der AU-Tage) als Indikator für eine vertragskonforme Entwicklung zu betrachten ist. Insoweit besteht angesichts der im folgenden präsentierten Daten auch kein Zweifel darüber, daß die tatsächliche Entwicklung im AU-Bereich spätestens seit 1981 vertragskonform verlief. Fraglich bleibt nur, ob diese Entwicklung als Wirkung des Bayern-Vertrags interpretierbar ist oder ob sie nicht primär durch die Verschärfung der Arbeitsmarktlage herbeigeführt wurde. Hierauf wird später noch näher einzugehen sein.

7.2 Arbeitsunfähigkeitsschreibungen im Spiegel der Routinedaten

Abschnitt 7.2 enthält auf hoher Aggregationsebene eine Darstellung der Entwicklungen der Routinedaten-Indikatoren für die Sparzielzone 'Arbeitsunfähigkeit'. Ergänzt wird diese Darstellung durch

- einen regional disaggregierenden Ansatz, der auf den Einfluß der Arbeitsmarktentwicklung auf die AU-Variablen, daneben auch auf die Möglichkeit regional unterschiedlicher Erfolgsbedingungen und Wirksamkeit des Bayern-Vertrags hinweisen will,
- einen den Ärztebestand disaggregierenden Ansatz, der Einflüsse von Änderungen des Bestands durch Zu- und Abgänge von Ärzten sichtbar machen soll; diese Disaggregation dient vor allem dem Zweck, 'Vorher/Nachher-Vergleiche' auf jene Ärzte beschränken zu können, die schon vor und auch noch nach Einführung des Bayern-Vertrags praktiziert haben, sowie das Leistungs- und Verordnungsverhalten der erst 1979 oder später niedergelassenen Ärzte gesondert betrachten zu können, und - im Zusammenhang damit stehend - schließlich
- einen vor allem unter methodischen Gesichtspunkten interessanten Vergleich von Aggregat- und Längsschnittdaten.

Die in diesem Abschnitt präsentierten Daten basieren auf Auswertungen

- der Monatsstatistik der GKV über Mitglieder und Kranke (Statistik KM1),
- der jährlichen Geschäftsergebnisse der GKV (Statistik KG2),
- der Jahresrechnungen der GKV (Statistik KJ1),
- der Häufigkeitsstatistik der KVB, sowie schließlich
- der von den bayerischen RVO-Kassen und der KVB auf Basis vertraglicher Vereinbarungen gemeinsam geschaffenen "Statistik über die kassenärztliche Verordnung für physikalisch-medizinische Leistungen, Krankenhauseinweisungen sowie Arbeitsunfähigkeitsfälle und -tage", auch kurz 'Verordnungsstatistik' genannt.

7.2.1 Entwicklung der Indikatoren für die Sparzielzone 'Arbeitsunfähigkeit'

7.2.1.1 Krankenstand

Folgt man den Kommentaren der Partner des Bayern-Vertrags zum Thema 'AU-Schreibungen' mit der Hervorhebung des Gesichtspunktes der durch krankheitsbedingte Arbeitsunfähigkeit verursachten volkswirtschaftlichen Kosten[4)], so kann der Krankenstand - neben dem Volumen der AU-Tage - als eine besonders zielnahe Variable angesehen werden.

Der Krankenstand wird in der Statistik der GKV als Stichtagsgröße am ersten Kalendertag eines jeden Monats gemessen. Er ist definiert als Anteil der zu diesem Stichtag arbeitsunfähig erkrankten Pflichtmitglieder an den Pflichtmitgliedern insgesamt (abzüglich einiger Personengruppen, bei denen eine Arbeitsunfähigkeit im Sinne des Rechts der Gesetzlichen Krankenversicherung nicht vorliegen kann). Erhebungsgrundlage der Krankenstandsstatistik bilden die Arbeitsunfähigkeitsbescheinigungen. Die geltenden Melde- und Anzeigepflichten und die Verfahrensweise bei der Datenerfassung bedingen, daß es zu Übererfassungen, vor allem aber auch zu Untererfassungen des Krankenstands kommen kann[5)].

Abbildung 7.1 zeigt zunächst die Entwicklung der Jahresdurchschnittswerte des Krankenstands in der GKV in der Bundesrepublik und in Bayern für den Zeitraum von 1975 bis 1983. Die Werte für die Bundesrepublik nehmen in der Phase 1975/76 bis 1979/80 von 5,3% auf 5,7% zu und in den folgenden Jahren bis 1983 auf 4,4% ab. Dies entspricht einer Reduktion des Krankenstands gegenüber dessen Höchststand 1980 um ein knappes Viertel. Die Jahresdurchschnittswerte des Krankenstands in Bayern liegen im gesamten Beobachtungszeitraum um 0,2 bis 0,4 Prozentpunkte unter denen im Bundesgebiet. In der zeitlichen Entwicklung nehmen die Werte für Bayern einen ähnlichen Verlauf wie im Bundesgebiet: Von 1975 bis 1979/80 steigt der jahresdurchschnittliche Krankenstand in Bayern von 4,9% auf 5,3% an; von 1980 bis 1983 fällt er von 5,3% auf 4,2%, d.h. um rund 20%.

Abbildung 7.2 und Tabelle A.7.1 zeichnen die Krankenstandsentwicklung für die Pflichtmitglieder der Ortskrankenkassen in zeitlich feiner segmentierter Form nach: Der Abbildung und der Tabelle ist die Entwicklung der Vierteljahresdurchschnittswerte[6)] wiederum im Vergleich zwischen Bundesgebiet und Bayern zu entnehmen. Ähnlich wie in der GKV insgesamt gilt auch für die Ortskrankenkassen, daß die bayerischen Kassen ausnahmslos niedrigere Werte aufweisen als die Gesamtheit der Kassen im Bundesgebiet; die Differenz schwankt zwischen 0,3 und 0,7 Prozentpunkten. Deutlich ausgeprägt - und nur durch den Einbruch des Krankenstandsniveaus in den Jahren 1981 und 1982 gestört - ist in beiden Reihen das Saisonmuster mit den Extremwerten im ersten Quartal (Maximum) und im dritten Quartal (Minimum). Versucht man durch einen Vergleich der einzelnen Quartalswerte mit

Abbildung 7.1

Entwicklung des Krankenstands der Mitglieder der GKV: Bundesrepublik Deutschland und Bayern, 1975-1983 (Jahresdurchschnittswerte)

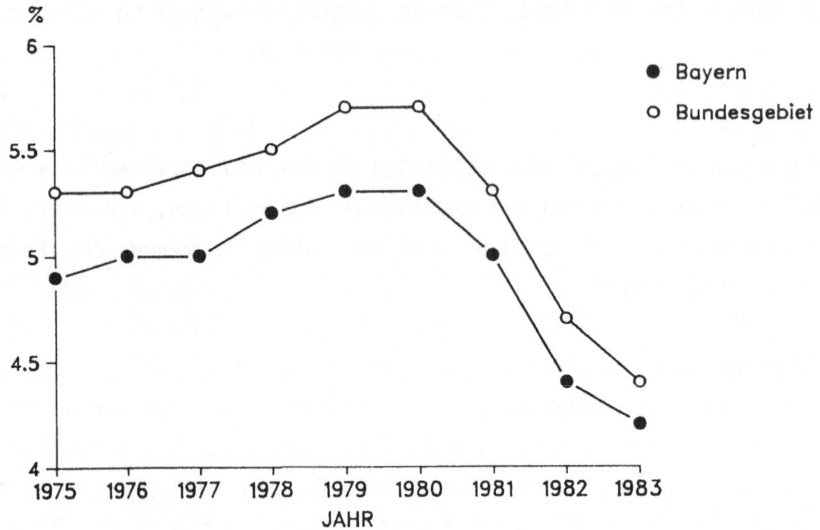

Quelle: BMA (Hrsg.), Arbeits- und Sozialstatistik. Hauptergebnisse, verschiedene Jahrgänge

Abbildung 7.2

Entwicklung des Krankenstands der Mitglieder der Allgemeinen Ortskrankenkassen im Bundesgebiet und Bayern vom 4. Quartal 1978 bis zum 2. Quartal 1984 (Quartalsdurchschnittswerte)

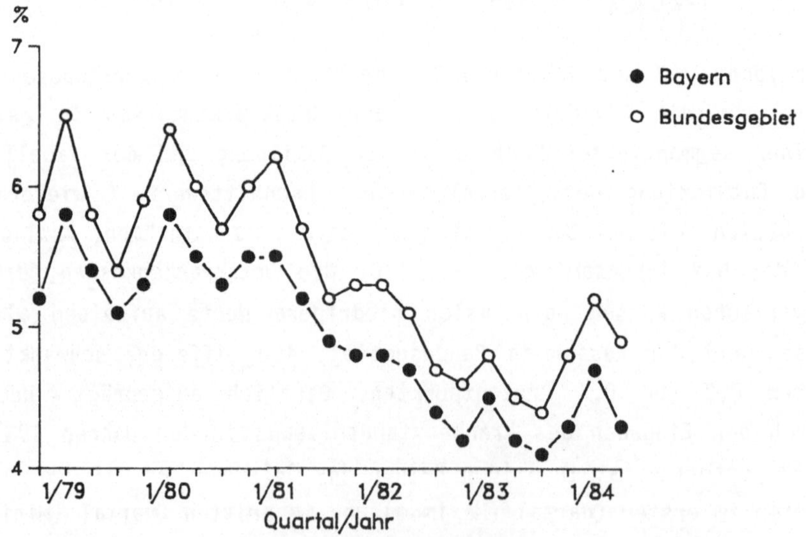

Quellen: BMA (Hrsg.), Arbeits- und Sozialstatistik. Hauptergebnisse, verschiedene Jahrgänge; StMAS (Hrsg.), Arbeit und Soziales, verschiedene Jahrgänge

den jeweiligen Vorjahresquartalswerten den Beginn der Abschwungsphase zu fixieren, so erhält man ein recht eindeutiges Ergebnis. Im Bundesgebiet wie in Bayern beginnt diese Phase mit dem ersten Quartal 1981; diesem folgen jeweils zehn weitere Quartale mit einem im Vergleich zum entsprechenden Vorjahreszeitraum niedrigeren Krankenstand. Diese Abwärtsbewegung schlägt ab dem vierten Quartal 1983 sowohl in Bayern wie im Bundesgebiet wieder in einen Aufwärtstrend um.

Die Krankenstandsdaten für Bayern zeigen somit weder im zeitlichen Verlauf noch im Vergleich mit den Daten für das gesamte Bundesgebiet Entwicklungen, die einen Einfluß des Bayern-Vertrags auf die AU-Schreibungen vermuten lassen. Das Inkrafttreten dieses Vertrags markiert keine Zäsur im Sinne einer merklichen Verringerung des Krankenstands: In den ersten sechs Quartalen der Geltungsdauer des Vertrags war der Krankenstand ebenso hoch oder höher als in den jeweiligen Vorjahresquartalen. Abweichungen von der Entwicklung im Bundesgebiet im Sinne eines früheren Beginns der Abschwungsphase oder eines stärkeren Rückgangs des Krankenstand sind ebenfalls nicht festzustellen.

7.2.1.2 Arbeitsunfähigkeitsbescheinigungen

Die ordnungsgemäße Ausstellung einer Arbeitsunfähigkeitsbescheinigung gemäß § 3 Lohnfortzahlungsgesetz, die nach § 368 Abs. 2 RVO zu den Verpflichtungen des Arztes im Rahmen der kassenärztlichen Versorgung gehört, begründet einen Anspruch auf Vergütung; im Falle von RVO-Versicherten erfolgt die Abrechnung dieser kassenärztlichen Leistung gemäß BMÄ Nr. 14a[7]. Die von den Kassenärztlichen Vereinigungen geführten Häufigkeitsstatistiken bieten daher eine routinedatenmäßige Grundlage für die Ermittlung und Analyse der Anzahl der von Kassenärzten ausgestellten AU-Bescheinigungen. Derartige Angaben standen MEDIS für die Zeit vom dritten Quartal 1978 bis zum vierten Quartal 1982 zur Verfügung, allerdings nur für die bayerischen Kassenärzte; dieses Datenmaterial erlaubt also keinen Vergleich der bayerischen Entwicklung mit derjenigen im übrigen Bundesgebiet.

Wie für alle Gebührenordnungspositionen enthält die Häufigkeitsstatistik auch für die Nr. 14a des BMÄ zwei voneinander zu unterscheidende Angaben: Die Häufigkeit, mit der die Gebührenordnungsposition abgerechnet wurde (Anzahl) und die Anzahl der Behandlungsfälle, in denen die Gebührenordnungsposition einmal oder mehrmals abgerechnet wurde (Ansatz in Fällen). Da der BMÄ keinen Unterschied zwischen Erst- und Folgebescheinigungen der Arbeitsunfähigkeit macht, sind aus der Häufigkeitsstatistik keine AU-Fallzahlen ableitbar; ebensowenig enthält diese Statistik Informationen über die Anzahl der AU-Tage oder über die AU-Dauer. Außerdem ist zu beachten, daß die Daten der Häufigkeitsstatistik eine Disaggregierung nach Kassen bzw. Kassenarten nicht erlauben; die folgenden Angaben beziehen sich daher jeweils auf die Mitglieder aller - auch der nicht-bayerischen - RVO-Kassen. Wegen der geringfügigen Rolle, die die beteiligten und ermächtigten Ärzte bei der Ausstellung von AU-Bescheinigungen spielen[8)], beschränkt sich die statistische Darstellung an dieser Stelle auf die AU-Bescheinigungen der zugelassenen Kassenärzte. Nach Arztgruppen differenziert, entfallen von den von zugelassenen Kassenärzten im Jahr 1982 ausgestellten AU-Bescheinigungen knapp drei Viertel (74,5%) auf Allgemeinärzte[9)] und weitere 10,8% auf Internisten. Die Ärzte aller übrigen Gruppen teilen sich in die restlichen 14,7%. Die Struktur beim Ansatz in Fällen ist nahezu identisch; hier lauten die entsprechenden Prozentzahlen für Allgemeinärzte 73,6%, für Internisten 11,0% und für die übrigen Ärzte 15,4%. Wegen der dominierenden Position der Allgemeinärzte bei der Ausstellung von AU-Bescheinigungen werden - soweit es die Datenlage erlaubt - die Auswertungsergebnisse für diese Arztgruppe immer gesondert ausgewiesen; dies geschieht in der Regel auch für die Gruppe der Internisten.

Zahlenangaben zur Entwicklung von Anzahl und Ansatz der Ziffer 14a für die niedergelassenen bayerischen Kassenärzte insgesamt für den Zeitraum vom dritten Quartal 1978 bis zum vierten Quartal 1982 sind Tabelle 7.2 zu entnehmen; die zugehörigen Basiswerte sowie die Indexwerte und Wachstumsraten der fallbezogenen Basiswerte enthalten die Tabellen A.7.2 und A.7.3. Abbildung 7.3 enthält eine graphische Darstellung der Entwicklung der AU-Bescheinigungen in diesem Zeitraum, und zwar für die Indexreihen der Variablen (1) Anzahl BMÄ Nr. 14a je 100 Fälle mit Ansatz BMÄ Nr. 14a, (2) Anteil der Fälle mit Ansatz BMÄ Nr. 14a an den Fällen der Mitglieder in Prozent (= Fälle mit Ansatz BMÄ Nr. 14a je 100 Fälle der Mitglieder) und (3) Anzahl BMÄ Nr. 14a je 100 Fälle der Mitglieder.

Die wesentlichen Charakteristika der Entwicklung dieser drei Variablen lassen sich wie folgt beschreiben: Die Zeitreihen der Variablen

Tabelle 7.2

Entwicklung der Arbeitsunfähigkeitsbescheinigungen der niedergelassenen bayerischen Kassenärzte vom 3. Quartal 1978 bis zum 4. Quartal 1982 - Fallbezogene Basiswerte -

Zeitraum	1978	1979	1980	1981	1982
		Anzahl BMÄ Nr. 14a je 100 Fälle Mitglieder			
1.Quartal	-	43,2	42,1	41,3	35,3
2.Quartal	-	35,2	36,3	32,7	30,7
3.Quartal	31,5	33,0	33,7	30,3	28,3
4.Quartal	39,4	40,6	40,7	36,5	30,6
1.-4.Quartal	-	38,1	38,3	35,3	31,3
		Ansatz BMÄ Nr. 14a je 100 Fälle der Mitglieder			
1.Quartal	-	26,8	25,7	25,8	22,1
2.Quartal	-	22,8	23,1	21,2	20,0
3.Quartal	21,0	21,9	22,2	20,1	18,9
4.Quartal	24,3	24,9	24,9	22,4	19,2
1.-4.Quartal	-	24,2	24,0	22,4	20,1
		Anzahl BMÄ Nr. 14a je 100 Fälle mit Ansatz BMÄ Nr. 14a			
1.Quartal	-	161,0	163,8	160,5	159,7
2.Quartal	-	154,4	157,0	154,4	153,5
3.Quartal	149,5	150,6	152,1	151,0	150,0
4.Quartal	161,8	163,2	163,7	162,8	159,5
1.-4.Quartal	-	157,8	159,5	157,6	155,9

Quelle: KVB-Häufigkeitsstatistik

für die BMÄ Nr. 14a weisen - ähnlich wie der Krankenstand - saisonale Fluktuationen mit Maxima in den ersten und Minima in den dritten Quartalen auf. In der Zeitreihe der Anzahl der AU-Bescheinigungen je 100 Behandlungsfälle mit AU-Bescheinigungen ist die Saison-Amplitude kleiner als in den Zeitreihen der beiden anderen fallbezogenen Variablen. Nach Abschluß des Bayern-Vertrags ist ein Absinken der Quartalswerte unter ihren Vorjahresvergleichswert für alle drei Variablen erstmals im ersten Quartal 1980 festzustellen. In den darauf folgenden Quartalen des Jahres 1980 sind allerdings - ebenfalls für alle drei Variablen - wiederum über dem Vergleichszeitraum des Vorjahrs liegende Werte zu verzeichnen; lediglich der Ansatz in Fällen liegt im 4. Quartal 1980 geringfügig unter dem Vorjahresniveau. Dieses Entwicklungsmuster kann als Hinweis auf einen kurzfri-

Abbildung 7.3

AU-Schreibungen niedergelassener bayerischer Kassenärzte
vom 3. Quartal 1978 bis zum 4. Quartal 1982
Indexreihen (4/1978 = 100) für
(1) Anzahl BMÄ Nr. 14a je Fall mit Ansatz BMÄ Nr. 14a
(2) Anteil Fälle mit Ansatz BMÄ Nr. 14a an den Fällen der Mitglieder
(3) Anzahl BMÄ Nr. 14a je Fall der Mitglieder

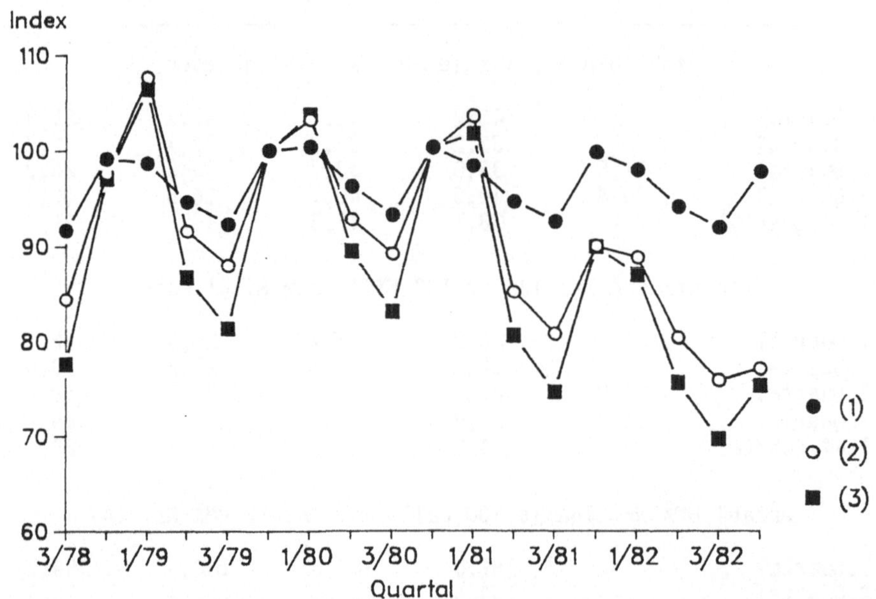

Quelle: KVB-Häufigkeitsstatistik

stigen Effekt des Bayern-Vertrags gedeutet werden. Ein scharfer Abfall im Niveau der Variablenwerte ist, jeweils beginnend mit dem zweiten Quartal 1981, sowohl für Anzahl als auch für Ansatz BMÄ Nr. 14a zu registrieren. Von diesem Quartal an verringern sich die saisonbereinigten Werte der drei Variablen mehr oder weniger kontinuierlich bis zum Jahresende 1982, dem Ende des Beobachtungszeitraums.

Für die Allgemeinärzte und Internisten sind die Zahlen der drei Zeitreihen für die AU-Bescheinigungen - allerdings nur für die vierten Quartale - den Tabellen A.7.4 und A.7.5 zu entnehmen. Die Entwicklung bei den Allgemeinärzten unterscheidet sich - angesichts ihres hohen Anteils an den Gesamtzahlen erwartungsgemäß - in allen Charakteristika kaum von der Entwicklung für die Ärzteschaft insgesamt.

7.2.1.3 Arbeitsunfähigkeitsfälle und -tage nach den Geschäftsergebnissen der Kassen

Die Erhebungsgrundlagen der Statistik über die AU-Fälle und -Tage im Rahmen der Berichterstattung der Kassen über ihre Geschäftsergebnisse (KG2) sind mit denen für die Statistik des Krankenstands identisch; im Regelfall sind dies also die AU-Bescheinigungen. Hinsichtlich möglicher Unter- oder Übererfassungen gelten damit im Prinzip die schon zum Krankenstand gemachten Hinweise[10]. Offen bleibt darüber hinaus zunächst die Frage, inwieweit diese Angaben als Indikatoren des Volumens der von den bayerischen Kassenärzten bescheinigten Arbeitsunfähigkeit betrachtet werden können. Ein Vergleich der AU-Fallzahlen für die bayerischen AOK-Versicherten in der Statistik KG2 mit den AU-Fallzahlen in der Verordnungsstatistik, die nur AU-Fälle der bayerischen Kassenärzte enthält, ergab, daß im Jahr 1982 in der Verordnungsstatistik rund 93,4% aller AU-Fälle erfaßt waren. AU-Bescheinigungen von nicht-bayerischen Kassenärzten und andere, nicht durch Kassenärzte festgestellte AU-Fälle (z.B. Notfallaufnahmen in Krankenhäuser durch Nicht-Kassenärzte) machen demnach nur einen geringfügigen Teil der in der Statistik KG2 enthaltenen AU-Fälle aus. Die den Geschäftsergebnissen zu entnehmenden Zahlen können daher - zumindest für den Bereich der Ortskrankenkassen - als brauchbare Indikatoren der AU-Fälle bayerischer Kassenärzte gelten.

Abbildung 7.4 zeigt die Entwicklung der dieser Statistik entnommenen Zeitreihen der AU-Fälle je 100 Mitglieder, der AU-Tage je 100 Mitglieder, und der AU-Tage je AU-Fall bei den bayerischen und den außerbayerischen Ortskrankenkassen im Zeitraum von 1975 bis 1983. Die Indexwerte dieser Variablen sind in Tabelle 7.3 enthalten; die zugehörigen Absolutwerte können - ergänzt um die Angabe der jährlichen Veränderungen - den Tabellen A.7.6 bis A.7.8 entnommen werden. Um Einflüsse von Veränderungen der Mitgliederstruktur auf die AU-Entwicklung so gut wie möglich auszuschalten, beziehen sich die Angaben in diesen Tabellen und Abbildungen jeweils auf die Gruppe der Pflichtmitglieder mit Entgeltfortzahlungsanspruch für mindestens 6 Wochen[11].

Die Ergebnisse der Auswertungen dieses Datenkörpers lassen sich wie folgt charakterisieren:

Abbildung 7.4

AU-Fälle und AU-Tage bei den bayerischen und den außerbayerischen Ortskrankenkassen, 1975-1983
- Pflichtmitglieder mit Entgeltfortzahlungsanspruch für mindestens sechs Wochen -

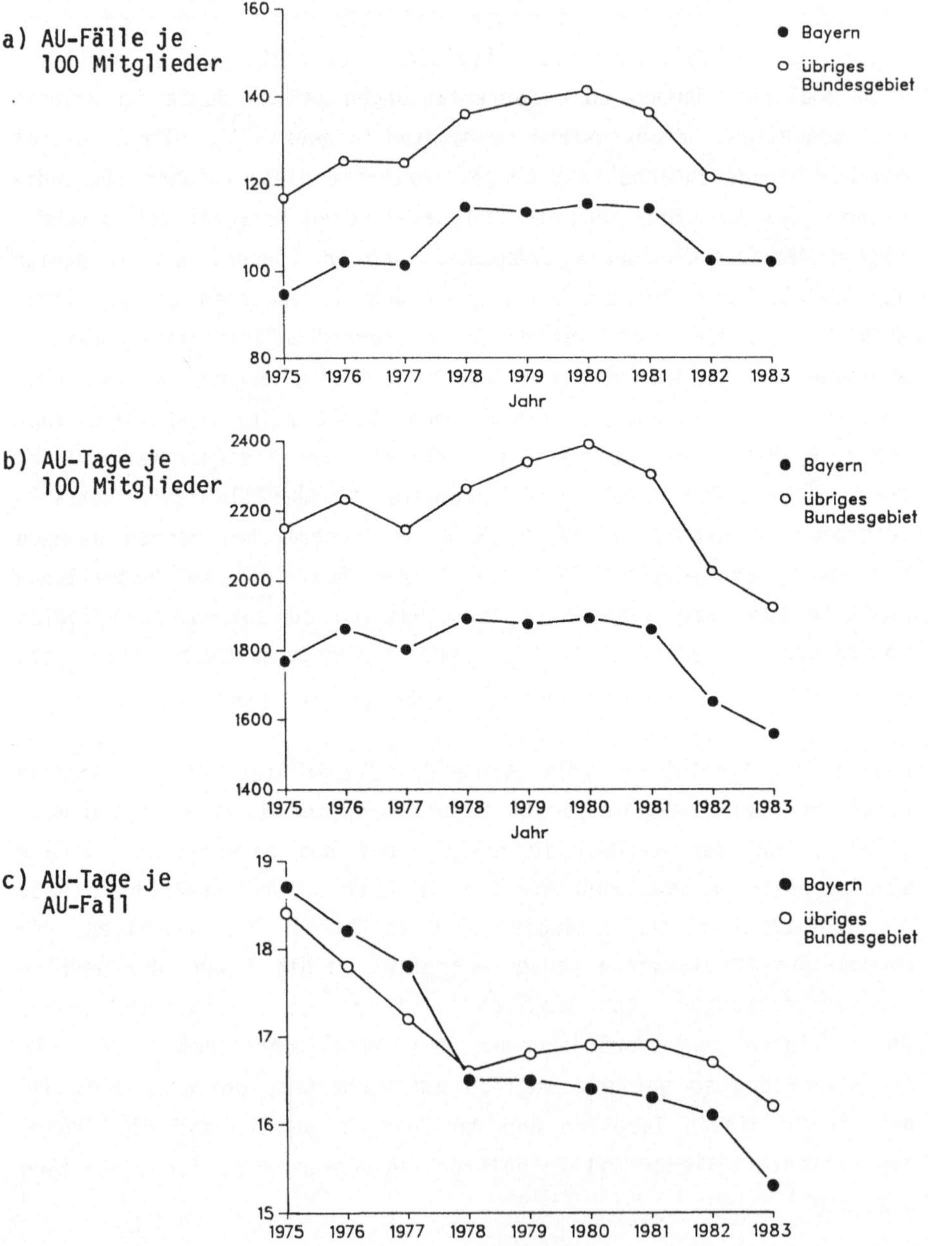

Quelle: BdO (Hrsg.), Statistik der Ortskrankenkassen in der Bundesrepublik Deutschland, verschiedene Jahrgänge (eigene Berechnungen)

Tabelle 7.3

Indexwerte der Entwicklung der AU-Fälle und -Tage bei den bayerischen und den außerbayerischen Ortskrankenkassen, 1975-1983 (1979 = 100)
- Pflichtmitglieder mit Entgeltfortzahlungsanspruch für mindestens 6 Wochen -

Jahr	AU-Fälle je 100 Mitglieder	AU-Tage je 100 Mitglieder	AU-Tage je AU-Fall
		- Bayern -	
1975	83,5	94,4	113,1
1976	90,0	99,3	110,4
1977	89,2	96,1	107,7
1978	101,1	100,8	99,8
1979	100	100	100
1980	101,7	100,9	99,3
1981	100,7	99,1	98,5
1982	90,1	88,0	97,6
1983	89,9	83,0	92,4
		- übriges Bundesgebiet -	
1975	84,0	91,9	109,4
1976	90,1	95,4	105,9
1977	89,8	91,7	102,2
1978	97,8	96,7	98,9
1979	100	100	100
1980	101,6	102,1	100,6
1981	98,0	98,5	100,6
1982	87,3	96,6	99,2
1983	85,5	82,2	96,3

Quelle: BdO (Hrsg.), Statistik der Ortskrankenkassen in der Bundesrepublik Deutschland, verschiedene Jahrgänge (eigene Berechnungen

- AU-Fälle je 100 Mitglieder: Über den gesamten Beobachtungszeitraum hinweg liegen die Werte der außerbayerischen OKK um im Durchschnitt etwa 20% über den Werten für die bayerischen Kassen. Die Entwicklung in der Zeit verläuft innerhalb und außerhalb Bayerns weitgehend parallel; der 1980 bis 1983 zu verzeichnende Rückgang der AU-Fälle je 100 Mitglieder ist allerdings außerhalb Bayerns absolut und relativ etwas stärker ausgeprägt. Auffällig ist, daß sich in Bayern die relative Häufigkeit der AU-Fälle von 114,6 im Jahr 1978 auf 113,4 im Jahr 1979 leicht verringert, während im gleichen Zeitraum im übrigen Bundesgebiet ein Anstieg von 135,9 auf 139,0 zu verzeichnen ist. Ganz ähnlich wie beim Krankenstand ist also auch bei dieser Variablen eine als kurzfristiger Effekt des Vertrages interpretierbare Entwicklung zu verzeichnen.

- AU-Tage je 100 Mitglieder: Ebenso wie bei den AU-Fällen ist auch für diese Variable eine weitgehende Parallelität in der zeitlichen Entwicklung verbunden mit einem Niveauunterschied von etwa 20-25% mehr AU-Tagen je 100 Mitglieder in den außerbayerischen OKK zu registrieren. Diese Parallelität wird wiederum dadurch durchbrochen, daß im Jahre 1979 in Bayern gegenüber dem Vorjahr ein leichter Rückgang der AU-Tage um 0,8% eintritt, während im übrigen Bundesgebiet ein weiterer Anstieg um 3,4% zu registrieren ist.
- AU-Tage je AU-Fall: Diese Variable zeigt im Beobachtungszeitraum eine innerhalb und außerhalb Bayerns unterschiedliche Entwicklung. Grundsätzlich ist zwar über das gesamte Zeitintervall 1975 bis 1983 in beiden Regionen ein Abwärtstrend zu verzeichnen; jedoch wird dieser Trend innerhalb Bayerns nur für ein Jahr (1979), außerhalb Bayerns hingegen für drei Jahre (1979-81) unterbrochen, zudem ist in den Jahren bundesweiten Rückgangs in Bayern eine relativ stärkere Verringerung der AU-Dauer zu registrieren. Dies führt im Ergebnis zu einem 'Kippen' der Niveauunterschiede: Die AU-Dauer liegt zu Beginn der Beobachtungsperiode über, später unter den außerbayerischen Werten. Die Entwicklung dieser Variablen zeigt seit Inkrafttreten des Bayern-Vertrags im Bayern-Bund-Vergleich am ehesten das Bild einer durch den Bayern-Vertrag nachhaltig beeinflußten Entwicklung: Im Unterschied zum Bundesgebiet ist der Abwärtstrend der AU-Dauer in Bayern seit 1979 ungebrochen und stärker.

7.2.1.4 Arbeitsunfähigkeitsfälle und -tage nach der Verordnungsstatistik

Informationsgehalt und Auswertungsmöglichkeiten der AU-bezogenen Daten in der Verordnungsstatistik stellen einen ganz wesentlichen Fortschritt gegenüber der bisherigen Datenlage im AU-Bereich dar. Freilich schränkt die Tatsache, daß die Verordnungsstatistik erst ab dem zweiten Quartal 1981 erstellt wurde und MEDIS auch nur bis zum vierten Quartal 1982 zur Verfügung stand, den Wert dieser Statistik - zumindest für sich genommen - für eine Deskription der AU-Entwicklung unter dem Bayern-Vertrag empfindlich ein. Weiterhin bestehen bezüglich der diesem Datenkörper entnommenen Indikatoren der AU-Entwicklung keine Vergleichsmöglichkeiten mit außerbayerischen Daten. Schließlich haben sich bei Datenqualitätsprüfungen auch Hinweise darauf ergeben, daß die AU-Angaben in der Verordnungsstatistik nicht immer als zuverlässig gelten können[12].

Tabelle A.7.9 zeigt die der Verordnungsstatistik zu entnehmenden Angaben zu den AU-Fällen und AU-Tagen je 100 Fälle der Mitglieder sowie zu den AU-Tagen je AU-Fall in den sieben Quartalen 2/1981 bis 4/1982 für die zugelassenen Ärzte insgesamt, die Allgemeinärzte und Internisten. Die Verläufe der drei Variablen sind durch einen starken Abwärtstrend charakterisiert; die Daten für die Allgemeinärzte und die Internisten zeigen im Vergleich zur generellen Entwicklung keine Auffälligkeiten. Ob die Fluktuationen im Zeitverlauf das typische Saisonmuster erkennen lassen, ist wegen der Überlagerung durch den Abwärtstrend in der Entwicklung nicht zu beurteilen.

7.2.1.5 Leistungsfall- und Finanzindikatoren im Krankengeldbereich

Die Tabellen A.7.10 bis A.7.13 zeigen die Entwicklung der Krankengeld-Fälle je 100 Mitglieder, der Krankengeld-Tage je 100 Mitglieder, der Krankengeld-Tage je Krankengeld-Fall sowie der Aufwendungen für Krankengeld je Mitglied für den Zeitraum 1975 bis 1983 im Vergleich zwischen den bayerischen und den außerbayerischen Ortskrankenkassen; Tabelle 7.4 faßt hieraus die Indexwerte für diese Variablen zusammen. Die leistungsfallstatistischen Angaben beziehen sich wiederum nur auf die Pflichtmitglieder mit Entgeltfortzahlungsanspruch für mindestens 6 Wochen, um Struktureffekte, soweit es die Datenlage erlaubt, auszuschließen. Hierzu zählt bei den krankengeldbezogenen Variablen neben den schon erwähnten mitgliederstrukturellen Einflüssen[13] auch die zum 1. Januar 1981 in Kraft getretene Neuregelung der Krankenversicherung der Arbeitslosen, die zur Folge hat, daß ab diesem Zeitpunkt kurzzeitig arbeitsunfähig erkrankte Arbeitslose kein Krankengeld mehr beziehen und demgemäß auch nicht mehr als Krankengeldfälle geführt werden[14]. Als monetärer Indikator für die Entwicklung in der Sparzielzone 'Arbeitsunfähigkeit' wurden die Aufwendungen der Kassen für Krankengeld (einschließlich Krankengeld im Rahmen sonstiger Hilfen, jedoch ohne Krankengeld bei Betreuung kranker Kinder[15]) herangezogen. Die Ausgabenstatistik der GKV erlaubt im Unterschied zur Leistungsstatistik keine Diffe-

Tabelle 7.4

Indexwerte der Entwicklung der Krankengeld-Fälle, der Krankengeld-Tage, der Krankengeld-Tage je Krankengeld-Fall und des Krankengelds je Mitglied 1975-1983 (1979 = 100)
- Pflichtmitglieder mit Entgeltfortzahlungsanspruch für mindestens 6 Wochen -

Jahr	Krankengeld-Fälle je 100 Mitglieder	Krankengeld-Tage je 100 Mitglieder	Krankengeld-Tage je Krankengeld-Fall	Krankengeld je Mitglied
		- Bayern -		
1975	91,5	106,8	116,7	84,5
1976	96,7	106,2	109,9	83,5
1977	95,0	96,3	101,4	84,9
1978	92,6	93,7	101,2	89,7
1979	100	100	100	100
1980	104,3	106,3	101,9	113,2
1981	96,8	111,0	109,9	109,6
1982	89,5	101,4	112,8	101,5
1983	80,2	91,4	113,2	99,7
		- übriges Bundesgebiet -		
1975	95,0	101,8	107,2	76,1
1976	96,2	99,9	103,8	79,3
1977	95,8	92,5	96,5	82,0
1978	98,1	94,7	96,5	88,3
1979	100	100	100	100
1980	104,8	105,9	101,0	108,6
1981	100,0	107,8	107,8	102,9
1982	89,3	98,7	111,0	92,8
1983	82,8	91,2	110,7	89,8

Quelle: BdO (Hrsg.), Statistik der Ortskrankenkassen in der Bundesrepublik Deutschland, verschiedene Jahrgänge (eigene Berechnungen)

renzierung der Ausgaben nach einzelnen Mitgliedergruppen, so daß diese Aufwendungen nur für die Mitglieder insgesamt ausgewiesen werden können.

Die Tabellen lassen folgende Entwicklungsverläufe erkennen:
- Krankengeld-Fälle je 100 Mitglieder: Ähnlich wie bei den AU-Fällen liegen die Werte bei den bayerischen Ortskrankenkassen ständig um rund 20% unter den Werten für die Kassen außerhalb Bayerns. Die Entwicklung verläuft weitgehend parallel mit einem bis 1980 an-

steigenden und dann fallenden Trend. Im Unterschied zu den AU-Fällen ist bei den Krankengeld-Fällen in Bayern ein geringfügig stärkerer Rückgang zu verzeichnen als im übrigen Bundesgebiet; dies ist insofern überraschend, als Bayern eine vergleichsweise niedrigere Arbeitslosigkeit aufzuweisen hat.

- Krankengeld-Tage je 100 Mitglieder: Bei wiederum niedrigerem Niveau in Bayern steigen die Werte seit 1978 innerhalb und außerhalb Bayerns bis 1981 an; in den beiden folgenden Jahren nehmen sie wiederum bundesweit stark ab. Gemessen am Rückgang der Fallzahlen verringert sich die Zahl der Krankengeld-Tage allerdings vergleichsweise weniger als die Zahl der AU-Tage. Dies zeigt, daß die Bewegungen in den krankengeldbezogenen Leistungsstatistiken relativ stark durch den Rückgang von Kurzzeit-Krankengeld-Fällen und damit durch die oben erwähnte Gesetzesänderung beeinflußt werden.
- Krankengeld-Tage je Krankengeld-Fall: Seit 1979 ist für die bayerischen und die außerbayerischen Kassen ein Anstieg der Werte in etwa gleichem Ausmaß zu registrieren, also eine der Entwicklung der Anzahl der AU-Tage je AU-Fall entgegengesetzte Bewegung. Auch dies belegt den starken Einfluß der Neuregelung der Krankenversicherung der Arbeitslosen auf die Leistungsstatistiken im Krankengeldbereich, der eine Beurteilung der Frage, ob der Bayern-Vertrag in diesem Bereich wirksam geworden bzw. geblieben ist, für die Jahre ab 1981 anhand der Routinedaten nicht zuläßt.
- Krankengeld: Die Aufwendungen der Krankenkassen für Krankengeld sind seit 1976 in Bayern und im übrigen Bundesgebiet kontinuierlich bis 1980 gestiegen; seit 1981 sinken sie ebenfalls innerhalb und außerhalb Bayern, dort jedoch in größerem Ausmaß, jeweils unter die Vorjahreswerte, vermutlich primär bedingt durch die Neuregelung in der Krankenversicherung der Arbeitslosen. Diese Regelung hat zwei Aspekte, die bei der Beurteilung der Krankengeldentwicklung zu berücksichtigen sind: Bei Fortgeltung der alten Rechtslage wäre der Ausgabenrückgang niedriger gewesen; in Bayern wäre vermutlich zumindest für 1980/81 eine positivie Wachstumsrate der Ausgaben je Mitglied zu verzeichnen gewesen. Andererseits wirkt sich die Neuregelung wegen der vergleichsweise günstigeren Arbeitslage in Bayern für die bayerischen Ortskrankenkassen wahrscheinlich weniger entlastend aus als für die Ortskrankenkassen im übrigen Bundesgebiet.

7.2.1.6 Indikatorenvergleich

Im folgenden sollen einige der in der vorangegangenen Beschreibung der AU-Entwicklung verwendeten Indikatoren zusammengestellt werden, um Ähnlichkeiten und Unterschiede in den Einzelentwicklungen möglichst deutlich hervortreten zu lassen und um die Beurteilung dieser Entwicklung im Lichte der Zielsetzungen des Bayern-Vertrags zu erleichtern. Tabelle 7.5 faßt die Entwicklung von Indikatoren mit Jahresperiodizität für den Zeitraum ab 1979 zusammen.

Tabelle 7.5

AU-Indikatoren (Jahreswerte) im Vergleich
(Indexwerte 1979 = 100)

Variable		1979	1980	1981	1982	1983
Krankenstand bei den OKK	Bayern	100	102,0	93,4	81,2	78,8
	Bundesgeb.	100	101,7	93,2	81,4	78,0
AU-Fälle je 100 Mitgl.[a] (OKK)	Bayern	100	101,7	100,7	90,1	89,9
	Bundesgeb.[b]	100	101,6	98,0	87,3	85,5
AU-Tage je 100 Mitgl.[a] (OKK)	Bayern	100	100,9	99,1	88,0	83,0
	Bundesgeb.[b]	100	102,1	98,5	86,6	82,2
AU-Tage je AU-Fall[a] (OKK)	Bayern	100	99,3	98,5	97,6	92,4
	Bundesgeb.[b]	100	100,6	100,6	99,2	96,3
Krankengeldfälle je 100 Mitgl.[a] (OKK)	Bayern	100	104,3	96,8	89,5	80,2
	Bundesgeb.[b]	100	104,8	100,0	89,3	82,8
Krankengeldtage je 100 Mitgl.[a] (OKK)	Bayern	100	106,3	111,0	101,4	91,4
	Bundesgeb.[b]	100	105,9	107,8	98,7	91,2
BMÄ Nr. 14a je 100 Mitgl.-Fälle (RVO)[c]	Anzahl	100	100,3	92,6	82,0	-
	Ansatz	100	99,2	92,7	83,0	-
Ausgaben für Krankengeld je Mitgl. (OKK)	Bayern	100	113,2	109,6	101,5	99,7
	Bundesgeb.[b]	100	108,6	102,9	92,8	89,8

[a] nur Pflichtmitglieder mit Entgeltfortzahlungsanspruch für mindestens 6 Wochen
[b] ohne Bayern
[c] nur bayerische Kassenärzte §24 ZOÄ

Quellen: Eigene Berechnungen nach: BMA (Hrsg.), Arbeits- und Sozialstatistik. Hauptergebnisse, verschiedene Jahrgänge; BdO (Hrsg.), Statistik der Ortskrankenkassen in der Bundesrepublik Deutschland, verschiedene Jahrgänge; KVB-Häufigkeitsstatistik

Die Zusammenstellung zeigt für die Mehrzahl der Indikatoren der Arbeitsunfähigkeit in Bayern im zeitlichen Verlauf eine durchaus ähnliche Entwicklung: 1980 noch einen Anstieg gegenüber 1979, dann aber bis 1982 bzw. 1983 einen Rückgang gegenüber den Vorjahreswerten; lediglich die AU-Tage je AU-Fall nehmen schon 1980 ab, während die Krankengeldtage noch bis 1981 zunehmen. Der Rückgang seit 1980/81 ist so stark, daß die Endwerte der Reihen um 10% bis 20% unter dem Ausgangsniveau liegen; hiervon weichen nur die Krankengeldausgaben der bayerischen Ortskrankenkassen ab, die 1983 wieder etwa auf den Stand von 1979 gesunken sind. Auffällig ist, daß der Rückgang der AU-Tage je 100 Mitglieder (auch im übrigen Bundesgebiet) um einige Prozentpunkte unter dem Rückgang des Krankenstandes zurückbleibt; die größte Ähnlichkeit zu dieser Zeitreihe hat die fallbezogene Anzahl der AU-Bescheinigungen.

Im Vergleich zur außerbayerischen Entwicklung ist zunächst festzuhalten, daß die Änderungen der Mengenindikatoren von 1979 nach 1980 keinen auffälligen Unterschied erkennen lassen. Über den gesamten Beobachtungszeitraum hinweg indizieren die Indikatoren eine etwa gleich große Verringerung des AU-Volumens in Bayern und im übrigen Bundesgebiet. Hierbei kommt in Bayern dem Rückgang der AU-Fallzahlen ein geringeres und dem Rückgang der AU-Dauer ein größeres Gewicht zu als in den außerbayerischen Kassen. Nimmt man an, daß der Einfluß ärztlicher Entscheidungen auf die AU-Dauer größer ist als deren Einfluß auf die AU-Fallzahlentwicklung, dann deutet dieses Ergebnis darauf hin, daß bei der Erklärung der AU-Entwicklung Tendenzen zu einem restriktiveren Verordnungsverhalten der Ärzte in Bayern eine größere Rolle als im übrigen Bundesgebiet zuzusprechen ist.

Auf eine analoge Übersicht über die quartalsbezogenen AU-Indikatoren wird an dieser Stelle verzichtet. Eine solche Zusammenstellung bietet wegen der eingeschränkten Datenbasis - Abrechnungshäufigkeiten für BMÄ Nr. 14a liegen nur für Bayern, Angaben über AU-Fälle und -Tage ebenfalls nur für Bayern und zudem nur für die sieben Quartale 2/1981 bis 4/1982 vor - keine Vergleichsmöglichkeiten, die weitergehende inhaltliche Interpretationen erlauben würden[16].

7.2.2 Regionale Entwicklung der Arbeitsunfähigkeitsschreibungen

7.2.2.1 Regionale Disparitäten der Entwicklung

Die Geschäfts- und Mitgliederstatistiken der GKV erlauben, soweit es die Mitglieder der Ortskrankenkassen betrifft, eine flächendeckende regionalisierte Darstellung der AU-Entwicklung. Eine solche Darstellungsweise erscheint allein schon deshalb wichtig, um dem einer hochaggregierenden Deskription immer anhaftenden Eindruck der Einheitlichkeit und Homogenität der beschriebenen Sachverhalte entgegenzuwirken. Im folgenden wird eine regionalisierte Darstellung für zwei AU-Variablen gegeben: die AU-Fälle je 100 Mitglieder (Pflichtmitglieder insgesamt) und die AU-Tage je 100 Mitglieder (Pflichtmitglieder insgesamt).

Beobachtungseinheiten sind die 39 bayerischen Ortskrankenkassen. Zwei Sachverhalte sind bei diesen Variablen als Indikatoren des regionalen AU-Volumens für die Bezirke dieser Kassen zu beachten. Zunächst ist zu bedenken, daß die Werte für die Versicherten der OKK nicht unbedingt repräsentativ für die Versicherten der GKV insgesamt sind. Gerade bei einer relativ kleinräumigen Betrachtung können - z.B. aufgrund branchenspezifisch unterschiedlicher Versichertenstrukturen - erhebliche Unterschiede bezüglich des Morbiditätsrisikos zwischen den Kassen auftreten. Zudem ist zu beachten, daß sich bei den Ortskrankenkassen die Kassenzuständigkeit für die Pflichtversicherten in aller Regel nach dem Beschäftigungsort richtet; Pendelwanderungsbewegungen können daher die Aussagefähigkeit dieser Regionalisierung für eine wohnbevölkerungsbezogene Betrachtungsweise schmälern. Vor dem Hintergrund dieser Einschränkungen sind die folgenden Darstellungen der regionalen AU-Entwicklung zu sehen.

Tabelle 7.6 zeigt zunächst die Werte einiger Lage- und Streuungsmaße der Verteilungen der AU-Fälle und AU-Tage der Pflichtmitglieder bei den 39 bayerischen Ortskrankenkassen[17]. Gemessen am Variationskoeffizienten ist die Streuung der Werte bei den AU-Fällen und den AU-Tagen etwa gleich groß und im Zeitablauf ziemlich konstant. Die Minimum- und Maximumwerte zeigen beträchtliche regionale Niveauunterschiede: Im Durchschnitt der acht Jahre liegt das Maximum bei den AU-Tagen je 100 Mitglieder um rund 80%, bei den AU-Fällen je 100 Mitglieder um etwa 70% über dem Minimum. Im Vergleich dazu ist das

Tabelle 7.6

AU-Fälle und AU-Tage je 100 Mitglieder (Pflichtmitglieder insgesamt) bei den 39 bayerischen Ortskrankenkassen 1975-1983

Jahr	Mittelwert	Standardabweichung	Variationskoeffizient	Minimum	Maximum
		- AU-Fälle je 100 Mitglieder -			
1975	86,3	9,4	0,11	66,0	112,7
1976	92,7	11,1	0,12	65,6	117,3
1977	92,5	11,4	0,12	64,3	112,9
1978	101,9	13,5	0,13	72,4	139,3
1979	106,8	12,7	0,12	78,0	130,6
1980	108,4	12,7	0,12	78,1	135,8
1981	104,7	13,1	0,13	72,4	137,6
1982	93,4	12,1	0,13	64,1	116,3
1983	92,3	12,0	0,13	64,1	115,6
		- AU-Tage je 100 Mitglieder -			
1975	1 632,7	188,8	0,12	1 319,0	2 165,0
1976	1 738,1	207,5	0,12	1 377,0	2 411,3
1977	1 663,1	217,4	0,13	1 323,0	2 303,0
1978	1 693,2	238,3	0,14	1 388,0	2 465,0
1979	1 773,0	242,9	0,14	1 396,8	2 440,1
1980	1 784,4	214,0	0,12	1 427,0	2 372,0
1981	1 718,6	202,6	0,12	1 368,0	2 236,0
1982	1 527,3	181,1	0,12	1 078,0	1 952,0
1983	1 441,4	171,8	0,12	1 126,9	1 887,3

Quellen: Eigene Berechnungen nach: BdO (Hrsg.), Statistik der Ortskrankenkassen in der Bundesrepublik Deutschland, verschiedene Jahrgänge; Mitteilung der AOK Garmisch-Partenkirchen vom 31.12.1984

Ausmaß an Variabilität in der Zeit sowohl für die Einzelkassen als auch für die Kassen insgesamt wesentlich geringer.

Tabelle A.7.14 zeigt für die Pflichtversicherten Lage- und Streuungsparameter der Verteilung der Veränderungen der AU-Fälle je 100 Mitglieder. Die Bandbreite der Entwicklungen ist in markanter Weise daran abzulesen, daß sich mit Ausnahme des Jahres 1982 alle Jahre dadurch auszeichnen, daß es jeweils sowohl Kassen mit negativen als auch Kassen mit positiven Veränderungen gegenüber dem Vorjahr gibt: So verzeichnen z.B. im Jahr 1980 bei einer leichten Zunahme der AU-Fälle um 1,7% in Bayern insgesamt 27 Kassen eine Zunahme (mit einem Extremwert von 15,9%), aber gleichzeitig auch 12 Kassen eine Abnahme der relativen Häufigkeit der AU-Fälle der Pflichtmitglieder, wobei in dieser Gruppe ein Extremwert von immerhin -16,4% erreicht wird. Die global zu beobachtende Entwicklung differenziert sich also bei regional disaggregierender Betrachtung sehr weit aus, und es kann nicht ausgeschlossen werden, daß zu dieser Ausdifferenzierung spezifische, nur regional vorliegende Wirksamkeitsbedingungen des Bayern-Vertrags beigetragen haben. Der Versuch einer Identifizierung solcher Bedingungen hätte allerdings die Durchführung fallstudienartiger Untersuchungen erfordert, die den Rahmen dieser Studie überschritten hätten.

7.2.2.2 Einflüsse der regionalen Arbeitsmarktlage

Spezifische regionale Wirksamkeitsbedingungen oder -hemmnisse des Bayern-Vertrags sind als Ursache der räumlichen Variabilität der AU-Entwicklung zwar nicht auszuschließen, ein Blick auf die in den letzten Jahren neu belebte Diskussion über die Determinanten des Krankenstands legt es jedoch nahe, die primäre Ursache in regional unterschiedlichen Arbeitsmarktlagen und -entwicklungen zu vermuten[18]. Zur Abschätzung arbeitsmarktlicher Einflüsse auf die regionale AU-Häufigkeit wurden einige Korrelations- und Regressionsanalysen durchgeführt.

Die Korrelationsanalyse ist ein Standardverfahren der statistischen Datenanalyse, dessen Ziel das Erkennen von Abhängigkeiten und Zusammenhängen zwischen zwei Variablen ist. Als Kenngröße für die Stärke der Abhängigkeit zwischen zwei Merkmalen wurde hier der Produkt-Moment- oder Bravais-Pearsonsche Korrelationskoeffizient (kürzer auch einfach als Korrelationskoeffizient bezeichnet und durch den Buchstaben r symbolisiert) berechnet. Diese Kennziffer gibt den Grad des linearen Zusammenhangs zwischen den beiden betrachteten Variablen an, nimmt bei gleichgerichteter Beziehung zwischen den Merkmalen positive, bei gegengerichteter Beziehung negative Werte an und ist so normiert, daß sie stets zwischen -1 und +1 (den Werten für vollständige lineare Abhängigkeit) liegt[19].

Korrelationen enthalten allerdings keine Informationen darüber, mit wie großen Veränderungen eines Merkmals als Folge der Veränderung einer anderen Variablen zu rechnen ist. Solche Informationen lassen sich mit Hilfe der sogenannten Regressionsanalyse gewinnen. Diese ist ein Standardverfahren der Statistik, deren Ziel es ist, die funktionale Beziehung zwischen einer abhängigen und einer oder mehreren unabhängigen Variablen zu schätzen. Auch in der Regressionsanalyse wird im Normalfall ein linearer Zusammenhang zwischen den betrachteten Merkmalen unterstellt.

In den statistischen Analysen wurden als AU-Variablen
- die AU-Fälle je 100 Mitglieder 1982 (AU),
- die absolute Veränderung der AU-Fälle je 100 Mitglieder von 1979 bis 1982 (AUD) sowie
- die prozentuale Veränderung der AU-Fälle je 100 Mitglieder von 1979 bis 1982 (AUW)

verwendet, wobei sich die genannten Merkmale wiederum nur auf die Pflichtmitglieder mit Entgeltfortzahlungsanspruch für mindestens sechs Wochen beziehen. Als Arbeitsmarktvariablen wurden
- die durchschnittliche Arbeitslosenquote 1982 (ALQ),
- die absolute Veränderung der durchschnittlichen Arbeitslosenquote von 1979 bis 1982 (ALQD) und
- die prozentuale Veränderung der durchschnittlichen Arbeitslosenquote von 1979 bis 1982 (ALQW)

verwendet. Beobachtungseinheiten der Analyse sind die Bezirke der Ortskrankenkassen bzw. der Arbeitsämter (Hauptämter), oder dort, wo sich flächenmäßige Überschneidungen ergeben, weitgehend flächengleiche Zusammenfassungen von Kassen- und/oder Arbeitsamtsbezirken; im einzelnen sind die der Analyse zugrunde liegenden regionalen Einheiten der Tabelle A.7.15 zu entnehmen.

Für diese 21 Beobachtungseinheiten bestehen zwischen den oben genannten Variablen teilweise sehr enge Korrelationen (siehe Tabelle 7.7; Zahlen in Klammern: Irrtumswahrscheinlichkeiten[20)]).

Die Abbildungen 7.5 und 7.6 enthalten beispielhaft die Streudiagramme für die Korrelationen zwischen AU und ALQ sowie zwischen AU und ALQD.

Tabelle 7.7

Korrelationen zwischen Arbeitsunfähigkeits- und Arbeitslosigkeitsvariablen

	(2)	(3)	(4)	(5)	(6)
(1) AU	0,34 (0,14)	0,53 (0,01)	-0,61 (0,00)	-0,76 (0,00)	-0,26 (0,25)
(2) AUD		0,97 (0,00)	-0,26 (0,25)	-0,45 (0,00)	-0,36 (0,11)
(3) AUW			-0,35 (0,11)	-0,58 (0,01)	-0,41 (0,02)
(4) ALQ				0,85 (0,00)	-0,25 (0,27)
(5) ALQD					0,29 (0,21)
(6) ALQW					.

Quelle: Eigene Berechnungen nach: BdO (Hrsg.), Statistik der Ortskrankenkassen in der Bundesrepublik Deutschland, verschiedene Jahrgänge; Bundesanstalt für Arbeit (Hrsg.), Amtliche Nachrichten, verschiedene Jahrgänge

Die im Sinne einer Maximierung der statistisch erklärten Varianz erfolreichsten Regressionsmodelle (Zahlen in Klammern: t-Werte[21]) waren

- für die Anzahl der AU-Fälle je 100 Mitglieder 1982:

$$AU = 145{,}1 - \underset{(-4{,}46)}{3{,}46}\ ALQ - \underset{(-2{,}73)}{0{,}15}\ ALQW \qquad R^2 = 0{,}56$$

- für die Veränderung der Anzahl der AU-Fälle je 100 Mitglieder von 1979 bis 1982:

$$AUD = 11{,}5 - \underset{(-1{,}80)}{1{,}32}\ ALQ - \underset{(-2{,}15)}{0{,}11}\ ALQW \qquad R^2 = 0{,}26$$

Wie sich zeigt, haben sowohl die Korrelationskoeffizienten als auch die Regressionskoeffizienten[22] die erwarteten Vorzeichen: Je höher die Arbeitslosenquote und je größer die Zunahme dieser Quote seit 1979, desto niedriger ist die relative Häufigkeit der AU-Fälle im Jahre 1982 bzw. desto stärker ist ihr Rückgang gegenüber 1979. Diese einfachen statistischen Modelle weisen die Arbeitsmarktbedingungen als quantitativ bedeutsame Faktoren der (Entwicklung der) AU-Häufigkeit aus: Die beiden Arbeitsmarktvariablen erklären rund 56% der Varianz in den AU-Fallzahlen und immerhin noch rund 26% der Varianz in der Veränderung dieser Fallzahlen. Die Querschnittsanaly-

Abbildung 7.5

Arbeitsunfähigkeitsfälle je 100 Mitglieder (Pflichtmitglieder mit Entgeltfortzahlungsanspruch für mindestens 6 Wochen/OKK) und Arbeitslosenquote im Jahr 1982 in 21 bayerischen Regionen

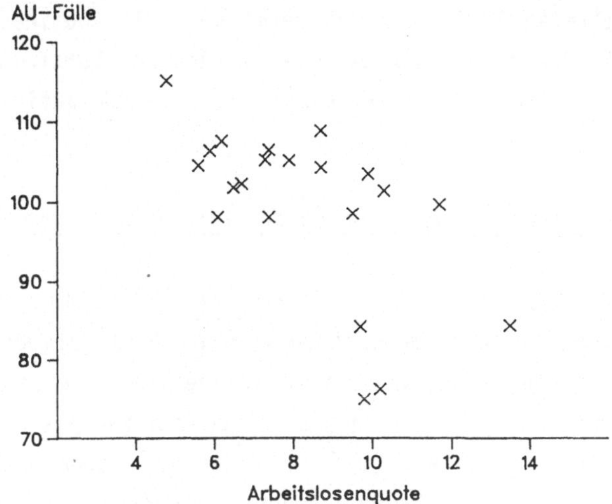

Quellen: Eigene Berechnungen nach: BdO (Hrsg.), Die Ortskrankenkassen in der Bundesrepublik Deutschland im Jahre 1982; Bundesanstalt für Arbeit (Hrsg.), Amtliche Nachrichten, Nr. 1/1984

Abbildung 7.6

Arbeitsunfähigkeitsfälle je 100 Mitglieder im Jahre 1982 (Pflichtmitglieder mit Entgeltfortzahlungsanspruch für mindestens 6 Wochen/OKK) und Veränderung der Arbeitslosenquote 1982 gegenüber 1979 in 21 bayerischen Regionen

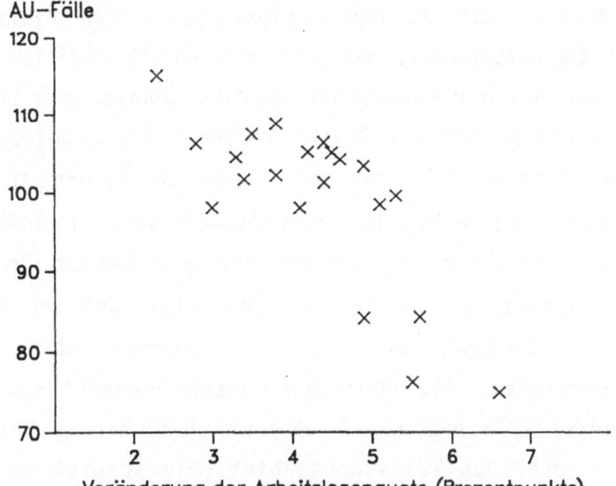

Quellen: Eigene Berechnungen nach: BdO (Hrsg.), Die Ortskrankenkassen in der Bundesrepublik Deutschland im Jahre 1982; Bundesanstalt für Arbeit (Hrsg.), Amtliche Nachrichten, Nr. 1/1981 und Nr. 1/1984

se für die 21 bayerischen Regionen zeigt damit, daß sowohl das Niveau der AU-Häufigkeit in Bayern als auch deren Entwicklung seit 1979 stark durch arbeitsmarkliche Einflüsse geprägt ist. Zusammen mit der Beobachtung einer in Bayern und im übrigen Bundesgebiet weitgehend parallelen AU-Entwicklung vermitteln die Routinedaten daher nicht den Eindruck, daß vom Bayern-Vertrag über kurzfristige Effekte hinausgehende restriktive Wirkungen auf die AU-Häufigkeit ausgegangen sind.

7.2.3 Ergebnisse aus den Auswertungen der Längsschnittdaten

Aus den Auswertungen der Längsschnittdaten[23)] sollen an dieser Stelle zwei Ergebnisse kurz angerissen werden. Diese Ergebnisse betreffen zum einen die Frage, ob und in welcher Weise sich neu niedergelassene Ärzte im AU-Schreibungsverhalten von ihren schon länger kassenärztlich tätigen Kollegen unterscheiden. Zum anderen berühren sie eine eher unter methodischen Aspekten interessierende Frage, nämlich die, ob und wie sich Individual- und Aggregatdatenentwicklung voneinander unterscheiden.

7.2.3.1 Bestandsveränderungen in der Ärzteschaft und Entwicklung der Arbeitsunfähigkeits-Indikatoren

Die Verwendung von Routinedaten zur Untersuchung möglicher Effekte des Bayern-Vertrags auf das Leistungs- und Verordnungsverhalten niedergelassener Ärzte legte es nahe, diese Daten für 'Vorher/Nachher-Vergleiche' so aufzubauen, daß bei solchen Vergleichen die Betrachtung auf jene Ärzte eingeschränkt werden konnte, die sowohl vor als auch nach Inkrafttreten des Bayern-Vertrags als zugelassene Kassenärzte an der kassenärztlichen Versorgung in Bayern teilnahmen. Diesem Zweck, wie auch der unter dem Aspekt schnell anwachsender Arztzahlen aufschlußreichen Möglichkeit zur gesonderten Betrachtung neu niedergelassener Ärzte, diente die Kategorisierung der Ärzte als 'konstante' Ärzte, Zugänger und Abgänger. Unter konstanten Ärzten sind Ärzte zu verstehen, die über den ganzen Beobachtungszeitraum, d.h. vom 4. Quartal 1978 bis zum 4. Quartal 1982 hinweg kassenärztlich tätig waren, ohne das Zulassungsgebiet, die Praxisform oder den Praxisstandort zu wechseln und die im ganzen Beobachtungszeitraum entweder immer oder nie Belegärzte waren[24)].

Die Tabellen A.7.16 (alle Ärzte), A.7.17 (Allgemeinärzte) und A.7.18 (Internisten - jeweils mit getrennten Werten für konstante Gruppe, Zu- und Abgänger) einerseits und die Tabelle A.7.4 (mit den Werten für die genannten Arztgruppen ohne Trennung in konstante Ärzte, Zu- und Abgänger) andererseits zeigen, daß zwischen konstanter Gruppe und allen Ärzten insgesamt weder hinsichtlich des Niveaus noch hinsichtlich der Entwicklung der AU-Variablen größere Abweichungen auftreten. Bemerkenswert erscheinende Unterschiede lassen sich dahingehend zusammenfassen, daß für die konstanten Ärzte bei den AU-Indikatoren aus der Verordnungsstatistik in aller Regel vergleichsweise etwas höhere Werte zu registrieren sind. Generell kann aber festgehalten werden, daß im Themenbereich 'Arbeitsunfähigkeit' die Daten für alle Ärzte die Entwicklung für die konstante Gruppe weitgehend verzerrungsfrei nachzeichnen.

Die Tabellen A.7.16 bis A.7.18 zeigen weiterhin, daß zwischen konstanter Gruppe, Zu- und Abgängern zwar keine auffälligen Unterschiede in der Entwicklungsrichtung, jedoch gewisse Niveaudifferenzen der AU-Indikatoren bestehen: Zugänger zeigen niedrigere, Abgänger höhere Werte als die konstanten Ärzte. Analysiert man diese drei Gruppen nach Zulassungsgebieten getrennt, so verliert dieses Resultat etwas an Eindeutigkeit: Bei den Allgemeinärzten lassen sich diese Relationen der Größenordnungen zwar auch feststellen, jedoch sind die Niveauunterschiede zwischen konstanter Gruppe und Abgängern geringer. Bei den Internisten hingegen ist der Niveauunterschied zwischen konstanter Gruppe und Abgängern überdurchschnittlich groß, die Zugänger aber weisen lediglich bei den Verordnungsdaten niedrigere Werte, bei den Häufigkeitsdaten dagegen höhere Werte als die konstante Gruppe auf. Generell scheint bei AU-Schreibungen 'abweichendes' Verhalten neu niedergelassener Ärzte im Vergleich zu anderen Segmenten des Leistungs- und Verordnungsverhaltens eher gering ausgeprägt zu sein.

7.2.3.2 Individual- und Aggregatdaten im Vergleich

Die Tabellen A.7.19 und A.7.20 weisen für die Ärzte aller Arztgruppen, die Allgemeinärzte und die Internisten (jeweils nur konstante Ärzte) die gleichen Variablen aus: zum einen jedoch als Durchschnittswerte aus den Summenwerten über alle Praxen, zum anderen dagegen als Durchschnittswerte der entsprechenden Frequenzziffern aus den Einzeldatensätzen aller Praxen kalkuliert. Die beiden Verfahren zur Berechnung von Durchschnittszahlen lassen sich auch so charakterisieren, daß in der erstgenannten Variante eine den Fallanteilen entsprechende Gewichtung der individuellen Werte erfolgt, während die zweite Variante eine ungewogene Durchschnittsbildung darstellt. Beide Verfahren führen zwar zu in der Größenordnung durchaus ähnlichen Ergebnissen, jedoch zeigen sich auch bemerkenswert erscheinende Unterschiede, die sich wie folgt zusammenfassen lassen:

- Mit Ausnahme der Variablen 'AU-Tage je AU-Fall' ergeben sich für alle ausgewählten AU-Indikatoren bei ungewogener Durchschnittsbildung vergleichsweise niedrigere Werte. Dies deutet auf eine positive Korrelation zwischen Fallzahl und relativen AU-Häufigkeiten hin.
- Die ungewogenen Durchschnitte weisen in der Phase der Zunahme der AU-Indikatoren (1978-1980), die gewogenen Durchschnittswerte in der Phase ihrer Abnahme (1980-1982) in der Regel die größeren Veränderungen auf.

7.3 Arbeitsunfähigkeitsschreibungen im Spiegel der Ärztebefragungen

7.3.1 Das Thema 'Arbeitsunfähigkeitsschreibungen' in den Ärztebefragungen

Das Thema 'Arbeitsunfähigkeitsschreibungen' war Gegenstand aller von MEDIS zwischen 1982 und 1984 durchgeführten Befragungen niedergelassener Kassenärzte zum ärztlichen Leistungs- und Verordnungsverhalten[25]. Der Fragebogen der MEDIS-Ärztebefragung 1982/83 in Bayern enthielt sieben Fragen, in denen die ärztliche Feststellung der Arbeitsunfähigkeit direkt angesprochen wurde:

- eine Frage nach der Entwicklung von Erst-AU-Schreibungen in den letzten drei Jahren, die an alle Ärzte gerichtet war;
- fünf geschlossene Fragen und eine offene Frage in einem Spezialfragebogenteil, der folgenden Arztgruppen vorlag: den Allgemeinärzten, Internisten, Orthopäden und Nervenärzten. Die geschlossenen Fragen richteten sich auf Verhaltensänderungen und Einschätzungen von Ärzten und Patienten, AU-Schreibungswünsche und Beurteilungsmaßstäbe die AU-Schreibungen betreffend, sowie auf die Zahl der in der letzten Arbeitswoche ausgestellten AU-Bescheinigungen; in der offenen Frage wurden die Ärzte auf die Rolle der Vertrauensärztlichen Dienste angesprochen.

Daneben spielte das Thema 'AU' auch bei der Beantwortung einiger allgemeiner offener Fragen eine Rolle.

In der MEDIS-Ärztebefragung 1982/83 im übrigen Bundesgebiet wurden die Fragen nach der Entwicklung der Erst-AU-Schreibungen während der letzten drei Jahre, nach der Zahl der in der letzten Arbeitswoche ausgestellten AU-Bescheinigungen, nach Änderungen der Wünsche der Patienten und der Maßstäbe der Ärzte bei Ausstellung solcher Bescheinigungen in gleichem Wortlaut wie in der Ärztebefragung innerhalb Bayerns 1982/83 gestellt. Die Frage danach, ob ärztliche Kollegen eher als man selbst bereit sei, AU-Bescheinigungen auszustellen, wurde in der Ärztebefragung 1982/83 außerhalb Bayerns in einer Formulierungsvariante gestellt, die - statt auf das eigene Urteil - auf das Urteil der Patienten abstellt.

Die MEDIS-Ärztebefragungen 1983/84 sind hinsichtlich des AU-orientierten Fragenkatalogs innerhalb und außerhalb Bayerns identisch gewesen: Beide Befragungen enthielten fünf geschlossene Fragen zum Thema. Erfragt wurde die Entwicklung der Erst-AU-Schreibungen im Juli 1983 im Vergleich zum Vorjahr; wieder aufgenommen wurden die schon 1982/83 in Bayern und zum Teil auch im übrigen Bundesgebiet gestellten Fragen betreffend die Häufigkeit von Patientenwünschen nach AU-Schreibungen und die Häufigkeit der in der letzten Arbeitswoche ausgestellten AU-Bescheinigungen. Neu aufgenommen wurde schließlich die Frage, ob Patienten häufiger als früher darum baten, nicht 'krankgeschrieben' zu werden. Das Thema der Beurteilungsmaßstäbe bei der AU-Feststellung wurde nicht wieder aufgegriffen.

Der genaue Wortlaut der AU-orientierten Fragen und der zugehörigen Antwortkategorien in den vier Befragungen ist - soweit die Fragen in diesem Kapitel angesprochen werden - in Tabelle A.7.21 wiedergegeben. Dieser Tabelle sind auch die in den erhobenen Befragungsdaten zu AU-Schreibungen liegenden Möglichkeiten eines interregionalen und/oder intertemporalen Vergleichs der Antwortverteilungen zu entnehmen.

Die folgenden Ausführungen enthalten im wesentlichen eindimensionale Darstellungen der Antwortverteilungen auf die AU-orientierten Fragen. Mehrdimensionale Analysen beziehen sich nahezu ausschließlich auf Zusammenhänge im Antwortverhalten auf diese AU-orientierten Fragen; möglichen Beziehungen zu Strukturmerkmalen von Ärzten und Praxen oder zu anderen einstellungs- oder verhaltensorientierten Fragen konnte im Rahmen dieses Kapitels nur am Rande nachgegangen werden; hierbei standen Zusammenhänge mit der Kenntnis des Bayern-Vertrags bzw. der Einstellung zu diesem Vertrag im Vordergrund. Die Ausführungen in diesem Abschnitt sind fragen- bzw. fragenkomplexorientiert aufgebaut; Ergebnisse der regionalen und zeitlichen Vergleiche sind jeweils in die einzelnen Unterabschnitte integriert.

Bei Vergleichen von Antwortverteilungen ist auf die Angabe der Ergebnisse statistischer Signifikanztests verzichtet worden, da die Analyse allein von Relevanzgesichtspunkten geleitet wurde. Unabhängig davon kann bei Verteilungsunterschieden, die in diesem Text als 'auffällig' oder 'bedeutsam' charakterisiert werden, davon ausgegangen werden, daß diese sich unter Zugrundelegung von Irrtumswahrscheinlichkeiten in üblichen Größenordnungen auch statistisch absichern lassen.

Weiterhin ist bei Vergleichen zwischen den Befragungsergebnissen 1982/83 und denen von 1983/84 bzw. zwischen den Befragungsergebnissen für Bayern und denen für das übrige Bundesgebiet zu beachten, daß in der Regel keinerlei Standardisierungen der jeweils verglichenen Stichproben hinsichtlich Zulassungsgebiet, Praxisgröße, Praxisform, Belegarztanteil etc. durchgeführt wurden. Die hierzu durchgeführten stichprobenhaften Untersuchungen zeigten indessen, daß entsprechende Standardisierungen nicht zu qualitativ veränderten Aussagen zum Thema führen. Überdies sind - der quantitativen Bedeutsamkeit wegen - die Befragungsergebnisse für die Gruppe der Allgemeinärzte jeweils gesondert ausgewiesen; die Resultate dieser Vergleiche sind also zumindest von Verzerrungen aufgrund unterschiedlicher Arztgruppenstrukturen frei.

7.3.2 Die Bedeutung der Verringerung von AU-Schreibungen aus der Sicht der Ärzte

Die Befragung der bayerischen Kassenärzte 1982/83 enthielt zwei offene Fragen, die Anhaltspunkte dafür liefern, welche Bedeutung die Ärzte der Entwicklung der AU-Schreibungen im Rahmen der Realisierung der Ziele des Bayern-Vertrags zumaßen. Zum einen wurden Ärzte danach befragt, welche praktischen Möglichkeiten sie als niedergelassene

Ärzte sehen, die Ziele des Vertrags zu verwirklichen; zum anderen wurden sie nach Möglichkeiten zur Verbesserung des Vertragswerkes gefragt. In der Rangfolge der Maßnahmen, mit denen die Ziele des Bayern-Vertrags aus der Sicht der Kassenärzte verwirklicht werden können, rangierten Hinweise, die der Kategorie "AU-Wünsche überprüfen, AU-Schreibungen strenger handhaben" zuzuordnen waren, mit 29 Nennungen zahlenmäßig weit hinter anderen Themen wie beispielsweise "ambulante Tätigkeit intensivieren" (305 Nennungen), "mehr ambulante Diagnostik" (228 Nennungen) oder "weniger, gezieltere Einweisungen" (152 Nennungen). Bei der Frage nach Verbesserungsmöglichkeiten des Bayern-Vertrags wurde das Thema 'Arbeitsunfähigkeit' in quantitativ nennenwerter Form gar nicht erwähnt.

Diese Gewichtungen zeigen an, daß die Ärzte die Hauptstoßrichtung des Bayern-Vertrags in der Verlagerung der medizinischen Versorgung aus dem stationären in den ambulanten Bereich des Gesundheitswesens sahen und den AU-Schreibungen nur untergeordnete Bedeutung zumaßen. Offen bleibt freilich, ob dieses Ergebnis im Sinne einer prinzipiellen Beurteilung oder einer vor allem situationsspezifischen Bedeutungszuweisung zu interpretieren ist: Nimmt man an, daß in die Beantwortung der Frage nach den praktischen Möglichkeiten zur Verwirklichung der Ziele des Bayern-Vertrags auch Einschätzungen über real bestehende Handlungsspielräume eingingen, so verweist das Ergebnis vielleicht auch darauf, daß angesichts des erheblichen Rückgangs von Krankenstand und AU-Schreibungen in den dem Befragungszeitpunkt vorausgegangenen eineinhalb bis zwei Jahren nur (noch) eine geringe Zahl von Ärzten eine weitere Reduzierung der AU-Schreibungen für realistisch hielt.

7.3.3 Häufigkeit und Häufigkeitsentwicklung von AU-Schreibungen in der Wahrnehmung der Ärzte

7.3.3.1 Vorbemerkung

Zu den in den Ärztebefragungen gestellten Fragen nach Anzahl und Entwicklung der Anzahl der AU-Schreibungen muß vorab angemerkt werden, daß für diese Fragen vergleichsweise hohe Quoten von Antwortausfällen zu verzeichnen waren; z.B. fanden sich in der Ärztebefragung 1982/83 in Bayern auf die Frage "Wie haben sich Ihre Erst-AU-Schreibungen in den letzten drei Jahren entwickelt?" rund 9% fehlender oder nicht interpretierbarer Angaben. Bei arztgruppenspezifischer Betrachtung zeigte sich jedoch eine Häufung fehlender Angaben bei Kinderärzten, Radiologen, Anästhesisten und Laborärzten, d.h. bei Gruppen, die aufgrund ihres Leistungsprofils kaum AU-Bescheinigungen ausstellen. Bei den übrigen Arztgruppen lag die Zahl der fehlenden Werte bei maximal 6%, meist jedoch unter 5% der jeweiligen Gruppe, also durchaus im Rahmen der üblicherweise auftretenden Werte.

7.3.3.2 Entwicklung der AU-Schreibungen in den Jahren 1979 bis 1982

Für die in der Ärztebefragung 1982/83 gestellte Frage nach der Entwicklung der Erst-AU-Schreibungen während der letzten drei Jahre ergaben sich in der gesamten bayerischen Ärzteschaft und in den größeren Arztgruppen die in Tabelle 7.8 wiedergegebenen Antwortverteilungen. Es zeigte sich für alle Arztgruppen das folgende, relativ einheitliche Bild:

- Zunahmen von Erst-AU-Schreibungen wurden in allen Arztgruppen nur von einem sehr kleinen Teil der Ärzte (3,2% bis 8,2%) angegeben;
- der überwiegende Teil der Ärzte (47,6% bis 63,9%) berichtete, daß die Zahl der Erst-AU-Schreibungen in den letzten drei Jahren gleich geblieben war;
- ein erheblicher Teil der Ärzte (45,4% aller Ärzte und 44,1% der Ärzte der in Tabelle 7.8 einzeln aufgeführten Arztgruppen) gab abnehmende AU-Zahlen an, wobei zumeist "etwas abgenommen" angekreuzt wurde.

Nennenswerte Abweichungen von diesem Gesamtbild lassen sich dahingehend zusammenfassen, daß unter den Chirurgen und Augenärzten, etwas weniger ausgeprägt auch unter den Frauenärzten, die Ärzte, die einen Rückgang der AU-Schreibungen berichteten, unterrepräsentiert waren.

Bei der Beurteilung dieser Ergebnisse ist zu berücksichtigen, daß die Angaben zur Entwicklung der Erst-AU-Schreibungen während der letzten drei Jahre und die Angaben zur Entwicklung der Patientenzahlen der Praxis im gleichen Zeitraum positiv miteinander korrelierten: Von denjenigen bayerischen Ärzten, deren Patientenzahlen abgenommen hatten, gaben 53,2% auch Abnahmen der AU-Schreibungen an; unter den Ärzten mit gleich gebliebenen Patientenzahlen waren dies 42,0% und bei den Ärzten mit zunehmender Patientenzahl nur noch 35,3% (siehe Tabelle A.7.22). Unter Allgemeinärzten berichteten einen Rückgang der AU-Schreibungen 53,8% der Ärzte mit abnehmender,

Tabelle 7.8

Entwicklung der Erst-AU-Schreibungen während der letzten drei Jahre aus der Sicht niedergelassener Ärzte
- Bayerische Kassenärzte insgesamt und ausgewählte Arztgruppen -

Arztgruppe	n	"Wie haben sich Ihre Erst-AU-Schreibungen während der letzten drei Jahre entwickelt?" sehr abgenommen	etwas abgenommen	gleich geblieben	etwas zugenommen	sehr zugenommen
		- Zeilenprozente[a] -				
Basisstichprobe						
Alle Ärzte	1122	6,5	38,9	49,0	5,1	0,5
Gesamtstichprobe						
Allgemeinärzte	566	5,8	39,8	47,6	6,0	0,7
Internisten	393	7,7	40,6	47,7	3,1	1,0
Frauenärzte	199	5,6	34,0	54,3	6,1	0,0
HNO-Ärzte	156	9,2	36,6	51,0	3,3	0,0
Chirurgen	86	4,7	29,1	58,1	7,0	1,2
Orthopäden	93	8,6	36,6	51,6	3,2	0,0
Augenärzte	77	4,2	25,0	63,9	5,6	1,4

a Abweichungen der Zeilensummen von 100% durch Rundungsfehler

Quelle: MEDIS-Ärztebefragung 1982/83

41,0% der Ärzte mit gleichbleibender und 34,6% der Ärzte mit zunehmender Scheinzahl (siehe Tabelle A.7.23).

Diese statistischen Beziehungen lassen mindestens zwei denkbare Interpretationen zu:

- Die Ärzte verstanden die Frage nach der Entwicklung der AU-Schreibungen nicht relativ zur Patientenzahl, sondern dachten an absolute Veränderungen;
- Ärzte, die weniger AU-Schreibungen ausstellten, verloren Patienten.

Vergleicht man die zu der Frage nach der Entwicklung der Erst-AU-Schreibungen während der letzten drei Jahre unter den bayerischen Ärzten erhobenen Daten mit den entsprechenden Befragungsdaten für die Ärzte im übrigen Bundesgebiet, so zeigt sich, daß die außerhalb Bayerns niedergelassenen Kassenärzte wesentlich häufiger als ihre bayerischen Kollegen von einer Abnahme der AU-Schreibungen berichteten (siehe Tabelle 7.9 und Abbildung 7.7):

Tabelle 7.9

Entwicklung der Erst-AU-Schreibungen während der letzten drei Jahre aus der Sicht niedergelassener Ärzte

"Wie haben sich Ihre Erst-Arbeitsunfähigkeitsschreibungen während der letzten drei Jahre entwickelt?"

Antwort	Bayern		übriges Bundesgebiet	
	Alle Ärzte[a] (n=1122)	Allgemeinärzte (n=566)	Alle Ärzte (n=522)	Allgemeinärzte (n=221)
	- Spaltenprozente -			
sehr abgenommen	6,5	5,8	8,6	10,9
etwas abgenommen	38,9	39,8	51,9	57,9
gleich geblieben	49,0	47,6	37,2	30,3
etwas zugenommen	5,1	6,0	2,1	0,5
sehr zugenommen	0,5	0,7	0,2	0,5
Summe[b]	100,0	99,9	100,0	100,1

[a] Basisstichprobe
[b] Abweichungen von 100% durch Rundungsfehler

Quelle: MEDIS-Ärztebefragung 1982/83

Abbildung 7.7

Befragung niedergelassener Allgemeinärzte in Bayern und im übrigen Bundesgebiet 1982/83
"Wie haben sich Ihre Erst-AU-Schreibungen während der letzten drei Jahre entwickelt?"

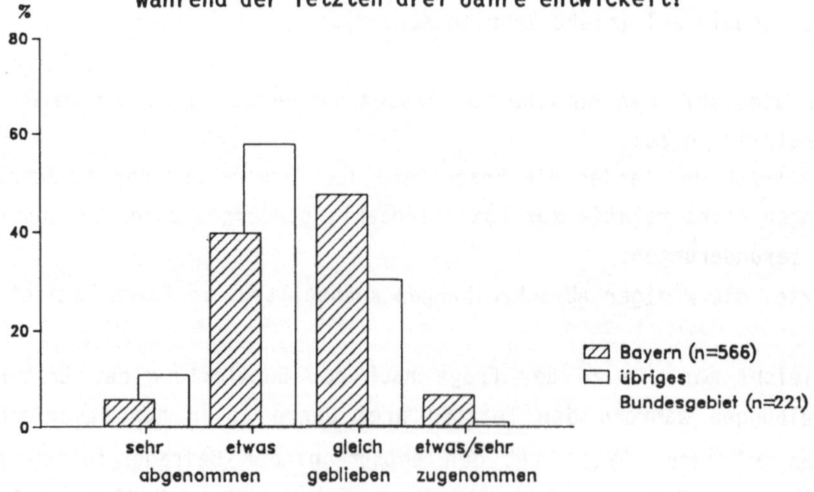

Quelle: MEDIS-Ärztebefragung 1982/83

Unter den Ärzten insgesamt im übrigen Bundesgebiet waren dies 60,5% (gegenüber 45,4% in Bayern), unter den Allgemeinärzten sogar 68,8% (gegenüber 45,6% in Bayern). Zwar ist auch in den Daten der außerbayerischen Ärzte eine Interkorrelation zwischen den Angaben zur Entwicklung von Erst-AU-Schreibungen einerseits und zur Entwicklung der Behandlungsfälle andererseits zu beobachten; jedoch trägt diese nicht zur Erklärung der regionalen Unterschiede in den Antwortverteilungen bei: Betrachtet man z.B. nur die Ärzte, die konstante Scheinzahlen angaben, so lag außerhalb Bayerns der Anteilswert der Ärzte, die einen Rückgang der Erst-AU-Schreibungen berichteten, für die gesamte Ärzteschaft mit 59,8% um 17,8 Prozentpunkte, für die Allgemeinärzte mit 66% um 25 Prozentpunkte über dem entsprechenden Anteilswert für die bayerischen Ärzten. Weitere Vergleichszahlen können den Tabellen A.7.22 und A.7.23 entnommen werden.

7.3.3.3 Entwicklung der AU-Schreibungen 1983 im Vergleich zum Vorjahr

Die Antwortverteilungen zu der Frage "Wie hat sich 1983, verglichen mit dem Jahr davor, die Zahl Ihrer Erst-AU-Schreibungen entwickelt?" sind den Tabellen 7.10, A.7.24 und A.7.25 sowie Abbildung 7.8 zu entnehmen.

Unter den bayerischen Ärzten gab 1983/84 gut die Hälfte (51,2%) einen Rückgang der Erst-AU-Schreibungen an, knapp die Hälfte (47,6%) berichtete, die Zahl sei gleich geblieben, und nur eine geringe Zahl von Ärzten (1,2%) stellte eine Zunahme fest. Die Allgemeinärzte wiesen in der Antwortkategorie "abgenommen" mit 58,2% einen überdurchschnittlichen, in der Kategorie "gleichgeblieben" mit 40,6% einen entsprechend unterdurchschnittlichen Wert auf. Im Vergleich zur Ärztebefragung 1982/83 gaben damit deutlich mehr Ärzte einen Rückgang ihrer Erst-AU-Schreibungen an.

Für die außerbayerischen Ärzte insgesamt stellte sich 1983/84 eine Antwortverteilung ein, die mit derjenigen für die bayerischen Ärzte nahezu identisch ist; dies gilt in gleicher Weise für die Allgemeinärzte. Im Vergleich zum Vorjahr berichteten sowohl unter den Ärzten insgesamt als auch unter den Allgemeinärzten um rund 10 Prozentpunkte weniger Ärzte eine Abnahme ihrer Erst-AU-Schreibungen.

Tabelle 7.10

Entwicklung der Erst-AU-Schreibungen 1983 im Vergleich zum Vorjahr aus der Sicht niedergelassener Ärzte

Antwort	"Wie hat sich 1983, verglichen mit dem Jahr davor, die Zahl Ihrer Erst-Arbeitsunfähigkeitsschreibungen entwickelt?"			
	Bayern		übriges Bundesgebiet	
	Alle Ärzte[a]	Allgemeinärzte	Alle Ärzte	Allgemeinärzte
	(n=1051)	(n=512)	(n=444)	(n=187)
	- Spaltenprozente -			
abgenommen	51,2	58,2	51,4	59,9
gleichgeblieben	47,6	40,6	48,2	39,6
zugenommen	1,2	1,2	0,5	0,5
Summe[b]	100,0	100,0	100,1	100,0

[a] Basisstichprobe
[b] Abweichungen von 100% durch Rundungsfehler

Quelle: MEDIS-Ärztebefragung 1983/84

Abbildung 7.8

Befragungen niedergelassener Allgemeinärzte in Bayern und im übrigen Bundesgebiet 1983/84
"Wie hat sich 1983, verglichen mit dem Jahr davor, die Zahl Ihrer Erst-Arbeitsunfähigkeitsschreibungen entwickelt?"

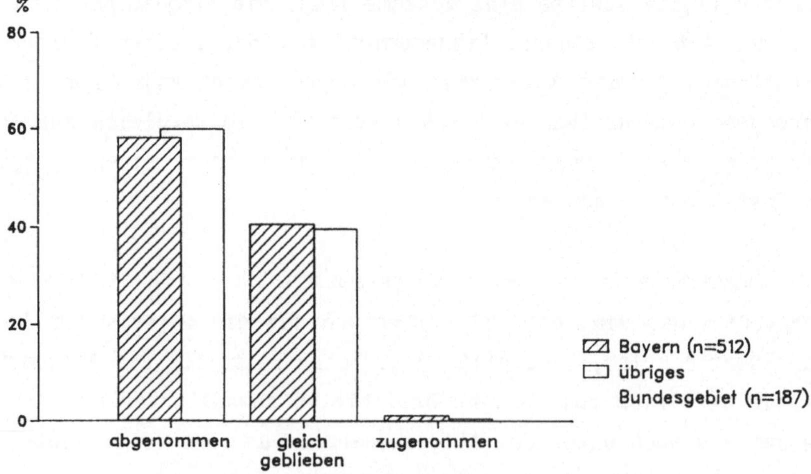

Quelle: MEDIS-Ärztebefragung 1983/84

Generell vermitteln die Fragen nach der Entwicklung der Erst-AU-Schreibungen in den Ärztebefragungen 1982/83 und 1983/84 unter dem Aspekt des Vergleiches zwischen bayerischen und außerbayerischen Kassenärzten das folgende Gesamtbild: In Bayern wie auch im übrigen Bundesgebiet hat aus der Sicht der befragten Kassenärzte über den gesamten Zeitraum hinweg, der durch die beiden Fragen erfaßt war, ein Rückgang der Erst-AU-Schreibungen stattgefunden. Die beiden Gebiete unterscheiden sich indessen hinsichtlich der Dynamik dieses Rückgangs: Während der Anteil der bayerischen Ärzte, die eine Verringerung der AU-Schreibungen berichteten, in der zweiten Befragungsrunde zunahm, sank dieser Anteil unter den Ärzten im übrigen Bundesgebiet.

7.3.3.4 Die Häufigkeit der Ausstellung von Arbeitsunfähigkeitsbescheinigungen

In allen Befragungen wurde den Ärzten wortgleich die Frage gestellt, wieviele Arbeitsunfähigkeitsbescheinigungen (Erst- und Folgebescheinigungen) sie in ihrer letzten vollen Arbeitswoche ausgestellt hätten. Die hierzu vorliegenden Befragungsergebnisse werden im folgenden beispielhaft für die Allgemeinärzte dargestellt. Tabelle 7.11 enthält die Werte einiger Lage- und Streuungsmaße der vier Verteilungen[26]; Angaben zu den klassifizierten Häufigkeiten sind den Tabellen A.7.26 und A.7.27 sowie - für Bayern - der Abbildung 7.9 zu entnehmen.

Die Häufigkeitsverteilungen für die Anzahl der ausgestellten AU-Schreibungen stimmen für die bayerischen Ärzte zu den beiden Befragungszeitpunkten weitgehend überein; für die außerbayerischen Ärzte zeichnet sich dagegen vom ersten zum zweiten Befragungszeitpunkt eine Verschiebung der Verteilung in Richtung höherer Werte ab. Zu beiden Befragungszeitpunkten lagen die Durchschnittswerte der berichteten Häufigkeiten in Bayern unter den Werten für das übrige Bundesgebiet.

7.3.3.5 Zur Zuverlässigkeit der erhobenen Häufigkeitsdaten

Die Daten zur Häufigkeit bzw. zur Veränderung der Häufigkeit von AU-Schreibungen werfen die Frage auf, wie zuverlässig diese Angaben sind, wenn sie im Sinne von Realverhalten bzw. Veränderungen des

Tabelle 7.11

Häufigkeit der Ausstellung von AU-Bescheinigungen nach Angaben niedergelassener Allgemeinärzte

"Wieviele Arbeitsunfähigkeitsbescheinigungen (Erst- und Folgebescheinigungen) haben Sie in Ihrer letzten vollen Arbeitswoche ausgestellt?"

Lage- und Streuungsmaße der Antwortverteilungen[a]	Bayern 1982/83 (n=135)	Bayern 1983/84 (n=497)	Bundesgebiet 1982/83 (n=205)	Bundesgebiet 1983/84 (n=181)
Mittelwert	15,9	16,4	18,4	21,4
Standardabweichung	12,9	17,7	17,1	19,5
Minimum	0	0	2	1
25%-Quartil	8	8	10	10
Median	12	14	15	15
75%-Quartil	20	20	20	27
Maximum	80	300	150	138

[a] Zur Erläuterung dieser Maße siehe Anmerkung 26

Quelle: MEDIS-Ärztebefragungen 1982/83 und 1983/84

Realverhaltens interpretiert werden. Hierzu sind einige Untersuchungen durchgeführt worden, deren Ergebnisse sich dahingehend zusammenfassen lassen, daß

- die zur Entwicklung der Erst-AU-Schreibungen erhobenen Daten Zweifel daran aufkommen lassen, daß sie reale Veränderungen frei von systematischen Verzerrungen abbilden,
- die Antworten auf die Frage nach der Anzahl der in der letzten vollen Arbeitswoche ausgestellten AU-Bescheinigungen eher als eine Quelle durchaus zuverlässiger Informationen über reales Geschehen betrachtet werden können.

Indizien für diese Einschätzung sind die folgenden Sachverhalte:

- Angesichts des drastischen Rückgangs der Werte der AU-Indikatoren des Routinedatenbereichs während des in der Ärztebefragung 1982/83 erfragten Zeitraums 1979 bis 1982 ist der Anteil der bayerischen Ärzte, die einen Rückgang ihrer Erst-AU-Schreibungen angeben, eher gering. In Berechnungen auf der Basis von Routinedaten aus den beiden vierten Quartalen 1979 und 1982 für die Allgemeinärzte ergab sich z.B., daß die Übereinstimmung von Routine- und Befragungsdaten impliziert, daß Ärzte im statistischen Durchschnitt die

Entwicklung der Anzahl von Erst-AU-Schreibungen erst dann als Abnahme werteten, wenn der Rückgang mindestens ein Viertel des bisherigen AU-Schreibungsvolumens erreicht[27)].

- Von 1982 nach 1983 zeigen die AU-Indikatoren in den Routinedaten nur noch eine geringfügig fallende Tendenz. Gleichwohl lag der Anteil der bayerischen Ärzte, die in diesem Zeitraum einen Rückgang ihrer Erst-AU-Schreibungen registrierten, höher als in der ersten Befragungsrunde.
- Die Häufigkeitsverteilungen der Angaben zur Anzahl der während der letzten vollen Arbeitswoche ausgestellten AU-Bescheinigungen waren für die bayerischen Ärzte in den beiden Befragungen nahezu identisch, für die außerbayerischen Ärzte ermittelt sich eine Verschiebung der Verteilung in Richtung größerer Werte. Gleichzeitig berichteten aber in der Befragung 1983/84 innerhalb und außerhalb Bayerns über die Hälfte aller Ärzte einen Rückgang, jedoch kaum ein Arzt eine Zunahme der Erst-AU-Schreibungen gegenüber dem Vorjahr (siehe z.B. die Verteilungen in den Abbildungen 7.8 und 7.9).

Abbildung 7.9

Befragungen niedergelassener Allgemeinärzte in Bayern "Wieviele Arbeitsunfähigkeitsbescheinigungen (Erst- und Folgebescheinigungen) haben Sie in Ihrer letzten vollen Arbeitswoche ausgestellt?"

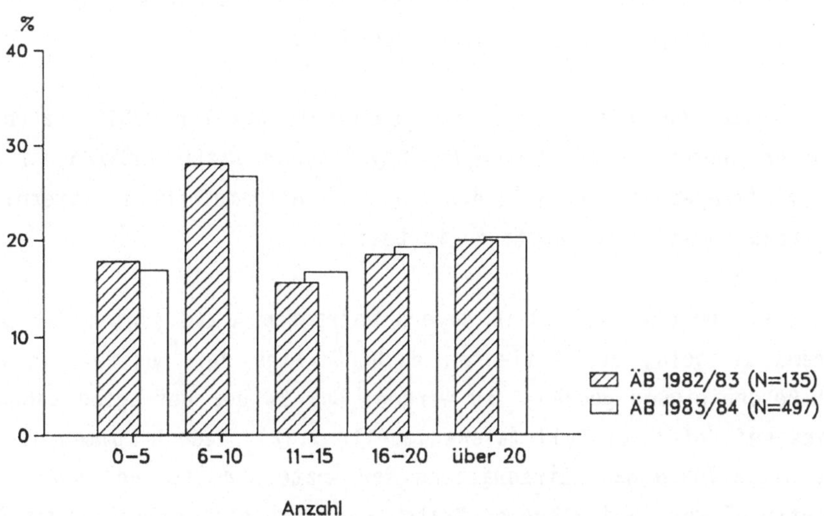

Quelle: MEDIS-Ärztebefragungen 1982/83 und 1983/84

- Die erwähnte weitgehende Konstanz der Häufigkeitsverteilungen der ausgestellten AU-Bescheinigungen ist vor dem Hintergrund nahezu stabiler AU-Indikatoren im Routinedatenbereich plausibel. Die Vermutung einer vergleichsweise größeren Zuverlässigkeit dieser Angaben wird durch ihre hohe Korrelation mit der berichteten Zahl der Behandlungsfälle gestützt[28)].

7.3.4 Die ärztliche Wahrnehmung von Patientenwünschen

Aus vorliegenden Untersuchungen ist bekannt, daß der Wunsch nach Ausstellung einer AU-Schreibung in vielen Fällen direkt vom Patienten an den Arzt herangetragen wird. Zalewski (1984) fand beispielsweise, daß 18,3% der 16- bis 65-jährigen Patienten von Allgemeinärzten im Bereich Nord-Württemberg mit dem Wunsch nach einer AU-Schreibung oder deren Verlängerung an den behandelnden Arzt herantreten. In einer 1982 durchgeführten Befragung von 205 Allgemeinärzten und Internisten gaben 70% der Befragten an, daß Patienten "manchmal" oder "häufig" den Wunsch nach Ausstellung einer AU-Bescheinigung äußern[29)]. In den Ärztebefragungen für die Studie über den Bayern-Vertrags wurde dieser Sachverhalt durch zwei Fragen berücksichtigt:

- "Haben Ihre Patienten den Wunsch, 'krankgeschrieben' zu werden, in diesem Jahr seltener oder häufiger geäußert als im vergangenen Jahr?"
- "Wie oft fühlen Sie sich von Patienten nachdrücklich zu einer Arbeitsunfähigkeitsbescheinigung gedrängt?"

Die erste der beiden Fragen war Bestandteil aller MEDIS-Ärztebefragungen, wurde in der Befragung bayerischer Ärzte 1982/83 in einem Spezialfragebogenteil allerdings nur an Allgemeinärzte, Internisten, Orthopäden und Nervenärzte gerichtet.

Fast keinem der 1982/83 in Bayern befragten Ärzte schien das Gefühl fremd zu sein, von Patienten nachdrücklich zur Ausstellung einer AU-Bescheinigung gedrängt zu werden: Nur 7% der Befragten gaben an, dies sei "nie" der Fall (siehe Tabelle 7.12). Jedoch kommen derartige Situationen nach Einschätzung der Ärzte nur "selten" oder "gelegentlich" vor, bei Allgemeinärzten und Internisten wohl etwas öfter als bei den beiden anderen befragten Arztgruppen. Die Ergebnisse der Ärztebefragung 1983/84 für Bayern deuten darauf hin, daß solche Arzt-Patient-Konflikte im Jahr 1983 seltener aufgetreten waren als

Tabelle 7.12

Patientenwünsche nach AU-Schreibungen aus der Wahrnehmung niedergelassener bayerischer Ärzte 1982/83

Antwort	"Wie oft fühlen Sie sich von Patienten nachdrücklich zu einer Arbeitsunfähigkeitsschreibung gedrängt?"				
	Ärzte insgesamt[a] (n=371)	Allgemein ärzte (n=143)	Internisten (n=100)	Orthopäden (n=98)	Nervenärzte (n=35)
	- Spaltenprozente -				
nie	7,0	8,4	7,1	5,3	5,7
selten	52,8	51,7	63,6	45,7	45,7
gelegentlich	35,3	34,3	26,3	42,6	45,7
häufig	4,9	5,6	3,0	6,4	2,9
Summe	100,0	100,0	100,0	100,0	100,0

[a] nur Ärzte der in der Tabelle genannten Gebiete

Quelle: MEDIS-Ärztebefragung 1982/83

Tabelle 7.13

Patientenwünsche nach AU-Schreibungen aus der Wahrnehmung niedergelassener Ärzte 1983/84

Antwort	"Wie oft fühlen Sie sich von Patienten nachdrücklich zu einer Arbeitsunfähigkeitsschreibung gedrängt?"			
	Bayern		übriges Bundesgebiet	
	Alle Ärzte[a] (n=1057)	Allgemeinärzte (n=516)	Alle Ärzte (n=445)	Allgemeinärzte (n=187)
	- Spaltenprozente -			
nie	14,9	12,0	14,4	10,7
selten	55,2	54,1	58,4	62,0
gelegentlich	27,6	31,6	24,3	24,6
häufig	2,3	2,3	2,9	2,7
Summe	100,0	100,0	100,0	100,0

[a] Basisstichprobe

Quelle: MEDIS-Ärztebefragung 1983/84

im Vorjahr: Die Antwortkategorien "nie" und "selten" sind stärker, die Kategorien "gelegentlich" und "häufig" schwächer als 1982/83 besetzt (siehe Tabelle 7.13). Die Befragungsergebnisse für die Ärzteschaft im übrigen Bundesgebiet ergaben Antwortverteilungen, die keine auffälligen Unterschiede zu denen für die bayerischen Ärzte aufweisen (siehe Tabelle 7.13).

Die Frage nach der Veränderung der Häufigkeit, mit der von Patienten der Wunsch nach einer AU-Schreibung geäußert wird, führte in beiden Befragungen zu einem relativ einheitlichen Gesamtbild (siehe Tabelle A.7.28): In der Gesamtärzteschaft gab eine große Mehrheit von Ärzten (70,3% bis 74,1%) einen Rückgang derartiger Wünsche an; ein gutes Viertel der Ärzte (24,8% bis 29,3%) berichtete eine ungefähre Konstanz der Häufigkeit, und nur eine sehr kleine Zahl von Ärzten (0,5% bis 1,3%) vermeldete eine Zunahme. Quantitativ bemerkenswert erscheinende Unterschiede lassen sich dahingehend zusammenfassen, daß Allgemeinärzte offenbar etwas häufiger als ihre Kollegen einen Rückgang der Wünsche nach 'Krankschreibungen' registrierten, und daß in Bayern ein leicht zunehmender, im übrigen Bundesgebiet dagegen ein etwa konstanter Anteil der Ärzte eine Abnahme dieser Wünsche beobachtete.

Die häufig vertretene These, daß die Häufigkeit, mit der von Patienten der Wunsch nach einer AU-Schreibung an die Ärzte herangetragen wird, eine zunehmende Funktion der (subjektiv wahrgenommenen) Arbeitsplatzsicherheit ist, legt die Hypothese nahe, daß mit steigendem Risiko des Arbeitsplatzverlustes nicht nur der Wunsch nach einer AU-Schreibung seltener geäußert wird, sondern daß aufgrund gleicher Überlegungen und Befürchtungen gleichzeitig auch zunehmend häufiger die Bitte ausgesprochen wird, von einer - vom Arzt schon angeratenen oder vom Patienten nur antizipierten - AU-Schreibung abzusehen. Diese Hypothese führte zur Aufnahme der folgenden Frage in die beiden 1983/84 durchgeführten Ärztebefragungen: "Wurden Sie 1983 häufiger als früher von Ihren Patienten gebeten, Sie nicht 'krankzuschreiben'?"

Auch hinsichtlich dieser Frage, zeichnen die Befragungsergebnisse ein recht homogenes Bild (siehe Tabelle 7.14): Fast drei Viertel aller bayerischen Ärzte registrierten eine Zunahme solcher Fälle; bei den Allgemeinärzten betrug dieser Anteilswert fast 80%. Nahezu identische Verteilungswerte errechneten sich für die Ärzte außerhalb Bayerns.

Von Interesse ist schließlich, ob sich Zusammenhänge im Antwortverhalten auf diese drei, Patientenwünsche bezüglich AU-Schreibungen thematisierenden Fragen zeigten. Entsprechende Zusammenhangsanalysen wurden für die Ergebnisse der Ärztebefragung 1983/84 jeweils einmal für die gesamte Ärzteschaft, einmal für die Allgemeinärzte durchgeführt. Dabei zeigte sich

- ein enger Zusammenhang der Antworten auf die Fragen betreffend die Häufigkeit der Patientenwünsche nach AU-Schreibungen und die Häufigkeit der Bitte von Patienten, von der AU-Schreibung abzusehen (Gamma-Koeffizienten[30)] zwischen 0,75 und 0,87), in der (plausiblen) Weise, daß Ärzte, die eine Abnahme der Patientenwünsche berichteten, vergleichsweise häufig auch eine Zunahme der Bitte von Patienten registrierten, von einer 'Krankschreibung' abzusehen, sowie
- eine weitgehende Unabhängigkeit im Antwortverhalten auf diese beiden Fragen und die Frage nach der Häufigkeit, mit der sich ein Arzt zur Ausstellung einer AU-Bescheinigung gedrängt sieht (alle Gamma-Koeffizienten in der Bandbreite zwischen -0,09 und 0,14).

Tabelle 7.14

Entwicklung der Patientenwünsche nach Unterlassung von 'Krankschreibungen' aus der Wahrnehmung niedergelassener Ärzte

	"Wurden Sie 1983 häufiger als früher von Ihren Patienten gebeten, Sie nicht 'krankzuschreiben'?"			
	Bayern		übriges Bundesgebiet	
Antwort	Alle Ärzte[a] (n=1057)	Allgemeinärzte (n=485)	Alle Ärzte (n=445)	Allgemeinärzte (n=187)
	- Spaltenprozente -			
ja	72,9	79,8	73,3	78,6
nein	27,1	20,2	26,7	21,4
Summe	100,0	100,0	100,0	100,0

[a] Basisstichprobe

Quelle: Ärztebefragung 1983/84

7.3.5 Beurteilungsmaßstäbe der Ärzte bei Arbeitsunfähigkeitsschreibungen

In der Phase heftiger Diskussionen über den Bayern-Vertrag unter Beteiligten und Betroffenen spielten auch Befürchtungen oder Erwartungen eine gewisse Rolle, daß der Vertrag die Ärzte zur Anlegung strengerer Maßstäbe bei der Ausstellung von AU-Bescheinigungen anregen werde. Diesem Aspekt wurde in der Ärztebefragung 1982/83 durch die folgende Frage Rechnung getragen: "Legen Sie in der letzten Zeit bei erstmaligen Arbeitsunfähigkeitsschreibungen strengere Maßstäbe an als früher?"

Daneben wurden zwei weitere Fragen gestellt, die auf eine Einschätzung der Strenge bzw. Nachgiebigkeit des Befragten bei der Ausstellung von AU-Bescheinigungen im Vergleich zu seinen Kollegen gerichtet waren. In der Befragung der bayerischen Ärzte war diese Frage so formuliert worden, daß ihre Beantwortung das Urteil des Befragten selbst abbilden sollte; in der Befragung im Bundesgebiet hingegen sollten Resultate einer vergleichenden Beurteilung durch die Patienten der befragten Ärzte ermittelt werden.

Während die Mehrzahl der Ärzte bei ihren Patienten Veränderungen der Erwartungen und Wünsche bezüglich AU-Schreibungen registrierten, stellten sie sich selbst in ihrer Beurteilungsweise der Notwendigkeit einer AU-Schreibung überwiegend als unverändert dar: Rund zwei Drittel aller bayerischen Ärzte gaben an, ihre Maßstäbe bei erstmaligen AU-Schreibungen nicht verschärft zu haben; ähnliche Werte lieferte auch die Befragung der Kassenärzte im übrigen Bundesgebiet (siehe Tabelle 7.15).

Zwischen wahrgenommenen Patientenwünschen und Strenge der eigenen Maßstäbe besteht ein statistischer Zusammenhang (siehe Tabelle A.7.29): Ärzte, die sich "gelegentlich" oder "häufig" von Patienten zu AU-Schreibungen gedrängt fühlten, gaben öfter an, daß ihre AU-Maßstäbe strenger geworden sind (55,3%), als Ärzte, die sich "nie" oder "selten" von Patienten gedrängt fühlten (31,4%). Für diese Beziehung sind allerdings mehrere Interpretationen denkbar:

Tabelle 7.15

Beurteilungsmaßstäbe bei AU-Schreibungen aus der Sicht niedergelassener Ärzte

	"Legen Sie in der letzten Zeit bei erstmaligen Arbeitsunfähigkeitsschreibungen strengere Maßstäbe an als früher?"			
	Bayern		übriges Bundesgebiet	
Antwort	Alle Ärzte[a] (n=372)	Allgemeinärzte (n=143)	Alle Ärzte (n=362)	Allgemeinärzte (n=221)
	- Spaltenprozente -			
ja	35,8	35,0	32,9	37,1
nein	64,2	65,0	67,1	62,9
Summe	100,0	100,0	100,0	100,0

[a] nur Allgemeinärzte, Internisten, Orthopäden und Nervenärzte

Quelle: MEDIS-Ärztebefragung 1982/83

- An Ärzte, deren AU-Maßstäbe schon immer streng waren, tragen Patienten seltener AU-Wünsche heran, weil diese erfolglos bleiben würden.
- Ärzte, deren AU-Maßstäbe schon immer streng waren, verlieren im Lauf der Zeit Patienten, die es gewohnt sind, AU-Wünsche zu äußern.
- Ärzte, die sich von Patienten zu AU-Schreibungen gedrängt fühlten und dem öfter nachgegeben haben, versuchen - den Bayern-Vertrags-Appellen folgend -, diese Patientenwünsche zurückzudrängen.
- Je strenger die AU-Maßstäbe eines Arztes werden, desto öfter sehen sich Patienten veranlaßt, hierauf mit einem stärkeren Drängen auf AU-Schreibung zu reagieren.

Die Stichhaltigkeit dieser konkurrierenden Interpretationen zu überprüfen, ist im Rahmen der Auswertung der Befragungsdaten nicht möglich.

Die Frage nach der Einschätzung des Verhaltens ärztlicher Kollegen im Umfeld der Praxis führten, obwohl einmal den Arzt, einmal seine Patienten als Beurteilungsinstanz ansprechend, zu ganz ähnlichen Ergebnissen: Jeweils knapp die Hälfte der befragten Ärzte gaben an, den Eindruck zu haben bzw. von ihren Patienten gehört zu haben, daß ärztliche Kollegen im Praxisumfeld eher als sie selbst bereit waren, AU-Bescheinigungen auszustellen (siehe Tabelle A.7.30 und A.7.31).

7.3.6 Arbeitsunfähigkeitsschreibungen und ambulante Diagnostik

Die Autoren des Bayern-Vertrags gehen davon aus, daß durch gezielte Diagnostik und Therapie im Rahmen der kassenärztlichen Versorgung die Zahl der Arbeitsunfähigkeitsfälle und deren Dauer gesenkt werden kann. Da die Ärzte in der MEDIS-Ärztebefragung 1982/83 im Rahmen der Frage nach der Entwicklung ihrer Leistungen und Verordnungen während der letzten drei Jahre auch nach der Entwicklung der von ihnen betriebenen ambulanten Diagnostik befragt worden waren, bietet dieser Datenkörper ansatzweise die Möglichkeit zu prüfen, ob der von den Vertragspartnern angenommene Zusammenhang zwischen Leistungs- und Verordnungsintensität im Bereich der AU-Schreibungen seinen Niederschlag in der Leistungs- und Verordnungsentwicklung aus der Sicht der Ärzte findet.

Tabelle 7.16 zeigt für die bayerischen Kassenärzte insgesamt und für die Allgemeinärzte unter ihnen, wie sich die Antwortverteilungen auf die Frage nach der Entwicklung der AU-Schreibungen stratifiziert nach der Antwort auf die Frage nach der Entwicklung der ambulanten Diagnostik darstellen.

Weder bei den Kassenärzten insgesamt noch bei den Allgemeinärzten zeichnen die Antwortverteilungen ein Bild, das einem Zusammenhang zwischen Intensivierung der ambulanten Diagnostik und Verringerung der AU-Schreibungen entspräche: In beiden Arztgruppen sind unter den Ärzten, die eine Zunahme ihrer ambulanten diagnostischen Leistungen berichten, Ärzte, die angeben, ihre AU-Schreibungen verringert zu haben, etwa in gleicher relativer Häufigkeit wie in der Gesamtheit der Befragten vertreten.

7.3.7 Zusammenhänge zwischen Angaben zur Entwicklung von AU-Schreibungen und anderen erhobenen Befragungsdaten

Die Zusammenhangsanalysen von Angaben zur Entwicklung der Erst-AU-Schreibungen und anderen erhobenen Befragungsdaten konzentrierten sich auf zwei Fragestellungen:

Tabelle 7.16

Entwicklung der AU-Schreibungshäufigkeit niedergelassener bayerischer Kassenärzte im Zusammenhang mit der Entwicklung ambulanter Diagnostik

"Wie haben sich während der letzten drei Jahre Ihre Leistungen und Verordnungen in den folgenden Bereichen ärztlicher Tätigkeit entwickelt?"

	Ambulante Diagnostik			
Erst-AU-schreibungen	etwas/sehr abgenommen	gleich geblieben	etwas/sehr zugenommen	insgesamt
	- Spaltenprozente -			
	Alle Ärzte[a]			
	(n = 170)	(n = 448)	(n = 490)	(n = 1108)
etwas/sehr abgenommen	55,3	42,9	44,3	45,4
gleich geblieben	37,7	53,6	48,6	48,9
etwas/sehr zugenommen	7,1	3,6	7,1	5,7
Summe[b]	100,1	100,1	100,0	100,0
	Allgemeinärzte			
	(n = 70)	(n = 221)	(n = 265)	(n = 556)
etwas/sehr abgenommen	50,0	46,6	43,0	45,3
gleich geblieben	40,0	48,4	49,4	47,8
etwas/sehr zugenommen	10,0	5,0	7,6	6,8
Summe[b]	100,0	100,0	100,0	99,9

[a] Basisstichprobe
[b] Abweichungen von 100% aufgrund von Rundungsfehlern

Quelle: MEDIS-Ärztebefragung 1982/83

- Dominieren arztseitige oder patientenseitige Einflußfaktoren die Entwicklung der AU-Schreibungen?
- Ist das Antwortverhalten bei der Frage zur Bekanntheit des Bayern-Vertrags ein die Angaben zur AU-Entwicklung differenzierender Faktor?

Um die relative Bedeutsamkeit der Einflußfaktoren 'Patientenwünsche', 'AU-Maßstäbe' und 'Patientenzahlentwicklung' für die Entwicklung der Erst-AU-Schreibungen abschätzen zu können, wurden für die einschlägigen Fragenkombinationen in allen Befragungen Zusammenhangsmaße (Gamma-Koeffizienten) für die jeweiligen Antwortverteilungen errechnet. Die Ergebnisse dieser Berechnungen sind exemplarisch für die Gruppe der Allgemeinärzte in den Tabellen 7.17 (Ärztebefragung 1982/83) und 7.18 (Ärztebefragung 1983/84) zusammengestellt worden.

Betrachtet man zunächst die Zusammenhangsmaße für die Antwortverteilungen in der Befragung 1982/83, so zeigt sich der statistisch engste Zusammenhang in Bayern und im übrigen Bundesgebiet zwischen den Veränderungen der Häufigkeit der Patientenwünsche nach AU-Bescheinigungen und der Entwicklung der Erst-AU-Schreibungen. Die Koeffizienten für die Zusammenhänge mit Fragen, die AU-Maßstäbe betreffen, und mit der Fallzahlentwicklung sind im Vergleich dazu merklich kleiner, weisen teilweise auch ein unerwartetes Vorzeichen auf. Die Resultate für die Befragungsrunde 1983/84 lassen zwar eine Beurteilung der Bedeutung der AU-Maßstäbe für die Entwicklung der AU-Schreibungen nicht zu, weisen aber - wiederum für Bayern und das übrige Bundesgebiet - in Richtung eines eher zunehmenden Einflusses der Patientenwünsche nach AU-Bescheinigungen auf die Entwicklung der Erst-AU-Schreibungen. Dieser Eindruck wird durch den Sachverhalt verstärkt, daß sich eine enge Beziehung dieser Entwicklung auch zur Antwortverteilung auf die Frage nach der Häufigkeit der die Feststellung einer AU eher abwehrenden Haltung der Patienten zeigt.

Diese Ergebnisse lassen sich in der Aussage zusammenfassen, daß Reduzierungen der Erst-AU-Schreibungen in den letzten Jahren in erster Linie durch eine Verringerung der Patientenwünsche nach AU-Bescheinigungen und erst in zweiter Linie durch strengere Handhabung der AU-Maßstäbe seitens der Ärzte bewirkt wurden.

Tabelle A.7.32 zeigt schließlich die Auswertungsergebnisse für die AU-bezogenen Fragen in der Ärztebefragung 1982/83 in Abhängigkeit von der Antwort auf die Frage nach der Kenntnis der Grundzüge des Bayern-Vertrags. Ärzte, die angeben, den Bayern-Vertrag gut zu kennen, berichten deutlich häufiger als ihre Kollegen einen Rückgang der Erst-AU-Schreibungen, geben häufiger an, strengere AU-Maßstäbe anzulegen als früher und weniger nachgiebig als Kollegen im Praxisumfeld zu sein, registrieren ähnlich häufig einen Rückgang der Patientenwünsche nach AU-Schreibungen und fühlen sich seltener zur

Tabelle 7.17

Zusammenhänge (Gamma-Koeffizienten) zwischen Angaben zur Entwicklung der AU-Schreibungshäufigkeit und der Beantwortung anderer Fragen der Ärztebefragungen 1982/83

	"Wie hat sich die Zahl Ihrer Erst-AU-Schreibungen in den letzten drei Jahren entwickelt?"	
	Allgemeinärzte	
	Bayern	übriges Bundesgebiet
	- Gamma-Koeffizienten -	
"Haben Ihre Patienten den Wunsch, 'krankgeschrieben' zu werden, in diesem Jahr seltener oder häufiger geäußert als im vergangenem Jahr?"	0,54	0,61
"Wie oft fühlen Sie sich von Patienten nachdrücklich zu einer Arbeitsunfähigkeitsschreibung gedrängt?"	0,26	-
"Legen Sie in letzter Zeit bei erstmaligen AU-Schreibungen strengere Maßstäbe an als früher?"	0,20	-0,06
"Haben Sie den Eindruck, daß ärztliche Kollegen im Umfeld Ihrer Praxis eher als Sie selbst bereit sind, Arbeitsunfähigkeitsbescheinigungen auszustellen"?	-0,14	-
"Haben Sie von Patienten gehört, daß ärztliche Kollegen im Umfeld Ihrer Praxis eher als Sie selbst bereit sind, Arbeitsunfähigkeitsbescheinigungen auszustellen?"	-	0,21
"Wie hat sich die Zahl Ihrer Behandlungsscheine im Laufe der letzten drei Jahre verändert?"	0,16	0,21

Quelle: MEDIS-Ärztebefragung 1982/83

Tabelle 7.18

Zusammenhänge (Gamma-Koeffizienten) zwischen Angaben zur Entwicklung der AU-Schreibungshäufigkeit und der Beantwortung anderer Fragen der Ärztebefragungen 1983/84

	"Wie hat sich 1983, verglichen mit dem Jahr davor, die Zahl Ihrer Erst-AU-Schreibungen entwickelt?"	
	Allgemeinärzte	
	Bayern	übriges Bundesgebiet
	- Gamma-Koeffizienten -	
"Haben Ihre Patienten den Wunsch, 'krankgeschrieben' zu werden, in diesem Jahr seltener oder häufiger geäußert als im vergangenem Jahr?"	0,77	0,89
"Wie oft fühlen Sie sich von Patienten nachdrücklich zu einer Arbeitsunfähigkeitsschreibung gedrängt?"	-0,05	0,12
"Wurden Sie 1983 häufiger als früher von Ihren Patienten gebeten, Sie nicht 'krankzuschreiben'?"	0,61	0,61
"Wie hat sich die Zahl Ihrer Behandlungsscheine im letzten Jahr verändert?"	0,21	0,23

Quelle: MEDIS-Ärztebefragungen 1983/84

Ausstellung einer AU-Bescheinigung gedrängt als ihre Kollegen. Die Analyse der Zusammenhänge zwischen den Antwortverteilungen (siehe Tabelle A.7.33) zeigt, daß ein statistischer Zusammenhang zwischen AU-Maßstäben und Entwicklung der Erst-AU-Schreibungen nur in der Gruppe der Ärzte zu finden ist, die angeben, die Grundzüge des Bayern-Vertrags gut zu kennen.

7.4 Zusammenfassung

Ziel des Bayern-Vertrags ist es, wie eingangs schon dargestellt, "durch gezielte Diagnostik und Therapie unter Ausschöpfung der den Kassenärzten gemeinsam zur Verfügung stehenden Möglichkeiten" zu erreichen, daß "die Gesundheit und die Arbeitsfähigkeit der Patienten auch im Hinblick auf ihre volkswirtschaftliche Bedeutung erhalten wird". Ein Anstieg der kassenärztlichen Gesamtvergütung über die jeweils vereinbarte Zuwachsrate hinaus kann auch dann als gerechtfertigt gelten, wenn die Gesamttätigkeit der Kassenärzte einen Fortschritt in dieser Zielrichtung aufweist. Zur Beurteilung dieser Frage beziehen sich die Vertragspartner laut Vertragstext auf die Entwicklung der "Zahl der Arbeitsunfähigkeitsfälle und deren Dauer". In den Pressekonferenzen von KVB und Landesverbänden der RVO-Kassen zum Bayern-Vertrag sind zur Beurteilung der Entwicklung im AU-Bereich daneben auch der Krankenstand und die Leistungsausgaben für Krankengeld herangezogen worden.

Die Vertragspartner haben nie einen Zweifel daran gelassen, daß aus ihrer Sicht eine Reduzierung des AU-Volumens als Indikator für eine vertragskonforme Entwicklung zu betrachten sei. Insoweit besteht auch kein Zweifel daran, daß die tatsächliche Entwicklung im Bereich der AU-Schreibungen vertragskonform verlaufen ist: So lagen z.B. im Bereich der bayerischen Ortskrankenkassen im Jahr 1983

- der jahresdurchschnittliche Krankenstand um 21%,
- die Anzahl der AU-Fälle je 100 Mitglieder[31)] um 10%,
- die Anzahl der AU-Tage je 100 Mitglieder[31)] um 17%,
- die Anzahl der Krankengeldfälle je 100 Mitglieder[31)] um 20%,
- die Anzahl der Krankengeldtage je 100 Mitglieder[31)] um 9%

unter den entsprechenden Vergleichswerten für das Jahr 1979. Die Anzahl der AU-Schreibungen (Erst- und Folgebescheinigungen) von RVO-Patienten durch bayerische Kassenärzte lag 1982 um 18%, der Anteil der arbeitsunfähig geschriebenen RVO-Behandlungsfälle um 17% niedriger als 1979.

Fraglich bleibt insofern nur, ob diese Entwicklung mit auf den Bayern-Vertrag zurückzuführen ist oder ob sie nicht weitgehend durch die krisenhafte wirtschaftliche Entwicklung herbeigeführt wurde. Für letztere Interpretation spricht,
- daß die überwiegende Zahl der routinemäßig erfaßten Indikatoren der AU-Entwicklung erst ab 1981 - also mit Beginn der Verschlechterung der Arbeitsmarktlage - eine fallende Tendenz aufweist (An-

zahl und Ansatz der AU-Bescheinigungen sinken allerdings vorübergehend schon im ersten Quartal 1980 unter ihre Vorjahresquartalswerte, was als kurzfristiger Effekt des Vertrags gedeutet werden könnte),

- daß Krankenstand, AU-Tage und AU-Fälle bei den außerbayerischen RVO-Kassen eine im Vergleich zu den bayerischen Daten weitgehend parallele Entwicklung zeitigen,
- daß regionale Unterschiede der AU-Entwicklung innerhalb Bayerns zu einem erheblichen Teil auf die regional variierende Arbeitsmarktlage zurückgeführt werden können.

Gestützt wird diese Interpretation durch die Auswertungsergebnisse der MEDIS-Ärztebefragungen 1982/83 und 1983/84 zum Themenbereich 'Arbeitsunfähigkeit', die unter anderem zeigen,

- daß den AU-Schreibungen im Rahmen der Zielrichtung des Bayern-Vertrags von den Ärzten nur eine sehr untergeordnete Bedeutung zugemessen wird,
- daß ein statistischer Zusammenhang zwischen der Strenge ärztlicher Maßstäbe bei der Beurteilung der Arbeits(un)fähigkeit und der berichteten Entwicklung der Anzahl der Erst-AU-Schreibungen nicht besteht,
- daß ein statistischer Zusammenhang zwischen vermehrter Erbringung diagnostischer Leistungen und Reduzierung von AU-Schreibungen nicht festgestellt werden kann,
- daß in beiden Befragungsrunden jeweils mehr als 70% der Ärzte berichten, der Wunsch, 'krankgeschrieben' zu werden, sei seltener als im vergangenen Jahr geäußert worden,
- daß in der Befragungsrunde 1983/84 fast 80% der Ärzte angeben, häufiger als früher von ihren Patienten gebeten zu werden, von einer 'Krankschreibung' abzusehen.

Dieses Gesamtbild der Ärztebefragung bezüglich der Einflußfaktoren der AU-Entwicklung legt die Vermutung nahe, daß die Reduzierung der Erst-AU-Schreibungen in den letzten Jahren in erster Linie durch ein verändertes Patientenverhalten und weniger durch strengere Maßstäbe oder intensivere Diagnostik seitens der Ärzte bestimmt worden ist.

Befragungs- und Routinedatenauswertungen zusammengenommen vermitteln daher den Eindruck, daß der Rückgang der AU-Schreibungen im wesentlichen auf eine sinkende Nachfrage der Versicherten nach solchen Bescheinigungen zurückzuführen ist, die ihrerseits ihre Ursache in der wachsenden Arbeitsplatzunsicherheit hatte. Für einen eigenständigen anhaltenden Einfluß des Bayern-Vertrags auf das AU-Volumen liefern die Daten dagegen kaum Hinweise; lediglich der ungebrochene und im Vergleich zum übrigen Bundesgebiet klarere Trend einer Verkürzung der AU-Dauer weist in diese Richtung.

Es wäre freilich kurzschlüssig, aus dem Sachverhalt, daß dem Bayern-Vertrag ein anhaltender Einfluß auf die AU-Schreibungen in erkennbarer Größenordnung nur schwerlich zugesprochen werden kann, das Urteil abzuleiten, der Vertrag sei im AU-Bereich gescheitert. Vielmehr muß die Frage gestellt werden, ob angesichts des im Gefolge der Arbeitsmarktkrise stärksten Rückgangs des Krankenstands während der beiden letzten Jahrzehnte ein Wirksamwerden des Bayern-Vertrags im Sinne einer zusätzlichen Verringerung des AU-Volumens erwartet werden konnte. Schließlich ist an die mit dem Rückgang des Krankenstands seit Beginn der 80er Jahre wieder entflammte Diskussion darüber zu erinnern, ob die in der ökonomischen Krise niedrigeren AU-Kennziffern Indikatoren des 'wahren' Krankenstands oder Beleg für die mit wachsender Angst vor dem Verlust des Arbeitsplatzes steigenden Gesundheitsrisiken der abhängig Erwerbstätigen sind. Insofern ist der Frage, ob der Bayern-Vertrag unter den herrschenden Bedingungen noch wirken konnte, unter gesundheitspolitischer Perspektive die Frage anzuschließen, ob der Vertrag über die ohnehin eingetretende Reduzierung des AU-Volumens hinaus eine weitere Senkung des Krankenstandes überhaupt herbeiführen sollte.

Anmerkungen und Tabellen

1) Statt des durch den LdO in die Diskussion eingeführten Begriffs 'Kostenzielbereich' wird hier in identischer Bedeutung - also die Verordnungen von Arzneimitteln, von Krankenhauspflege und von physikalisch-medizinischen Leistungen sowie die Arbeitsunfähigkeitsschreibungen umfassend - der Ausdruck 'Sparzielzone' verwendet. Hiervon zu unterscheiden sind die Begriffe 'Leistungsbereich' oder 'Zielbereich' des Bayern-Vertrags, worunter sowohl die Sparzielzonen des Vertrags als auch die ambulant-ärztlichen Leistungen verstanden werden.

2) So H. Sitzmann in der Pressekonferenz von KVB und Landesverbänden der RVO-Kassen zum Bayern-Vertrag am 6. Mai 1982.

3) Zu einem kritischen Überblick über den derzeitigen Kenntnisstand hierüber siehe z.B. Bürkardt und Oppen 1983, passim.

4) Diese Argumente sollen hier weder in ihren theoretischen noch in ihren empirischen Problemdimensionen untersucht werden. Zu einer diesbezüglichen Betrachtung vgl. z.B. Franke und Jokl 1980 sowie Gut und Steffens 1983.

5) Erfaßt werden in der Statistik alle arbeitsunfähig erkrankten Pflichtmitglieder, die der Krankenkasse aufgrund der Bescheinigung nach § 3 des Lohnfortzahlungsgesetzes (Normalfall für RVO-Versicherte: AU-Bescheinigung gemäß Muster 1 der Vordruckvereinbarung RVO) und aufgrund sonstiger Meldungen bis einschließlich 8. des Monats bekannt werden und deren Arbeitsunfähigkeit nach diesen Unterlagen am Stichtag, also am Monatsersten, bestanden hat. Unter Berücksichtigung der geltenden Melde- und Anzeigepflichten bedeutet dies, daß Kurzzeit-AU-Fälle (Arbeitsunfähigkeit bis zu drei Tagen), bei denen für Angestellte im Regelfall, für Arbeiter bei entsprechenden tarifvertraglichen oder betrieblichen Vereinbarungen keine Verpflichtung zur Vorlage einer ärztlichen AU-Bescheinigung besteht, in der Statistik des Krankenstands nicht erfaßt werden. Ausnahmen hiervon bilden - aufgrund der organisatorischen Nähe zwischen Kasse und Personalabteilung - die Betriebskrankenkassen. Weiter ist zu beachten, daß es auch zu einer Übererfassung des Krankenstand kommen kann, da den AU-Bescheinigungen nur die vermutliche Dauer der Arbeitsunfähigkeit zu entnehmen ist, die Arbeit indessen auch früher wieder aufgenommen werden kann. - Weitere erhebungstechnische Einzelheiten der AU-Statistiken der GKV können z.B. Busch 1982 entnommen werden.

6) Da es sich bei den Krankenstandsangaben um Stichtagswerte für den ersten Kalendertag eines Monats handelt, wurden die Vierteljahresdurchschnittswerte aus den drei Stichtagswerten für das betreffende Quartal und dem Stichtagswert für den auf dieses Quartal folgenden Monat errechnet.

7) Im Gegensatz hierzu kann bei AU-Bescheinigungen zur Erlangung von Krankengeld (in der Regel also nach Ablauf der sechswöchigen Lohnfortzahlungsperiode) die BMÄ-Nr. 14a nicht angesetzt werden, da AU-Bescheinigungen zur Erlangung von Krankengeld gemäß §30 Abs. 1 BMV-Ä kostenfrei zu erteilen sind. Diese Regelung bewirkt im übrigen, daß sich die zum 1.1.1981 in Kraft getretene Neuregelung der Krankenversicherung der Arbeitslosen in einem Anstieg der Abrechnungshäufigkeit dieser Gebührenordnungsposition niederschlägt: Nachdem bis dahin Arbeitslose bei Arbeitsunfähigkeit wegen Krankheit vom ersten Tag der Arbeitsunfähigkeit an Krankengeld von der zuständigen Krankenkasse

bezogen, ist durch diese Neuregelung die Bundesanstalt für Arbeit nach dem Vorbild der Lohnfortzahlung an erkrankte Arbeitnehmer dazu verpflichtet worden, ihre Geldleistungen bis zur Dauer von sechs Wochen weiterzuzahlen, wenn der Arbeitslose arbeitsunfähig wird. Da auch die Anzeige- und Meldepflichten der Arbeitsunfähigkeit nach dem Modell der arbeitsrechtlichen Entgeltfortzahlung umgestaltet wurden, bedürfen arbeitsunfähige Arbeitslose vom 1.1.1981 an statt einer kostenfreien AU-Bescheinigung zur Erlangung von Krankengeld einer abrechnungsfähigen AU-Bescheinigung zur Fortzahlung der Geldleistung durch das Arbeitsamt. - Zu weiteren Einzelheiten der Änderungen in der Krankenversicherung der Arbeitslosen siehe o.V. 1981, passim.

8) Im Jahre 1982 entfielen von den 3.803.872 AU-Bescheinigungen, die von an der kassenärztlichen Versorgung teilnehmenden bayerischen Ärzten ausgestellt worden waren, 3.726.075 Bescheinigungen (= 98,0%) auf zugelassene Kassenärzte, 53.219 (= 1,4%) auf beteiligte Krankenhausärzte und die übrigen 24.583 Bescheinigungen (= 0,6%) auf ermächtigte Ärzte.

9) Der Ausdruck 'Allgemeinarzt' wird in diesem Kapitel als Oberbegriff für praktische Ärzte und Ärzte für Allgemeinmedizin verwendet.

10) In Hinblick auf die zeitliche Zuordnung ist zudem zu beachten, daß AU-Fälle erst dann in der Statistik erscheinen, wenn sie abgeschlossen sind, und zwar mit der Gesamtzahl der zu einem AU-Fall gehörenden AU-Tage; dies gilt auch dann, wenn die einem AU-Fall zuzurechnenden Tage zum Teil in das vorhergehende Geschäftsjahr fallen.

11) In den bayerischen Ortskrankenkassen stellen die Pflichtmitglieder mit Entgeltfortzahlungsanspruch für mindestens 6 Wochen ca. 90% der Pflichtmitglieder und ca. 80% der Mitglieder (ohne Rentner) insgesamt. Für einen Teil der neben den Pflichtmitgliedern mit Entgeltfortzahlungsanspruch zu den Mitgliedern zählenden Personengruppen gilt, daß sie nicht arbeitsunfähig krank im Sinne des Rechts der gesetzlichen Krankenversicherung werden können. Auch bedeutet die Beschränkung der Untersuchung auf die Pflichtmitglieder mit Entgeltfortzahlungsanspruch für mindestens 6 Wochen eine gewisse Homogenisierung der Untersuchungsgruppe in Hinblick auf die Anzeige- und Meldepflichten einer Arbeitsunfähigkeit. Auf die untersuchte Mitgliedergruppe entfallen in Bayern bei den AU-Fällen rd. 93%, bei den AU-Tagen etwa 87% des gesamten AU-Volumens der Ortskrankenkassen.

12) So haben regionalisierte Auswertungen der Leistungs- und Verordnungsdaten für das 4. Quartal 1982 ergeben, daß für Ärzte in bestimmten Regionen die AU-Fallzahlen für den Personenkreis der AOK-Versicherten über den Abrechnungshäufigkeiten der BMÄ-Nr. 14a (Ausstellung einer AU-Bescheinigung) für die RVO-Versicherten insgesamt liegen. - Zu Einzelheiten siehe John u.a. (in Vorbereitung).

13) Vgl. hierzu Anmerkung 11.

14) Vgl. hierzu Anmerkung 7.

15) Die in den Pressekonferenzen von KVB und Landesverbänden der Ortskrankenkassen zum Bayern-Vertrag von H. Sitzmann präsentierten Angaben zum Kostenzielbereich Arbeitsunfähigkeit enthalten auch die Aufwendungen der Kassen für Krankengeld bei Betreuung kranker Kinder. Dies erscheint nicht systemlogisch, handelt es sich hier doch um Aufwendungen, die häufig gerade aus der Entscheidung zugunsten ambulan-

ter statt stationärer Behandlung resultieren. Freilich machen diese Ausgaben im Rahmen des gesamten Krankengeldaufwands der Kassen nur einen sehr geringen Anteil aus.

16) Unter dem Gesichtspunkt der Datenqualitätprüfung erwies sich dieser Vergleich indessen als aufschlußreich. Der Vergleich deckte eine außerordentliche Dynamik in den Beziehungen zwischen den quartalsbezogenen AU-Variablen auf. So ist z.B. ein etwa gleich großer prozentualer Anstieg der Häufigkeit der AU-Fälle pro 100 Behandlungsfälle der Mitglieder in den beiden vierten Quartalen 1981 und 1982 gegenüber dem jeweiligen Vorquartal (17,5% und 18,0%) verbunden mit Veränderungen
- der behandlungsfallbezogenen Zahl der AU-Tage um 7,8% und 14,8%
- der behandlungsfallbezogenen Häufigkeit von BMÄ Nr. 14a um 20,2% und 8,2%,
- der relativen Häufigkeit des Ansatzes dieser Gebührenordnungsposition um 11,5% und 1,7%, und
- des Krankenstands um -0,6% und -3,2%.

Dieser Befund trägt zu der Einschätzung bei, daß die AU-Daten der Verordnungsstatistik nicht frei von größeren Fehlern sind. - Vgl. auch Anmerkung 12 sowie zu weiteren Einzelheiten John u.a. (in Vorbereitung).

17) Im einzelnen werden die Verteilungen der AU-Variablen in Tabelle 7.6 durch ihre beiden Extremwerte sowie durch folgende weitere Parameter charakterisiert:
(1) Mittelwert: Hierbei handelt es sich nicht um den jeweiligen landesdurchschnittlichen Wert, sondern - da die einzelnen Kassen die Untersuchungseinheiten sind - um den Mittelwert aus den Kennziffern für die Einzelkassen.
(2) Standardabweichung: Die Standardabweichung ist die Wurzel aus dem Durchschnitt der quadrierten Abweichungen zwischen den Beobachtungswerten und deren Mittelwert. Je kleiner die Standardabweichung, desto enger zentriert streuen die Beobachtungswerte um den Mittelwert.
(3) Variationskoeffizient: Der Variationskoeffizient ist der Quotient aus Standardabweichung und Mittelwert. Er ermöglicht einen unmittelbaren Vergleich der relativen Stärke der Streuung verschiedener Merkmale.

18) Vgl. zu dieser die Diskussion über Krankenstand und AU-Häufigkeit so beherrschenden These z.B. Schlegel 1982, Preiser und Schräder 1983, Lefelmann 1984, Dennerlein und Schneider 1985.

19) Bildlich gesprochen bedeutet dies, daß bei positivem r die beobachteten Wertepaare um eine gedachte Gerade mit positiver Steigung streuen; je geringer diese Streuung ist, desto mehr nähert sich r dem Grenzwert von +1. Umgekehrt streuen die Beobachtungen bei negativem r um eine gedachte Gerade mit negativer Steigung; je geringer diese Streuung ist, desto mehr nähert sich r dem Grenzwert von -1. Zu beachten ist, daß ein r von 0 oder nahe bei 0 nicht bedeutet, daß keinerlei Abhängigkeit zwischen den betrachteten Merkmalen besteht; ein solches Ergebnis besagt vielmehr nur, daß kein linearer Zusammenhang zwischen den Merkmalen vorliegt. Auch ist darauf hinzuweisen, daß ein noch so enger statistischer Zusammenhang nicht ohne zusätzliche Überlegungen im Sinne einer kausalen Abhängigkeit interpretierbar ist.

20) Irrtumswahrscheinlichkeiten geben, grob gesprochen an, mit welcher Wahrscheinlichkeit mit dem Auftreten der für die Stichprobe ermittelten Stärke des Zusammenhangs zu rechnen ist, wenn die beiden Merkmale tatsächlich linear unabhängig sind.

21) t-Werte sind ein prüfstatistisches Maß, das darüber Auskunft gibt, mit welcher Sicherheit ein Einfluß des zu dem betreffenden Regressionskoeffizienten gehörenden Merkmals auf die abhängige Variable tatsächlich angenommen werden kann. In den beiden genannten Gleichungen liegen die Irrtumswahrscheinlichkeiten für alle Koeffizienten unter 5%.

22) Regressionskoeffizienten geben an, um welchen Betrag sich die abhängige Variable verändert, wenn der Wert der betreffenden unabhängigen Variablen um eine Einheit erhöht wird.

23) Die Längsschnittdaten sind ein Datenkörper, in dem die Leistungs- und Verordnungsdaten der bayerischen Kassenarztpraxen über den Zeitraum vom 4. Quartal 1978 bis zum 4. Quartal 1982 miteinander verknüpft sind. Zu weiteren Einzelheiten vgl. Kapitel 2.6 und John u.a. (in Vorbereitung).

24) Exakter formuliert gehören zu der konstanten Gruppe alle Ärzte bzw. Praxen, für die in den fünf 4. Quartalen 1978 bis 1982 Abrechnungsdaten vorlagen und die in diesen fünf Quartalen jeweils
- die gleiche Abrechnungsnummer,
- das gleiche Zulassungsgebiet,
- den gleichen Praxisstandort,
- die gleiche Praxisform und
- die gleiche Anzahl von Ärzten in den Praxen aufwiesen.

Zudem war Voraussetzung für die Zuordnung zu der konstanten Gruppe, daß die Ärzte in allen fünf Quartalen entweder immer oder nie belegärztlich tätig waren.
Als Zugänger sind jene Ärzte bzw. Praxen definiert, für die frühestens im Jahr 1979 erstmals Abrechnungsdaten vorlagen und die im übrigen alle oben genannten Merkmale der konstanten Gruppe aufwiesen. Als Abgänger sind jene Ärzte bzw. Praxen definiert, für die letztmals spätestens im Jahr 1981 Abrechnungsdaten vorlagen und die ansonsten ebenfalls durch die Merkmale der konstanten Gruppe charakterisiert waren. Ärzte bzw. Praxen, die keiner dieser drei Gruppen zugeordnet werden konnten, wurden in einer Restgruppe zusammengefaßt.

25) Zu einer Übersicht über die Ärztebefragungen siehe Satzinger u.a. 1985.

26) Die Verteilungen sind durch die folgenden Parameter charakterisiert:
- Mittelwert
- Standardabweichung: Vgl. Anmerkung 17.
- Minimum: Kleinster Beobachtungswert.
- 25%-Quartil: Dies ist jener Wert, der dadurch charakterisiert ist, daß 25% aller Beobachtungswerte kleiner oder gleich diesem Wert sind.
- Median: Der Median ist dadurch ausgezeichnet, daß jeweils 50% aller Werte größer oder gleich bzw. kleiner oder gleich diesem Wert sind.
- 75%-Quartil: Dieser Wert ist dadurch charakterisiert, daß 25% aller Beobachtungen Werte annehmen, die größer oder gleich diesem Wert sind.
- Maximum: Größter Beobachtungswert.

27) Diese Berechnungen basieren auf einem Vergleich der Verteilungen der Arztangaben über die Entwicklung der AU-Fälle und der Verteilungen der arztpraxisbezogenen Häufigkeiten der Abrechnung der Gebühr für die Ausstellung einer AU-Bescheinigung (BMÄ Nr. 14a). Dabei wird angenommen, daß die Entwicklung der AU-Fälle mittelfristig der Entwicklung des Ansatzes von BMÄ Nr. 14a in Fällen (d.h. der Anzahl der Behandlungsfälle, für die im Verlauf eines Quartals eine oder mehrere AU-Bescheinigungen ausgestellt werden) folgt.

28) So errechnen sich für die Angaben in der Ärztebefragung 1983/84 über die Zahl ausgestellter AU-Bescheinigungen in der letzten Woche und die Zahl der Behandlungsfälle im letzten Quartal für die bayerischen Allgemeinärzte Korrelationen von r = 0,49 und für die außerbayerischen Ärzte von r = 0,59.

29) Siehe Leidl 1984, S.66.

30) Der Gamma-Koeffizient ist ein Maß für die Stärke des Zusammenhangs zwischen zwei nominalskalierten Variablen.

31) Diese Angaben beziehen sich jeweils auf die Pflichtmitglieder mit Entgeltfortzahlungsanspruch für mindestens sechs Wochen.

Tabelle A.7.1

Entwicklung des Krankenstands in den Ortskrankenkassen Bayerns (1) und der Bundesrepublik (2) von 1975 bis 1983

Jahr	1.Quartal[a]		2.Quartal[a]		3.Quartal[a]		4.Quartal[a]		Jahresdurchschnitt[b]	
	(1)	(2)	(1)	(2)	(1)	(2)	(1)	(2)	(1)	(2)
					- Krankenstand in % -					
1975	5,4	5,7	4,7	5,0	4,7	5,1	4,9	5,3	4,9	5,3
1976	5,2	5,7	5,3	5,7	4,9	5,3	5,1	5,6	5,0	5,5
1977	5,4	6,0	5,3	5,6	5,0	5,2	5,2	5,6	5,2	5,6
1978	5,8	6,3	5,1	5,4	4,9	5,3	5,2	5,8	5,3	5,8
1979	5,8	6,5	5,4	5,8	5,1	5,4	5,3	5,9	5,4	5,9
1980	5,8	6,4	5,5	6,0	5,3	5,7	5,5	6,0	5,5	6,0
1981	5,5	6,2	5,2	5,7	4,9	5,2	4,8	5,3	5,1	5,5
1982	4,8	5,3	4,7	5,1	4,4	4,7	4,2	4,6	4,4	4,8
1983	4,5	4,8	4,2	4,5	4,1	4,4	4,3	4,8	4,3	4,6
					- Veränderung gegenüber Vorjahreszeitraum (absolut) -					
1976	-0,2	0,0	0,6	0,7	0,2	0,2	0,2	0,3	0,1	0,2
1977	0,2	0,3	0,0	-0,1	0,1	-0,1	0,1	0,0	0,2	0,1
1978	0,4	0,3	-0,2	-0,2	-0,1	0,1	0,0	0,2	0,1	0,2
1979	0,0	0,2	0,3	0,4	0,2	0,1	0,1	0,1	0,1	0,1
1980	0,0	-0,1	0,1	0,2	0,2	0,3	0,2	0,1	0,1	0,1
1981	-0,3	-0,2	-0,3	-0,3	-0,4	-0,5	-0,7	-0,7	-0,4	-0,5
1982	-0,7	-0,9	-0,5	-0,6	-0,5	-0,5	-0,6	-0,7	-0,7	-0,7
1983	-0,3	-0,5	-0,5	-0,6	-0,3	-0,3	0,1	0,2	-0,1	-0,2

[a]Durchschnittswerte aus den drei Stichtagen im Quartal und dem ersten Stichtag des Folgequartals

[b]Durchschnittswerte aus den zwölf Stichtagen im Jahr und dem ersten Stichtag des Folgejahres

Quellen: BMA (Hrsg.), Arbeits- und Sozialstatistik. Hauptergebnisse, verschiedene Jahrgänge; StMAS (Hrsg.), Arbeit und Soziales, verschiedene Jahrgänge

Tabelle A.7.2

Entwicklung der AU-Bescheinigungen der niedergelassenen bayerischen Kassenärzte vom 3. Quartal 1978 bis zum 4. Quartal 1982

Zeitraum	1978	1979	1980	1981	1982
			1. Anzahl BMÄ Nr. 14a		
1.Qu.	-	1 288 820	1 297 559	1 295 254	1 085 666
2.Qu.	-	975 392	1 040 755	950 986	897 755
3.Qu.	829 389	908 817	981 797	894 877	839 491
4.Qu.	1 086 422	1 160 852	1 206 676	1 093 990	903 163
1.-4.Qu.	-	4 333 881	4 526 787	4 235 107	3 726 075
			- Index 1979 = 100 -		
1.Qu.	-	100	100,9	100,5	84,2
2.Qu.	-	100	106,7	97,5	92,0
3.Qu.	91,3	100	108,0	98,5	92,4
4.Qu.	93,6	100	104,0	94,2	77,8
1.-4.Qu.	-	100	104,5	97,7	86,0
			- Veränderung zum Vorjahreszeitraum (%) -		
1.Qu.	-	-	0,7	-0,2	-16,2
2.Qu.	-	-	6,7	-8,6	- 5,6
3.Qu.	-	9,6	8,0	-8,9	- 6,2
4.Qu.	-	6,9	4,0	-9,3	-17,4
1.-4.Qu.	-	-	4,5	-6,4	-12,0
			2. Ansatz BMÄ Nr. 14a in Fällen		
1.Qu.	-	800 498	792 370	806 655	679 995
2.Qu.	-	631 774	662 889	616 023	584 682
3.Qu.	554 636	603 493	645 588	592 736	559 696
4.Qu.	671 528	711 308	737 268	671 969	566 409
1.-4.Qu.	-	2 747 073	2 838 115	2 687 383	2 390 782
			- Index 1979 = 100 -		
1.Qu.	-	100	99,0	100,8	85,0
2.Qu.	-	100	104,9	97,5	92,6
3.Qu.	91,9	100	107,0	98,2	92,7
4.Qu.	94,4	100	103,7	94,5	79,6
1.-4.Qu.	-	100	103,3	97,8	87,0
			- Veränderung zum Vorjahreszeitraum (%) -		
1.Qu.	-	-	-1,0	1,8	-15,7
2.Qu.	-	-	4,9	-7,1	- 5,1
3.Qu.	-	8,8	7,0	-8,2	- 5,6
4.Qu.	-	5,9	3,7	-8,9	-15,7
1.-4.Qu.	-	-	3,3	-5,3	-11,0

Quelle: KVB-Häufigkeitsstatistik

Tabelle A.7.3

Entwicklung der Arbeitsunfähigkeitsbescheinigungen der niedergelassenen bayerischen Kassenärzte vom 3. Quartal 1978 bis zum 4.Quartal 1982

Zeitraum	1978	1979	1980	1981	1982
1. Anzahl BMÄ Nr. 14a je 100 Fälle der Mitglieder					
1.Quartal	-	43,2	42,1	41,3	35,3
2.Quartal	-	35,2	36,3	32,7	30,7
3.Quartal	31,5	33,0	33,7	30,3	28,3
4.Quartal	39,4	40,6	40,7	36,5	30,6
1.-4.Quartal	-	38,1	38,3	35,3	31,3
- Index 1979 = 100 -					
1.Quartal	-	100	97,4	95,7	81,8
2.Quartal	-	100	103,0	92,9	87,2
3.Quartal	95,3	100	102,1	91,9	85,7
4.Quartal	96,9	100	100,1	89,7	75,3
1.-4.Quartal	-	100	100,3	92,6	82,0
- Veränderung zum Vorjahreszeitraum (%) -					
1.Quartal	-	-	-2,6	- 1,7	-14,6
2.Quartal	-	-	3,0	- 9,8	- 6,1
3.Quartal	-	5,0	2,1	-10,1	- 6,7
4.Quartal	-	3,3	0,1	-10,4	-16,0
1.-4.Quartal	-	-	0,3	- 7,7	-11,4
2. Ansatz BMÄ Nr. 14a je 100 Fälle der Mitglieder					
1.Quartal	-	26,8	25,7	25,8	22,1
2.Quartal	-	22,8	23,1	21,2	20,0
3.Quartal	21,0	21,9	22,2	20,1	18,9
4.Quartal	24,3	24,9	24,9	22,4	19,2
1.-4.Quartal	-	24,2	24,0	22,4	20,1
- Index 1979 = 100 -					
1.Quartal	-	100	95,7	96,0	82,4
2.Quartal	-	100	101,3	92,9	87,7
3.Quartal	95,9	100	101,1	91,6	86,1
4.Quartal	97,6	100	99,8	90,0	77,1
1.-4.Quartal	-	100	99,2	92,7	83,0
- Veränderung zum Vorjahreszeitraum (%) -					
1.Quartal	-	-	-4,3	0,3	-14,1
2.Quartal	-	-	1,3	-8,3	- 5,7
3.Quartal	-	4,2	1,1	-9,4	- 6,0
4.Quartal	-	2,3	-0,2	-9,9	-14,3
1.-4.Quartal	-	-	-0,8	-6,5	-10,5

(Fortsetzung nächste Seite)

Fortsetzung Tabelle A.7.3

Zeitraum	1978	1979	1980	1981	1982
	3. Anzahl BMÄ Nr. 14a je 100 Fälle mit Ansatz BMÄ Nr. 14a				
1.Quartal	-	161,0	163,8	160,5	159,7
2.Quartal	-	154,4	157,0	154,4	153,5
3.Quartal	149,5	150,6	152,1	151,0	150,0
4.Quartal	161,8	163,2	163,7	162,8	159,5
1.-4.Quartal	-	157,8	159,5	157,6	155,9
	- Index 1979 = 100 -				
1.Quartal-	-	100	101,7	99,7	99,2
2.Quartal	-	100	101,7	100,0	90,4
3.Quartal	99,3	100	101,0	100,3	99,6
4.Quartal	99,1	100	100,3	99,8	97,7
1.-4.Quartal	-	100	101,1	99,9	98,8
	- Veränderung zum Vorjahreszeitraum (%)-				
1.Quartal	-	-	1,7	-2,0	-0,5
2.Quartal	-	-	1,7	-1,7	-0,6
3.Quartal	-	0,7	1,0	-0,7	-0,7
4.Quartal	-	0,9	0,3	-0,5	-2,0
1.-4.Quartal	-	-	1,1	-1,2	-1,1

Quelle: KVB-Häufigkeitsstatistik

Tabelle A.7.4

Entwicklung der AU-Bescheinigungen niedergelassener bayerischer Kassenärzte in den vierten Quartalen 1978 bis 1982
- Fallbezogene Basiswerte -

	4/78	4/79	4/80	4/81	4/82
			- Alle Ärzte -		
Anzahl BMÄ 14a je 100 Fälle (Mitglieder)	39,4	40,6	40,7	36,5	30,6
Anzahl BMÄ 14a je 100 Fälle mit Ansatz BMÄ 14a	161,8	163,2	163,7	162,8	159,5
Fälle mit Ansatz BMÄ 14a in % der Fälle (Mitglieder)	24,3	24,9	24,9	22,4	19,2
AU-Fälle (AOK) je 100 Fälle (AOK/Mitglieder)	-	-	-	24,1	22,7
AU-Tage (AOK) je 100 Fälle (AOK/Mitglieder)	-	-	-	368,1	349,0
AU-Tage (AOK) je AU-Fall (AOK)	-	-	-	15,3	15,4
			- Allgemeinärzte -		
Anzahl BMÄ 14a je 100 Fälle (Mitglieder)	54,7	57,1	57,7	52,4	44,0
Anzahl BMÄ 14a je 100 Fälle mit Ansatz BMÄ 14a	163,5	165,2	165,7	164,9	161,4
Fälle mit Ansatz BMÄ 14a in % der Fälle (Mitglieder)	33,5	34,5	34,8	31,7	27,3
AU-Fälle (AOK) je 100 Fälle (AOK/Mitglieder)	-	-	-	35,0	33,1
AU-Tage (AOK) je 100 Fälle (AOK/Mitglieder)	-	-	-	507,5	480,0
AU-Tage (AOK) je AU-Fall (AOK)	-	-	-	14,5	14,5
			- Internisten -		
Anzahl BMÄ 14a je 100 Fälle (Mitglieder)	35,7	38,0	38,9	35,5	29,6
Anzahl BMÄ 14a je 100 Fälle mit Ansatz BMÄ 14a	160,0	161,9	161,1	159,9	155,5
Fälle mit Ansatz BMÄ 14a in % der Fälle (Mitglieder)	22,3	23,5	24,1	22,2	19,0
AU-Fälle (AOK) je 100 Fälle (AOK/Mitglieder)	-	-	-	22,9	21,3
AU-Tage (AOK) je 100 Fälle (AOK/Mitglieder)	-	-	-	358,1	333,7
AU-Tage (AOK) je AU-Fall (AOK)	-	-	-	15,6	15,7

Quelle: KVB-Längsschnittdaten

Tabelle A.7.5

Entwicklung der AU-Bescheinigungen niedergelassener bayerischer Kassenärzte in den vierten Quartalen 1978 bis 1982
- Index der fallbezogenen Basiswerte (4/79 bzw. 4/81 = 100) -

	4/78	4/79	4/80	4/81	4/82
			- Alle Ärzte -		
Anzahl BMÄ 14a je 100 Fälle (Mitglieder)	96,9	100	100,1	89,7	75,3
Anzahl BMÄ 14a je 100 Fälle mit Ansatz BMÄ 14a	99,1	100	100,3	99,8	97,7
Fälle mit Ansatz BMÄ 14a in % der Fälle (Mitglieder)	97,7	100	99,8	90,0	77,1
AU-Fälle (AOK) je 100 Fälle (AOK/Mitglieder)	-	-	-	100	94,2
AU-Tage (AOK) je 100 Fälle (AOK/Mitglieder)	-	-	-	100	94,8
AU-Tage (AOK) je AU-Fall (AOK)	-	-	-	100	100,7
			- Allgemeinärzte -		
Anzahl BMÄ 14a je 100 Fälle (Mitglieder)	95,9	100	101,1	91,8	77,1
Anzahl BMÄ 14a je 100 Fälle mit Ansatz BMÄ 14a	98,9	100	100,3	99,8	97,7
Fälle mit Ansatz BMÄ 14a in % der Fälle (Mitglieder)	96,9	100	100,8	91,9	79,0
AU-Fälle (AOK) je 100 Fälle (AOK/Mitglieder)	-	-	-	100	94,6
AU-Tage (AOK) je 100 Fälle (AOK/Mitglieder)	-	-	-	100	94,6
AU-Tage (AOK) je AU-Fall (AOK)	-	-	-	100	94,6
			- Internisten -		
Anzahl BMÄ 14a je 100 Fälle (Mitglieder)	94,0	100	102,3	93,5	77,7
Anzahl BMÄ 14a je 100 Fälle mit Ansatz BMÄ 14a	98,8	100	99,5	98,8	96,0
Fälle mit Ansatz BMÄ 14a in % der Fälle (Mitglieder)	95,1	100	102,9	94,6	81,0
AU-Fälle (AOK) je 100 Fälle (AOK/Mitglieder)	-	-	-	100	93,0
AU-Tage (AOK) je 100 Fälle (AOK/Mitglieder)	-	-	-	100	93,2
AU-Tage (AOK) je AU-Fall (AOK)	-	-	-	100	100,3

Quelle: KVB-Längsschnittdaten

Tabelle A.7.6

Entwicklung der AU-Fälle bei den bayerischen und den außerbayerischen Ortskrankenkassen, 1975-1983
- Pflichtmitglieder mit Entgeltfortzahlungsanspruch für mindestens 6 Wochen -

Jahr	AU-Fälle je 100 Mitglieder			
	Bayern	übriges Bundesgebiet	Bayern	übriges Bundesgebiet
	Anzahl		Index 1979 = 100	
1975	94,6	116,8	83,5	84,0
1976	102,0	125,3	90,0	90,1
1977	101,2	124,8	89,2	89,8
1978	114,6	135,9	101,1	97,8
1979	113,4	139,0	100	100
1980	115,3	141,2	101,7	101,6
1981	114,2	136,2	100,7	98,0
1982	102,2	121,4	90,1	87,3
1983	101,9	118,8	89,9	85,5
	Veränderung gegenüber dem Vorjahr			
	absolut		prozentual	
1975	- 8,4	- 5,7	- 8,2	- 4,7
1976	7,4	8,5	7,8	7,3
1977	- 0,8	- 0,5	- 0,8	- 0,4
1978	13,4	11,2	13,3	9,0
1979	- 1,2	3,0	- 1,1	2,2
1980	1,9	2,2	1,7	1,6
1981	- 1,1	- 5,0	- 1,0	- 3,5
1982	-12,0	-14,8	-10,5	-10,9
1983	- 0,3	- 2,6	- 0,3	- 2,1

Quelle: BdO (Hrsg.), Statistik der Ortskrankenkassen in der Bundesrepublik Deutschland, verschiedene Jahrgänge (eigene Berechnungen)

Tabelle A.7.7

Entwicklung der AU-Tage bei den bayerischen und den außerbayerischen Ortskrankenkassen, 1975-1983
- Pflichtmitglieder mit Entgeltfortzahlungsanspruch für mindestens 6 Wochen -

Jahr	AU-Tage je 100 Mitglieder			
	Bayern	übriges Bundesgebiet	Bayern	übriges Bundesgebiet
	Anzahl		Index 1979 = 100	
1975	1 769,9	2 150,3	94,4	91,9
1976	1 861,4	2 232,7	99,3	95,4
1977	1 801,2	2 145,6	96,1	91,7
1978	1 889,9	2 262,7	100,8	96,7
1979	1 874,8	2 339,7	100	100
1980	1 892,2	2 389,8	100,9	102,1
1981	1 858,6	2 305,4	99,1	98,5
1982	1 650,0	2 026,7	88,0	86,6
1983	1 556,8	1 923,3	83,0	82,2
	Veränderung gegenüber dem Vorjahr			
	absolut		prozentual	
1975	-149,9	-100,7	- 7,8	- 4,5
1976	91,5	82,3	5,2	3,8
1977	- 60,2	- 87,1	- 3,2	- 3,9
1978	88,7	117,1	4,9	5,5
1979	- 15,2	77,0	- 0,8	3,4
1980	17,4	50,2	0,9	2,1
1981	- 33,6	- 84,5	- 1,8	- 3,5
1982	-208,6	-278,7	-11,2	-12,1
1983	- 93,2	-103,4	- 5,6	- 5,1

Quelle: BdO (Hrsg.), Statistik der Ortskrankenkassen in der Bundesrepublik Deutschland, verschiedene Jahrgänge (eigene Berechnungen)

Tabelle A.7.8

Entwicklung der AU-Tage je AU-Fall bei den bayerischen und den außerbayerischen Ortskrankenkassen, 1975-1983
-Pflichtmitglieder mit Entgeltfortzahlungsanspruch für mindestens 6 Wochen -

Jahr	AU-Tage je AU-Fall			
	Bayern	übriges Bundesgebiet	Bayern	übriges Bundesgebiet
	Anzahl		Index 1979 = 100	
1975	18,7	18,4	113,1	1o9,4
1976	18,2	17,8	110,4	105,9
1977	17,8	17,2	107,7	102,2
1978	16,5	16,6	99,8	98,9
1979	16,5	16,8	100	100
1980	16,4	16,9	99,3	100,6
1981	16,3	16,9	98,5	100,6
1982	16,1	16,7	97,6	99,2
1983	15,3	16,2	92,4	96,3
	Veränderung gegenüber dem Vorjahr			
	absolut		prozentual	
1975	0,1	0,0	0,4	0,2
1976	-0,5	-0,6	-2,4	-3,2
1977	-0,4	-0,6	-2,4	-3,5
1978	-1,3	-0,6	-7,4	-3,2
1979	0,0	0,2	0,2	1,1
1980	-0,1	0,1	-0,7	0,6
1981	-0,1	0,0	-0,8	0,0
1982	-0,2	-0,2	-0,9	-1,4
1983	-0,8	-0,5	-5,3	-2,9

Quelle: BdO (Hrsg.), Statistik der Ortskrankenkassen in der Bundesrepublik Deutschland, verschiedene Jahrgänge (eigene Berechnungen)

Tabelle A.7.9

Entwicklung der AU-Fälle und -Tage bei den bayerischen Ortskrankenkassen vom 2. Quartal 1981 bis zum 4. Quartal 1982

Quartal	Niedergelassene bayerische Kassenärzte		
	insgesamt	Allgemeinärzte	Internisten
	1. AU-Fälle je 100 Fälle der Mitglieder		
2/1981	21,7	30,9	20,9
3/1981	20,5	28,9	19,4
4/1981	24,1	35,0	22,9
1/1982	21,1	31,0	20,1
2/1982	21,5	30,6	20,7
3/1982	19,2	27,2	18,2
4/1982	22,7	33,1	21,3
	- Veränderung zum Vorjahresquartal (%) -		
2/1982	-0,9	-0,1	-0,8
3/1982	-6,3	-6,1	-6,1
4/1982	-5,9	-5,5	-7,1
	2. AU-Tage je 100 Fälle der Mitglieder		
2/1981	351,6	476,2	339,2
3/1981	341,4	456,0	331,3
4/1981	368,1	507,5	358,1
1/1982	341,7	472,4	336,2
2/1982	344,3	459,6	333,4
3/1982	304,1	406,0	302,7
4/1982	349,0	480,0	333,7
	- Veränderung zum Vorjahresquartal (%) -		
2/1982	- 2,1	- 3,5	-1,7
3/1982	-10,9	-11,0	-8,6
4/1982	- 5,2	- 5,4	-6,8
	3. AU-Tage je AU-Fall		
2/1981	16,2	15,4	16,3
3/1981	16,6	15,8	17,1
4/1981	15,3	14,5	15,6
1/1982	16,2	15,2	16,7
2/1982	16,0	15,0	16,1
3/1982	15,8	14,9	16,7
4/1982	15,4	14,5	15,7
	- Veränderung zum Vorjahresquartal (%) -		
2/1982	-1,1	-2,5	-0,9
3/1982	-5,0	-5,2	-2,7
4/1982	0,7	0,0	0,3

Quelle: Verordnungsstatistik

Tabelle A.7.10

Entwicklung der Krankengeld-Fälle bei den bayerischen und den außerbayerischen Ortskrankenkassen, 1975-1983
- Pflichtmitglieder mit Entgeltfortzahlungsanspruch für mindestens 6 Wochen -

Jahr	Krankengeld-Fälle je 100 Mitglieder			
	Bayern	übriges Bundesgebiet	Bayern	übriges Bundesgebiet
	Anzahl		Index 1979 = 100	
1975	7,8	9,8	91,5	95,0
1976	8,3	10,0	96,7	96,2
1977	8,1	9,9	95,0	95,8
1978	7,9	10,1	92,6	98,1
1979	8,6	10,3	100	100
1980	8,9	10,8	104,3	104,8
1981	8,7	10,3	96,8	100,0
1982	7,7	9,2	89,5	89,3
1983	6,9	8,6	80,2	82,8
	Veränderung gegenüber dem Vorjahr			
	absolut		prozentual	
1975	-0,7	-0,2	- 8,2	- 2,0
1976	0,5	0,2	5,6	1,3
1977	-0,2	-0,1	- 1,8	- 0,4
1978	-0,2	0,2	- 2,5	2,3
1979	0,7	0,2	8,0	2,0
1980	0,3	0,5	4,3	4,8
1981	-0,2	-0,5	- 3,2	- 4,6
1982	-1,0	-1,1	-11,5	-10,7
1983	-0,8	-0,6	-10,4	- 6,9

Quelle: BdO (Hrsg.), Statistik der Ortskrankenkassen in der Bundesrepublik Deutschland, verschiedene Jahrgänge (eigene Berechnungen)

Tabelle A.7.11

Entwicklung der Krankengeld-Tage bei den bayerischen und den außerbayerischen Ortskrankenkassen, 1975-1983
- Pflichtmitglieder mit Entgeltfortzahlungsanspruch für mindestens 6 Wochen -

Jahr	Krankengeld-Tage je 100 Mitglieder			
	Bayern	übriges Bundesgebiet	Bayern	übriges Bundesgebiet
	Anzahl		Index 1979 = 100	
1975	512,6	611,7	106,8	101,8
1976	509,6	600,1	106,2	99,9
1977	462,0	555,8	96,3	92,5
1978	449,5	568,7	93,7	94,7
1979	479,8	600,8	100	100
1980	509,9	636,4	106,3	105,9
1981	532,3	647,6	111,0	107,8
1982	486,3	592,7	101,4	98,7
1983	438,6	547,8	91,4	91,2
	Veränderung gegenüber dem Vorjahr			
	absolut		prozentual	
1975	-18,2	- 2,7	-3,4	-4,4
1976	- 3,0	-11,6	-0,6	-1,9
1977	-47,6	-44,3	-9,3	-7,4
1978	-12,5	12,8	-2,7	2,3
1979	30,2	32,2	6,7	5,7
1980	30,1	35,5	6,3	5,9
1981	22,4	11,2	4,4	1,8
1982	-46,0	-54,9	-8,6	-8,5
1983	-47,7	-44,9	-9,8	-7,6

Quelle: BdO (Hrsg.), Statistik der Ortskrankenkassen in der Bundesrepublik Deutschland, verschiedene Jahrgänge (eigene Berechnungen)

Tabelle A.7.12

Entwicklung der Krankengeld-Tage je Krankengeld-Fall bei den bayerischen und den außerbayerischen Ortskrankenkassen, 1975-1983
- Pflichtmitglieder mit Entgeltfortzahlungsanspruch für mindestens 6 Wochen -

Jahr	Krankengeld-Tage je Krankengeld-Fall			
	Bayern	übriges Bundesgebiet	Bayern	übriges Bundesgebiet
	Anzahl		Index 1979 = 100	
1975	65,4	62,3	116,7	107,2
1976	61,5	60,3	109,9	103,8
1977	56,8	56,0	101,4	96,5
1978	56,7	56,0	101,2	96,5
1979	56,0	58,1	100	100
1980	57,1	58,7	101,9	101,0
1981	61,5	62,6	109,9	107,8
1982	63,2	64,4	112,8	111,0
1983	63,4	64,3	113,2	110,7
	Veränderung gegenüber dem Vorjahr			
	absolut		prozentual	
1975	2,9	0,8	4,7	1,3
1976	-3,8	-2,0	-5,9	-3,2
1977	-4,7	-4,2	-7,7	-7,0
1978	-0,1	0,0	-0,2	0,0
1979	-0,7	2,0	-1,2	3,6
1980	1,1	0,6	1,9	1,0
1981	4,5	3,9	7,8	6,7
1982	1,7	1,8	2,7	2,9
1983	0,2	0,2	1,0	0,3

Quelle: BdO (Hrsg.), Statistik der Ortskrankenkassen in der Bundesrepublik Deutschland, verschiedene Jahrgänge (eigene Berechnungen)

Tabelle A.7.13

Entwicklung der Aufwendungen für Krankengeld bei den bayerischen und den außerbayerischen Ortskrankenkassen, 1975-1983
- Mitglieder insgesamt -

Jahr	Aufwendungen für Krankengeld je Mitglied			
	Bayern	übriges Bundesgebiet	Bayern	übriges Bundesgebiet
	DM		Index 1979=100	
1975	200,08	229,03	84,5	76,1
1976	197,77	238,48	83,5	79,3
1977	201,03	246,87	84,9	82,0
1978	212,27	265,73	89,7	88,3
1979	236,77	300,94	100	100
1980	267,91	326,76	113,2	108,6
1981	259,56	309,71	109,6	102,9
1982	240,30	279,39	101,5	92,8
1983	236,15	270,10	99,7	89,8
	Veränderung gegenüber dem Vorjahr			
	absolut		prozentual	
1975	19,75	18,04	11,0	8,6
1976	- 2,31	9,45	-1,2	4,1
1977	3,26	8,39	1,7	3,5
1978	11,24	18,86	5,6	7,6
1979	24,50	35,21	11,5	13,3
1980	31,14	25,82	13,2	8,6
1981	- 8,35	-17,05	-3,1	-5,2
1982	-19,26	-30,32	-7,4	-9,8
1983	- 4,15	- 9,29	-1,7	-3,3

Quelle: BdO (Hrsg.), Statistik der Ortskrankenkassen in der Bundesrepublik Deutschland, verschiedene Jahrgänge (eigene Berechnungen)

Tabelle A.7.14

Veränderungen der AU-Fälle je 100 Mitglieder (Pflichtmitglieder insgesamt) gegenüber dem Vorjahr bei den bayerischen Ortskrankenkassen, 1976-1983

Jahr	Mittelwert	Standardabweichung	Minimum	Maximum	Anzahl d. Kassen mit Abnahme	Zunahme
			- absolut -			
1976	6,4	7,1	-12,4	21,4	7	32
1977	- 0,2	5,2	- 9,4	12,2	21	18
1978	9,4	5,7	- 4,9	26,4	1	38
1979	4,8	8,6	-29,3	21,2	6	33
1980	1,7	6,6	-20,2	14,4	12	27
1981	- 3,8	5,8	-16,1	14,1	33	6
1982	-11,2	4,7	-21,3	-1,9	39	0
1983	- 1,1	3,4	- 7,7	7,1	27	12
			- prozentual -			
1976	7,5	8,2	-13,2	29,1		
1977	- 0,1	5,6	- 9,9	15,0		
1978	10,3	5,9	- 4,6	28,0		
1979	5,2	7,8	-21,0	20,8	siehe	
1980	1,8	6,1	-16,4	15,9	oben	
1981	- 3,5	5,3	-12,0	12,8		
1982	-10,7	4,1	-18,8	- 1,9		
1983	- 1,2	3,7	-10,7	7,6		

Quelle: Eigene Berechnungen nach: BdO (Hrsg.), Statistik der Ortskrankenkassen in der Bundesrepublik Deutschland, verschiedene Jahrgänge; Mitteilung der AOK Garmisch-Partenkirchen vom 31.12.1984

Tabelle A.7.15

Regionale Einheiten der Regressions- und Korrelationsanalysen der Beziehung zwischen AU-Häufigkeit und Arbeitsmarktlage

Region	Ortskrankenkassen	Arbeitsämter
1	Augsburg	Augsburg
2	Deggendorf, Regen, Straubing Landshut, Passau	Deggendorf, Landshut, Passau
3	Donauwörth, Günzburg Memmingen	Donauwörth, Memmingen
4	Erding, Freising	Freising
5	Ingolstadt	Ingolstadt
6	Lindau, Oberallgäu Ostallgäu	Kempten
7	München	München
8	Rottal-Inn, Mühldorf	Pfarrkirchen
9	Rosenheim, Bad Tölz	Rosenheim
10	Bad Reichenhall	Traunstein
11	Garmisch-Partenkirchen, Landsberg	Weilheim
12	Mittelfranken	Ansbach, Nürnberg, Weißenburg
13	Aschaffenburg	Aschaffenburg
14	Bamberg	Bamberg
15	Bayreuth	Bayreuth
16	Coburg	Coburg
17	Hof, Wunsiedel, Weiden, Tirschenreuth	Hof, Weiden
18	Regensburg, Neumarkt, Kelheim	Regensburg
19	Amberg, Cham	Schwandorf
20	Schweinfurt	Schweinfurt
21	Würzburg	Würzburg

Tabelle A.7.16

Entwicklung der AU-Schreibungen durch niedergelassene bayerische Kassenärzte in den vierten Quartalen 1978 bis 1982: Fallbezogene Basiswerte für konstante Gruppe, Zu- und Abgänger
- Alle Ärzte -

	4/78	4/79	4/80	4/81	4/82
	- Konstante Gruppe -				
Anzahl BMÄ 14a je 100 Fälle (Mitglieder)	39,0	40,5	40,9	36,9	31,2
Anzahl BMÄ 14a je 100 Fälle mit Ansatz BMÄ 14a	162,1	163,5	163,8	162,8	159,4
Fälle mit Ansatz BMÄ 14a in % der Fälle (Mitglieder)	24,1	24,8	25,0	22,7	19,6
AU-Fälle (AOK) je 100 Fälle (AOK/Mitglieder)	-	-	-	24,4	23,0
AU-Tage (AOK) je 100 Fälle (AOK/Mitglieder)	-	-	-	377,6	360,0
AU-Tage (AOK) je AU-Fall (AOK)	-	-	-	15,5	15,7
	- Zugänger -				
Anzahl BMÄ 14a je 100 Fälle (Mitglieder)	-	39,8	39,9	35,6	30,4
Anzahl BMÄ 14a je 100 Fälle mit Ansatz BMÄ 14a	-	163,0	163,5	161,9	159,3
Fälle mit Ansatz BMÄ 14a in % der Fälle (Mitglieder)	-	24,4	24,4	22,0	19,1
AU-Fälle (AOK) je 100 Fälle (AOK/Mitglieder)	-	-	-	23,3	22,7
AU-Tage (AOK) je 100 Fälle (AOK/Mitglieder)	-	-	-	324,4	321,3
AU-Tage (AOK) je AU-Fall (AOK)	-	-	-	13,9	14,2
	- Abgänger -				
Anzahl BMÄ 14a je 100 Fälle (Mitglieder)	46,0	47,7	47,8	44,2	-
Anzahl BMÄ 14a je 100 Fälle mit Ansatz BMÄ 14a	160,9	161,4	161,5	162,5	-
Fälle mit Ansatz BMÄ 14a in % der Fälle (Mitglieder)	28,6	29,6	29,6	27,2	-
AU-Fälle (AOK) je 100 Fälle (AOK/Mitglieder)	-	-	-	30,6	-
AU-Tage (AOK) je 100 Fälle (AOK/Mitglieder)	-	-	-	485,4	-
AU-Tage (AOK) je AU-Fall (AOK)	-	-	-	15,9	-

Quelle: KVB-Längsschnittdaten

Tabelle A.7.17

Entwicklung der AU-Schreibungen durch niedergelassene bayerische Kassenärzte in den vierten Quartalen 1978 bis 1982: Fallbezogene Basiswerte für konstante Gruppe, Zu- und Abgänger
- Allgemeinärzte -

	4/78	4/79	4/80	4/81	4/82
			- Konstante Gruppe -		
Anzahl BMÄ 14a je 100 Fälle (Mitglieder)	54,8	57,0	57,8	52,6	44,3
Anzahl BMÄ 14a je 100 Fälle mit Ansatz BMÄ 14a	164,0	165,7	165,9	164,9	161,2
Fälle mit Ansatz BMÄ 14a in % der Fälle (Mitglieder)	33,4	34,4	34,8	31,9	27,4
AU-Fälle (AOK) je 100 Fälle (AOK/Mitglieder)	-	-	-	35,1	32,9
AU-Tage (AOK) je 100 Fälle (AOK/Mitglieder)	-	-	-	517,0	489,8
AU-Tage (AOK) je AU-Fall (AOK)	-	-	-	14,7	14,9
			- Zugänger -		
Anzahl BMÄ 14a je 100 Fälle (Mitglieder)	-	55,9	55,1	50,7	43,2
Anzahl BMÄ 14a je 100 Fälle mit Ansatz BMÄ 14a	-	165,5	165,1	164,1	161,3
Fälle mit Ansatz BMÄ 14a in % der Fälle (Mitglieder)	-	33,8	33,4	30,9	26,8
AU-Fälle (AOK) je 100 Fälle (AOK/Mitglieder)	-	-	-	33,6	32,8
AU-Tage (AOK) je 100 Fälle (AOK/Mitglieder)	-	-	-	440,4	432,8
AU-Tage (AOK) je AU-Fall (AOK)	-	-	-	13,1	13,2
			- Abgänger -		
Anzahl BMÄ 14a je 100 Fälle (Mitglieder)	55,0	57,4	58,6	52,6	-
Anzahl BMÄ 14a je 100 Fälle mit Ansatz BMÄ 14a	160,9	161,4	161,8	163,3	-
Fälle mit Ansatz BMÄ 14a in % der Fälle (Mitglieder)	34,2	35,6	36,2	32,2	-
AU-Fälle (AOK) je 100 Fälle (AOK/Mitglieder)	-	-	-	37,0	-
AU-Tage (AOK) je 100 Fälle (AOK/Mitglieder)	-	-	-	560,5	-
AU-Tage (AOK) je AU-Fall (AOK)	-	-	-	15,4	-

Quelle: KVB-Längsschnittdaten

Tabelle A.7.18

Entwicklung der AU-Schreibungen durch niedergelassene bayerische Kassenärzte in den vierten Quartalen 1978 bis 1982: Fallbezogene Basiswerte für konstante Gruppe, Zu- und Abgänger
- Internisten -

	4/78	4/79	4/80	4/81	4/82
			- Konstante Gruppe -		
Anzahl BMÄ 14a je 100 Fälle (Mitglieder)	35,3	37,8	38,7	35,2	29,4
Anzahl BMÄ 14a je 100 Fälle mit Ansatz BMÄ 14a	159,1	161,1	160,0	158,9	154,3
Fälle mit Ansatz BMÄ 14a in % der Fälle (Mitglieder)	22,2	23,5	24,2	22,2	19,0
AU-Fälle (AOK) je 100 Fälle (AOK/Mitglieder)	-	-	-	23,2	21,6
AU-Tage (AOK) je 100 Fälle (AOK/Mitglieder)	-	-	-	364,2	342,4
AU-Tage (AOK) je AU-Fall (AOK)	-	-	-	15,7	15,9
			- Zugänger -		
Anzahl BMÄ 14a je 100 Fälle (Mitglieder)	-	31,9	37,8	35,9	31,2
Anzahl BMÄ 14a je 100 Fälle mit Ansatz BMÄ 14a	-	156,0	161,5	161,1	158,4
Fälle mit Ansatz BMÄ 14a in % der Fälle (Mitglieder)	-	20,4	23,4	22,3	19,7
AU-Fälle (AOK) je 100 Fälle (AOK/Mitglieder)	-	-	-	21,6	21,2
AU-Tage (AOK) je 100 Fälle (AOK/Mitglieder)	-	-	-	323,1	307,9
AU-Tage (AOK) je AU-Fall (AOK)	-	-	-	15,0	14,5
			- Abgänger -		
Anzahl BMÄ 14a je 100 Fälle (Mitglieder)	46,6	49,7	52,0	48,9	-
Anzahl BMÄ 14a je 100 Fälle mit Ansatz BMÄ 14a	169,1	170,3	171,5	166,2	-
Fälle mit Ansatz BMÄ 14a in % der Fälle (Mitglieder)	27,6	29,2	30,3	29,4	-
AU-Fälle (AOK) je 100 Fälle (AOK/Mitglieder)	-	-	-	33,5	-
AU-Tage (AOK) je 100 Fälle (AOK/Mitglieder)	-	-	-	576,8	-
AU-Tage (AOK) je AU-Fall (AOK)	-	-	-	17,2	-

Quelle: KVB-Längsschnittdaten

Tabelle A.7.19

Entwicklung der AU-Schreibungen durch niedergelassene bayerische Kassenärzte (konstante Gruppe) in den vierten Quartalen 1978 bis 1982 - Fallbezogene Basiswerte (Durchschnittswerte der Individualdaten) -

	4/78	4/79	4/80	4/81	4/82
			- Alle Ärzte -		
Anzahl BMÄ 14a je 100 Fälle (Mitglieder)	35,6	37,1	38,1	34,7	29,5
Anzahl BMÄ 14a je 100 Fälle mit Ansatz BMÄ 14a	152,9	154,1	154,6	153,4	150,7
Fälle mit Ansatz BMÄ 14a in % der Fälle (Mitglieder)	22,4	23,1	23,7	21,7	18,8
AU-Fälle (AOK) je 100 Fälle (AOK/Mitglieder)	-	-	-	22,9	22,1
AU-Tage (AOK) je 100 Fälle (AOK/Mitglieder)	-	-	-	358,1	350,7
AU-Tage (AOK) je AU-Fall (AOK)	-	-	-	17,1	17,4
			- Allgemeinärzte -		
Anzahl BMÄ 14a je 100 Fälle (Mitglieder)	51,8	54,0	55,3	50,0	42,5
Anzahl BMÄ 14a je 100 Fälle mit Ansatz BMÄ 14a	159,0	160,9	161,3	159,8	156,5
Fälle mit Ansatz BMÄ 14a in % der Fälle (Mitglieder)	32,0	33,0	33,6	30,8	26,7
AU-Fälle (AOK) je 100 Fälle (AOK/Mitglieder)	-	-	-	33,2	31,5
AU-Tage (AOK) je 100 Fälle (AOK/Mitglieder)	-	-	-	491,4	476,1
AU-Tage (AOK) je AU-Fall (AOK)	-	-	-	15,0	15,3
			- Internisten -		
Anzahl BMÄ 14a je 100 Fälle (Mitglieder)	32,9	35,2	36,0	32,9	27,6
Anzahl BMÄ 14a je 100 Fälle mit Ansatz BMÄ 14a	153,7	155,7	154,4	153,7	149,7
Fälle mit Ansatz BMÄ 14a in % der Fälle (Mitglieder)	20,9	22,0	22,8	20,8	18,0
AU-Fälle (AOK) je 100 Fälle (AOK/Mitglieder)	-	-	-	21,3	20,0
AU-Tage (AOK) je 100 Fälle (AOK/Mitglieder)	-	-	-	347,1	329,7
AU-Tage (AOK) je AU-Fall (AOK)	-	-	-	17,7	17,4

Quelle: KVB-Längsschnittdaten

Tabelle A.7.20

Entwicklung der AU-Schreibungen durch niedergelassene bayerische Kassenärzte (konstante Gruppe) in den vierten Quartalen 1978-1982
- Fallbezogene Basiswerte (Aggregatdaten) -

	4/78	4/79	4/80	4/81	4/82
			- Alle Ärzte -		
Anzahl BMÄ 14a je 100 Fälle (Mitglieder)	39,0	40,5	40,9	36,9	31,2
Anzahl BMÄ 14a je 100 Fälle mit Ansatz BMÄ 14a	162,1	163,5	163,8	162,8	159,4
Fälle mit Ansatz BMÄ 14a in % der Fälle (Mitglieder)	24,1	24,8	25,0	22,7	19,6
AU-Fälle (AOK) je 100 Fälle (AOK/Mitglieder)	-	-	-	24,4	23,0
AU-Tage (AOK) je 100 Fälle (AOK/Mitglieder)	-	-	-	377,6	360,0
AU-Tage (AOK) je AU-Fall (AOK)	-	-	-	15,5	15,7
			- Allgemeinärzte -		
Anzahl BMÄ 14a je 100 Fälle (Mitglieder)	54,8	57,0	57,8	52,6	44,3
Anzahl BMÄ 14a je 100 Fälle mit Ansatz BMÄ 14a	164,0	165,7	165,9	164,9	161,2
Fälle mit Ansatz BMÄ 14a in % der Fälle (Mitglieder)	33,4	34,4	34,8	31,9	27,4
AU-Fälle (AOK) je 100 Fälle (AOK/Mitglieder)	-	-	-	35,1	32,9
AU-Tage (AOK) je 100 Fälle (AOK/Mitglieder)	-	-	-	517,0	489,8
AU-Tage (AOK) je AU-Fall (AOK)	-	-	-	14,7	14,9
			- Internisten -		
Anzahl BMÄ 14a je 100 Fälle (Mitglieder)	35,3	37,8	38,7	35,2	29,4
Anzahl BMÄ 14a je 100 Fälle mit Ansatz BMÄ 14a	159,1	161,1	160,0	158,9	154,3
Fälle mit Ansatz BMÄ 14a in % der Fälle (Mitglieder)	22,2	23,5	24,2	22,2	19,0
AU-Fälle (AOK) je 100 Fälle (AOK/Mitglieder)	-	-	-	23,2	21,6
AU-Tage (AOK) je 100 Fälle (AOK/Mitglieder)	-	-	-	364,2	342,4
AU-Tage (AOK) je AU-Fall (AOK)	-	-	-	15,7	15,9

Quelle: KVB-Längsschnittdaten

Tabelle A.7.21

Wortlaut und Vergleichbarkeit geschlossener Fragen zum Thema 'Arbeitsunfähigkeitsschreibungen' in den MEDIS-Ärztebefragungen 1982/83 und 1983/84

Frage	1982/83 Bayern	1982/83 Bundesgebiet	1983/84 Bayern	1983/84 Bundesgebiet
(1) Wie haben sich während der letzten drei Jahre Ihre Leistungen und Verordnungen in den folgenden Bereichen ärztlicher Tätigkeit entwickelt? ....Erst-AU-Schreibungen... [ ] sehr abgenommen [ ] etwas abgenommen [ ] gleichgeblieben [ ] etwas zugenommen [ ] sehr zugenommen	x[a]	x		
(2) Wie hat sich 1983, verglichen mit dem Jahr davor, die Zahl Ihrer Erst-AU-Schreibungen entwickelt? [ ] abgenommen [ ] gleichgeblieben [ ] zugenommen			x	x
(3) Wieviele AU-Bescheinigungen (Erst- und Folgebescheinig.) haben Sie in Ihrer letzten vollen Arbeitswoche ausgestellt? ungefähre Anzahl:.......	x[b]	x	x	x
(4) Haben Ihre Patienten den Wunsch, 'krankgeschrieben' zu werden, in diesem Jahr seltener oder häufiger geäußert als im vergangenen Jahr? [ ] seltener [ ] etwa gleich oft [ ] häufiger	x[b]	x	x	x
(5) Wie oft fühlen Sie sich von Patienten nachdrücklich zu einer AU-Schreibung gedrängt? [ ] nie [ ] selten [ ] gelegentlich [ ] häufig	x[b]		x	x

(Fortsetzung nächste Seite)

Fortsetzung Tabelle A.7.21

Frage	1982/83 Bayern	1982/83 Bundesgebiet	1983/84 Bayern	1983/84 Bundesgebiet
(6) Wurden Sie 1983 häufiger als früher von Ihren Patienten gebeten, Sie nicht 'krankzuschreiben'? [ ] ja [ ] nein			x	x
(7) Legen Sie in der letzten Zeit bei erstmaligen AU-Bescheinigungen strengere Maßstäbe an als früher? [ ] ja [ ] nein	x[b]	x		
(8) Haben Sie den Eindruck, daß ärztliche Kollegen im Umfeld Ihrer Praxis eher als Sie bereit sind, AU-Bescheinigungen auszustellen? [ ] ja [ ] nein [ ] eher umgekehrt	x[b]			
(9) Haben Sie von Patienten gehört, daß ärztliche Kollegen im Umfeld Ihrer Praxis eher als Sie bereit sind, AU-Bescheinigungen auszustellen? [ ] ja [ ] nein		x		

[a] Hauptfragebogen

[b] Spezialfragebogen (nur an Allgemeinärzte, Internisten, Orthopäden und Nervenärzte gerichtet)

Tabelle A.7.22

Entwicklung der Erst-AU-Schreibungen während der letzten drei Jahre aus der Sicht niedergelassener Ärzte
- Kassenärzte insgesamt in Bayern und im übrigen Bundesgebiet nach Scheinzahlentwicklung -

Antwort	"Wie haben sich Ihre Erst-Arbeitsunfähigkeitsschreibungen während der letzten drei Jahre entwickelt?" Alle Ärzte	darunter: Scheinzahl während der letzten drei Jahre		
		abgenommen	etwa gleich geblieben	zugenommen
	- Spaltenprozente -			
	- Bayern[a] -			
	(n=1122)	(n=455)	(n=467)	(n=190)
sehr abgenommen	6,5	9,9	3,9	4,7
etwas abgenommen	38,9	43,3	38,1	30,5
gleichgeblieben	49,0	42,6	52,9	54,2
etwas zugenommen	5,1	4,0	4,9	8,4
sehr zugenommen	0,5	0,2	0,2	2.1
Summe[b)]	100,0	100,0	100,0	100,0
	- übriges Bundesgebiet -			
	(n=522)	(n=199)	(n=241)	(n=79)
sehr abgenommen	8,6	11,6	7,2	5,1
etwas abgenommen	51,9	52,3	52,7	51,9
gleichgeblieben	37,2	36,2	37,8	38,0
etwas zugenommen	2,1	1,0	2,1	5,1
sehr zugenommen	0,2	0,0	0,4	0,0
Summe[b)]	100,0	100,1	100,1	100,1

[a] Bayern: Basisstichprobe
[b] Abweichungen von 100% durch Rundungsfehler

Quelle: MEDIS-Ärztebefragungen 1982/83

Tabelle A.7.23

Entwicklung der Erst-AU-Schreibungen während der letzten drei Jahre aus der Sicht niedergelassener Ärzte
- Allgemeinärzte in Bayern und im übrigen Bundesgebiet nach Scheinzahlentwicklung -

Antwort	"Wie haben sich Ihre Erst-Arbeitsunfähigkeitsschreibungen während der letzten drei Jahre entwickelt?"			
	Alle Allgemeinärzte	darunter: Scheinzahl während der letzten drei Jahre		
		abgenommen	etwa gleich geblieben	zugenommen
	- Spaltenprozente -			
	- Bayern -			
	(n=566)	(n=240)	(n=239)	(n=81)
sehr abgenommen	5,8	7,9	4,2	3,7
etwas abgenommen	39,8	45,8	36,8	30,9
gleich geblieben	47,6	41,3	53,6	50,6
etwas zugenommen	6,0	4,6	5,0	13,6
sehr zugenommen	0,7	0,4	0,4	1,2
Summe[a)]	99,9	100,0	100,0	100,0
	- übriges Bundesgebiet -			
	(n=221)	(n=91)	(n=97)	(n=31)
sehr abgenommen	10,9	14,3	9,3	3,2
etwas abgenommen	57,9	59,3	56,7	58,1
gleich geblieben	30,3	26,4	33,0	35,5
etwas zugenommen	0,5	0,0	0,0	3,2
sehr zugenommen	0,5	0,0	1,0	0,0
Summe[a)]	100,1	100,0	100,0	100,0

[a] Abweichungen von 100% durch Rundungsfehler

Quelle: MEDIS-Ärztebefragungen 1982/83

Tabelle A.7.24

Entwicklung der Erst-AU-Schreibungen 1983 im Vergleich zum Vorjahr aus der Sicht niedergelassener Ärzte
- Kassenärzte insgesamt in Bayern und im übrigen Bundesgebiet nach Scheinzahlentwicklung -

	"Wie hat sich 1983, verglichen mit dem Jahr davor, die Zahl Ihrer Erst-Arbeitsunfähigkeitsschreibungen entwickelt?"			
Antwort	Alle Ärzte[a]	darunter: Scheinzahl im letzten Jahr		
		abgenommen	gleich geblieben	zugenommen
		- Spaltenprozente -		
		- Bayern -		
	(n=1051)	(n=516)	(n=441)	(n=80)
abgenommen	51,2	56,2	46,9	46,3
gleichgeblieben	47,6	43,0	51,7	50,0
zugenommen	1,2	0,8	1,4	3,8
Summe[b]	100,0	100,0	100,0	100,1
		- übriges Bundesgebiet -		
	(n=444)	(n=243)	(n=169)	(n=27)
abgenommen	51,4	58,4	43,8	40,7
gleichgeblieben	48,2	41,6	55,0	59,3
zugenommen	0,5	0,0	1,2	0,0
Summe	100,0	100,0	100,0	100,0

[a] Bayern: Basisstichprobe
[b] Abweichungen von 100% durch Rundungsfehler

Quelle: MEDIS-Ärztebefragung 1983/84

Tabelle A.7.25

Entwicklung der Erst-AU-Schreibungen 1983 im Vergleich zum Vorjahr aus der Sicht niedergelassener Ärzte
- Allgemeinärzte in Bayern und im übrigen Bundesgebiet nach Scheinzahlentwicklung -

"Wie hat sich 1983, verglichen mit dem Jahr davor, die Zahl Ihrer Erst-Arbeitsunfähigkeitsschreibungen entwickelt?"

Antwort	Alle Ärzte	darunter: Scheinzahl im letzten Jahr		
		abgenommen	gleich geblieben	zugenommen
		- Spaltenprozente -		
		- Bayern -		
	(n=512)	(n=293)	(n=185)	(n=31)
abgenommen	58,2	62,5	53,0	48,4
gleichgeblieben	40,6	37,2	46,0	41,9
zugenommen	1,2	0,3	1,1	9,7
Summe[a]	100,0	100,0	100,1	100,0
		- übriges Bundesgebiet -		
	(n=187)	(n=113)	(n=63)	(n=9)
abgenommen	59,9	64,6	52,4	55,6
gleichgeblieben	39,6	35,4	46,0	44,4
zugenommen	0,5	0,0	1,6	0,0
Summe	100,0	100,0	100,0	100,0

[a] Abweichungen von 100% durch Rundungsfehler

Quelle: MEDIS-Ärztebefragung 1983/84

Tabelle A.7.26

Häufigkeit der Ausstellung von AU-Bescheinigungen 1982/83 nach Arztangaben
- Allgemeinärzte in Bayern und im übrigen Bundesgebiet -

	"Wieviele Arbeitsunfähigkeitsbescheinigungen (Erst- und Folgebescheinigungen) haben Sie in Ihrer letzten vollen Arbeitswoche ausgestellt?"	
Antwort	Bayern	übriges Bundesgebiet
	(n=135)	(n=205)
	- Spaltenprozente -	
0- 5	17,8	13,7
6-10	28,1	23,4
11-15	15,6	21,9
16-20	18,5	19,0
21-25	6,7	4,0
26-30	4,4	7,3
über 30	8,9	10,7
Summe	100,0	100,0

Quelle: MEDIS-Ärztebefragung 1982/83

Tabelle A.7.27

Häufigkeit der Ausstellung von AU-Bescheinigungen 1983/84 nach Arztangaben
- Allgemeinärzte in Bayern und im übrigen Bundesgebiet -

Antwort	"Wieviele Arbeitsunfähigkeitsbescheinigungen (Erst- und Folgebescheinigungen) haben Sie in Ihrer letzten vollen Arbeitswoche ausgestellt?"	
	Bayern (n=497)	übriges Bundesgebiet (n=181)
	- Spaltenprozente -	
0- 5	16,9	11,6
6-10	26,8	26,5
11-15	16,7	13,8
16-20	19,3	14,4
21-25	7,2	7,7
26-30	6,6	9,4
über 30	6,4	16,6
Summe[a]	99,9	100,0

[a] Abweichungen von 100% durch Rundungsfehler

Quelle: MEDIS-Ärztebefragung 1983/84

Tabelle A.7.28

Entwicklung der Patientenwünsche nach 'Krankschreibungen' im Vergleich zum Vorjahr aus der Wahrnehmung niedergelassener Ärzte

"Haben Ihre Patienten den Wunsch 'krankgeschrieben' zu werden, in diesem Jahr seltener oder häufiger geäußert als im vergangenen Jahr?"

	Bayern		übriges Bundesgebiet	
Antwort	Alle Ärzte[a]	Allgemeinärzte	Alle Ärzte[a]	Allgemeinärzte
	- Spaltenprozente -			
	- 1982/83 -			
	(n=372)	(n=143)	(n=364)	(n=222)
seltener	71,5	75,5	70,6	73,4
etwa gleich oft	27,2	21,7	28,6	26,6
häufiger	1,3	2,8	0,8	0,0
Summe	100,0	100,0	100,0	100,0
	- 1983/84 -			
	(n=1052)	(n=511)	(n=444)	(n=187)
seltener	74,1	78,5	70,3	71,7
etwa gleich oft	24,8	20,7	29,3	27,8
häufiger	1,0	0,8	0,5	0,5
Summe[b)]	99,9	100,0	100,1	100,0

[a] Ärztebefragung 1982/83 Bayern und übriges Bundesgebiet: Nur Allgemeinärzte, Internisten, Orthopäden und Nervenärzte
Ärztebefragung Bayern 1983/84: Basisstichprobe
[b] Abweichungen von 100% durch Rundungsfehler

Quelle: MEDIS-Ärztebefragungen 1982/83 und 1983/84

Tabelle A.7.29

Patientenwünsche nach und ärztliche Beurteilungsmaßstäbe bei AU-Schreibungen aus der Sicht niedergelassener Ärzte in Bayern

	"Wie oft fühlen Sie sich von Patienten nachdrücklich zu einer Arbeitsunfähigkeitsschreibung gedrängt?"					
Antwort	Alle Ärzte[a]	darunter: strengere AU-Maßstäbe		Allgemeinärzte	darunter: strengere AU-Maßstäbe	
		ja	nein		ja	nein
	(n=371)	(n=132)	(n=236)	(n=143)	(n=50)	(n=92)
	- Spaltenprozente -					
nie	7,0	4,6	8,5	8,4	4,0	10,9
selten	52,8	40,2	60,2	51,7	44,0	55,4
gelegentlich	35,3	47,0	28,4	34,3	42,0	30,4
häufig	4,9	8,3	3,0	5,6	10,0	3,3
Summe[b]	100,0	100,1	100,1	100,0	100,0	100,0

[a] nur Allgemeinärzte, Internisten, Orthopäden und Nervenärzte
[b] Abweichungen von 100% durch Rundungsfehler

Quelle: MEDIS-Ärztebefragung 1982/83

Tabelle A.7.30

Bereitschaft ärztlicher Kollegen zur Ausstellung von AU-Bescheinigungen im Urteil bayerischer Kassenärzte

Antwort	"Haben Sie den Eindruck, daß ärztliche Kollegen im Umfeld Ihrer Praxis eher als Sie selbst bereit sind, Arbeitsunfähigkeitsbescheinigungen auszustellen?" Alle Ärzte[a] (n=381)	Allgemeinärzte (n=136)
	- Spaltenprozente -	
ja	49,0	47,1
nein	49,0	51,5
eher umgekehrt	2,0	1,5
Summe[b]	100,0	100,1

[a] nur Allgemeinärzte, Internisten, Orthopäden und Nervenärzte
[b] Abweichungen von 100% durch Rundungsfehler

Quelle: MEDIS-Ärztebefragung 1982/83

Tabelle A.7.31

Bereitschaft ärztlicher Kollegen zur Ausstellung von AU-Bescheinigungen im Patientenurteil nach Angaben außerbayerischer Kassenärzte

Antwort	"Haben Sie von Patienten gehört, daß ärztliche Kollegen im Umfeld Ihrer Praxis eher als Sie selbst bereit sind, Arbeitsunfähigkeitsbescheinigungen auszustellen?" Alle Ärzte[a] (n=361)	Allgemeinärzte (n=220)
	- Spaltenprozente -	
ja	48,8	43,6
nein	51,2	56,4
eher umgekehrt	2,0	1,5
Summe	100,0	100,0

[a] nur Allgemeinärzte, Internisten, Orthopäden und Nervenärzte

Quelle: MEDIS-Ärztebefragung 1982/83

Tabelle A.7.32

Beantwortung AU-bezogener Fragen durch niedergelassene bayerische Kassenärzte nach Kenntnis des Bayern-Vertrags

Frage	Antwort-kategorie	Alle Ärzte[a]	darunter: Kenntnis der Grundzüge des BV -"ja, gut"-	-"davon gehört"-	-"nein"-
			- Spaltenprozente -		
		(n=261)	(n=145)	(n=84)	(n=22)
Entwicklung	abgenommen	47,1	52,4	38,1	36,4
Erst-AU-	gleichgebl.	47,1	40,0	59,5	54,5
Schreibung	zugenommen	5,7	7,6	2,4	9,1
		(n=260)	(n=146)	(n=81)	(n=23)
Strengere Maß-					
stäbe Erst-	ja	35,0	38,4	32,1	13,0
AU-Schreib.	nein	65,0	61,6	67,9	87,0
		(n=251)	(n=142)	(n=77)	(n=22)
Arzturteil	ja	47,8	54,9	41,6	31,8
Nachgiebigkeit	nein	49,8	43,0	57,1	68,2
Kollegen AU	eher umgek.	2,4	2,1	1,3	4,5
		(n=261)	(n=147)	(n=81)	(n=23)
Veränderung	seltener	72,8	72,1	71,6	73,9
Patientenwunsch	gleich oft	25,7	26,5	27,2	21,7
AU-Schreibung	häufiger	1,5	1,4	1,2	4,3
		(n=260)	(n=146)	(n=82)	(n=23)
Häufigkeit	nie	6,9	5,5	7,3	17,4
Patienten-	selten	52,7	56,8	46,3	39,1
forderung	gelegentl.	35,4	32,2	41,5	43,5
AU-Schreibung	häufig	5,0	5,5	4,9	0,0

[a] nur Allgemeinärzte, Internisten, Orthopäden und Nervenärzte

Quelle: MEDIS-Ärztebefragung 1982/83

Tabelle A.7.33

Zusammenhänge (Gamma-Koeffizienten) zwischen der Entwicklung der AU-Schreibungshäufigkeit und der Beantwortung anderer Fragen durch niedergelassene bayerische Kassenärzte nach Kenntnis des 'Bayern-Vertrags'

	"Wie hat sich die Zahl Ihrer Erst-AU-Schreibungen in den letzten drei Jahren entwickelt?" Alle Ärzte[a] nach Kenntnis der Grundzüge des BV	
	"Ja, kenne sie gut"	übrige Antwortkategorien
	- Gamma-Koeffizienten -	
"Haben Ihre Patienten den Wunsch, 'krankgeschrieben' zu werden, in diesem Jahr seltener oder häufiger geäußert als im vergangenem Jahr?"	0,42	0,43
"Wie oft fühlen Sie sich von Patienten nachdrücklich zu einer Arbeitsunfähigkeitsschreibung gedrängt?"	0,04	0,06
"Legen Sie in letzter Zeit bei erstmaligen AU-Schreibungen strengere Maßstäbe an als früher?"	0,29	0,00
"Haben Sie den Eindruck, daß ärztliche Kollegen im Umfeld Ihrer Praxis eher als Sie selbst bereit sind, Arbeitsunfähigkeitsbescheinigungen auszustellen"?	0,08	0,12
"Wie hat sich die Zahl Ihrer Behandlungsscheine im Laufe der letzten drei Jahre verändert?"	0,02	0,08

[a] nur Allgemeinärzte, Internisten, Orthopäden und Nervenärzte

Quelle: MEDIS-Ärztebefragungen 1982/83

Kapitel 8

Substitutionen kassenärztlicher Leistungen und Verordnungen

Jürgen John, Peter Potthoff und

Anette Merschbrock-Bäuerle

Gliederung

8. Substitutionen kassenärztlicher Leistungen und Verordnungen

8.1 Überblick

Ziel des Bayern-Vertrags ist es, durch Ausschöpfung der den Ärzten gemeinsam zur Verfügung stehenden diagnostischen und therapeutischen Möglichkeiten die Zahl der Krankenhauseinweisungen zu verringern, die Verordnungen von Arzneimitteln gezielter vorzunehmen, Verordnungen physikalisch-medizinischer Maßnahmen zu reduzieren sowie die Zahl der Arbeitsunfähigkeits-Fälle und -Tage zu senken und damit insgesamt das Wachstum der Kassenausgaben zu dämpfen. Der Kostendämpfungsstrategie des Bayern-Vertrags liegen damit die Hypothesen zugrunde,

- daß den Kassenärzten medizinisch qualitativ gleichwertige diagnostische und/oder therapeutische Handlungsalternativen offenstehen, die sich durch unterschiedliche Kombinationen ärztlicher Leistungen und Verordnungen kennzeichnen lassen,
- daß unter den Alternativen zu den typischerweise oder doch zumindest häufig realisierten Behandlungsstrategien der Kassenärzte auch solche sind, die eine vergleichsweise höhere Intensität ärztlicher Leistungen und eine geringere Verordnungsintensität aufweisen, und
- daß diese Alternativen im Vergleich zu den tatsächlichen angewandten Behandlungsverfahren kostengünstiger sind oder Strukturverschiebungen bewirken, die mittelfristig zu Kostendämpfung führen.

In diesem Kapitel werden die Ergebnisse einiger Untersuchungen zusammengestellt, die sich alle auf die vom Bayern-Vertrag intendierten Substitutionen von Verordnungen durch ambulante kassenärztliche Leistungen beziehen. Im Vordergrund dieser Untersuchungen stehen die Fragen, ob Veränderungen der Leistungs- und Verordnungsstruktur feststellbar sind, die darauf hinweisen, daß derartige Substitutionsprozesse stattgefunden haben, und ob es Belege dafür gibt, daß von einer Intensivierung der ambulanten kassenärztlichen Behandlung kostendämpfende Effekte ausgegangen sind. Dabei wurden Datenkörper unterschiedlicher Herkunft (Abrechnungsdaten der KVen, Statistiken der Kassen, Ergebnisse der Ärztebefragung) genutzt und verschiedene statistische Auswertungsverfahren (Gruppenvergleiche, Korrelations-, Regressions- und Clusteranalysen) eingesetzt. Generell werden in diesem Kapitel Änderungen der Leistungs- und Verordnungsstruktur in

Richtung eines höheren Gewichts der ambulant-ärztlichen Leistungen und eines geringeren Gewichts ärztlicher Verordnungen als Indikatoren für die vom Bayern-Vertrag angestrebten Substitutionsbewegungen aufgefaßt. Diese Interpretation ist freilich nicht zwingend: So könnte das Auftreten der beschriebenen Änderungen z.B. auch das Resultat eines Rückgangs 'diskretionärer' Verordnungen sein, also aus einer zurückhaltenderen Verordnungsweise im Falle vergleichsweise großer Ermessensspielräume herrühren; auf weitere Schwächen des Ansatzes wird in den Einzeluntersuchungen des Kapitels noch hinzuweisen sein. Eine Diskriminierung zwischen alternativen Deutungsmustern ist ohne Analysen konkreter gesundheitlicher Versorgungsprozesse, die den Rahmen der Bayern-Vertrags-Studie gesprengt hätten, kaum möglich.

Die drei folgenden Abschnitte des Kapitels befassen sich über das zentrale Ziel der Substitution von Krankenhauspflege durch ambulant-ärztliche Versorgung hinaus auch mit den übrigen Sparzielzonen des Bayern-Vertrags[1)]. In den Diskussionen über die Funktionsweise und den potentiellen Kostendämpfungserfolg des Vertrags hatte oft das Argument eine Rolle gespielt, es könne vernünftigerweise nicht angenommen werden, daß sich in allen Sparzielzonen gleichzeitig Einsparungen erzielen lassen. Daher wurden nicht nur die Beziehungen zwischen den ambulant-ärztlichen Leistungen und den Verordnungen in den verschiedenen Sparzielzonen, sondern auch die Zusammenhänge zwischen den einzelnen Verordnungsbereichen überprüft. Datenbasis der Zusammenhangsanalysen in diesen Abschnitten bilden zum einen arztpraxisbezogene Individualdatensätze (Abschnitt 8.2) und zum anderen versichertenbezogene regionale Aggregatdaten (Abschnitt 8.4). Flankiert werden die Zusammenhangsanalysen von einem clusteranalytischen Untersuchungsansatz zur Ermittlung einer Typologie der Beziehungsmuster von Leistungs- und Verordnungsentwicklungen (Abschnitt 8.3); diese Untersuchung greift auf die Ergebnisse der MEDIS-Ärztebefragung 1982/83 zurück. Die beiden folgenden Abschnitte konzentrieren sich am Beispiel zweier spezieller Segmente der kassenärztlichen Tätigkeit auf die Frage der Verlagerung ärztlicher Leistungen aus dem stationären Sektor in die ambulante Versorgung. Zunächst wird die Entwicklung der ambulanten und der stationären Tätigkeit der bayerischen Belegärzte auf eine solche Verlagerung hin überprüft (Abschnitt 8.5). Sodann wird untersucht, wie sich die Frequenzen des ambulanten Operierens seit Einführung der Zuschlagsregelung für diese ärztlichen Leistungen entwickelt haben (Abschnitt 8.6). Die Zuschlagsregelung, die in keinem unmittelbaren Zusammenhang mit dem Bayern-Vertrag steht, ist hier insofern von Interesse, als an ihr exemplarisch der Frage nachgegangen werden soll, ob und wie sich honorarpolitische Rahmenbedingungen auf derartige Regelungen auswirken. Das Kapitel schließt mit einer Zusammenfassung der wichtigsten Ergebnisse (Abschnitt 8.7).

8.2 Substitutionen zwischen ärztlichen Leistungen und Verordnungen in den Zielbereichen des Bayern-Vertrags: Untersuchungen anhand arztpraxisbezogener Daten

(Autor: J. John)

Datenbasis der in diesem Abschnitt beschriebenen Untersuchungen bilden praxisbezogene Angaben über die ärztliche Leistungs- und Verordnungstätigkeit, die von der KVB routinemäßig im Abrechnungsprozeß für die kassenärztliche Versorgung erstellt werden. Im einzelnen wurden folgende Indikatoren ärztlicher Leistungen und Verordnungen auf Zusammenhänge hin untersucht:

- Leistungen:
  Punktzahl in den Leistungsgruppen 1 - 7 je Fall (RVO und OKK),
- Verordnungen:
  Arzneikosten je Fall (OKK)
  Krankenhauseinweisungen je 100 Fälle (OKK)
  Kosten physikalisch-medizinischer Verordnungen je Fall (OKK)
  Anzahl AU-Schreibungen (BMÄ Nr. 14a) je 100 Mitglieder-Fälle (RVO)
  Ansatz AU-Schreibungen (BMÄ Nr. 14a) je 100 Mitglieder-Fälle (RVO)
  AU-Fälle je 100 Mitglieder-Fälle (OKK)
  AU-Tage je 100 Mitglieder-Fälle (OKK).

Als Analysevariablen wurden neben den Quartalswerten dieser Kennziffern für die vierten Quartale 1979, 1981 und 1982 auch die Veränderungen der Quartalswerte von 4/1979 nach 4/1982 bzw. von 4/1981 nach 4/1982 verwendet. Die Untersuchungen wurden für alle größeren Arztgruppen getrennt nach den einzelnen Gruppen durchgeführt. Die Ergebnisdarstellung an dieser Stelle beschränkt sich indessen auf die Gruppe der Allgemeinärzte[2]; die Resultate der statistischen Analysen für diese Arztgruppe können in ihren wesentlichen qualitativen Merkmalen auch für die übrigen Arztgruppen als charakteristisch gelten. Beobachtungseinheiten der Untersuchung waren die 2.977 Allgemeinärzte in Einzelpraxen ohne belegärztliche Tätigkeit, die der sogenannten konstanten Arztgruppe zugeordnet werden konnten, für die also in allen fünf vierten Quartalen 1978 bis 1982 Abrechnungsdaten vorlagen und die über diesen Zeitraum hinweg weder das Zulassungsgebiet noch den Praxisstandort gewechselt hatten sowie immer in Einzelpraxen und nie belegärztlich tätig gewesen waren[3]. Mit der Einschränkung der Analyse auf Einzelpraxen sollten dabei Fluktuationen in der Untersuchungspopulation gänzlich eliminiert werden; die Nicht-Berücksichtigung der Belegärzte resultierte aus der Überlegung, daß Belegärzte und nicht belegärztlich tätige Ärzte unterschiedlichen Steuerungseinflüssen ausgesetzt sind.

Die Untersuchung erfolgte unter Anwendung zweier verschiedener Verfahren:

- der bivariaten Korrelationsanalyse, mit deren Hilfe die Güte der Anpassung der Daten an das Modell eines linearen Zusammenhangs zwischen den beiden betrachteten Variablen untersucht wird,
- des Gruppenvergleichs, in dem die Untersuchungspopulation zunächst nach einer bestimmten Variablen klassifiziert und dann geprüft wird, ob mit diesem Klassifizierungsprozeß im statistischen Mittel auch eine Schichtung nach (einer) anderen Variablen einhergeht.

Dem gewählten Untersuchungsansatz sind - abgesehen von den aus der Beschränkung auf zweidimensionale Zusammenhangsanalysen grundsätzlich resultierenden Grenzen - vor allem in zwei Richtungen Schranken gesetzt:

- Die Routinedatenlage im Verordnungsbereich ist unbefriedigend: Für die Krankenhauseinweisungen, die Kosten physikalisch-medizinischer Leistungen sowie die AU-Fälle und AU-Tage beginnen die Zeitreihen erst im zweiten Quartal 1981, so daß im Falle schneller Anpassungsreaktionen der Ärzte an den Bayern-Vertrag Substitutionsprozesse sich in den Daten nicht mehr oder nur noch teilweise niederschlagen. Diese Lücke ließ sich lediglich im AU-Bereich durch Verwendung der Gebührenordnungsposition für die Ausstellung von AU-Bescheinigungen (BMÄ Nr. 14a) einigermaßen schließen; allerdings sind die Abrechnungshäufigkeiten dieser Leistungsposition nur sehr ungenaue Indikatoren der primär interessierenden AU-Fallzahlen (zu Einzelheiten siehe Kapitel 7.2.1). Hinzu kommt, daß vor allem die Angaben zu den Krankenhauseinweisungen als stark fehlerbehaftet gelten müssen; dies trifft - in geringerem Ausmaß - auch für einen Teil der AU-statistischen Angaben in der Verordnungsstatistik zu.

- Die die einzelne Arztpraxis als Beobachtungseinheit wählende Untersuchungsperspektive vermag den dem Bayern-Vertrag zugrunde liegenden Denkansatz einer Reduzierung der Verordnungen in den Sparzielzonen durch "Ausschöpfung der den Kassenärzten gemeinsam zur Verfügung stehenden Möglichkeiten" nicht völlig adäquat zu erfassen: In dieser Perspektive wird 'vertragskonformes' Handeln durch Kooperation mit kassenärztlichen Kollegen vernachlässigt. In den Routinedaten steht indessen keine Variable zur Verfügung, die als Indikator dieser 'Kooperationskomponente' geeignet erschiene (eine solche Variable könnte z.B. der Anteil der von einem Arzt zur Weiter- oder Mitbehandlung überwiesenen Patienten an seinen Patienten insgesamt sein). Darüber hinaus läuft eine von der Arbeitsteilung zwischen den Ärzten isolierende Betrachtung individueller Leistungs- und Verordnungsdaten sogar Gefahr, Veränderungen in diesen Daten falsch zu interpretieren: So können Verschiebungen in der Leistungs- und Verordnungsstruktur einer Praxis zugunsten der ambulant-ärztlichen Leistungen ebenso Ausdruck der vom Bayern-Vertrag angestrebten Substitutionen sein wie auch die Folge einer eben durch diesen Vertrag hervorgerufenen Neigung, 'verordnungsintensive' Behandlungsfälle an Kollegen zur Weiterbehandlung zu überweisen.

8.2.1 Ergebnisse der Korrelationsanalysen

Als erster Ansatz zur Identifizierung möglicher Substitutionsbeziehungen zwischen Leistungs- und Verordnungsvariablen wurde die bivariate Korrelationsanalyse verwandt. Hierbei handelt es sich um ein Standardverfahren der statistischen Datenanalyse, dessen Ziel das Erkennen von Abhängigkeiten und Zusammenhängen zwischen zwei Variablen ist. Als Kenngröße für die Stärke der Abhängigkeit zwischen zwei Merkmalen wurde hier der Produkt-Moment- oder Bravais-Pearsonsche Korrelationskoeffizient (kürzer auch einfach als Korrelationskoeffizient bezeichnet und durch den Buchstaben r symbolisiert) berechnet. Diese Kennziffer gibt den Grad des linearen Zusammenhangs zwischen den beiden betrachteten Variablen an und ist so normiert, daß ihr Wert stets zwischen -1 und +1 liegt[4)]. Im vorliegenden Problemkontext werden positive Korrelationen, also Tendenzen zu gleichgerichteten Bewegungen zweier Variablen, als Indizien für komplementäre Beziehungen zwischen den betrachteten Leistungen und/oder Verordnungen gedeutet. Negative Korrelationen, also Tendenzen zur

Verringerung des Werts einer Variablen bei Erhöhung des Werts der zweiten Variablen, werden hingegen als Indizien für substitutive Beziehungen zwischen den betrachteten Leistungen und/oder Verordnungen interpretiert.

Die bivariaten Korrelationsanalysen zwischen Leistungs- und Verordnungsvariablen bzw. deren Veränderungen verliefen ganz überwiegend ergebnislos. Setzt man als Untergrenze für die Bedeutsamkeit des Korrelationskoeffizienten einen Wert von $r = \pm 0{,}1$ an (in einem statistischen Erklärungsmodell entspräche diese Grenze einem Anteil der erklärten Varianz an der Gesamtvarianz der abhängigen Variablen von nur 1%), so verbleiben nur ganz wenige, in Tabelle 8.1 zusammengestellte Variablenpaare mit Korrelationen interessierender Größenordnung[5]. Auffällig ist dabei zunächst, daß sich hierunter keine Korrelationen zwischen zwei Indikatoren der Verordnungstätigkeit oder deren Veränderung in verschiedenen Sparzielzonen befinden. Die Individualdaten können daher weder Vermutungen hinsichtlich komplementärer Beziehungen noch Vermutungen hinsichtlich substitutiver Beziehungen zwischen den Verordnungen in den Sparzielzonen bestätigen. Hinsichtlich der Beziehung zwischen ambulant-ärztlicher Leistung und Verordnungstätigkeit ergeben sich relativ enge Zusammenhänge nur für Leistungen und Arzneimittelverordnungen sowie Leistungen und AU-Schreibungen, nicht aber für Leistungen und Krankenhauseinweisungen, Kosten physikalischer Terapie oder die AU-Variablen aus der Verordnungsstatistik.

Für die Zusammenhänge zwischen (Veränderung der) Punktzahl in den Leistungsgruppen 1 - 7 je Fall und (Veränderung der) Arzneikosten je Fall ergeben sich jeweils Korrelationskoeffizienten mit positiven Vorzeichen, also der Substitutionshypothese gegenläufige Beziehungen. Die naheliegende Vermutung, daß diese Korrelation auf einen gemeinsamen dritten Faktor, nämlich die (Veränderung der) Rentnerquote, zurückzuführen sei, bestätigte sich nicht: Auch nach Kontrolle dieses Einflußfaktors bleibt die positive Beziehung zwischen Arzneikosten und Leistungsintensität erhalten. Die Schätzung eines Regressionsmodells[6] mit den Arzneikosten je Fall als lineare Funktion der Leistungsintensität führte für die beiden vierten Quartale 1979 und 1982 zu dem Ergebnis, daß in beiden Meßzeiträumen eine Ausdehnung des Leistungsvolumens um 10 Punkte je Fall zu einer durchschnittlichen Zunahme der Arzneikosten je Fall von etwa 0,30 DM

Tabelle 8.1

Korrelationsergebnisse für vertragsbezogene Leistungs- und Verordnungsmerkmale kassenärztlicher Tätigkeit - Allgemeinärzte der konstanten Arztgruppe ohne Ärzte in Gemeinschaftspraxen und ohne Belegärzte (N = 2.921) -

Merkmalspaar	Zeitraum	Korrelationskoeffizient
Punktzahl LG 1-7 je Fall (OKK) mit Arzneikosten je Fall (OKK)	4/1979	0,26
Punktzahl LG 1-7 je Fall (OKK) mit Arzneikosten je Fall (OKK)	4/1982	0,21
Veränderung der Punktzahl LG 1-7 je Fall (OKK) mit Veränderung der Arzneikosten je Fall (OKK)	4/1979 - 4/1982	0,29
Punktzahl LG 1-7 je Fall (RVO) mit Anzahl AU-Schreibungen je Mitglieder-Fall (RVO)	4/1979	-0,17
Veränderung Punktzahl LG 1-7 je Fall (RVO) mit Veränderung AU-Schreibungen je Mitglieder-Fall (RVO)	4/1979 - 4/1982	0,17

Quelle: KVB-Längsschnittdaten

führt. Auch der Vergleich der beiden Querschnittsergebnisse läßt also keine Veränderung der Beziehung zwischen Leistungs- und Arzneimitteleinsatz erkennen.

Für die AU-Schreibungen im vierten Quartal 1979 ermittelt sich eine negative Korrelation mit der Punktzahl je Fall, für die Veränderung dieser beiden Größen von 4/1979 bis 4/1982 dagegen eine positive Korrelation.

8.2.2 Ergebnisse der Gruppenvergleiche

In einem zweiten Ansatz wurden die Ärzte der Untersuchungspopulation entsprechend ihrer Leistungsintensität - wiederum gemessen durch die Punktzahl der Leistungen in den Leistungsgruppen 1 - 7 je Fall im vierten Quartal 1982 - in drei Gruppen eingeteilt, wobei die Klassengrenzen so gesetzt wurden, daß das Intervall für die mittlere

Gruppe durch das arithmetische Mittel der Gruppierungsvariablen ± der Standardabweichung[7)] dieser Variable gebildet wurde. Im Falle der Leistungsintensität als Gruppierungsvariable wurden dadurch gut drei Viertel der Ärzte der mittleren Gruppe und jeweils knapp 12% den beiden Extremgruppen zugeordnet. Die Durchschnittswerte ausgewählter Arztmerkmale, Leistungs- und Verordnungsvariablen für die so gebildeten drei Gruppen sind Tabelle 8.2 und Abbildung 8.1 zu entnehmen; analoge Resultate für die Arzneikosten je Fall im vierten Quartal 1982 als Gruppierungsvariable sind aus Tabelle A.8.1 zu ersehen.

Die Gruppierung nach der Leistungsintensität zeigt - insoweit die Ergebnisse der Korrelationsanalyse bestätigend -, daß eine hohe Intensität ärztlicher Leistungen von einer hohen Kostenintensität der Medikamentation begleitet wird; dies gilt ebenso im Hinblick auf die Kostenintensität im Bereich der verordneten physikalisch-therapeutischen Leistungen. Auch für die relative Krankenhaushäufigkeit ergibt sich ein vergleichsweise hoher Wert, dessen Aussagefähigkeit freilich wegen der mangelnden Zuverlässigkeit dieser Daten in Frage gestellt bleiben muß. Das AU-Volumen der Arztgruppe mit hoher Leistungsintensität entspricht etwa dem Durchschnittswert für die gesamte Untersuchungspopulation.

Ein Blick auf die Arzt- bzw. Praxismerkmale zeigt, daß die Gruppierung nach der Leistungsintensität in diesen Variablen sehr deutliche Differenzierungen zwischen den Gruppen zutage treten läßt: Die Ärzte mit hoher Punktzahl je Fall sind im Durchschnitt jünger, haben deutlich niedrigere Fallzahlen aufzuweisen und ihren Praxisstandort häufiger in Städten als die Gesamtheit der Ärzte. Dies deutet einerseits auf strukturelle Determinanten der Leistungsintensität hin, belegt andererseits aber auch, daß substitutive Beziehungen zwischen Leistungs- und Verordnungsvariablen in der bivariaten Analyse möglicherweise durch intervenierende Einflüsse verborgen bleiben.

Dies mag auch für die Gruppierung der Ärzte nach der Höhe der Arzneikosten je Fall gelten: Die Zahlen in Tabelle A.8.1 zeigen, daß die Ärzte mit den höchsten Arzneikosten zwar auch überdurchschnittliche Werte für die Leistungsvariablen und die anderen Verordnungsvariablen aufzuweisen haben - lediglich bei den AU-Indikatoren zeigt sich die einer Substitutionsbeziehung entsprechende Tendenz; die

Tabelle 8.2

Ausgewählte Arzt-, Leistungs- und Verordnungsmerkmale nach Leistungsintensität (Punktzahl in den Leistungsgruppen 1 - 7 je RVO-Fall) im vierten Quartal 1982 - Allgemeinärzte der konstanten Arztgruppe (ohne Ärzte in Gemeinschaftspraxen und ohne Belegärzte)

Variable	Mittelwerte absolut			Index der Mittelwerte (431-800 P. = 100)	
	bis 430 Punkte (n=347)	431-800 Punkte (n=2254)	ü. 800 Punkte (n=329)	bis 430 Punkte	ü. 800 Punkte
Approbationsjahr	1950	1957	1959	87,1	103,0
Niederlassungsjahr	1958	1964	1966	90,5	102,5
Anzahl Fälle RVO	760	796	465	95,4	58,4
Anteil Rentner RVO (%)	35,1	35,6	37,8	37,8	106,0
Arzneikosten je Fall OKK (DM)	87,40	97,54	107,51	89,6	110,2
KH-Einweisungen je 100 Fälle OKK	2,3	2,4	2,7	96,4	111,4
KH-Einweisungen je 100 Fälle Rentner OKK	3,9	4,0	4,4	97,1	110,0
Ansatz BMÄ Nr.14a in Fällen Mitgl. RVO(%)	27,2	27,0	27,9	100,8	103,3
AU-Fälle je 100 Fälle Mitgl. OKK	33,8	31,5	31,6	107,2	100,2
Kosten phys.-med.Verordnungen je Fall OKK (DM)	5,39	5,31	7,09	101,5	133,5
Hausbesuche je 100 Fälle RVO	31,1	53,3	86,6	58,3	162,3
Anteil Praxen in kreisfreien Städten (%)	34,3	30,2	43,8	113,6	145,0

Quelle: KVB-Längsschnittdaten

Abbildung 8.1

Ausgewählte Leistungs- und Verordnungsmerkmale
nach Leistungsintensität der ambulanten ärztlichen Behandlung
(Punktzahl in den Leistungsgruppen 1 - 7 je RVO-Fall)
im vierten Quartal 1982
- Allgemeinärzte der konstanten Arztgruppe -

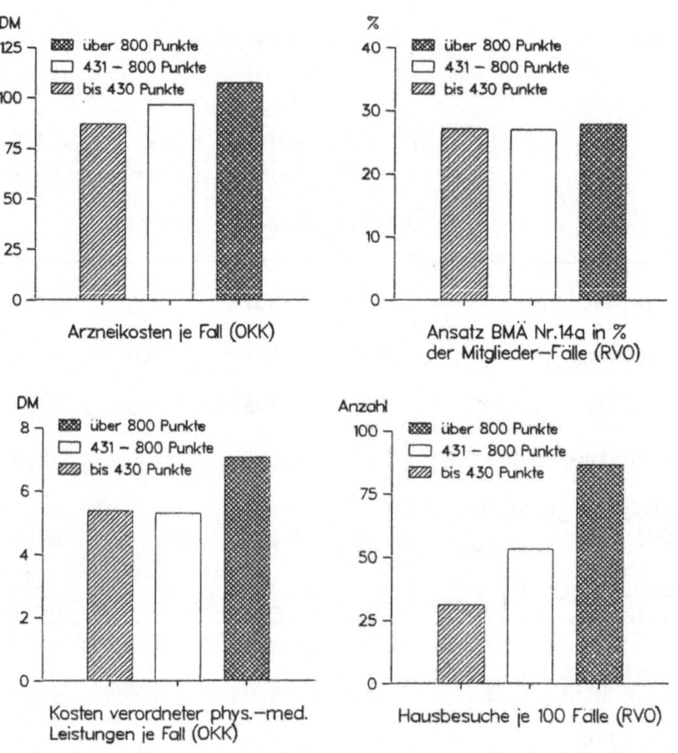

Quelle: KVB-Längsschnittdaten

Gruppierung nach den Arzneikosten führt indessen gleichzeitig zu einer Schichtung mit im Mittel stark unterschiedlichen Rentneranteilen, was zum Teil für die positive Korrelation zwischen Leistungs- und Verordnungsvariablen verantwortlich sein könnte. Für den positiven Zusammenhang zwischen Leistungsintensität und Kostenintensität der Medikamentation kann dies - wie in Abschnitt 8.2.1 schon erwähnt - als Ursache allerdings nicht geltend gemacht werden kann.

Generell haben die bivariaten Zusammenhangsanalysen zwischen individuellen Leistungs- und Verordnungsdaten für Substitutionsbewegungen zwischen ärztlichen Leistungen und Verordnungen wenig Anhaltspunkte erbracht. Ein weiterer Grund neben den schon angedeuteten Ursachen könnte sein, daß sich durchaus verschiedene Beziehungsmuster zwischen Leistungs- und Verordnungsvariablen bzw. deren Entwicklung unter den Ärzten finden, die sich in einer für alle Ärzte gemeinsamen Zusammenhangsanalyse nicht identifizieren lassen. Diese Hypothese legt einen clusteranalytischen Ansatz nahe, dessen Ergebnisse im nächsten Abschnitt beschrieben werden.

8.3 Eine Typologie der Leistungs- und Verordnungsentwicklung bei ausgewählten Arztgruppen

(Autor: P. Potthoff)

Eine globale Übersicht über die Veränderungen, die sich aus der Sicht der niedergelassenen Ärzte in einigen für den Bayern-Vertrag relevanten Bereichen des ärztlichen Handelns seit 1979 vollzogen haben, ergibt die Frage: "Wie haben sich während der letzten drei Jahre Ihre Leistungen und Verordnungen in den folgenden Bereichen ärztlicher Tätigkeit entwickelt? - Ambulante Diagnostik, ambulantes Operieren, Arzneimittelverordnungen, Überweisungen an Arztkollegen, Hausbesuche, Erst-AU-Schreibungen, Einweisungen in das Krankenhaus, Verordnungen physikalischer Therapie, Verordnungen häuslicher Krankenpflege".

8.3.1 Typologie der Allgemeinärzte

Zur Erleichterung der Übersicht über die Ergebnisse wurden die Antworten der bayerischen Allgemeinärzte in Abbildung 8.2 in Profilform zusammengestellt. In das Diagramm eingetragen sind die Prozentpunktdifferenzen zwischen dem Anteil der Ärzte, die die Antwort 'etwas/sehr zugenommen' wählten, und denjenigen, die 'etwas/sehr abgenommen' antworteten. Bei der Leistungskategorie 'Ambulante Diagnostik' verteilen sich die Antworten beispielsweise folgendermaßen: 'etwas/sehr abgenommen' 13%, 'gleich geblieben' 39%, 'etwas/sehr zugenommen' 48%. Die Differenz von 35% (= 48% - 13%) ist als Profilwert für diesen Leistungsbereich eingetragen. Profilwerte, die rechts von der vertikalen Linie liegen, symbolisieren demgemäß ein Überwiegen von Zunahmen gegenüber Abnahmen, für Werte links von der Linie gilt das Umgekehrte.

Das Profil in Abbildung 8.2 zeigt für die bayerischen Allgemeinärzte folgendes Bild: In drei Zielbereichen des Vertrags - nämlich Krankenhauseinweisungen, Erst-AU-Schreibungen und Arzneimittelverordnungen - überwiegen Abnahmen gegenüber Zunahmen. Verordnungen physikalischer Therapie sind im Durchschnitt nahezu unverändert geblieben. In den ambulanten Tätigkeitsbereichen überwiegen Zunahmen gegenüber Abnahmen, die besonders ausgeprägt für die ambulante Diagnostik und die Verordnungen häuslicher Krankenpflege und etwas weniger markant für Hausbesuche und Überweisungen angegeben werden.

In ihrer Gesamtheit zeichnen die bayerischen Allgemeinärzte demnach ein Bild ihrer Leistungs- und Verordnungsentwicklung, das mit den Appellen des Bayern-Vertrags konform verläuft: Verringerungen in den (meisten) Sparzielzonen, Zunahmen bei den ambulant-ärztlichen Leistungen.

Abbildung 8.2

Entwicklung ausgewählter Leistungen und Verordnungen aus der Sicht niedergelassener Allgemeinärzte in Bayern

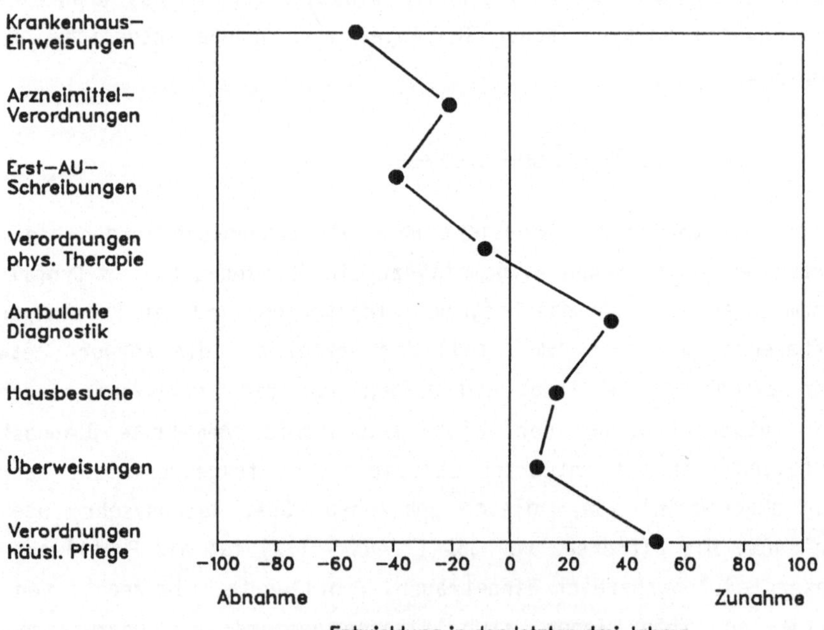

Quelle: MEDIS-Ärztebefragung 1982/83

Inwieweit dieses auf Arztangaben beruhende Bild mit den Ergebnissen der Routinedatenanalysen übereinstimmt, ist in den Kapiteln über die einzelnen Zielbereiche bereits diskutiert worden. Ungeachtet der Frage, wie valide die Befragungsergebnisse für die Interpretation von Trends in der Entwicklung von Leistungen und Verordnungen sind, zeigt sich an den hier dargestellten Ergebnissen jedoch, daß die Adressaten des Bayern-Vertrags in ihrer Mehrheit offensichtlich die strukturellen Veränderungen ihres ärztlichen Handelns in Übereinstimmung mit den vom Vertragswerk geforderten Substitutionen sehen.

Das homogene Bild, das in Abbildung 8.2 gezeichnet ist, täuscht jedoch über die Variabilität der Angaben im individuellen Fall hinweg. In diesem Profil ist eine Verdichtung auf die "durchschnittlichen" ärztlichen Antworten wiedergegeben. Im individuellen Fall kommen durchaus unterschiedliche Profilverläufe zutage. Doch ist anzunehmen, daß es einige wenige unterscheidbare "Grundtypen" der Entwicklung ärztlicher Leistungen und Entwicklungen gibt.

Um derartige Grundtypen ärztlicher Leistungsentwicklungen zu identifizieren, wurden die Antworten der Allgemeinärzte einer sogenannten Clusteranalyse, einem multivariaten Statistikverfahren, unterworfen. Anschaulich gesprochen ermittelt die Clusteranalyse Untergruppen ("Cluster") von Ärzten, basierend auf der Ähnlichkeit ihrer Antwortmuster. Das heißt, Ärzte mit ähnlichen Angaben zur Leistungs- und Verordnungsentwicklung werden in einem Cluster zusammengefaßt, solche mit unterschiedlichen Entwicklungen werden verschiedenen Clustern zugeordnet. Dabei werden alle relevanten Leistungs- und Verordnungsbereiche simultan in der Analyse berücksichtigt[8)].

In Abbildung 8.3 sind die Profile eingezeichnet, die aus einer Aufspaltung der Stichprobe in zwei derart ermittelte Untergruppen resultieren. Das Cluster 1 umfaßt mit 334 Ärzten rund 60% der Allgemeinärzte, das Cluster 2 die restlichen 40%. In den Zielbereichen des Vertrags sind die Angaben zur Verordnungsentwicklung von Einweisungen und Erst-AU-Schreibungen in beiden Clustern sehr ähnlich. Ärzte in Cluster 1 haben jedoch die Arzneimittelverordnungen und insbesondere die physikalische Therapie überwiegend verringert, diejenigen in Cluster 2 haben beides eher verstärkt eingesetzt. Beide Cluster werden also durch unterscheidbare Reaktionen auf die Appelle des Bayern-Vertrags charakterisiert.

Abbildung 8.3

Entwicklung ausgewählter Leistungen und Verordnungen aus der Sicht niedergelassener Allgemeinärzte in Bayern
Einteilung der Ärzte in 2 Cluster

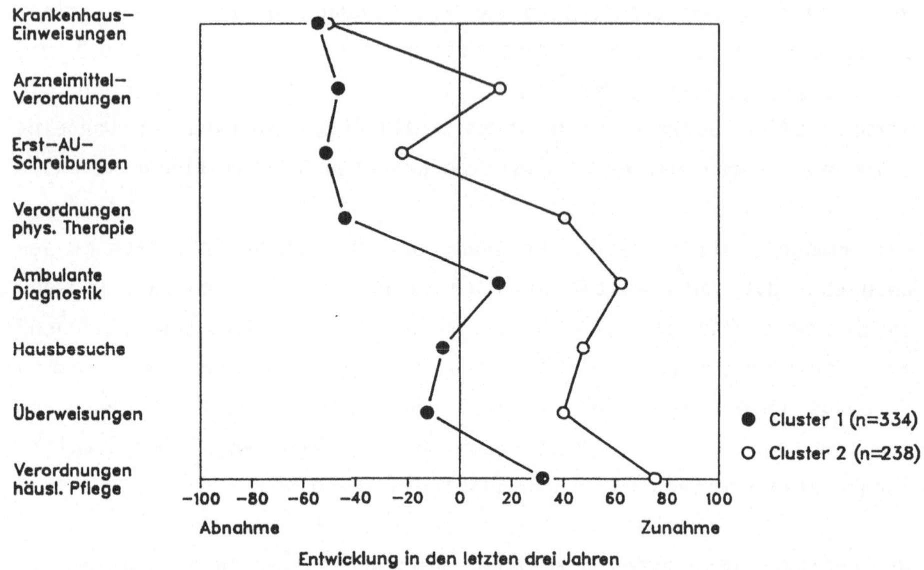

Quelle: MEDIS-Ärztebefragung 1982/83

In den ambulanten Leistungsbereichen weisen die Ärzte in Cluster 1 nahezu gleichbleibende Tendenzen bei ambulanter Diagnostik, Überweisungen, Hausbesuchen und leichte Zunahmen bei der häuslichen Krankenpflege auf. Im Cluster 2 sind dagegen die ambulanten Leistungen ausgeweitet worden. Sowohl bei ambulanter Diagnostik wie bei Hausbesuchen, Überweisungen und Verordnungen häuslicher Krankenpflege dominieren in dieser Gruppe die Allgemeinärzte mit Zunahmen. Wollte man beide Gruppen vereinfacht charakterisieren, so könnte man die Ärzte in Cluster 1 als die "globalen Verringerer" und die in Cluster 2 als die "Einweisungsverringerer mit Erhöhung ambulanter Leistungen, Arzneimittelverordnungen und Verordnungen physikalischer Therapie" beschreiben.

Die Unterteilung der Ärzte in weitere, neue und differenziertere Cluster wurde fortgesetzt. Die Ergebnisse einer Analyse mit drei Clustern werden hier übergangen und die Resultate einer Gruppierung in vier Cluster etwas ausführlicher diskutiert. Diese Entscheidung basiert darauf, daß bei vier Clustern erstmals unterschiedliche Angaben im Bereich der Krankenhauseinweisungen sichtbar werden. Die Clusterprofile sind in Abbildung 8.4 aufgetragen, wobei der Übersichtlichkeit halber zwei Teildarstellungen gebildet wurden.

Das - neue - Cluster 1 (im oberen Teil der Graphik) faßt rund 25% der Allgemeinärzte zusammen. Bei diesem Cluster fallen in allen Bereichen mit Ausnahme der Verordnungen häuslicher Krankenpflege rückläufige Entwicklungen auf. Besonders ausgeprägte Rückgänge finden sich in den vier Sparzielzonen, jedoch auch bei Hausbesuchen, Überweisungen und bei ambulanter Diagnostik. Der generell rückläufige Trend in allen Leistungs- und Verordnungsbereichen legt die Vermutung nahe, daß die Ärzte in diesem Cluster rückläufige Fallzahlen haben und die Frage im Sinne eines absoluten Rückgangs des Leistungs- und Verordnungsvolumens beantwortet haben. Spätere Charakterisierungen der Cluster durch Arzt- und Praxismerkmale werden diese Interpretation stützen. Interessanterweise ergibt sich aber im Ausmaß des Rückgangs eine doch recht deutliche Differenzierung zwischen den Verordnungskategorien mit einem vergleichsweise stärkeren und den Leistungskategorien mit einem vergleichsweise schwächeren Rückgang. Insoweit kann diesem Cluster durchaus auch ein "vertragskonformes" Antwortprofil zugesprochen werden.

Die mit den Intentionen des Bayern-Vertrags am besten übereinstimmende Arztgruppe findet sich in Cluster 2, das zahlenmäßig das größte ist. Zu beobachten sind hier rückläufige Entwicklungen in drei Zielbereichen: Krankenhauseinweisungen, Erst-AU-Schreibungen und Arzneimittelverordnungen. Verordnungen physikalischer Therapie bleiben unverändert. In allen ambulant-ärztlichen Leistungsbereichen werden in diesem Cluster häufiger Zunahmen als Rückgänge berichtet.

Die Ärzte im dritten Cluster (unterer Teil der Graphik) verhalten sich in den Zielbereichen überwiegend gegenläufig zu den Zielen des Bayern-Vertrags: Die Erst-AU-Schreibungen sind leicht rückläufig, jedoch ist die Zahl der Einweisungen unverändert, und in den Bereichen Arzneimittelverordnungen und Verordnungen physikalischer Therapie dominieren sogar Zunahmen. Die ambulanten Leistungen sind rückläufig oder unverändert. Nur bei der Verordnung häuslicher Krankenpflege zeigen sich Zunahmen. Dieses Cluster ist mit 14% der Allgemeinärzte vergleichsweise schwach besetzt.

Abbildung 8.4

Entwicklung ausgewählter Leistungen und Verordnungen aus der Sicht niedergelassener Allgemeinärzte in Bayern
Einteilung der Ärzte in 4 Cluster

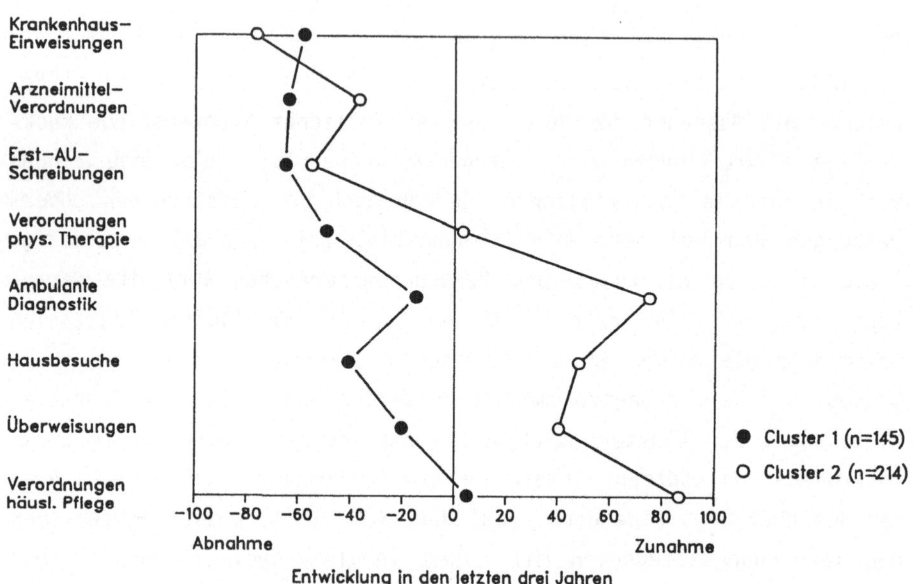

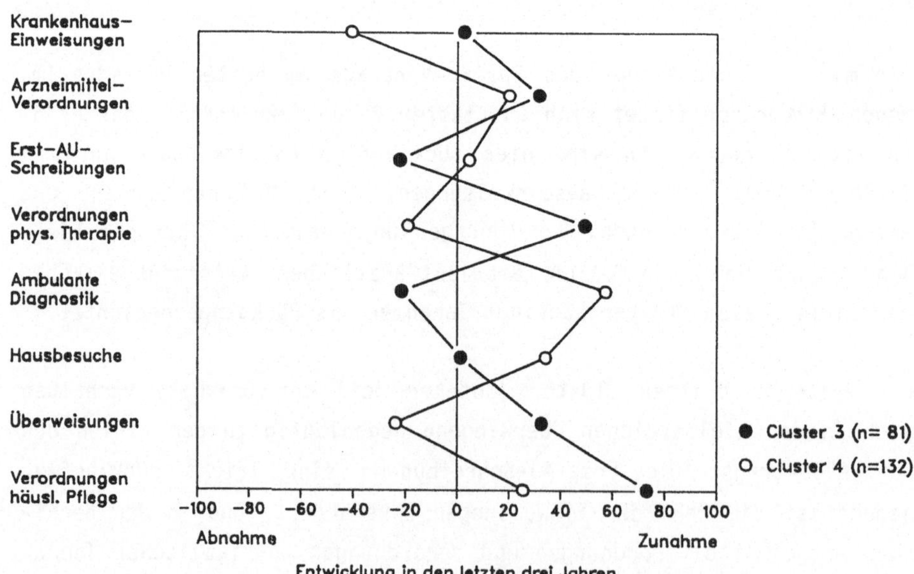

Quelle: MEDIS-Ärztebefragung 1982/83

Die Ärzte im vierten Cluster geben uneinheitliche Entwicklungen in den Zielbereichen an. Die Krankenhauseinweisungen und die Verordnungen physikalischer Therapie sind eher rückläufig, Erst-AU-Schreibungen bleiben unverändert und Arzneimittelverordnungen haben deutlich zugenommen. Im ambulanten Bereich fällt der gegensätzliche Entwicklungsverlauf von Hausbesuchen und ambulanter Diagnostik gegenüber der Überweisungstätigkeit auf. Während letztere abgenommen hat, nehmen die beiden erstgenannten Bereiche zu. Die Ärzte in diesem Cluster scheinen also Verringerungen bei Einweisungen und Verordnungen physikalischer Therapie vor allem durch Leistungsausweitungen in der eigenen Praxis und eine Intensivierung bei der Arzneimitteltherapie auszugleichen.

Die Clusteranalyse identifiziert demnach auf dieser Differenzierungsstufe vier unterschiedliche Arzttypen auf der Basis ihrer Angaben über die Leistungs- und Verordnungsentwicklung:

(1) den mit dem Bayern-Vertrag konformen Typ (Cluster 2), der am häufigsten auftritt,

(2) den Arzttyp, der vor allem eigene ambulante Leistungen und Arzneimitteltherapie intensiviert (Cluster 4),

(3) einen Typ mit insgesamt rückläufigen Leistungen und Verordnungen (Cluster 1), der dabei aber in Einklang mit den Intentionen des Vertrags eine Verlagerung seiner Tätigkeit zugunsten ambulantärztlicher Leistungen vorzunehmen scheint, sowie

(4) einen in Relation zu den Zielen des Bayern-Vertrags eher dysfunktionalen Typ (Cluster 3).

Ein Blick auf einige Merkmale, mit denen die Ärzte und ihre Praxen charakterisiert werden können, ist für weitere Interpretationen hilfreich (vgl. Tabelle 8.3). Das Durchschnittsalter der Ärzte in Cluster 1, d.h. der Gruppe mit insgesamt rückläufiger Tendenz, ist mit 58,1 Jahren vergleichsweise hoch. Bei 55,9% dieser Ärzte war die Scheinzahl in den letzten drei Jahren rückläufig. Ihre Praxen liegen relativ häufig in Großstädten. In diesem Cluster befinden sich Ärzte, die infolge fortgeschrittenen Alters ihre ärztliche Tätigkeit einschränken und die daher - vor allem absolut gesehen - in fast allen Leistungs- und Verordnungsbereichen rückläufige Tendenzen aufweisen.

Tabelle 8.3

Beschreibung der vier Cluster bayerischer Allgemeinärzte durch ausgewählte Arzt- und Praxismerkmale

Arzt- und Praxismerkmale	Cluster der Allgemeinärzte			
	C 1	C 2	C 3	C 4
Alter in Jahren (Mittelwert)	58,1	50,0	53,3	48,9
Bayern-Vertrag gut bekannt (% Ärzte)	61,0	70,3	44,9	57,4
mehr als 1600 Scheine je Quartal (% Ärzte)	18,2	28,6	21,3	22,6
Scheinzahl in den letzten 3 Jahren zugenommen (% Ärzte)	4,8	17,5	11,2	21,5
Scheinzahl in den letzten 3 Jahren abgenommen (% Ärzte)	55,9	39,8	50,0	28,5
Großstadtlage der Praxis (% Ärzte)	19,7	13,4	8,0	23,4
Anzahl Ärzte				
absolut	145	214	81	132
in %	25,3	37,4	14,2	23,1

Quelle: MEDIS-Ärztebefragung 1982/83

Bei Cluster 2 fällt im Vergleich zu den anderen besonders der gute Kenntnisstand über den Bayern-Vertrag auf. Die Praxen lassen sich als vergleichsweise groß und mit konstanten oder eher zunehmenden Scheinzahlen beschreiben. Gute Kenntnis des Bayern-Vertrags und mit dessen Zielen konforme Einschätzungen des eigenen Verhaltens fallen bei diesem Cluster also zusammen.

Anders verhält es sich mit Cluster 3. Hierin geben nur 44,9% der Ärzte an, den Bayern-Vertrag gut zu kennen. Dieser Anteil ist, relativ gesehen, sehr gering. Etwa die Hälfte der Ärzte aus diesem Cluster hat rückläufige Scheinzahlen. Es treffen hier demnach ein schlechter Kenntnisstand über den Bayern-Vertrag mit einem dysfunktionalen Entwicklungsprofil des Leistungs- und Verordnungsgeschehens zusammen.

Ärzte, die im Vergleich zu anderen relativ jung sind (Altersdurchschnitt: 48,9 Jahre), in Großstädten und zunehmende Scheinzahlen sind charakteristisch für das vierte Cluster. Die Großstadtlage mit hohen Arztdichten mag ein Grund dafür sein, daß diese Ärzte den Patienten eher nicht überweisen, sondern ihn in der eigenen Praxis halten, um ihn - salopp gesprochen - nicht auf dem "Feindflug" zu verlieren.

8.3.2 Typologie der Chirurgen und HNO-Ärzte

Um Unterschiede der operativ tätigen Arztgruppen im Vergleich zu den primärärztlichen sichtbar zu machen, wird eine typologisierende Differenzierung der Chirurgen und HNO-Ärzte ergänzend zu der der Allgemeinärzte vorgenommen. Die clusteranalytische Typologisierung dieser Arztgruppen bezieht die Angaben zum Leistungsbereich "ambulantes Operieren" mit ein. Dagegen bleiben die Bereiche "Hausbesuche" und "Verordnungen häuslicher Krankenpflege" unberücksichtigt, da diese Leistungen bzw. Verordnungen für die Mehrzahl der Chirurgen und HNO-Ärzte untypisch sind.

Die Einteilung der 250 Chirurgen und HNO-Ärzte aus der Stichprobe der befragten Ärzte in vier Cluster ist in der Abbildung 8.5 wiedergegeben. Die den Clustern zugeordneten Arztgruppen lassen sich wiederum durch ihre "durchschnittlichen" Angaben beschreiben.

In Cluster 1 (oberer Teil der Graphik) finden sich 69 Ärzte, das sind 27,6% der befragten Ärzte dieser Fachgruppen, deren Angaben zu Leistungs- und Verordnungsentwicklung keine ausgeprägten Veränderungen erkennen lassen. Der Profilverlauf bewegt sich innerhalb eines schmalen Bereichs um die Null-Linie. Nur im Bereich "ambulante Diagnostik" werden leichte Zunahmen angegeben.

Ausgeprägte rückläufige Tendenz in allen sieben Leistungs- und Verordnungsbereichen berichten die Ärzte in Cluster 2. Diese Ärzte verringern also nicht nur ihre Verordnungen in den Sparzielzonen, sondern auch ihre ambulant-ärztliche Tätigkeit. Die Anreize zum ambulanten Operieren scheinen von ihnen nicht aufgenommen zu werden. Die Ärzte in dieser Gruppe machen ein Viertel der Stichprobe aus.

Abbildung 8.5

Entwicklung ausgewählter Leistungen und Verordnungen aus der Sicht niedergelassener Chirurgen und HNO-Ärzte in Bayern
Einteilung der Ärzte in 4 Cluster

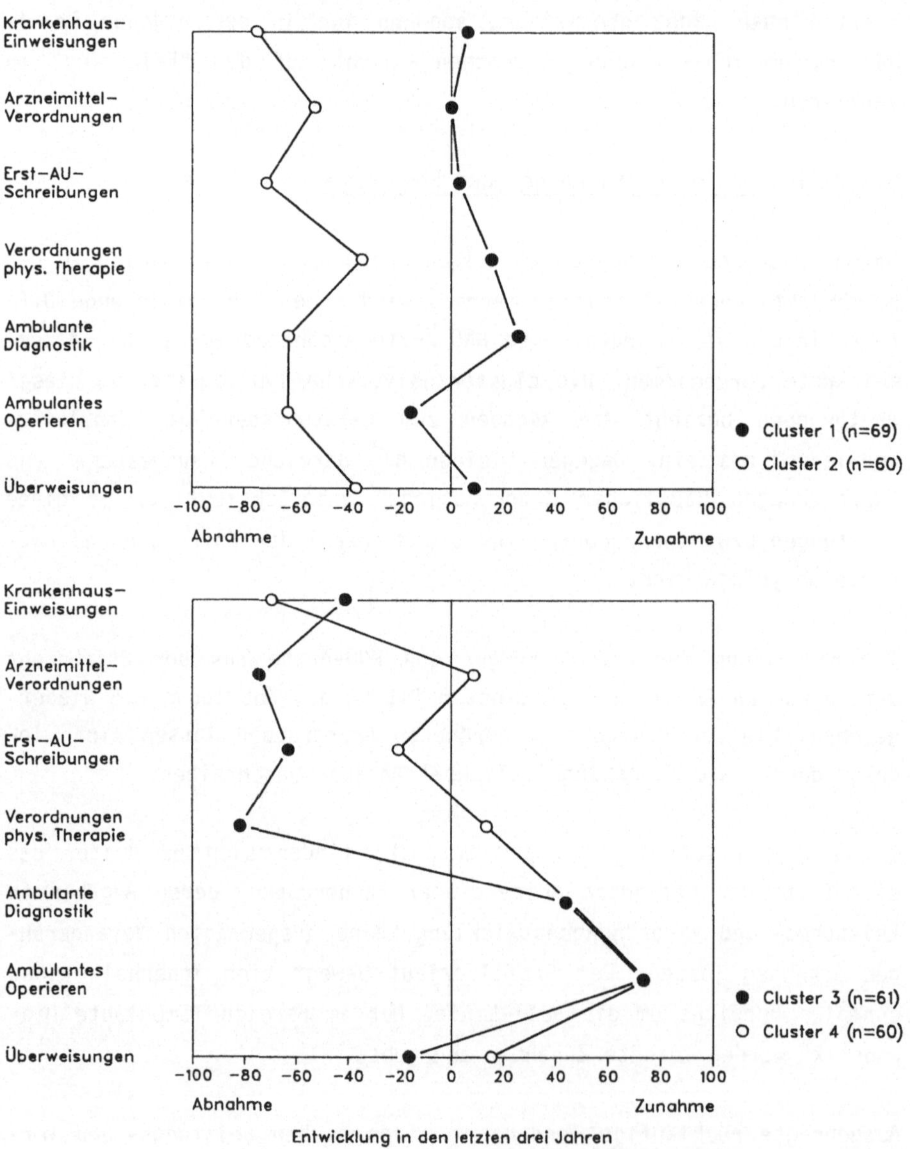

Quelle: MEDIS-Ärztebefragung 1982/83

Die beiden Cluster 3 und 4 (unterer Teil der Graphik) heben sich von den beiden erstgenannten vor allem durch die erheblichen Zunahmen beim ambulanten Operieren und bei der ambulanten Diagnostik ab. Ihre Profilwerte liegen in diesem Bereich sowie auch bei den Überweisungen (Tendenz: unverändert) nahe beieinander. In jedem der beiden Cluster sind knapp ein Viertel der befragten Ärzte, d.h., daß etwa die Hälfte der Chirurgen und HNO-Ärzte die eigene ambulante Tätigkeit nach Inkrafttreten des Bayern-Vertrags und der Zuschlagregelung für ambulantes Operieren nach eigenen Angaben intensiviert hat.

Die beiden Arztgruppen unterscheiden sich jedoch in ihren Angaben zur Verordnungsentwicklung: Die Ärzte in Cluster 3 reagieren konform auf die Appelle des Bayern-Vertrags: Sie geben Abnahmen bei Einweisungen, Arzneimittelverordnungen, Erst-AU-Schreibungen und Verordnungen physikalischer Therapie an. Die Ärzte, die Cluster 4 zugeordnet wurden, haben sich demgegenüber bei Arzneimittelverordnungen, Erst-AU-Schreibungen und Verordnungen physikalischer Therapie nahezu unverändert verhalten; lediglich im Bereich der Krankenhauseinweisungen werden Rückgänge angegeben.

Auch bei der Typisierung der Chirurgen und HNO-Ärzte ist eine Einbeziehung weiterer Merkmale für das Verständnis der Besonderheiten der ermittelten Arztgruppen hilfreich (Tabelle 8.4). Die Arztgruppe mit nahezu unverändertem Verhalten (Cluster 1) fällt vor allem durch einen vergleichsweise schlechten Kenntnisstand des Bayern-Vertrags auf. In diesem wie in einigen anderen Merkmalen ähnelt sie den Ärzten in Cluster 2. Die Ärzte in diesen beiden Gruppen sind - im Vergleich zu den Clustern 3 und 4 - im Durchschnitt eher älter, haben kleinere Praxen und weniger häufig Scheinezahlzunahmen. Das bedeutet, daß unter Chirurgen und HNO-Ärzten eine Kombination von geringer Kenntnis des Vertrags und eher rückläufiger Praxisgröße eine Umsetzung der Bayern-Vertrags-Ziele, vor allem die Intensivierung der ambulanten Tätigkeit, behindern.

In den Clustern 3 und 4 finden sich Ärzte mit Zunahmen bei ambulanter Diagnostik und ambulantem Operieren. Diese Ärzte sind vergleichsweise eher jung (Durchschnittsalter: 49 Jahre), kennen den Bayern-Vertrag gut und haben Praxen, deren Scheinzahlen in den letzten drei Jahren überwiegend gestiegen sind. Nennenswerte Unterschiede zwischen ihnen lassen sich, abgesehen von tendenziell mehr Belegärzten in Cluster 3, nicht feststellen.

Tabelle 8.4

Beschreibung der vier Cluster bayerischer Chirurgen und HNO-Ärzte durch ausgewählte Arzt- und Praxismerkmale

Arzt- und Praxismerkmale	Cluster der Chirurgen und HNO-Ärzte			
	C 1	C 2	C 3	C 4
Alter in Jahren (Mittelwert)	53,6	57,6	49,1	49,2
BV gut bekannt (% Ärzte)	46,3	45,8	78,9	65,5
mehr als 800 Scheine je Quartal (% Ärzte)	47,1	32,8	76,3	62,7
Scheinzahl in den letzten 3 Jahren abgenommen (% Ärzte)	39,7	69,0	29,5	31,0
Scheinzahl in den letzten 3 Jahren zugenommen (% Ärzte)	14,7	5,2	26,2	20,7
Belegarzt (% Ärzte)	75,0	67,8	83,6	69,5
Großstadtlage der Praxis (% Ärzte)	45,5	52,5	49,2	36,8
Anzahl Ärzte absolut	69	60	61	60
in %	27,6	24,0	24,4	24,0

Quelle: MEDIS-Ärztebefragung 1982/83

8.3.3 Zusammenfassung

Eine nach Arztgruppen getrennte Typologie der bayerischen Ärzte wurde auf der Basis ihrer Eigenangaben über die Leistungs- und Verordnungsentwicklung in den drei Jahren vor der Befragung entwickelt.

Unter den Allgemeinärzten wurden mit einem clusteranalytischen Verfahren vier Gruppen identifiziert. Die größte Gruppe folgt in ihren Angaben recht deutlich den Intentionen des Bayern-Vertrags. Abweichungen von diesem Muster wurden bei den übrigen drei Gruppen gefunden. Sie bestehen in: allgemein rückläufigen Leistungs- und Verordnungsangaben, die vorwiegend von älteren Ärzten mit rückläufigen Scheinzahlen gemacht werden; einem recht uneinheitlichen Entwicklungsbild bei einer relativ kleinen Gruppe von Ärzten, die den Bayern-Vertrag vergleichsweise schlecht kennt; einer Gruppe, die zwar Einweisungen verringert, ambulant-ärztlich jedoch wenig zur Überweisung neigt und als therapeutisches Mittel zunehmend von Arzneimitteltherapie Gebrauch macht. In der letztgenannten Gruppe überwiegen junge Ärzte aus größeren Städten.

Auch unter den Chirurgen und HNO-Ärzten lassen sich typische Entwicklungsverläufe skizzieren. Wir finden auch in diesen operativen Arztgruppen den Arzttyp, der sich konform zum Vertrag verhält. Er ist nicht nur durch Verringerungen in den Sparzielzonen, sondern zusätzlich auch durch eine Zunahme der ambulanten Diagnostik und des ambulanten Operierens geprägt. Im Vergleich zu den Allgemeinärzten kommt dieser konforme Typ bei den Chirurgen und HNO-Ärzten etwas seltener vor (ungefähr jeder vierte Arzt). Die übrigen drei Gruppen lassen sich beschreiben als: Ärzte mit nahezu unverändertem Leistungs- und Verordnungsspektrum (Bayern-Vertrags-Kenntnis am schwächsten ausgeprägt); Ärzte mit rückläufigen Tendenzen in allen Bereichen (ältere Ärzte mit rückläufigen Scheinzahlen); sowie Ärzte mit ambulanten Leistungsausweitungen ohne Reduktionen bei Erst-AU-Schreibungen, Arzneimittelverordnungen und Verordnungen physikalischer Therapie. Die Arzneimitteltherapie scheint für eine relativ große Gruppe von Ärzten ein wesentlicher Bestandteil ambulanter Therapie zu sein, so daß bei ihnen die Intensivierung ambulanter Tätigkeit von Zunahmen der Arzneimittelverordnungen begleitet wird. Die vier Cluster der Chirurgen und HNO-Ärzte sind jeweils mit rund einem Viertel der Ärzte in der Stichprobe besetzt.

Übereinstimmend wirken sich sowohl bei den Allgemeinärzten als auch bei den operativen Arztgruppen folgende Faktoren am stärksten differenzierend auf die Entwicklung der Leistungen und Verordnungen aus: Scheinzahlentwicklung (zunehmend vs. abnehmend), Arztalter, Praxislage (großstädtisch vs. Rest) und Kenntnis des Bayern-Vertrags.

8.4 Substitutionen zwischen ärztlichen Leistungen und Verordnungen in den Zielbereichen des Bayern-Vertrags: Untersuchungen anhand versichertenbezogener Aggregatdaten

(Autor: J. John)

Als eine methodische Alternative zur Zusammenhangsanalyse auf der Basis arztpraxisbezogener Individualdaten wurden Zusammenhangsanalysen vertragsrelevanter Leistungs- und Verordnungsvariablen durchgeführt, die auf versichertenbezogenen Aggregatdaten beruhen; dabei handelt es sich um Daten für die 39 bayerischen Ortskrankenkassen, die den routinemäßig in der GKV erhobenen Statistiken entnommen worden sind. Dieser Analyseansatz vermeidet durch Aggregation eine der wesentlichen Schwächen des ersten Ansatzes, der Substitutionsprozesse ärztlicher Leistungen und Verordnungen nur insoweit zu erfassen in der Lage ist, als sie sich innerhalb einer Praxis abspielen, und der zudem das Risiko läuft, Veränderungen im Leistungs- und Verordnungsgefüge einer Praxis, die Veränderungen in den Kooperationsbeziehungen zwischen den Ärzten reflektieren, als isolierte Strukturveränderungen falsch zu interpretieren. Daß dabei die Aggregation versichertenbezogen erfolgt, ist kein Nachteil, sondern eher ein Vorteil: Die bei arztbezogener Aggregation aus der Versorgungswanderung der Patienten entstehenden Probleme werden weitgehend vermieden und der Aggregationsprozeß führt zur Bildung von Untersuchungseinheiten, die unter dem Aspekt der finanziellen Folgewirkungen des Bayern-Vertrags adäquat sind: nämlich den Versichertengemeinschaften der einzelnen Kassen. Im Hinblick auf die verfügbaren Daten steht schließlich dem Nachteil, daß sich diese Daten von einer Abbildung des Leistungs- und Verordnungsverhaltens der niedergelassenen bayerischen Kassenärzte um ein gewisses Maß entfernen, der Vorteil gegenüber, daß für alle Zielbereiche brauchbare Indikatoren zeitlich lückenlos seit Inkrafttreten des Bayern-Vertrags zur Verfügung stehen.

8.4.1 Analysevariablen

Unter Leistungs- und Zielbereichen des Bayern-Vertrags werden hier und im folgenden verstanden: (1) Die Versorgung mit ambulanten kassenärztlichen Leistungen einerseits und die Sparzielzonen des Bayern-Vertrags andererseits, also (2) Arzneimittelverordnungen, (3) Verordnungen physikalischer Therapie, (4) Krankenhauseinweisungen und (5) Arbeitsunfähigkeitsschreibungen. Die Überprüfung der Abbildungsmöglichkeiten der Ausgaben- und Leistungsentwicklung in diesen Bereichen durch statistische Daten der GKV (Jahresrechnung KJ 1 und Geschäftsergebnisse KG 2)[9] führte zur Auswahl der folgenden Variablen:

(1) Die Ausgaben für die ambulante kassenärztliche Versorgung (im folgenden kurz 'Ausgaben für Ärzte' genannt) werden operationalisiert durch die in Kontengruppe 40 (Behandlung durch Ärzte) und Kontenart 530 (Behandlung durch Ärzte bei sonstigen Hilfen) des Kontenrahmens für die Träger der gesetzlichen Krankenversicherung gebuchten Ausgaben.[10] Diese Kontengruppe umfaßt alle Vergütungen für ärztliche Leistungen, soweit es sich nicht um Leistungen der Krankenhauspflege (einschließlich belegärztlicher Behandlung), bei Genesendenfürsorge, bei vorbeugenden Maßnahmen und bei Anstaltspflege zur Entbindung handelt. Die Gewinnung von Ausgabensummen, die der kassenärztlichen Gesamtvergütung entsprechen, ist aus den Statistiken der Ortskrankenkassen nicht möglich[11].

(2) Die Ausgaben für Arzneimittel werden operationalisiert durch die in Kontengruppe 43 (Arzneien, Verband-, Heil- und Hilfsmittel aus Apotheken), Kontenklasse 4/5 des Kontenrahmens, gebuchten Ausgaben[12]. In dieser Kontengruppe werden sämtliche Kosten für Arzneien, Verband-, Heil- und Hilfsmittel verbucht, soweit sie von Apotheken gegenüber der Krankenkasse abgerechnet werden; der funktionale oder sektorale Versorgungskontext spielt dabei für die Zuordnung keine Rolle.

(3) Die Ausgaben für ärztlich verordnete physikalisch-therapeutische Leistungen werden nach dem alten, bis zum 31.12.1981 gültigen Kontenrahmen operationalisiert durch die in Kontenart 442 (Heil- und Hilfsmittel von Badeanstalten, Bestrahlungen, Massagen und Heilgymnastik einschließlich Behindertensport), Kontengruppe 44 der Kontenklasse 4/5 des Kontenrahmens, gebuchten Ausgaben, nach dem neuen, ab 1.1.1982 gültigen Kontenrahmen durch die in den Konten 450 (Leistungen von medizinischen Badebetrieben), 451 (Leistungen von Masseuren) und 452 (Leistungen von Krankengymnasten) gebuchten Ausgaben.

(4a) Die Ausgaben für Krankenhausbehandlung werden operationalisiert durch die in Kontengruppe 46 (Krankenhauspflege) der Kontenklasse

4/5 gebuchten Ausgaben abzüglich der in Kontenart 464 (Kosten der Behandlung in Kur- oder Spezialeinrichtungen) gebuchten Ausgaben (also einschließlich der Kosten der belegärztlichen Behandlung bei Krankenhauspflege) zuzüglich der in Kontenart 531 gebuchten Ausgaben für Krankenhauspflege bei sonstigen Hilfen. Eine gesonderte Analyse der Kosten der Krankenhauspflege unter dem Aspekt, ob Einweisungen durch niedergelassene Kassenärzte im Rahmen des Notarztdienstes, durch Rettungseinrichtungen oder durch "Selbsteinweisung" der Krankenhäuser erfolgen, ist auf Basis der Ausgabenstatistiken nicht möglich.

Die Definitionen der in den Substitutionsanalysen verwendeten Ausgabenkategorien mit Hilfe des alten und des neuen Kontenrahmens für die Träger der Gesetzlichen Krankenversicherung sind in Tabelle 8.5 nochmals zusammengestellt worden.

Tabelle 8.5

Zuordnung von Kontengruppen und Kontenarten des alten und des neuen Kontenrahmens für die gesetzliche Krankenversicherung zu den Ausgabenkategorien der Substitutionsanalysen

Ausgabenkategorie	Kontenrahmen alt (bis 1981)	Kontenrahmen neu (ab 1982)
Ausgaben für Ärzte	KG[a] 40+530	KG 40+530
Ausgaben für Arzneimittel	KG 43	KG 43
Ausgaben für physikalische Therapie	KA[b] 442	KA 450+451+452
Ausgaben für Krankenhauspflege	KA 460+461 +463+531	KA 460+461 +463+531
Ausgaben in den Sparzielzonen des Bayern-Vertrags	KG/KA 43+442 +460+461+463 +531	KG/KA 43+450 +451+452+460 +461+463+531
Ausgaben in den Zielbereichen des Bayern-Vertrags	KG/KA 40+43 +442+460+461 +463+530+531	KG/KA 40+43 +450+451+452 +460+461+463 +530+531

[a] KG = Kontengruppe
[b] KA = Kontenart

(4b) Krankenhauseinweisungen werden durch die in den Geschäftsergebnissen KG 2 ausgewiesenen Angaben über die Anzahl der Krankenhausfälle erfaßt. Wie bei den Ausgaben für Krankenhauspflege ist auch im Rahmen der Leistungsfall-Statistik eine Trennung der Krankenhausfälle nach verschiedenen Einweisungskategorien auf Basis der Leistungsstatistiken in der GKV nicht möglich: Daten hierüber werden zwar seit dem zweiten Quartal 1981 in den bayerischen Ortskrankenkassen im Rahmen der neuen Statistik der Krankenhauseinweisungen erhoben und standen MEDIS auch zur Verfügung. Datenprüfungen zeigten indessen, daß sowohl im Querschnitt als auch im Längsschnitt große erhebungstechnische Unterschiede bei den Kassen bestehen, so daß eine Verwendung dieser Daten für Aggregatanalysen nicht zweckmäßig erschien[13)].

(5) Die Verordnungsmengen im Bereich der AU-Schreibungen werden durch die ebenfalls in den Geschäftsergebnissen KG 2 veröffentlichten Angaben der AU-Fälle und AU-Tage operationalisiert. Monetäre Indikatoren für diese Sparzielzone wurden in der Substitutionsanalyse nicht verwendet, da die Partner des Bayern-Vertrags die Einbeziehung der AU-Schreibungen in die Zielbereiche des Vertrags ursprünglich mit Verweis auf die volkswirtschaftlichen Kosten der Arbeitsunfähigkeit begründet hatten.

Um Einflüsse unterschiedlicher Versichertenstrukturen (z.B. unterschiedliche Altersstruktur oder unterschiedliche Familienlastquote) auf die Analyseergebnisse soweit wie möglich auszuschalten, wurden für alle Ausgaben und Leistungskategorien Kennziffern gewählt, die jeweils nur die Ausgaben für Mitglieder bzw. Leistungsfälle der Mitglieder enthalten und die gleichzeitig mitgliederbezogen sind. Alle Ausgaben- und Leistungsvariablen sind also jeweils zu lesen als: Ausgaben für Mitglieder je Mitglied bzw. Leistungsfälle der Mitglieder je 100 Mitglieder.

8.4.2 Ergebnisse der Zusammenhangsanalysen

Die Analysen der Zusammenhänge zwischen den ausgewählten Kennziffern der Leistungen und Ausgaben in den Zielbereichen des Vertrags wurden für

- die Niveauwerte des Jahres 1979,
- die Niveauwerte des Jahres 1983 und

- die prozentualen Veränderungen der Niveauwerte von 1979 bis 1983 durchgeführt. Informationen über die Verteilungen der einzelnen Analysevariablen sind den Tabellen A.8.2 - A.8.10 im Anhang zu entnehmen; diese sollen hier nicht im einzelnen kommentiert werden, da dies bereits Gegenstand der Kapitel zu den einzelnen Sparzielzonen und zur Entwicklung der ärztlichen Leistungen gewesen ist. Hinweise zur Bedeutung der Kennziffern, mit deren Hilfe die Verteilungen der Variablen in den genannten Tabellen beschrieben werden, enthält Anmerkung 14. An dieser Stelle sei lediglich auf zwei ganz prägnante Merkmale der regionalisierten Daten ausdrücklich hingewiesen:

- Die Analysevariablen weisen auf der Ebene der Aggregation über alle Kassen im Beobachtungszeitraum Veränderungen auf, die sehr viel geringer sind als die im regionalen Querschnitt zu beobachtenden Unterschiede,
- die aggregative Betrachtung der Entwicklung der Ausgaben und Leistungen bei den bayerischen Ortskrankenkassen von 1979 bis 1983 verdeckt eine große Variationsbreite der Entwicklungen bei den Einzelkassen; die Entwicklungsunterschiede sind - relativ betrachtet - größer als die Querschnittsunterschiede der Niveauvariablen.

Im folgenden werden zunächst die Ergebnisse der Zusammenhangsanalysen für die Querschnittsdaten 1979 und 1983 dargestellt. Die Querschnittsbetrachtungen führen allerdings nicht unmittelbar zu den für die Evaluierung des Bayern-Vertrags relevanten Ergebnissen, denn es wäre sicher nicht gerechtfertigt, zur Beurteilung des Bayern-Vertrags unter dem Aspekt des Substitutionsziels und der sich daran knüpfenden Kostendämpfungshoffnungen die Querschnittszusammenhänge zwischen den Niveauvariablen im Jahre 1983 heranzuziehen: Angesichts vielfältiger struktureller Faktoren, die das regionale Ausgaben- und Leistungsgefälle bestimmen, hat niemand erwartet oder konnte doch niemand erwarten, daß der Bayern-Vertrag kurzfristig Versorgungsprozesse herbeiführen könne, die durch eine inverse Beziehung zwischen der Intensität der kassenärztlichen Versorgung und dem Niveau der Gesamtausgaben in den Zielbereichen des Bayern-Vertrags charakterisiert sind; diesbezügliche Erwartungen konnten vernünftigerweise nur an die Struktur der Wachstumsprozesse geknüpft werden. Gleichwohl sind die Querschnittsbetrachtungen für 1979 und 1983 hier insoweit interessant, als sie in begrenztem Maße durchaus Hinweise darauf zu geben vermögen, ob Substitutionsspielräume im Ausgangsjahr der Betrachtungsperiode bestanden und ob diese bis 1983 genutzt wurden.

Betrachtet man zunächst die Matrix der Korrelationskoeffizienten für die verschiedenen Leistungs- und Ausgabenvariablen im Jahre 1979 (siehe Tabelle A.8.11), so zeigt sich, daß fast ausschließlich gleichgerichtete Zusammenhänge zwischen den Variablen auftreten; es finden sich lediglich drei negative Korrelationskoeffizienten in eher unbedeutend erscheinender Größenordnung. Unter den Variablen der Sparzielzonen fällt die mit r = 0,46 vergleichsweise hohe positive Korrelation zwischen AU-Tage-Volumen und Ausgaben für Arzneimittel auf. Erwähnenswert erscheint auch der Korrelationskoeffizient für Krankenhausausgaben und -fälle; der Wert von r = 0,42 zeigt an, daß Fallzahlunterschiede nur knapp 18% der regionalen Varianz in den Krankenhausausgaben zu erklären vermögen. Die Ausgaben für Ärzte zeigen im Hinblick auf die Beziehungen zu den Variablen für die einzelnen Sparzielzonen eine hohe Korrelation mit den AU-Fällen sowie auffällig divergierende Ergebnisse für den Zusammenhang mit den beiden Krankenhausvariablen: einem Korrelationskoeffizienten von r = 0,63 für die Krankenhaus- und Arztausgaben steht eine praktisch vollständige Unabhängigkeit zwischen Krankenhausfällen und Ausgaben für Ärzte gegenüber. Die aggregative Betrachtung der Ausgaben in den Sparzielzonen und Leistungsbereichen des Bayern-Vertrags zeigt sehr enge positive Zusammenhänge mit den Ausgaben für Ärzte, gibt also keine Hinweise auf die Triftigkeit der dem Bayern-Vertrag zugrunde liegenden Hypothesen über Substitutions- und Kostendämpfungsspielräume.

Korrelationen zeigen die Enge des linearen Zusammenhangs zwischen zwei Variablen an, enthalten indessen keine Information darüber, mit welchen Variationen einer Variablen als Folge der Änderung einer anderen Variablen zu rechnen ist. Solche Informationen lassen sich mit Hilfe der sogenannten Regressionsanalyse gewinnen. Diese ist ein Standardverfahren der statistischen Datenanalyse, deren Ziel es ist, die funktionale Beziehung zwischen einer abhängigen und einer oder mehreren unabhängigen Variablen zu schätzen. Ganz ähnlich wie in der Korrelationsanalyse wird auch in der Regressionsanalyse im Normalfall ein linearer Zusammenhang zwischen den betrachteten Variablen unterstellt. Tabelle 8.6 enthält die Schätzergebnisse für linearen Regressionsmodelle, in denen die Ausgaben für die ambulante ärztliche Behandlung 1979 als bestimmende Variable der Ausgaben und Leistungen in den Sparzielzonen des Bayern-Vertrags angenommen werden. Zu jeder Gleichung werden vier Parameter angegeben:

(1) die Konstante der Gleichung,
(2) der Regressionskoeffizient, der angibt, um welchen Betrag sich die abhängige Variable ändert, wenn sich die Ausgaben für Ärzte um eine DM erhöhen,
(3) der Determinationskoeffizient, der angibt, welcher Anteil der Varianz der abhängigen Variablen auf die Varianz der Ausgaben für Ärzte zurückzuführen ist, und
(4) die (mittlere) Elastizität, die ausdrückt, um wieviel Prozent sich die abhängige Variable erhöht, wenn sich die Ausgaben für Ärzte um 1% erhöhen (gemessen am Mittelwert der erklärenden Variablen).

Tabelle 8.6

Lineare Regressionsmodelle für Ausgaben- und Leistungsvariablen[a] in den Sparzielzonen des Bayern-Vertrags als Funktionen der Ausgaben für Ärzte[a] - Ortskrankenkassen in Bayern 1979 -

Abhängige Variable	Konstante	Regress.-koeff.	Determ.-koeff.	Mittlere Elastiz.
Ausgaben für Arzneimittel	113,77 (8,68)[b]	0,06 (0,84)[b]	0,02	0,09
Ausgaben für physikalische Therapie	-12,46 (-2,15)	0,17 (5,41)	0,44	1,67
Ausgaben für Krankenhauspflege	146,48 (-2,15)	0,70 (4,88)	0,39	0,47
Ausgaben in den Sparzielzonen des Vertrags	247,78 (7,94)	0,92 (5,61)	0,46	0,41
Ausgaben in den Zielbereichen des Vertrags	247,78 (7,94)	1,92 (11,69)	0,79	0,59
Arbeitsunfähigkeitsfälle	56,74 (4,55)	0,22 (3,37)	0,24	0,42
Krankenhausfälle	12,32 (6,37)	0,002 (0,16)	0,001	0,02

[a] alle Variablen: jeweils Ausgaben für Mitglieder je Mitglied bzw. Leistungsfälle der Mitglieder je 100 Mitglieder
[b] Werte in Klammern: t-Werte. Für die vorliegende Anzahl von Beobachtungen betragen die t-Werte für Irrtumswahrscheinlichkeiten von 5% t = 2,02 und für Irrtumswahrscheinlichkeiten von 10% t = 1,69.

Quelle: BdO (Hrsg.), Statistik der Ortskrankenkassen in der Bundesrepublik Deutschland 1979 (eigene Berechnungen)

Wie die Ergebnisse der Korrelationsanalyse schon andeuten, übt im Querschnitt eine Veränderung der Ausgaben für Ärzte auf die Höhe der Krankenhausfälle und der Ausgaben für Arzneimittel keinen nennenswerten Einfluß aus. Für die übrigen Gleichungen zeigen die Schätzergebnisse dagegen einen statistisch gesicherten und quantitativ nicht zu vernachlässigenden Einfluß der Ausgaben für Ärzte. Von besonderem Interesse sind an dieser Stelle die Elastizitäten: In allen Gleichungen, mit Ausnahme der Gleichung für die Ausgaben für physikalisch-medizinische Leistungen, haben die Konstanten ein positives Vorzeichen; dies impliziert, daß die Elastizitäten kleiner als 1 sind und mit wachsenden Ausgaben für ambulante ärztliche Behandlung gegen 1 konvergieren.[15)] Dies wiederum bedeutet, daß mit wachsenden Ausgaben für Ärzte der Anteil dieser Ausgaben an den Gesamtausgaben in den BV-Leistungsbereichen zunimmt. Die Querschnittsdaten für 1979 lassen also auf der Ebene der Finanzdaten Anteilsstrukturen der Zielbereiche des Bayern-Vertrags erkennen, die mit der Hypothese konsistent sind, daß Verlagerungsmöglichkeiten von den Sparzielzonen zur ambulanten ärztlichen Behandlung bestehen.

Die Korrelationsmatrix der Niveauvariablen für das Jahr 1983 (siehe Tabelle A.8.12) ist in ihrer Struktur der Korrelationsmatrix für das Jahr 1979 weitgehend ähnlich. Auffällige Unterschiede zwischen den beiden Matrizen zeigen sich allerdings für die Korrelationen zwischen den AU-Variablen und den übrigen Kennziffern der Zielbereiche des Bayern-Vertrags: Überwiegend sind hier für 1983 engere (positive) Zusammenhänge festzustellen als im Jahr 1979. Besonders ausgeprägt ist die Zunahme bei dem Korrelationskoeffizienten für Krankenhaus- und AU-Fällen, der sich von 0,06 auf 0,39 erhöht hat. Diese Veränderungen können als Reflex der Arbeitsmarktentwicklung gedeutet werden, wenn man von der plausiblen Annahme ausgeht, daß das steigende Arbeitsplatzrisiko zu einer Reduzierung der AU-Fälle vor allem bei vergleichsweise leichteren, also nicht stationär behandlungsbedürftigen Krankheitsproblemen geführt hat. Auffällig ist weiterhin, daß sich, im Gegensatz zu den Ergebnissen für 1979, nun auch für die Krankenhausfälle und die Ausgaben für ambulante Behandlung eine positive Korrelation in beachtenswerter Größenordnung eingestellt hat. Die Korrelationen zwischen Ausgaben für Ärzte einerseits und Ausgaben in den Sparzielzonen und Leistungsbereichen des Vertrags andererseits liegen wieder in etwa gleicher Größenordnung wie 1979.

Die Ergebnisse der Regressionsanalysen für die Niveauvariablen 1983 (siehe Tabelle 8.7) zeigen, daß trotz einiger Änderungen in den Gleichungen für die Indikatoren der einzelnen Sparzielzonen die globalen Beziehungen unverändert sind. Für Sparzielzonen und Zielbereiche insgesamt errechnen sich für 1983 nahezu gleiche Koeffizienten und mittlere Elastizitäten wie für 1979: Eine Erhöhung der Ausgaben für ambulante ärztliche Behandlung zieht 1983 in den Sparzielzonen zusätzliche Ausgaben von im Durchschnitt etwa 0,96 DM (in den Leistungsbereichen des Vertrags insgesamt etwa 1,96 DM) nach sich (gegenüber 0,92 DM bzw. 1,92 DM im Jahre 1979); aus einer Erhöhung der

Tabelle 8.7

Lineare Regressionsmodelle für Ausgaben- und Leistungsvariablen[a] in den Sparzielzonen des Bayern-Vertrags als Funktionen der Ausgaben für Ärzte[a] - Ortskrankenkassen in Bayern 1983 -

Abhängige Variable	Konstante	Regress. koeff.	Determ.- koeff.	Mittlere Elastiz.
Ausgaben für Arzneimittel	132,89 (8,14)[b]	0,05 (0,79)	0,02	0,09
Ausgaben für physikalische Therapie	-6,19 (-1,16)	0,10 (4,60)	0,36	1,34
Ausgaben für Krankenhauspflege	165,96 (4,28)	0,80 (4,89)	0,39	0,53
Ausgaben in den Sparzielzonen des Vertrags	292,66 (6,59)	0,96 (5,11)	0,41	0,44
Ausgaben in den Zielbereichen des Vertrags	298,66 (6,59)	1,96 (10,44)	0,75	0,61
Arbeitsunfähigkeitsfälle	13,49 (1,14)	0,30 (6,11)	0,50	0,84
Krankenhausfälle	9,06 (4,98)	0,02 (2,35)	0,13	0,32

[a] alle Variablen: jeweils Ausgaben für Mitglieder je Mitglied bzw. Leistungsfälle der Mitglieder je 100 Mitglieder

[b] Werte in Klammern: t-Werte. Für die vorliegende Anzahl von Beobachtungen betragen die t-Werte für Irrtumswahrscheinlichkeiten von 5% t = 2,02 und für Irrtumswahrscheinlichkeiten von 10% t = 1,69.

Quelle: BdO (Hrsg.), Statistik der Ortskrankenkassen in der Bundesrepublik Deutschland 1983 (eigene Berechnungen)

Ausgaben für Ärzte um 1% resultiert eine Erhöhung der Ausgaben in den Sparzielzonen von im Durchschnitt 0,44% und in den Zielbereichen des Vertrags von im Durchschnitt 0,61% (gegenüber 0,41% bzw. 0,59% im Jahre 1979).

Diese Resultate lassen schon einen Teil der Ergebnisse erkennen, die die statistische Analyse der Wachstumsraten der Kennziffern für die Zielbereiche des Bayern-Vertrags erbracht hat: daß nämlich die Entwicklung der Leistungen und Ausgaben in den vom Vertrag angesprochenen Leistungsbereichen nicht durch Verlagerungsprozesse zwischen diesen Bereichen geprägt ist. Tabelle A.8.13 zeigt zunächst die Korrelationskoeffizienten der Wachstumsraten. Für die Ausgaben für Ärzte errechnen sich die engsten Zusammenhänge mit den Entwicklungen in den einzelnen Sparzielzonen für die beiden Krankenhausvariablen; dabei ist die Beziehung zur Fallzahlentwicklung im Sinne der intendierten Substitutionbewegungen, also eine gegenläufige (r = -0,35), die Beziehung zur Ausgabenentwicklung dagegen eine gleichgerichtete (r = 0,33). Die aggregative Ausgabenbetrachtung ergibt für die Beziehungen zwischen den Wachstumsraten der Ausgaben für Ärzte und den Wachstumsraten der Ausgaben in den Sparzielzonen insgesamt bzw. in den Zielbereichen des Vertrags insgesamt positive Korrelationen von r = 0,42 bzw. r = 0,70. Im Klartext bedeutet dies, daß nicht nur nach wie vor die Ausgaben in den Sparzielzonen um so höher ausfallen, je höher die Ausgaben für ambulante ärztliche Behandlung sind, sondern daß im Betrachtungszeitraum gleichzeitig auch die Ausgaben in den Sparzielzonen in der Tendenz um so stärker zugenommen haben, je größer das für die ambulante ärztliche Behandlung zu verzeichnende Ausgabenwachstum war. Tabelle 8.8 enthält die Schätzungen für den quantitativen Einfluß des Wachstums der Ausgaben für ambulante ärztliche Behandlung auf die Wachstumsraten der übrigen Indikatoren der BV-Leistungsbereiche.

Die Analyse des Wachstums der Ausgaben und Leistungen für Mitglieder in den Zielbereichen des Vertrags ergibt damit

- bei Gegenüberstellung der Entwicklung der Ausgaben für ambulant-ärztliche Behandlung und der Krankenhausfälle ein Bild im Sinne der intendierten Substitutionsprozesse,
- bei Betrachtung der Ausgabenvariablen für Sparzielzonen und ambulant-ärztliche Leistungen dagegen keinen Hinweis auf Substitutionsprozesse zugunsten der ambulanten Versorgung, und ebenso

Tabelle 8.8

Lineare Regressionsmodelle für Wachstumsraten von Ausgaben- und Leistungsvariablen[a] in den Sparzielzonen des Bayern-Vertrags als Funktionen der Wachstumsraten der Ausgaben für Ärzte[a]
- Ortskrankenkassen in Bayern 1979-83 -

Abhängige Variable Wachstumsraten 1979-83 der...	Konstante	Regress.-koeff.	Determ.-koeff.
Ausgaben für Arzneimittel	10,81 (2,47)	0,25 (1,48)[b]	0,06
Ausgaben für physikalische Therapie	-18,18 (-1,61)	0,81 (1,87)	0,09
Ausgaben für Krankenhauspflege	17,24 (3,36)	0,41 (2,11)	0,11
Ausgaben in den Sparzielzonen des Vertrags	13,22 (3,60)	0,39 (2,81)	0,18
Ausgaben in den Zielbereichen des Vertrags	9,15 (3,57)	0,58 (5,91)	0,49
Arbeitsunfähigkeitsfälle	-8,68 (-1,73)	-0,18 (-0,96)	0,02
Krankenhausfälle	24,36 (3,02)	-0,71 (-2,30)	0,13

a alle Variablen: jeweils Ausgaben für Mitglieder je Mitglied bzw. Leistungsfälle der Mitglieder je 100 Mitglieder

b Werte in Klammern: t-Werte. Für die vorliegende Anzahl von Beobachtungen betragen die t-Werte für Irrtumswahrscheinlichkeiten von 5% t = 2,02 und für Irrtumswahrscheinlichkeiten von 10% t = 1,69.

Quelle: BdO (Hrsg.), Statistik der Ortskrankenkassen in der Bundesrepublik Deutschland 1979 und 1983 (eigene Berechnungen)

- keinen Hinweis auf ein das Ausgabenwachstum dämpfendes Potential einer Expansion der ambulant-ärztlichen Leistungen.

Das Datenmaterial liefert auch gewisse Anhaltspunkte dafür, wo u.a. Gründe für dieses negative Resultat zu finden sein könnten, allerdings ohne eine eindeutige Ergebnisbeurteilung zuzulassen. Der oben schon erwähnte Sachverhalt, daß das Ausgabenwachstum für ambulante ärztliche Behandlung und das Wachstum der Krankenhausfallzahlen negativ, das Wachstum der Arzt- und das der Krankenhausausgaben hingegen positiv korrelieren, verweist ebenso wie die praktisch vollständige Unabhängigkeit zwischen Krankenhausfallzahl- und Krankenhausausgabenentwicklung (r = -0,02; siehe Tabelle A.8.13) zurück auf die Probleme und Grenzen einer auf Substitution stationärer durch ambulante Leistungen setzenden Kostendämpfungsstrategie im Rahmen der bislang geltenden Regularien der Krankenhausfinanzierung, wie sie in Kapitel 4 im Zusammenhang mit der Darstellung der postulierten Wirkungsmechanismen des Bayern-Vertrags im Krankenhaussektor skizziert worden sind.

Das Prinzip der Pflegesatzbildung in seiner während des Beobachtungszeitraums 1979-1983 geltenden Form muß bei einem Rückgang der Kapazitätsauslastung eines Krankenhauses infolge des hohen Fixkostenanteils an den Gesamtkosten mittelfristig zu einer Steigerung der Pflegesätze und damit einer weitgehenden Kompensation der kurzfristigen Einsparungen der Krankenkassen führen, solange - aus welchen Gründen auch immer - eine kostenwirksame Reduzierung der Krankenhauskapazitäten (also vor allem eine Verringerung des Personalbestands) nicht erfolgt. Solche Kapazitätsanpassungen sind weitgehend ausgeblieben; dies findet seinen folgerichtigen Ausdruck darin, daß für die 39 bayerischen Ortskrankenkassen im Zeitraum 1979-1983 ein enger inverser Zusammenhang (r = -0,79) zwischen der Wachstumsrate der Anzahl der Krankenhaustage und der Wachstumsrate der Kassenausgaben für Krankenhausbehandlung je Krankenhaustag besteht. Mit anderen Worten, je stärker der Rückgang der Anzahl der Krankenhaustage war, desto stärker war gleichzeitig auch der Anstieg der Ausgaben je Krankenhaustag. Insofern ist es auch nicht überraschend, daß die Krankenhausfallzahlentwicklung mittelfristig praktisch keinen Einfluß auf die Entwicklung der Kassenausgaben für Krankenhauspflege ausgeübt hat.

Für eine kostendämpfungspolitische Beurteilung der beschriebenen Zusammenhänge ist nun freilich entscheidend, welche Schlußfolgerungen aus dem Rückgang der Anzahl der Pflegetage und der Kapazitätsauslastung (zu den diesbezüglichen Zahlen siehe Kapitel 4.2) in Hinblick auf die Entwicklung des Leistungsvolumens der bayerischen Krankenhäuser gezogen werden. Hierzu wird einerseits, ausgehend von der Annahme, daß die Zahl der Pflegetage trotz aller Unzulänglichkeiten dieser Art und Weise der Leistungsmessung ein brauchbarer Leistungsindikator sei, die Position vertreten, der Rückgang der Anzahl der Pflegetage indiziere eine Verminderung des Volumens der Krankenhausleistungen und damit ein Potential für eine kostenwirksame Reduzierung der Krankenhauskapazitäten (und mithin auch eine Veränderung der Kostenstruktur in Richtung einer Erhöhung des Anteils der Kosten der Leistungsvorhaltung und einer Verringerung des Anteils der Kosten der Leistungserbringung). Dieser Interpretation wird krankenhausseitig die Auffassung entgegengehalten, im Rückgang der Anzahl der Pflegetage drücke sich die gestiegene Leistungsfähigkeit der Krankenhäuser aus, sei dieser Rückgang doch trotz steigender Zahl der Krankenhausfälle (eine Maßzahl, die im Vergleich zur Zahl der Pflegetage das validere Konzept für die Leistungsmessung im Krankenhaus sei) infolge einer erheblichen Absenkung der durchschnittlichen Verweildauer eingetreten. Die aufgrund organisatorischer und technischer Innovationen erreichbare Verkürzung der Verweildauer sei aber nur bei gleichzeitiger Steigerung des Leistungsvolumens je Pflegetag realisierbar und mithin bei einer Reduzierung des Krankenhauspersonals nicht oder doch nicht in diesem Ausmaß möglich gewesen.

Die empirische Triftigkeit dieser Positionen muß hier dahingestellt bleiben. Deren Abklärung hätte u.a. umfangreiche Primärerhebungen des Leistungsgeschehens in Krankenhäusern erfordert, die nicht nur jenseits des mit den Partnern dieser Studie vereinbarten Themenkatalogs lagen, sondern prinzipiell den Rahmen einer Evaluierungsstudie gesprengt hätten. In Anbetracht des hohen Anteils der Personalkosten an den Krankenhauskosten ist hiermit aber ein u.E. zentrales Problem umrissen, dessen intensive Analyse zu den wesentlichen Voraussetzungen einer rationaleren Strukturpolitik im Gesundheitswesen zu zählen ist.[16)]

8.5 Die Entwicklung der stationären Leistungen im Rahmen der kassenärztlichen Versorgung in Bayern

(Autor: J. John)

Der folgende Abschnitt dieses Kapitels ist der Beschreibung der Entwicklung der stationären ärztlichen Leistungen und ihrer quantitativen Bedeutung im Rahmen der kassenärztlichen Versorgung gewidmet. Die belegärztliche Tätigkeit umfaßt zwar nur einen geringen Teil der gesamten stationären Aktivität, ist aber aus zwei Gründen von Interesse:

- Zunächst erlaubt es die im Untersuchungszeitraum dieser Studie sowohl hinsichtlich der Krankenhauseinweisungstätigkeit der Kassenärzte als auch hinsichtlich des Leistungsgeschehens im Krankenhaussektor unbefriedigende Datenlage[17] nicht, eine auch nur partielle Informationen liefernde Quelle bei dem Versuch ungenutzt zu lassen, ein Bild der ärztlichen Leistungsentwicklung zu zeichnen, das eine Beurteilung der Frage erlauben soll, ob und in welchem Ausmaß die vom Bayern-Vertrag angestrebte Verlagerung ärztlicher Leistungen aus dem Krankenhaus in die ambulante Versorgung gelungen ist.
- Die Belegärzte bilden eine unter dem Aspekt des kostendämpfungsstrategischen Ansatzes des Bayern-Vertrags besonders interessante Arztgruppe. Nicht tangiert von Koordinationsproblemen der ambulanten und stationären Versorgung, können diese Ärzte prinzipiell eine ökonomisch optimale Wahl zwischen ambulanter und stationärer Behandlung treffen, wobei auch die Entscheidungen hinsichtlich Art und Umfang der stationären Versorgung in der Hand des zunächst ambulant behandelnden Arztes bleiben.

Zwei Aspekte sind bei der Interpretation der Entwicklung von Umfang und Gewicht der stationären Tätigkeit im Rahmen der kassenärztlichen Versorgung besonders zu beachten[18]:

- Zunächst kann aus einer eventuellen Verschiebung der Anteilswerte ambulanter bzw. stationärer Leistungen am gesamten Leistungsvolumen der Belegärzte nicht unmittelbar geschlossen werden, daß diese Verschiebung analog zur Entwicklung der von den Belegärzten durch ihre Entscheidungen tatsächlich mobilisierten Ressourcen im stationären und ambulanten Sektor verläuft. Konterkarierend kann diesbezüglich eine Veränderung der Krankenhauseinweisungen der Belegärzte zur Behandlung durch Krankenhausärzte wirken; in der Praxis scheint dieser Fall allerdings nicht sehr häufig aufzutreten[19].
- Sodann bleibt offen, inwieweit die bei den Belegärzten feststellbaren Tendenzen bezüglich der (mittelbaren oder unmittelbaren) Inanspruchnahme ambulanter oder stationärer Ressourcen auch typisch für die nicht belegärztlich tätigen Kassenärzte sind. Es ist denkbar, daß die belegarztvertragliche Einbindung eines Arztes in ein Krankenhaus diesen zusätzlichen verhaltenssteuernden Einflüssen

aussetzt, die bei Belegärzten und Nicht-Belegärzten zu divergierenden Reaktionen auf den Bayern-Vertrag führen. Die Ergebnisse der MEDIS-Ärztebefragung zum Themenkomplex "Krankenhauseinweisungen" verweisen in diese Richtung (vgl. hierzu die betreffenden Ausführungen in Kapitel 4), wenn auch gleichzeitig festzustellen ist, daß der Wunsch nach einer Fortsetzung des Vertrags in der Befragungsrunde 1982/83 bei den Belegärzten mit 89,5% keineswegs schwächer ausgeprägt war als bei den nicht belegärztlich tätigen Ärzten, für die dieser Anteilswert 85,5% betrug (Ergebnisse für die Basisstichprobe).

Die folgende Darstellung gliedert sich in zwei Teile: Zunächst werden einige Indikatoren des belegärztlichen Leistungsangebots, im Anschluß daran Indikatoren der stationären Leistungserbringung beschrieben. Bei der Darstellung der Leistungsentwicklung sind zwei Varianten zu unterscheiden:

- Zum einen werden Indikatoren des Umfangs der stationären Leistungen aller zugelassenen Kassenärzte (also auch der Nicht-Belegärzte) und des Anteils dieser Leistungen am gesamten Leistungsvolumen aller Kassenärzte verwendet,
- zum anderen handelt es sich um Indikatoren des Umfangs der stationären Leistungen nur der Belegärzte und des Anteils dieser Leistungen am gesamten Leistungsvolumen dieser Arztgruppe. Der Ausdruck "belegärztliche Leistungen" wird im vorliegenden Text ausschließlich in diesem Sinne verwendet.

8.5.1 Indikatoren des stationären Leistungsangebots

Als Indikatoren des stationären Leistungsangebots im Rahmen der kassenärztlichen Versorgung werden folgende Größen verwendet:

- Die Anzahl der Belegärzte,
- der Anteil der Belegärzte an den zugelassenen Kassenärzten,
- die Anzahl der Belegbetten sowie
- die Anzahl der Belegbetten je Belegarzt.

Die Werte für diese Variablen sind zusammen mit den Arztzahlen für die vierten Quartale der Jahre 1978 bis 1982 in Tabelle 8.9 zusammengestellt[20]. Die Anzahl der Belegärzte liegt während des Beobachtungszeitraums 1978 bis 1982 nahezu stabil bei etwa 1.500. Ebenso weisen auch die Werte für die Anzahl der Belegbetten mit rund 17.500

Tabelle 8.9

Indikatoren des stationären Leistungsangebots im Bereich der kassenärztlichen Versorgung in Bayern vom vierten Quartal 1978 bis zum vierten Quartal 1982

Variable	4/1978	4/1979	4/1980	4/1981	4/1982
			- Ärzte insgesamt -		
Ärzte	9 542	9 861	10 125	10 381	10 602
Belegärzte	1 507	1 465	1 472	1 482	1 491
Belegarztanteil (%)	15,8	14,9	14,5	14,3	14,1
Belegbetten	17 619	17 105	17 696	17 483	17 249
Betten je Belegarzt	11,7	11,7	12,0	11,8	11,6
			- Konstante Ärzte -		
Ärzte	7 119	7 119	7 119	7 119	7 119
Belegärzte	1 013	1 013	1 013	1 013	1 013
Belegarztanteil (%)	14,2	14,2	14,2	14,2	14,2
Belegbetten	11 557	11 652	12 313	12 163	12 079
Betten je Belegarzt	11,4	11,5	12,2	12,0	11,9
			- Abgänger -		
Ärzte	1 587	1 166	770	387	-
Belegärzte	161	114	86	39	-
Belegarztanteil (%)	10,1	9,8	11,2	10,1	-
Belegbetten	1 887	1 320	1 017	514	-
Betten je Belegarzt	11,7	11,6	11,8	13,2	-
			- Zugänger -		
Ärzte	-	498	1 013	1 560	2 092
Belegärzte	-	35	66	124	181
Belegarztanteil (%)	-	7,0	6,5	7,9	8,7
Belegbetten	-	463	748	1 324	1 829
Betten je Belegarzt	-	13,2	11,3	10,7	10,1
			- Restgruppe -		
Ärzte	836	1 078	1 223	1 315	1 391
Belegärzte	333	303	307	306	297
Belegarztanteil (%)	39,8	28,1	25,1	23,3	21,4
Belegbetten	4 175	3 670	3 618	3 482	3 341
Betten je Belegarzt	12,5	12,1	11,8	11,4	11,2

Quelle: KVB-Längsschnittdaten

und die Werte für die Anzahl der Belegbetten je Belegarzt mit etwa 11,8 nur geringfügige Schwankungen ohne ersichtlichen Trend auf. Klar rückläufig ist indessen der Anteil der Belegärzte an den niedergelassenen Kassenärzten insgesamt: dieser Anteil sinkt von 15,8% im vierten Quartal 1978 auf 14,0% im vierten Quartal 1982. Auffällig ist der vergleichsweise niedrige Anteil von Belegärzten in der Gruppe der Zugänger. Ob dieser niedrige Anteilswert darauf zurückzuführen ist, daß

- die jüngeren Ärzte der belegärztlichen Tätigkeit im Vergleich zu ihren älteren Kollegen eine geringe Attraktivität beimessen,
- die Aufnahme einer belegärztlichen Tätigkeit schon zu Beginn der Berufsausübung als niedergelassener Arzt eher unüblich ist,
- restriktive Faktoren auf der Seite des Belegbettenangebots wirksam sind,

ist den uns verfügbaren Daten nicht zu entnehmen.

Die oben schon genannte Anzahl der Krankenhausbetten, über deren Nutzung Belegärzte unmittelbar disponieren, bewegt sich immerhin in einer Größenordnung, die etwas über der gesamten Akutbettenzahl im regionalen Zuständigkeitsbereich der AOK München liegt. Bezogen auf die Gesamtzahl der planmäßigen Akutbetten in Bayern entfällt auf die Belegbetten ein Anteil von etwas mehr als einem Fünftel mit leicht steigender Tendenz.

8.5.2 Indikatoren der stationären Leistungserbringung

Als Indikatoren zur Beschreibung der stationären Leistungserbringung werden folgende Variablen herangezogen:

- Stationäre Fälle,
- stationäre Fälle je 100 ambulante Fälle,
- stationäres Leistungsvolumen (Punktzahl der abgerechneten stationären Leistungen der Leistungsgruppen 1-7),
- stationäres Leistungsvolumen je stationärem Fall,
- Anteil des stationären Leistungsvolumens am Leistungsvolumen insgesamt.

Das Konzept stationärer Fälle entspricht dem Konzept der ambulanten Fälle, d.h. es handelt sich um eine abrechnungsscheinbezogene Zählweise. Diese Zählweise impliziert, daß aus einem Krankenhauspatienten zwei oder mehr stationäre Fälle dann werden, wenn der behandelnde Belegarzt einen oder mehrere andere Belegärzte zur Mitbehandlung heranzieht, ebenso wie aus einem Patienten zwei stationäre Fälle werden, wenn Beginn und Ende des Krankenhausaufenthalts in zwei Abrechnungsquartale fallen. Bei den leistungsstatistischen Angaben ist zu beachten, daß die vertraglichen Bestimmungen für die stationäre kassenärztliche Versorgung die Vergütung einer großen Zahl ärztlicher Leistungen in einer vom Fall der ambulanten Versorgung abweichenden Weise regeln; generell muß von einer vergleichsweise beschränkten Abrechnungsfähigkeit der Leistungen gesprochen werden[21)].

Das Datenmaterial zur Entwicklung der stationären Fälle der Belegarztpraxen ist in den Tabellen A.8.14 - A.8.16 des Anhangs zu finden; Tabelle 8.10 enthält als komprimierten Auszug aus diesem Material die Indexwerte der Indikatoren der Fallzahlentwicklung für die drei vierten Quartal der Jahre 1978, 1980 und 1982. Zu den Belegarztpraxen werden dabei alle Praxen gerechnet, in denen mindestens ein Arzt im Arztregister als Belegarzt verzeichnet war. Da in einer gewissen - wenn auch sehr kleinen - Zahl von Gemeinschaftspraxen Belegärzte und nicht belegärztlich tätige Ärzte zusammenarbeiten, kann dies zu einer geringfügigen Überschätzung der Fallzahlen der Belegärzte führen. Eine gegenläufige Tendenz resultiert aus dem Sachverhalt, daß aus Gründen des Datenschutzes bei den Arztgruppen der Haut-, Labor- und Nervenärzte sowie der Radiologen die Daten nicht nach Belegarzt- und Nicht-Belegarztpraxen stratifiziert wurden und daher die Fallzahlen der Belegarztpraxen dieser Arztgruppen außer Ansatz geblieben sind. Da in keinem der Quartale des Beobachtungszeitraums die Gesamtzahl der Belegarztpraxen in diesen Arztgruppen größer als 8 war, ist auch der hieraus resultierende Fehler vernachlässigenswert klein.

Die Belegarztpraxen haben vom vierten Quartal 1978 bis zum vierten Quartal 1982 sowohl bei den ambulanten als auch bei den stationären Fällen einen Rückgang zu verzeichnen. Die ambulanten Fälle nehmen um rund 90.000 oder um 8,8% ab; damit sinkt der Anteil der von den Belegärzten behandelten ambulanten Fälle an den ambulanten Fällen der bayerischen Kassenärzte insgesamt von 15,7% auf 13,6%. Pro Arzt entspricht dies einem Rückgang von 677 auf 623 RVO-Fälle oder um 8,0%. Der Rückgang der ambulanten Fallzahlen ist damit bei den Belegärzten ausgeprägter als bei den nicht belegärztlich tätigen Ärzten; dort sinkt die Fallzahl je Arzt von 684 auf 649 oder um 5%.

Tabelle 8.10

Indexwerte der Fallzahlen (RVO-Kassen) der Belegarztpraxen in Bayern in den vierten Quartalen 1978, 1980 und 1982 nach Arztgruppen (4/1979 = 100)

Variable	Arztgruppe	Quartal 4/1978	4/1980	4/1982
Ambulante Fälle	Belegärzte insg.[a]	106,4	97,7	97,0
	Chirurgen	102,9	99,2	94,5
	Frauenärzte	99,5	102,4	109,5
	HNO-Ärzte	98,0	100,3	105,4
	Internisten	98,2	104,1	101,7
	Orthopäden	104,3	99,0	95,7
	Urologen	102,7	99,4	103,6
	Allgemeinärzte	126,9	92,3	76,5
Anteil a.d. ambulanten Fällen der Arztgruppe insg. (%)	Belegärzte insg.[a]	108,4	95,9	93,8
	Chirurgen	102,3	99,5	93,5
	Frauenärzte	104,2	96,9	93,6
	HNO-Ärzte	100,4	99,0	96,2
	Internisten	103,3	98,3	90,8
	Orthopäden	113,0	95,4	87,7
	Urologen	106,1	94,4	91,0
	Allgemeinärzte	126,9	92,2	79,2
Stationäre Fälle	Belegärzte insg.[a]	101,9	98,2	98,3
	Chirurgen	109,3	90,8	81,4
	Frauenärzte	101,3	99,8	104,9
	HNO-Ärzte	106,5	98,1	96,9
	Internisten	100,6	99,4	106,6
	Orthopäden	96,0	99,0	105,0
	Urologen	103,4	100,8	109,4
	Allgemeinärzte	95,1	96,8	79,5
Stationäre Fälle je 100 ambulante Fälle	Belegärzte insg.[a]	95,7	100,4	101,3
	Chirurgen	104,0	91,1	85,8
	Frauenärzte	101,8	97,5	95,8
	HNO-Ärzte	108,5	97,8	91,9
	Internisten	102,4	95,4	104,9
	Orthopäden	92,1	100,0	109,7
	Urologen	100,7	102,0	105,7
	Allgemeinärzte	75,1	105,0	104,0

[a] ohne Belegarztpraxen der Haut-, Labor- und Nervenärzte sowie der Radiologen

Quelle: KVB-Leistungsstatistik

Die stationären Fälle der Belegärzte gehen im gleichen Zeitraum um ca. 2.300 (= -3,5%) zurück; deren Gesamtzahl beträgt im vierten Quartal 1978 rund 65.000, was 43 stationären Fällen je Belegarzt entspricht, und im vierten Quartal 1982 rund 63.000 oder 42 Fällen je Belegarzt. Infolge des vergleichsweise geringeren Rückgangs der stationären Fälle nimmt deren Zahl, bezogen auf 100 ambulante Fälle von 6,4 auf 6,8 zu. Diese Zunahme vollzieht sich überwiegend schon vor Inkrafttreten des Bayern-Vertrags; vom vierten Quartal 1979 bis zum vierten Quartal 1982 steigt diese Verhältniszahl von 6,7 auf 6,8 oder um 1,0%. Angesichts der Unsicherheiten, die aus möglichen Veränderungen der Fallzahl je Patient im ambulanten und im stationären Sektor resultieren, ist dieser Zuwachs zwar zu klein, um schlüssig als eine Zunahme des Anteils derjenigen ambulanten Patienten der Belegärzte interpretiert werden zu können, die von diesen selbst auch stationär weiterbehandelt werden; eine den Intentionen des Vertrags entsprechende, quantitativ ins Gewicht fallende Senkung dieses Anteils wird man angesichts dieser Daten jedoch ausschließen dürfen.

Eine nach Arztgruppen getrennte Betrachtung, aus der die Gruppen mit geringen Belegarztanteilen ausgeklammert bleiben, liefert ein Bild sehr unterschiedlicher Entwicklungen. Gemeinsam ist den Arztgruppen lediglich, daß der Anteil der von Belegärzten behandelten ambulanten Fälle an der jeweiligen Gesamtzahl der ambulanten Fälle in allen Arztgruppen sinkt; ansonsten trifft die auf der Aggregatebene feststellbare Entwicklung qualitativ nur auf die Allgemeinärzte zu. Interessant ist die Entwicklung der Anzahl der stationären Fälle je 100 ambulante Fälle. Nach dem zeitlichen Verlauf dieser Kennziffer ordnen sich die Arztgruppen klar in zwei Gruppen: die Gruppe der Chirurgen, Frauenärzte und HNO-Ärzte, für die eine Abnahme des Anteils der von den Belegärzten selbst stationär weiterbehandelten ambulanten Fälle unterstellt werden kann, und die Gruppe der Internisten, Orthopäden, Urologen und Allgemeinärzte, für die diesbezüglich die gegenläufige Entwicklung angenommen werden kann. Auffällig hieran ist, daß sich die erste Gruppe aus den drei Arztgruppen mit den höchsten Werten für die fallbezogene Häufigkeit der ambulanten Operationen zusammensetzt[22]. Dies läßt vermuten, daß der Rückgang der Relation von stationären zu ambulanten Fällen bei diesen Arztgruppen zumindest teilweise auf die Zuschlagsregelung zurückzuführen ist (vgl. hierzu den nächsten Abschnitt dieses Kapitels).

Tabelle 8.11 zeigt schließlich die RVO-Fallzahlentwicklung im Rahmen der kassenärztlichen Versorgung in Bayern und im übrigen Bundesgebiet im Vergleich; diese Daten enthalten auch bei den stationären Fällen sowohl die Fälle der Belegärzte als auch die Fälle der nicht belegärztlich tätigen Kassenärzte. Der Vergleich zeigt, daß die stationären Fälle außerhalb Bayerns stärker zurückgehen als bei den bayerischen RVO-Kassen: diese liegen im vierten Quartal 1982 in Bay-

Tabelle 8.11

Fallzahlen (RVO-Kassen) in der kassenärztlichen Versorgung in Bayern und im übrigen Bundesgebiet vom dritten Quartal 1978 bis zum vierten Quartal 1982

	Bayern			übriges Bundesgebiet		
Quartal	ambul. Fälle	station. (=F)	stat.F je 100 amb.F	ambul. Fälle	station.	stat.F je 100 amb.F
3/1978	6 427 630	67 930	1,057	32 575 182	295 466	0,600
4/1978	6 512 986	70 553	1,083	33 469 713	216 392	0,647
1/1979	6 987 342	74 797	1,070	35 160 300	222 184	0,632
2/1979	6 631 366	72 474	1,093	33 870 646	222 107	0,656
3/1979	6 582 518	67 450	1,025	33 048 079	185 276	0,561
4/1979	6 640 218	68 706	1,035	33 719 010	204 860	0,608
1/1980	7 070 088	74 936	1,060	35 514 321	217 000	0,611
2/1980	6 747 680	71 003	1,052	34 177 200	208 778	0,609
3/1980	6 820 522	67 054	0,983	34 262 505	192 455	0,562
4/1980	6 758 657	66 628	0,986	34 061 298	197 433	0,580
1/1981	7 130 082	69 906	0,980	35 736 857	202 041	0,565
2/1981	6 808 646	68 430	1,005	34 217 761	197 488	0,577
3/1981	6 896 204	66 448	0,964	34 058 256	184 414	0,541
4/1981	6 881 758	68 504	0,995	34 181 327	194 587	0,569
1/1982	7 018 247	70 914	1,010	34 897 140	199 719	0,572
2/1982	6 890 817	68 570	0,995	33 907 200	193 590	0,571
3/1982	6 970 084	66 510	0,954	33 870 425	184 996	0,546
4/1982	6 866 421	68 178	0,993	33 791 450	194 228	0,575
		- Indexwerte 4/1979 = 100 -				
4/1978	105,2	102,7	104,6	99,3	105,6	106,4
4/1979	100	100	100	100	100	100
4/1980	101,8	97,0	95,3	101,0	96,4	95,4
4/1981	103,6	99,7	96,1	101,4	95,0	93,6
4/1982	103,4	99,2	95,9	100,2	94,8	94,6

Quellen: KVB-Leistungsstatistik;
Mitteilung der KVB vom 12.6.1984

ern um 0,8%, im übrigen Bundesgebiet dagegen um 5,2% niedriger als im vierten Quartal 1979. Ähnliches gilt für die Anzahl stationärer Fälle je 100 ambulante Fälle: diese Verhältnisziffer, die über den gesamten Beobachtungszeitraum hinweg im übrigen Bundesgebiet aufgrund eines geringeren Belegarztanteils deutlich unter den bayerischen Werten liegt, nimmt im Vergleichszeitraum in Bayern um 4,1%, außerhalb Bayerns dagegen um 5,4% ab.

Die wesentlichen Kennziffern zur Entwicklung des stationären Leistungsvolumens sind in Tabelle 8.12 enthalten; differenziertere Darstellungen dieser Entwicklung sowie die zu den Indexziffern der Tabelle gehörigen Basiswerte finden sich in den Tabellen A.8.17 - A.8.20 im Anhang. Tabelle A.8.17 enthält zunächst die Zeitreihen für die stationäre Tätigkeit der gesamten Kassenärzteschaft. Die Tabelle zeigt, daß seit Inkrafttreten des Bayern-Vertrags im vierten Quartal 1979 sowohl das absolute stationäre Punktevolumen (Wachstumsrate 4/1979 bis 4/1982: 7,0%) als auch die Punktzahl je stationärem Fall (7,8%) weniger zugenommen haben als die entsprechenden Werte für das ambulante Volumen (Wachstumsrate absolut: 16,9%, fallbezogen: 13,1%). Dementsprechend hat sich der Anteil des ambulanten Leistungsvolumens an der gesamten Leistungsmenge in diesem Zeitraum von 97,1% auf 97,3% erhöht. Die Beschränkung auf die belegärztlichen Leistungen (vgl. Tab. 8.12) liefert trotz der (relativen) Zunahme stationärer Fälle qualitativ das gleiche Bild: Der Anteil des ambulanten Leistungsvolumens am gesamten Leistungsvolumen erhöht sich leicht von 81,8% (4/1979) auf 82,3% (4/1982), da die Leistungsintensivierung - gemessen an der Zuwachsrate der Punktzahl je Fall - in der ambulanten Behandlung 13,9%, in der belegärztlichen Behandlung dagegen nur 8,5% beträgt.

Die nach Arztgruppen differenzierte Betrachtungsweise läßt ein im Vergleich zur Entwicklung der Fallzahlindikatoren homogeneres Bild erkennen: mit Ausnahme jeweils einer Arztgruppe ergeben sich Leistungsintensivierungen sowohl in der ambulanten als auch in der stationären Behandlung, wobei die Zunahme der durchschnittlichen Punktzahl bei den ambulanten Fällen jeweils größer ist. Ähnlich wie für die Entwicklung des Anteils ambulanter Fälle gilt auch für den auf die ambulante Behandlung entfallenden Anteil des Leistungsvolumens, daß dieser bei den drei Arztgruppen mit der höchsten ambulanten Operationsintensität den höchsten Zuwachs zu verzeichnen hat.

Tabelle 8.12

Indexwerte des Leistungsvolumens (=LV; Leistungsgruppen 1-7; RVO-Kassen) der Belegarztpraxen in Bayern in den vierten Quartalen 1978, 1980 und 1982 nach Arztgruppen (4/1979 = 100)

Variable	Arztgruppe	Quartal 4/1978	4/1980	4/1982
Ambul. LV je amb. Fall (in Punkten)	Belegärzte insg.[a]	96,9	104,1	113,9
	Chirurgen	100,7	102,9	116,0
	Frauenärzte	97,2	102,8	107,6
	HNO-Ärzte	93,8	106,3	118,9
	Internisten	99,5	103,5	111,4
	Orthopäden	98,1	103,3	113,3
	Urologen	94,2	103,2	117,4
	Allgemeinärzte	100,0	104,6	112,5
Stat. LV (in Punkten)	Belegärzte insg.[a]	99,1	100,6	106,7
	Chirurgen	105,3	93,1	88,0
	Frauenärzte	97,7	101,9	110,4
	HNO-Ärzte	103,6	101,4	105,3
	Internisten	100,8	111,5	120,5
	Orthopäden	89,1	100,5	117,1
	Urologen	101,1	100,7	118,4
	Allgemeinärzte	98,1	95,0	76,7
Stat. LV je stat. Fall (in Punkten)	Belegärzte insg.[a]	97,3	102,5	108,5
	Chirurgen	96,3	102,6	108,1
	Frauenärzte	96,4	102,1	105,2
	HNO-Ärzte	97,3	103,3	108,7
	Internisten	92,7	101,5	111,5
	Urologen	97,7	99,9	108,2
	Allgemeinärzte	103,1	98,2	96,4
Anteil des ambulanten am ges. LV (in %)	Belegärzte insg.[a]	100,7	100,2	100,6
	Chirurgen	99,5	103,7	108,4
	Frauenärzte	99,6	100,8	102,3
	HNO-Ärzte	98,2	100,7	102,4
	Internisten	99,4	99,4	98,9
	Orthopäden	101,4	100,2	99,1
	Urologen	99,2	100,3	100,5
	Allgemeinärzte	102,3	100,2	101,1

[a] ohne Belegarztpraxen der Haut-, Labor- und Nervenärzte sowie der Radiologen

Quelle: KVB-Leistungsstatistik

Tabelle 8.13 stellt schließlich die für alle Ärzte sich errechnenden Werte der Indikatoren der Leistungserbringung den entsprechenden Indikatorwerten für die konstante Arztgruppe gegenüber. Wie bei den Ergebnissen für eine Reihe anderer Sachverhalte nehmen die Kennziffern auch hier qualitativ zwar einen parallelen Verlauf in beiden Gruppen, jedoch zeigt sich wiederum, daß die aus den Aggregatdaten gewonnenen Indikatorenwerte zu einer Überschätzung von Veränderungen im Sinne eines Vorher-Nachher-Vergleichs identischer Populationen tendieren.

Tabelle 8.13

Entwicklung von Indikatoren der ambulanten und stationären Leistungserbringung durch die zugelassenen Kassenärzte in Bayern in den vierten Quartalen 1978 bis 1982

Variable	Quartal	konstante Arztgruppe		alle Ärzte	
		Basiswert	Index	Basiswert	Index
Stat. Fälle je 100 ambul. Fälle	78/4	1,020	104,7	1,083	104,6
	79/4	0,974	100	1,035	100
	80/4	0,938	95,8	0,986	95,3
	81/4	0,950	97,5	0,995	96,1
	82/4	0,949	97,4	0,993	96,6
Punkte LG 1-7 je ambulantem Fall	78/4	574,6	98,0	569,2	97,0
	79/4	586,6	100	586,5	100
	80/4	604,2	103,0	609,7	104,0
	81/4	622,0	106,0	632,9	107,9
	82/4	649,2	110,7	663,2	113,1
Punkte LG 1-7 je stationärem Fall	78/4	1 673,4	97,5	1 679,8	97,4
	79/4	1 716,6	100	1 724,9	100
	80/4	1 742,0	101,5	1 778,3	103,1
	81/4	1 749,0	101,9	1 797,8	104,2
	82/4	1 806,9	105,3	1 859,2	107,8
Anteil amb. Leistungen LG 1-7 an Leist.insg.	78/4	97,1	99,9	96,9	99,9
	79/4	97,2	100	97,1	100
	80/4	97,3	100,1	97,2	100,2
	81/4	97,4	100,2	97,3	100,2
	82/4	97,4	100,2	97,3	100,3

Quelle: KVB-Längsschnittdaten

Zusammenfassend bleibt bezüglich der Fallzahlentwicklung festzuhalten, daß der Rückgang des Anteils der stationären Fälle an den Fällen der Kassenärzte insgesamt lediglich auf den sinkenden Fallanteil der Belegärzte zurückzuführen ist; bei diesen nimmt die fallbezogene Intensität der stationären Weiterbehandlung sogar geringfügig zu. Gleichzeitig nimmt für diese Arztgruppe (und damit auch für die Kassenärzte insgesamt) der Anteil des ambulanten Leistungsvolumens am gesamten Leistungsvolumen etwas zu. Die arztgruppenspezifische Betrachtung stützt die Vermutung, daß diese Entwicklung von der im folgenden genauer zu untersuchenden Zuschlagsregelung für ambulante Operationen mit verursacht worden ist.[23)]

Generell wird man also von einer nennenswerten Verschiebung der Leistungsaktivitäten der Belegärzte zugunsten der ambulanten Tätigkeit nicht sprechen können. Die Leistungsdaten liefern im Gegenteil eher Indizien für die These, daß die belegärztlich tätigen Kassenärzte dem Aufruf des Bayern-Vertrags zur Verlagerung der ärztlichen Versorgung aus dem stationären in den ambulanten Sektor nicht folgen wollten oder nicht folgen konnten. Angesichts der Einbindung der Belegärzte in das Krankenhaus und der daraus resultierenden speziellen Position dieser Arztgruppe im System der kassenärztlichen Versorgung erscheint eine Verallgemeinerung dieses Befundes für die Kassenärzteschaft schlechthin allerdings nicht zulässig.

8.6 Untersuchungen zur Wirksamkeit honorarpolitischer Anreize zum ambulanten Operieren

(Autor: J. John)

Etwa ein Jahr nach Abschluß des Bayern-Vertrags vereinbarten die Landesverbände der bayerischen RVO-Krankenkassen mit der Kassenärztlichen Vereinigung Bayerns eine mit Wirkung zum 1. Oktober 1980 in Kraft getretene Vergütungsregelung, die die Zahlung von Zuschlägen für ambulante Operationen mit dem Ziel vorsah, mittels einer ausreichenden Kostendeckung für den personellen und sachlichen Aufwand beim ambulanten Operieren solche Eingriffe aus der stationären in die ambulante Versorgung zu verlagern. Auch diese Regelung gehört zu jenen auf eine innovatorische Weiterentwicklung der kassenärztlichen Versorgung zielenden Maßnahmen, bei deren Einführung die bayerische Selbstverwaltung die Rolle eines Vorreiters ausgeübt hat: Kurze Zeit später beschloß der Bewertungsausschuß[24)] eine Ergänzung des BMÄ um das Kapitel B V - Ambulantes Operieren -, die zum 1. Januar 1981 in Kraft trat und ihrer Intention nach mit der bayerischen Regelung übereinstimmte, sich in der Sache jedoch teilweise von dieser unterschied; hierauf wird in Abschnitt 8.6.1 näher eingegangen werden.

Ebenso wie der Bayern-Vertrag ist auch diese Vergütungsregelung Instrument einer der Maxime "soviel ambulant wie möglich, soviel stationär wie nötig" folgenden Kostendämpfungspolitik, die Anreize zu als kostensenkend erachteten intersektoralen Substitutionsbewegungen gegenüber sektoralen Ausgabenplafondierungen den Vorzug gibt. Die durch die beiden Honorarvereinbarungen gesetzten Anreizmechanismen sind freilich unterschiedlich konstruiert: Während der Bayern-Vertrag Anreize auf der kollektiven Ebene setzt, entlohnt die Zuschlagsregelung den einzelnen Arzt (weitgehend) unabhängig von der Tätigkeit seiner Kollegen[25]; während im Bayern-Vertrag eine Koppelung zwischen Ausweitung der Gesamtvergütung und intendiertem Substitutionsprozeß vorgesehen ist, enthält die Zuschlagsregelung eine derartige Anbindung nicht.

Die Auswirkung der Zuschlagsregelung auf das ärztliche Leistungs- und Verordnungsverhalten ist im Rahmen der Evaluierung des Bayern-Vertrags aus mehreren Gründen von Interesse:

- Wenngleich kostendämpfungspolitisch eher als eine den Bayern-Vertrag flankierende Maßnahme zu betrachten, ist die Zuschlagsregelung mit ihren Einflüssen auf ärztliche Leistungen und Krankenhauseinweisungen aus der Perspektive einer Wirksamkeitsanalyse des Bayern-Vertrags ein konfundierender Sachverhalt, der das Risiko falscher Ursachenzuschreibungen bei einer solchen Analyse erhöht.
- Die unterschiedlich gestalteten Anreizmechanismen der beiden Regelungen erlauben es, empirische Hinweise auf deren möglicherweise unterschiedlich großes Lenkungspotential zu gewinnen.
- Schließlich stellt sich die Frage, ob das globale vergütungspolitische Umfeld einer eher als punktuell zu charakterisierenden Maßnahme, wie sie die Zuschlagsregelung darstellt, Rückwirkungen auf deren Effektivität hat: Ist die Zuschlagsregelung in Bayern in eine Gesamtvergütungsvereinbarung eingebettet, die global die Expansion und Intensivierung der ambulanten kassenärztlichen Versorgung favorisiert, so steht die Zuschlagsregelung außerhalb Bayerns im Kontext einer sich weitgehend an Plafondierungskonzepten orientierenden Honorarpolitik.

Im folgenden werden zunächst die bayerische Zuschlagsregelung und die entsprechende Bundesvereinbarung in ihren wesentlichen Zügen kurz beschrieben. Anschließend erfolgt die Darstellung der Entwicklung der ambulanten Operationen in Bayern, die ausgeprägt expansiv verläuft; es wird argumentiert werden, daß der generelle Trend bei diesen Leistungen, die unterschiedliche Entwicklung des ambulanten Operierens bei einzelnen Arztgruppen sowie die Entwicklung der ambulanten Operationen im Vergleich mit der allgemeinen ambulant-ärztlichen Leistungsentwicklung dafür sprechen, daß die starke Zunahme der ambulanten Operationen wesentlich der Zuschlagsregelung zuzuschreiben ist. Ein Vergleich der Entwicklung innerhalb und außerhalb Bayerns anhand der Daten der KBV-Frequenzstatistik stützt die Hypothese, daß mit dem Bayern-Vertrag ein honorarpolitisches Umfeld der Zuschlagsregelung vorhanden ist, das deren Wirksamkeit begünstigt. Die abschließenden Darstellungen präsentieren das für die Beurteilung der Frage zur Verfügung stehende Material, ob mit der Expansion ambulanter Operationen auch eine entsprechende Verringerung der betreffenden stationären Leistungen verbunden war. Obwohl durchaus Hinweise für eine positive Beantwortung dieser Frage zu finden sind, erlaubt die Datenlage keine definitive Einschätzung der Größenordnung, in der sich der Abbau stationärer Leistungen bewegt haben dürfte.

8.6.1 Die Zuschlagsregelungen in Bayern und auf Bundesebene

Am 26. September 1980 verabschiedeten die Kassenärztliche Vereinigung Bayerns, die Landesverbände der Orts-, Betriebs- und Innungskrankenkassen sowie die Landwirtschaftliche Krankenkasse Oberbayern (handelnd für die Landwirtschaftlichen Krankenkassen Bayerns) eine mit Wirkung zum 1. Oktober des gleichen Jahres in Kraft getretene "Vereinbarung zur Abgeltung der Aufwendungen im Zusammenhang mit ambulanten Operationen". Nach dieser Vereinbarung konnten an der kassenärztlichen Versorgung teilnehmende Ärzte bei ambulanter Durchführung operativer Leistungen bestimmte Gebühren zur Abgeltung der Aufwendungen für die erforderliche Vor- und Nachsorge und die Bereitstellung der Operationseinrichtungen unter der Voraussetzung abrechnen, daß gewisse sachliche und personelle Qualitätsstandards erfüllt waren. Die Gebühren waren entsprechend der Bewertung der operativen Leistungen im BMÄ in folgender Weise gestaffelt: Sie betrugen bei einer Bewertung der Operation mit 150-400 Punkten DM 30,-, bei einer

Bewertung mit 401-800 Punkten DM 60,- und schließlich bei einer Bewertung mit mehr als 800 Punkten DM 90,-.
Die erwähnten Qualitätsstandards beinhalteten bestimmte Mindestanforderungen an die apparative und sonstige Ausstattung der Operationseinrichtung, die Ausstattung mit Hilfspersonal, die Vorhaltung geeigneter Ruheräume für die Nachruhe der Patienten sowie Mindestwerte für die Größe der Operations- und Nachruheräume.[26)]

Diese Vereinbarung ist hinsichtlich

- ihres Ziels (Vermeidung unnötiger Krankenhausaufenthalte im Interesse der Patienten und Entlastung der Kassen von unnötigen Ausgaben im Interesse der Beitragszahler),
- der ihr zugrunde liegenden Annahmen (wegen bislang nicht kostendeckender Honorierung der ambulanten Durchführung operativer Leistungen erfolgen Krankenhauseinweisungen häufig auch bei ambulant indizierten Operationen), und
- der Grundzüge einiger, jedoch nicht aller wesentlichen Regelungselemente (Staffelung der Zuschläge nach der Punktzahl der operativen Leistung in den Gebührenordnungen, Abrechnungsfähigkeit von Zuschlägen nur bei Erfüllung sachlicher und personeller Mindestanforderungen)

faktisch eine Vorwegnahme der vom Bewertungsausschuß zum 1. Januar 1981 beschlossenen Einführung des Kapitels B V - Ambulantes Operieren - in den BMÄ. Hinsichtlich der genannten gemeinsamen Regelungselemente unterscheidet sich Kapitel B V BMÄ von der ursprünglichen bayerischen Regelung lediglich dadurch, daß es anstelle der fixen DM-Beträge Punktzahlen für die Zuschläge festlegt (300, 650 und 1000 Punkte bei im übrigen identischem Gruppierungsverfahren der operativen Leistungen), und dadurch, daß der Katalog der Mindestanforderungen Minimumwerte für die Größe der Operations- und Nachruheräume nicht enthält. Diese Modifikationen haben die bayerischen Vertragspartner in die bis heute gültige, am 1. Januar 1981 in Kraft getretene Neufassung der "Vereinbarung zur Abgeltung der Aufwendungen im Zusammenhang mit ambulanten Operationen" vom 31. März 1981 übernommen.

Nicht übernommen wurde dagegen - und dies ist ein gewichtiger Unterschied zwischen der Bundesregelung und der bayerischen Vereinbarung - die in Kapitel B V BMÄ verankerte Beschränkung der Zuschlagsfähigkeit auf bestimmte, aus der Sicht der Bundesvertragspartner grundsätzlich für die ambulante Durchführung geeignete operative Leistungen: Die drei Gebührenordnungspositionen für die Zuschläge (BMÄ-Nrn. 100, 101 und 102) enthalten jeweils einen Katalog derjenigen Einzelleistungspositionen, neben denen der betreffende Zuschlag berechnet werden kann. Dies waren zunächst 402, später 404 Leistungspositionen (davon 77 in Zuschlagsgruppe 100, 130 bzw. 131 in Gruppe 101 und 195 bzw. 196 in Gruppe 102), die im folgenden der Einfachheit halber als "Katalogleistungen" bezeichnet werden. Wie in der ursprünglichen Fassung, so halten die bayerischen Vertragspartner auch in der Neufassung ihrer Vereinbarung daran fest, daß grundsätzlich für jede ambulant durchgeführte Operation der Zuschlag abgerechnet werden kann, wenn die Mindestanforderungen an die Praxisausstattung erfüllt sind und die betreffende Leistung mit mindestens 150 Punkten bewertet ist. Ausgenommen von der Zuschlagsfähigkeit sind lediglich einige in der Vereinbarung explizit aufgeführte Leistungen[27]; der Grund hierfür ist freilich nicht darin zu suchen, daß die Vertragspartner der Ansicht wären, diese Leistungen seien für eine ambulante Durchführung grundsätzlich nicht geeignet. Vielmehr resultiert diese Ausschlußregelung offenbar aus dem Urteil, daß die betreffenden Leistungen ohne Qualitätsverlust und ohne erhöhtes Risiko im Regelfall auch dann ambulant ausgeführt werden können, wenn die Mindestanforderungen an die Praxisausstattung gemäß Abschnitt B V BMÄ nicht erfüllt sind; die Zuschläge sind aber gerade zur Abgeltung jener zusätzlichen Aufwendungen gedacht, die aus der Erfüllung der Mindestanforderungen resultieren.

So konsequent zunächst auch die Ablehnung einer Katalogisierung der zuschlagsfähigen operativen Leistungen sein mag, wenn ohnehin die "Verpflichtung des Arztes, in jedem Einzelfall zu prüfen, ob die Art und Schwere des Eingriffs und der Gesundheitszustand des Patienten die ambulante Durchführung der Operation nach den Regeln der ärztlichen Kunst mit den ihm zur Verfügung stehenden Möglichkeiten erlauben"[28], besteht, so bemerkenswert erscheint gleichzeitig der Umstand, daß angesichts des Fehlens einer gebührenrechtlichen Normierung des Begriffs der Operation über die Zuschlagsfähigkeit einer Leistung auch die Ausdeutung dieses Begriffs durch den abrechnenden Arzt mit entscheidet.

Eine zweite Besonderheit der bayerischen Regelung - zumindest im Vergleich zu einem Teil analoger Vereinbarungen - betrifft die Höhe der Zuschläge bei ambulanten Operationen in Krankenhäusern. Bei den Verhandlungen auf Bundesebene war die Höhe der Zuschläge für Belegärzte und beteiligte Krankenhausärzte ein sehr umstrittenes Thema. Im Ersatzkassenbereich kam es hier schließlich zu der bundesweit gültigen Regelung, daß Krankenhaus- und Belegärzte bei Abrechnung der Zuschlagsziffern nur 35% der Vergütungssätze ausgezahlt erhalten, wenn sie bei der Operation Krankenhauseinrichtungen in Anspruch nehmen; im RVO-Bereich wird hier unterschiedlich verfahren. In Bayern erfolgt in diesen Fällen die Weiterleitung der Zuschläge in voller Höhe an das betreffende Krankenhaus.

8.6.2 Die Entwicklung der Katalogleistungen in Bayern

Für Deskription und Analyse der Entwicklung der ambulanten Operationen in Bayern stellt sich bei Verwendung der Leistungsstatistiken der KVB die Frage, welche Gebührenordnungspositionen als Operationen betrachtet werden sollen. Ein empirischer Zugang, der dem Begriffsverständnis der abrechnenden Ärzte folgt, ist nicht möglich, da die Leistungsdokumentationen auf EDV-Datenträgern nicht erkennen lassen, für welche Gebührenordnungspositionen Zuschlagsziffern angesetzt wurden. Daher wurde das Problem in der Weise gelöst, daß die Analyse auf die Katalogleistungen (also auf die im BMÄ als zuschlagsfähig aufgelisteten Einzelleistungen) beschränkt wurde. Dieses Vorgehen bringt zwar für die vergleichende Betrachtung der Entwicklung innerhalb und außerhalb Bayerns einige Vorteile, bleibt aber letztlich doch auch unbefriedigend, da z.B. gänzlich offen bleiben muß, inwieweit die Entwicklung dieser Leistungen typisch für die Entwicklung 'aller' Operationen ist. - Terminologisch ist zu beachten, daß im folgenden immer nur die Katalogleistungen gemeint sind, wenn von Operationen gesprochen wird.

Tabelle 8.14 zeigt die Entwicklung der Anzahl der ambulant durchgeführten Katalogleistungen der an der kassenärztlichen Versorgung in Bayern teilnehmenden Ärzte (niedergelassene, beteiligte und ermächtigte Ärzte) vom dritten Quartal 1978 bis zum vierten Quartal 1982. Neben den absoluten Häufigkeiten enthält die Tabelle Indexzahlen in zwei Versionen, wobei in der ersten Version das Quartal des Inkrafttretens des Bayern-Vertrags, in der zweiten Version das Quartal der

Tabelle 8.14

Entwicklung der Anzahl ambulanter Operationen (Katalogleistungen) der an der kassenärztlichen Versorgung teilnehmenden Ärzte[a] in Bayern vom dritten Quartal 1978 bis zum vierten Quartal 1982

Quartal	Leistungen			
	Operationen Katalog 100	Operationen Katalog 101	Operationen Katalog 102	alle Katalog-leistungen
	- Anzahl -			
3/1978	18 223	9 175	1 746	29 144
4/1978	17 412	10 149	1 870	29 431
1/1979	18 623	11 575	2 392	32 590
2/1979	19 942	10 540	2 216	32 698
3/1971	20 527	10 196	2 260	32 983
4/1979	19 801	10 685	2 426	32 912
1/1980	21 287	12 360	3 007	36 654
2/1980	21 105	11 118	2 674	34 897
3/1980	22 240	11 045	2 535	35 820
4/1980	21 564	11 236	2 630	35 430
1/1981	23 894	13 078	2 987	39 959
2/1981	24 839	12 441	3 179	40 459
3/1981	25 524	12 883	3 547	41 954
4/1981	24 487	13 278	3 869	41 634
1/1982	26 052	14 966	4 173	45 191
2/1982	27 118	13 761	4 004	44 883
3/1982	28 281	13 887	4 534	46 702
4/1982	27 672	14 997	5 053	47 722
	- Index 4/1979 = 100 -			
4/1978	87,9	95,0	77,1	89,4
4/1979	100	100	100	100
4/1980	108,9	105,2	108,4	107,7
4/1981	123,7	124,3	159,5	126,5
4/1982	139,8	140,4	208,3	145,0
	- Index 4/1980 = 100 -			
4/1978	80,7	90,3	71,1	83,1
4/1979	91,8	95,1	92,2	92,9
4/1980	100	100	100	100
4/1981	113,6	118,2	147,1	117,5
4/1982	128,3	133,5	192,1	134,7

[a] zugelassene Kassenärzte, beteiligte und ermächtigte Ärzte

Quelle: KVB-Häufigkeitsstatistik

Einführung der Zuschlagsregelung in Bayern die Basisperiode bildet. Neben den Gesamtzahlen für alle 402 Katalogleistungen sind zusätzlich die Werte für die Operationshäufigkeiten nach den drei Katalogen getrennt ausgewiesen.

Die Anzahl der ambulanten Operationen ist im Beobachtungszeitraum von 29.144 auf 47.722 angewachsen, was einer Zunahme um 18.578 oder einer Wachstumsrate von 63,7% entspricht. Differenziert nach den drei Katalogen zeigt sich, daß über den ganzen Zeitraum hinweg das Schwergewicht der ambulanten Operationstätigkeit bei den Leistungen des Katalogs 100 liegt und Operationen des Katalogs 102 am seltensten ambulant durchgeführt werden. Allerdings weist Katalog 102 die höchste Wachstumsrate auf, so daß sich im Zeitablauf eine Anteilsverschiebung zugunsten der Leistungen des Katalogs 102 (Zunahme des Anteils an allen Katalogleistungen von 6,0% auf 10,6%) und zuungunsten der Leistungen des Katalogs 100 (Abnahme des Anteils an allen Katalogleistungen von 62,5% auf 58,0%) ergibt. Betrachtet man das Zeitmuster der Zuwachsraten, so fällt auf, daß in allen drei Katalogen die Leistungszunahme im ersten Jahr nach Inkrafttreten des Bayern-Vertrags geringer ausfiel als im Jahr zuvor, und dies, obwohl der Vergleich zwischen den vierten Quartalen 1980 und 1979 bereits ein Quartal der Gültigkeit der bayerischen Zuschlagsregelung einschließt.

In Tabelle 8.15 ist, wiederum nach den drei Katalogen getrennt, die Häufigkeit der von den Kassenärzten abgerechneten Zuschlagsziffern dargestellt. Es sei nochmals ausdrücklich darauf hingewiesen, daß sich die abgerechneten Zuschläge auch auf andere als die in den Katalogen enthaltenen Leistungen beziehen können[29]; daher ist auch die Berechnung des Anteils der mit Zuschlag abgerechneten Katalogleistungen an den ambulanten Katalogleistungen insgesamt - eine Größe, die analytisch von einigem Interesse wäre - nicht möglich. Ein Vergleich der Werte in den Tabellen 8.14 und 8.15 zeigt, daß die Zunahme der abgerechneten Zuschlagsziffern gegenüber den Anfangswerten im vierten Quartal 1980 nicht nur relativ, sondern auch absolut deutlich über der Zunahme der ambulanten Katalogleistungen liegt. Dieser Sachverhalt kann auf eine Reihe verschiedener Gründe zurückzuführen sein:

- Er mag den Umstand reflektieren, daß Zuschläge auch für nicht in den Katalogen abgerechnete Leistungen angesetzt werden.

Tabelle 8.15

Entwicklung der von den bayerischen Kassenärzten[a] abgerechneten Zuschlagsziffern für ambulante Operationen vom vierten Quartal 1980 bis zum vierten Quartal 1982

Quartal	Zuschlagsziffer BMÄ Nr. 100	101	102	alle Zuschlags- ziffern
4/1980	5 315	3 245	841	9 401
1/1981	7 106	6 447	1 499	15 052
2/1981	9 224	6 257	1 695	17 176
3/1981	11 645	6 864	2 033	20 542
4/1981	10 892	7 403	2 219	20 514
1/1982	10 998	8 838	2 663	22 499
2/1982	12 145	8 226	2 530	22 901
3/1982	13 249	8 295	2 912	24 456
4/1982	13 131	9 097	3 171	25 381
	- Index 4/1980 = 100 -			
4/1980	100	100	100	100
4/1981	204,9	228,1	263,9	218,2
4/1982	247,1	279,8	377,1	270,6

[a] zugelassene Kassenärzte, beteiligte und ermächtigte Ärzte

Quelle: KVB-Häufigkeitsstatistik

- Er kann aus den Fluktuationen im Ärztebestand resultieren: Unter den in das Berufsleben eintretenden Ärzten mögen relativ mehr Ärzte mit einer den Mindestanforderungen des Abschnitts B V BMÄ genügenden Praxisausstattung sein als im bisherigen Bestand oder unter den aus dem Berufsleben ausscheidenden Ärzten.
- Er mag schließlich Indiz für zeitverbrauchende Anpassungsreaktionen sein, mit denen vor allem dann zu rechnen wäre, wenn die Zuschlagsregelung für Ärzte mit einer den Mindestanforderungen nicht genügenden Praxisausstattung einen Anreiz böte, ihre Praxiseinrichtung entsprechend diesen Anforderungen zu ergänzen.

Die Frage, ob die zu beobachtende verstärkte Zunahme der ambulanten Katalogleistungen nach Einführung der Zuschlagsregelung durch diese Regelung beeinflußt worden ist, wurde auf drei Wegen angegangen[30]:

- Durch einen Vergleich der Entwicklung der ambulanten Operationen vor und nach Einführung der Zuschlagsregelung bei verschiedenen Arztgruppen,
- durch einen Vergleich der Entwicklung der ambulanten Katalogleistungen mit der Zunahme der Häufigkeit anderer ärztlicher Leistungen, und schließlich
- durch die Auswertung einer diesbezüglichen Frage in der MEDIS-Ärztebefragung 1982/83.

In dem arztgruppenbezogenen Vergleich der Entwicklung ambulanter Katalogleistungen wurden die Abrechnungsdaten der niedergelassenen Kassenärzte den Daten der beteiligten Krankenhausärzte gegenübergestellt. Die dem Vergleich zugrunde liegende Hypothese war die, daß bei niedergelassenen Ärzten eine relativ stärkere Zunahme der ambulanten Katalogleistungen zu erwarten sei als bei Krankenhausärzten. Diese Hypothese resultiert aus der einfachen Überlegung, daß die Zuschlagsregelung in ihrer derzeitigen Ausgestaltung im Vergleich mit der Vergütungssituation vor Inkrafttreten dieser Regelung für den niedergelassenen Arzt bei ambulanter Durchführung der Operation zu einer Zunahme seiner Nettoerlöse führt, während die Nettoerlössituation für den beteiligten Krankenhausarzt unverändert bleibt, da die Zuschläge in voller Höhe zusätzliche Einnahmen des Krankenhausträgers (und nicht des Krankenhausarztes!) darstellen.

Abbildung 8.6 stellt die Entwicklung der Leistungsdaten für ambulante Operationen von Kassenärzten und beteiligten Ärzten einander gegenüber (die Zahlenwerte hierzu finden sich in Tabelle A.8.21). Die Reihen für die Katalogleistungen insgesamt weisen lediglich für die niedergelassenen Ärzte einen klaren positiven Wachstumstrend aus, während die globale Leistungsentwicklung bei den beteiligten Ärzten prima facie eher als eine oszillierende Bewegung ohne Trendkomponente zu charakterisieren ist. Dieser Befund gilt auch für die Leistungen in den Katalogen 100 und 101; lediglich im Falle des Katalogs 102 ist ein positiver Trend in der Häufigkeitsentwicklung auch bei den Operationen der Krankenhausärzte sichtbar.

Das Ergebnis dieses Vergleichs ist für sich genommen insofern etwas unbefriedigend, als die Leistungsdaten der niedergelassenen Kassenärzte auch vor Inkrafttreten der Zuschlagsregelung bereits einen positiven Trend aufweisen. Daher wurde für beide Arztgruppen unter An-

Abbildung 8.6

Indizes der Entwicklung ambulanter Operationen (Katalogleistungen) in Bayern vom dritten Quartal 1978 bis zum vierten Quartal 1982 nach Arztgruppen (4/1980 = 100)

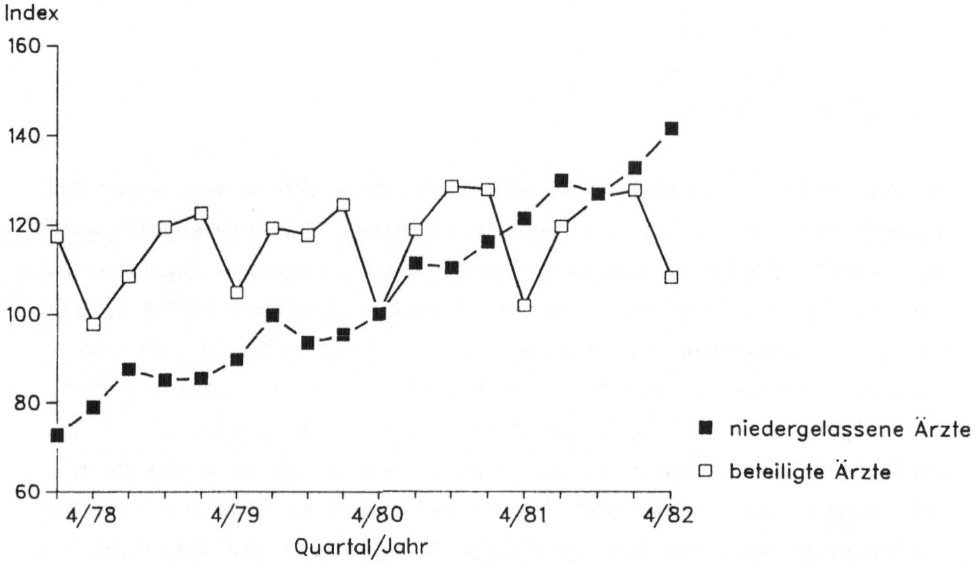

Quelle: KVB-Häufigkeitsdatei

nahme eines linearen Trendmodells für den gesamten Beobachtungszeitraum ein Test auf Trendänderung nach Inkrafttreten der Zuschlagsregelung in Form eines Strukturbruch-Tests[31)] durchgeführt. Die Ergebnisse dieser Untersuchung, die der Tabelle 8.16 zu entnehmen sind, stützen die dem Vergleich von niedergelassenen Ärzten und Krankenhausärzten zugrunde liegende Annahme: Sowohl in den Schätzgleichungen für die Entwicklung der Anzahl der ambulanten Operationen als auch in den Gleichungen für die Entwicklung der fallbezogenen Häufigkeit dieser Leistungen indizieren die Schätz- und Testergebnisse für die Gruppe der niedergelassenen Ärzte eine signifikante Beschleunigung des Wachstums der Katalogleistungen nach Einführung der Zuschlagsregelung; für die beteiligten Krankenhausärzte lassen sich solche Effekte hingegen nicht feststellen.

Tabelle 8.16

Ambulante Operationen (Katalogleistungen) bayerischer Kassenärzte: Test auf Strukturbruch im linearen Trend-Modell

Modell	Parameter	Zugelassene Kassenärzte T_1	Zugelassene Kassenärzte T_2	Beteiligte Krankenhausärzte T_1	Beteiligte Krankenhausärzte T_2
Anzahl Operationen[a]	b(t)	2,73	4,64	1,60	0,79
= a + bt	t-Test	5,35	11,94	1,47	0,51
	DW	1,97	2,65	2,45	1,83
	A-Test	1,71		0,48	
	S-Test	4,44*		0,39	
Anzahl Operationen	b(t)	2,23	4,48	0,82	0,98
je Fall[a] = a + bt	t-Test	9,07	16,09	1,30	1,28
	DW	1,33	2,03	2,01	1,66
	A-Test	0,78		0,68	
	S-Test	18,45*		0,21	
Anzahl Operationen	b(t)	2,24	3,88	1,37	0,59
je Arzt[a] = a + bt	t-Test	4,29	10,55	1,27	0,38
	DW	1,96	2,70	2,45	1,86
	A-Test	2,03		0,45	
	S-Test	3,26		0,45	

[a] Indexwerte 1979/4 = 100

T_1: Zeitraum t = 3/1978 bis 3/1980; T_2: Zeitraum t = 4/1980 bis 4/1982

DW: Durbin-Watson-Test

A-Test: Anwendungstestgröße für Test auf Strukturbruch (Test auf Gleichheit der Varianzen von b). Die Anwendungsbedingungen können in allen Gleichungen der Tabelle mit einer Irrtumswahrscheinlichkeit von unter 0.10 als angegeben angenommen werden.

S-Test: Testgröße für Strukturbruch. In den mit * markierten Fällen können die Regressionsparameter b(t) mit einer Irrtumswahrscheinlichkeit von unter =.05 in den beiden Zeiträumen T_1 und T_2 als verschieden betrachtet werden.

Quelle: KVB-Häufigkeitsstatistik (eigene Berechnungen)

Tabelle 8.17

Ambulante Operationen (Katalogleistungen) von niedergelassenen Kassenärzten in Bayern in den vierten Quartalen 1980 und 1982 nach ausgewählten Arztgruppen

Arztgruppe	Belegärzte			Nicht-Belegärzte		
	4/1980	4/1982	Zunahme in %	4/1980	4/1982	Zunahme in %
			- Anzahl -			
Chirurgen	2 174	2 580	18,7	1 890	2 749	45,4
Frauenärzte	3 350	3 419	2,1	3 364	4 550	35,3
HNO-Ärzte	3 711	4 913	32,4	242	573	136,8
Urologen	640	1 076	68,1	1 286	1 924	49,6
insgesamt	9 875	11 988	21,4	6 782	9 796	44,4
			- Anzahl je 1000 Fälle -			
Chirurgen	58,5	73,0	24,8	67,3	89,5	33,0
Frauenärzte	14,4	13,7	-4,9	16,5	19,4	17,6
HNO-Ärzte	21,9	27,6	26,0	14,6	24,6	68,5
Urologen	17,3	27,9	61,3	33,6	43,3	29,0
insgesamt	20,7	23,9	15,4	23,7	29,6	25,0

Quelle: KVB-Häufigkeitsstatistik

In diesem Kontext wurde auch untersucht, ob sich die Entwicklung der ambulanten Katalogleistungen der Belegärzte von der Leistungsentwicklung der nicht belegärztlich tätigen Ärzte unterscheidet. In Tabelle 8.17 sind hierzu für die - gemessen an den zuschlagsfähigen Leistungen - 'operationsintensiven' Arztgruppen, die gleichzeitig auch die Arztgruppen mit den höchsten Belegarztanteilen sind, einige Daten zusammengestellt worden.

Die Entwicklung der absoluten Abrechnungsfrequenzen der Katalogleistungen in der Zeitspanne vom vierten Quartal 1980 bis zum vierten Quartal 1982 ist dadurch gekennzeichnet, daß die nicht belegärztlich tätigen Ärzte eine mehr als doppelt so hohe Wachstumsrate der ambulanten Operationen aufzuweisen haben wie die Belegärzte; dies gilt auch für die einzelnen Arztgruppen mit Ausnahme der Urologen. Bei den relativen Häufigkeiten der ambulanten Operationen fällt auf, daß bei den Belegärzten nicht nur die prozentuale Zunahme mit 15,4% gegenüber 25,0% für die Nicht-Belegärzte wesentlich niedriger ausfällt, sondern daß auch die Niveauwerte der Belegärzte insgesamt in beiden Meßzeiträumen unter den Werten der nicht belegärztlich tätigen Ärzte liegen. Dies deutet auf die Möglichkeit hin, daß das institutionelle Arrangement belegärztlicher Tätigkeit in seiner derzeitigen vertraglichen und gebührenrechtlichen Form einer Intensivierung ambulant-ärztlicher Versorgung vielleicht eher hinderlich ist. Angesichts des im Vergleich zum übrigen Bundesgebiet hohen Anteils der Belegärzte unter den bayerischen Kassenärzten erscheint eine genauere Untersuchung dieser Frage angezeigt. Dieses Ergebnis unterstreicht auch nochmals, daß die in Abschnitt 8.5 beschriebene Entwicklung der ambulanten und stationären Leistungen der Belegärzte vermutlich kein guter Indikator dafür ist, ob und in welchem Ausmaß die Tätigkeit der Kassenärzte insgesamt eine Verlagerung der medizinischen Versorgung in den ambulanten Sektor bewirkt hat.

Die Resultate des zweiten Ansatzes zur Beantwortung der Frage, ob die Zuschlagsregelung zu einer Zunahme der ambulanten Operationen geführt habe, sind Tabelle 8.18 zu entnehmen. Dort werden, getrennt nach Gebührenordnungsabschnitten, die Wachstumsraten der aufsummierten abgerechneten Leistungspositionen den Wachstumsraten der in den betreffenden Abschnitten enthaltenen Katalogleistungen gegenübergestellt[32]. Nur in der Summe aller Leistungen enthalten, nicht aber einzeln ausgewiesen sind Gebührenordnungsabschnitte ohne Katalogleistungen und solche Abschnitte, in denen Häufigkeiten von unter 100 auftreten.

Für die globale Entwicklung der ambulant erbrachten Einzelleistungen errechnet sich für den Zeitraum 1979/80 eine Wachstumsrate von 4,7% und für die Zweijahresperiode 1980/82 eine Wachstumsrate von 6,4%. Damit liegt das globale Leistungswachstum sowohl vor als auch nach Einführung der Zuschlagsregelung unter dem Wachstum der ambulanten Katalogleistungen, jedoch öffnet sich die Wachstumsschere nach Inkrafttreten der Vereinbarung erheblich. Rechnet man die Wachstumsraten für die Zweijahresperiode 1980/82 auf jährliche Wachstumsraten um, so wird diese Entwicklung noch deutlicher: Für das globale Leistungswachstum ermittelt sich eine jährliche Zuwachsrate von 3,1% und damit eine Abflachung des Wachstumspfads; hingegen ergibt sich für die ambulanten Operationen eine jährliche Zuwachsrate von 13,7% und damit im Vergleich zur Zeit vor Inkrafttreten der Regelung eine Wachstumsbeschleunigung.

Tabelle 8.18

Entwicklung der Abrechnungshäufigkeit ambulanter kassenärztlicher Leistungen in Bayern in den Jahren 1979 bis 1980 und 1980 bis 1982 nach Gebührenordnungsabschnitten[a]

		Wachstumsraten in %			
		1979/80		1980/82	
Gebührenordnungs-abschnitt		Alle Leistungen	Katalog-leistungen	Alle Leistungen	Katalog-leistungen[c]
C3	Punktionen	7,4	11,7	16,1	19,7
F	Innere, Kinder,Haut	9,7	24,0	16,2	39,6
H	Geburtshilfe und Gynäkologie	6,3	11,1	9,1	20,5
I	Augen	5,1	27,8	7,9	131,8
J	Hals-Nasen-Ohren	11,0	5,2	11,6	26,1
K	Urologie	6,8	12,9	3,5	48,3
L1	Wundversorgung und Fremdkörperentfernung	8,9	0,2	29,0	18,3
L2	Extremitätenchirurgie	8,4	22,1	15,4	34,3
L3	Gelenkchirurgie	7,2	7,9	39,3	19,2
L5	Knochenchirurgie	3,1	3,8	5,2	25,4
L6	Frakturbehandlung	0,4	0,7	3,1	21,0
L7	Chirurgie der Körperoberfläche	5,1	4,8	14,6	23,7
L8	Neurochirurgie	325,4	4,8	-46,3	156,6
L9	Mund- und Kiefer-chirurgie	2,2	20,8	44,7	74,3
L11	Gefäßchirurgie	17,9	-4,4	67,4	104,1
L14	Ösophagus-/ Abdominalchirurgie	3,7	-4,4	35,9	7,4
L15	Hernienchirurgie	-0,1	0,4	2,0	29,4
Alle Leistungen[b]		4,7	8,9	6,4	29,2

[a] ohne GO-Abschnitte mit Häufigkeiten unter 100
[b] einschl. der nicht einzeln aufgeführten GO-Abschnitte

[c] Abweichungen der Werte in dieser Spalte von den entsprechenden Werten in Tabelle 8.21 beruhen auf Abweichungen in den Ausgangsdaten (KBV-Frequenzstatistik vs. bereinigte KVB-Häufigkeitsstatistik; s. auch die Anmerkungen im Text).

Quelle: KVB-Häufigkeitsstatistik

Die Aufgliederung nach einzelnen Gebührenordnungsabschnitten zeigt schließlich, daß die ambulanten Katalogleistungen über nahezu das gesamte Spektrum der berührten Abschnitte überdurchschnittliche Wachstumsraten aufweisen; ausgenommen hiervon sind lediglich die Abschnitte L1 (Wundversorgung und Fremdkörperentfernung), L3 (Gelenkchirurgie) sowie L14 (Ösophagus- und Abdominalchirurgie).

Weitere Anhaltspunkte für einen expansiven Effekt der Zuschlagsregelung auf die Anzahl der ambulant durchgeführten Katalogleistungen finden sich in den Ergebnissen der MEDIS-Ärztebefragung 1982/83. Dort war einem Teil der befragten Ärzte im Spezialteil des Fragebogens ein Fragenkatalog zum Thema "Ambulantes Operieren" vorgelegt worden, der sich u.a. auch auf die Zuschlagsregelung bezog[33]. Angesprochen mit diesem Fragenkatalog wurden neben Allgemeinärzten und Internisten (die zu den Zielgruppen aller Fragebogenversionen gehörten) die - wiederum gemessen an den zuschlagsfähigen Leistungen - 'operationsintensivsten' Arztgruppen, also Chirurgen, Frauenärzte, HNO-Ärzte und Urologen. Die hier präsentierten Auswertungsergebnisse beziehen sich nur auf diese vier zuletzt genannten Arztgruppen; Allgemeinärzte und Internisten machten erwartungsgemäß in ihrer überwiegenden Mehrheit keine Angaben zu den das ambulante Operieren betreffenden Fragen.

Die auf die Zuschlagsregelung sich beziehende Frage lautete: "Haben sich durch die Einführung der Zuschlagsziffern Veränderungen hinsichtlich Art, Anzahl oder Ort Ihrer ambulanten Operationen ergeben?" Die Frage war als geschlossene Frage mit den Antwortkategorien "ja" und "nein" gestellt worden; im Falle einer positiven Antwort schloß sich eine offene Zusatzfrage an, mit der der Arzt gebeten wurde, den Einfluß der Zuschlagsregelung auf seine ambulante Operationstätigkeit zu spezifizieren.

Tabelle 8.19 gibt einen Überblick über die Antworten auf die Eingangsfrage. Zunächst fällt auf, daß von den 321 Ärzten der (Netto-) Stichprobe 85, das sind mehr als ein Viertel der an der Umfrage teilnehmenden Ärzte, keine Angabe zu der Frage nach dem Einfluß der Zuschlagsregelung auf ihre Operationstätigkeit machten; dieser weit überdurchschnittlich hohe Prozentsatz an Antwortausfällen zeigt, daß die Beziehung zwischen ärztlicher Leistungserbringung und ärztlicher Leistungshonorierung offenbar auch dann ein schwieriges Themenfeld für Befragungen ist, wenn die zur Diskussion stehende Maßnahme nicht Gegenstand honorarpolitischer Kontroversen ist oder war. Für die 201 antwortenden Ärzte ergibt sich eine Antwortverteilung, die angesichts der bislang präsentierten Routinedatenergebnisse eher überraschend wirkt: Nur 14,8% bejahten einen Einfluß, 85,2% dagegen verneinten einen Einfluß der Zuschlagsregelung auf ihre ambulante Operationstätigkeit; unter den zustimmend antwortenden Ärzten gaben in der Zusatzfrage erwartungsgemäß die meisten an, als Folge der Zuschlagsregelung hätten ihre ambulanten Operationen zugenommen. Stratifiziert man die Antworten zur Zuschlagsregelung nach der Beantwortung einer an anderer Stelle des Fragebogens gestellten Frage nach der Entwicklung der ambulanten Operationen während der letzten drei Jahre, so ergibt sich für jene Ärzte, die eine Zunahme berichteten, mit 22,4% im Vergleich zu 14,8% für alle Ärzte ein etwas höherer Prozentsatz von Ärzten, die einen Einfluß der Zuschlagsregelung auf ihre Leistungstätigkeit bejahte.

Tabelle 8.19

Einfluß der Zuschlagsregelung auf die ambulante Operationstätigkeit

Arztgruppe	"Haben sich durch die Einführung der Zuschlagsziffern Veränderungen hinsichtlich Art, Anzahl oder Ort Ihrer ambulanten Operationen ergeben?"		
	ja	nein	keine Angabe
		- absolut -	
Chirurgen	12	70	9
Frauenärzte	13	35	46
HNO-Ärzte	5	65	21
Urologen	5	31	9
insgesamt	35	201	85
		- in % -	
Chirurgen	14,6	85,4	-
Frauenärzte	27,1	72,9	-
HNO-Ärzte	7,1	92,9	-
Urologen	13,9	86,1	-
insgesamt	14,8	85,2	-

Quelle: MEDIS-Ärztebefragung 1982/83

Der Sachverhalt, daß eine große Mehrheit von Ärzten Anreizwirkungen der Zuschlagsregelungen in Abrede stellte, steht mehreren, sich gegenseitig nicht ausschließenden Erklärungen offen. Zunächst mag, wie schon angemerkt, unter den Ärzten eine gewisse Zurückhaltung bestehen, Einflüsse finanzieller Faktoren auf ihre behandlungsbezogenen Entscheidungen einzuräumen. Sodann ist es denkbar, daß das beschleunigte Wachstum der ambulanten Operationen Folge einer erheblichen Ausweitung dieser Leistungen durch eine vergleichsweise kleine Zahl von Ärzten ist. Schließlich mag die Zunahme der Anzahl ambulanter Operationen vorwiegend das Verhalten junger Ärzte reflektieren, die erst kurz vor oder sogar erst nach Inkrafttreten der Zuschlagsregelung als niedergelassene Ärzte tätig wurden; durch die Beschränkung der Untersuchungspopulation auf die schon mindestens seit 1979 niedergelassenen Ärzte waren diese Jahrgänge aber in der Zielgruppe der Ärztebefragung nicht vertreten. Die empirische Triftigkeit des letzten Arguments erweist sich an den Daten der Tabelle 8.20 sowie der Tabellen A.8.22 - A.8.24, die weitere, differenziertere Informationen hierzu enthalten.

Tabelle 8.20 weist die fallbezogenen Häufigkeiten der ambulanten Katalogleistungen für die Ärzte insgesamt sowie für die vier 'operationsintensiven' Arztgruppen jeweils für die konstante Gruppe, die Zugänger und die Abgänger sowie für die Residualgruppe getrennt aus (vgl. auch Abbildung 8.7). Die Tabelle zeigt für die Ärzte insgesamt und für die einzelnen Gruppen in allen Quartalen nahezu ausnahmslos das gleiche Bild: Die Operationshäufigkeit der konstanten Gruppe liegt über der Frequenzziffer für die Abgänger und unter dem entsprechenden Wert für die Zugänger; die Gesamtwerte für die einzelnen Arztgruppen und die Ärzteschaft insgesamt liegen jeweils über den Werten der entsprechenden konstanten Gruppe. Ganz analoge Unterschiede lassen sich für die Entwicklungstendenzen feststellen: Die Wachstumsraten der relativen Häufigkeit ambulanter Operationen liegen für die jeweilige Gesamtgruppe immer über den Zuwachsraten der konstanten Gruppe; die für diese Gruppen sich errechnenden Veränderungen wiederum sind - sieht man von den Chirurgen ab - jeweils geringer als die Zunahme der Häufigkeitsziffern für die Zugänger. Die Tabellen A.8.22 - A.8.24 machen deutlich, daß auch für die Zugänger in der Regel gilt, daß sie bei belegärztlicher Tätigkeit vergleichsweise seltener ambulant operieren. Allerdings liegen die Häufigkeitswerte beider Gruppen über den entsprechenden Werten für die

Tabelle 8.20

Anzahl der ambulanten Operationen (Katalogleistungen) niedergelassener bayerischer Kassenärzte je 1.000 ambulante Fälle nach Arztgruppen

Arztgruppe	4/1978	4/1979	4/1980	4/1981	4/1982
Ärzte insgesamt	3,4	3,8	4,1	5,0	5,8
darunter:					
Konstante Gruppe	3,3	3,5	3,7	4,0	4,6
Abgänger	1,8	2,7	3,2	3,9	-
Zugänger	-	5,4	5,6	8,3	9,4
Restgruppe	5,8	6,5	6,8	7,5	8,6
Chirurgen	53,0	58,6	62,3	70,4	80,6
darunter:					
Konstante Gruppe	56,9	61,7	60,8	65,8	71,0
Abgänger	39,8	38,3	48,7	50,3	-
Zugänger	-	105,2	106,1	104,3	112,6
Restgruppe	52,1	51,3	52,1	62,4	72,6
Frauenärzte	12,1	14,1	15,4	15,8	16,5
darunter:					
Konstante Gruppe	11,7	13,5	14,3	14,6	14,3
Abgänger	14,5	15,0	9,6	10,9	-
Zugänger	-	24,8	23,8	22,7	24,6
Restgruppe	13,5	15,3	16,7	15,1	15,4
HNO-Ärzte	20,8	21,5	21,3	25,9	27,3
darunter:					
Konstante Gruppe	20,6	21,2	21,7	22,9	26,0
Abgänger	17,1	17,3	13,6	21,3	-
Zugänger	-	14,8	11,6	35,3	31,7
Restgruppe	24,4	25,9	25,9	33,5	27,4
Urologen	22,4	23,3	25,1	28,9	35,8
darunter:					
Konstante Gruppe	22,3	22,0	22,9	25,1	29,4
Abgänger	25,9	20,8	18,3	39,3	-
Zugänger	-	47,7	38,2	42,9	53,8
Restgruppe	19,6	24,5	32,9	34,2	43,4

Quelle: KVB-Längsschnittdaten

Abbildung 8.7

Indizes der relativen Häufigkeit ambulanter Operationen (Katalogleistungen) bei Zugängern, Abgängern und konstanten Ärzten für ausgewählte Arztgruppen im vierten Quartal 1981 (relative Häufigkeit der jeweiligen Gruppe insgesamt = 100)

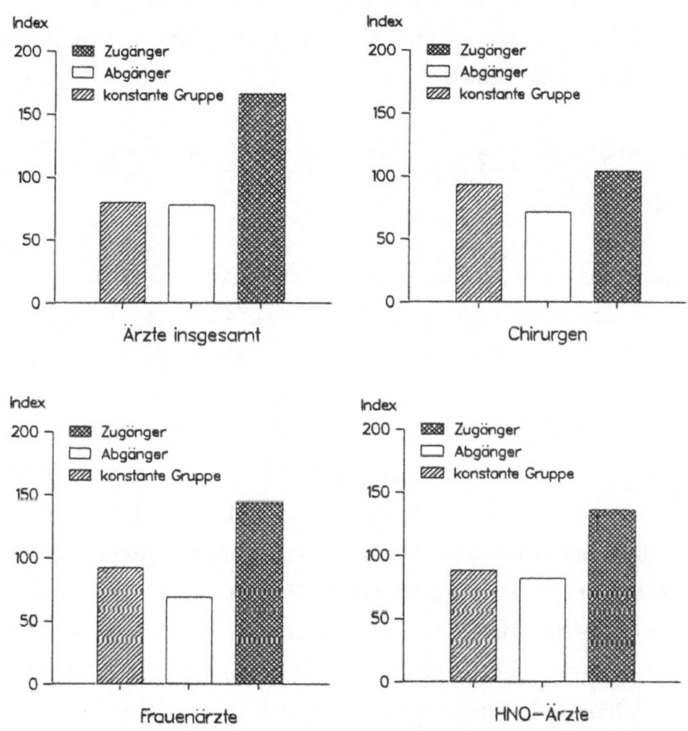

Quelle: KVB-Längsschnittsdaten

konstanten Ärzte; die hohe Operationsfrequenz unter den Zugängern kann also nicht auf deren niedrigeren Belegarztanteil zurückgeführt werden.

Dieser Befund zeigt, daß die Dynamik in der Entwicklung der ambulanten Operationen ganz wesentlich über die 'Verjüngung' der Ärzteschaft vermittelt ist: Abgänger mit niedrigen Operationsfrequenzen werden durch Zugänger mit hohen Frequenzen ersetzt; es kommt, die Entwicklung beschleunigend, hinzu, daß die Zahl der Berufsanfänger die Zahl der aus dem Berufsleben Ausscheidenden übertrifft. Damit ist offensichtlich, daß mit einer weiteren Zunahme der Operationshäufigkeit auch ohne Zuschlagsregelung zu rechnen gewesen wäre; der

Vergleich der Häufigkeitsziffern für das vierte Quartal 1979, also ein Jahr vor Inkrafttreten der Zuschlagsregelung, macht dies hinreichend deutlich. Andererseits spricht gerade auch das überdurchschnittliche Wachstum der Operationshäufigkeit in der Gruppe der Zugänger für den Einfluß der Zuschlagsregelung: Je länger die noch zu erwartende Periode der Berufsausübung, desto eher sind die für die Abrechnungsfähigkeit der Zuschläge erforderlichen Investitionen in die Praxisausstattung rentierlich.

8.6.3 Die Entwicklung der ambulanten Katalogleistungen im Bayern-Bund-Vergleich

Ein Vergleich der Entwicklung der ambulanten Katalogleistungen in Bayern und im übrigen Bundesgebiet kann Aufschlüsse darüber bringen, ob vom honorarpolitischen Umfeld der Zuschlagsregelung Einflüsse auf deren Wirksamkeit ausgehen. Zu denken ist dabei insbesondere an die Frage, ob die Gesamtvergütungsvereinbarungen Plafondierungsregelungen enthalten. In diesem Fall besteht für die Ärzteschaft das Risiko, daß die Ausweitung der ambulanten Operationen zur Überschreitung der Steigerungs-Grenzbeträge führt und Honorare sowie Zuschläge für die zusätzlich erbrachten Leistungen über einen niedrigeren Punktwert aus der 'gedeckelten' Gesamtvergütung finanziert werden. Daher würde man in Vertragsgebieten ohne Plafondierung der Gesamtvergütung einen vergleichsweise expansiveren Effekt der Zuschlagsregelung erwarten[34).]

Der Vergleich, dessen Ergebnisse im folgenden dargestellt werden, beruht auf den Daten der Frequenzstatistik der Kassenärztlichen Bundesvereinigung. Die Frequenzstatistik enthält in aggregierter Form die Häufigkeitsstatistiken der sechs Kassenärztlichen Vereinigungen Bayerns, Hessen, Niedersachsen, Nordrhein, Nordwürttemberg und Westfalen-Lippe. MEDIS stand die Frequenzstatistik für die Jahre 1980 bis 1982 in Auszügen zur Verfügung, die die 402 Gebührenordnungspositionen, die zu dieser Zeit Katalogleistungen waren, sowie die drei Gebührenordnungsziffern für die Zuschläge selbst enthielten. Für jede Gebührenordnungsposition lagen die Jahreswerte für die RVO-Kassen insgesamt, getrennt nach stationärer und ambulanter Behandlung vor; regional waren die Daten getrennt nach Bayern einerseits und den fünf anderen KV-Bereichen andererseits verfügbar. Tabelle A.8.25 enthält einige grobe Informationen über die Größenordnung der Anzahl ambulanter Operationen in den sechs KV-Bereichen der Frequenzstatistik. 1980 wurden in diesen Bereichen rd. 681.000, 1981 rd. 762.000 und 1982 knapp 837.000 Katalogleistungen für RVO-Kassen-Patienten ambulant durchgeführt; auf die KV Bayerns entfielen davon gut 20%. Ein Vergleich der bayerischen Werte aus der KBV-Frequenzstatistik mit den hier ansonsten verwendeten Daten der KVB-Häufigkeitsstatistik zeigt, daß die Frequenzstatistik geringfügig höhere Werte (ca. +0,7%) enthält als die Häufigkeitsstatistik. Dies resultiert daraus, daß bei Auswertungen für diese Studie aus der Häufigkeitsstatistik Leistungsdaten einiger Institutionen, die in dieser Statistik neben den Leistungsdaten der Kassenärzte aus abrechnungstechnischen Gründen mit enthalten sind, ebenso eliminiert wurden wie - aus Datenschutzgründen - die Leistungsdaten einiger weniger Kassenarztpraxen.

Die wesentlichen Ergebnisse des Vergleichs der Entwicklung der ambulanten Katalogleistungen in Bayern und den übrigen KV-Bereichen der Frequenzstatistik sind in den beiden Tabellen 8.21 und A.8.26 zusammengestellt. Tabelle 8.21 zeigt zunächst die prozentualen Wachstumsraten der ambulanten Operationen 1982 gegenüber 1980 nach den einzelnen Gebührenordnungsabschnitten; Abschnitte mit Häufigkeiten unter 100 sind nicht einzeln aufgeführt, sondern nur in den Summenwerten berücksichtigt. Der Vergleich der Wachstumsraten für die Katalogleistungen insgesamt zeigt eine mit 28,1% für die KV Bayerns gegenüber 21,4% für die fünf übrigen Kassenärztlichen Vereinigungen um 6,7 Prozentpunkte höhere Wachstumsrate in Bayern. Diese stärkere Zunahme der ambulanten Operationstätigkeit ist für den größten Teil des Spektrums der betroffenen Gebührenordnungsabschnitte feststellbar; nur in den Abschnitten F (Innere, Kinder, Haut), L3 (Gelenkchirurgie), L14 (Ösophagus-/Abdominalchirurgie) und L15 (Hernienchirurgie) verzeichnen die außerbayerischen Gebiete höhere Wachstumsraten.

In Tabelle A.8.26 und Abbildung 8.8 sind die Leistungen nach den drei Katalogen getrennt dargestellt. Neben den Indexwerten für die Absolutzahlen werden auch die Indexwerte der Entwicklung der fallbezogenen Häufigkeiten ambulanter Operationen angegeben. Da uns die Fallzahlen aus der Frequenzstatistik nicht zur Verfügung standen, konnten von uns auf Basis dieser Statistik keine nach dem KV-Bezirk Bayern und den übrigen KV-Bereichen getrennten Häufigkeitswerte ermittelt werden.

Tabelle 8.21

Wachstumsraten (in %) der ambulanten und stationären Operationen (Katalogleistungen) im Erfassungsbereich der KBV-Frequenzstatistik 1980 bis 1982 nach Gebührenordnungsabschnitten[a]

Gebührenordnungs-abschnitt		Ambulante Katalogleistungen		Stationäre Katalogleistungen	
		KV Bayerns[c]	übrige KVen	KV Bayerns	übrige KVen
C3	Punktionen	19,2	9,5	- 4,2	6,2
F	Innere, Kinder, Haut	39,1	41,2	- 1,0	1,8
H	Geburtshilfe und Gynäkologie	19,7	15,1	1,8	-6,9
I	Augen	131,8	44,3	25,5	5,5
J	Hals-Nasen-Ohren	26,0	3,8	3,7	-7,1
K	Urologie	47,5	33,9	7,4	9,7
L1	Wundversorgung und Fremdkörperentfernung	14,4	13,7	16,1	17,4
L2	Extremitätenchirurgie	32,8	22,3	37,6	47,4
L3	Gelenkchirurgie	16,6	20,1	27,3	55,0
L5	Knochenchirurgie	24,9	15,0	2,4	-3,2
L6	Frakturbehandlung	20,5	17,3	1,9	22,4
L7	Chirurgie der Körperoberfläche	23,3	21,2	4,3	7,0
L8	Neurochirurgie	54,5	53,1	31,9	59,1
L9	Mund- und Kiefer-chirurgie	74,3	50,5	19,1	17,3
L11	Gefäßchirurgie	93,0	73,4	- 1,8	-7,8
L14	Ösophagus-/ Abdominalchirurgie	7,1	26,8	-16,5	-0,1
L15	Hernienchirurgie	29,5	55,0	- 8,9	-9,7
Alle Leistungen[b]		28,1	21,4	4,9	-3,0

[a] ohne GO-Abschnitte mit Häufigkeiten unter 100
[b] einschl. der nicht einzeln aufgeführten GO-Abschnitte
[c] Abweichungen der Werte in dieser Spalte von den entsprechenden Werten in Tabelle 8.18 beruhen auf Abweichungen in den Ausgangsdaten (KBV-Frequenzstatistik vs. bereinigte KVB-Häufigkeitsstatistik; s. auch die Anmerkungen im Text).

Quelle: KBV-Frequenzstatistik

Abbildung 8.8

Indizes der Entwicklung ambulanter Operationen (Katalogleistungen) in Bayern und im Erfassungsbereich der KBV-Frequenzstatistik 1980 bis 1982 (1980 = 100)

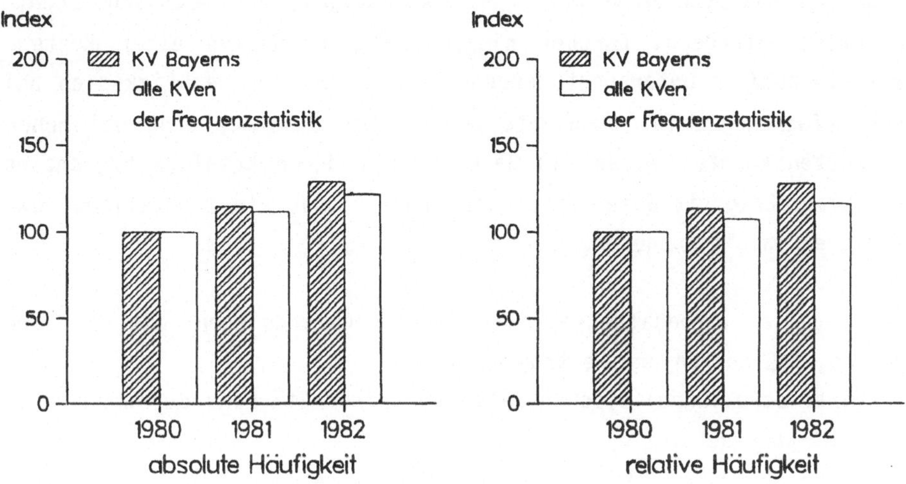

Quelle: KVB-Häufigkeitsstatistik, KBV-Frequenzstatistik

Betrachtet man zunächst die Entwicklung der absoluten Häufigkeiten, so zeigt sich eine stärkere Zunahme in Bayern in allen drei Katalogen. Am stärksten ausgeprägt ist der Wachstumsunterschied bei den Leistungen des Katalogs 102, die in Bayern von 1980 bis 1982 um 63,4% (nach den Zahlen der KVB-Häufigkeitstatistik um 63,8%) stiegen, in den anderen fünf KV-Bereichen aber nur einen Zuwachs von 30,8%, also um weniger als die Hälfte zu verzeichnen hatten. Die Entwicklung der Absolutzahlen unterschätzt jedoch aufgrund der unterschiedlichen Fallzahlentwicklung in Bayern und den anderen Bereichen der Frequenzstatistik das Auseinanderdriften der Intensität ambulanter Operationstätigkeit in nicht zu vernachlässigender Weise: Die fallzahlstandardisierte Betrachtung ergibt für die sechs KVen der Frequenz-Statistik von 1980 bis 1982 ein Wachstum der ambulanten Katalogleistungen je Fall um 16,5%, für den KV-Bereich Bayern aber um 28,0%. Damit dürfte die relative Häufigkeit ambulanter Operationen in Bayern annähernd doppelt so stark zugenommen haben wie in den übrigen fünf KVen der Frequenzstatistik.

Angesichts der sehr pauschalen Betrachtungsweise, die die Frequenzstatistik nur zuließ, kann von einem klaren empirischen Beleg für die Richtigkeit der eingangs formulierten Hypothese über die Bedeutung des honorarpolitischen Rahmens für die Wirksamkeit der Zuschlagsregelung noch nicht gesprochen werden. Dies würde differenziertere Analysen etwa unter Berücksichtigung der Arztstrukturentwicklung erfordern. Darüber hinaus müßte im Rahmen einer Kostenstrukturanalyse untersucht werden, welches Gewicht den Fixkosten bei den Aufwendungen für ambulante Operationen zukommt, denn bei hohen Fixkosten könnte von der in Bayern nicht durch Kataloge begrenzten Zuschlagsfähigkeit aller ambulanten Operationen ein zusätzlicher expansiver Impuls ausgehen.

Trotz dieser Vorbehalte sind die Daten doch konsistent mit der Vermutung, daß der Bayern-Vertrag mit
- seiner strukturpolitischen Leitlinie einer Stärkung der ambulanten Versorgung und mit
- seiner honorarpolitischen Konzeption einer Förderung potentiell kostendämpfender Substitutionen durch Verzicht auf sektorale Plafondierungen

besonders günstige Voraussetzungen für die Wirksamkeit der Zuschlagsregelung im Sinne einer Ausweitung ambulanter operativer Tätigkeit geschaffen hat.

8.6.4 Zur Frage der Substitutionswirkung der Zuschlagsregelung

Wenn auch eine Reihe von Indizien deutlich in Richtung eines expansiven Einflusses der Zuschlagsregelung auf die Häufigkeit ambulanter Operationen verweisen, ist damit doch die Frage noch nicht beantwortet, ob die Regelung ihr eigentliches Ziel, die Verlagerung von Operationen aus dem stationären in den ambulanten Sektor, erreicht habe. In der ärztlichen Standespresse wird diese Frage weitgehend positiv beantwortet; als Begründungen für diese Einschätzung werden unter anderem genannt:
- Ergebnisse aus dem Bereich der Kassenärztlichen Vereinigung Nordrhein zeigen, daß niedergelassene Ärzte, die in eigener Praxis operieren, von 1979 bis 1981 eine Operationszunahme von 12,5% zu verzeichnen hatten, niedergelassene Ärzte, die zugleich auch belegärztlich tätig waren, eine Zunahme von 6,7%, während für beteiligte Chefärzte ein Rückgang von 3,3% festzustellen war. Dies wird

als Indiz für eine Verlagerung der Operationen in die ambulante Praxis gewertet[35].

- Auf Basis der KBV-Frequenzstatistik durchgeführte Analysen der Entwicklung der Operationstätigkeit von Belegärzten vom vierten Quartal 1980 zum vierten Quartal 1981 zeigen für eine große Zahl von Operationsgruppen (kreuzklassifiziert nach Gebührenordnungsabschnitten und Katalogen) eine statistisch signifikante Veränderung der Relation von ambulant und stationär durchgeführten Katalogleistungen. Diese Strukturverschiebung wird als Indiz für die von den Vertragspartnern gewünschte Verlagerung der Operationen in die ambulante Versorgung interpretiert[36].
- Die hohe Zunahme der ambulanten Operationen der Katalogs 102 wird als Indiz für den erwünschten Substitutionsprozeß betrachtet. Eine Erklärung dieser Zunahme allein durch die Krankheitsentwicklung sei nicht möglich, vielmehr müsse hier eine starke Verlagerung aus dem Krankenhaus in die Praxis erfolgt sein[37].

Diese Argumente verdanken ihre Einführung in die Diskussion sicher zum Teil dem Fehlen zuverlässiger leistungsstatistischer Unterlagen der Krankenhäuser. Hier soll nur das zweite Argument, das sich auf die Entwicklung der ambulanten im Vergleich zu den stationären Operationen im Bereich der kassenärztlichen Versorgung stützt, im Lichte der uns zur Verfügung stehenden frequenzstatistischen Daten nochmals aufgegriffen werden.

Tabelle 8.21 zeigt schon, daß der generelle Trend der Entwicklung der ambulanten und stationären Operationsleistungen im Rahmen der kassenärztlichen Tätigkeit nicht dominierend von Verlagerungsprozessen zwischen ambulanter und stationärer Durchführung dieser Leistungen geprägt ist: Für den Bereich der KV Bayerns ergibt sich gegenüber den anderen KVen in der Frequenzstatistik eine stärkere Zunahme der ambulanten Leistungen, dagegen nicht auch ein stärkerer Rückgang, sondern ganz im Gegenteil sogar eine Zunahme der stationären Leistungen. Detailliertere Einblicke in die Entwicklung der Katalogleistungen vermitteln die Tabellen A.8.27 - A.8.29 des Anhangs: Dort sind für jeden der drei Kataloge jeweils die zehn Leistungen mit der absolut höchsten Zunahme von 1980 bis 1982 und mit der größten Abnahme in diesem Zeitraum aufgelistet. Tabelle 8.22 enthält die Kennziffern für die Summenwerte dieser Gruppen von Leistungen sowie ergänzend die Werte der nicht zu diesen Gruppen gehörenden übrigen Leistungen des jeweiligen Katalogs.

Die Schwierigkeiten, die Entwicklung der Anteilswerte der ambulanten Katalogleistungen an diesen Leistungen insgesamt im Sinne einer Substitutionsbewegung zu interpretieren, werden im folgenden beispielhaft für den Katalog 100 aufgezeigt; sie finden sich ebenso, wenngleich weniger markant, auch in den beiden anderen Katalogen wieder. Die zehn Gebührenordnungspositionen mit der größten Leistungszunahme vereinigen mehr als 70% des Gesamtwachstums der ambulanten Operationen des Katalogs 100 auf sich. Betrachtet man die stationäre Leistungsentwicklung bei diesen Positionen, so findet sich nur eine Ziffer mit einem Leistungsrückgang: für neun Gebührenordnungsnummern ist eine Leistungszunahme zu verzeichnen, davon in acht Fällen mit weit über dem Durchschnitt liegenden Wachstumsraten. Umgekehrt finden sich in der Gruppe der zehn Leistungen des Katalogs 100 mit dem stärksten Leistungsrückgang drei Leistungen, die auch ambulant weniger erbracht werden; unter den sieben übrigen Leistungsziffern finden sich nur drei mit einer überdurchschnittlichen Zunahme im ambulanten Bereich. Die disaggregierende Betrachtung legt daher die Vermutung nahe, daß bei der überwiegenden Zahl der Gebührenordnungspositionen in diesen beiden Gruppen nicht der intendierte Substitutionsprozeß, sondern andere, spezifische Faktoren die Leistungsentwicklung im ambulanten und stationären Bereich maßgeblich beeinflußt haben. Läßt man nun diese beiden Extremgruppen beiseite und errechnet man die Kennziffern der Leistungsentwicklung für die übrigen 58 Gebührenordnungspositionen des Katalogs, so ergibt sich eine Zunahme des Anteils der stationär erbrachten Leistungen von 47,4 auf 48,0%, also ein zu der erwünschten Verlagerung gegenläufiges Ergebnis.

Die Aggregatbetrachtung verdeckt nicht nur spezielle Charakteristika von Einzelkomponenten, sie führt im vorliegenden Fall auch zu einer aggregationsbedingten erheblichen Verzerrung der Kennziffern der Leistungsentwicklung: Für die Anteilswerte der ambulanten Leistungen in Katalog 100 ohne die zehn Leistungsziffern mit der größten Zunahme errechnen sich Werte von 40,1% für 1980 und 41,2% für 1982, mithin eine Zunahme um 1,1 Prozentpunkte. Diese Zunahme ist nur halb so groß wie die Zunahme für den kompletten Katalog 100 - diese beträgt 2,2% -, obwohl für die eliminierten Leistungen ein (geringfügiger) Rückgang des Anteils der ambulanten Leistungen zu verzeichnen ist. Dies bedeutet, daß die Zunahme des Anteilswerts ambulanter Leistungen für den Katalog 100 um 2,2 Prozentpunkte nicht ausschließlich Folge sich vergrößernder Anteilswerte ambulanter Leistungen für die

Tabelle 8.22

Entwicklung der Operationen (Katalogleistungen) im Erfassungsgebiet der KBV-Frequenzstatistik von 1980 bis 1982 nach Zuschlagsziffern

Variable	Gruppe 1[a]	Gruppe 2[b]	Gruppe 3[c]	insg.
- Katalogleistungen zu BMÄ Nr. 100[d] -				
Anzahl amb. Leistungen 1982	206 070	66 857	122 184	368 423
- Veränderung abs. zu 1980	36 050	2 807	16 421	51 000
- Veränderung proz. zu 1980	21,2	4,4	15,5	16,1
Anzahl stat. Leistungen 1982	13 416	119 715	112,748	244 692
- Veränderung abs. zu 1980	2 529	-5 827	17 343	14 206
- Veränderung proz. zu 1980	23,2	-4,6	18,2	6,2
Anteil amb. Leistungen 1982	93,9	35,8	52,0	60,1
- Veränd.in %-Pktn. zu 1980	-0,1	2,0	-0,6	2,2
- Katalogleistungen zu BMÄ Nr. 101 -				
Anzahl amb. Leistungen 1982	216 600	87 734	78 743	312 290
- Veränderung abs. zu 1980	44 836	8 261	10 055	56 578
- Veränderung proz. zu 1980	26,1	10,4	14,6	22,1
Anzahl stat. Leistungen 1982	79 749	185 159	57 039	263 962
- Veränderung abs. zu 1980	-2 284	-15 689	2 867	-10 240
- Veränderung proz. zu 1980	-2,8	-7,5	5,3	-3,7
Anteil amb. Leistungen 1982	73,1	32,1	58,0	54,2
- Veränd.in %-Pktn. zu1980	5,8	3,7	2,1	5,9
- Katalogleistungen zu BMÄ Nr. 102 -				
Anzahl amb. Leistungen 1982	53 712	15 589	32 487	93 769
- Veränderung abs. zu 1980	18 587	3 285	5 229	24 790
- Veränderung proz. zu 1980	52,9	26,7	19,2	35,9
Anzahl stat. Leistungen 1982	26 564	43 293	100 450	156 828
- Veränderung abs. zu 1980	1 304	-4 971	8 629	6 364
- Veränderung proz. zu 1980	5,2	-10,3	9,4	4,2
Anteil amb. Leistungen 1982	66,9	26,5	24,4	37,4
- Veränd.in %-Pktn. zu1980	8,7	6,2	1,5	6,0

[a] Gruppe 1 umfaßt die zehn Gebührenordnungspositionen mit der (absolut) größten Zunahme ambulant erbrachter Leistungen
[b] Gruppe 2 umfaßt die zehn Gebührenordnungspositionen mit der (absolut) größten Abnahme stationär erbrachter Leistungen
[c] Gruppe 3 umfaßt die nicht in Gruppe 1 und Gruppe 2 enthaltenen Leistungen
[d] nur Leistungen, die im Erfassungsbereich der KBV-Frequenzstatistik ambulant und stationär abrechnungsfähig sind.

Quelle: KBV-Frequenzstatistik

einzelnen Gebührenordnungsziffern ist, sondern auch durch strukturelle Verschiebungen im Leistungsgefüge zugunsten der Ziffern mit schon zu Beginn des Beobachtungszeitraums überdurchschnittlich hohen ambulanten Anteilswerten verursacht wird.

Gewisse Anhaltspunkte zur Beurteilung der Substitutionseffekte der Ausweitung ambulanter Operationstätigkeit lassen sich auch aus der MEDIS-Ärztebefragung 1982/83 gewinnen. Dort wurden die Ärzte danach gefragt, wie sich ihre Tätigkeit während der letzten drei Jahre in verschiedenen Leistungs- und Verordnungsbereichen, unter anderem auch der ambulanten Operationstätigkeit und den Krankenhauseinweisungen entwickelt habe. Die Auswertungsergebnisse für die 'operationsintensiven' Arztgruppen der Chirurgen, Frauenärzte, HNO-Ärzte und Urologen sind in Tabelle 8.23 enthalten.

Der Tabelle ist zu entnehmen, daß unter den Ärzten, die eine Zunahme ihrer ambulanten Operationstätigkeit berichten, 57,1% angeben, ihre Krankenhauseinweisungen seien zurückgegangen; unter den Ärzten, die

Tabelle 8.23

Die Entwicklung der ambulanten Operationen und Krankenhauseinweisungen in der Darstellung niedergelassener Kassenärzte[a]

"Wie haben sich während der letzten drei Jahre Ihre Leistungen und Verordnungen in den folgenden Bereichen ärztlicher Tätigkeit entwickelt?"

ambulantes Operieren	N	Einweisungen ins Krankenhaus: abgenommen[b] in %	gleichgeblieben in %	zugenommen[b] in %	insgesamt in %
abgenommen[b]	48	62,5	25,0	12,5	100
gleichgeblieben	120	31,7	65,8	2,5	100
zugenommen[b]	105	57,1	38,1	4,8	100
insgesamt	273	46,9	48,0	5,1	100

[a] nur Chirurgen, Frauenärzte, HNO-Ärzte und Urologen
[b] Zusammenfassungen der Antwortkategorien "etwas abgenommen" und "sehr abgenommen" bzw. "etwas zugenommen" und "sehr zugenommen"

Quelle: MEDIS-Ärztebefragung 1982/83

keine Zunahme ihrer ambulanten Operationen zu verzeichnen haben, geben dagegen lediglich 40,1% eine Reduzierung ihrer Krankenhauseinweisungen an. Dieser - statistisch auf dem 1%-Irrtumsniveau abgesicherte - Zusammenhang läßt sich durchaus als ein Indiz für Substitutionsbewegungen in dem von der Zuschlagsregelung angestrebten Sinne interpretieren. Es darf allerdings nicht übersehen werden, daß immerhin 42,9% der Ärzte mit Zunahme ambulanter Operationstätigkeit keinen Rückgang ihrer Krankenhauseinweisungen feststellen können.

Das aus dieser Untersuchung sich abzeichnende Gesamtbild läßt sich wie folgt zusammenfassen: Es kann mit guten Gründen angenommen werden, daß die Zuschlagsregelung zu einer Expansion der ambulanten Operationen geführt hat und in Bayern infolge der honorarpolitisch und strukturpolitisch günstigen Voraussetzungen eine vergleichsweise hohe Effektivität zu verzeichnen hatte; insoweit kann in der Entwicklung der ambulanten Operationen durchaus ein Sekundäreffekt des Bayern-Vertrags gesehen werden. Auch für die angestrebte Verlagerung der Operationsleistungen aus dem stationären in den ambulanten Sektor gibt es Indizien; gleichwohl dürfte die Zahl der 'vermiedenen Krankenhausfälle' doch deutlich unter der Zunahme der ambulanten Katalogleistungen liegen. Größenordnungen hierzu lassen sich aus den verfügbaren Daten nicht ableiten. Damit entfällt auch die Möglichkeit einer zuverlässigen Schätzung von Kostenersparnissen. Eine solche Schätzung wäre ohnehin mit dem Problem der bislang gültigen Finanzierungsmechanismen der Krankenhausausgaben und damit mit der Frage konfrontiert, ob die Zuschlagsregelung nicht eher eine finanzielle Vorleistung der Krankenkassen auf zukünftig kostengünstigere Versorgungsmöglichkeiten darstellt[38]. Da dies aber ein generelles Problem der Kostendämpfungsstrategie des Bayern-Vertrags ist, soll an dieser Stelle hierauf nicht weiter eingegangen werden.

8.7 Zusammenfassung

In diesem Kapitel wurden die Ergebnisse einiger Untersuchungen zusammengestellt, die sich auf die vom Bayern-Vertrag angestrebten Substitutionen von Verordnungen durch ambulante kassenärztliche Leistungen beziehen. Dabei wurde untersucht, ob sich Veränderungen der Leistungs- und Verordnungsstruktur feststellen lassen, die darauf hinweisen, daß solche Substitutionsprozesse stattgefunden haben, und ob sich Belege dafür finden lassen, daß von diesen Substitutionsprozessen kostendämpfende Effekte ausgegangen sind. Generell lassen sich die Ergebnisse dieser Untersuchungen dahingehend zusammenfassen, daß es eine Reihe von Indizien dafür gibt, daß partiell durchaus Substitutionsbewegungen zugunsten der ambulant-ärztlichen Versorgung stattgefunden haben, daß diese Prozesse indessen nicht intensiv genug waren, um die Entwicklung der globalen Leistungsstrukturen spürbar zu prägen, und daß finanzielle Entlastungseffekte der Leistungsverlagerung auf Basis der verfügbaren Daten nicht nachvollziehbar sind. Folgende Einzelergebnisse sind hervorzuheben:

Die bivariaten Zusammenhangsanalysen für individuelle Leistungsdaten und Verordnungsdaten in allen Sparzielzonen des Vertrags ergaben zunächst keine Anhaltspunkte für Substitutionsbewegungen zwischen ärztlichen Leistungen und Verordnungen. Eine Ursache hierfür könnte sein, daß der Individualdatenansatz Substitutionsprozesse in Form einer Intensivierung der ambulant-ärztlichen Kooperation nicht oder nur schlecht zu erfassen in der Lage ist. Einen weiteren Grund für dieses eher negative Resultat decken die Ergebnisse des Versuchs auf, mit Hilfe clusteranalytischer Verfahren eine Typologie der Leistungs- und Verordnungsentwicklung bei ausgewählten Arztgruppen zu identifizieren. Entsprechende Auswertungen der Befragungsdaten zeigen, daß sowohl unter den Allgemeinärzten als auch unter den Ärzten der 'operationsintensiven' Gruppen (Chirurgen, HNO-Ärzte) jeweils Arztcluster identifizierbar sind, die in ihrem Antwortverhalten bezüglich der Leistungs- und Verordnungsentwicklung eine klare Übereinstimmung mit den Intentionen des Bayern-Vertrags erkennen lassen. Daneben gibt es aber auch andere Arztcluster, die von einem solchen vertragskonformen Antwortverhalten mehr oder weniger deutlich abweichen.

Eine versichertenbezogene Aggregatdatenanalyse der Entwicklung der Ausgaben und Leistungen in den Leistungsbereichen des Bayern-Vertrags bei den 39 bayerischen Ortskrankenkassen ergab

- bei Gegenüberstellung der Entwicklung der Ausgaben für ambulant-ärztliche Behandlung und der Krankenhausfälle ein Bild im Sinne der intendierten Substitutionsprozesse,
- bei Betrachtung der Ausgabenvariablen für Sparzielzonen und ambulant-ärztliche Versorgung keinen Hinweis auf Substitutionsprozesse zugunsten der ambulanten Versorgung, und ebenso
- keinen Hinweis auf ein das Ausgabenwachstum dämpfendes Potential der Expansion der ambulanten Leistungen.

Das Datenmaterial liefert Indizien dafür, daß dieser bezüglich der Erreichung von Zielen des Bayern-Vertrags überwiegend negative Befund u.a. auch auf die Regularien der Krankenhausfinanzierung, wie sie für den Beobachtungszeitraum 1979-1983 galten, zurückzuführen ist: Ohne kostenwirksame Verringerung der Krankenhauskapazitäten (d.h. insbesondere: ohne Verringerung des Personalbestands) konnte nach den geltenden Prinzipien der Pflegesatzbildung ein Nutzungsrückgang der Krankenhäuser nur kurzfristig, d.h. für die laufende Vertragsperiode, zu Ausgabeneinsparungen der Krankenkassen führen; mittelfristig erfolgte zwangsläufig ein weitgehend kompensatorischer Anstieg der Pflegesätze. Dieser Mechanismus wird darin deutlich, daß die Ortskrankenkassen mit dem stärksten Rückgang der Zahl der Krankenhaustage ihrer Versicherten den stärksten Anstieg der Ausgaben für Krankenhauspflege je Berechnungstag hinnehmen mußten. Daher überrascht es nicht, daß die Krankenhausfallzahlentwicklung mittelfristig keinen nennenswerten Einfluß auf die Ausgaben der Kassen für Krankenhauspflege gehabt hat.

Die kostendämpfungspolitisch entscheidene Frage indessen, ob nämlich aus dem Rückgang der Anzahl der Pflegetage auf ein Potential für eine kostenwirksame Reduzierung der Krankenhauskapazitäten geschlossen werden kann, oder ob dieser Rückgang Konsequenz einer Verkürzung der Verweildauer ist, die bei geringerem Personalbestand gar nicht erreichbar gewesen wäre, ist anhand der verfügbaren Daten über das Leistungsgeschehen in den Krankenhäusern nicht beantwortbar. Hierfür sind gründliche Untersuchungen des Zusammenhangs zwischen Nutzungsgrad, Kosten und Leistungen des stationären Sektors erforderlich; solche Untersuchungen könnten die Voraussetzungen für eine rationalere Strukturpolitik im Gesundheitswesen verbessern.

Zwei weitere Untersuchungen bezogen sich schließlich auf spezielle Segmente der ambulanten und der stationären Versorgung. Zunächst wurde die Entwicklung der ambulanten und stationären Leistungen der bayerischen Belegärzte untersucht. Die Analyse dieser Entwicklung ergab, daß man generell von einer nennenswerten Verschiebung der Leistungsaktivitäten der Belegärzte zugunsten der ambulanten Tätigkeit nicht sprechen kann. Es erscheint allerdings nicht zulässig, diesen Befund für die Kassenärzte insgesamt zu generalisieren.

Schließlich wurde untersucht, wie sich die Frequenzen des ambulanten Operierens seit Einführung der Zuschlagsregelung für diese ärztlichen Leistungen entwickelt haben. Es kann mit guten Gründen angenommen werden, daß die Zuschlagsregelung zu einer Expansion des ambulanten Operierens geführt hat und in Bayern infolge der honorarpolitisch und strukturpolitisch günstigen Voraussetzungen eine im Vergleich zum übrigen Bundesgebiet höhere Effektivität zu verzeichnen hatte; insoweit kann in der Entwicklung der ambulanten Operationen durchaus ein Sekundäreffekt des Bayern-Vertrags gesehen werden. Auch für die angestrebte Verlagerung der Operationsleistungen aus dem stationären in den ambulanten Sektor gibt es Indizien, wiewohl sich deren Umfang aus den verfügbaren Daten nicht ableiten läßt.

Anmerkungen und Tabellen

1) Der Ausdruck 'Sparzielzone' wird hier synonym mit dem seitens des LdO gebrauchten Begriff 'Kostenzielbereich' verwendet, spricht also Verordnungen von Arzneimitteln, von Krankenhauspflege und von physikalisch-medizinischen Leistungen sowie Arbeitsunfähigkeitsschreibungen an. Hiervon zu unterscheiden sind die Begriffe "Leistungsbereiche" oder "Zielbereiche" des Bayern-Vertrags, worunter sowohl die Sparzielzonen als auch die ambulant-ärztlichen Leistungen zu verstehen sind.

2) Der Ausdruck 'Allgemeinärzte' dient in diesem Kapitel als Sammelbegriff für praktische Ärzte und Ärzte für Allgemeinmedizin.

3) Eine genaue Definition der Gruppen ist der Anmerkung 24 zu Kapitel 7 zu entnehmen. Zu weiteren technischen Einzelheiten und zur konzeptionellen Begründung für die Einteilung der Ärzte bzw. Praxen in die 'konstante Gruppe', die 'Zugänger' und die 'Abgänger' siehe Kapitel 2.6 sowie John u.a. (in Vorbereitung).

4) Ein positiver Wert von r bringt zum Ausdruck, daß mit zunehmendem Wert der einen Variablen in der Tendenz auch der Wert der anderen Variablen zunimmt; je mehr sich r dem Grenzwert von +1 nähert, desto stärker ist diese Tendenz oder, bildlich gesprochen, desto weniger streuen die beobachteten Wertepaare um eine gedachte Gerade mit positiver Steigung. Umgekehrt zeigt ein negativer Wert von r an, daß mit zunehmendem Wert der einen Variablen der Wert der anderen Variablen in der Tendenz abnimmt; je näher r an dem Grenzwert von -1 liegt, desto enger ist dieser Zusammenhang oder, wiederum bildlich gesprochen, desto weniger streuen die Wertepaare um eine gedachte Gerade mit negativer Steigung. Zu beobachten ist, daß ein r von 0 oder nahe bei 0 nicht bedeutet, daß keinerlei Abhängigkeit zwischen den beiden betrachteten Variablen besteht; ein solches Ergebnis besagt vielmehr nur, daß kein linearer Zusammenhang zwischen den Merkmalen vorliegt. Schließlich sei noch darauf verwiesen, daß auch ein noch so enger statistischer Zusammenhang nicht ohne zusätzliche Überlegungen im Sinne einer kausalen Abhängigkeit interpretierbar ist.

5) Nicht aufgenommen in die Tabelle wurden Korrelationskoeffizienten für Variablenpaare, die dem gleichen Verordnungsbereich zugehörten, sowie Korrelationskoeffizienten für gleiche Variablen zu unterschiedlichen Meßzeiträumen.

6) Zur Erläuterung des Verfahrens der Regressionsanalyse siehe die kurzen Hinweise in Abschnitt 8.4.2.

7) Die Standardabweichung einer Variablen ist die Wurzel aus dem Durchschnitt der quadrierten Abweichungen zwischen Beobachtungswerten und Mittelwert. Je kleiner die Standardabweichung, desto enger zentriert streuen die Beobachtungswerte um den Mittelwert.

8) Die Clusteranalyse wurde mit der Prozedur FASTCLUS des Statistik-Softwarepakets SAS, Edition 1982, berechnet.

9) Einen Überblick über die auf der Rechtsgrundlage von Verwaltungsvorschriften geführten Statistiken in der GKV geben z.B. Tradt u.a. 1984, Abschnitt "Statistik/Sonstige Vorschriften", passim.

10) Zur Gliederung des Kontenrahmens für die Träger der gesetzlichen Krankenversicherung und Einzelheiten der Positionsabgrenzungen vgl. z.B. Bauer u.a. 1985, Abschnitt 5 "Kontenrahmen mit Bestimmungen, Hinweisen und Übersichten", passim.

11) Dem steht hauptsächlich das Hindernis entgegen, daß sich aus diesen Positionen die als Entgelt für Fremdarztleistungen an die außerbayerischen KVen fließenden Zahlungen der bayerischen Kassen nicht herausrechnen lassen. Hinzu kommt, daß in Kontengruppe 40 auch Ausgaben für ärztliche Leistungen enthalten sind, die nicht von Kassenärzten bzw. nicht im Rahmen der kassenärztlichen Versorgung erbracht wurden. Das Volumen solcher Zahlungen ist nicht transparent, kann jedoch nach Einschätzung der Vertragspartner zumindest auf hoher Aggregatebene als vernachlässigbar gelten. - Geeignete, den Zielgrößen des Bayern-Vertrags entsprechende Indikatoren des Leistungsvolumens der kassenärztlichen Versorgung lassen sich dem sogenannten Formblatt 3 entnehmen. Für Einzelkassen standen die hierin enthaltenen Daten dem MEDIS jedoch nicht zur Verfügung.

12) Ähnlich wie für Kontengruppe 40 gilt auch für Kontengruppe 43, daß nicht alle hier gebuchten Ausgaben auf das Tätigwerden von Kassenärzten zurückgehen; jedoch machen Ausgaben für nicht kassenärztlich verordnete Arzneimittel nur einen äußerst geringen Teil der gesamten Kassenaufwendungen für Arzneimittel aus. Zu weiteren Einzelheiten der Datenlage im Bereich der Arzneimittelverordnungen siehe Kapitel 5.2.2.

13) Siehe hierzu Kapitel 4.1.1 und John u.a. (in Vorbereitung).

14) Die Verteilungen der Ausgaben- und Leistungsvariablen in den Tabellen A.8.2 bis A.8.10 werden durch die folgenden Parameter charakterisiert:
(1) Mittelwert: Hierbei handelt es sich nicht um den jeweiligen landesdurchschnittlichen Wert, sondern - da die einzelnen Kassen die Untersuchungseinheiten sind - um den Mittelwert aus den Kennziffern für die Einzelkassen.
(2) Standardabweichung: Siehe Anmerkung 7.
(3) Variationskoeffizient: Der Variationskoeffizient ist der Quotient aus Standardabweichung und Mittelwert. Er ermöglicht einen unmittelbaren Vergleich der relativen Stärke der Streuung verschiedener Merkmale.
(4) Maximum: Größter Beobachtungswert.
(5) Minimum: Kleinster Beobachtungswert.
(6) Variationsweite: Differenz zwischen größtem und kleinstem Beobachtungswert.
(7) Minimum in % des Maximums.
(8) Schiefe: Die Schiefe ist ein Maß, das die Abweichung der Verteilung der Beobachtungswerte von einer Normalverteilung (d.h. einer symmetrischen glockenförmigen Verteilung) ausdrückt. Ein positiver Wert zeigt an, daß die Beobachtungen links vom Mittelwert stärker klumpen und die meisten Werte mit großer Abweichung vom Mittelwert rechts von diesem liegen; für negative Werte des Maßes gilt das Umgekehrte.

Als weitere Informationen sind in den Tabellen Korrelationsmaße ausgewiesen: Neben dem schon erläuterten Bravais-Pearsonschen Korrelationskoeffizienten ist zusätzlich der Spearmansche Rangkorrelationskoeffizient berechnet worden. Dieser Koeffizient, der ebenfalls Werte zwischen -1 und +1 annehmen kann, mißt die Stärke des Zusammenhangs zwischen den Rangfolgen der Beobachtungswerte zweier Variablen.

15) Formal präzise ausgedrückt mißt die Elastizität die relative Veränderung der abhängigen Variablen als Reaktion auf eine gegen Null gehende relative Veränderung der unabhängigen Variablen einer Funktion. Hieraus folgt für die lineare Funktion Y = a + bX, daß sich die Elastizität (dY/Y)/(dX/X) bestimmt als: bX/(a + bX). Die Formel läßt erkennen, daß für a, b > 0 der Ausdruck kleiner 1 ist und mit wachsendem X gegen 1 konvergiert.

16) Um Mißverständnissen vorzubeugen, sei ausdrücklich betont, daß hier nicht in Zweifel gezogen werden soll, daß die durchschnittliche Krankenhausverweildauer (auch) von nichtmedizinischen Faktoren beeinflußt wird und in der Bundesrepublik noch weiter verringerbar ist; Gleiches gilt auch für die Häufigkeit stationärer Behandlung. Beide Thesen sind empirisch hinreichend belegt (siehe Rüschmann 1982, 1986). Was hier problematisiert wird, ist die naive Vermutung proportionaler Beziehungen zwischen Pflegetagen bzw. Verweildauer, (direkten) Kosten der Krankenhausbehandlung und Leistungsvolumen, wie sie gerade in Spekulationen über die finanzielle Entlastungswirkung der Verlagerung der gesundheitlichen Versorgung aus dem stationären in den ambulanten Sektor häufig anzutreffen ist.

17) Zum damaligen Stand der Leistungsstatistik der Krankenhäuser siehe Deuerlein 1982, passim.

18) Zu einer ausführlichen Diskussion siehe Merschbrock-Bäuerle und Zwerenz 1984, passim.

19) Dies war die Einschätzung sowohl der Vertreter der Kassen als auch der Vertreter der Kassenärzte bei Gesprächen zu diesem Punkt. Demgemäß können die kassenärztlichen Leistungsstatistiken insoweit als valide Indikatoren der Inanspruchnahme stationärer Ressourcen durch Belegärzte betrachtet werden.

20) Die Zahlenangaben in Tabelle 8.9 basieren auf Auszählungen aller Arztpraxen, für die in dem jeweiligen Quartal Leistungsdaten und/oder Arzneikostendaten und/oder sonstige Verordnungsdaten vorlagen. Die ausgewiesenen Absolutzahlen für Ärzte, Belegärzte und Belegbetten in den vierten Quartalen 1979 bis 1982 liegen damit geringfügig über den entsprechenden Werten für die Gruppe der tatsächlich tätigen Ärzte. Zur Erläuterung siehe John u.a. (in Vorbereitung).

21) So sind z.B. Leistungen bei stationärer Versorgung in einer Reihe von Abschnitten des BMÄ teilweise nur abrechnungsfähig, wenn sie mit einer gewissen Mindestpunktzahl bewertet sind, teilweise niedriger bewertet als bei ambulanter Versorgung. - Zu weiteren Einzelheiten der Abrechnung stationärer kassenärztlicher Leistungen vgl. Anlage C (stationäre kassenärztliche Versorgung) zum Gesamtvertrag zwischen KVB und LdOiB, abgedruckt in: Landesverband der Ortskrankenkassen in Bayern 1984, Abschnitt A.8.3.

22) Diese Charakterisierung der genannten Arztgruppen stützt sich auf die in der Zuschlagsregelung des BMÄ für das ambulante Operieren aufgeführten Leistungspositionen dieses Bewertungsmaßstabs.

23) In gewissem Umfang tritt diese Anteilsverschiebung natürlich schon ohne jede Verschiebung der realen Leistungsstruktur ein,

da die Zuschlagsregelung formal einer relativen Höherbewertung eines Teils der (ambulanten) Gebührenordnungspositionen entspricht. Rechnet man diesen 'Preissteigerungseffekt' heraus, berechnet man also das ambulante Leistungsvolumen ohne die Zuschlagsziffern, so erhält man für den Zeitraum 4/1979 bis 4/1982 eine Wachstumsrate des ambulanten Leistungsvolumens der Belegärzte von 9,4% (statt 10,5%) und für dessen Anteilswert eine Erhöhung um knapp 0,4 Prozentpunkte (statt um 0,5 Prozentpunkte).

24) Der Bewertungsausschuß nach § 368 i, Abs. 8 RVO hat die Aufgabe, Umfang und Inhalt sowie die relativen Bewertungen der abrechnungsfähigen Leistungen zu bestimmen.

25) Eine gewisse und möglicherweise durchaus verhaltensrelevante Interdependenz entsteht allerdings, wenn die Zuschlagshonorare aus einer "gedeckelten" Gesamtvergütung gezahlt werden.

26) Einzelheiten zu diesem und anderen Punkten der Zuschlagsregelung sind zu entnehmen: Landesverband der Ortskrankenkassen in Bayern 1984, Abschnitt A.10.4.

27) In der ersten Fassung der Vereinbarung galten Endoskopien (mit Ausnahme von Laparoskopien und Pelviskopien), Punktionen, Infusionen, Transfusionen oder Injektionen nicht als Operationen im Sinne der Vereinbarung. In der Neufassung sind in dieser Ausschlußregelung Punktionen nicht mehr enthalten, da einzelne Punktionen in den Katalog zum Zuschlag nach BMÄ Nr. 100 aufgenommen worden waren. Gleichzeitig wurde die Ausschlußliste um die beiden BMÄ-Positionen 2002 (Versorgung einer kleinen Wunde einschließlich Umschneidung und Naht) und 2004 (Versorgung einer großen Wunde einschließlich Naht) erweitert.

28) Bewertungsmaßstab Ärzte, 4. Ergänzungs-Lieferung, Stand 1.1.81, S. 22.

29) Daß dies auch tatsächlich der Fall ist, ergibt sich daraus, daß für einzelne Arztgruppen (z.B. Augenärzte und Orthopäden) die Anzahl der abgerechneten Zuschläge die Anzahl der ambulanten Katalogleistungen übersteigt; dies gilt vor allem für Katalog 100 bzw. die Zuschlagsziffer BMÄ Nr. 100.

30) Zum folgenden siehe auch Merschbrock-Bäuerle und John 1984, passim.

31) Für Einzelheiten zu Tests auf Strukturbruch in den Regressionsparametern eines linearen Modells vgl. z.B. Schneeweiß 1978, S. 82 ff.

32) Die in Tabelle 8.18 enthaltenen Zahlenangaben in den Spalten für "alle Leistungen" basieren auf schematischen Auszählungen der Abrechnungshäufigkeiten der BMÄ-Nummern. Die Interpretierbarkeit dieser Zahlen im Sinne von Veränderungen des Umfangs ärztlicher Leistungen wird u.a. durch zahlreiche Änderungen des BMÄ im Zeitablauf, durch Abrechnungsvorschriften in Form von Ausschlußregeln und durch die große Bedeutungsbreite einzelner Leistungspositionen erheblich eingeschränkt. Es muß eingeräumt werden, daß infolgedessen die Resultate des Vergleichs zwischen Katalogleistungen und Leistungen insgesamt unschärfer sind, als es die Darstellungsweise nahelegt, auch wenn die Katalogleistungen selbst von den angesprochenen Problemen nicht tangiert werden.

Gleichwohl kann angesichts der Größenordnung der Differenzen zwischen den Wachstumsraten unterstellt werden, daß auch ein methodisch elaborierteres Vorgehen zu dem Ergebnis geführt hätte, daß die Katalogleistungen im Beobachtungszeitraum stärker zugenommen haben als die übrigen ärztlichen Leistungen.

33) Zu Einzelheiten des Fragebogenaufbaus und der Untersuchungsstichprobe siehe Satzinger u.a. 1985, S. 27-32.

34) Diese Überlegung hat neuerdings Vertreter der Kassenärzteschaft zu der Forderung veranlaßt, die Honorierung des ambulanten Operierens aus der Gesamtvergütung herauszunehmen. Vgl. hierzu den Bericht über eine Diskussionsveranstaltung über "Ambulante Chirurgie" auf dem 20. Stuttgarter Fortbildungskongreß für praktische Medizin der Bezirksärztekammer Nordwürttemberg im Medical Tribune vom 29. März 1985. Zwingend ist die Ableitung eines die Leistungsexpansion dämpfenden Effekts einer Plafondierung indessen nicht. Wie die Erfahrungen mit Pauschalierungsregelungen im Bereich der Laborleistungen zeigen, kann sich auch unter der Geltung eines solchen Honorierungssystems eine starke Mengenexpansion vollziehen.

35) So Brenner 1983, S. 612.

36) So Kriedel 1983, S. 49 f.

37) So Flatten und Kriedel 1985, S. 819.

38) Vgl. hierzu die kontroverse Diskussion bei Fritz 1979, S. 928, und Fischer 1980, S. 526.

Tabelle A.8.1

Ausgewählte Arztmerkmale, Leistungs- und Verordnungsvariablen nach Arzneikosten je AOK-Fall im vierten Quartal 1982 - Allgemeinärzte der konstanten Arztgruppe ohne Ärzte in Gemeinschaftspraxen und ohne Belegärzte

Variable	Mittelwerte absolut			Index der Mittelwerte (70-125 DM=100)	
	bis 70 DM (n=387)	70-125 DM (n=2164)	ü.125 DM (n=379)	b. 70DM	ü.125DM
Approbationsjahr	1955	1957	1954	95,6	93,6
Niederlassungsjahr	1963	1964	1962	98,2	96,9
Anzahl Fälle RVO	588	817	569	72,0	69,6
Anteil Rentner OKK (%)	30,7	35,6	46,5	86,2	130,6
Anzahl Punkte LG 1 bis 7 je Fall OKK	577,0	600,1	707,3	96,2	117,9
KH-Einweisungen je 100 Fälle Rentner OKK	3,7	4,0	4,2	91,4	104,6
Ansatz BMÄ-Nr. 14a in Fällen Mitgl. RVO (%)	27,2	27,2	25,6	102,4	94,1
AU-Fälle je 100 Fälle Mitgl. OKK	33,0	32,1	28,9	102,8	90,0
Kosten phys.-med.Verordnungen je Fall OKK (DM)	4,43	5,34	7,71	83,0	144,4
Hausbesuche je 100 Fälle RVO	45,4	52,6	74,2	86,2	141,0
Anteil Praxen in kreisfreien Städten	38,2	30,0	38,8	127,3	129,3

Quelle: KVB-Längsschnittsdaten

Tabelle A.8.2

Entwicklung der Ausgaben für Behandlung durch Ärzte[a] für Mitglieder der AKV in den bayerischen Ortskrankenkassen von 1979 bis 1983

	Ausgaben je Mitglied (DM)		Veränderung 1979-1983	
	1979	1983	abs.	in %
Mittelwert	188,10	235,04	46,94	25,5
Standardabweichung	25,22	26,00	9,78	6,4
Variationskoeffizient	0,13	0,11	0,21	0,25
Minimum	148,76	187,47	21,83	10,6
Maximum	259,38	322,31	71,87	39,7
Variationsweite	110,62	134,84	50,04	29,2
Min. in % d. Max.	57,4	58,2	30,4	26,6
Schiefe	0,58	0,79	-0,19	0,15
Rangkorrelation				
Ausgaben 1979 mit...	.	0,91	-0,16	-0,68
Produktmomentkorrelation				
Ausgaben 1979 mit...	.	0,93	-0,11	-0,60

[a] Kontengruppe 40 (Behandlung durch Ärzte) zuzügl. Kontenart 530 (Sonstige Hilfen/ärztliche Beratung und Behandlung) des Kontenrahmes für die Träger der gesetzlichen Krankenversicherung

Quelle: BdO (Hrsg.), Statistik der Ortskrankenkassen in der Bundesrepublik Deutschland, Jahrgänge 1979 und 1983 (eigene Berechnungen)

Tabelle A.8.3

Entwicklung der Ausgaben für Arzneimittel[a] für Mitglieder der AKV in den bayerischen Ortskrankenkassen von 1979 bis 1983

	Ausgaben je Mitglied (DM)		Veränderung 1979-1983	
	1979	1983	abs.	in %
Mittelwert	124,67	145,64	20,97	17,1
Standardabweichung	10,70	11,02	7,89	6,7
Variationskoeffizient	0,09	0,08	0,38	0,39
Minimum	107,63	127,67	4,76	3,6
Maximum	154,26	172,38	37,22	29,1
Variationsweite	46,63	44,71	32,46	25,5
Min. in % d. Max.	69,8	74,1	12,8	12,3
Schiefe	0,57	0,46	-0,21	-0,32
Rangkorrelation Ausgaben 1979 mit...	.	0,74	-0,33	-0,49
Produktmomentkorrelation Ausgaben 1979 mit...	.	0,74	-0,33	-0,50

[a] Kontengruppe 43 (Arzneien, Verband-, Heil- und Hilfsmittel aus Apotheken) des Kontenrahmens für die Träger der gesetzlichen Krankenversicherung

Quelle: BdO (Hrsg.), Statistik der Ortskrankenkassen in der Bundesrepublik Deutschland, Jahrgänge 1979 und 1983 (eigene Berechnungen)

Tabelle A.8.4

Entwicklung der Ausgaben für physikalische Therapie[a] für Mitglieder der AKV in den bayerischen Ortskrankenkassen von 1979 bis 1983

	Ausgaben je Mitglied (DM)		Veränderung 1979-1983	
	1979	1983	abs.	in %
Mittelwert	18,56	18,26	-0,31	2,3
Standardabweichung	6,26	4,48	3,00	17,7
Variationskoeffizient	0,35	0,25	- 9,68	7,59
Minimum	7,99	9,92	-11,67	-30,8
Maximum	37,85	27,42	4,87	61,0
Variationsweite	29,86	17,50	16,54	91,8
Min. in % d. Max.	21,1	36,2	.	.
Schiefe	0,86	0,61	- 1,41	1,07
Rangkorrelation Ausgaben 1979 mit...	.	0,85	- 0,70	- 0,70
Produktmomentkorrelation Ausgaben 1979 mit...	.	0,90	- 0,75	- 0,68

[a] für 1979: Kontenart 442 (Heil- und Hilfsmittel von Badeanstalten, Bestrahlungen, Massagen und Heilgymnastik) des bis zum 31.12.1981 gültigen Kontenrahmens für die Träger der sozialen Krankenversicherung; für 1983: Kontenart 450 (Leistungen von medizinischen Badebetrieben), Kontenart 451 (Leistungen von Masseuren) und Kontenart 452 (Leistungen von Krankengymnasten) des ab 1.1. 1982 gültigen Kontenrahmens für die Träger der gesetzlichen Krankenversicherung

Quelle: BdO (Hrsg.), Statistik der Ortskrankenkassen in der Bundesrepublik Deutschland, Jahrgänge 1979 und 1983 (eigene Berechnungen)

Tabelle A.8.5

Entwicklung der Ausgaben für Krankenhauspflege[a] für Mitglieder der AKV in den bayerischen Ortskrankenkassen von 1979 bis 1983

	Ausgaben je Mitglied (DM)		Veränderung 1979-1983	
	1979	1983	abs.	in %
Mittelwert	278,31	354,58	76,26	27,7
Standardabweichung	28,25	33,29	20,52	8,1
Variationskoeffizient	0,10	0,09	0,27	0,29
Minimum	239,31	307,84	33,17	11,7
Maximum	355,99	454,58	120,93	44,5
Variationsweite	116,68	146,74	87,76	32,7
Min. in % d. Max.	67,2	67,7	27,4	26,4
Schiefe	0,64	0,73	-0,16	-0,10
Rangkorrelation				
Ausgaben 1979 mit...	.	0,68	-0,14	-0,55
Produktmomentkorrelation				
Ausgaben 1979 mit...	.	0,79	-0,10	-0,43

[a] Kontengruppe 46 (Krankenhauspflege) abzüglich Kontenart 464 (Kosten der Behandlung in Kur- oder Spezialeinrichtungen) zuzügl. Kontenart 531 (Sonstige Hilfen/Krankenhauspflege) des Kontenrahmens für die Träger der gesetzlichen Krankenversicherung

Quelle: BdO (Hrsg.), Statistik der Ortskrankenkassen in der Bundesrepublik Deutschland, Jahrgänge 1979 und 1983 (eigene Berechnungen)

Tabelle A.8.6

Entwicklung der Ausgaben in den Zielbereichen[a] des Bayern-Vertrags insgesamt für Mitglieder der AKV in den bayerischen Ortskrankenkassen von 1979 bis 1983

	Ausgaben je Mitglied (DM)		Veränderung 1979-1983	
	1979	1983	abs.	in %
Mittelwert	609,65	753,52	143,87	23,8
Standardabweichung	54,70	59,01	28,55	5,3
Variationskoeffizient	0,09	0,08	0,20	0,22
Minimum	532,12	661,93	80,32	11,8
Maximum	784,34	936,97	202,41	34,2
Variationsweite	261,22	302,04	122,09	22,4
Min. in % d. Max.	66,7	68,7	39,7	34,6
Schiefe	0,89	1,04	-0,18	-0,04
Rangkorrelation				
Ausgaben 1979 mit...	.	0,78	-0,19	-0,54
Produktmomentkorrelation				
Ausgaben 1979 mit...	.	0,88	-0,10	-0,48

[a] Ausgaben für Ärzte, für Arzneimittel, für physikalische Therapie und für Krankenhauspflege (siehe Tabelle 8.5)

Quelle: BdO (Hrsg.), Statistik der Ortskrankenkassen in der Bundesrepublik Deutschland, Jahrgänge 1979 und 1983 (eigene Berechnungen)

Tabelle A.8.7

Entwicklung der Ausgaben in den Sparzielzonen[a] des Bayern-Vertrags insgesamt für Mitglieder der AKV in den bayerischen Ortskrankenkassen von 1979 bis 1983

	Ausgaben je Mitglied (DM)		Veränderung 1979-1983	
	1979	1983	abs.	in %
Mittelwert	421,54	518,47	96,93	23,2
Standardabweichung	34,36	38,82	23,11	6,0
Variationskoeffizient	0,08	0,07	0,24	0,26
Minimum	363,74	453,53	43,01	9,7
Maximum	524,96	641,66	140,26	36,5
Variationsweite	161,22	188,13	97,25	26,8
Min. in % d. Max.	69,3	70,7	30,7	26,7
Schiefe	0,71	0,76	-0,14	0,03
Rangkorrelation				
Ausgaben 1979 mit...	.	0,71	-0,14	-0,44
Produktmomentkorrelation				
Ausgaben 1979 mit...	.	0,81	-0,13	-0,43

[a] Ausgaben für Arzneimittel, für physikalische Therapie und für Krankenhauspflege (siehe Tabelle 8.5)

Quelle: BdO (Hrsg.), Statistik der Ortskrankenkassen in der Bundesrepublik Deutschland, Jahrgänge 1979 und 1983 (eigene Berechnungen)

Tabelle A.8.8

Entwicklung der Arbeitsunfähigkeits-Fälle bei den bayerischen Ortskrankenkassen von 1979 bis 1983

	AU-Fälle je 100 Mitglieder		Veränderung 1979-1983	
	1979	1983	abs.	in %
Mittelwert	98,4	85,1	-13,3	-13,4
Standardabweichung	11,5	11,2	7,3	7,6
Variationskoeffizient	0,12	0,13	- 0,55	- 0,57
Minimum	72,6	60,0	-26,7	-30,3
Maximum	120,3	106,2	12,0	14,9
Variationsweite	47,7	46,2	38,7	45,2
Min. in % d. Max.	60,4	56,5	.	.
Schiefe	0,08	-0,63	0,53	0,63
Rangkorrelation AU-Fälle 1979 mit...	.	0,79	-0,41	-0,06
Produktmomentkorrelation AU-Fälle 1979 mit...	.	0,79	-0,36	-0,14

Quelle: BdO (Hrsg.), Statistik der Ortskrankenkassen in der Bundesrepublik Deutschland, Jahrgänge 1979 und 1983 (eigene Berechnungen)

Tabelle A.8.9

Entwicklung der Arbeitsunfähigkeits-Tage bei den bayerischen Ortskrankenkassen von 1979 bis 1983

	AU-Tage je 100 Mitglieder		Veränderung 1979-1982	
	1979	1982	abs.	in %
Mittelwert	1 657,3	1 350,6	-306,7	-17,9
Standardabweichung	234,0	167,2	176,1	8,7
Variationskoeffizient	0,14	0,12	0,57	0,49
Minimum	1 233,3	1 062,0	-863,2	-40,9
Maximum	2 271,7	1 764,1	98,1	6,9
Variationsweite	1 038,4	702,1	961,3	47,8
Min. in % d. Max.	54,3	60,2	.	.
Schiefe	0,41	0,40	-0,69	0,16
Rangkorrelation AU-Tage je 100 Mitgl. 1979 mit...	.	0,69	-0,64	-0,48
Produktmomentkorr. AU-Tage je 100 Mitgl. 1979 mit...	.	0,66	-0,70	-0,53

Quelle: BdO (Hrsg.), Statistik der Ortskrankenkassen in der Bundesrepublik Deutschland, Jahrgänge 1979 und 1983 (eigene Berechnungen)

Tabelle A.8.10

Entwicklung der Krankenhaus-Fälle der Mitglieder der AKV in den bayerischen Ortskrankenkassen von 1979 bis 1983

	KH-Fälle je 100 Mitglieder		Veränderung 1979-1983	
	1979	1983	abs.	in %
Mittelwert	12,6	13,3	0,7	6,3
Standardabweichung	1,6	1,3	1,5	12,9
Variationskoeffizient	0,12	0,10	2,20	2,04
Minimum	10,2	10,0	-1,6	-11,6
Maximum	17,3	16,3	3,6	34,8
Variationsweite	7,1	6,3	5,2	46,5
Min. in % d. Max.	59,0	61,4	.	.
Schiefe	0,54	0,31	0,51	0,82
Rangkorrelation KH-Fälle je 100 Mitgl. 1979 mit...	.	-0,41	-0,60	-0,60
Produktmomentkorr. KH-Fälle je 100 Mitgl. 1979 mit...	.	0,48	-0,63	-0,63

Quelle: BdO (Hrsg.), Statistik der Ortskrankenkassen in der Bundesrepublik Deutschland, Jahrgänge 1979 und 1983 (eigene Berechnungen)

Tabelle A.8.11

Korrelationen (Produkt-Moment-Korrelationskoeffizienten) zwischen vertragsbezogenen Ausgaben- und Leistungsvariablen[a] für die 39 bayerischen Ortskrankenkassen im Jahre 1979

	(1)	(2)	(3)	(4)	(5)	(6)	(7)	(8)	(9)
(1) Ausgaben für Arzneimittel	1,00	-0,09 (0,59)[b]	0,14 (0,41)	0,22 (0,17)	0,36 (0,02)	0,48 (0,00)	0,21 (0,19)	0,46 (0,00)	0,11 (0,52)
(2) Ausgaben für phys.Therapie		1,00	0,66 (0,00)	0,30 (0,06)	0,56 (0,00)	0,40 (0,01)	0,12 (0,45)	-0,18 (0,27)	-0,15 (0,35)
(3) Ausgaben für Ärzte			1,00	0,63 (0,00)	0,89 (0,00)	0,68 (0,00)	0,48 (0,00)	0,05 (0,76)	0,03 (0,87)
(4) Ausgaben für KH-Pflege				1,00	0,88 (0,00)	0,95 (0,00)	0,34 (0,04)	0,16 (0,32)	0,42 (0,01)
(5) Ausgaben in den BV-Leist.bereichen					1,00	0,94 (0,00)	0,45 (0,00)	0,18 (0,28)	0,23 (0,15)
(6) Ausgaben in den BV-Sparzielzonen						1,00	0,37 (0,02)	0,24 (0,13)	0,35 (0,03)
(7) AU-Fälle							1,00	0,49 (0,00)	0,06 (0,70)
(8) AU-Tage								1,00	0,19 (0,26)
(9) KH-Fälle									1,00

[a] Alle Variablen: Ausgaben für Mitglieder je Mitglied bzw. Leistungsfälle der Mitglieder je 100 Mitglieder
[b] Werte in Klammern: Irrtumswahrscheinlichkeiten

Quelle: BdO (Hrsg.), Statistik der Ortskrankenkassen in der Bundesrepublik Deutschland für das Jahr 1979 (eigene Berechnungen)

Tabelle A.8.12

Korrelationen (Produkt-Moment-Korrelationskoeffizienten) zwischen vertragsbezogenen Ausgaben- und Leistungsvariablen[a] für die 39 bayerischen Ortskrankenkassen im Jahre 1983

	(1)	(2)	(3)	(4)	(5)	(6)	(7)	(8)	(9)
(1) Ausgaben für Arzneimittel	1,00	-0,22 (0,18)[b]	0,13 (0,44)	0,25 (0,13)	0,37 (0,02)	0,47 (0,00)	0,09 (0,57)	0,41 (0,01)	-0,20 (0,23)
(2) Ausgaben für phys. Therapie		1,00	0,60 (0,00)	0,33 (0,04)	0,49 (0,00)	0,34 (0,04)	0,32 (0,05)	-0,09 (0,59)	0,32 (0,05)
(3) Ausgaben für Ärzte			1,00	0,63 (0,00)	0,86 (0,00)	0,64 (0,00)	0,71 (0,00)	0,52 (0,00)	0,36 (0,02)
(4) Ausgaben für KH-Pflege				1,00	0,91 (0,00)	0,97 (0,00)	0,49 (0,00)	0,48 (0,00)	0,59 (0,00)
(5) Ausgaben in den BV-Leist.bereichen					1,00	0,94 (0,00)	0,63 (0,00)	0,58 (0,00)	0,48 (0,00)
(6) Ausgaben in den BV-Sparzielzonen						1,00	0,48 (0,00)	0,54 (0,00)	0,49 (0,00)
(7) AU-Fälle							1,00	0,59 (0,00)	0,39 (0,01)
(8) AU-Tage								1,00	0,15 (0,35)
(9) KH-Fälle									1,00

[a] Alle Variablen: Ausgaben für Mitglieder je Mitglied bzw. Leistungsfälle der Mitglieder je 100 Mitglieder

[b] Werte in Klammern: Irrtumswahrscheinlichkeiten

Quelle: BdO (Hrsg.), Statistik der Ortskrankenkassen in der Bundesrepublik Deutschland für das Jahr 1983 (eigene Berechnungen)

Tabelle A.8.13

Korrelationen (Produkt-Moment-Korrelationskoeffizienten) zwischen den Wachstumsraten vertragsbezogener Ausgaben- und Leistungsfallvariablen[a] für die 39 bayerischen Ortskrankenkassen 1979-1983

	(1)	(2)	(3)	(4)	(5)	(6)	(7)	(8)	(9)
(1) Ausgaben für Arzneimittel	1,00	-0,26 (0,11)	0,24 (0,15)	0,01 (0,96)	0,38 (0,02)	0,39 (0,01)	-0,04 (0,82)	0,06 (0,72)	0,13 (0,43)
(2) Ausgaben für phys. Therapie		1,00	0,29 (0,07)	0,22 (0,18)	0,44 (0,00)	0,42 (0,01)	-0,05 (0,77)	-0,01 (0,97)	0,02 (0,93)
(3) Ausgaben für Ärzte			1,00	0,33 (0,04)	0,70 (0,00)	0,42 (0,01)	-0,16 (0,34)	0,06 (0,70)	-0,35 (0,03)
(4) Ausgaben für KH-Pflege				1,00	0,84 (0,00)	0,91 (0,00)	-0,11 (0,51)	-0,07 (0,67)	-0,02 (0,91)
(5) Ausgaben in den BV-Leistungsber.					1,00	0,94 (0,00)	-0,14 (0,39)	-0,06 (0,71)	-0,09 (0,59)
(6) Ausgaben in den BV-Sparzielzonen						1,00	-0,10 (0,54)	-0,05 (0,78)	-0,05 (0,75)
(7) AU-Fälle							1,00	0,56 (0,00)	0,06 (0,71)
(8) AU-Tage								1,00	0,21 (0,21)
(9) KH-Fälle									1,00

[a] Alle Variablen: Ausgaben für Mitglieder je Mitglied bzw. Leistungsfälle der Mitglieder je 100 Mitglieder

[b] Werte in Klammern: Irrtumswahrscheinlichkeiten

Quelle: BdO (Hrsg.), Statistik der Ortskrankenkassen in der Bundesrepublik Deutschland für das Jahr 1979 und 1983 (eigene Berechnungen)

Tabelle A.8.14

Fallzahlentwicklung (RVO-Kassen) der Belegarztpraxen[a] in Bayern vom dritten Quartal 1978 bis zum vierten Quartal 1982

Quartal	ambulante Fälle	Anteil an den ambulanten Fällen insges.	stationäre Fälle	stat. Fälle je 100 amb. Fälle
3/1978	1 001 037	15,57	62 769	6,27
4/1978	1 020 850	15,67	65 283	6,39
1/1979	1 056 643	15,12	69 173	6,55
2/1979	987 627	14,89	67 528	6,84
3/1979	954 463	14,50	63 220	6,62
4/1979	959 874	14,46	64 081	6,68
1/1980	1 047 338	14,81	69 480	6,63
2/1980	971 184	14 39	66 351	6,83
3/1980	953 485	13,98	63 059	6,61
4/1980	937 625	13,87	62 912	6,71
1/1981	985 288	13,82	65 498	6,65
2/1981	942 944	13,85	64 486	6,84
3/1981	945 326	13,71	62 369	6,60
4/1981	946 121	13,75	63 696	6,73
1/1982	968 819	13,80	65 765	6,79
2/1982	924 016	13,41	63 538	6,88
3/1982	926 852	13,30	61 876	6,68
4/1982	930 773	13,56	62 988	6,77
	- Indexwerte 4/1979 = 100 -			
4/1978	106,4	108,4	101,9	95,7
4/1979	100	100	100	100
4/1980	97,7	95,9	98,2	100,4
4/1981	98,6	95,1	99,4	100,7
4/1982	97,0	93,8	98,3	101,3

[a] ohne Belegarztpraxen der Haut-, Labor- und Nervenärzte sowie der Radiologen

Quelle: KVB-Leistungsstatistik

Tabelle A.8.15

Fallzahlen (RVO-Kassen) der bayerischen Belegarztpraxen ausgewählter Arztgruppen in den vierten Quartalen 1978 bis 1982

Arzt-gruppe	Quartal	ambulante Fälle	Anteil a.d. amb.Fällen d.Arztgruppe insg. in %	stationäre Fälle	stat.Fälle je 100 amb.Fälle
Chirurgen	4/1978	38 514	58,5	7 847	20,37
	4/1979	37 425	57,2	7 178	19,27
	4/1980	37 141	56,9	6 519	17,55
	4/1981	34 889	54,5	6 305	18,07
	4/1982	35 355	53,5	5 843	16,53
Frauenärzte	4/1978	226 783	57,4	21 454	9,46
	4/1979	227 911	55,1	21 177	9,29
	4/1980	233 409	53,4	21 139	9,06
	4/1981	238 715	51,7	22 354	9,36
	4/1982	249 590	51,6	22 224	8,90
HNO-Ärzte	4/1978	165 438	92,4	12 407	7,50
	4/1979	168 774	92,0	11 655	6,91
	4/1980	169 302	91,1	11 437	6,76
	4/1981	177 863	90,2	11 630	6,54
	4/1982	177 934	88,5	11 291	6,35
Internisten	4/1978	40 764	6,5	5 501	13,49
	4/1979	41 527	6,3	5 468	13,17
	4/1980	43 238	6,2	5 436	12,57
	4/1981	41 925	5,8	5 580	13,31
	4/1982	42 233	5,7	5 831	13,81
Orthopäden	4/1978	62 471	26,1	2 492	3,99
	4/1979	59 895	23,1	2 595	4,33
	4/1980	59 274	22,0	2 569	4,33
	4/1981	58 089	20,9	2 629	4,53
	4/1982	57 318	20,3	2 725	4,75
Urologen	4/1978	38 286	55,3	4 549	11,88
	4/1979	37 269	52,1	4 398	11,80
	4/1980	37 029	49,2	4 431	11,97
	4/1981	37 139	47,5	4 358	11,73
	4/1982	38 597	47,4	4 812	12,47
Allgemein-ärzte	4/1978	247 501	6,7	7 838	3,17
	4/1979	195 047	5,2	8 239	4,22
	4/1980	180 012	4,8	7 974	4,43
	4/1981	170 404	4,6	7 269	4,27
	4/1982	149 199	4,15	6 554	4,39

Quelle: KVB-Leistungsstatistik

Tabelle A.8.16

Indexwerte der Fallzahlentwicklung (RVO-Kassen) der bayerischen Belegarztpraxen ausgewählter Arztgruppen in den vierten Quartalen 1978 bis 1982 (4/1979 = 100)

Arzt-gruppe	Quartal	ambulante Fälle	Anteil a.d. amb.Fällen d.Arztgruppe insg. in %	stationäre Fälle	stat.Fälle je 100 amb.Fälle
Chirurgen	4/1978	102,9	102,3	109,3	104,0
	4/1979	100	100	100	100
	4/1980	99,2	99,5	90,8	91,1
	4/1981	93,2	95,3	87,8	93,8
	4/1982	94,5	93,5	81,4	85,8
Frauenärzte	4/1978	99,5	104,2	101,3	101,8
	4/1979	100	100	100	100
	4/1980	102,4	96,9	99,8	97,5
	4/1981	104,7	93,8	105,6	100,8
	4/1982	109,5	93,6	104,9	95,8
HNO-Ärzte	4/1978	98,0	100,4	106,5	108,5
	4/1979	100	100	100	100
	4/1980	100,3	99,0	98,1	97,8
	4/1981	105,4	98,0	99,8	94,6
	4/1982	105,4	96,2	96,9	91,9
Internisten	4/1978	98,2	103,3	100,6	102,4
	4/1979	100	100	100	100
	4/1980	104,1	98,3	99,4	95,4
	4/1981	101,0	91,8	102,0	101,1
	4/1982	101,7	90,8	106,6	104,9
Orthopäden	4/1978	104,3	113,0	96,0	92,1
	4/1979	100	100	100	100
	4/1980	99,0	95,4	99,0	100,0
	4/1981	97,0	90,6	101,3	104,6
	4/1982	95,7	87,7	105,0	109,7
Urologen	4/1978	102,7	106,1	103,4	100,7
	4/1979	100	100	100	100
	4/1980	99,4	94,4	100,8	102,0
	4/1981	99,7	91,2	99,1	99,4
	4/1982	103,6	91,0	109,4	105,7
Allgemein-ärzte	4/1978	126,9	126,9	95,1	75,1
	4/1979	100	100	100	100
	4/1980	92,3	92,2	96,8	105,0
	4/1981	87,4	88,2	88,2	101,2
	4/1982	76,5	79,2	79,5	104,0

Quelle: KVB-Leistungsstatistik

Tabelle A.8.17

Entwicklung des ambulanten und stationären Leistungsvolumens (Leistungsgruppen 1-7) der bayerischen niedergelassenen Kassenärzte vom dritten Quartal 1978 bis zum vierten Quartal 1982

Quartal	Leistungsvolumen (= LV) Leistungsgruppen 1-7				
	ambulant		stationär		Anteil des amb. LV am ges. LV in %
	10 000 Punkte	Punkte je Fall	10 000 Punkte	Punkte je Fall	
3/1978	332 136,8	516,7	10 806,0	1 590,8	96,9
4/1978	370 690,8	569,2	11 851,3	1 679,8	96,9
1/1979	404 547,4	579,0	12 832,8	1 715,7	96,9
2/1979	363 728,4	548,5	11 772,3	1 624,3	96,9
3/1979	353 358,1	536,8	10 958,5	1 624,7	97,0
4/1979	389 431,0	586,5	11 850,8	1 714,9	97,1
1/1980	424 852,3	600,9	13 204,4	1 762,1	99,0
2/1980	383 089,2	567,7	11 820,2	1 664,7	97,0
3/1980	381 582,4	559,5	11 152,3	1 663,2	97,2
4/1980	412 547,1	609,7	11 848,2	1 778,3	97,2
1/1981	437 658,1	613,8	12 849,4	1 838,1	97,2
2/1981	397 719,6	584,1	11 669,1	1 705,3	97,2
3/1981	399 395,9	579,2	11 472,4	1 726,5	97,2
4/1981	435 533,8	632,9	12 315,6	1 797,8	97,3
1/1982	451 814,1	643,8	13 227,8	1 865,3	97,2
2/1982	421 546,4	611,8	11 965,2	1 745,0	97,2
3/1982	420 585,0	603,4	11 711,0	1 760,8	97,3
4/1982	455 401,6	663,2	12 675,8	1 859,2	97,3
	- Indexwerte 4/1979 = 100 -				
4/1978	95,2	97,0	100,0	97,4	99,9
4/1979	100	100	100	100	100
4/1980	105,8	104,0	100,0	103,1	100,2
4/1981	111,8	107,9	103,9	104,2	100,2
4/1982	116,9	113,1	107,0	107,8	100,3

Quelle: KVB-Leistungsstatistik

Tabelle A.8.18

Entwicklung des ambulanten und stationären Leistungsvolumens (Leistungsgruppen 1-7) der Belegarztpraxen[a] in Bayern vom dritten Quartal 1978 bis zum vierten Quartal 1982

Quartal	Leistungsvolumen (= LV) Leistungsgruppen 1-7				
	ambulant		stationär		Anteil des amb. LV am ges. LV in %
	10 000 Punkte	Punkte je Fall	10 000 Punkte	Punkte je Fall	
3/1978	48 516,6	484,7	10 337,4	1 646,9	82,4
4/1978	53 078,3	519,9	11 382,7	1 743,6	82,3
1/1979	56 172,9	531,6	12 350,7	1 785,5	82,0
2/1979	50 206,9	508,4	11 359,1	1 682,1	81,5
3/1979	48 015,3	503,1	10 621,8	1 680,1	81,9
4/1979	51 531,2	536,9	11 483,5	1 792,0	81,8
1/1980	57 534,6	549,3	12 717,5	1 830,4	81,9
2/1980	51 204,1	527,2	11 428,8	1 722,5	81,8
3/1980	49 860,7	522,9	10 831,1	1 717,6	82,2
4/1980	52 414,0	559,0	11 554,3	1 836,6	81,9
1/1981	55 876,2	567,1	12 487,4	1 906,5	81,7
2/1981	51 177,6	542,7	11 360,3	1 761,7	81,8
3/1981	51 504,5	544,8	11 129,7	1 784,5	82,2
4/1981	54 967,2	581,0	11 892,1	1 867,0	82,2
1/1982	57 486,4	593,4	12 793,2	1 945,3	81,8
2/1982	52 860,1	572,1	11 542,0	1 816,6	82,1
3/1982	52 998,2	571,8	11 299,1	1 826,1	82,4
4/1982	56 935,0	611,7	12 249,3	1 944,7	82,3
	- Indexwerte 4/1979 = 100 -				
4/1978	103,0	96,9	99,1	97,3	100,7
4/1979	100	100	100	100	100
4/1980	101,7	104,1	100,6	102,5	100,2
4/1981	106,7	108,2	103,6	104,2	100,5
4/1982	110,5	113,9	106,7	108,2	100,6

[a] ohne Belegarztpraxen der Haut-, Labor- und Nervenärzte sowie der Radiologen

Quelle: KVB-Leistungsstatistik

Tabelle A.8.19

Ambulantes und stationäres Leistungsvolumen (Leistungsgruppen 1-7) der bayerischen Belegarztpraxen ausgewählter Arztgruppen in den vierten Quartalen 1978 bis 1982

Arztgruppe	Quartal	Leistungsvolumen (= LV) Leistungsgruppen 1-7				
		ambulant		stationär		Anteil des amb. LV am ges. LV in %
		10 000 Punkte	Punkte je Fall	10 000 Punkte	Punkte je Fall	
Chirurgen	4/1978	2 320,9	602,6	1 484,5	1 891,8	61,0
	4/1979	2 229,8	598,7	1 409,4	1 963,6	61,3
	4/1980	2 288,1	616,1	1 312,7	2 013,6	63,5
	4/1981	2 305,8	660,9	1 285,3	2 038,6	64,2
	4/1982	2 455,9	694,6	1 240,7	2 123,4	66,4
Frauenärzte	4/1978	7 478,1	329,7	4 161,5	1 939,8	64,2
	4/1979	7 733,1	339,3	4 259,3	2 011,3	64,5
	4/1980	8 061,4	345.4	4 340,9	2 053,5	65,0
	4/1981	8 552,1	358,3	4 600,7	2 058,1	65,0
	4/1982	9 112,8	365,1	4 702,9	2 116,1	66,0
HNO-Ärzte	4/1978	9 122,2	551,4	1 760,4	1 418,9	83,8
	4/1979	9 925,9	588,1	1 699,9	1 458,5	85,4
	4/1980	10 581,5	625,0	1 723,8	1 507,3	86,0
	4/1981	11 807,4	663,8	1 769,0	1 521,1	87,0
	4/1982	12 438,7	699,1	1 789,4	1 584,8	87,4
Internisten	4/1978	3 744,9	918,7	805,1	1 463,5	82,3
	4/1979	3 834,5	923,4	798,7	1 460,6	82,8
	4/1980	4 132,5	955,8	890,9	1 638,9	82,3
	4/1981	4 044,0	964,6	908,0	1 627,2	81,7
	4/1982	4 344,0	1 028,6	962,5	1 650,6	81,9
Orthopäden	4/1978	5 140,2	822,8	548,9	2 202,5	90,4
	4/1979	5 026,3	839,2	616,3	2 375,0	89,1
	4/1980	5 137,2	866,7	619,5	2 411,3	89,2
	4/1981	5 154,1	887,3	659,4	2 508,3	88,7
	4/1982	5 449,9	950,8	721,5	2 647,8	88,3
Urologen	4/1978	4 175,8	1 090,7	947,6	2 083,2	81,5
	4/1979	4 315,1	1 157,8	937,6	2 132,0	82,1
	4/1980	4 426,2	1 195,3	943,9	2 130,2	82,4
	4/1981	4 751,9	1 279,5	981,4	2 252,0	82,9
	4/1982	5 244,8	1 358,9	1 109,8	2 306,4	82,5
Allgemeinärzte	4/1978	12 269,3	495,7	1 029,3	1 313,2	92,3
	4/1979	9 672,1	495,9	1 049,5	1 273,8	90,2
	4/1980	9 335,4	518,6	997,4	1 250,8	90,3
	4/1981	9 034,5	530,2	890,0	1 224,3	91,0
	4/1982	8 324,2	557,9	805,0	1 228,2	91,2

Quelle: KVB-Leistungsstatistik

Tabelle A.8.20

Indexwerte der Entwicklung des ambulanten und stationären Leistungsvolumens (Leistungsgruppen 1-7) der bayerischen Belegarztpraxen ausgewählter Arztgruppen in den vierten Quartalen 1978 bis 1982 (4/1979 = 100)

Arzt-gruppe	Quartal	Leistungsvolumen (= LV) Leistungsgruppen 1-7				
		ambulant		stationär		Anteil des amb. LV am ges. LV in %
		10 000 Punkte	Punkte je Fall	10 000 Punkte	Punkte je Fall	
Chirurgen	4/1978	104,1	100,7	105,3	96,3	99,5
	4/1979	100	100	100	100	100
	4/1980	102,6	102,9	93,1	102,6	103,7
	4/1981	103,4	110,4	91,2	103,8	104,8
	4/1982	110,1	116,0	88,0	108,1	108,4
Frauenärzte	4/1978	96,7	97,2	97,7	96,4	99,6
	4/1979	100	100	100	100	100
	4/1980	104,2	101,8	101,9	102,1	100,8
	4/1981	110,6	105,6	108,0	102,3	100,8
	4/1982	117,8	107,6	110,4	105,2	102,3
HNO-Ärzte	4/1978	91,9	93,8	103,6	97,3	98,2
	4/1979	100	100	100	100	100
	4/1980	106,6	106,3	101,4	103,3	100,7
	4/1981	119,0	112,9	104,1	104,3	101,9
	4/1982	125,3	118,9	105,3	108,7	102,4
Internisten	4/1978	97,7	99,5	100,8	100,2	99,4
	4/1979	100	100	100	100	100
	4/1980	107,8	103,5	111,5	112,2	99,4
	4/1981	105,5	104,5	113,7	111,4	98,7
	4/1982	113,3	111,4	120,5	113,0	98,9
Orthopäden	4/1978	102,3	98,1	89,1	92,7	101,4
	4/1979	100	100	100	100	100
	4/1980	102,2	103,3	100,5	101,5	100,2
	4/1981	102,5	105,7	107,0	105,6	99,5
	4/1982	108,4	113,3	117,1	111,5	99,1
Urologen	4/1978	96,8	94,2	101,1	97,7	99,2
	4/1979	100	100	100	100	100
	4/1980	102,6	103,2	100,7	99,9	100,3
	4/1981	110,1	110,5	104,7	105,6	100,9
	4/1982	121,5	117,4	118,4	108,2	100,5
Allgemein-ärzte	4/1978	126,9	100,0	98,1	103,1	102,3
	4/1979	100	100	100	100	100
	4/1980	96,5	104,6	95,0	98,2	100,2
	4/1981	93,4	106,9	84,8	96,1	100,9
	4/1982	86,1	112,5	76,7	96,4	101,1

Quelle: KVB-Leistungsstatistik

Tabelle A.8.21

Ambulante Operationen (Katalogleistungen) niedergelassener Kassenärzte und beteiligter Krankenhausärzte in Bayern in den vierten Quartalen 1978 bis 1982

Arztgruppe/ Quartal	Leistungen Operationen Katalog 100	Operationen Katalog 101	Operationen Katalog 102	alle Kat.-leistungen
	- Anzahl -			
Niedergelassene Ärzte				
4/1978	13 000	7 898	1 326	22 224
4/1979	14 985	8 409	1 808	25 202
4/1980	17 047	9 055	1 940	28 042
4/1981	19 860	11 131	3 108	34 099
4/1982	22 811	12 749	4 139	39 699
Beteiligte KH-Ärzte				
4/1978	4 205	2 173	536	6 914
4/1979	4 642	2 176	609	7 427
4/1980	4 317	2 067	684	7 068
4/1981	4 412	2 071	754	7 237
4/1982	4 643	2 161	905	7 709
	- Index 4/1980 = 100 -			
Niedergelassene Ärzte				
4/1978	76,3	87,2	68,4	79,3
4/1979	87,9	92,9	93,2	89,9
4/1980	100	100	100	100
4/1981	116,5	122,9	160,2	121,6
4/1982	133,8	140,8	213,4	141,6
Beteiligte KH-Ärzte				
4/1978	97,4	105,1	78,4	97,8
4/1979	107,5	105,3	89,0	105,1
4/1980	100	100	100	100
4/1981	102,2	100,2	110,2	102,4
4/1982	107,6	104,5	132,3	109,1

Quelle: KVB-Häufigkeitsstatistik

Tabelle A.8.22

Ambulante Operationen (Katalogleistungen) der niedergelassenen bayerischen Kassenärzte in den vierten Quartalen 1978 bis 1982 nach Arztgruppen und belegärztlicher Tätigkeit

Arztgruppe	4/1978	4/1979	4/1980	4/1981	4/1982
Chirurgen/ Belegärzte	51,3	56,5	58,5	64,4	73,0
darunter:					
Konstante Gruppe	56,8	62,7	62,0	66,3	70,1
Abgänger	34,3	27,9	44,2	63,1	-
Zugänger	-	79,0	73,8	73,3	92,0
Restgruppe	40,8	39,2	42,8	51,0	73,1
Chirurgen/ Nicht-Belegärzte	55,3	61,5	67,3	77,4	89,5
darunter:					
Konstante Gruppe	57,0	60,0	58,8	64,9	72,6
Abgänger	43,7	44,1	52,1	46,4	-
Zugänger	-	114,4	122,2	117,4	119,8
Restgruppe	68,3	65,9	60,9	71,5	72,2
Frauenärzte/ Belegärzte	12,2	13,7	14,4	14,5	13,7
darunter:					
Konstante Gruppe	10,8	12,9	13,9	14,7	13,9
Abgänger	23,0	25,8	14,7	10,5	-
Zugänger	-	42,6	24,2	19,8	15,7
Restgruppe	15,1	12,1	13,6	11,9	12,4
Frauenärzte/ Nicht-Belegärzte	12,0	14,7	16,5	17,2	19,4
darunter:					
Konstante Gruppe	12,7	14,3	14,8	14,5	14,8
Abgänger	7,51	5,9	4,2	11,8	-
Zugänger	-	15,3	23,7	23,9	28,1
Restgruppe	9,0	21,5	23,2	21,2	24,3
HNO-Ärzte/ Belegärzte	21,3	21,7	21,9	26,6	27,6
darunter:					
Konstante Gruppe	21,0	21,2	22,0	23,4	26,4
Abgänger	18,4	19,1	14,2	21,2	-
Zugänger	-	10,5	11,9	36,5	31,7
Restgruppe	24,9	28,6	27,3	37,9	29,0

(Fortsetzung nächste Seite)

noch Tabelle A.8.22

Arztgruppe	4/1978	4/1979	4/1980	4/1981	4/1982
HNO-Ärzte/ Nicht-Belegärzte	14,1	18,4	14,6	19,8	24,6
darunter:					
Konstante Gruppe	13,1	21,3	15,3	15,2	19,6
Abgänger	13,3	11,5	9,9	.[a]	-
Zugänger	-	30,7	9,2	31,0	31,7
Restgruppe	19,8	8,6	18,2	16,7	22,9
Urologen/ Belegärzte	17,5	19,0	16,9	20,8	27,4
darunter:					
Konstante Gruppe	18,5	18,9	17,2	20,0	24,0
Abgänger	10,0	4,3	0,0	-	-
Zugänger	-	0,0	12,8	28,6	27,4
Restgruppe	15,4	28,2	20,7	21,5	44,8
Urologen/ Nicht-Belegärzte	28,5	28,0	33,0	36,2	43,3
darunter:					
Konstante Gruppe	26,9	25,5	29,3	30,8	35,4
Abgänger	39,1	34,8	28,0	39,3	-
Zugänger	-	59,0	45,2	47,7	61,3
Restgruppe	31,1	18,7	45,3	45,8	41,2

[a] keine Zahlenangabe wegen zu geringer Arztzahl

Quelle: KVB-Längsschnittdaten

Tabelle A.8.23

Anteil der ambulanten Operationen an den gesamten Operationen (Katalogleistungen) der niedergelassenen bayerischen Kassenärzte in den vierten Quartalen 1978 bis 1982 nach Arztgruppen (in %)

Arztgruppe	4/1978	4/1979	4/1980	4/1981	4/1982
Ärzte insgesamt	30,3	32,8	35,0	38,2	41,2
Konstante Gruppe	29,4	31,3	33,0	34,5	36,2
Abgänger	38,8	43,0	42,4	46,0	-
Zugänger	-	44,7	49,4	54,9	57,4
Restgruppe	30,1	33,8	34,8	36,0	38,1
Chirurgen	48,5	53,0	54,5	54,4	59,0
Konstante Gruppe	46,4	50,4	49,6	48,4	50,5
Abgänger	48,6	47,3	49,2	61,7	-
Zugänger	-	73,0	71,2	73,1	78,6
Restgruppe	60,9	65,6	68,7	60,8	62,9
Frauenärzte	19,4	22,4	24,9	25,4	27,3
Konstante Gruppe	19,1	22,0	23,7	24,0	24,5
Abgänger	35,0	43,5	31,6	29,1	-
Zugänger	-	26,7	37,5	39,8	45,9
Restgruppe	16,8	20,6	22,9	20,4	20,6
HNO-Ärzte	16,5	17,9	17,7	20,9	21,8
Konstante Gruppe	16,1	17,3	17,8	19,4	21,3
Abgänger	14,2	17,4	13,1	19,4	-
Zugänger	-	14,2	9,5	22,6	20,8
Restgruppe	20,1	22,4	22,3	26,6	26,5
Urologen	34,4	35,4	39,1	41,1	44,4
Konstante Gruppe	34,0	32,5	35,1	36,0	37,4
Abgänger	38,2	35,1	50,0	100,0	-
Zugänger	-	64,6	52,0	48,8	58,7
Restgruppe	33,5	46,7	54,5	61,9	57,6

Quelle: KVB-Längsschnittdaten

Tabelle A.8.24

Anteil der ambulanten Operationen an den gesamten Operationen (Katalogleistungen) der niedergelassenen bayerischen Belegarztpraxen in den vierten Quartalen 1978 bis 1982 nach Arztgruppen (in %)

Arztgruppe	4/1978	4/1979	4/1980	4/1981	4/1982
Chirurgen	35,0	38,6	39,1	37,4	41,1
Konstante Gruppe	35,3	39,7	39,1	37,7	39,5
Abgänger	25,2	19,1	27,5	32,2	-
Zugänger	-	34,7	36,3	36,2	42,3
Restgruppe	44,3	46,9	47,7	36,4	49,7
Frauenärzte	12,4	13,5	14,2	14,0	13,9
Konstante Gruppe	10,9	12,7	13,9	14,4	14,2
Abgänger	27,9	37,6	26,3	21,7	-
Zugänger	-	17,5	15,3	14,2	13,2
Restgruppe	15,2	12,4	14,3	12,2	13,4
HNO-Ärzte	15,8	16,8	16,9	19,8	20,2
Konstante Gruppe	15,7	16,4	17,2	18,7	20,5
Abgänger	11,8	15,0	11,9	18,3	-
Zugänger	-	8,4	7,8	20,2	18,2
Restgruppe	19,8	21,9	20,7	25,2	21,9
Urologen	18,5	19,0	17,6	19,4	22,5
Konstante Gruppe	18,8	18,0	17,6	19,1	20,3
Abgänger	10,8	4,9	0,0	0,0	-
Zugänger	-	0,0	7,2	13,8	14,1
Restgruppe	23,1	40,4	27,5	34,2	46,0

Quelle: KVB-Längsschnittdaten

Tabelle A.8.25

Entwicklung der Anzahl ambulanter Operationen (Katalogleistungen) im Erfassungsbereich der KBV-Frequenzstatistik 1980 bis 1982

	1980	1981	1982
- KV Bayerns -			
Leistungen Katalog 100	87 619	99 749	109 673
Leistungen Katalog 101	46 029	51 809	57 675
Leistungen Katalog 102	10 890	13 633	17 790
alle Katalogleistungen	144 538	165 191	185 138
- Übrige KVen der Frequenzstatistik -			
Leistungen Katalog 100	168 959	299 480	321 243
Leistungen Katalog 101	209 683	231 605	254 614
Leistungen Katalog 102	58 689	65 402	75 979
alle Katalogleistungen	536 731	596 487	651 836
- Frequenzstatistik insgesamt -			
Leistungen Katalog 100	356 578	399 229	430 916
Leistungen Katalog 101	255 712	283 414	312 289
Leistungen Katalog 102	68 979	79 035	93 769
alle Katalogleistungen	681 269	761 678	836 974

Quelle: KBV-Frequenzstatistik

Tabelle A.8.26

Index der Entwicklung ambulanter Operationen (Katalogleistungen) in Bayern und im Erfassungsbereich der KBV-Frequenzstatistik 1980 bis 1982 (1980 = 100)

	Anzahl ambulante Katalogleistungen					
	absolut			je Fall		
	1980	1981	1982	1980	1981	1982
- KBV-Frequenzstatistik insgesamt -						
Leistungen Katalog 100	100	112,0	120,8	100	107,7	114,5
Leistungen Katalog 101	100	110,8	122,1	100	106,6	115,8
Leistungen Katalog 102	100	114,6	135,9	100	110,2	128,8
alle Katalogleistungen	100	111,8	122,9	100	107,5	116,5
- KBV-Frequenzstatistik ohne Bayern -						
Leistungen Katalog 100	100	111,3	119,4	-	-	-
Leistungen Katalog 101	100	110,5	121,4	-	-	-
Leistungen Katalog 102	100	112,6	130,8	-	-	-
alle Katalogleistungen	100	111,1	121,4	-	-	-
- Bayern gem. KVB-Häufigkeitsdaten -						
Leistungen Katalog 100	100	114,6	126,6	100	113,4	125,4
Leistungen Katalog 101	100	112,9	125,9	100	111,8	124,7
Leistungen Katalog 102	100	125,2	163,8	100	124,0	162,4
alle Katalogleistungen	100	114,8	129,2	100	113,7	128,0
- Bayern gem. KBV-Frequenzstatistik -						
Leistungen Katalog 100	100	113,8	125,2	-	-	-
Leistungen Katalog 101	100	112,6	125,3	-	-	-
Leistungen Katalog 102	100	125,2	163,4	-	-	-
alle Katalogleistungen	100	114,3	128,1	-	-	-

Quellen: Eigene Berechnungen nach KBV-Frequenzstatistik und KVB-Häufigkeitsdaten; fallbezogene Angaben aus KBV-Frequenzstatistik zit. nach Flatten und Kriedel (1985)

Tabelle A.8.27

Entwicklung der Katalogleistungen zu BMÄ Nr. 100[a] im Erfassungsbereich der KBV-Frequenzstatistik in den Jahren 1980 bis 1982

BMÄ Nr.	Anzahl 1980		Anzahl 1982		Veränderung 1980/82 absolut		Veränderung 1980/82 prozentual		Anteil ambul. Leistungen(%)	
	amb.	stat.	amb.	stat.	amb.	stat.	amb.	stat.	1980	1982
Katalog 100 insges.[a]	317 423	230 486	368 423	244 692	51 000	14 206	16,1	6,2	57,9	60,1
- BMÄ-Nummern mit größter ambulanter Leistungszunahme -										
2430	34 479	2 261	39 924	2 321	5 445	60	15,8	2,7	93,8	94,5
2005	38 006	1 238	43 408	1 407	5 402	119	14,2	9,2	96,7	96,9
325	22 410	1 348	26 688	1 187	4 278	-161	19,1	-11,9	94,3	95,9
2065	3 736	148	7 543	261	3 807	113	101,9	76,4	96,2	96,7
1713	3 914	3 132	7 495	4 393	3 581	1 261	91,5	40,3	55,5	63,0
1795	1 253	959	4 621	1 579	3 368	620	268,8	64,7	56,6	74,5
2381	6 564	1 130	9 472	1 397	2 908	267	44,3	23,6	85,3	87,1
757	8 316	14	10 872	38	2 556	24	30,7	171,4	99,8	99,7
2010	18 061	544	20 453	733	2 392	189	13,2	34,7	97,1	96,5
1085	33 281	53	35 594	100	2 313	37	6,9	58,7	99,8	99,7
Summe	170 020	10 887	206 070	13 416	36 050	2 529	21,2	23,2	94,0	93,9
- BMÄ-Nummern mit größter stationärer Leistungsabnahme -										
1493	10 455	83 092	10 501	81 012	46	-2 080	0,4	- 2,5	11,2	11,5
1086	4 825	6 518	4 619	5 029	- 206	-1 489	- 4,3	-22,8	42,5	47,9
1050	7 877	21 600	3 974	20 641	-3 903	- 959	-49,5	- 4,4	26,7	16,1
1501	724	5 761	764	5 289	40	- 472	5,5	- 8,2	11,2	12,6
1741	6 956	4 506	9 342	4 338	2 386	- 168	34,3	- 3,7	60,7	68,3
325	22 410	1 348	26 688	1 187	4 278	- 161	19,1	-11,9	94,3	95,9
1112	2 909	669	2 769	524	- 140	- 145	- 4,8	-21,7	81,3	84,1
3220	617	250	654	129	37	- 121	6,0	-48,4	71,2	83,5
307	6 210	1 043	6 299	928	89	- 115	1,4	-11,0	85,6	87,2
Summe	64 050	125 542	66 857	119 715	2 807	-5 827	4,4	- 4,6	33,8	35,8

[a] nur Leistungen, die bei ambulanter und stationärer kassenärztlicher Behandlung abrechnungsfähig sind

Quelle: KBV-Frequenzstatistik

Tabelle A.8.28

Entwicklung der Katalogleistungen zu BMÄ Nr. 101 im Erfassungsbereich der KBV-Frequenzstatistik in den Jahren 1980 bis 1982

BMÄ Nr.	Anzahl 1980		Anzahl 1982		Veränderung 1980/82 absolut		Veränderung 1980/82 prozentual		Anteil ambul. Leistungen(%)	
	amb.	stat.	amb.	stat.	amb.	stat.	amb.	stat.	1980	1982
Katalog 101 insgesamt	255 712	274 202	312 290	263 962	56 578	-10 240	22,1	3,7	48,3	54,2
- BMÄ-Nummern mit größter ambulanter Leistungszunahme -										
2404	69 756	8 056	85 340	8 198	15 584	142	22,3	1,8	89,6	91,2
2666	15 706	5 195	25 367	5 662	9 661	467	61,5	9,0	75,1	81,8
2667	12 918	2 870	19 635	3 850	6 717	980	52,0	34,1	81,8	83,6
1052	20 195	18 713	24 410	17 909	4 215	- 804	20,9	- 4,3	51,9	57,7
1104	44 018	44 138	46 377	40 076	2 359	- 4 062	5,4	- 9,2	49,9	53,6
2670	2 722	115	4 512	160	1 790	45	65,8	39,1	95,9	96,6
3300	572	480	1 848	1 337	1 276	857	223,1	178,5	54,4	58,0
2040	2 054	29	3 217	51	1 163	22	56,6	75,9	98,6	98,4
2081	1 057	114	2 191	208	1 134	94	107,3	82,5	90,3	91,3
1141	2 766	2 323	3 703	2 298	937	- 25	33,9	- 1,1	54,4	61,7
Summe	171 764	82 033	216 600	79 749	44 836	- 2 284	26,1	- 2,8	67,7	73,1
- BMÄ-Nummern mit größter stationärer Leistungsabnahme -										
1500	604	68 068	533	79 300	-71	- 6 768	-11,8	- 7,9	0,7	0,7
1104	44 018	44 138	46 377	46 076	2 359	- 4 062	5,4	- 9,2	49,9	53,6
1446	344	8 811	267	6 609	-77	- 2 202	-22,4	-25,0	3,8	3,9
1052	20 195	18 713	24 410	17 909	4 215	- 804	20,9	- 4,3	51,9	57,7
1635	514	1 403	504	928	-10	- 475	- 1,9	-33,9	26,8	35,2
2250	1 966	2 496	2 304	2 108	338	- 388	17,2	-15,5	44,1	52,2
3240	2 458	1 156	3 085	864	627	- 292	25,5	-25,3	68,0	78,1
1445	73	616	62	350	-11	- 266	-15,1	-43,2	10,6	15,0
1044	876	36 537	1 085	36 282	209	- 255	23,9	- 0,7	2,3	2,9
2051	8 425	910	9 107	733	682	- 177	8,1	-19,5	90,3	92,6
Summe	79 473	200 848	87 734	185 159	8 261	-15 689	10,4	- 7,5	28,4	32,1

Quelle: KBV-Frequenzstatistik

Tabelle A.8.29

Entwicklung der Katalogleistungen zu BMÄ Nr. 102 im Erfassungsbereich der KBV-Frequenzstatistik in den Jahren 1980 bis 1982

BMÄ Nr.	Anzahl 1980		Anzahl 1982		Veränderung 1980/82 absolut		Veränderung 1980/82 prozentual		Anteil ambul. Leistungen(%)	
	amb.	stat.	amb.	stat.	amb.	stat.	amb.	stat.	1980	1982
Katalog 102 insgesamt	68 979	150 464	93 769	156 828	24 790	6 364	35,9	4,2	31,4	37,4
- BMÄ-Nummern mit größter ambulanter Leistungszunahme -										
1365	8 404	2 789	13 474	3 218	5 070	429	60,3	15,4	75,1	80,7
2664	6 429	995	11 144	1 192	4 715	197	73,3	19,8	86,6	90,3
2671	7 155	202	10 222	286	3 067	84	42,9	41,6	97,3	97,3
2070	1 051	573	2 058	869	1 007	290	95,8	51,7	64,7	70,3
678	4 826	371	5 797	359	971	- 12	20,1	- 3,2	92,9	94,2
2882	565	4 027	1 404	3 580	839	- 447	148,5	-11,1	12,3	28,2
2081	3 652	3 765	4 454	3 472	802	- 293	22,0	- 7,8	49,2	56,2
1366	996	573	1 763	1 056	767	483	77,0	84,3	63,5	62,5
1156	556	4 876	1 235	6 105	679	1 229	122,1	25,2	10,2	16,8
3285	1 491	7 089	2 161	6 427	670	- 662	44,9	- 9,3	17,4	25,2
Summe	35 125	25 260	53 712	26 564	18 587	1 304	52,9	5,2	58,2	66,9
- BMÄ-Nummern mit größter stationärer Leistungsabnahme -										
1486	318	7 253	595	6 179	277	-1 074	87,1	-14,8	4,2	8,8
1127	3	6 280	7	5 618	4	- 662	133,3	-10,5	0,0	0,1
3285	1 491	7 098	2 161	6 427	670	- 662	44,9	- 9,3	17,4	25,2
1350	28	12 174	54	11 565	26	- 609	92,9	- 5,0	0,2	0,5
2882	565	4 027	1 404	3 580	839	- 447	148,5	-11,1	12,3	28,2
1488	90	986	61	638	-29	- 348	-32,2	-35,3	8,4	8,7
2297	553	2 843	745	2 517	192	- 326	34,7	-11,4	16,3	22,8
1756	5 244	2 172	5 618	1 865	374	- 307	7,1	-14,1	70,7	75,1
2081	3 652	3 765	4 454	3 472	802	- 293	-22,0	- 7,8	49,2	56,2
3283	360	1 675	490	1 432	130	- 243	36,1	-14,5	17,7	25,5
Summe	12 304	48 254	15 539	43 293	3 285	-4 971	26,7	-10,3	20,3	26,5

Quelle: KBV-Frequenzstatistik

Kapitel 9

Finanzentwicklung der RVO - Kassen

Reiner Leidl

Kapitel 9

[illegible]

[illegible]

Gliederung

9. Finanzentwicklung der RVO-Kassen

9.1 Evaluation der Finanzentwicklung der RVO-Kassen

Mit der Beschreibung und Analyse der finanziellen Entwicklung in den RVO-Kassen behandelt dieses Kapitel einen zentralen ökonomischen Teil aus dem Kosmos der Wirkungsdimensionen des Bayern-Vertrags. Besondere Bedeutung erhält dieser Teil, weil er Wirksamkeiten sowohl hinsichtlich der kostendämpfungspolitischen als auch der strukturpolitischen Ziele des Vertrages (vgl. Kapitel 1.1) untersucht.

Kostendämpfungspolitisches Ziel des Bayern-Vertrags ist es, "die Kostenentwicklung im Gesundheitswesen in angemessenen, gesamtwirtschaftlich vertretbaren Grenzen zu halten". Quantitative Indikatoren, an denen ein Erreichen dieses Ziels zu messen wäre, enthält der Vertragstext nicht; er nennt lediglich einen Richtwert für die kassenärztliche Gesamtvergütung[1)] (vgl. Kapitel 3.3.6). Im Rahmen der einnahmenorientierten Ausgabenpolitik kann aber die Beitragssatzstabilität als ein langfristiges Ziel der Selbstverwaltungspolitik gelten[2)]. Bei einer ständigen Verteuerung der Gesundheitsversorgung[3)] würde allerdings die kostendämpfungspolitische Zielsetzung stabiler Beitragssätze auf lange Sicht faktisch eine Reduktion der realen Ausgabenniveaus bedeuten.

Die strukturpolitischen Intentionen des Bayern-Vertrags zielen auf die Stärkung des ambulant-ärztlichen Bereichs und die Reduktion der von niedergelassenen Ärzten verordneten Versorgungsleistungen, insbesondere der Krankenhauspflege. Diese strukturellen Zielsetzungen sind auch als ein zentrales Element bei der Verfolgung der kostendämpfungspolitischen Zielsetzungen des Vertrages zu sehen: Mit der Stärkung der ambulanten Versorgung sollen kostenintensive durch kostengünstige Behandlungsformen substituiert werden, sollen Effizienzsteigerungen in der Gesamtversorgung ein gleiches Versorgungsniveau bei geringerem Ressourcenaufwand ermöglichen. Doch auch die strukturpolitischen Intentionen bezüglich der Ausgabenentwicklung werden im Vertragstext nicht operational gefaßt.

Die folgenden Untersuchungen behandeln nicht "die Kostenentwicklung im Gesundheitswesen" allgemein, sondern beschränken sich auf jene Kosten, die im Zentrum des Bayern-Vertrags standen, nämlich auf die

Ausgaben der RVO-Kassen. Nach einem Überblick über die Kriterien der Untersuchung von Vertragseffekten auf die Ausgabenentwicklung folgt eine Analyse der Struktur der Ausgabenentwicklung in den RVO-Krankenkassen. Der dritte Abschnitt des Kapitels widmet sich dem Vergleich von Einnahmen- und Ausgabenentwicklung. In einem Anhang wird die Entwicklung der Versichertenpopulationen in den RVO-Kassen auf ihren möglichen Einfluß auf das Ausgabengeschehen untersucht.

9.2 Ausgabenentwicklung

Dieser Abschnitt beschäftigt sich mit den Leistungsausgaben der Kassen insgesamt wie auch mit Ausgaben für einzelne Leistungsbereiche. Die Verwendung monetärer Größen ermöglicht dabei die Verrechnung von Entwicklungen in verschiedenen Leistungsbereichen und schafft auch die Voraussetzung

- für eine Aggregation der Leistungsbereiche, insbesondere der Bayern-Vertrags-Sparzielzonen, die Krankenhauspflege, Arzneimittel und physikalische Therapie einschließen, und der Bayern-Vertrags-Leistungsbereiche, die Sparzielzonen und ambulant-ärztliche Leistungen umfassen,
- sowie für Vergleiche, etwa der Entwicklung der Ausgaben in den Bayern-Vertrags-Leistungsbereichen und für Leistungen insgesamt.

Die Beschreibung von Effekten mit monetären Indikatoren läßt jedoch keine Aussagen über die im Vertrag genannte Zielsetzung einer uneingeschränkten Erhaltung der medizinischen Versorgungsqualität zu.

Hinsichtlich der Intentionen des Bayern-Vertrags wird die Ausgabenentwicklung auf vielfältige Weise untersucht. Zu den auch in anderen Studienteilen verwendeten Methoden der Untersuchung einzelner Ausgabenbereiche (wie der Vorher/Nachher-Vergleich oder der Bayern/Bund-Vergleich[4)]; vgl. Kapitel 2) kommen hier Untersuchungskriterien hinzu, die sich mit der Entwicklung der Ausgabenstrukturen beschäftigen und diese mit den strukturellen Intentionen des Bayern-Vertrages in Beziehung setzen. Einige zentrale Kriterien werden im folgenden immer wieder verwendet:

- der Vergleich der Entwicklung der Ausgaben für ambulant-ärztliche Leistungen und für Leistungen in den Bayern-Vertrags-Sparzielzonen, der z.B. gemäß den vertraglichen Intentionen im Vergleich zwischen Regionen oder Zeiträumen dann einen höheren Ausgabenanstieg im Bereich ambulant-ärztliche Leistungen ausweisen könnte, wenn der Ausgabenanstieg in den Sparzielzonen entsprechend geringer ausfällt;

- der Vergleich der Entwicklung der Ausgaben in den Bayern-Vertrags-Sparzielzonen bzw. den Bayern-Vertrags-Leistungsbereichen und für Leistungen insgesamt, der den expansiven Beitrag der im Vertrag erfaßten Bereiche zu den gesamten Leistungsausgaben beschreibt,
- und der Vergleich einzelner Leistungsbereiche, insbesondere der Bereiche Krankenhaus und ambulant-ärzliche Leistungen, welcher die finanzielle Effekivität in einzelnen Zielbereichen komparativ erfaßt.

Wie die folgenden Beispiele zeigen, ist jedoch bei der Umsetzung der strukturellen Intentionen des Bayern-Vertrags in finanzielle Effektivitätskriterien eine gewisse Vorsicht geboten (was die Operationalisierung von Zielsetzungen wie auch die Interpretation der Ergebnisse betreffen kann): Wenn etwa eine Reduktion im Krankenhausbereich mit vermehrter medikamentöser Therapie einhergeht, könnten die Ausgaben für stationäre Pflege auch mit der Summe der Ausgaben für ambulant-ärztliche Leistungen und Arzneimittel verglichen werden; oder wenn die Entwicklung des Ausgabenanteils der Bayern-Vertrags-Leistungsbereiche untersucht wird, könnte dessen Verringerung auch durch eine Erhöhung der Ausgaben für übrige Leistungen (im schlimmsten Fall für das Sterbegeld) erreicht worden sein.

Unschärfen in der Abbildung der vertraglichen Zielsetzungen in den Untersuchungskriterien sprechen dafür, in der Evaluation der finanziellen Auswirkungen keine einzelnen Vergleiche, sondern eine ganze Reihe von Evidenzen zu verwenden. Hinzu kommt ein weiterer Aspekt: Durch zusätzliche Differenzierungskriterien - wie etwa der finanziellen Entwicklung innerhalb einzelner RVO-Kassen oder innerhalb von Versichertengruppen einer Kasse - läßt sich die Zahl der im Leistungsquerschnitt und hinsichtlich ihrer Absolutwerte, ihres Wachstums, ihrer absoluten Zunahmen, ihrer Indexwerte und ihrer Strukturanteile zu vergleichenden Ausgaben mit Leichtigkeit in nicht mehr überschaubare Dimensionen treiben. Diese Vielfalt zeigt die Relativität von Aussagen, die auf Einzelvergleichen beruhen. Zugleich erzwingt dies Beschränkungen in der Analyse wie in der Darstellung.

Daher wird hier im wesentlichen deduktiv vorgegangen: Zunächst werden Gesamtentwicklungen untersucht, dann Teilbereiche (wie einzelne Kassenarten oder Versichertengruppen) ausdifferenziert. Zum einen werden damit Hypothesen zur unterschiedlichen Wirksamkeit des Bayern-Vertrags in einzelnen Teilbereichen geprüft; zum anderen wird ein umfassender Überblick über die Finanzentwicklung in den vertragsrelevanten Bereichen versucht. In solch einem umfassenden Bild der Finanzentwicklung lassen sich abweichende Evaluationsergebnisse in einzelnen Teilbereichen - im Unterschied zum Ansatz des Einzelvergleichs, der nach einer spezifischen Erklärung sucht - auch in einem statistischen Sinn als zufällige Abweichungen einzelner Evaluationsergebnisse aus einer Gesamtverteilung der Effektivitäten interpretieren. Darüber hinaus soll die systematische Aufbereitung des Materials dem Leser auch Prüfungen mit eigenen Vergleichskriterien ermöglichen.

Die technische Operationalisierung der Ausgabenbereiche in den betreffenden Kontenpositionen der KJ1-Abrechnungen der RVO-Krankenkassen entspricht im wesentlichen derjenigen, die im Kapitel 8 beschrieben wurde.[5] Im folgenden wird die Ausgabenentwicklung für die Leistungsausgaben insgesamt untersucht, dann nach den einzelnen Leistungsbereichen differenziert. Zwei weitere Abschnitte beschäftigen sich mit einer detaillierten Analyse der jährlichen Entwicklung und der aus den einzelnen Entwicklungen resultierenden Ausgabenstruktur der Leistungsbereiche.

9.2.1 Die Entwicklung der Leistungsausgaben in den RVO-Kassen

Die gesamten Leistungsausgaben der RVO-Kassen[6] betrugen 1983 in Bayern etwa 10,8 Milliarden DM, pro Gesamtmitglied waren das knapp über 2.400 DM. Das Wachstum der Leistungsausgaben lag von 1979 bis 1983 in allen RVO-Kassen in Bayern immer höher als im Bundesgebiet, aber - mit Ausnahme der Landwirtschaftlichen Kassen - auch immer niedriger als im vor dem Bayern-Vertrag liegenden Vergleichszeitraum 1975 bis 1979 (siehe Tabelle A.9.1). Dabei gibt es charakteristische Niveauunterschiede zwischen Bayern und dem Bundesgebiet wie auch zwischen einzelnen Kassenarten (siehe Abbildung 9.1 und Tabelle A.9.2 und A.9.3).

Regionale Niveauunterschiede: 1983 lagen die mitgliederbezogenen Leistungsausgaben der bayerischen RVO-Kassen jeweils etwa 10% unter dem entsprechenden Bundesniveau; bei den Leistungen insgesamt betrug die absolute Differenz DM 264. Von 1979 bis 1983 hatten sich diese Niveauunterschiede nur unwesentlich verringert, nämlich um 7 DM, die Streuung der Ausgabenniveaus zwischen den einzelnen RVO-Kassenarten aber hatte zugenommen (vgl. Tabelle A.9.3).

Unterschiede zwischen einzelnen RVO-Kassenarten: Das jeweils höchste Ausgabenniveau je Gesamtmitglied findet sich bei den Betriebskrankenkassen (deren Wert jedoch eine gewisse Unschärfe aufweist[7])), gefolgt von den Ortskrankenkassen, deren Werte von den Landwirtschaftlichen Kassen allerdings 1983 fast erreicht wurden; das niedrigste Ausgabenniveau haben die Innungskrankenkassen. Solche deutlichen Niveauunterschiede zwischen den RVO-Kassenarten sind analog auch im Bundesgebiet zu finden.

Abbildung 9.1

Entwicklung der Leistungsausgaben je Gesamtmitglied in den RVO-Kassen, 1975 bis 1983

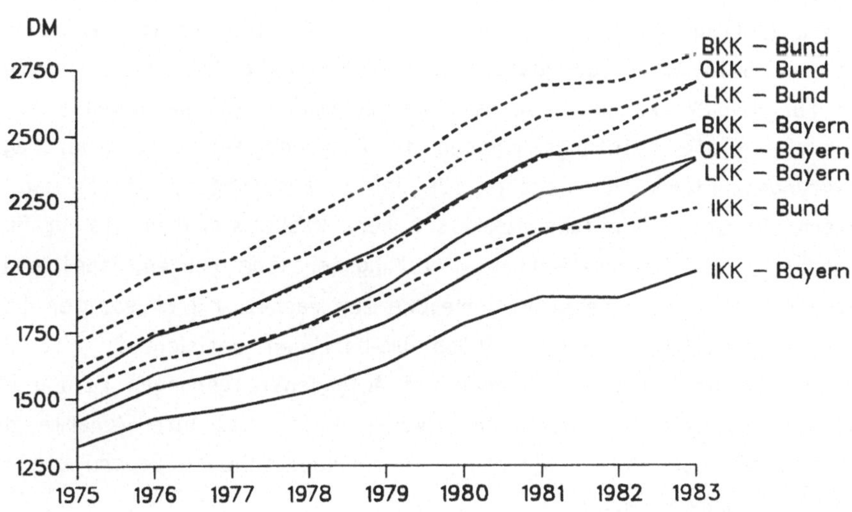

Quellen: Eigene Berechnungen nach BMA (Hrsg.), Die gesetzliche Krankenversicherung in der Bundesrepublik, verschiedene Jahrgänge; Angaben der LKK Oberbayern

Im jährlichen Verlauf ergibt sich trotz der vielfältigen Niveauunterschiede ein ziemlich regelmäßiges Entwicklungsmuster, dessen Grundstruktur bereits 1975 vorhanden war (siehe Abbildung 9.1). Die Ausgabenentwicklung verläuft seit 1975 kontinuierlich und weist 1982, dem Jahr der zweiten Kostendämpfungswelle (vgl. Kapitel 10.1.1), in den RVO-Kassen - mit Ausnahme der Landwirtschaftlichen Kassen[8] - einen Bruch im Ausgabenanstieg aus. Dieser Strukturbruch fällt bei den Ortskrankenkassen, insbesondere beim bayerischen Landesverband weniger deutlich aus als bei den Betriebs- und Innungskrankenkassen (vgl. auch Tabelle A.9.1).

Die jährlichen Wachstumsraten der Leistungsausgaben zeigen deutliche Schwankungen um die aus der Grafik sichtbaren Trends, deren zyklisches Muster in allen RVO-Kassenarten und in Bayern wie im Bundesgebiet gleich verläuft (jedoch nicht parallell zur Sozialproduktsentwicklung; vgl. Kapitel 1, Tabelle 1.1). Die Leistungsausgaben wiesen 1977 und 1982 ein Wachstumsminimum auf; die höchsten Wachstumsraten gab es 1980; die Jahre 1981 und 1982 wiederum waren in Bayern wie im Bundesgebiet eine Phase abnehmender Wachstumsraten.

RVO-Kassen insgesamt: Die gleiche Entwicklung - ein verglichen mit dem Bundesgebiet stärkerer Anstieg in Bayern, der nach Abschluß des Bayern-Vertrags geringer ausfällt als im Vergleichszeitraum davor - ist auch beim mitgliedergewichteten Durchschnitt der Leistungsausgaben für die RVO-Kassen insgesamt festzustellen (siehe Tabelle 9.1). Trennt man die Leistungsausgaben in Ausgaben für Bayern-Vertrags-Leistungsbereiche und Ausgaben für übrige Leistungen, erhält man in Bayern für beide Bereiche jeweils höhere Wachstumsraten als im Bundesgebiet. Die Bayern-Vertrags-Leistungsbereiche trugen dabei stärker als die übrigen Leistungsbereiche zum Wachstum der gesamten Leistungsausgaben bei. In absoluten DM-Beträgen betrachtet, ist die größere Zunahme in Bayern jedoch auf Ausgabensteigerungen in den übrigen Leistungen zurückzuführen, während die absolute Zunahme der Ausgaben für die Bayern-Vertrags-Leistungsbereiche in Bayern kleiner war als im Bundesgebiet.

Tabelle 9.1

Ausgabenentwicklung je Gesamtmitglied in den RVO-Kassen, 1979 bis 1983
- Leistungen insgesamt, Bayern-Vertrags-Leistungsbereiche, übrige Leistungen, absolute Angaben in DM, prozentuale Angaben -

Jahr	Bayern	Bundesgebiet	Abweichung Bayern/ Bundesgebiet
	- Leistungen insgesamt -		
1975	1 464,82 DM	1 712,34 DM	-247,52 DM (-14,5%)
1979	1 924,75 DM	2 195,60 DM	-270,85 DM (-12,3%)
1983	2 410,26 DM	2 674,37 DM	-264,11 DM (- 9,9%)
1975-1979	+459,93 DM (+ 31,4 %)	+483,26 DM (+ 28,2 %)	
1979-1983	+485,51 DM (+ 25,2 %)	+478,77 DM (+ 21,8 %)	
	- Bayern-Vertrags-Leistungsbereiche -		
1975	948,79 DM	1 146,38 DM	-197,59 DM (-17,2%)
1979	1 215,00 DM	1 451,65 DM	-236,65 DM (-16,3%)
1983	1 576,78 DM	1 833,08 DM	-256,30 DM (-14,0%)
1975-1979	+266,21 DM (+ 28,1 %)	+305,27 DM (+ 26,6 %)	
1979-1983	+361,78 DM (+ 29,8 %)	+381,43 DM (+ 26,3 %)	
	- übrige Leistungen -		
1975	516,03 DM	565,96 DM	-49,93 DM (-8,8%)
1979	709,75 DM	743,95 DM	-34,20 DM (-4,6%)
1983	833,48 DM	841,29 DM	- 7,81 DM (-0,9%)
1975-1979	+193,72 DM (+ 37,5 %)	+177,99 DM (+ 31,5 %)	
1979-1983	+123,73 DM (+ 17,4 %)	+ 97,34 DM (+ 13,1 %)	

Quellen: Eigene Berechnungen nach BMA (Hrsg.), Die gesetzliche Krankenversicherung in der Bundesrepublik Deutschland, verschiedene Jahrgänge; BdO (Hrsg.), Statistik der Ortskrankenkassen in der Bundesrepublik Deutschland 1983; BdB (Hrsg.), Die Betriebskrankenkassen im Jahre 1983; Angaben des Landesverbands der IKK Bayerns sowie der LKK Oberbayern

9.2.2 Gesamtentwicklung der Ausgaben im Leistungsquerschnitt (1979-1983)

9.2.2.1 Der Leistungsquerschnitt in den RVO-Kassen

Von 1979 bis 1983 blieb in den einzelnen Leistungsbereichen - bei unterschiedlichen Ausgangs- bzw. Entwicklungsniveaus (vgl. Tabelle A.9.3) - in Bayern und im Bundesgebiet sowie in den einzelnen RVO-Kassenarten ein ähnliches Entwicklungsmuster wie bei den Leistungsausgaben insgesamt erhalten. Im Querschnitt der Leistungsbereiche läßt sich die Ausgabenentwicklung wie folgt charakterisieren (vgl. Tabelle 9.2):

- Die Ausgaben je Gesamtmitglied für ärztliche Leistungen, Krankenhauspflege und Arzneimittel stiegen während dieser Jahre in Bayern schneller als im Bundesgebiet[9]. Die bayerischen Ausgaben wuchsen in allen drei Leistungsbereichen etwa in der gleichen Größenordnung an. Die Ausgaben für physikalische Therapie hingegen stiegen nur geringfügig.
- Der in Bayern am stärksten expandierende Ausgabenbereich war die Krankenhauspflege, gefolgt von den Arzneimitteln; bei beiden lag der Ausgabenanstieg deutlich über dem für Leistungen insgesamt. Weniger als in diesen beiden Sparzielzonen wuchsen die Ausgaben für ambulant-ärztliche Leistungen. Mit Ausnahme der physikalischen Therapie stiegen die Ausgaben für alle Bayern-Vertrags-Leistungsbereiche schneller an als für die Leistungen insgesamt.
- Unterschiede zwischen Bayern und dem Bundesgebiet ergaben sich vor allem hinsichtlich der Geschwindigkeit des Wachstums in den einzelnen Ausgabenbereichen. Auch lagen in Bayern die Werte für die Ausgabensteigerungen in den Bereichen Krankenhaus, Arzneimittel und ärztliche Leistungen wesentlich enger zusammen als im Bundesgebiet, und das Ausgabenwachstum war bei den ärztlichen Leistungen in Bayern größer, im Bundesgebiet jedoch kleiner, als bei den Leistungen insgesamt.
- Die absoluten Ausgabenzuwächse (in DM) lagen, was die Krankenhauspflege betrifft, aufgrund von Niveauunterschieden in Bayern jedoch unter den Zunahmen im Bundesgebiet, im Bereich ärztliche Leistungen freilich darüber; die absoluten Ausgabensteigerungen für Arzneimittel waren in den Vergleichsregionen ähnlich groß. Somit ist der in Bayern absolut geringere Ausgabenanstieg in den Bayern-Ver-

Tabelle 9.2

Entwicklung der Ausgaben der RVO-Kassen in Bayern-Vertrags-Leistungsbereichen und für Leistungen insgesamt, 1979 bis 1983 -Wachstumsraten und absoluter Zuwachs der Ausgaben je Gesamtmitglied-

Kasse	Ärzte	Arznei-mittel	Physik. Therapie	Kranken-haus	Leistungen insgesamt
1. Wachstumsraten (in %)					
		- Bayern -			
RVO insgesamt	28,5	30,5	2,6	31,4	25,2
OKK	28,6	31,1	1,4	31,3	25,4
BKK	25,5	28,2	1,8	30,1	21,8
IKK	28,6	25,7	11,2	32,4	21,6
LKK	35,7	33,0	18,7	35,5	34,3
		- Bundesgebiet -			
RVO insgesamt	21,5	25,3	3,7	30,4	21,8
OKK	22,4	26,1	4,0	26,5	22,5
BKK	19,8	24,1	2,0	29,6	19,8
IKK	16,3	21,2	3,5	27,0	17,6
LKK	26,6	30,3	13,1	35,6	31,0
2. Absoluter Zuwachs (in DM)					
		- Bayern -			
RVO insgesamt	94,49	85,92	0,70	180,67	361,78
OKK	93,28	87,34	0,37	181,33	362,32
BKK	96,08	83,17	0,67	177,05	356,97
IKK	79,02	49,41	2,60	140,25	271,28
LKK	117,67	104,53	2,90	215,40	440,50
		- Bundesgebiet -			
RVO insgesamt	82,46	83,64	1,28	214,05	381,43
OKK	84,31	86,27	1,33	222,91	394,82
BKK	85,39	85,35	0,84	207,07	351,65
IKK	54,50	50,64	1,03	151,18	257,35
LKK	104,29	117,82	3,91	243,03	469,05

Quellen: Eigene Berechnungen nach BMA (Hrsg.), Die gesetzliche Krankenversicherung in der Bundesrepublik Deutschland, verschiedene Jahrgänge; BdO (Hrsg.), Statistik der Ortskrankenkassen in der Bundesrepublik Deutschland 1983; BdB (Hrsg.), Die Betriebskrankenkassen im Jahre 1983; Angaben des Landesverbands der IKK Bayerns sowie der LKK Oberbayern

trags-Leistungsbereichen von 1979 bis 1983 insbesondere auf geringere absolute Zunahmen der Ausgaben für Krankenhauspflege zurückzuführen (vgl. Abbildung A.9.2). Zu beachten ist dabei jedoch, daß der Vergleich von absoluten Zunahmen bei deutlichen Niveauunterschieden der Ausgangswerte nicht unproblematisch ist.[10)]

Mit Ausnahme des Vergleichs der absoluten Ausgabenzuwächse zwischen Bayern und dem Bundesgebiet lassen sich in der Ausgabenentwicklung der vertraglich angesprochenen Leistungsbereiche zwischen 1979 und 1983 keine Hinweise auf eine Umsetzung der Vertragsziele finden.

9.2.2.2 Die Entwicklung der Leistungsbereiche im Querschnitt einzelner Versichertengruppen

Innerhalb der Versichertenpopulationen von Krankenkassen (vgl. den Anhang zur Versichertenentwicklung) unterscheiden sich die Ausgabenniveaus zum Teil beträchtlich nach dem Mitgliederstatus: So liegen etwa im Krankenhausbereich die Ausgaben für Rentner gut über dem Doppelten der Ausgaben für Mitglieder (jeweils einschließlich der Familienangehörigen). Zu den unterschiedlichen Ausgabenniveaus der verschiedenen Versichertengruppen kommen unterschiedliche Wachstumsgeschwindigkeiten hinzu; daher werden im folgenden die Ausgabenentwicklungen für verschiedene Versichertengruppen untersucht. Die Vergleiche beschränken sich auf die Ortskrankenkassen (siehe Tabelle 9.3).

Unterschiedlich hohes Ausgabenwachstum in Versichertengruppen: Die Unterteilung der Versichertenpopulation in Rentner und Mitglieder (jeweils einschließlich ihrer Familienangehörigen) zeigt für die Rentner ein schnelleres Ausgabenwachstum; es liegt insgesamt ca. 14% über dem der Mitglieder. Ein gesonderter Ausweis der Mitglieder ohne Familienangehörige ergibt lediglich im Krankenhausbereich eine nennenswerte Differenz (höheres Wachstum).

Unterschiedliche 'Spitzenreiter' im Ausgabenwachstum: In Bayern wuchsen von 1979 bis 1983 bei den Mitgliedern ohne Familienangehörige die Ausgaben für die Krankenhauspflege am schnellsten, einschließlich der Familienangehörigen die Ausgaben für ambulant-ärztliche Leistungen. Bei den Ausgaben für Rentner expandieren am stärksten die Arzneimittel.

Tabelle 9.3

Entwicklung der Ausgaben der Ortskrankenkassen in Bayern-Vertrags-Leistungsbereichen und für Leistungen insgesamt, 1979 bis 1983
- Wachstumsraten und absoluter Zuwachs der Ausgaben für verschiedene Versichertengruppen -

Versicherten-gruppe[a]	Ärzte	Arznei-mittel	Physik. Therapie	Kranken-haus	Leistungen insgesamt
1. Wachstumsraten (in %)					
		- Bayern -			
M je M	24,8	18,1	-2,5	28,0	-[b]
M+F je M	23,9	18,2	-3,0	23,1	16,8
R+F je R	37,0	44,8	12,1	41,6	40,7
(M+F)+(R+F) je (M+R)	28,6	31,1	1,4	31,3	25,4
		- Bundesgebiet -			
M je M	17,9	10,3	-0,4	26,5	-[b]
M+F je M	17,4	12,1	0,2	23,0	13,5
R+F je R	30,5	38,7	12,3	40,1	37,2
(M+F)+(R+F) je (M+R)	22,4	26,1	04,0	30,9	22,5
2. Absoluter Zuwachs (in DM)					
		- Bayern -			
M je M	48,93	22,92	-0,50	79,96	-[b]
M+F je M	70,95	35,23	-0,83	99,36	296,25
R+F je R	143,93	206,87	2,88	370,38	915,28
(M+F)+(R+F) je (M+R)	93,28	87,34	0,37	181,33	488,14
		- Bundesgebiet -			
M je M	39,82	17,66	-0,11	93,72	-[b]
M+F je M	59,91	27,18	0,07	127,28	274,65
R+F je R	132,33	204,13	3,62	413,31	920,11
(M+F)+(R+F) je (M+R)	84,31	86,27	1,32	222,91	494,24

[a] +F bedeutet jeweils einschließlich der Familienangehörigen
[b] wird für Mitglieder ohne Familienangehörige nicht ausgewiesen

Quellen: Eigene Berechnungen nach BdO (Hrsg.), Statistik der Ortskrankenkassen in der Bundesrepublik Deutschland, verschiedene Jahrgänge

Unterschiedliches Wachstum von Ausgabenaggregaten: Für Mitglieder und Familienangehörige liegt das Ausgabenwachstum in den Sparzielzonen insgesamt geringfügig unter dem im Bereich Ärzte, jedoch über dem der Leistungsausgaben insgesamt; bei den Rentnern stiegen die Ausgaben für die Sparzielzonen insgesamt am schnellsten.

Keine qualitative Änderung im Bayern-Bund-Vergleich: Die Ausgabenzunahmen im Bundesgebiet liegen alle deutlich unterhalb der bayerischen Werte, wobei die Differenz bei den ärztlichen Leistungen und den Arzneimitteln immer größer ist als in den anderen Leistungsbereichen oder den Leistungen insgesamt.

Kein Unterschied bei den absoluten Steigerungen: Ein Blick auf die DM-Beträge, die den Ausgabenindizes zugrunde liegen, zeigt - durch den Niveauunterschied der Ausgaben für einzelne Leistungsbereiche - natürlich stark unterschiedliche DM-Zunahmen ähnlich schnell wachsender Leistungsbereiche. Eine Differenzierung nach Versichertengruppen hat jedoch auf die geschilderte Entwicklung der Absolutzunahmen im Leistungsquerschnitt keinen wesentlichen Einfluß (vgl. Tabellen 9.2 und 9.3).

Zusammenfassend lassen sich von 1979 bis 1983 auch in den verschiedenen Versichertengruppen kaum auf die Bayern-Vertrags-Intentionen hinweisende Ausgabenentwicklungen im Querschnitt der Leistungsbereiche finden (Ausnahme: physikalische Therapie); eine weitere Ausnahme bilden die Ausgaben für Mitglieder einschließlich ihrer Familienangehörigen, wo - nur in Bayern - das Wachstum im Krankenhausbereich unter dem im Bereich ärztliche Leistungen liegt.

9.2.3 Die Entwicklung des Leistungsquerschnitts in den einzelnen Jahren

Zur Analyse der jährlichen Ausgabenentwicklung (hier wieder je Gesamtmitglied) werden zunächst die drei - hinsichtlich ihrer Ausgaben - bedeutendsten Bayern-Vertrags-Leistungsbereiche von 1975 bis 1983 untersucht; dies erfolgt exemplarisch an den bayerischen Ortskrankenkassen (siehe Abbildung 9.2).

Abbildung 9.2

Jährliches Ausgabenwachstum wichtiger Bayern-Vertrags-Leistungsbereiche in den bayerischen Ortskrankenkassen, 1976 bis 1983
- Ausgaben je Gesamtmitglied -

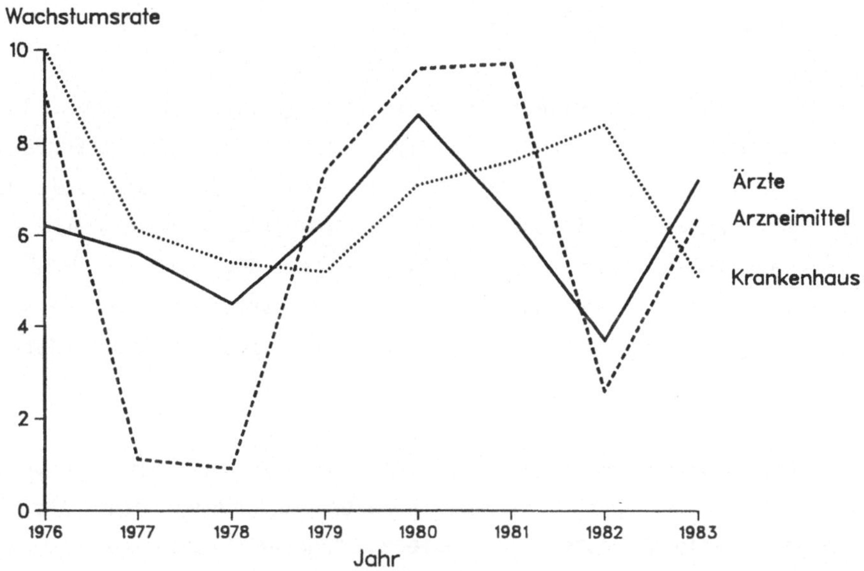

Quellen: BdO (Hrsg.), Statistik der Ortskrankenkassen in der Bundesrepublik Deutschland, verschiedene Jahrgänge (eigene Berechnungen)

In diesem Zeitraum wiesen alle drei Leistungsbereiche ein zyklisches Muster in ihren Wachstumsraten auf; ein entsprechender Entwicklungsverlauf zeigte sich ja auch bei den Leistungsausgaben insgesamt. Die Periodizität, mit der die drei Bereiche fluktuieren, deckt sich jedoch nicht vollständig: Insbesondere die Ausgaben für Krankenhauspflege nahmen 1982 durch ein weiteres Ansteigen gegenüber den Ausgaben für Ärzte und Arzneimittel einen 'antizyklischen' Verlauf. Das Verlaufsmuster entspricht jedoch nur 1979 und 1980 den Bayern-Vertrags-Intentionen (vermehrte ambulante Tätigkeit, verringerte stationäre Tätigkeit); dann findet man eine entgegengesetzte Kombination der Ausgabensteigerungen in den drei Leistungsbereichen. In der Tendenz gilt die antizyklische Entwicklung im Krankenhausbereich gegenüber dem Ausgabenbereich Ärzte für den ganzen Untersuchungszeitraum ab 1975; im Gegensatz dazu wäre die Entwicklung der Ausgaben für Arzneimittel, welche die Entwicklung im Bereich Ärzte verstärkend überlagert, als 'prozyklisch' zu bezeichnen.

Betrachtet man die jährlichen Ausgabensteigerungen in den drei Leistungsbereichen über den gesamten Zeitraum von 1979 bis 1983, so kann man auch von einem abwechselnden 'Vorziehen' einzelner Leistungsbereiche sprechen, was im genannten Zeitraum insgesamt zu einem nahezu gleich hohen Wachstum in allen drei Leistungsbereichen führte; dies läßt sich auch gut an der Indexentwicklung[11)] verfolgen (siehe dazu Tabelle A.9.4).

Einzelne Leistungsbereiche: In allen drei Leistungsbereichen lagen die jährlichen Wachstumsraten in Bayern meist höher als im Bundesgebiet; darunter lagen sie nur im Krankenhausbereich 1979 und 1980. Der Leistungsbereich Physikalische Therapie ist insgesamt als Ausnahme anzusehen; nach anfänglichen Steigerungen wies er 1982 und 1983 Rückgänge bis etwa auf sein Ursprungsniveau auf; das Wachstum war in Bayern insgesamt geringer als im Bundesgebiet (siehe Tabelle 9.4).

Leistungsbereiche im Vergleich: 1979 und 1980 läßt sich in Bayern für Arzneimittel und Ärzte ein höheres Ausgabenwachstum als für Krankenhauspflege feststellen. Diese Struktur kippte ab dem Jahr 1981, in dem - wie im Folgejahr entgegen den vertraglichen Intentionen die Ausgaben für Krankenhauspflege schneller stiegen als für Ärzte, die Ausgaben für Leistungen insgesamt jedoch deutlich zurückgingen. Im Querschnitt der Leistungsbereiche ist das Muster des Ausgabenwachstums im Bundesgebiet ähnlich (ausgenommen die Krankenhausausgaben, die bereits 1980 schneller als die Ausgaben für Ärzte anstiegen).

Ausgabenaggregate im Vergleich: In Bayern lag das Wachstum der Bayern-Vertrags-Sparzielzonen bzw. -Leistungsbereiche 1979 und 1980 unter dem Ausgabenanstieg der Leistungen insgesamt (vgl. Tabelle A.9.5 und für die Absolutwerte A.9.6). Ab 1981 trugen die Ausgabensteigerungen in den Bayern-Vertrags-Leistungsbereichen wie in den Sparzielzonen in Bayern und im Bundesgebiet verstärkt zur Expansion der Leistungsausgaben insgesamt bei.

Sparzielzonen und Bereich Ärzte (siehe Abbildung A.9.6): 1979 und 1980 lag in Bayern das Wachstum der Ausgaben für die Sparzielzonen unter dem für die Ärzte. 1981 und 1982 wies der Bereich Sparzielzonen ein höheres Wachstum auf, 1983 lag er wieder unter dem Bereich Ärzte, aber über den Leistungsausgaben insgesamt.

Tabelle 9.4

Entwicklung der Ausgaben der Ortskrankenkassen in Bayern-Vertrags-Leistungsbereichen und für Leistungen insgesamt, 1979 bis 1983
- Ausgaben je Mitglied für Mitglieder und Rentner jeweils einschließlich Familienangehörige -
- jährliche Wachstumsraten und absoluter Zuwachs -

Jahr	Ärzte	Arzneimittel	Physik. Therapie	Krankenhaus	Leistungen insgesamt
1. Wachstumsraten (in %)					
		- Bayern -			
1979	6,3	7,4	8,4	5,2	8,0
1980	8,6	9,6	6,8	7,1	10,0
1981	6,4	9,7	9,5	7,6	7,5
1982	3,7	2,6	-10,9	8,4	2,0
1983	7,2	6,4	- 2,7	5,1	4,0
		- Bundesgebiet -			
1979	5,8	5,9	12,6	5,8	7,3
1980	6,6	9,4	12,5	8,4	9,7
1981	6,3	7,9	3,0	6,9	6,5
1982	2,7	1,2	-11,9	7,9	1,0
1983	5,3	5,5	1,9	4,8	3,8
2. Absoluter Zuwachs (in DM)					
		- Bayern -			
1979	19,39	19,24	2,01	28,75	141,83
1980	27,99	26,94	1,77	41,26	191,98
1981	22,81	29,72	2,64	46,95	158,99
1982	14,11	8,61	-3,31	56,12	45,34
1983	28,37	22,07	-0,72	37,00	91,83
		- Bundesgebiet -			
1979	20,48	18,28	3,70	39,61	149,27
1980	24,73	31,16	4,14	60,32	213,12
1981	25,30	28,55	1,14	53,70	156,11
1982	11,51	4,65	-4,58	65,58	25,72
1983	22,77	21,91	0,63	43,32	99,30

Quellen: Eigene Berechnungen nach BdO (Hrsg.), Statistik der Ortskrankenkassen in der Bundesrepublik Deutschland, verschiedene Jahrgänge

Zusammenfassend entspricht die jährliche Ausgabenentwicklung in den Jahren 1979 und 1980 - mit geringerem Anstieg in den Sparzielzonen als im Bereich Ärzte - eher den Zielen des Bayern-Vertrags als in den darauffolgenden Jahren.

Exkurs: Unterschiedliches jährliches Wachstum in den einzelnen Versichertengruppen

Verwendet man bei den jährlichen Wachstumsraten Ausgabenwerte unterschiedlicher Versichertengruppen (vgl. Abschnitt 9.2.2.2), ist zu beachten (siehe Tabellen 9.4, A.9.7 - A.9.9):

- Bei den Rentnern liegt nicht nur das Ausgabenniveau, sondern auch das Niveau der jährlichen Wachstumsraten generell über demjenigen der Mitglieder. Ab 1981 stieg der Niveauunterschied der Ausgaben für Rentner im Vergleich zu den Ausgaben für Gesamtmitglieder deutlich an; im Gegensatz zu den anderen Versicherten nahm bei den Rentnern außerdem das Wachstum der Ausgaben für Leistungen insgesamt auch 1981 noch zu. Auch liegen in Bayern bei den Rentern im Leistungsquerschnitt die höchsten Steigerungsraten im Arzneimittelbereich (mit Ausnahme des Kostenschubs im Krankenhaus 1982). Die Bayern-Bund-Differenzen sind bei den Rentern etwas geringer.
- Im Vergleich zu den Steigerungen der Ausgaben für Mitglieder einschließlich der Familienangehörigen liegen in Bayern die jährlichen Wachstumsraten der Ausgaben für Mitglieder alleine in Bayern im Krankenhausbereich immer höher und schwanken bei den anderen Leistungsbereichen stärker (Ausnahme: physikalische Therapie). Das geringere Ausgabenwachstum gegenüber dem Einschluß der Familienangehörigen ist im Zusammenhang mit dem Rückgang der Familienlastquote (vgl. den Anhang zu diesem Kapitel) zu sehen.

Die Indexentwicklung der einzelnen Leistungsbereiche verläuft nicht exakt einheitlich über alle Versichertengruppen (vgl. Tabellen A.9.4 und A.9.10 - A.9.12). In allen Gruppen findet sich jedoch das bis 1981 unter, ab 1982 über den Leistungen insgesamt liegende Ausgabenwachstum im Krankenhausbereich; dieser Ausgabenschub brachte auch eine Wende in der Entwicklung der bis dahin unter, dann über dem Bundesgebiet liegenden Indexwerte der Krankenhausausgaben in Bayern.

9.2.4 Die Dynamik der Ausgabenstruktur

Zur Beschreibung der Ausgabenstruktur und ihrer Entwicklung werden die Anteile der einzelnen Leistungsbereiche an den gesamten Leistungsausgaben verwendet. Dabei sind beträchtliche Niveauunterschiede bei den Anteilen der Ausgaben für die einzelnen Leistungsbereiche festzustellen: So liegt zwischen 1979 und 1982 der niedrigste Wert im Bereich Krankenhaus bei 26,2% (bayerischen Innungskrankenkassen 1980), der höchste Wert bei 35,1% (Ortskrankenkassen im Bundesgebiet 1983); der Anteil für die Bayern-Vertrags-Leistungsbereiche schwankt zwischen etwa 60% (bayerische Innungskrankenkassen 1983) bis gut über 70% (Landwirtschaftliche Kassen im Bundesgebiet 1983). Typische regionale Niveauunterschiede gibt es bei den Ausgabenanteilen für Krankenhauspflege und Arzneimittel, die im Bundesgebiet fast immer höher liegen als in Bayern.

Ausgabenaggregate: Der Anteil der Bayern-Vertrags-Leistungsbereiche an den Leistungsausgaben insgesamt hat sich in allen RVO-Kassen von 1979 bis 1983 - gemessen an den Prozentpunktänderungen des Anteils - vergrößert; dies gilt auch unter Einbezug der Ausgaben für Krankengeld, das unten in einem Exkurs gesondert abgehandelt wird. Der Ausgabenanteil für die Bayern-Vertrags-Sparzielzonen ist in Bayern wie im Bundesgebiet 1980 und 1981 geringer als 1979; ein Rückgang fand aber nur 1980 statt. Danach stieg der Anteil der Sparzielzonen an den gesamten Leistungsau gaben stetig an. Mit Ausnahme der Landwirtschaftlichen Kassen fiel das Ansteigen des Ausgabenanteils für die Sparzielzonen in Bayern mit ca. 2-2,5% Prozentpunkten jeweils geringer aus als im Bundesgebiet mit ca. 2,5-2,7 Prozentpunkten. Der geringere Anstieg in Bayern bleibt auch bei einem Hinzurechnen des Krankengelds zu den Sparzielzonen erhalten. Da der Ausgabenanteil für Krankengeld rückläufig war, verläuft der Anstieg des Ausgabenanteils für Sparzielzonen schwächer als im Fall ohne Krankengeld; er liegt in Bayern bei etwa +0,3 Prozentpunkten (vgl. auch Tabelle A.9.13).

Anteile einzelner Leistungsbereiche (siehe Tabelle 9.5; die Anteilswerte der Leistungsbereiche sind für alle vier RVO-Kassen von 1975 bis 1983 für Bayern und das Bundesgebiet in den Tabellen A.9.13 - 9.17 dokumentiert):

Tabelle 9.5

Änderung des Anteils von
Bayern-Vertrags-Leistungsbereichen an den Leistungsausgaben insgesamt in den RVO-Kassen, 1979 bis 1983
- Prozentpunktänderung -

Kasse	Ärzte	Arznei-mittel	Physik. Therapie	Kranken-haus	Sonstige
		- Bayern -			
OKK	0,4	0,7	-0,3	1,4	-2,3
BKK	0,6	0,8	-0,3	2,1	-3,1
IKK	1,0	0,4	-0,1	2,4	-3,6
LKK	0,2	-0,2	-0,1	0,3	-0,2
		- Bundesgebiet -			
OKK	0,0	0,4	-0,2	2,3	-2,5
BKK	0,0	0,6	-0,3	2,4	-2,7
IKK	-0,2	0,4	-0,2	2,4	-2,4
LKK	0,6	-0,1	-0,2	1,2	-0,2

Quellen: Eigene Berechnungen nach BMA (Hrsg.), Die gesetzliche Krankenversicherung in der Bundesrepublik Deutschland, verschiedene Jahrgänge; BdO (Hrsg.), Statistik der Ortskrankenkassen in der Bundesrepublik Deutschland 1983; BdB (Hrsg.), Die Betriebskrankenkassen im Jahre 1983; Angaben des Landesverbands der IKK Bayerns sowie der LKK Oberbayern

- Der Ausgabenanteil für ambulant-ärztliche Leistungen stieg in Bayern von 1979 bis 1983 in allen Kassen an; im Bundesgebiet stieg er nur bei den Landwirtschaftlichen Krankenkassen, blieb in Orts- und Betriebskrankenkassen konstant und ging bei den Innungskrankenkassen - den Kassen mit der größten Anteilssteigerung in Bayern - sogar zurück. Im jährlichen Verlauf gesehen, nahm der Ausgabenanteil für ambulantärztliche Leistungen auch in Bayern bis 1980 bzw. 1981 ab und stieg von da an stetig.
- Der Ausgabenanteil für Krankenhauspflege weist im Untersuchungszeitraum durchweg die größte Prozentpunktzunahme unter den Leistungsbereichen auf; sie fällt in Bayern schwächer aus als im Bundesgebiet (Ausnahme: Innungskrankenkassen). Im jährlichen Verlauf sank der Anteil 1980 und blieb 1981 auf niedrigem Niveau; 1982 und 1983 stieg er deutlich an. Dieser Verlauf findet sich in Bayern wie im Bundesgebiet in allen Kassen.

- Der Ausgabenanteil für Arzneimittel stieg ebenfalls (Ausnahme: Landwirtschaftliche Krankenkassen). Die Zunahme fiel in den Orts- und Betriebskrankenkassen in Bayern höher aus als im Bundesgebiet, bei den Innungskrankenkassen gleich hoch; bei den Landwirtschaftlichen Kassen nahm der Anteil in Bayern stärker als im Bundesgebiet ab. Im jährlichen Verlauf blieb der Anteil bis 1980 konstant - in Bayern teilweise auch rückläufig - und stieg von da an.
- Der Bereich Heil- und Hilfsmittel ist die einzige Sparzielzone, die über den gesamten Untersuchungszeitraum einen Rückgang aufzuweisen hat. Bis auf die Ortskrankenkassen verläuft er jedoch in Bayern nicht stärker als im Bundesgebiet.

Faßt man für die einzelnen RVO-Kassen die Entwicklung der Ausgabenanteile zusammen, zeigt sich:
- Bei den bayerischen Orts- und Betriebskrankenkassen ging die gegenüber dem Bundesgebiet geringere Zunahme des Anteils für Krankenhauspflege einher mit einer stärkeren Zunahme der Anteile für Arzneimittel und ambulant-ärztliche Versorgung.
- Bei den Innungskrankenkassen zeigen die Anteile für Heil- und Hilfsmittel und ambulant-ärztliche Leistungen im Bundesgebiet stärkere Reduktionen.
- Bei den Landwirtschaftlichen Krankenkassen fiel die Ausweitung des Ausgabenanteils für die Bayern-Vertrags-Leistungsbereiche am geringsten aus; entsprechende Entwicklungen sind in allen Leistungsbereichen zu finden.

Bei den Strukturverschiebungen zwischen den Leistungsbereichen gibt es in allen RVO-Kassen in Bayern im Vergleich zum Bundesgebiet eine stärkere Ausweitung des Ausgabenanteils für Ärzte und eine geringere für Krankenhauspflege (Ausnahme: Innungskrankenkassen); dies ist jedoch in Zusammenhang mit den regionalen Ausgabenniveaus zu sehen.

Exkurs: <u>Die Rolle des Ausgabenanteils Krankengeld</u>

Während die Bedeutung der Verordnungsindikatoren Arbeitsunfähigkeitsfälle und -tage als Operationalisierung eines Sparzielbereiches unbestritten sind, gilt dies nicht für das Krankengeld (vgl. Kapitel 7.2) als relevanten Finanzindikator. Von den Kassenverbänden wurde die Ausgaben für Krankengeld erst ab 1982 (und auch da nicht in jedem Fall) als Kostenzielbereich aufgeführt. Die Auswirkung eines

Einbezugs des Krankengelds auf die Dynamik der vertragsrelevanten Ausgabenstrukturen wird im folgenden aufgezeigt.

Der Ausgabenanteil für Krankengeld, der bedeutenden konjunkturellen Einflüssen unterliegt, war von 1979 bis 1983 in allen RVO-Kassen - mit Ausnahme der Landwirtschaftlichen Krankenkassen - rückläufig (siehe Tabelle A.9.13). Die absoluten Ausgabenbeträge gingen - mit Ausnahme der Bundeswerte der Innungskrankenkassen und der Landwirtschaftlichen Krankenkassen - erst ab 1981 zurück.

Auch beim Ausgabenanteil Krankengeld überwiegen die Niveauunterschiede zwischen den Kassen die Entwicklungsdifferenzen. Die regionalen Unterschiede zwischen Bayern und dem Bundesgebiet fallen geringer aus. Den größten Ausgabenanteil hat die Innungskrankenkasse aufzuweisen, praktisch keine Rolle spielt das Krankengeld bei den Landwirtschaftlichen Krankenkassen. Ausgenommen die letzteren ist in allen Kassen nach einem kurzen Anstieg im Jahr 1980 ein jährlicher Rückgang festzustellen; daher wird mit dem Einbezug des Krankengeldes in die Sparzielzonen die relative Expansion des Anteils der Sparzielbereiche gemildert.

9.2.5 Zusammenfassung

Ausgehend von einem bedeutend niedrigerem Niveau stiegen die Leistungsausgaben der RVO-Kassen von 1979 bis 1983 in Bayern stärker an als im Bundesgebiet; dies verminderte den regionalen Niveauunterschied um etwa ein Fünftel. Die beiden Charakteristika 'niedrigeres Ausgabenniveau' und 'höhere Ausgabensteigerungen' in Bayern verglichen mit dem Bundesgebiet können als typisch für nahezu alle Ausgabenvergleiche gelten.

In Bayern stiegen die Ausgaben für die Bayern-Vertrags-Leistungsbereiche stärker an als die Ausgaben für die übrigen Leistungen. Lediglich das Ausgabenniveau für physikalische Therapie blieb nahezu konstant; die Ausgaben für ärztliche Leistungen, Krankenhauspflege und Arzneimittel stiegen hingegen kräftig und alle um etwa die gleiche Rate an; die höchste Wachstumsrate hatten die Ausgaben für Krankenhauspflege zu verzeichnen. Im Vergleich zu Bayern wies das Bundesgebiet speziell bei den ärztlichen Leistungen einen geringeren Ausgabenanstieg auf. Somit entwickelten sich die Wachstumsraten der

Ausgaben in den vertraglich angesprochenen Leistungsbereichen von 1979 bis 1983 - mit Ausnahme der Ausgaben für physikalische Therapie - nicht auf eine Weise, die den kostendämpfungs- und strukturpolitischen Zielen des Bayern-Vertrags entsprach.

Vergleicht man anstelle von Wachstumsraten die absoluten Zuwächse in DM, kommt es dank der Niveauunterschiede in den Basiswerten auch zu von der prozentualen Betrachtung abweichenden Ergebnissen. So waren etwa die DM-Zunahmen bei den Bayern-Vertrags-Leistungsbereichen in Bayern geringer, bei den übrigen Leistungen höher als im Bundesgebiet; dies führte freilich insgesamt zu einer in Bayern höheren Ausgabenzunahme.

Von der Gesamtentwicklung abweichende Ergebnisse zeigen sich auch für einzelne Versichertengruppen: Bei den Rentnern waren Ausgabenniveau und -wachstum (vor allem im Arzneimittelbereich) insgesamt höher; bei den Mitgliedern und Familienangehörigen war das Ausgabenwachstum im Krankenhausbereich geringer als im Bereich ärztliche Leistungen.

Bei einer jahresweisen Betrachtung ergibt sich aus dem abwechselnden 'Vorziehen' der Wachstumsraten in den einzelnen Leistungsbereichen ein zyklisches Muster der Ausgabenentwicklung. Dabei wird das Wachstum der Ausgaben für ärztliche Leistungen von dem für Arzneimittel 'prozyklisch', vom Ausgabenwachstum für Krankenhauspflege 'antizyklisch' überlagert. Insgesamt entsprach die Ausgabenentwicklung in den Anfangsjahren des Bayern-Vertrags, 1979 und 1980 - mit niedrigerem Wachstum im Krankenhausbereich und den anderen Sparzielzonen als bei den ärztlichen Leistungen - eher den strukturellen Intentionen des Bayern-Vertrags als in der Zeit nach 1980.

Im Gesamtzeitraum von 1979 bis 1983 expandierte der Ausgabenanteil der Bayern-Vertrags-Leistungsbereiche an den gesamten Leistungsausgaben. Lediglich in den Jahren 1979 und 1980 ging der Anteil der Ausgaben für Krankenhauspflege und die übrigen Sparzielzonen zurück.

9.3 Einnahmen und Ausgaben

Die im Bayern-Vertrag geforderte Angemessenheit der Kostenentwicklung im Gesundheitswesen mit der gesamtwirtschaftlichen Entwicklung bedürfte einer operationalen Präzisierung; diese wird im Vertrag selbst nicht gegeben. In der Diskussion zur einnahmenorientierten Ausgabenpolitik aber finden sich die verschiedensten Vergleiche von Einnahmen- und Ausgabenindikatoren, die unterschiedliche Indikatoren des Einnahmen- und Ausgabengeschehens miteinander in Beziehung setzen.

Um die quantitative Bedeutung einzelner Positionen im Einnahmen- und Ausgabengeschehen zu verdeutlichen, wird daher zunächst ein Überblick über die Anteile von Einnahmen- und Ausgabenpositionen an den Gesamteinnahmen für die bayerischen Ortskrankenkassen im Geschäftsjahr 1983 gegeben (siehe Übersicht 9.1). Insgesamt stimmen im Einnahmen- und Ausgabengeschehen die die Größenordnungen von Beitrags-

Übersicht 9.1

Indikatoren zur Beurteilung einnahmenorientierter Ausgabenpolitik: Größenverhältnisse wichtiger Einnahmen- und Ausgabenpositionen der bayerischen Ortskrankenkassen, 1983
- Prozentanteile an den Gesamteinnahmen -

Einnahmen				Ausgaben			
Vermögenserträge und sonstige Einnahmen			4.2	Verwaltungsausgaben und sonstige Aufwendungen			4.5
				Leistungsausgaben:			
Beiträge:				Mitglieder			
				- Ärzte	9.6		
Mitglieder				- Arzneimittel	6.0		
- Pflichtmitglieder				- Physikalische Therapie	0.7		
- Beschäftigte (Beitragssatz x				- Krankenhaus	13.9		
Grundlohnsumme)	62.2			- Sonstige	23.9	54.1	
- übrige Beiträge	6.5	68.7					
- Freiwillige Mitglieder		8.0	76.7	Rentner			
				- Ärzte	6.5		
				- Arzneimittel	8.1		
Rentner				- Physikalische Therapie	0.3		
- Abschlagszahlungen der				- Krankenhaus	15.3		
Rentenversicherungsträger		17.6		- Sonstige	8.1	38.3	92.4
- übrige Beiträge		1.5	19.1 95.8	Saldo			3.1

Quelle: BdO (Hrsg.), Statistik der Ortskrankenkassen in der Bundesrepublik Deutschland, 1983 (eigene Berechnungen)

einnahmen und Leistungsausgaben (plus dem Einnahmenüberschußsaldo) überein; die Vermögenserträge und sonstigen Einnahmen entsprechen in etwa dem Anteil der Verwaltungsausgaben und sonstigen Aufwendungen. Beim Vergleich von Einnahmen- und Ausgabenpositionen wird oft die Entwicklung der Grundlohnsumme als Maßstab für die angemessene und beitragssatzstabile Entwicklung eines Leistungsbereichs verwendet. Bei einer Gegenüberstellung der Gesamtausgaben für die Versicherten im Bereich Arzneimittel mit der Grundlohnsumme wird somit beispielsweise die Entwicklung eines (bezogen auf die Gesamteinnahmen) 14 Prozent großen Ausgabenbereichs mit der Entwicklung von gut 60 Prozent der Gesamteinnahmen verglichen. Mit gutem Recht wird dieser Vergleich zur Prüfung der den Beitragssatz stabilisierenden oder destabilisierenden Entwicklung einzelner Ausgabenbereiche durchgeführt; aber auch bei einer übereinstimmenden Entwicklung kann dies - ohne die Entwicklung der anderen Einnahmen- und Ausgabenbereiche - noch keine Garantie auf eine der wirtschaftlichen Entwicklung angemessenen Entwicklung der Ausgaben sein. Wie bei der Evaluation der Ausgabenentwicklung ist daher bei Einzelvergleichen Vorsicht geboten; es gibt auch beim Einnahmen- und Ausgabenvergleich keine generell anwendbaren Maßstäbe.

Im folgenden wird die Entwicklung des Beitragssatzes als der politisch bedeutendsten Größe im Finanzgeschehen der Krankenkassen beschrieben, dann wichtige Finanzindikatoren im Vergleich von Einnahmen und Ausgaben sowie Zusammenhänge einiger Indikatoren innerhalb bayerischer AOK-Bezirke untersucht.

9.3.1 Die Beitragssätze

Im Spektrum der finanziellen Indikatoren kann der Beitragssatz auf der Einnahmenseite als die zentrale politische Größe, seine Stabilität als eine klare Zielvorgabe angesehen werden. So sprach etwa das bayerische Staatsministerium für Arbeit und Sozialordnung vom "Mindestziel der Beitragssatzstabilität" und davon, daß "möglichst Beitragssatzsenkungen" anzustreben seien[12]; oder die Beitragssatzstabilität wurde als Erfolgskriterium verwendet: "Die geringe Beitragssatzerhöhung in Bayern seit dem Jahre 1979 und die seitdem einher gegangene Vergrößerung des Beitragssatzabstandes zum Bundesgebiet wertete Sitzmann als einen meßbaren Erfolg der bayerischen Kostendämpfungsstrategie auf Selbstverwaltungsebene"[13].

Als Erfolgs- und Finanzindikator stellt der Beitragssatz - verwendet wird gewöhnlich der allgemeine Beitragssatz für Pflichtmitglieder - allerdings neben der Grundlohnsummenentwicklung nur eine Komponente eines Einnahmenteils dar. Seine Entwicklung ist daher nicht nur im Zusammenhang mit der Ausgabenentwicklung, sondern auch mit der gesamtwirtschaftlichen Entwicklung, der Entwicklung in der Finanzierung der Krankenversicherung der Rentner und im Zusammenhang mit der Geschäfts- und Rücklagenpolitik der autonomen Kassen zu sehen.

Beitragssatzentwicklung in der RVO: Einen durchschnittlichen Beitragssatz für die gesamte RVO kann, da sich die Beitragseinnahmen der Landwirtschaftlichen Kassen nicht in Von-Hundert-Sätzen des Grundlohnes berechnen, nicht gebildet werden. Innerhalb der verbleibenden RVO-Kassen stiegen im Zeitraum von 1979 bis 1983 die Beitragssätze an, und zwar (gemessen in Prozentpunktänderungen) geringer als im entsprechenden Vergleichzeitraum vor Abschluß des Bayern-Vertrags, und in Bayern stärker als im Bundesgebiet (das aber durchweg ein höheres Beitragssatzniveau aufweist). Die Steigerungen in den Ortskrankenkassen - mit dem höchsten durchschnittlichen Beitragssatz der RVO-Kassen - waren dabei am größten, bei den Betriebskrankenkassen - mit dem niedrigsten Beitragssatzniveau - am niedrigsten; dazwischen lagen die Werte für die Innungskrankenkassen (siehe Tabelle 9.6).

Nach Abschluß des Bayern-Vertrags blieb der allgemeine Beitragssatz für Pflichtmitglieder weder in Bayern insgesamt noch im Bundesgebiet stabil. Bezüglich regionaler Entwicklungsdifferenzen zwischen den beiden Regionen kann man jedoch auch zu anderen Ergebnissen kommen (für die Ortskrankenkassen siehe Tabelle A.9.18), wenn man nicht - wie oben - die Beitragssätze im jeweiligen Jahresdurchschnitt, sondern zu einem bestimmten Stichtag, hier zum 1. Juli des jeweiligen Jahres verwendet. Dieses Datum deckt sich unmittelbar mit dem Beginn der Gültigkeit des Bayern-Vertrags und grenzt für deskriptive Zwecke den Untersuchungszeitraum genauer ab als der entsprechende Jahresdurchschnittswert. In Anbetracht der Festlegungstermine für Beitragssätze, der möglichen Reaktionszeiträume für Beitragssatzänderungen sowie der zufälligen Elemente einer Stichtagserhebung muß die Verwendung dieser Werte bei der Evaluation jedoch nicht unbedingt 'genauer' sein. Während der jeweils zum 1. Juli ausgewiesene Beitragssatz von 1979 bis 1983 in Bayern stärker als im Bundesgebiet

Tabelle 9.6

Allgemeine Beitragssätze für Pflichtmitglieder in den RVO-Kassen[a], 1979 bis 1983
- Prozentpunkte des Grundlohnes -

Jahr	OKK	BKK	IKK
		- Bayern -	
1975	9,65	8,52	9,23
1979	10,62	9,58	10,44
1983	11,36	9,77	11,09
Prozentpunkt-änderung 1975-1979	0,97	1,26	1,21
Prozentpunkt-änderung 1979-1983	0,74	0,19	0,65
		- Bundesgebiet -	
1975	10,72	9,40	10,40
1979	11,48	10,45	11,19
1983	12,16	10,57	11,54
Prozentpunkt-änderung 1975-1979	0,76	1,05	0,79
Prozentpunkt-änderung 1979-1983	0,68	0,12	0,35

[a] Durchschnittliche Beitragssätze jeweils zum 1. Juli des Jahres, ohne LKK, die ihre Beiträge nicht in % des Grundlohns berechnen.

Quellen: BMA (Hrsg.), Arbeits- und Sozialstatistik, Hauptergebnisse der Jahre 1975, 1979 und 1983

angestiegen war, stieg der nach dem Jahresdurchschnitt berechnete Beitragssatz in beiden Regionen um den gleichen Betrag von 0,69 Prozentpunkte an; dabei wuchsen die Beitragssätze bis einschließlich 1982 und gingen 1983 wieder zurück.

Beitragssätze im innerbayerischen Vergleich: In Bayern insgesamt wurde also nur 1983 das Ziel der Beitragssatzstabilität oder -reduktion erreicht. Das Bild ändert sich jedoch bei einer Einzelbetrachtung der 39 bayerischen Ortskrankenkassen: Von 1979 bis 1983 wiesen sieben Kassen keine Änderung oder eine Senkung des Beitragssatzes aus, und in den meisten bayerischen AOKen fiel die Erhöhung des Beitragssatzes in den vier Jahren nach Abschluß des Bayern-Vertrags geringer aus als in den vier Jahren davor (siehe Abbildung 9.3). Betrachtet man die einzelnen Jahre, wiesen 1980 22, 1981 16, 1982 wiederum 23 und im Folgejahr alle 39 Ortskrankenkassen eine Stabilität oder einen Rückgang des Beitragssatzes auf. Die Zahl der Kassen mit durchgehender Beitragssatzstabilität reduzierte sich in den ersten beiden Jahren nach Vertragsabschluß jährlich etwa um die Hälfte, dann nur noch geringfügig.

Abbildung 9.3

Beitragssatzänderungen in den 39 bayerischen Ortskrankenkassen, 1975/1979/1983
- allgemeiner Beitragssatz für Pflichtmitglieder -

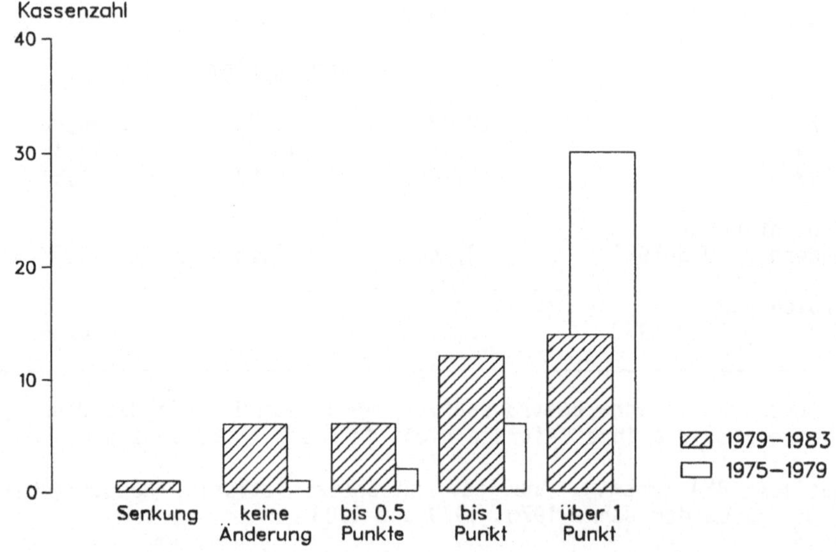

Quellen: BdO (Hrsg.), Statistik der Ortskrankenkassen in der Bundesrepublik Deutschland, verschiedene Jahrgänge (eigene Berechnungen)

Im innerbayerischen Vergleich lassen sich also durchaus Gebiete finden, in denen das Ziel der Beitragssatzstabilität erreicht wurde. Wenn man bei den sieben Ortskrankenkassen mit stabilen Beitragssätzen von einer Erfüllung der kostendämpfungspolitischen Zielsetzungen des Bayern-Vertrags - im Sinne der einnahmenorientierten Ausgabenpolitik - ausgeht, liegt es nahe, das Ausgabengeschehen dieser Kassen auch hinsichtlich der strukturpolitischen Intentionen des Vertrags zu untersuchen und mit den Gesamtwerten der Ortskrankenkassen in Bayern zu vergleichen (siehe Tabelle A.9.19):

- Von 1979 bis 1983 lag in allen sieben Kassen der Ausgabenanstieg bei den Leistungsausgaben insgesamt stets, für den Bereich Ärzte und die einzelnen Sparzielzonen (fast) immer unter dem bayerischen Gesamtwert.
- Das Ausgabenwachstum im Bereich Ärzte liegt - mit einer Ausnahme - unter dem des Bereichs Krankenhaus; der Krankenhausbereich blieb auch in vier der sieben Kassen der 'Spitzenreiter' im Ausgabenwachstum. Mit Ausnahme des Bereichs Physikalische Therapie stiegen die Ausgaben in den Bayern-Vertrags-Leistungsbereichen stärker als die Leistungsausgaben insgesamt.

Auch bei den beitragsstabilen Kassen zeigt sich also kein deutlicher Niederschlag der strukturpolitischen Intentionen des Bayern-Vertrags auf die Ausgabenentwicklung.

9.3.2 Einnahmen-/Ausgabenvergleiche

Die folgenden Einnahmen- und Ausgabenvergleiche beschränken sich auf die Ortskrankenkassen. Ein erster Überblick über die Entwicklung der Einnahmen- und Ausgabenpositionen in Bayern und im Bundesgebiet von 1979 bis 1983 zeigt (siehe Tabelle 9.7 und für die Absolutwerte Tabelle A.9.20):

- Das Wachstum aller Ausgaben- wie Einnahmenpositionen fiel in Bayern höher als im Bundesgebiet aus. Ausnahme bilden die Verwaltungsausgaben und die Einnahmen von Rentern. Die Zunahme der absoluten DM-Beträge war in Bayern meist kleiner als im Bundesgebiet (Ausnahmen: Vermögenserträge und sonstigen Einnahmen, Grundlohnsumme, Leistungsausgaben für Mitglieder); dies ist eine Folge der Niveauunterschiede der Ausgangswerte.
- In Bayern lag das Wachstum der Einnahmenpositionen über demjenigen der Ausgabenpositionen. Ausnahme bilden die Leistungsausgaben für Rentner, die das höchste Wachstum überhaupt aufwiesen, und das Wachstum der Grundlohnsumme, das unter der Entwicklung der Ausgaben wie der Leistungsausgaben ingesamt lag.
- Nimmt man die Grundlohnsumme als relevanten Indikator der gesamtwirtschaftlichen Entwicklung und damit als Maßstab des Ausgabenspielraums, so liegt das Wachstum der Leistungsausgaben zu hoch. In Bayern wie im Bundesgebiet trugen dazu die hohen Steigerungen

Tabelle 9.7

Entwicklung wichtiger Finanzindikatoren in den Ortskrankenkassen, 1979 bis 1983
- Wachstumsraten[a] -

Indikator	Bayern	Bundesgebiet
EINNAHMEN	28,9	26,4
Vermögenserträge und sonstige Einnahmen	27,0	22,1
Beiträge	29,0	26,6
- Mitglieder	29,2	26,3
davon Pflichtmitglieder	29,3	26,7
Grundlohnsumme	22,7	20,4
Beitragssatz	6,5	6,0
- Rentner	25,7	26,2
AUSGABEN	25,1	22,5
Verwaltungsausgaben u. sonst. Aufwendungen	19,1	23,9
Leistungsausgaben	25,4	22,5
- Mitglieder	16,8	13,5
- Rentner	40,7	37,2

[a] Bei Mitgliederdifferenzierung mitgliederstandardisiert

Quellen: BdO (Hrsg.), Statistik der Ortskrankenkassen in der Bundesrepublik, 1979 und 1983 (eigene Berechnungen)

Anmerkung: Der Saldo aus Einnahmen und Ausgaben je Gesamtmitglied betrug in Bayern 1979: DM 2,26, 1983: DM 80,48 und im Bundesdurchschnitt 1979: DM -7,25, 1983: DM 80,43

bei den Ausgaben für Rentner bei; zugleich liegt auch das Wachstum der Mitgliederausgaben in Bayern deutlich höher als im Bundesgebiet.

- In Bayern erbrachte das starke Einnahmenwachstum auch 1983 einen Einnahmenüberschuß. Pro Mitglied entsprach er absolut etwa dem Überschuß im Bundesgebiet.

Wie das unter der Grundlohnsummenentwicklung liegende Wachstum der Leistungsausgaben je Mitglied zeigt, sind neben der Entwicklung einzelner Positionen auch Änderungen in der versicherungsinternen Umverteilung (hier: vermehrte Mitfinanzierung der Rentner durch die Mitglieder) zu beachten. Sie nehmen Einfluß in solchen Einnahmen-Ausgabenvergleichen, die sich auf bestimmte Teile der Versichertengemeinschaft beziehen.

Natürlich sind die dargestellten Einnahmen- und Ausgabenpositionen als Indikatoren des Finanzgeschehens nicht beliebig untereinander kombinierbar. Oft werden sie mit unterschiedlichen Begründungen als Vergleichgrößen verwendet - etwa: bei den Ausgaben sind die Verwaltungsausgaben zu berücksichtigen, die letztlich auch zu finanzieren sind. Wie oben gezeigt wurde, ergibt sich dennoch ein recht einheitliches Bild (höheres Wachstum in Bayern) bei fast allen Indikatoren, so daß der Gebrauch unterschiedlicher Finanzindikatoren meist nur zu verschiedenen Intensitäten 'qualitativ' gleichwertiger Ergebnisse führt. So läßt sich etwa nach dem größten Unterschied fahnden: Beim Querschnittsvergleich der Finanzentwicklung in Bayern und dem Bundesgebiet von 1979 bis 1983 schneiden z.B. die bayerischen Kassen beim Vergleich von Gesamteinnahmen und Gesamtausgaben günstiger ab als beim Vergleich von Beitragseinnahmen und Leistungsausgaben, da die bayerischen Vermögenserträge und sonstigen Einnahmen stärker, die Verwaltungsausgaben und sonstigen Aufwendungen geringer als im Bundesgebiet stiegen.

In analoger Weise führt auf der Einnahmenseite die Verwendung der Mitgliederbeiträge (ohne Rentner), die gut drei Viertel der Einnahmen ausmachen, als Einnahmenindikator im Vergleich zur Verwendung der Beiträge insgesamt - trotz der in Bayern geringfügig unter den Bundesgebiet gestiegenen Einnahmen von Rentnern - zu einem günstigeren Entwicklungsbild in Bayern. Die relativ günstigste Position im Vergleich zur Entwicklung im Bundesgebiet erreichen die bayerischen Werte auf der Einnahmenseite bei der Verwendung der Grundlohnsumme als Finanzindikator (vgl. Tabelle 9.7).

Auf der Ausgabenseite verschlechtert die Verwendung der Ausgaben für Mitglieder (Anteil an den Gesamteinnahmen ca. 55%) anstelle für die Gesamtmitglieder das Bild des Entwicklungsverlaufs in Bayern gegenüber dem Bundesgebiet; dasselbe gilt bei einer Einschränkung auf Mitglieder ohne Familienangehörige (vgl. Tabelle 9.3).

Jährlicher Ausgabenverlauf und Grundlohnsummenentwicklung (vgl. Tabelle A.9.5 und für die Absolutwerte Tabelle A.9.6):

- In Bayern wie im Bundesgebiet lag das Ausgabenwachstum in den Bayern-Vertrags-Sparzielzonen wie in den Bayern-Vertrags-Leistungsbereichen stets über der Grundlohnsummenentwicklung; diese Differenz fällt 1980 und 1983 in Bayern geringer aus als im Bundesgebiet.

- Das Wachstum der Leistungsausgaben insgesamt lag jedoch in Bayern 1982 und 1983 unter der Grundlohnsummenentwicklung.
- Trotz des geringeren Wachstums der Leistungsausgaben gegenüber der Grundlohnsumme stieg der durchschnittliche Beitragssatz in Bayern 1982 an. Der Beitragssatzrückgang 1983 fiel in Bayern geringer als im Bundesgebiet aus, obwohl in diesem Jahr in Bayern im Gegensatz zum Bundesgebiet die Steigerung der Leistungsausgaben unter der Grundlohnsummenentwicklung lag. 1981 und 1982 waren die im Vergleich zu Bayern günstigeren Entwicklungsunterschiede zwischen Leistungsausgaben- und Grundlohnsummenentwicklung im Bundesgebiet mit höheren Beitragssatzsteigerungen einhergegangen.

Insgesamt liegt das Ausgabenwachstum in den Bayern-Vertrags-Leistungsbereichen im Vergleich zur Grundlohnsummenentwicklung zu hoch. Der Verlaufsvergleich mit Jahreswachstumsraten zeigt jedoch auch keinen unmittelbaren Zusammenhang zwischen grundlohnkonformer Ausgabenentwicklung und Beitragssatzstabilität.

9.3.3 Zusammenhänge zwischen Einnahmen und Ausgaben innerhalb Bayerns

Um Zusammenhänge zwischen den Wachstumsraten von Einnahmen- und Ausgabenindikatoren zu beschreiben und einige Effektivitäten des Vertrages innerhalb Bayerns zu prüfen, werden im Querschnitt der 39 Ortskrankenkassen in Bayern die Produkt-Moment-Korrelationen der Wachstumsraten einiger Finanzindikatoren von 1979 bis 1982 untersucht. Ausgaben- wie Einnahmenpositionen beziehen sich auf die Gesamtmitglieder, die Beitragssätze auf die Pflichtmitglieder und die Grundlohnsummen auf die AKV-Mitglieder (vgl. Tabelle A.9.21).

Auf der Ausgabenseite ist der Anstieg der Sparzielzonen- und Ärzteausgaben positiv miteinander korreliert; d.h. im Kassenquerschnitt ging - entgegen dem vertraglichen Anreiz - das Wachstum der Ärzteausgaben in der Regel nicht mit einem geringeren Ausgabenwachstum bei den Sparzielzonen einher (das gilt auch bei einer gesonderten Betrachtung der Mitglieder; vgl. Kapitel 8.4). Neun der 39 AOK-Bezirke wiesen im Bereich Sparzielzonen ein geringeres Wachstum als im Bereich Ärzte auf, ohne im übrigen besonders günstige Entwicklungen der Leistungsausgaben bzw. des Beitragsatzes zu zeigen.

Auf der Einnahmenseite korrelieren die Entwicklungen von Gesamteinnahmen und Grundlohnsumme nur schwach; hinsichtlich der Verwendung der Grundlohnsumme als Einnahmenindikator deutet dies auf ausgleichende Finanzierungsfunktionen anderer Einnahmenfaktoren. Mit der hohen Korrelation der Beitragssatz- und Gesamteinnahmenentwicklung dürfte dabei der Beitragssatz ein wichtiger, aber nicht der einzige Faktor sein, da der Zusammenhang der Beitragssatz- und der Grundlohnsummentwicklung nicht negativ, sondern schwach positiv ist.

Einnahmen- und Ausgabenindikatoren: Entsprechend der Zusammenhänge zwischen den Einnahmenindikatoren ist die Entwicklung der Ausgabenindikatoren mit der Entwicklung der Gesamteinnahmen höher positiv korreliert als mit der Beitragssatzentwicklung, am schwächsten mit der Grundlohnsummenentwicklung (Ausnahme: Sonstige Ausgaben). Im regionalen Querschnitt der bayerischen Kassen ergeben sich also bei einer Verwendung der Grundlohnsummenentwicklung als Einnahmenindikator die größten Abweichungen zur Ausgabenentwicklung.

Als Ausnahmefall einer negativen Korrelation zwischen Einnahmen- und Ausgabenindikatoren stiegen in den AOK-Bezirken mit höherem Grundlohnsummenwachstum die Ausgaben in den Sparzielzonen langsamer. Gleichzeitig stieg mit der Grundlohnsummenentwicklung auch das Wachstum der Ausgaben für Ärzte. Damit erscheinen - bei geringerem Ausgabenanstieg in den Sparzielzonen, höheren aber im Bereich Ärzte - die AOK-Bezirke mit schnellerem Grundlohnsummenanstieg Bayern-Vertrags-näher als solche mit langsamerem Grundlohnsummenwachstum. Jedoch besteht, wie bereits gezeigt wurde, zwischen dem Ausgabenwachstum in den Bereichen Ärzte und Sparzielzonen ein positiver Zusammenhang, was nicht unbedingt den Bayern-Vertrags-Intentionen entspricht.

Ausgabenentwicklung und Beitragssatzänderungen: Vergleicht man die Korrelationen der Entwicklung verschiedener Ausgabenpositionen mit der Beitragsentwicklung, so ist der engste Zusammenhang zwischen Beitragssatzentwicklung und der Entwicklung der Ausgaben für Ärzte festzustellen. Diese Korrelation übertrifft den Zusammenhang von Beitragssatzentwicklung und der Entwicklung der Ausgaben in den Sparzielzonen und sogar der Ausgaben für Leistungen insgesamt.

9.3.4 Zusammenfassung

In Bayern insgesamt wie im Bundesgebiet stiegen die Beitragssätze in den RVO-Kassen von 1979 bis 1983 (mit Ausnahme des letzten Jahres) an. Unter den bayerischen Ortskrankenkassen gibt es auch Kassen mit stabilen Beitragsätzen, die auf der Ausgabenseite zwar gegenüber dem bayerischen Gesamtwert meist ein geringeres Wachstum in den Bayern-Vertrags-Leistungsbereichen wie bei den Leistungen insgesamt ausweisen, jedoch insgesamt keine Besonderheiten hinsichtlich der strukturpolitischen Vertragsintentionen zeigen.

Der im Vergleich zum Bundesgebiet stärkere Ausgabenanstieg von 1979 bis 1983 ging in den Ortkrankenkassen in Bayern mit einem stärkeren Wachstum fast aller Einnahmenpositionen, das meist über dem der Ausgabenpositionen liegt, einher. In beiden Regionen ergibt sich 1983 ein fast identischer Einnahmenüberschuß; im Untersuchungszeitraum kann man nicht von einer defizitären Entwicklung sprechen. Das Ausgabenwachstum in den Bayern-Vertrags-Leistungsbereichen und in den Sparzielzonen lag in Bayern in jedem Jahr über der Grundlohnsummenentwicklung. Beim Vergleich der jährlichen Entwicklungen von Leistungsausgaben und Grundlohnsumme ergeben sich auch Hinweise darauf, daß sich grundlohnkonforme Ausgabenentwicklungen nicht unmittelbar mit Beitragssatzstabilität gleichsetzen lassen.

Regionale Vergleiche der Zusammenhänge von Einnahmen- und Ausgabenentwicklungen von 1979 bis 1982 in den bayerischen Ortskrankenkassen zeigen mit steigender Grundlohnsummenentwicklung auch stärker steigende Ärzteausgaben, aber schwächeres Ausgabenwachstum in den Sparzielzonen. Mit regional höherem Ausgabenwachstum im Bereich Ärzte stiegen jedoch auch die Ausgaben in den Sparzielzonen; dies verhindert eine Identifikation vertragsnäherer Kassenbezirke.

Wie im ersten Teil dieses Kapitels, der vor allem die Effektivität der strukturpolitischen Zielsetzungen des Bayern-Vertrags untersuchte, ergeben sich auch in diesem zweiten Teil, der insbesondere die Wirksamkeit bezüglich der kostendämpfungspolitischen Ziele prüfte, keine Ergebnisse, bei denen man von einem deutlichen Niederschlag der vertraglichen Intentionen im Finanzgeschehen sprechen könnte; auch in Fällen regionaler kostendämpfungspolitischer Erfolge innerhalb Bayerns ließen sich keine strukturellen Besonderheiten in der Ausgabenentwicklung zeigen.

9.4 Anhang: Die Entwicklung der Versicherten in den RVO-Kassen

Diskussionen um die Entwicklung von Ausgaben wie auch von Leistungen im Gesundheitsbereich werden vielfach anhand von Versichertendaten geführt, ohne daß bei den entsprechenden Bezugsgrößen (beispielsweise "je 100 Mitglieder") Angaben zu deren Bedeutung und Reichweite gemacht werden; dies, obwohl versichertenbezogene Merkmale - etwa die Altersstruktur der Mitglieder oder die Zahl der mitversicherten Familienangehörigen - für Interpretationen der Ausgaben- oder Leistungsdaten von einiger Relevanz sein können. Schärfer formuliert, kann die Versichertenstruktur der RVO-Kassen und deren Änderung im Zeitverlauf als eine nachfrageseitige Wirkungsbedingung des Bayern-Vertrags angesehen werden. Mit Merkmalen der Versichertenstruktur lassen sich bestimmte Einflüsse der Ausgaben- und Leistungsniveaus oder -entwicklungen kontrollieren; mit einer Beschreibung der Versichertenpopulation läßt sich das Wirkungspotential einer auf bestimmte Krankenversicherungen eingeschränkten Kostendämpfungspolitik - im Fall des Bayern-Vertrags sind es die RVO-Kassen - besser einschätzen.

Im folgenden wird daher ein Überblick über die Versichertenpopulationen der am Bayern-Vertrag beteiligten Krankenkassen (und ihrem Pendant im Bundesgebiet) gegeben. Behandelt werden die Mitgliederzahl und der Anteil der Kassen an der GKV, der Rentneranteil, die Altersstruktur der Versicherten und die Familienlastquote; nicht behandelt wird z.B. das Geschlecht oder der Versichertenstatus (Pflicht- oder freiwilliges Mitglied). Die Strukturmerkmale wurden nach ihrer Verwendung in der Bayern-Vertrags-Studie und in der allgemeinen Diskussion, nach ihrer datenmäßigen Verfügbarkeit und nach ihrer Bedeutung als Wirkungsbedingung ausgewählt.

9.4.1 Mitgliederentwicklung

Bei sinkender Bevölkerungszahl stieg von 1979 bis 1983 die Zahl der Gesamtmitglieder der GKV (Pflichtmitglieder, freiwillige Mitglieder und Rentner) in der Bundesrepublik um 2,4%, in Bayern um 3,4%. Im gleichen Zeitraum wiesen die RVO-Kassen[14)] in Bayern mit 0,5% noch einen geringfügigen Zuwachs, im Bundesgebiet mit -1,0% hingegen einen Rückgang auf (siehe Tabelle A.9.22; innerhalb der RVO-Kassen stieg die Mitgliederzahl bei den Innungskrankenkassen und - nur in

Bayern - bei den Ortskrankenkassen, deutlich zurück ging sie bei den Landwirtschaftlichen Krankenkassen).

Das schnellere Wachstum der GKV bedeutet einen rückläufigen Anteil der RVO-Kassen: Ihr Mitgliederanteil an der GKV, der schon seit 1975 rückläufig war, sank bis 1983 weiter, wenn auch in Bayern langsamer als Bundesgebiet. Jedoch verfügten 1983 die RVO-Kassen in Bayern mit 70,5% der GKV-Versicherten über einen größeren Anteil als im Bundesgebiet mit 64,5% (vgl. Tabelle A.9.23). Unter den RVO-Kassen in Bayern hatten die Ortskrankenkassen mit 53,4% den größten Anteil an der GKV; der entsprechende Bundeswert ist um mehr als 8 Prozentpunkte niedriger (auch der Anteil der Landwirtschaftlichen Krankenkassen liegt in Bayern relativ höher, niedriger liegen die Anteile der Betriebs- und Innungskrankenkassen; zur Verteilung in Bayern 1983 siehe Abbildung 9.4).

Abbildung 9.4

Mitgliederanteile der RVO-Kassen an der Gesetzlichen Krankenversicherung in Bayern, 1983

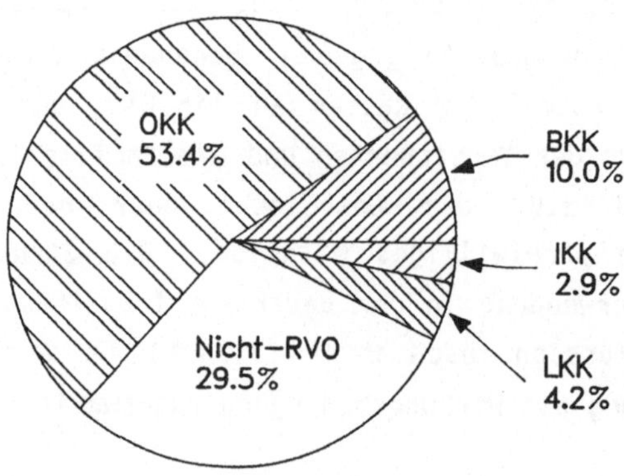

Quelle: BMA (Hrsg.), Arbeits- und Sozialstatistik, 1984 (eigene Berechnungen)

Den RVO-Kassen kommt in Bayern also eine größere Bedeutung zu als im Bundesgebiet. Dies gilt insbesondere für die Ortskrankenkassen: Angaben bezüglich der Ortskrankenkassen betreffen in Bayern gut über die Hälfte der gesamten GKV. Auch war die Mitgliederzahl der RVO-Kassen in Bayern etwas stabiler als im Bundesgebiet.

9.4.2 Der Rentneranteil

Bei dem hohen Leistungs- und damit Ausgabenniveau der Rentner im Vergleich zu den übrigen Versicherten (vgl. Abschnitt 9.2) ist der Rentneranteil einer Versichertengemeinschaft als eine wichtige Einflußgröße im Vergleich von Leistungs- und Ausgabendaten anzusehen, und er ist ein - wenn auch nur sehr grober - Indikator für die Risikostruktur der Versicherten.

Der Anteil der Rentner an den Gesamtmitgliedern aller RVO-Kassen liegt in der Bundesrepublik seit 1975 ziemlich konstant bei knapp 33% (vgl. Tabelle 9.8). In Bayern zeigen die RVO-Kassen durchweg einen geringeren Rentneranteil; der Abstand zum Bundesgebiet betrug 1983 knapp 2 Prozentpunkte. Auch nahm der Rentneranteil in den bayerischen RVO-Kassen von 1979 bis 1983 um knapp einen halben Prozentpunkt ab; im Querschnitt der RVO-Kassen ist dies ausschließlich auf eine Abnahme bei den Ortskrankenkassen zurückzuführen.[15)]

Tabelle 9.8

Rentneranteil in den RVO-Kassen, 1975 bis 1983
- Prozentwerte -

Jahr	OKK	BKK	IKK	LKK	RVO
			- Bayern -		
1975	33,4	27,0	12,9	37,3	32,0
1979	32,1	29,5	14,2	36,9	31,3
1983	31,4	31,6	14,4	37,5	30,9
			- Bundesgebiet -		
1975	35,2	28,9	15,9	41,0	32,9
1979	34,8	30,9	16,6	40,6	32,9
1983	34,3	33,1	16,8	40,7	32,9

Quellen: Eigene Berechnungen nach BMA (Hrsg.), Die gesetzliche Krankenversicherung in der Bundesrepublik Deutschland, verschiedene Jahrgänge; BdO (Hrsg.), Statistik der Ortskrankenkassen in der Bundesrepublik Deutschland 1983; BdB (Hrsg.), Die Betriebskrankenkassen im Jahre 1983; Angaben des Landesverbands der IKK Bayerns sowie der LKK Oberbayern

Größer als im Bayern-Bund Vergleich sind die Unterschiede des Rentneranteils innerhalb der verschiedenen RVO-Kassen: Am höchsten liegt der Rentneranteil bei den Landwirtschaftlichen Kassen (Bundesgebiet immer über 40%), besonders niedrig bei den Innungskrankenkassen (knapp 17%). Die Anteile der Orts- und der Betriebkrankenkassen liegen in der Nähe des RVO-Gesamtwerts.

Sowohl in der zeitlichen Entwicklung des Rentneranteils (Abnahme in Bayern) als auch im Vergleich Bayerns mit dem Bundesgebiet (geringerer Anteil in Bayern) gesehen, kann man zumindest für den Bereich der Ortskrankenkassen nicht von Wirksamkeitsbedingungen sprechen, die mögliche Effekte einer Kostendämpfungspolitik konterkarieren würden.

9.4.3 Die Altersstruktur der Versicherten

Als ein wichtiger Bestimmungsfaktor der Entwicklung des Leistungs- und Ausgabengeschehens wird vielfach die Altersstruktur der Versicherten angesehen; allerdings werden Leistungs- und Ausgabendaten für einzelne Alterklassen in den Routinedaten der GKV nicht eigens ausgewiesen. Außerdem müßte eine Interpretation der Ausgabenwirkungen unterschiedlicher Altersstrukturen auf ein - hier nicht verfügbares - Modell altersbestimmter Ausgaben aufsetzen. Dennoch soll auf eine kurze Darstellung des häufig bemühten Einflußfaktors 'Altersstruktur' nicht verzichtet werden.

Als einfachste Hypothese altersbestimmter Ausgabenwirkungen kann die Annahme gelten, mit steigendem Alter nähmen die Ausgaben proportional zu. In diesem Fall reicht zur Interpretation des Einflusses der Altersstruktur die Kontrolle des Durchschnittsalters der Versichertengemeinschaft. Schätzungen für diesen Mittelwert anhand der vorliegenden Alterklassenverteilungen (Berechnung: Klassenmitte mal Besetzungshäufigkeit) ergeben 1983 für die Ortskrankenkassen in Bayern eine jüngere Versichertenpopulation in Bayern (Durchschnittsalter: 47 Jahre) als im Bundesgebiet (Durchschnittalter: 48,5 Jahre). Von 1979 bis 1983 nahm dabei das Durchschnittsalter der Versicherten zu, in Bayern allerdings etwas weniger als im Bundesgebiet.

Detailliertere Beschreibungen der Altersstruktur nach der Verteilung in Altersklassen lassen sich nach der obigen Hypothese nur dann interpretieren, wenn sich die Verteilungen klar unterscheiden und nicht wesentlich überschneiden. Wie beim Durchschnittsalter umfassen die folgenden Vergleiche die Altersstruktur der Gesamtmitglieder und beschränken sich der Übersichtlichkeit wegen auf die Ortskrankenkassen (die innerhalb der RVO-Kassen im Bundesgebiet nach den Innungs- und vor den Betriebs- und Landwirtschaftlichen Krankenkassen über die zweitjüngste Versichertenpopulation verfügen; siehe Abbildung A.9.23).

Vergleicht man die Altersstruktur der Versicherten in Bayern und im Bundesgebiet 1983 (siehe Abbildung 9.5), läßt sich in Bayern ein höherer Versichertenanteil in den Altersklassen bis 40 Jahre feststellen, darüber - mit einer Ausnahme - ein geringerer Versichertenanteil. Die Differenz im Ausnahmefall der Altersklasse von 60-65 Jahre ist relativ gering; daher kann man insgesamt von einer relativ jüngeren Versichertenpopulation in Bayern sprechen. Ein ähnliches Bild erhält man 1979.

Abbildung 9.5

Altersstruktur der Gesamtmitglieder in den Ortskrankenkassen, 1983
- prozentuale Anteile -

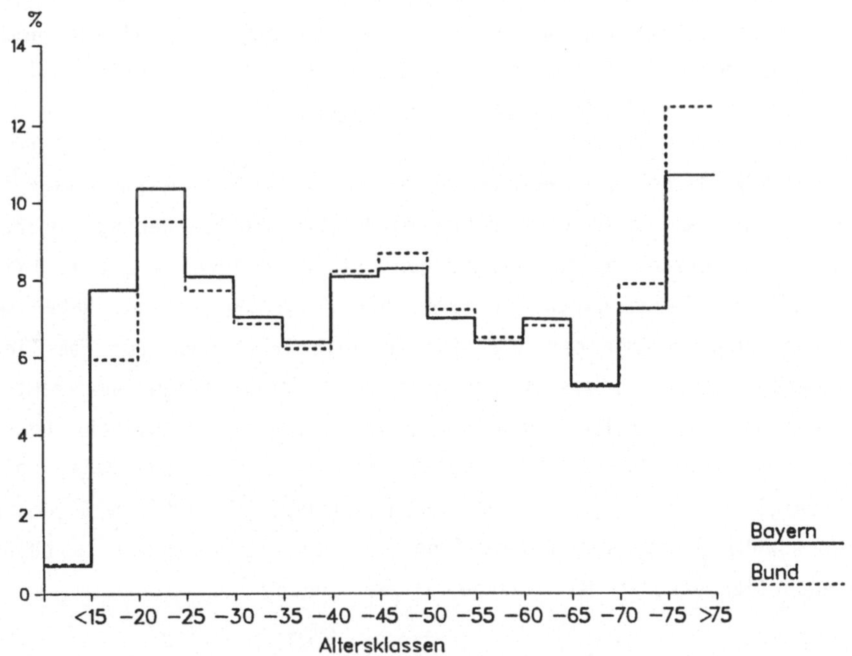

Quelle: BdO (Hrsg.), Statistik der Ortskrankenkassen in der Bundesrepublik Deutschland, 1983 (eigene Berechnungen)

Zur Entwicklung der Altersstruktur von 1979 bis 1983 ist anzumerken, daß innerhalb von fünf Jahren keine gravierenden Änderungen zu erwarten sind; die tatsächliche Änderung entspricht in etwa einer Verschiebung der Altersverteilung um den Beobachtungszeitraum (vgl. für Bayern Abbildung A.9.24). Der regionale Vergleich läßt ebenfalls keine eindeutige Entwicklungsrichtung der Unterschiede zwischen Bayern und dem Bundesgebiet erkennen. Über die Ausgabenwirkung der zeitlichen Veränderungen der Altersverteilung läßt sich ohne weitere Prüfung keine Aussage machen.

Die Entwicklung der Altersstruktur der Versicherten von 1979 bis 1983 würde also in den Ortskrankenkassen in Bayern wie im Bundesgebiet bei Annahme eines proportionalen Steigens der Ausgaben und des Durchschnittsalter der Versicherten nicht zu einer Unterstützung von kostendämpfenden Maßnahmen beitragen. Gleichzeitig liegen unter diesen Annahmen Ausgangsverteilung wie Entwicklung der Altersstruktur der Versichertenpopulation in Bayern günstiger als im Bundesgebiet.

9.4.4 Die Familienlastquote

Die Bedeutung der Zahl der mitversicherten Personen, also der anspruchsberechtigten Familienangehörigen der Mitglieder und Rentner, für die Leistungen und Ausgaben je Versicherungsmitglied ist unmittelbar evident. Im folgenden wird daher auf die Entwicklung dieser sogenannten "Familienlastquote" eingegangen.

Um die Anzahl der mitversicherten Familienangehörigen zu ermitteln, wird in der GKV alle vier Jahre eine Stichprobenerhebung durchgeführt. Die letzten beiden Erhebungen erfolgten jeweils zum 1. Oktober 1979 und 1983; darauf basieren die folgenden Zahlen. Neben den Stichprobenerhebungen der GKV gibt es auch Erhebungen zur Familienlastquote im Rahmen des Mikrozensus des Statistischen Bundesamtes. Während sich für weiter zurückliegende Zeiträume beachtliche Unterschiede zwischen beiden Datenquellen ergeben und so die Datenqualität fraglich erscheinen lassen, lagen von 1979 bis 1983 im Bundesgebiet sowohl Niveau wie Entwicklung der Familienlastquote in beiden Datenquellen etwa in der gleichen Größenordnung[16].

In diesem Zeitraum nahm die Familienlastquote bundesweit in allen Kassen der RVO deutlich ab.[17] Innerhalb der RVO-Kassen gibt es deutliche Unterschiede in der Höhe der Familienlastquote: Die Werte der Landwirtschaftlichen Krankenkassen liegen etwa doppelt so hoch wie diejenigen der Ortskrankenkassen; auch die Betriebskrankenkassen liegen deutlich über den OKK-Werten. Dies gilt sowohl für AKV-Mitglieder als auch Rentner (vgl. dazu Tabelle A.9.25).

Abbildung 9.6

Entwicklung der Familienlastquoten in den Ortskrankenkassen, 1979 bis 1983
- Familienangehörige je 100 Mitglieder -

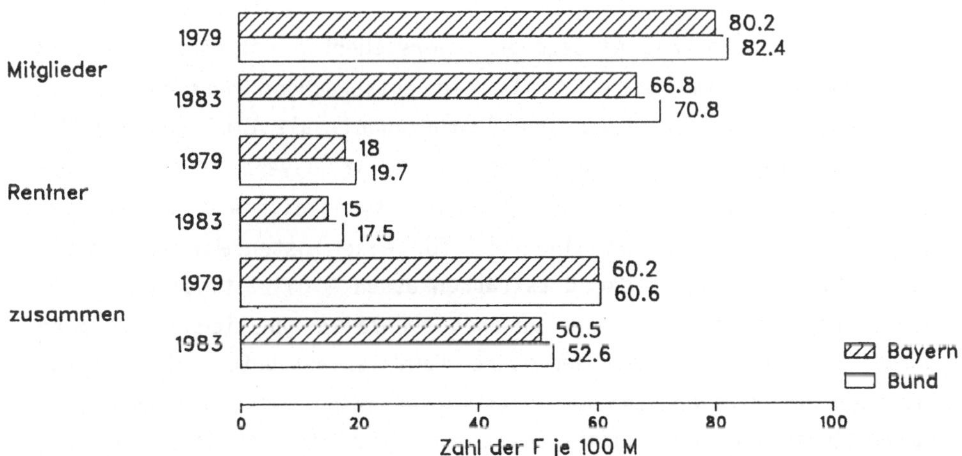

Quellen: BdO (Hrsg.), AOK Statistische Informationen, Reihe 1: Versicherte, Nr. 27/1980 und Nr. 9/1984

In den Ortskrankenkassen liegt die Zahl der mitversicherten Familienangehörigen bei den Rentnern weit unter derjenigen der AKV-Mitglieder; sie beträgt weniger als ein Viertel (siehe Abbildung 9.6). Entsprechend nahm bei den Betriebskrankenkassen mit dem Steigen des Rentneranteils auch die Zahl der insgesamt mitversicherten Familienangehörigen stärker ab, bzw. verlangsamte sich in den Kassen, die einen Rückgang des Rentneranteils aufwiesen, der Rückgang der insgesamt mitversicherten Familienangehörigen. Damit bildet die geringere Familienlastquote der Rentner bei einer Änderung des Rentneranteils hinsichtlich der Ausgaben einen kompensierenden Faktor.

In Bayern fiel in den Ortskrankenkassen die Familienlastquote ausgehend von einem geringeren Niveau von 1979 bis 1983 stärker ab als im Bundesgebiet; der Rückgang betrug knapp 17%. Damit sind 1983 die Niveauunterschiede deutlicher ausgeprägt; dies gilt für die Mitversicherten der AKV-Mitglieder ebenso wie für die Rentner.

Mit dem stärkeren Sinken der Familienlastquote in Bayern kann man (für die Ortskrankenkassen) also auch bei den Mitversicherten nicht von Bedingungen sprechen, die möglichen kostendämpfenden Effekten des Bayern-Vertrages zuwider laufen würden.

9.4.5 Zusammenfassung

Die vom Bayern-Vertrag einbezogenen Versicherten umfassen in Bayern einen größeren Teil der GKV als die entsprechend Versicherten im Bundesgebiet. Betrachtet man den Rentneranteil als Einflußfaktor der Leistungs- und Ausgabenentwicklung, lagen in Bayern sowohl in der zeitlichen Entwicklung wie im Querschnittsvergleich mit dem Bundesgebiet günstige Wirkungsbedingungen für eine Kostendämpfungspolitik vor. Hinzu kamen - für die Ortskrankenkassen - im zeitlichen Verlauf wie im regionalen Querschnitt gesehen ebenfalls günstige Bedingungen durch die sinkende bzw. geringere Familienlastquote. Die Altersstruktur der Versicherten der Ortskrankenkassen weist nur im Regionalvergleich mit dem Bundesgebiet auf günstige Wirkungsvoraussetzungen in Bayern.

Die Merkmale der Versichertenstruktur wurden in diesem Abschnitt als mögliche Einflußgrößen des Leistungs- oder Ausgabengeschehens, d.h. als Bedingungen für die Wirksamkeit von Kostendämpfungspolitik beschrieben. Methodisch sind sie in einer vergleichenden Wirkungsanalyse als potentiell herauszustandardisierende Einflußfaktoren zu betrachten. Die Strukturmerkmale einer Versichertenpopulation müssen jedoch als Erklärungsvariable vorsichtig verwendet werden: So weist etwa das in Bayern trotz rückläufigem Rentneranteil gestiegene Durchschnittsalter der Versicherten auf die Problematik der Verwendung einzelner Standardisierungsfaktoren hin. Dazu kommen die nicht umfassend bekannten tatsächlichen Leistungs- bzw. Ausgabeneffekte der Merkmale. Daher sind die beschriebenen Strukturmerkmale als Zusatz für differenzierende Analysen und Interpretationen, nicht als alleinige oder vollständige Standardisierungsfaktoren zu verstehen.

Anmerkungen, Tabellen und Abbildungen

1) Die in diesem Kapitel beschriebenen Ausgaben für ambulant-ärztliche Leistungen sind nicht identisch mit der Kassenärztlichen Gesamtvergütung im Sinne des Bayern-Vertrages; beispielsweise enthalten sie - aus Gründen der Datenverfügbarkeit - keine Abzugsmöglichkeiten (wie etwa Impfungen, Notarztwagenbesetzung).

2) Vgl. H. Sitzmann auf der Pressekonferenz am 14.5.1981

3) Einen wichtigen Teuerungsfaktor bildet beispielsweise bei den Lohnkosten das geringe Potential für Produktivitätssteigerungen im personenbezogenen Dienstleistungsgewerbe gegenüber Wirtschaftszweigen mit höheren Produktivitätssteigerungen (vgl. Kaufer 1981, S. 159). Möglichkeiten zu einer Kompensation dieser Teuerung liegen im technischen Fortschritt oder in Effizienzsteigerungen.

4) Im Unterschied zu anderen Kapiteln dieses Berichts wird hier - wie im Abschnitt 'Krankenhaussektor' des Kapitels 4 - aus Gründen der Datenverfügbarkeit Bayern mit dem gesamten Bundesgebiet und nicht nur mit dem übrigen Bundesgebiet verglichen. Mögliche Differenzen zwischen beiden Regionen werden damit nicht ganz so scharf abgebildet wie bei einem Herausrechnen der bayerischen Werte aus den Bundeswerten; dafür können die wiedergegebenen Werte unmittelbar für Vergleiche z.B. mit anderen GKV-Werten für das Bundesgebiet verwendet werden.

5) Eine Ausnahme bilden die sonstigen Hilfen, die hier im Bereich Ärzte und Krankenhaus nicht hinzugerechnet wurden. Auch sei darauf verwiesen, daß die für den Krankenhausbereich verwendeten Ausgabenzahlen die Ausgaben für Kur- und Spezialeinrichtungen nicht mit einschließen und - ebenso wie die Ausgaben für ambulant-ärztliche Leistungen - auch keine Ausgaben für Leistungen im Rahmen der sonstigen Hilfen enthalten. Die Ausgaben für ambulant-ärztliche Leistungen enthalten - aus Gründen der Datenverfügbarkeit - keine Bereinigungen im Sinne der vertraglich genannten Abzugsmöglichkeiten von der ärztlichen Gesamtvergütung.

6) 'Die RVO-Kassen' umfassen hier - abweichend von ihrer exakten Definition der RVO-Kassen (vgl. Kapitel 1, Anmerkung 1) - neben den Orts-, Betriebs- und Innungskrankenkassen auch die Landwirtschaftlichen Krankenkassen.

7) Der Vergleich Bayerns mit dem Bundesgebiet ist bei den Betriebskrankenkassen nicht so exakt möglich wie bei den anderen RVO-Kassenarten. Dies ist auf zwei Fehlerquellen zurückzuführen (vgl. dazu BdB, Die Betriebskrankenkassen im Jahre 1983, S. 16):
- Erstens enthalten die bayerischen Werte auch die der bundesunmittelbaren Betriebskrankenkassen mit Sitz in Bayern; deren Mitglieder leben und arbeiten jedoch zum Teil außerhalb Bayerns (Anteil an den bayerischen Kassen 1983: knapp 30%). Außerdem sind die bundesunmittelbaren Kassen Bundesvertragskrankenkassen, d.h. keine Partner des Bayern-Vertrags.
- Zweitens werden über die bayerischen Betriebskrankenkassen hinaus von außerbayerischen bundesunmittelbaren Betriebskrankenkassen Versicherte, die in Bayern leben und arbeiten, auch dort gesundheitlich versorgt. Dies machte 1983 knapp 5% aus.

Im Vergleich zu den anderen RVO-Kassen unterliegt daher der Bayern-Bund-Vergleich einer gewissen Unschärfe.

8) Eine mögliche Erklärung dieser außergewöhnlichen Entwicklung könnte neben insgesamt stärkerem Wachstum im besonders stark gestiegenen Bereich Zahnersatz zu suchen sein, der durch das KVEG zur Sachleistung erklärt wurde, womit - lediglich bei den LKKen - der Zuschuß der Altenhilfe für Landwirte entfiel bzw. übernommen werden mußte.

9) Eine Ausnahme bilden die Landwirtschaftlichen Kassen, deren Ausgaben im Krankenhausbereich in Bayern etwas langsamer stiegen als im Bundesgebiet.

10) Gegen die Vergleichbarkeit absoluter Zuwächse, die auf unterschiedliche Niveaus aufsetzen, spricht, daß - bei gleicher Inflationsrate etwa der Personalkosten oder der Arzneimittelpreise - eine gleiche absolute Steigerung einer realen Leistungsausweitung des Bereichs mit dem kleineren Niveau gleichkommt. Problematisch ist die Norm gleicher absoluter Zuwächse ferner, wenn man die Möglichkeit unterschiedlicher Strukturen des Leistungsangebots oder unterschiedlicher Morbiditäten auf der Nachfrageseite mit in Betracht zieht; auch dürfte bei unterschiedlichen Ausgangsniveaus der zusätzliche Gewinn an Versorgungsqualität je zusätzlich ausgegebener Mark kaum identisch sein.

11) Die Indexwerte entsprechen den jeweiligen Wachstumsraten + 100; zugleich ermöglichen sie aber über mehrere Jahre hinweg exakte Verlaufsvergleiche von einem bestimmten Anfangszeitpunkt (Indexwert = 100) aus.

12) So der ehemalige Staatssekretär Dr. Rosenbauer auf der Pressekonferenz am 23.5.1984

13) O.V., Der Bayern-Vertrag, Die Ortskrankenkasse, 15. Jahrgang, 1. August 1982, S. 539.

14) Daten für Rentner ohne ihre Familienangehörigen werden in den Routinedaten der GKV nicht ausgewiesen.

15) Bei den anderen RVO-Kassen nahm der Rentneranteil zu, und zwar am deutlichsten bei den Betriebskrankenkassen; durch die hohe Versichertenzahl der Ortskrankenkassen kam es bei den RVO-Kassen dennoch insgesamt zu einer Abnahme. In den Ortskrankenkassen lag der bayerische Rentneranteil 1983 knapp 3 Prozentpunkte unter dem entsprechenden Bundeswert.

16) Siehe R. Neuhaus, K. Preiser, Kostendämpfung durch sinkende Familienlastquote? Die Ortskrankenkasse, Nr. 4, 1984, S. 820.

17) Die Abnahme der Mitversicherten wird im Zusammenhang mit demographischen Entwicklungen, einem Steigen der Erwerbsquote und mit gesetzlichen Maßnahmen gesehen; vgl. Neuhaus und Preiser (1984) S. 818.

Tabelle A.9.1

Entwicklung der Leistungsausgaben je Gesamtmitglied der RVO-Kassen, 1975-1983
- Wachstumsraten -

Jahr	OKK	BKK	IKK	LKK
		- Bayern -		
1975-1976	9,1	11,4	7,6	8,4
1976-1977	4,9	4,7	2,8	3,8
1977-1978	6,7	7,2	3,9	5,1
1978-1979	8,0	6,8	6,8	6,4
1979-1980	10,0	8,7	9,5	9,3
1980-1981	7,5	7,0	5,6	8,6
1981-1982	2,0	0,6	-0,2	4,7
1982-1983	4,0	4,1	5,4	8,1
1975-1979	31,9	33,6	22,7	25,9
1979-1983	25,4	21,8	21,6	34,3
		- Bundesgebiet -		
1975-1976	8,5	9,4	7,1	8,3
1976-1977	4,0	2,8	2,8	3,7
1977-1978	6,1	7,7	4,8	7,1
1978-1979	7,3	7,0	6,4	6,0
1979-1980	9,7	8,5	8,0	9,7
1980-1981	6,5	5,9	4,9	6,8
1981-1982	1,0	0,6	0,5	4,8
1982-1983	3,8	3,7	3,2	6,8
1975-1979	28,5	29,7	22,8	27,5
1979-1983	22,5	19,8	17,6	31,0

Quellen: Eigene Berechnungen nach BMA (Hrsg.), Die gesetzliche Krankenversicherung in der Bundesrepublik Deutschland, verschiedene Jahrgänge; BdO (Hrsg.), Statistik der Ortskrankenkassen in der Bundesrepublik Deutschland 1983; BdB (Hrsg.), Die Betriebskrankenkassen im Jahre 1983; Angaben des Landesverbands der IKK Bayerns sowie der LKK Oberbayern

Tabelle A.9.2

Leistungsausgaben je Gesamtmitglied der RVO-Kassen, 1975-1983
- Ausgaben in DM -

Jahr	OKK	BKK	IKK	LKK
		- Bayern -		
1975	1 457,96	1 558,89	1 325,79	1 419,19
1976	1 590,39	1 737,05	1 426,77	1 538,59
1977	1 669,00	1 818,98	1 466,26	1 597,55
1978	1 781,25	1 949,07	1 523,77	1 679,58
1979	1 923,08	2 082,22	1 627,23	1 787,29
1980	2 115,06	2 263,40	1 781,86	1 954,01
1981	2 274,05	2 422,53	1 881,86	2 121,41
1982	2 319,39	2 436,22	1 877,86	2 220,98
1983	2 411,22	2 535,15	1 979,43	2 400,75
		- Bundesgebiet -		
1975	1 711,55	1 801,95	1 537,22	1 616,10
1976	1 857,61	1 971,77	1 645,82	1 750,41
1977	1 932,59	2 027,65	1 692,63	1 815,88
1978	2 050,01	2 184,64	1 773,93	1 943,86
1979	2 199,28	2 337,77	1 887,96	2 059,94
1980	2 412,40	2 536,93	2 039,23	2 259,01
1981	2 568,51	2 685,84	2 139,15	2 411,81
1982	2 594,22	2 700,92	2 150,76	2 525,69
1983	2 693,52	2 801,10	2 219,37	2 697,85

Quellen: Eigene Berechnungen nach BMA (Hrsg.), Die gesetzliche Krankenversicherung in der Bundesrepublik Deutschland, verschiedene Jahrgänge; BdO (Hrsg.), Statistik der Ortskrankenkassen in der Bundesrepublik Deutschland 1983; BdB (Hrsg.), Die Betriebskrankenkassen im Jahre 1983; Angaben des Landesverbands der IKK Bayerns sowie der LKK Oberbayern

Abbildung A.9.2

Unterschiede der Ausgabenzuwächse in Bayern-Vertrags-Leistungsbereichen zwischen Bayern und Bundesgebiet, 1979-1983
- Betrag in DM je Gesamtmitglied der RVO-Kassen -

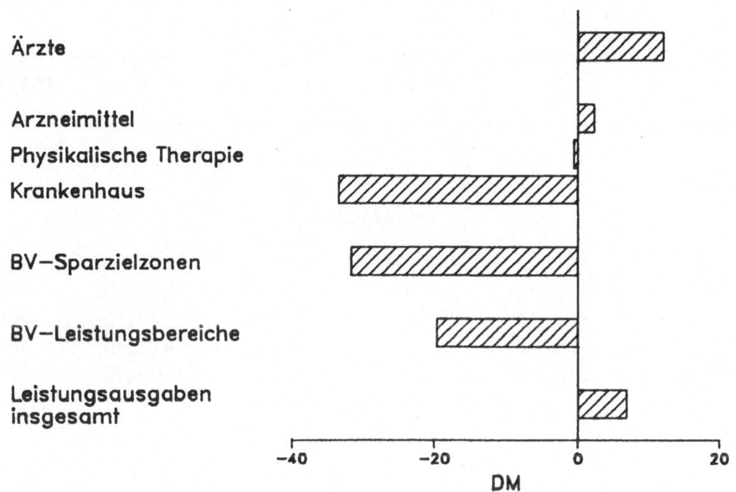

Quellen: Eigene Berechnungen nach BMA (Hrsg.), Die gesetzliche Krankenversicherung in der Bundesrepublik Deutschland, verschiedene Jahrgänge; BdO (Hrsg.), Statistik der Ortskrankenkassen in der Bundesrepublik Deutschland 1983; BdB (Hrsg.), Die Betriebskrankenkassen im Jahre 1983; Angaben des Landesverbands der IKK Bayern sowie der LKK Oberbayern

Tabelle A.9.3

Ausgaben der RVO-Kassen je Gesamtmitglied
in Bayern-Vertrags-Leistungsbereichen und für Leistungen insgesamt,
1979 und 1983
- absolute Ausgaben in DM -

Kasse	Ärzte	Arznei-mittel	Physik. Therapie	Kranken-haus	Leistungen insgesamt
1. 1979					
		- Bayern -			
RVO insgesamt	331,54	281,59	26,71	575,16	1924,75
OKK	326,44	280,66	25,99	579,84	1923,08
BKK	376,34	294,53	37,02	573,38	2082,22
IKK	276,08	192,33	23,17	432,50	1627,23
LKK	329,68	317,11	15,54	606,82	1787,29
		- Bund -			
RVO insgesamt	383,53	330,19	34,21	703,72	2195,60
OKK	376,17	330,76	33,11	721,28	2199,28
BKK	431,27	353,23	41,38	700,54	2337,77
IKK	333,53	240,48	29,40	559,34	1887,96
LKK	391,39	389,48	29,78	682,57	2059,94
2. 1983					
		- Bayern -			
RVO insgesamt	426,03	367,51	27,41	755,83	2410,26
OKK	419,72	368,00	26,36	761,17	2411,22
BKK	472,42	377,70	37,69	750,43	2535,15
IKK	355,10	241,74	25,77	572,75	1979,43
LKK	447,35	421,64	18,44	822,22	2400,75
		- Bund -			
RVO insgesamt	465,99	413,83	35,49	917,77	2674,37
OKK	460,48	417,03	34,43	944,19	2693,52
BKK	516,66	438,58	42,72	907,61	2801,10
IKK	388,03	291,12	30,43	710,52	2219,37
LKK	495,68	507,30	33,69	925,60	2697,85

Quellen: Eigene Berechnungen nach BMA (Hrsg.), Die gesetzliche Krankenversicherung in der Bundesrepublik Deutschland, verschiedene Jahrgänge; BdO (Hrsg.), Statistik der Ortskrankenkassen in der Bundesrepublik Deutschland 1983; BdB (Hrsg.), Die Betriebskrankenkassen im Jahre 1983; Angaben des Landesverbands der IKK Bayerns sowie der LKK Oberbayern

Tabelle A.9.4

Entwicklung der Ausgaben der Ortskrankenkassen in Bayern-Vertrags-Leistungsbereichen und für Leistungen insgesamt, 1979-1983
- Ausgaben je Gesamtmitglied für Mitglieder und Rentner jeweils einschließlich Familienangehörige (Index 1979 = 100) -

Jahr	Ärzte	Arznei-mittel	Physik. Therapie	Kranken-haus	Leistungen insgesamt
		- Bayern -			
1975	80,3	78,3	59,3	77,3	75,8
1976	85,3	85,4	68,6	85,0	82,7
1977	90,1	86,4	78,5	90,2	86,8
1978	94,1	93,1	92,3	95,1	92,6
1979	100,0	100,0	100,0	100,0	100,0
1980	108,6	109,6	106,8	107,1	110,0
1981	115,6	120,2	117,0	115,2	118,3
1982	119,9	123,3	104,2	124,9	120,6
1983	128,6	131,1	101,4	131,3	125,4
		- Bundesgebiet -			
1975	81,8	80,8	54,8	77,4	77,8
1976	86,3	87,1	63,5	84,1	84,5
1977	90,2	88,3	74,2	89,0	87,9
1978	94,6	94,5	88,8	94,5	93,2
1979	100,0	100,0	100,0	100,0	100,0
1980	106,6	109,4	112,5	108,4	109,7
1981	113,3	118,1	116,0	115,8	116,8
1982	116,4	119,5	102,1	124,9	118,0
1983	122,4	126,1	104,0	130,9	122,5

Quelle: BdO (Hrsg.), Statistik der Ortskrankenkassen in der Bundesrepublik Deutschland, verschiedene Jahrgänge (eigene Berechnungen)

Tabelle A.9.5

Entwicklung der Leistungsausgaben insgesamt, der Bayern-Vertrags-Leistungsbereiche, der Bayern-Vertrags-Sparzielzonen, der Grundlohnsumme und des Beitragsssatzes in den Ortskrankenkassen, 1979-1983
- Wachstumsraten -

Jahr	Leistungen insgesamt[a]	BV-Leist.-bereiche	Sparziel-zonen[a]	Grundlohn-summe[b]	durchschnittl. Beitragssatz[c]
			- Bayern -		
79-80	10,0	8,1	7,9	6,4	2,4
80-81	7,5	7,8	8,3	5,9	2,9
81-82	2,0	5,3	5,9	4,7	1,3
82-83	4,0	5,8	5,3	4,1	-0,3
79-83	25,4	29,9	30,3	22,7	6,5
			- Bundesgebiet -		
79-80	9,7	8,2	8,8	5,9	2,0
80-81	6,5	6,9	7,1	5,2	3,5
81-82	1,0	4,6	5,2	4,3	2,2
82-83	3,8	5,0	5,0	3,6	-1,7
79-83	22,5	27,0	28,6	20,4	6,0

[a] insgesamt je M+R
[b] AKV je M
[c] Pflichtmitglieder

Quelle: BdO (Hrsg.), Statistik der Ortskrankenkassen in der Bundesrepublik Deutschland, verschiedene Jahrgänge (eigene Berechnungen)

Tabelle A.9.6

Absoluter Zuwachs der Leistungsausgaben insgesamt, der Bayern-Vertrags-Leistungsbereiche, der Bayern-Vertrags-Sparzielzonen, der Grundlohnsumme und des Beitragssatzes in den Ortskrankenkassen, 1979-1983
- absolute Werte in DM, Prozentpunktänderungen -

Jahr	Leistungen insgesamt[a]	BV-Leist.-bereiche[a]	BV-Sparziel-zonen[a]	Beitragssatz[b]
		- Bayern -		
1979-1980	191,98	97,96	69,97	0,25
1980-1981	158,99	102,12	79,31	0,32
1981-1982	45,34	75,47	61,36	0,15
1982-1983	91,83	86,77	58,40	-0,03
1979-1983	488,14	362,32	269,04	0,69
		- Bundesgebiet -		
1979-1980	213,12	120,37	95,64	0,23
1980-1981	156,11	108,67	83,37	0,41
1981-1982	25,72	77,17	65,66	0,26
1982-1983	99,30	88,61	65,84	-0,21
1979-1983	494,24	394,82	310,51	0,69

[a] insgesamt je M+R
[b] Angabe der Prozentpunktänderungen des allgemeinen Beitragssatzes für Pflichtmitglieder

Quelle: BdO (Hrsg.), Statistik der Ortskrankenkassen in der Bundesrepublik Deutschland, verschiedene Jahrgänge (eigene Berechnungen)

Abbildung A.9.6

Jährliches Wachstum der Ausgaben
für ärztliche Leistungen und Bayern-Vertrags-Sparzielzonen
in den bayerischen Ortskrankenkassen,
1976-1983
- Ausgaben je Gesamtmitglied -

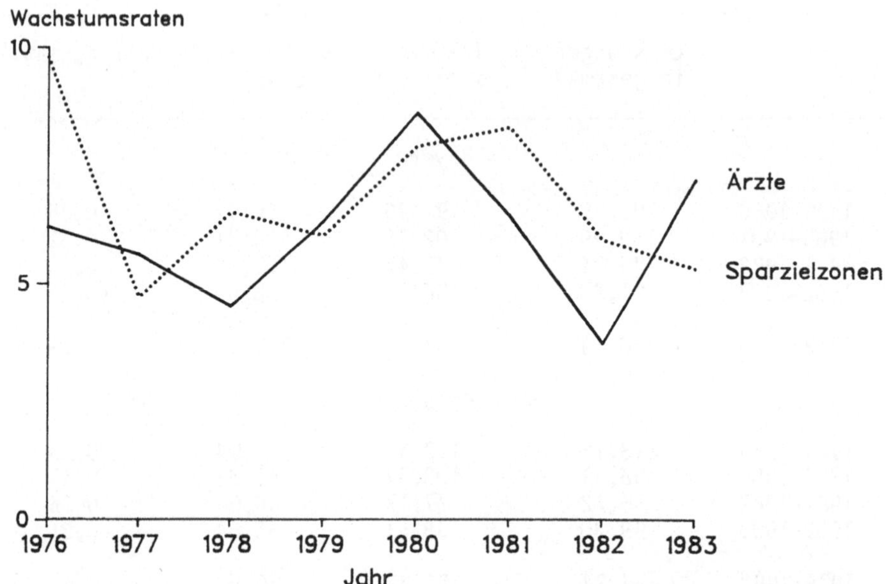

Quellen: BdO (Hrsg.), Statistik der Ortskrankenkassen in der Bundesrepublik Deutschland, verschiedene Jahrgänge (eigene Berechnungen)

Tabelle A.9.7

Entwicklung der Ausgaben der Ortskrankenkassen in Bayern-Vertrags-Leistungsbereichen und für Leistungen insgesamt, 1979-1983

- Ausgaben je Mitglied für Mitglieder, jährliche Wachstumsraten -

Jahr	Ärzte	Arzneimittel	Physik. Therapie	Krankenhaus	Leistungen insgesamt[a]
			- Bayern -		
1979	7,6	7,4	11,0	5,9	-
1980	9,0	9,1	8,5	7,7	-
1981	5,4	6,4	7,7	6,2	-
1982	2,3	-1,0	-11,9	8,4	-
1983	6,2	2,7	- 5,3	3,3	-
			- Bundesgebiet -		
1979	6,3	5,4	14,5	6,2	-
1980	7,9	8,9	14,0	8,6	-
1981	5,4	4,6	2,1	5,4	-
1982	0,3	-2,7	-14,2	7,3	-
1983	3,3	1,4	- 0,3	3,1	-

[a] wird für Mitglieder ohne Familienangehörige nicht ausgewiesen

Quellen: BdO (Hrsg.), Statistik der Ortskrankenkassen in der Bundesrepublik Deutschland, verschiedene Jahrgänge (eigene Berechnungen)

Tabelle A.9.8

Entwicklung der Ausgaben der Ortskrankenkassen in Bayern-Vertrags-Leistungsbereichen und für Leistungen insgesamt, 1979-1983
- Ausgaben je Mitglied für Mitglieder und Familienangehörige, jährliche Wachstumsrate -

Jahr	Ärzte	Arznei-mittel	Physik. Therapie	Kranken-haus	Leistungen insgesamt
		- Bayern -			
1979	6,2	6,0	8,5	4,3	7,8
1980	7,8	7,4	6,7	5,9	9,8
1981	5,1	6,4	8,3	5,3	5,2
1982	2,5	-0,6	-12,6	8,2	-0,0
1983	6,8	4,1	- 4,0	2,5	1,1
		- Bundesgebiet -			
1979	5,2	4,0	12,9	4,0	6,6
1980	5,8	6,7	12,4	6,6	9,1
1981	5,1	4,7	2,2	4,8	4,2
1982	1,4	-1,9	-13,2	7,1	-1,1
1983	4,1	2,4	0,4	2,8	1,0

Quelle: BdO (Hrsg.), Statistik der Ortskrankenkassen in der Bundesrepublik Deutschland, verschiedene Jahrgänge (eigene Berechnungen)

Tabelle A.9.9

Entwicklung der Ausgaben der Ortskrankenkassen in Bayern-Vertrags-Leistungsbereichen und für Leistungen insgesamt, 1979-1983
- Ausgaben je Rentner für Rentner und Familienangehörige, jährliche Wachstumsrate -

Jahr	Ärzte	Arznei-mittel	Physik. Therapie	Kranken-haus	Leistungen insgesamt
		- Bayern -			
1979	6,9	9,4	7,9	6,9	8,5
1980	10,3	12,6	6,7	9,7	10,7
1981	8,9	13,1	12,5	10,4	11,6
1982	5,7	5,3	-6,8	8,7	5,3
1983	8,0	8,1	0,5	7,6	8,3
		- Bundesgebiet -			
1979	6,8	8,4	11,6	8,2	8,5
1980	8,0	12,4	12,5	10,9	10,9
1981	8,3	10,9	4,8	9,3	10,1
1982	4,5	3,4	-9,2	8,5	4,0
1983	6,7	7,6	4,9	6,6	7,7

Quelle: BdO (Hrsg.), Statistik der Ortskrankenkassen in der Bundesrepublik Deutschland, verschiedene Jahrgänge (eigene Berechnungen)

Tabelle A.9.10

Entwicklung der Ausgaben der Ortskrankenkassen in Bayern-Vertrags-Leistungsbereichen und für Leistungen insgesamt, 1979-1983
- Ausgaben je Mitglied für Mitglieder (Index 1979 = 100) -

Jahr	Ärzte	Arznei-mittel	Physik. Therapie	Kranken-haus	Leistungen insgesamt[a]
		- Bayern -			
1975	-[b]	72,5	55,1	-[b]	-
1976	84,1	79,8	62,7	85,8	-
1977	89,1	83,7	74,1	91,4	-
1978	92,9	93,1	90,1	94,4	-
1979	100,0	100,0	100,0	100,0	-
1980	109,0	109,1	108,5	107,7	-
1981	114,9	116,1	116,9	114,4	-
1982	117,5	114,9	102,9	123,9	-
1983	124,8	118,1	97,5	128,0	-
		- Bundesgebiet -			
1975	-[b]	75,2	50,3	-[b]	-
1976	84,8	81,8	59,3	84,6	-
1977	89,4	85,9	71,2	90,0	-
1978	94,1	94,9	87,4	94,1	-
1979	100,0	100,0	100,0	100,0	-
1980	107,9	108,9	114,0	108,6	-
1981	113,7	113,9	116,4	114,4	-
1982	114,1	110,8	99,8	122,7	-
1983	117,9	110,3	99,6	126,5	-

[a] wird für Mitglieder ohne Familienangehörige nicht ausgewiesen
[b] nicht verfügbar

Quelle: BdO (Hrsg.), Statistik der Ortskrankenkassen in der Bundesrepublik Deutschland, verschiedene Jahrgänge (eigene Berechnungen)

Tabelle A.9.11

Entwicklung der Ausgaben der Ortskrankenkassen in Bayern-Vertrags-Leistungsbereichen und für Leistungen insgesamt, 1979-1983
- Ausgaben je Mitglied für Mitglieder und Familienangehörige (Index 1979 = 100) -

Jahr	Ärzte	Arznei-mittel	Physik. Therapie	Kranken-haus	Leistungen insgesamt
		- Bayern -			
1975	83,1	78,4	57,1	82,3	77,9
1976	86,5	83,7	66,6	89,4	84,3
1977	91,4	86,0	77,7	93,6	88,1
1978	94,2	94,3	92,2	95,9	92,7
1979	100,0	100,0	100,0	100,0	100,0
1980	107,8	107,4	106,7	105,4	109,8
1981	113,2	114,2	115,6	111,0	115,5
1982	116,1	113,5	101,0	120,1	115,5
1983	123,9	118,2	97,0	123,1	116,8
		- Bundesgebiet -			
1975	84,2	80,5	52,4	83,4	79,8
1976	87,5	85,4	61,4	89,3	86,3
1977	91,1	88,3	73,2	93,0	89,4
1978	95,0	96,2	88,6	96,2	93,0
1979	100,0	100,0	100,0	100,0	100,0
1980	105,8	106,7	112,4	106,5	109,1
1981	111,2	111,7	114,9	111,7	113,7
1982	112,8	109,5	99,8	119,6	112,4
1983	117,4	112,1	100,2	123,0	113,5

Quelle: BdO (Hrsg.), Statistik der Ortskrankenkassen in der Bundesrepublik Deutschland, verschiedene Jahrgänge (eigene Berechnungen)

Tabelle A.9.12

Entwicklung der Ausgaben der Ortskrankenkassen in Bayern-Vertrags-Leistungsbereichen und für Leistungen insgesamt, 1979-1983
- Ausgaben je Rentner für Rentner und Familienangehörige (Index 1979 = 100) -

Jahr	Ärzte	Arznei-mittel	Physik. Therapie	Kranken-haus	Leistungen insgesamt
		- Bayern -			
1975	75,5	76,8	64,9	71,2	72,0
1976	82,7	85,2	73,7	79,3	79,6
1977	87,4	85,3	80,7	85,7	84,3
1978	93,6	91,4	92,7	93,5	92,2
1979	100,0	100,0	100,0	100,0	100,0
1980	110,3	112,6	106,7	109,7	110,7
1981	120,1	127,3	120,0	121,1	123,5
1982	126,9	134,0	111,9	131,6	130,0
1983	137,0	144,8	112,1	141,6	140,7
		- Bundesgebiet -			
1975	78,3	80,9	60,3	71,3	74,8
1976	84,3	87,8	68,2	78,4	81,5
1977	88,7	87,5	76,6	84,4	85,3
1978	93,7	92,6	89,6	92,4	92,2
1979	100,0	100,0	100,0	100,0	100,0
1980	108,0	112,4	112,5	110,9	110,9
1981	117,0	124,6	117,9	121,1	122,1
1982	122,3	128,9	107,1	131,5	127,0
1983	130,5	138,7	112,3	140,1	137,2

Quelle: BdO (Hrsg.), Statistik der Ortskrankenkassen in der Bundesrepublik Deutschland, verschiedene Jahrgänge (eigene Berechnungen)

Tabelle A.9.13

Anteil der Ausgaben für Krankengeld an den Leistungsausgaben der RVO-Kassen, 1975-1983
- Prozentwerte -

Jahr	OKK	BKK	IKK	LKK
		- Bayern -		
1975	9,1	9,5	14,1	0,1
1976	8,3	8,7	12,2	0,1
1977	8,0	8,5	11,7	0,1
1978	8,0	8,5	11,4	0,1
1979	8,3	8,8	11,8	0,1
1980	8,6	8,6	12,0	0,1
1981	7,8	7,6	10,9	0,1
1982	7,1	7,1	9,9	0,1
1983	6,7	6,5[a]	9,5	0,1
Prozentpunkt-Änderung 75-79	-0,8	-0,7	-2,3	0,0
Prozentpunkt-Änderung 79-83	-1,6	-2,3[a]	-2,3	0,0
		- Bundesgebiet -		
1975	8,7	9,3	11,1	0,1
1976	8,0	8,6	10,0	0,2
1977	7,9	8,6	9,8	0,1
1978	8,0	8,8	10,0	0,1
1979	8,3	9,1	10,2	0,1
1980	8,5	9,1	10,6	0,1
1981	7,6	8,0	9,9	0,1
1982	6,9	7,4	9,1	0,1
1983	6,4	7,0[a]	8,6	0,1
Prozentpunkt-Änderung 75-79	-0,4	-0,2	-0,9	0,0
Prozentpunkt-Änderung 79-83	-1,9	-2,1[a]	-1,6	0,0

[a] enthält keine Ausgaben für Rentner

Quellen: Eigene Berechnungen nach BMA (Hrsg.), Die gesetzliche Krankenversicherung in der Bundesrepublik Deutschland, verschiedene Jahrgänge; BdO (Hrsg.), Statistik der Ortskrankenkassen in der Bundesrepublik Deutschland 1983; BdB (Hrsg.), Die Betriebskrankenkassen im Jahre 1983; Angaben des Landesverbands der IKK Bayerns sowie der LKK Oberbayern

Tabelle A.9.14

Entwicklung der Ausgabenstruktur in den Ortskrankenkassen, 1975-1983
- Anteile von Bayern-Vertrags-Leistungsbereichen -

Jahr	Ärzte	Arznei-mittel	Physik. Therapie	Kranken-haus	Sonstige
		- Bayern -			
1975	17,98	15,07	1,06	30,73	35,16
1976	17,50	15,07	1,12	30,99	35,32
1977	17,61	14,52	1,22	31,33	35,32
1978	17,24	14,68	1,35	30,94	35,80
1979	16,97	14,59	1,35	30,15	36,94
1980	16,76	14,54	1,31	29,37	38,02
1981	16,59	14,83	1,34	29,38	37,87
1982	16,87	14,91	1,17	31,22	35,83
1983	17,41	15,26	1,09	31,57	34,67
		- Bundesgebiet -			
1975	17,98	15,61	1,06	32,62	32,74
1976	17,47	15,51	1,13	32,64	33,25
1977	17,56	15,11	1,27	33,22	32,84
1978	17,35	15,24	1,43	33,25	32,73
1979	17,10	15,04	1,51	32,80	33,56
1980	16,62	15,00	1,54	32,40	34,44
1981	16,59	15,20	1,49	32,52	34,19
1982	16,87	15,23	1,30	34,73	31,87
1983	17,10	15,48	1,28	35,05	31,09

Quellen: Eigene Berechnungen nach BMA (Hrsg.), Die gesetzliche Krankenversicherung in der Bundesrepublik Deutschland, verschiedene Jahrgänge; BdO (Hrsg.), Statistik der Ortskrankenkassen in der Bundesrepublik, 1983

Tabelle A.9.15

Entwicklung der Ausgabenstruktur in den Betriebskrankenkassen, 1975-1983
- Anteile von Bayern-Vertrags-Leistungsbereichen -

Jahr	Ärzte	Arznei-mittel	Physik. Therapie	Kranken-haus	Sonstige
		- Bayern -			
1975	19,50	14,32	1,41	27,71	37,06
1976	18,66	14,24	1,44	27,56	38,10
1977	18,83	13,93	1,53	28,05	37,66
1978	18,41	14,29	1,72	28,18	37,40
1979	18,07	14,14	1,78	27,54	38,47
1980	17,89	14,16	1,77	26,91	39,27
1981	17,84	14,40	1,74	26,90	39,12
1982	18,09	14,59	1,57	28,36	37,39
1983	18,63	14,90	1,49	29,60	35,38
		- Bundesgebiet -			
1975	19,56	15,62	1,20	29,78	33,84
1976	18,97	15,43	1,28	29,75	34,57
1977	18,80	15,00	1,44	30,24	34.52
1978	18,72	15,27	1,67	30,39	33,95
1979	18,45	15,11	1,77	29,97	34,70
1980	18,04	15,15	1,82	29,68	35,31
1981	18,02	15,43	1,77	29,77	35,01
1982	18,30	15,50	1,53	32,00	32,68
1983	18,44	15,66	1,51	32,40	31,99

Quellen: Eigene Berechnungen nach BMA (Hrsg.), Die gesetzliche Krankenversicherung in der Bundesrepublik Deutschland, verschiedene Jahrgänge; BdB (Hrsg.), Die Betriebskrankenkassen im Jahre 1983

Tabelle A.9.16

Entwicklung der Ausgabenstruktur in den Innungskrankenkassen, 1975-1983
- Anteile von Bayern-Vertrags-Leistungsbereichen -

Jahr	Ärzte	Arznei-mittel	Physik. Therapie	Kranken-haus	Sonstige
		- Bayern -			
1975	17,27	11,50	1,28	27,92	42,03
1976	17,79	11,62	1,25	27,97	41,37
1977	17,19	11,34	1,36	27,96	42,15
1978	17,24	11,66	1,40	27,23	42,47
1979	16,97	11,82	1,42	26,58	43,21
1980	17,01	11,66	1,40	26,19	43,74
1981	16,84	11,86	1,49	26,62	43,19
1982	17,52	12,21	1,42	27,79	41,06
1983	17,94	12,21	1,30	28,94	39,61
		- Bundesgebiet -			
1975	18,39	12,96	1,08	30,02	37,55
1976	17,72	12,92	1,17	29,89	38,30
1977	17,85	12,67	1,31	30,38	37,79
1978	17,88	12,97	1,49	30,03	37,63
1979	17,67	12,74	1,56	29,63	38,40
1980	17,02	12,72	1,63	29,28	39,35
1981	17,06	12,93	1,57	29,15	39,29
1982	17,34	13,00	1,38	31,65	36,63
1983	17,48	13,12	1,37	32,01	36,02

Quellen: Eigene Berechnungen nach BMA (Hrsg.), Die gesetzliche Krankenversicherung in der Bundesrepublik Deutschland, verschiedene Jahrgänge; Angaben des Landesverbands der IKK Bayern

Tabelle A.9.17

Entwicklung der Ausgabenstruktur in den Landwirtschaftlichen Krankenkassen, 1975-1983
- Anteile von Bayern-Vertrags-Leistungsbereichen -

Jahr	Ärzte	Arznei-mittel	Physik. Therapie	Kranken-haus	Sonstige
		- Bayern -			
1975	18,04	17,83	0,56	34,41	29,16
1976	18,77	17,49	0,61	34,19	28,94
1977	18,21	17,31	0,70	35,47	28,31
1978	18,00	17,39	0,79	35,33	28,49
1979	18,45	17,74	0,87	33,95	28,99
1980	19,03	17,89	0,83	33,74	28,51
1981	18,55	18,15	0,85	33,41	28,94
1982	18,60	17,74	0,81	34,28	28,57
1983	18,63	17,56	0,77	34,25	28,79
		- Bundesgebiet -			
1975	19,29	18,83	0,86	33,46	27,56
1976	19,45	18,78	1,01	33,26	27,50
1977	19,08	18,62	1,13	34,24	26,93
1978	18,75	18,76	1,32	33,92	27,25
1979	19,00	18,91	1,45	33,14	27,50
1980	18,80	19,14	1,49	33,06	27,51
1981	18,62	19,43	1,47	32,67	27,81
1982	18,45	18,88	1,33	34,29	27,05
1983	18,37	18,80	1,25	34,31	27,27

Quellen: Eigene Berechnungen nach BMA (Hrsg.), Die gesetzliche Krankenversicherung in der Bundesrepublik Deutschland, verschiedene Jahrgänge; Angaben der LKK Oberbayern

Tabelle A.9.18

Allgemeiner Beitragssatz für Pflichtmitglieder der Ortskrankenkassen, 1975-1983
- in Prozent der Grundlohnsumme, Indexwerte (1979 = 100), jährliches Wachstum in Prozentpunkten -

Jahr	Bayern			Bundesgebiet			
	absolut (1)	Index	Wachstum	absolut (2)	Index	Wachstum	(2)-(1)
1975	9,52	89,5	-	10,64	92,8	-	1,12
1976	10,08	94,7	0,56	11,32	98,7	0,68	1,24
1977	10,16	95,5	0,08	11,40	99,4	0,08	1,24
1978	10,42	97,9	0,26	11,52	100,5	0,12	1,10
1979	10,64	100,0	0,22	11,47	100,0	-0,05	0,83
1980	10,89	102,4	0,25	11,70	102,0	0,23	0,81
1981	11,21	105,4	0,32	12,11	105,6	0,41	0,90
1982	11,36	106,8	0,15	12,37	107,9	0,26	1,01
1983	11,33	106,5	-0,03	12,16	106,0	-0,21	0,83

Quelle: BdO (Hrsg.), Statistik der Ortskrankenkassen in der Bundesrepublik Deutschland, verschiedene Jahrgänge (eigene Berechnungen)

Tabelle A.9.19

Entwicklung der Ausgaben in Bayern-Vertrags-Leistungsbereichen und für Leistungen insgesamt in beitragssatzstabilen Ortskrankenkassen in Bayern, 1979-1983
- Wachstumsraten der Ausgaben je Gesamtmitglied -

AOK	Ärzte	Arzneimittel	Physik. Therapie	Krankenhaus	Leistungen insgesamt
Erding	26,6	26,1	3,7	26,7	21,6
München	26,3	28,0	- 3,2	28,6	23,0
Pfarrkirchen	29,0	27,7	-26,3	22,1	23,9
Coburg	27,2	30,5	-19,8	31,3	26,8
Aschaffenburg	22,4	43,2	-10,0	25,9	20,1
Würzburg	24,9	47,5	- 1,2	28,1	24,2
Lindau	20,4	20,1	1,5	33,1	19,5
Bayern insgesamt	28,6	31,1	1,4	31,3	25,4

Quelle: BdO (Hrsg.), Statistik der Ortskrankenkassen in der Bundesrepublik Deutschland, 1979 und 1983 (eigene Berechnungen)

Tabelle A.9.20

Absolute Änderung wichtiger Finanzindikatoren in den Ortskrankenkassen, 1979-1983
- Werte in DM[a] -

Indikator	Bayern	Bundesgebiet
EINNAHMEN	585,15	607,38
Vermögenserträge und sonstige Einnahmen	23,40	19,41
Beiträge	561,75	587,97
- Mitglieder	660,43	669,01
davon Pflichtmitglieder	660,02	679,18
Grundlohnsumme	4 820,62	4 517,85
Beitragssatz	0,69	0,69[b]
- Rentner	322,20	416,62
AUSGABEN	509,93	521,70
Verwaltungsausgaben u. sonst. Aufwendungen	18,80	25,47
Leistungsausgaben	488,14	494,24
- Mitglieder	296,25	274,65
- Rentner	915,28	920,11

[a] Bei Mitgliederdifferenzierung mitgliederstandardisiert
[b] Prozentpunktdifferenzen

Quelle: BdO (Hrsg.), Statistik der Ortskrankenkassen in der Bundesrepublik, 1979 und 1983 (eigene Berechnungen)

Tabelle A.9.21

Korrelationen der Wachstumsraten von Einnahmen- und Ausgabenindikatoren für 39 bayerische Ortskrankenkassen, 1979-1982
- Produktmomentkorrelationskoeffizienten -

	(1)	(2)	(3)	(4)	(5)	(6)	(7)	(8)
(1) Grundlohnsumme	1,00	0,20	0,24	-0,20	0,34	-0,07	0,22	0,44
(2) Beitragssatz		1,00	0,90	0,37	0,55	0,50	0,53	0,25
(3) Einnahmen			1,00	0,49	0,62	0,63	0,60	0,18
(4) BV-Sparzielzonen				1,00	0,23	0,95	0,65	-0,18
(5) Ärzte					1,00	0,53	0,59	0,25
(6) BV-Leistungsbereiche						1,00	0,76	-0,08
(7) Leistungsausgaben insgesamt							1,00	0,53
(8) sonstige Ausgaben								1,00

Anmerkung: Werte für die Grundlohnsumme je AKV-Mitglied, für den Beitragssatz je Pflichtmitglied; sonstige Werte je Gesamtmitglied

Quelle: BdO (Hrsg.), Statistik der Ortskrankenkassen in der Bundesrepublik, 1979 und 1982 (eigene Berechnungen)

Tabelle A.9.22

Entwicklung der Mitgliederzahl in den RVO-Kassen, 1975-1983
- Index 1979 = 100 -

Jahr	OKK	BKK	IKK	LKK	RVO
			- Bayern -		
1975	94,6	99,8	85,6	106,8	95,8
1979	100,0	100,0	100,0	100,0	100,0
1983	100,9	98,9	108,2	94,3	100,5
			- Bundesgebiet -		
1975	97,8	99,0	88,4	107,4	97,7
1979	100,0	100,0	100,0	100,0	100,0
1983	98,7	98,3	106,1	94,0	99,0

Quellen: Eigene Berechnungen nach BMA (Hrsg.), Die gesetzliche Krankenversicherung in der Bundesrepublik Deutschland, verschiedene Jahrgänge; BdO (Hrsg.), Statistik der Ortskrankenkassen in der Bundesrepublik Deutschland 1983; BdB (Hrsg.), Die Betriebskrankenkassen im Jahre 1983; Angaben des Landesverbands der IKK Bayerns sowie der LKK Oberbayern

Tabelle A.9.23

Mitgliederanteil der RVO-Kassen an der GKV, 1975-1983
- Prozentwerte -

Jahr	OKK	BKK	IKK	LKK	RVO
			- Bayern -		
1975	55,0	11,1	2,5	5,3	73,9
1979	54,7	10,5	2,7	4,6	72,5
1983	53,4	10,0	2,9	4,2	70,5
			- Bundesgebiet -		
1975	48,1	12,6	4,8	2,8	68,3
1979	46,9	12,1	5,2	2,5	66,7
1983	45,2	11,6	5,4	2,3	64,5

Quellen: Eigene Berechnungen nach BMA (Hrsg.), Die gesetzliche Krankenversicherung in der Bundesrepublik Deutschland, verschiedene Jahrgänge; BdO (Hrsg.), Statistik der Ortskrankenkassen in der Bundesrepublik Deutschland 1983; BdB (Hrsg.), Die Betriebskrankenkassen im Jahre 1983; Angaben des Landesverbands der IKK Bayerns sowie der LKK Oberbayern

Abbildung A.9.23

Altersstruktur der Gesamtmitglieder der RVO-Kassen im Bundesgebiet, 1983
- Prozentanteile der Altersklassen -

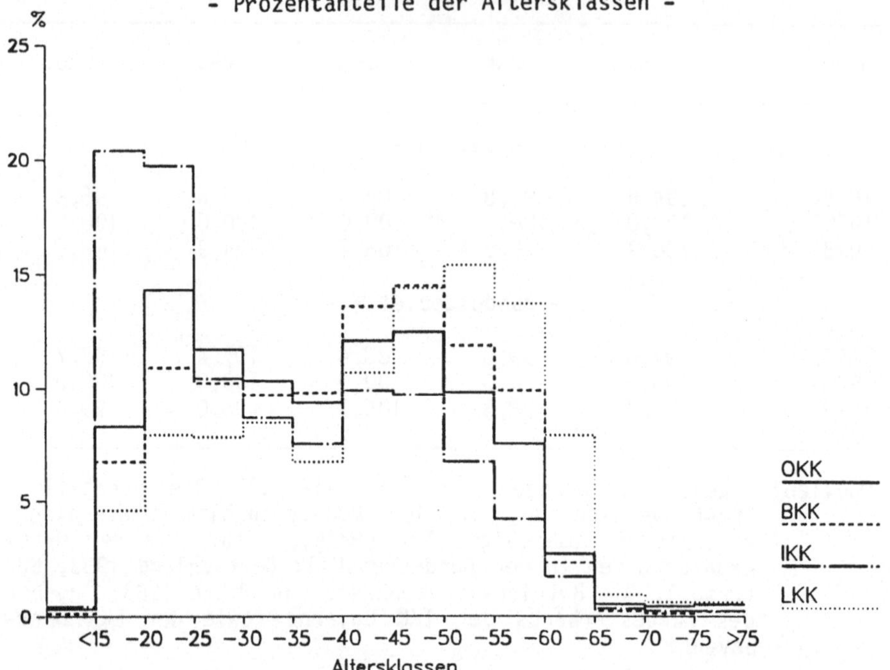

Quelle: BMA (Hrsg.), Arbeits- und Sozialstatistik, Hauptergebnisse 1984

Abbildung A.9.24

Altersstruktur der Gesamtmitglieder der bayerischen Ortskrankenkassen, 1979 und 1983
- Prozentanteile der Altersklassen -

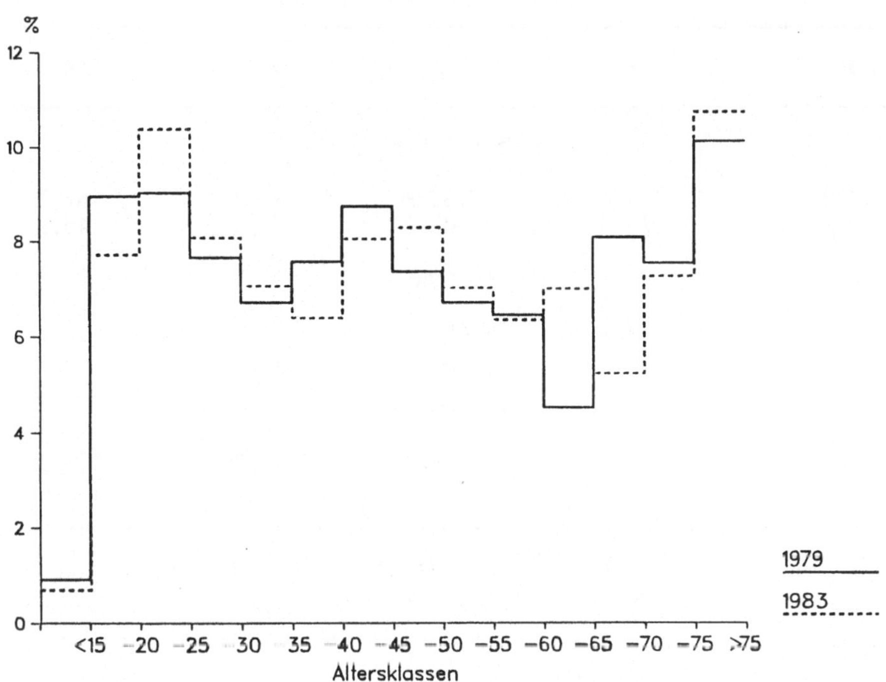

Quellen: BdO (Hrsg.), Statistik der Ortskrankenkassen in der Bundesrepublik Deutschland, 1979 und 1983

Tabelle A.9.25

Entwicklung der Familienlastquote der RVO-Kassen im Bundesgebiet, 1979-1983
- Familienangehörige je 100 Mitglieder -

Jahr	OKK	BKK	IKK	LKK
		- Mitglieder -		
1979	82,4	130,8	97,2	167,7
1983	70,8	105,6	75,5	146,9
		- Rentner -		
1979	19,7	47,5	37,0	35,1
1983	17,5	36,8	32,3	34,1
		- Zusammen -		
1979	60,6	105,0	87,2	113,8
1983	52,6	82,8	68,2	101,0

Quellen: BdO (Hrsg.), AOK Statistische Informationen, Reihe 1: Versicherte, Nr. 27/1980 und Nr. 9/1984

Kapitel 10

Der Bayern - Vertrag in der gesundheitspolitischen Entwicklung: Trendmacher, Trendfolger, Trendopponent ?

Walter Satzinger

Gliederung

10. Der Bayern-Vertrag in der gesundheitspolitischen Entwicklung: Trendmacher, Trendfolger, Trendopponent?

Das Urteil über die gesundheitspolitische Bedeutung des Bayern-Vertrags, seine Stellung und Rolle in den politischen Auseinandersetzungen um die Gestalt (und Reform) des Gesundheitssystems, hängt nicht nur vom Standpunkt des Betrachters ab, sondern auch vom Zeitpunkt der Betrachtung. Denn während der sechs Jahre seiner Laufzeit hat sich am Vertrag selbst, in seinem unmittelbaren Wirkungsbereich und seinem weiteren Umfeld viel verändert. Je nach Wahl des zeitlichen Beobachtungspunktes muß folglich der Bayern-Vertrag in einem anderen Licht erscheinen; und genauso, wie es irreführend wäre, ihn allein aus der Perspektive von 1979/80 zu betrachten, würde man seine angemessene Bewertung auch verfehlen, wollte man ihn nur aus der gegenwärtigen Situation heraus beurteilen - zu viel ist zwischen der damals nicht unrealistischen Aussicht, der Bayern-Vertrag werde bundesweit zu einem Modell erfolgreicher Kostendämpfungsstrategie, und der jetzt verbreiteten Ansicht, er sei gerade hierin gescheitert, mit ihm und um ihn geschehen, zu sehr haben sich die politischen, ökonomischen, auch medizinischen Rahmenbedingungen seither gewandelt, als daß ein Urteil, das die Erwartungen von damals direkt an den Erfahrungen von heute mißt, dem Gegenstand und seiner Geschichte gerecht werden könnte.

Da es aber einerseits kaum möglich und auch wenig sinnvoll wäre, mit chronologischer Detailliertheit den Bayern-Vertrag in jeder einzelnen Phase dieses Zeitraums und auf dem Hintergrund der jeweils eingetretenen gesundheitspolitischen Ereignisse neu zu beleuchten, und da andererseits eine Bewertung nicht losgelöst von der Dynamik des gesundheitspolitischen Prozesses, an dem der Vertrag teilhatte und teilnahm, erfolgen soll, wird im folgenden versucht, seine hauptsächlichen Zielsetzungen und Mittelentscheidungen einzuordnen in die Hauptlinien der wechselhaften Entwicklung, die Gesundheitspolitik hierzulande seit etwa Mitte der 70er Jahre genommen hat.

Das kann, wie gesagt, nur in groben Zügen geschehen; auf Einzelheiten wird lediglich dann nicht verzichtet, wenn sie - wie z.B. im Falle spezieller Ergebnisse der MEDIS-Ärztebefragungen - bislang der Öffentlichkeit unzugänglich waren und zugleich von einiger thematischer Relevanz sind. Absicht dieses Kapitels ist es vielmehr, allgemeine Trends der gesundheitspolitischen Entwicklung nachzuzeichnen, dabei zu untersuchen, in welchem Verhältnis der Bayern-Vertrag zu ihnen steht (ob als Trendmacher, Trendfolger oder Trendopponent), und auf diese Weise noch einige Anregungen für die Diskussion über seine Auswirkungen und Wirksamkeit zu geben.

Selbstverständlich sind solche generalisierenden Beschreibungs- und Zuordnungsversuche, wenn schon nicht völlig willkürlich in Auswahl und Akzentuierung, so doch unvermeidlich von subjektiven Einschätzungen geprägt. Auch Wissenschaft kommt bei einem derartigen Thema um Werturteile nicht herum - die Einschätzung der gesundheitspolitischen Bedeutung des Bayern-Vertrags hängt schließlich nicht nur vom Zeitpunkt der Betrachtung, sondern auch vom Standpunkt des Betrachters ab.

Noch eine Bemerkung zum Duktus des Folgenden: Die Hauptziele des Bayern-Vertrags können zwar, wie in Kapitel 1 angedeutet, systematisch in den Kategorien dreier durchaus verschiedener Dimensionen der Gesundheitspolitik (nämlich als struktur-, kostendämpfungs- und ordnungspolitisch orientierte) beschrieben werden; sie sind aber - da sich teils überlappend, teils wechselseitig bedingend - so eng miteinander verbunden, daß zumal der Versuch einer politischen Gesamteinschätzung des Vertrags auf große Darstellungsprobleme stößt: Striktes Auseinanderhalten der Zielbereiche (und eine darauf ausgerichtete Kapitelgliederung) wäre so unangemessen und künstlich wie ständige Bemühung um eine Zusammenschau aller Gesichtspunkte verwirrend. Daher wurde hier eine Darstellungsweise gewählt, die es ermöglicht, einige wichtig erscheinende Aspekte der Gesamtthematik in eher lockerer Systematik nacheinander zu behandeln und dabei die Akzente allmählich von der einen zur anderen Zieldimension zu verschieben.

10.1 Kostendämpfung: Hauptthema der Gesundheitspolitik, Nebentätigkeit der Gesundheitspolitiker?

Würde ein internationaler Vergleich darüber angestellt, was vor 15 bis 20 Jahren die wichtigsten gesundheitspolitischen Streitfragen waren, ergäbe sich ein buntes Bild: Je nach Land verschieden, standen damals Probleme der Modernisierung des Krankenhauswesens, der ärztlichen Ausbildung, der psychiatrischen Versorgung, der sekundären Prävention, des Ausbaus des primären Versorgungsnetzes und allgemeinen Versicherungsschutzes usw. im Vordergrund der gesundheitspolitischen Diskussionen und Initiativen.

Mittlerweile aber ist es, jedenfalls in den meisten westlichen Industrieländern, zu einer Selbstverständlichkeit geworden (und dies belegen die Themen internationaler Konferenzen, die Titel wissenschaftlicher Literatur und die Programme gesundheitspolitischer Akteure), daß höchste Aufmerksamkeit nun hauptsächlich einem Problem gebühre: dem unmäßigen Wachstum der Gesundheitsausgaben - unmäßig, weil nach weitverbreiteter Ansicht die überall feststellbare Kostenexpansion nicht aufgewogen werde durch eine ebenso spürbare Verbesserung der Versorgungssituation und besonders des Gesundheitsstandes der Bevölkerung, vor allem aber, weil sie die Grenzen des volkswirtschaftlich Tragbaren erheblich zu überschreiten drohe.

Angesichts der großen Unterschiede, die zwischen den Gesundheitssystemen zumindest dieser Nationen bestehen (kaum zwei Länder haben ähnliche Bedarfs- und Versorgungsstrukturen, Versicherungs- und Finanzierungssysteme im Gesundheitsbereich), muß solche Parallelität der Entwicklungen, die 'Internationalität' dieses Phänomens, eigentlich überraschen. Etwas verständlich aber wird sie, wenn man die Faktoren betrachtet, die für die 'Kostenexplosion' und die damit einhergehenden Finanzierungsschwierigkeiten gemeinhin verantwortlich gemacht werden - sie scheinen weitgehend unabhängig von der speziellen Organisation des Gesundheitswesens oder, anders ausgedrückt, allen Gesundheitssystemen gleichermaßen unbewältigbar zu sein:

- auf der Nachfrageseite Faktoren wie die Verschiebungen in der Altersstruktur der Bevölkerung zugunsten älterer (besonders behandlungs- und pflegebedürftiger) Menschen, eine durch verstärkte Umweltbelastungen verursachte Zunahme diverser, zum Teil langwieriger Krankheiten, eine (auch durch gesteigertes Gesundheitsbewußtsein geförderte) Veränderung der Konsumentenpräferenzen in Richtung auf größere Quantität und höhere Qualität von Gesundheitsleistungen;
- auf der Angebotsseite vor allem die rasante Entwicklung der Medizin und insbesondere Medizintechnik (mit ihrer Folge eines verstärkten Kapitaleinsatzes, jedoch ohne finanziell spürbare Rationalisierungseffekte), eine Ausweitung von Zahl, Art oder Umfang der Gesundheitsleistungen und -einrichtungen sowie eine Zunahme

der Gesundheitsberufe und der sie Ausübenden;
- auf der Finanzierungsseite die infolge gesamtwirtschaftlicher Wachstumskrisen real oder zumindest relativ (zu den Ausgaben) abnehmenden Einnahmen der für die Finanzierung des Gesundheitswesens zuständigen fiskalischen und parafiskalischen Institutionen.

10.1.1 Zur Kostendämpfungspolitik des Bundes: Gesetze als Ausweichmanöver

In der Bundesrepublik Deutschland wurde die wachsende (jedenfalls als solche absehbare) Diskrepanz zwischen der Ausgaben- und Einnahmenentwicklung erstmals Mitte der 70er Jahre zu einer ernsthaften gesundheitspolitischen Streitfrage, die zunehmend auch die Bundesregierung unter Handlungszwang setzte (vgl. Kapitel 1.2). Ihre "Kostendämpfungspolitik" schlug sich seither wesentlich in folgenden gesetzgeberischen Maßnahmen nieder:

- Das Krankenversicherungs-Kostendämpfungsgesetz (KVKG) von 1977 legitimierte die Formel von der "einnahmenorientierten Ausgabenpolitik" als generelle Leitlinie für die GKV, konzentrierte sich aber vorerst nur auf die Entwicklung im ambulanten Versorgungssektor. Es verpflichtete die Bundesverbände der Krankenkassen und Kassenärzteschaft, den vertragsschließenden Landesverbänden immer dann gemeinsame "Bundesempfehlungen" (zur Veränderung der Gesamtvergütungen und Arzneimittelhöchstbeträge) vorzugeben, wenn es der neu eingerichteten "Konzertierten Aktion" (unter ihrer Beteiligung) nicht gelingen sollte, selbst solche Empfehlungen "einvernehmlich" zu treffen. Ergänzend wurde u.a. auch die finanzielle Selbstbeteiligung der Patienten an den Kosten von Arznei-, Heil- und Hilfsmittel umfassender geregelt.
- Mit der "Operation 82" wurde dieser kostendämpfungsstrategische Ansatz fortgeschrieben und dimensional erweitert:
  - ° Das Kostendämpfungs-Ergänzungsgesetz (KVEG) verlegte sich vor allem auf den Ausbau der Selbstbeteiligungspflicht (z.B. auch für Fahrkosten), verfügte einen Höchstbetrag auch für Heilmittel und begrenzte für einige Leistungen (z.B. Kuren) den Verordnungszeitraum.
  - ° Das Krankenhaus-Kostendämpfungsgesetz (KHKG) hatte vor allem zum Ziel, auch den stationären Sektor in die Konzertierte Aktion einzubinden; darüber hinaus hat es den Krankenhausträgern auferlegt, mit den Krankenkassen (bei Pflegesatzfestlegungen) und der

Kassenärzteschaft (bei Großgeräteinvestitionen) enger zusammenzuarbeiten.

- Die Haushaltsbegleitgesetze von 1983 und 1984 haben die Selbstbeteiligung bei Arzneimitteln erneut erhöht, bei Krankenhauspflege und Kuren neu eingeführt; sogenannte Bagatellarzneimittel wurden aus dem Leistungskatalog der Krankenkassen eliminiert (1983). Außerdem wurden Gesundheitsaufwendungen für Rentner, wie schon mehrmals in den Jahren davor, von der KVdR auf die AKV verlagert (1984).

Gemeinsam ist diesen Gesetzen, politisch gesehen, vor allem dies:

- Sie haben die Hauptverantwortung für Kostendämpfung den Bundesorganisationen der Selbstverwaltung und Interessenverbände im Gesundheitswesen aufgebürdet (Konzertierte Aktion, Bundesempfehlungen etc.) und gleichzeitig, auf regionaler Ebene, die (Ver-)Handlungskompetenzen der Selbstverwaltungsorgane zentralisiert. Staatliche Instanzen wurden so kostendämpfungspolitisch zumindest vorübergehend etwas entlastet.
- Wo die Gesetze über Festlegungen institutioneller Zuständigkeiten und prozeduraler Regeln hinausgingen und unmittelbar steuernd in das Finanzgefüge des Gesundheitswesens eingriffen, war ihre Haupttendenz nicht Kostendämpfung, sondern Kostenverschiebung:
  - ° erstens, innerhalb der gesamten Sozialversicherung, von der Rentenversicherung auf die GKV, um eine relative Reduzierung der staatlichen Zuschüsse an erstere zu ermöglichen,
  - ° zweitens, innerhalb der Krankenversicherung, von der Solidargemeinschaft auf einzelne Versicherte (Einführung bzw. Ausweitung der direkten Kostenbeteiligung), um den Krankenkassen einen gewissen Ausgleich für die gleichzeitig verfügten Mehrbelastungen zu verschaffen. Diesem Ziel dienten auch jene gesetzlichen Maßnahmen, mit denen Einschränkungen an Versicherungsleistungen angeordnet wurden (z.B. Verlängerung der Verordnungszeiträume, Ausgrenzung von Arzneimitteln).
- Direkte und tiefgreifende Eingriffe in die Struktur des Versicherungs- und Versorgungssystems haben diese Gesetze - auch ausdrücklich[1] - vermieden, es sei denn, man wertet bereits die Einführung der Konzertierten Aktion oder den Ausschluß der 'Bagatellarzneimittel' als eine institutionelle Zentralisierung bzw. instrumentelle Reglementierung systemverändernden Ausmaßes. Generell aber wurde mit den Kostendämpfungsgesetzen am rechtlichen und or-

ganisatorischen Status quo im Gesundheitssystem nicht gerüttelt; allerdings hat die Regierung häufig betont, daß grundlegend verändernde Struktureingriffe für sie dann unvermeidlich würden, wenn ihre bisherigen Maßnahmen nicht den gewünschten kostendämpfenden Effekt brächten.

Im wesentlichen war also die Kostendämpfungspolitik des Bundes nach 1977 durch das Bemühen gekennzeichnet,

- sich selbst politisch und den Staat finanziell zu entlasten
- stattdessen die Selbstverwaltung und das Verbandswesen darauf zu verpflichten, daß sie sich (allerdings unter zentraler Regie und nach regierungsamtlichen Vorgaben) selbst auf notwendige Maßnahmen einigen
- zudem der GKV gewisse Kompensationen für finanzielle Umverteilungen innerhalb der Sozialversicherung zu gewähren, freilich zu Lasten der Versicherten[2)]
- und im übrigen die gesundheitspolitische Prärogative des Staates nicht anzutasten, vielmehr für den Fall, daß die 'freiwillige' Kooperation der korporatistisch arrangierten Interessengruppen keinen angemessenen Erfolg hätte, mit staatlichen Interventionen in das Gesundheitssystem zu drohen.

Aus der Perspektive der damaligen Regierung gesehen war diese Strategie nicht ungeschickt; sie erlaubte es ihr, sich aus einem äußerst konfliktträchtigen Feld der Gesellschaftspolitik weitgehend herauszuhalten, ohne ihre Machtposition darin zu schwächen. Unter kostendämpfungspolitischen Aspekten aber konnte eine derart halbherzige Haltung kaum nachhaltige Wirkung haben. Die von ihr konkret ergriffenen Maßnahmen waren zu punktuell angelegt, ohne umfassendes Konzept, und auf die Korrektur nur von Symptomen ausgerichtet; die vage Androhung weitergehender Interventionen mag zwar kurzfristig zu einer 'Disziplinierung' einiger Anbieter- und Verbrauchergruppen geführt haben (sogenannte Ankündigungseffekte), aber schon auf mittlere Sicht bei ihnen die Neigung fördern, das bestehende Versicherungs- und Versorgungssystem solange noch (und eher verstärkt) zu nutzen, als es von tiefgreifenden Reformen verschont bleibt.

Recht einmütig wird heute von Beteiligten und Beobachtern die seit 1977 betriebene Kostendämpfungspolitik des Bundes als ein Fehlschlag bewertet, obwohl natürlich keineswegs ausgemacht ist, daß ohne jene gesetzgeberischen Maßnahmen die Ausgabenentwicklung im Gesundheitswesen nicht noch vehementer verlaufen wäre, und obwohl man dieser Politik durchaus zugute halten könnte, sie sei eben ein Experiment gewesen, Sparerfolge ohne allzu massive staatliche Eingriffe zu erzielen. Zumindest die institutionellen und instrumentellen Hauptelemente der Strategie aber haben sich als unzureichend erwiesen:

- Trotz ihrer offiziellen Funktion als Spitzengremium der gesundheitspolitischen Verantwortlichen ist die Konzertierte Aktion weitgehend auf die Rolle eines publizistischen Forums zur Darstellung meist kontroverser Verbandspositionen beschränkt geblieben; sie hat es - Folge ihrer gesetzlichen Konstruktion wie auch ihres faktischen Verhaltens bislang nur selten vermocht, die stark divergierenden Ansichten und Interessen der Beteiligten tragfähig zu harmonisieren oder gar mit ihrer Autorität gelegentlich erzielten Kompromissen eine verpflichtende Wirkung zu verschaffen.
- Die verschiedenen Versuche mit Selbstbeteiligungsauflagen haben nach allgemeiner Ansicht lediglich das Finanzvolumen des gesellschaftlichen Gesundheitsbudgets vergrößert (und so die Entwicklung der Kassenausgaben etwas gebremst), doch eine spürbare Veränderung des Leistungs-, Verordnungs- bzw. Inanspruchnahmeverhaltens und dadurch eine Dämpfung der Gesundheitskosten nicht bewirkt.

Warum aber, so ist dann zu fragen, haben Bundesregierung und Bundestag keine probateren Mittel gegen die vielseits beklagte 'Kostenexplosion' ergriffen? Fehlte es ihnen am Willen dazu, an den richtigen Ideen oder am notwendigen Durchsetzungsvermögen? Die hier zunächst verfolgte These lautet, daß der Bund, allgemeiner: der Staat, von sich aus kein starkes Interesse an Kostendämpfung im Gesundheitswesen hat, zumindest daß er - auch weil es ihm dabei an mächtigen Bündnispartnern fehlt - die politischen Schwierigkeiten, die ihm aus einer entschiedenen Kostendämpfungspolitik (sei es durch eigene Interventionen, sei es durch Kompetenzverlagerungen an nicht-staatliche Institutionen) entstehen würden, mehr zu scheuen hat als ein weiteres Anwachsen der GKV-Ausgaben. Zur Begründung dieser Behauptung müssen Interessenlagen und Handlungsspielräume der wichtigsten Akteure auf gesundheitspolitischem Gebiet etwas näher beleuchtet werden.

10.1.2 Zur Interessenkonstellation im Gesundheitswesen: Wer will wirklich Kostendämpfung?

Seit Jahren ist Gesundheitspolitik so eng mit 'Kostendämpfung' assoziiert, und diese für erstrebenswert, ja notwendig zu halten, ist mittlerweile unter den gesundheitspolitischen Akteuren nahezu sämtlicher Ebenen, Funktionen und Schattierungen so sehr zum Gemeinplatz geworden, daß der Eindruck entstehen muß, alle relevanten politischen und gesellschaftlichen Kräfte seien einmütig dafür und sich uneins nur über die Methoden, wie am besten die Kosten gedämpft werden könnten. Doch hinter dem anhaltenden Streit über das Wie verbirgt sich mehr als nur eine pragmatische Auseinandersetzung um verschiedene Wege zum selben Ziel, nämlich ein prinzipieller Dissens über die Frage, wer die Kosten von Kostendämpfung letztlich zu tragen hätte; erst daran entscheidet sich, wer welche Art von Kostendämpfungsstrategien zu unterstützen bereit wäre.

Das Folgende ist ein Versuch, thesenhaft verkürzend und vergröbernd, die wichtigsten Komponenten des westdeutschen Gesundheitssystems unter dem Aspekt zu beschreiben, welche Haltung zu welcher Art von Kostendämpfung ihrer eigenen Interessenlage vornehmlich entspricht. Dabei lassen sich, ökonomisch gesehen, im wesentlichen drei Gruppen unterscheiden: die Produzenten oder Anbieter, die Konsumenten und die Finanzierer von Gesundheitsleistungen; hinzu kommt noch der Staat als Exekutive und Legislative auf Bundes-, Landes- und Gemeindeebene.

(1) Auf Seiten der Produzenten oder Anbieter dürfte es, prinzipiell und generell gesehen, kein originäres Interesse an Kostendämpfung geben, denn die Gesundheitsausgaben anderer sind für sie Einnahmen. Gleich, ob sie als Ärzte oder Zahnärzte, Apotheker oder Pfleger, Krankengymnasten oder Masseure, Arzneimittel- oder Gerätehersteller, Klinik- oder Kurheimbesitzer usw. im oder für das Gesundheitswesen tätig sind - je mehr Geld für Gesundheitsversorgung zur Verfügung steht, desto größer ist ihre Chance, ihre Güter oder Dienstleistungen zu verkaufen, sich einen Arbeitsplatz zu sichern und ihr Einkommen zu erhalten oder zu erhöhen. Deshalb werden in dieser Gruppe häufiger Forderungen nach Ausweitung des vorhandenen Finanzvolumens als nach Beschränkung der Aufwendungen gestellt (auch wenn sich jene manchmal als Vorschläge zur 'Kostendämpfung' ausgeben wie z.B. der

weithin populäre Ruf nach größerer Kostenbeteiligung der Patienten). Nicht an den - eher willkürlich festgelegten - Einnahmen der Krankenkassen sollten die Ausgaben für Gesundheit orientiert werden, sondern daran, was zur Herstellung dieses Guts unter heutigen medizinischen Bedingungen sinnvoll möglich ist und Gesellschaft wie Individuen zu zahlen bereit sind.

Wenn dennoch auch von dieser Seite Kostendämpfung - und nicht immer nur proklamatorisch - befürwortet wird, so beruht dies auf der Erkenntnis, daß die Konkurrenz unter den Anbietern schneller wächst als die (zahlungsfähige) Nachfrage. Konsequenz daraus ist, vor allem solche Sparkonzepte zu favorisieren, die zur Verminderung, Schwächung oder gar Ausschaltung von Konkurrenten führen würden. Dementsprechend reichen die Vorschläge von Ausbildungs- und Zulassungsbeschränkungen für die eigene Berufsgruppe über die (Wieder-)Herstellung monopolartiger Angebotssituationen bis hin zu strengeren Leistungs-, Preis- und Investitionskontrollen in anderen als dem eigenen Versorgungssektor.

Mitunter, eher schwankend zwischen den verschiedenen Gruppen und über die Jahre, besteht aber auch Bereitschaft, selbst solche kostendämpfenden Maßnahmen zu akzeptieren, die nicht nur zu Lasten anderer gehen. Das Hauptmotiv hierfür ist die Furcht, daß fortgesetzte 'Kostenexplosion' den Bundesgesetzgeber veranlassen könnte, das Versicherungs- und Versorgungssystem in einer Weise zu reformieren, die der eigenen Anbieter- bzw. Produzentengruppe noch nachhaltigeren Schaden zufügt, als dies präventiv auferlegte Leistungs- und Einkommensbeschränkungen tun würden.

(2) Die 'Konsumenten', sofern sie sich nur in ihrer Rolle als Patienten begreifen, sind per se an Kostendämpfung nicht interessiert, zumindest dann nicht, wenn sie befürchten müssen, daß ihnen aus Einsparungsgründen irgendwelche Leistungen vorenthalten werden. Indem sie aber zugleich auch die 'Basisfinanzierer' des Gesundheitswesens darstellen, d.h. die (gegen Bezahlung) arbeitende Bevölkerung, die über ihre Versicherungsbeiträge, Steuern und Kostenselbstbeteiligungen das gesellschaftliche Gesundheitsbudget erwirtschaften, sind sie naturgemäß für möglichst geringe Aufwendungen und somit an Kostendämpfung interessiert. So geraten sie gewissermaßen in Konflikt mit sich selbst und in eine notgedrungen widersprüchliche Position, die

aufzulösen sie weder als Individuen noch als Kollektiv genügend Einflußmöglichkeiten haben.

(3) Die Interessenvertretung der 'Basisfinanzierer' obliegt in erster Linie den Krankenkassen; unter ihnen befinden sich denn auch die entschiedensten Befürworter der Kostendämpfung. Daß sie jedoch nicht alle, nicht zu jeder Zeit und gleich energisch dafür eintreten (können), liegt vor allem an der ambivalenten Situation, in der sich hinsichtlich Kostendämpfung auch die Kassen befinden:

- Erstens konkurrieren sie untereinander (sowohl innerhalb der GKV als auch gegenüber der PKV) um jene Versicherten, die Wahlfreiheit unter den Kassenarten genießen oder gar freiwillig versichert sind und teils wegen ihres vermeintlich(!) geringeren Krankheitsrisikos (und damit Leistungsaufwands), teils wegen ihres relativ hohen Einkommens (und damit Beitrags) als besonders 'günstige' Mitglieder gelten. Um sie zu gewinnen, können die Kassen zwei prinzipiell gegenläufige Strategien einschlagen, nämlich entweder mit besonders niedrigen Beitragssätzen oder mit besonders gutem Leistungsangebot, gelegentlich großzügiger Behandlung von darüber hinausgehenden Versichertenansprüchen und betont persönlicher Betreuung werben. Bei dieser Gratwanderung hat vor allem die AOK - aufgrund ihrer rechtlichen Sonderstellung und ihrer daraus resultierenden Mitgliederstruktur - wenig Manövrierraum; sie muß sich ihrer, vor allem außerhalb Bayerns vergleichsweise hohen Beitragssätze wegen[3] für Ausgabenbeschränkungen einsetzen, aber mindert, indem sie das tut, möglicherweise ihre Attraktivität für freiwillige Mitglieder.
- Zweitens ist auch die Interessenlage in der Selbstverwaltung der RVO-Kassen nicht grundsätzlich auf oder gegen Kostendämpfung ausgerichtet. Auf der Arbeitgeberseite schlagen zwar die anteiligen Versicherungszahlungen als zusätzliche Aufwendungen zu Buche, werden aber im Rentabilitätskalkül von vorneherein als Lohnnebenkosten geführt, bei Tarifverhandlungen berücksichtigt und - wenn irgend möglich - über die Produktpreise weitergegeben. Weil aber Stabilität oder gar Senkung der Beitragssätze den Arbeitgebern, zumal in personalintensiven und exportorientierten Branchen, mehr dispositionelle Flexibilität bzw. internationale Konkurrenzfähigkeit verschaffen würde, ist ihnen generell eine Dämpfung der Gesundheitsausgaben durchaus willkommen.[4]

  Die Arbeitnehmerseite wiederum steht in dem Spannungsverhältnis zwischen Zahler- und Verbraucherinteressen: Kostendämpfung ja, um die finanzielle Belastung der Beitragszahler zu verringern, aber nein, wenn dadurch die Qualität der Gesundheitsversorgung oder gar der Fortbestand mühsam errungener Rechtsansprüche der Versicherten (z.B. auf allgemeinen und gleichen Zugang zum Versorgungssystem) gefährdet würde. Sie muß daher, wie die Kassen als Ganzes, einen Kompromiß zwischen diesen Zielen anstreben.

Eine solche Darstellung der Interessenlagen beansprucht keineswegs, das subjektive Selbstverständnis und tatsächliche Verhalten von Repräsentanten der hier behandelten Gruppen zu beschreiben. Angesichts der Vielzahl von Organisationen im Gesundheitswesen und der Vielfalt von Situationen, in denen sie als Akteure auftreten, ist es selbstverständlich, daß auch innerhalb der definierten Gruppen und selbst unter den regionalen Gliederungen gleichartiger Verbände die Einstellungen zur Kostendämpfung variieren und daß im Prozeß der politischen Auseinandersetzungen, Vertragsverhandlungen etc. zwischen den Beteiligten sich Gesichtspunkte, Ziele und Entscheidungen ergeben können, die über ihre jeweiligen originären Interessen weit hinausgehen. (Dem Dargestellten liegen also keine deterministischen Verhaltensmodelle zugrunde, die etwa davon ausgehen - oder dies zumindest implizieren -, daß Verbandsvertreter stets und strikt nur im unmittelbaren Verbandsinteresse handeln könnten und daß dieses zudem noch monolithisch und auf Dauer fixiert sei.)

Mit dem Ergebnis sollte lediglich klar gemacht werden, daß Kostendämpfung im Gesundheitswesen keine wirklich starke außerstaatliche Lobby hat, sofern die wichtigsten der darin agierenden Verbände (-gruppierungen) sich im wesentlichen an die ihrem Organisationszweck zentralen Interessen halten. Folglich ist auch der von außen tatsächlich ausgeübte Druck auf Regierungen, kostendämpfungspolitisch aktiv zu werden, gar nicht so groß, wie die öffentlichen Debatten darüber vermuten lassen könnten. Schon gar nicht ist er eindeutig gerichtet; vielmehr tendieren die zueinander oder sogar in sich widersprüchlichen Interessenlagen in den Verbänden dazu, sich politisch gegenseitig zu neutralisieren.

Diese Situation wird noch dadurch kompliziert, daß auch die für das Gesundheitswesen verantwortlichen staatlichen Institutionen aus verschiedenen Gründen dem Ziel der Kostendämpfung nicht höchste Priorität zu geben bereit sind. Gewiß ist der Staat - um nur einige Bereiche seines finanziellen Engagements im Gesundheitswesen zu erwähnen - in seiner Funktion als öffentlicher Arbeitgeber (das gilt auf allen Ebenen: Bund, Länder, Gemeinden) an niedrigen Versicherungsbeiträgen, als Teilfinanzierer bzw. Zuschußgeber (Bund) der GKV und des Krankenhauswesens[5] sowie als Krankenhausträger (Länder, Gemeinden) an Einsparungen im Gesundheitsversorgungssystem generell interessiert, da so die Disponibilität seiner Etats erhöht oder die staatliche Schuldenlast verringert werden könnte. Doch schon unter arbeitsmarktpolitischen Aspekten müssen die Regierungen allen Kostendämpfungsbemühungen, die von einem spürbaren Abbau der Arbeitsplätze im Gesundheitswesen und den ihm angegliederten Wirtschaftsbranchen begleitet wären, sehr skeptisch gegenüberstehen.

Vor allem aber stoßen Sparversuche im Krankenhaussektor, zumal wenn sie mit Stillegungen verbunden sind, auf den starken Widerstand von Länderregierungen und Kommunen. Denn auf kommunaler Ebene ist erfahrungsgemäß kaum eine Entscheidung so brisant und für gewählte Amtsinhaber politisch so 'gefährlich' wie die, stationäre Versorgungseinrichtungen aufzugeben[6]; und nur zu bereitwillig wird der Druck der lokalen Bevölkerung gegen eine solche Maßnahme von ihren politischen Repräsentanten weitergegeben an die für den Krankenhausbedarfsplan zuständige und für die Vorhaltung stationärer Pflegekapazitäten verantwortliche Landesregierung, die ihrerseits in der Regel einen Konflikt mit Regionalverwaltungen und Kommunalpolitikern mehr scheuen wird als mit den Kassenverbänden[7]. Ohnedies ist der Krankenhaussektor einschließlich seiner medizinischen Ausbildungsstätten einer der größeren Bereiche gesundheitspolitischer Relevanz, für die die Länderregierungen noch relativ bundesunabhängig eigenstaatliche Verantwortung tragen; schon deshalb werden sie kostendämpfende Maßnahmen, die einschneidende Beschränkungen ausgerechnet in diesem Sektor nach sich ziehen würden, nicht gerne unterstützen.

So wird insgesamt schon verständlich, warum Regierungen nicht entschiedener und direkter für Kostendämpfung im Gesundheitswesen eintreten. Zumindest solange, als ihnen finanzielle Spielräume für den Ausgleich von Defiziten im stationären Bereich verbleiben, ist ein Eigeninteresse der öffentlichen Hand an Sparmaßnahmen, die sich auf ihn richten, nicht gegeben. Im ambulanten Sektor, der ja trotz einer gewissen Verstärkung (zentral-)staatlicher Regelungskompetenzen im wesentlichen von intermediären Institutionen verwaltet und verantwortet wird, sehen sich Bundes- wie Landesregierungen einer Vielzahl von konfligierenden Interessen an - und Konzepten für - Kostendämpfung gegenüber und ihre eigene Aufgabe vor allem darin, zwischen ihnen zu vermitteln und sie zur Einigung anzuhalten.

Sich ganz aus den Bemühungen um Kostendämpfung herauszuhalten, gelingt den Regierungen nicht; dafür ist die Situation der Sozialversicherung zu prekär und der Druck seitens der Kassen und ihrer Finanzierer zu groß. Sich ganz auf die Seite energischer Sparmaßnahmen zu schlagen, können die Regierungen nicht, ohne auf mächtigen Widerstand zu stoßen: bei der Bevölkerung und den Kommunen (sofern es um Krankenhäuser geht), bei der niedergelassenen Ärzte- und Zahnärzteschaft, den Apothekern und der Pharmaindustrie, den bestorganisierten und einflußreichsten Interessengruppen im ambulanten Versorgungssystem.

Resümee: Der eigentlich verblüffende Tatbestand, daß Kostendämpfungspolitik - obwohl seit Jahren Hauptthema und erklärtermaßen auch eine der wichtigsten Aufgaben der Gesundheitspolitik - staatlicherseits nicht entschlossener und wirksamer entwickelt, sondern nur in Form eines fallweisen Krisenmanagements betrieben wurde (vgl. Abschnitt 10.1.1), läßt sich vor allem damit erklären, daß das Problem übermäßig wachsender Gesundheitsausgaben unvermeidlich im Zentrum einer Konstellation machtvoller, zugleich divergierender und sich gegenseitig neutralisierender Interessen steht (vgl. Abschnitt 10.1.2), daher jeder einschneidende Lösungsversuch dieses heikle Gleichgewicht der Kräfte destabilisieren würde und folglich unterbleibt. Aus dieser gesundheitspolitischen Pattsituation auszubrechen, war - wie im folgenden gezeigt wird - ein Anliegen der Urheber des Bayern-Vertrags.

10.2 Der Bayern-Vertrag: Bündnispolitische Aspekte

Den Anstoß zum Bayern-Vertrag haben die Landesverbände der bayerischen RVO-Kassen gegeben. Daß die Führungsorgane sämtlicher Orts-, Betriebs, Innungs- und Landwirtschaftlichen Krankenkassen (sie repräsentierten 1979 ca. 73% der bayerischen GKV-Mitglieder) bei Ausarbeitung und Abschluß des Vertrags wie auch während seiner Laufzeit gemeinsam auftraten und einmütig handelten, war zwar für Bayern kein Novum[8], angesichts des unter den Versicherungsträgern sonst üblichen Partikularismus und Konkurrenzdenkens gleichwohl eine ungewöhnlich günstige, wenn nicht notwendige Bedingung für die Durchsetzung und Durchführung des Experiments Bayern-Vertrag.

Adressat der Kassenverbände war die Kassenärztliche Vereinigung. Ihr machten sie den Vorschlag, sich gegenseitig nicht mehr als vertragspolitische Kontrahenten zu verstehen[9], sondern künftig gemeinsam ein Rezept gegen die Ausgabenexpansion zu entwickeln. Die enge Kooperation mit der KVB zu suchen, war für die Kassen einerseits ein pragmatisch unerläßlicher Schritt, da nach dem neuen Vertragskonzept eben den Kassenärzten die kostendämpfungsstrategische Schlüsselrolle zufallen sollte, andererseits auch ein politisch geschickter Schachzug, weil es dadurch gelang, die mächtigste Organisation auf Seiten der Leistungsanbieter zu einem Bündnispartner in Sachen Kostendämpfung zu machen und so das politische Kräftefeld zugunsten dieses Ziels deutlich zu verschieben.

Darüber hinaus war die Bayerische Staatsregierung von dem Vertrag eingenommen: Das Ministerium für Arbeit und Sozialordnung schlug sich von Anbeginn auf die Seite der Vertragspartner und verteidigte deren Unternehmen auch gegen Angriffe aus der Bundesregierung. Die Unterstützung des StMAS für den Bayern-Vertrag war vor allem ordnungspolitisch motiviert (vgl. Abschnitt 10.5.1); zudem war das Ministerium darüber erleichtert, daß die zeitweise beträchtlichen Differenzen zwischen den ihm als Aufsichtsbehörde unterstehenden Vertragspartnern nun offensichtlich ein Ende gefunden hatten.[10]

So war 1979 mit dem Dreigespann RVO-Kassen, KVB und StMAS eine politisch kräftige Grundlage für die Durchsetzung der neuen Strategie geschaffen. Auf der Gegenseite - sieht man von den Ersatzkassen und außerbayerischen Gegnern des Vertrags ab - standen zunächst einmal, gewissermaßen automatisch, all jene Anbieter- bzw. Produzentengruppen, deren Leistungsbereiche im Bayern-Vertrag als Sparzielzonen ausgewiesen worden waren: Krankenhausträger, Apotheker und pharmazeutische Industrie, physikalische Therapeuten.

Die bayerischen Berufsverbände physikalischer Therapeuten (ZVK, VPT und VDB) standen naturgemäß dem Bayern-Vertrag skeptisch, wenn nicht ablehnend gegenüber[11]. In dem Maße, in dem es den Kassen gelang zu verdeutlichen, daß von den im Vertrag anvisierten Einsparungen vor allem Massagen und medizinische Bäder, nicht aber krankengymnastische Leistungen betroffen sein sollen, gab die größte und politisch stärkste der drei Organisationen (ZVK) ihre Oppositionshaltung gegen den Vertrag allmählich auf und setzte auf Kooperation mit den Kassen.

Die Vertreter der Apothekerschaft und der pharmazeutischen Industrie waren über den Abschluß des Bayern-Vertrags zunächst sehr beunruhigt, da in dessen Text auch die Einsparung an Arzneimitteln als Ziel nahegelegt worden war. Je mehr sie aber erkannten, daß der Vertrag vor allem eine Intensivierung ambulanter (zu Lasten stationärer) Versorgungsformen ansteuerte, desto eher sahen sie eine Chance, sich diesen als Kooperanten anzubieten und ihre eigene Position, daß nämlich Einsparungen (in der Krankenhauspflege) am ehesten mit Hilfe von Arzneimitteln erreicht werden könnten, auch zur Ansicht der Krankenkassen zu machen.

Der Annäherungsprozeß zwischen den beiden Seiten kulminierte in der am 4.11.81 geschlossenen "Koalition der Vernunft und Verantwortung im Gesundheitswesen", an der sich die Partner des Bayern-Vertrags, die Vertreter der Apothekerschaft (Kammer und Verein), der pharmazeutischen Industrie und sogar die Kassenzahnärztliche Vereinigung Bayerns beteiligten. Hauptziel der Zusammenarbeit dieser Organisationen sollte es sein, "einen Ausgleich zwischen medizinischen Notwendigkeiten und wirtschaftlichen Möglichkeiten in der gesundheitlichen Versorgung zu finden"; als das prozedurale Instrument hierzu waren halbjährliche Beratungen vorgesehen, in denen nach gemeinsamen Lösungen für eventuelle Probleme der Kostenentwicklung gesucht werden sollte. Ausdrücklich wandte sich diese Koalition der "bayerischen Selbstverwaltungsorgane" - "eine echte Alternative zur staatlichen Reglementierung" - gegen die Kostendämpfungspolitik der Bundesregierung; implizit war sie aber auch gegen den stationären Sektor gerichtet: "Im Mittelpunkt der gemeinsamen Bemühungen soll die Stärkung der ambulanten Betreuung der Versicherten stehen, die als besonders patientennah und kostengünstig angesehen wird".[12)]

Durch ihren Pakt mit den bayerischen Arzneimittelherstellern und Apothekern haben die Krankenkassen die Allianz zwischen Finanzierern und ambulanten Anbietern kräftig erweitert und eine - zumindest nach außen hin - geschlossene Front gegen 'die Krankenhäuser' aufgebaut. Deren Reaktion blieb nicht aus: Am 20.7.83 wurde die "Arbeitsgemeinschaft Krankenhaus in Bayern - AKB" ins Leben gerufen, zu der neben der Bayerischen Krankenhausgesellschaft (BKG) die Fachvereinigung der Verwaltungsleiter, der Verband der leitenden Krankenhausärzte, der Marburger Bund und die Arbeitsgemeinschaft der Krankenpflegeberufe gehören. Ziel des Zusammenschlusses war es u.a., für eine "sachgerechte Darstellung der Krankenhausprobleme gegenüber der Öffentlichkeit" zu sorgen. Daß damit speziell auch der Versuch einer publizistischen Gegenwehr gegen einige als ungerechtfertigt empfundene Vorwürfe, die der Krankenhausseite im Zuge der Debatte über den Bayern-Vertrag gemacht worden waren[13], unternommen werden sollte, geht aus mehreren Passagen des Gründungsdokuments und begleitender Stellungnahmen hervor.[14]

Auf weitere Einzelheiten der gesundheitspolitischen Koalitionsbildungen in Bayern soll hier nicht eingegangen werden. Da es für Außenstehende ungemein schwierig ist, hinter die publizistischen Fassaden solcher Vorgänge zu blicken und zu erkennen, inwieweit Absichtserklärungen zur Zusammenarbeit sich in konkreter Alltagskooperation materialisieren, muß das folgende Resümee betont vorsichtig ausfallen:

- Unter dem Aspekt der gesundheitspolitischen Kräfteverhältnisse war das entscheidende Ereignis in Bayern das Bündnis zwischen den RVO-Kassen und der KVB. Es wurde als zunächst nur pragmatische Interessenkoalition für die Vereinbarung, Durchsetzung und Verwirklichung eines Vertrages gebildet, der Kostendämpfung zu gegenseitigem Nutzen bringen sollte, wirkte aber bald darüber hinaus. Denn zwischen den Beteiligten wuchs das gegenseitige Verständnis für die Probleme des jeweiligen anderen, entstand ein Klima des Vertrauens, das die Zusammenarbeit in auch nicht mit dem Bayern-Vertrag direkt verknüpften Handlungsbereichen prägte. Trotz ihrer z.T. stark divergierenden Interessen und gelegentlich auftauchender Kontroversen haben Kassen und KVB zwischen sich ein Kooperationsverhältnis geschaffen, das auch künftige Konfliktsituationen überstehen oder zumindest ihre Bewältigung erleichtern dürfte.

- Die Beziehungen der Vertragspartner, zumal der Krankenkassen, zur bayerischen Staatsregierung waren hingegen nicht immer frei von Spannungen. Zwar hat es das zuständige Ministerium an politisch-publizistischer Unterstützung für den Bayern-Vertrag nicht fehlen lassen, hat auch in kritischen Situationen vermittelnd eingegriffen und im übrigen stets versucht, gegenüber den Partnern Neutralität zu wahren und Wohlwollen zu zeigen. Ihre Zuständigkeit für den Krankenhaussektor aber und die ihr dadurch entstehenden Handlungszwänge haben die Staatsregierung daran gehindert, die (ihrer Ansicht nach überzogenen) Forderungen der Kassenverbände nach 'Bettenabbau' im gewünschten Umfang zu erfüllen. Dies ließ, zumindest in der öffentlichen Darstellung, das Verhältnis der beiden Seiten zueinander zeitweise als nicht problemlos erscheinen.[15)]

- Das Bündnis der Vertragspartner mit den Anbietern im Arzneimittelsektor ("Koalition der Vernunft") war ein gewiß nicht nur auf Öffentlichkeitswirkung angelegter Versuch, eine Art Konzertierte Aktion für nahezu den gesamten ambulanten Versorgungsbereich zu etablieren. Welche konkreten Auswirkungen er hatte, ist schwer abzuschätzen. Zumindest das Bemühen, auch die pharmazeutische Industrie stärker für das bayerische Kostendämpfungskonzept zu interessieren, scheint nicht erfolgreich gewesen zu sein. Die Kooperation zwischen den Vertragspartnern und der Apothekerschaft hingegen ist im Laufe der Jahre enger geworden, auch wenn der 1984 von den Krankenkassen eingebrachte Vorschlag, die Apotheker unmittelbar an der Arzneimittelauswahl (und an dabei erwarteten Einsparungen) zu beteiligen, sich nicht realisieren ließ.[16)]

- Das Bündnis, das die BKG vor allem als Reaktion auf den Bayern-Vertrag mit den wichtigsten Verbänden der im Krankenhaus tätigen Berufsgruppen schloß (AKB), hat bislang keine weitreichenden Auswirkungen gehabt. Es zeigt aber, wie groß auf Krankenhausseite bisweilen der Unmut über den Vertrag, seine Folgen und Begleiterscheinungen war. Die in aller Öffentlichkeit und rhetorischen Härte geführten Kontroversen, vor allem zwischen den Kassenverbänden und der BKG, hatten zeitweilig ein Klima der Konfrontation erzeugt, das einer (künftig vielleicht erstrebenswert erscheinenden) besseren Kooperation beider Seiten vorerst im Wege stehen könnte. Darin mag der - so wohl gar nicht gewollte - Preis der Bündnispolitik liegen, wie sie die Partner des Bayern-Vertrags nicht ohne Erfolg während der letzten Jahre getrieben haben.

Der Bayern-Vertrag war, alles in allem gesehen, im Kräftefeld der bayerischen gesundheitspolitischen Szenerie recht gut abgesichert. Die Gemeinschaftlichkeit und Geschlossenheit der RVO-Kassen, ihr Bündnis mit der Kassenärzteschaft und, zumindest ansatzweise, mit den Apothekern, der pharmazeutischen Industrie und den Zahnärzten haben der Selbstverwaltung im ambulanten Versorgungssystem einen ungewöhnlich starken Stand verschafft. Ob dies, in bundesrepublikanischer Perspektive, eine avantgardistische, trendsetzende Leistung war oder nur eine regionale Sondertat, kaum imitierbar, muß sich noch erweisen; sicher ist, daß eine derartige Bündnispolitik nicht überall so gute Voraussetzungen hat wie in Bayern, wo die staatlichen Grenzen mit denen der verbandlichen 'Hoheitsgebiete' (von Kassen, KV, Apothekerschaft etc.) zusammenfallen und eine unitarische Tradition seit langem besteht.

Die solide politische Basis, die sich die Führungsorgane der Vertragspartner innerhalb der Selbstverwaltung und sogar bei der Landesregierung für ihr Unterfangen sichern konnten, war allein natürlich noch keine Garantie für den Erfolg des Vertrages selbst. Dieser hing wesentlich von der Verhaltensweise der niedergelassenen Kassenärzte ab, folglich auch von deren Einstellung zur Kostendämpfungsproblematik insgesamt und zum Bayern-Vertrag im besonderen, eine Einstellung, die auch von der Resonanz beeinflußt sein mag, die der Vertrag in der gesundheitspolitischen Öffentlichkeit innerhalb und außerhalb Bayerns fand. Auf diesen Themenkomplex wird daher im folgenden Kapitel eingegangen.

10.3 Zur Resonanz auf den Bayern-Vertrag unter Beobachtern und Betroffenen

Mit ihrer Vereinbarung von 1979 haben die bayerischen Vertragspartner, wie in Kapitel 1.2 dargestellt, zugleich auf mehrere - evidente oder antizipierte - Entwicklungstrends im Gesundheitswesen zu reagieren versucht: die starken Steigerungen der Kassenausgaben, die zunehmende Zentralisierung gesundheitspolitischer Entscheidungskompetenzen, die allmähliche Verschlechterung der kassenärztlichen Situation. Natürlich hat der Bayern-Vertrag selbst auch wieder eine Reihe von Reaktionen ausgelöst. Die Resonanz, die er auf politischem Feld fand, wird im folgenden unter Rückgriff auf Ergebnisse bereits vorliegender Untersuchungen knapp resümierend abgehandelt werden;

Angaben über die Ansichten von Krankenhausärzten und -patienten zu eventuellen Auswirkungen des Bayern-Vertrags können, da teils nur indirekt ermittelt, lediglich mit Vorbehalt gemacht werden; ausführlich hingegen wird beschrieben, wie sich seine Hauptadressaten - die niedergelassenen Kassenärzte - zu dem Vertragswerk stellten.

10.3.1 Die öffentliche Wahrnehmung des Bayern-Vertrags

In der gesundheitspolitischen Öffentlichkeit hat der Abschluß des Bayern-Vertrags zu einer lebhaften und langanhaltenden Debatte geführt. Allgemein sahen Beteiligte, Betroffene und Beobachter in ihm den Versuch, einen weitreichenden Veränderungsprozeß nicht nur in der Entwicklung der Kassenausgaben und kassenärztlichen Leistungen, sondern auch in der Struktur des Gesundheitswesens und der Strategie der Gesundheitspolitik einzuleiten. So kann es nicht verwundern, daß der Vertrag breitgestreute und vehemente Kontroversen auslöste: Von den einen begrüßt, weil er zu den bislang wenig erfolgreichen Sparbemühungen eine Alternative aufzeige sowie die Position der niedergelassenen Ärzteschaft und der Selbstverwaltung im Gesundheitswesen stärken helfe; von den anderen abgelehnt, weil er höchstens Umverlagerungen der Einnahmen und Ausgaben zwischen den Gruppen der Versorger und Versorgten bewirken könne (oder zu Einschränkungen der Gesundheitsleistungen zwänge) und einer einheitlichen, umfassenden Regelung dieses wichtigen Gesellschaftbereichs entgegenarbeite.

Die vielfältigen, sich im Zeitverlauf zum Teil verändernden Reaktionen von Regierungsstellen, politischen Parteien, Verbänden des Gesundheitswesens und publizistischen Organen auf den Vertrag lassen sich, wie bereits in einer früheren Veröffentlichung referiert[17], folgendermaßen zusammenfassen:

- Vor allem außerhalb Bayerns stieß der Vertrag anfangs auf starke und prinzipielle Gegnerschaft. Zumal die an der Konzertierten Aktion beteiligten Institutionen äußerten massive Bedenken gegen die (oder zumindest deutliche Zweifel an der) Vorgehensweise der bayerischen Vertragspartner. Die schärfste Ablehnung erfuhr der Vertrag seitens des damaligen Bundesarbeitsministers, der SPD und einiger Gewerkschaften sowie der Krankenhausspitzenverbände und einzelner Vertreter von Ärzteverbänden.
- Mit genauerer Kenntnis des Vertragswerks jedoch und vor allem unter dem Eindruck des ersten Rechenschaftsberichts der Vertrags-

partner im August 1980 wichen allmählich Kritik und Skepsis einer überwiegend wohlwollenden Beurteilung oder gar offenen Unterstützung der Vertragsstrategie.

- Auch einige bayerische Verbände, speziell aus dem Arznei- und Heilmittelbereich, revidierten ihre anfänglich ablehnende Einstellung zu dem Vertrag und zeigten zunehmend Bereitschaft zu Arrangement und Kooperation mit den Vertragspartnern.

Somit hatte sich der Bayern-Vertrag gut zwei Jahre nach seinem Abschluß gesundheitspolitisch etabliert: Für die Selbstverwaltungsorgane mehrerer Vertragsgebiete (Hessen, Niedersachsen, West-Berlin) war er zum Vorbild für eigene Vereinbarungen geworden, von den Bundesverbänden der Vertragspartner wurde er mittlerweile als richtungweisend anerkannt, und die Mehrheit der übrigen Institutionen und Interessengruppen des Gesundheitswesens wie auch der damit befaßten Politiker und Publizisten sahen in ihm eine zumindest akzeptable, wenn nicht überlegene Alternative zu den bisherigen Versuchen der Leistungs- und Ausgabensteuerung im Gesundheitswesen. Selbst die Bundesregierung und die sie stützenden Parteien und Organisationen nahmen nun eine eher abwägende und abwartende Position ein. Ausdrücklicher Widerspruch kam anhaltend nur noch von Repräsentanten der Krankenhausträger sowie einiger Anbietergruppen aus dem Heil- und Hilfsmittelbereich.

Dieses allgemeine Stimmungsbild - das (hier nur summarisch wiedergegebene) Ergebnis einer ausführlichen Analyse von Presseberichten sowie einer von MEDIS veranstalteten Anhörung der wichtigsten Parteien- und Verbändevertreter[18)] - bedarf noch der Ergänzung. Denn daß öffentliche Stellungnahmen von Repräsentanten der Beteiligten- und Betroffenengruppen nicht notwendig und stets die Tendenz oder gar Vielfalt der Meinungen der von ihnen organisatorisch Repräsentierten widerspiegeln, ist selbstverständlich, ja unumgänglich und konnte in einzelnen Fällen auch beim Thema Bayern-Vertrag festgestellt werden[19)]. Doch um generell herausbringen zu können, inwieweit offizielle Verbandspositionen zur Einschätzung des Vertrags übereinstimmen mit den Erfahrungen der von ihm unmittelbar Betroffenen, wären Sonderuntersuchungen einer Anzahl und Umfänglichkeit erforderlich gewesen, wie sie im Rahmen der MEDIS-Studie nicht durchzuführen waren. Von den Intensivbefragungen niedergelassener Kassenärzte abgesehen (vgl. Abschnitt 10.3.4), konnten nur in zwei weiteren Fällen solche Zusatzerhebungen gemacht werden; sie betrafen allerdings zwei besonders wichtige Betroffenengruppen im Umfeld des Bayern-Vertrags: Krankenhausärzte und (ehemalige) Krankenhauspatienten, und ermittelten deren Ansichten zu Aspekten einer mit dem Vertrag zentral angesprochenen Problematik, nämlich der Qualität stationärer Versorgung und ihres Verhältnisses zur ambulanten. Einige Ergebnisse dieser Befragungen werden im folgenden dargestellt.

10.3.2 Ambulante und stationäre Versorgung aus der Sicht von Krankenhausärzten

Die verbandlichen Vertreter der Krankenhausseite (BKG und DKG, Chefärzteverband und Marburger Bund) hatten gegenüber dem Bayern-Vertrag eine zwischen abwartender Skepsis und empörter Ablehnung stark schwankende Haltung eingenommen: Bemühungen, die Ziele und Wirkungsmöglichkeiten des Vertrags zu bagatellisieren (die Priorität der ambulanten Versorgung habe schon immer gegolten; Spareffekte seien nicht zu erwarten u.ä.), wechselten sich ab mit Versuchen, seine Folgen zu dramatisieren ("gefährliche Maßnahme", "unübersehbares Risiko" für Patienten). Eindeutig und einmütig jedoch wurde stets der vom LdO erhobene Vorwurf zurückgewiesen, die Krankenhäuser hätten mittels 'Selbsteinweisungen' die Bestrebungen des Bayern-Vertrags zu konterkarieren versucht. Als Kronzeugen solcher verbandlichen Stellungnahmen gegen den Vertrag wurden in erster Linie die Krankenhausärzte 'vor Ort' angeführt.[20)]

Im Rahmen einer thematisch breitangelegten MEDIS-Untersuchung über Struktur und Prozeß der stationären Versorgung wurden 1984 von 117 bayerischen und 244 außerbayerischen Krankenhausärzten[21)] auch einige Fragen beantwortet, die sich mit den Voraussetzungen und Folgen der Forderung nach einer 'Entlastung' der Krankenhäuser durch Intensivierung der ambulant-ärztlichen Leistungen befaßten, also einen relativ direkten Bezug zur Vertragsstrategie herstellten. Unter gesundheitspolitischem Aspekt erscheinen von den Befragungsergebnissen vor allem die folgenden bemerkenswert (vgl. Tabelle 10.1):

- 58% der in Bayern interviewten Oberärzte (lediglich 49% der außerhalb Bayerns befragten) waren davon überzeugt, daß die Appelle an die niedergelassenen Ärzte, mehr ambulant zu behandeln und nur in dringendsten Fällen einzuweisen, Auswirkungen auf ihre Fachabteilung hatten.

Tabelle 10.1

Beziehungen zwischen stationärer und ambulanter Versorgung aus der Sicht von Krankenhausärzten

Frage/Aussage	Antworten der Krankenhausärzte			
	Bayern		übriges Bundesgebiet	
	abs.	in %	abs.	in %
A. Haben die Appelle an niedergelassene Ärzte, Patienten nur wenn nötig ins Krankenhaus einzuweisen, Auswirkungen auf Ihre Fachabteilung gehabt?				
ja	68	58,1	119	49,0
nein	49	41,9	124	51,0
k.A.	0	-	1	-
B. Wie oft haben Sie den Eindruck, daß Patienten zu spät ins Krankenhaus eingewiesen wurden?				
häufig	18	15,4	43	17,6
gelegentlich	60	51,3	114	46,7
selten	34	29,0	84	34,5
nie	5	4,3	3	1,2
k.A.	0	-	0	-
C. Hat die Zahl verspäteter Einweisungen in den letzten Jahren zugenommen?				
ja	46	41,8	77	32,4
nein	64	58,2	161	67,6
k.A.[a]	7	-	6	-
D. Die Tendenz vieler niedergelassener Ärzte, ihre Patienten möglichst lange ambulant zu behandeln, anstatt sie ins Krankenhaus einzuweisen, führt häufig zu Komplikationen im Krankheitsverlauf.				
trifft eher zu	78	67,8	147	61,5
trifft eher nicht zu	37	32,2	92	38,5
k.A.	2	-	5	-
E. Eine weitere Auslagerung der ärztlichen Leistungen aus Krankenhäusern in niedergelassene Praxen bedeutet unweigerlich einen Verlust an medizinischer Versorgungsqualität.				
trifft eher zu	79	67,5	151	62,9
trifft eher nicht zu	38	32,5	89	37,1
k.A.	0	-	4	-

(wird fortgesetzt)

(Tabelle 10.1 Fortsetzung)

Beziehungen zwischen stationärer und ambulanter Versorgung aus der Sicht von Krankenhausärzten

Frage/Aussage	Antworten der Krankenhausärzte Bayern abs.	Bayern in %	übriges Bundesgebiet abs.	übriges Bundesgebiet in %
F. In welchem Umfang könnten ärztliche Leistungen, die heute üblicherweise stationär erbracht werden, genauso gut ambulant erbracht werden?				
in großem Umfang	1	0,8	7	2,9
in mittlerem Umfang	28	23,9	63	25,9
in geringem Umfang	63	53,9	117	48,1
nicht möglich	25	21,4	56	23,1
k.A.	0	-	1	-
G. Wie schätzen Sie die Qualität der Vorbehandlung Ihrer Patienten durch niedergelassene Ärzte ein?				
sehr gut	4	3,5	2	0,8
gut	60	52,2	104	43,9
zufriedenstellend	41	35,6	106	44,7
ausreichend	7	6,1	20	8,5
unbefriedigend	3	2,6	5	2,1
k.A.	2	-	7	-
H. Wie oft kommt es vor, daß Sie bei der Patientenaufnahme Untersuchungen vornehmen (lassen), für die bereits Befunde in den Einweisungsunterlagen vorhanden sind?				
häufig	38	32,8	107	44,6
gelegentlich	41	35,3	87	36,3
selten	32	27,6	44	18,3
nie	5	4,3	2	0,8
k.A.	1	-	4	-
I. Wie oft kommen Sie bei Ihren Patienten zu Aufnahmediagnosen, die von den Einweisungsdiagnosen wesentlich abweichen?				
häufig	36	31,3	92	37,7
gelegentlich	59	51,3	121	49,6
selten	19	16,5	28	11,5
nie	1	0,9	3	1,2
k.A.	2	-	0	-

[a] Einschließlich derer, die in der (Filter-)Frage mit "nie" geantwortet haben.

Quelle: MEDIS-Krankenhausärztebefragung 1984

- Weitaus am häufigsten wurde als eine solche Auswirkung angesehen, daß Patienten "zu spät" ins Krankenhaus kämen. Allerdings hatten überhaupt nur 15% aller in Bayern befragten Ärzte den Eindruck, daß von ihren niedergelassenen Kollegen "häufig" zu spät eingewiesen würde; etwa die Hälfte meinte, das käme "gelegentlich" vor, und rund ein Drittel war der Ansicht, das sei "selten" oder "nie" der Fall. Die Frage freilich, ob die Zahl verspäteter Einweisungen in den letzten Jahren zugenommen habe, wurde von einer nicht unerheblichen Minderheit bejaht.
- Der Aussage, "die Tendenz vieler niedergelassener Ärzte, Patienten möglichst lange ambulant zu behandeln..., führt häufig zu Komplikationen im Krankheitsverlauf", stimmten die bayerischen Ärzte mit deutlicher Mehrheit zu; ein ebenso großer Teil war zudem der Meinung, daß "eine weitere Auslagerung der ärztlichen Leistungen aus den Krankenhäusern in die niedergelassenen Praxen unweigerlich einen Verlust an medizinischer Qualität" bedeute; dies wiederum korrespondiert mit dem Ergebnis, daß ebenfalls eine Mehrheit der bayerischen Befragten das Ausmaß, in dem stationär erbrachte ärztliche Leistungen durch ambulante zu ersetzen wären, für "gering" und ein weiteres Fünftel solche Substitution für "nicht möglich" hielt. In all diesen Fragen ergaben sich zwischen den Antworten der bayerischen und der außerbayerischen Krankenhausärzte durchaus erkennbare, doch statistisch nicht signifikante Unterschiede.
- Von der Qualität ambulant-ärztlicher Versorgung zeigten sich jedoch deutlich mehr bayerische Befragte überzeugt als außerbayerische: Fast 56% von ihnen stuften die Vorbehandlung ihrer Patienten durch niedergelassene Ärzte als "sehr gut" oder "gut" ein, von den außerbayerischen Krankenhausärzten taten dies knapp 45%. Das positive Bild bayerischer Krankenhausärzte von der Güte ambulanter Vorbehandlungen drückt sich auch darin aus, daß nur je ein Drittel von ihnen "häufig" bzw. "gelegentlich" bei der Patientenaufnahme Untersuchungen wiederholen ließ, für die bereits Befunde in den Einweisungsunterlagen vorhanden waren. Wenn das geschieht, dann allerdings scheinen die Diagnosen der aufnehmenden (Krankenhaus-) Ärzte doch des öfteren von denen der einweisenden (niedergelassenen) Kollegen "wesentlich" abzuweichen: Fast ein Drittel der in Bayern Befragten gab an, daß dies "häufig", mehr als die Hälfte, daß dies "gelegentlich" der Fall sei.

Faßt man die Aussagen von Oberärzten innerer Abteilungen an bayerischen Krankenhäusern zu diesen Fragen zusammen, so ergibt sich folgender Gesamteindruck: Die Mehrheit der Befragten ist der Ansicht, daß der Appell an die niedergelassenen Ärzte, ihre Patienten vor der Einweisung in ein Krankenhaus intensiver zu behandeln, durchaus gewirkt habe; mit der Qualität der Vorbehandlung durch diese sind die Krankenhausärzte sehr zufrieden. Weit überwiegend vertreten sie freilich auch die Meinung (und hierin stimmen sie mit ihren niedergelassenen Kollegen überein! Vgl. Kapitel 4.1.3.3), daß die 'Ambulantisierung' der medizinischen Versorgung mittlerweile eine Grenze erreicht, wenn nicht schon überschritten habe, jenseits derer gesundheitliche Risiken unvermeidlich würden.

10.3.3 Ambulante und stationäre Versorgung aus der Sicht von Krankenhauspatienten

Außer in einigen Selbsthilfegruppen von räumlich und sachlich begrenztem Wirkungsbereich sind Patienten - letzlich die Hauptbetroffenen gesundheitspolitischer Maßnahmen - nicht organisiert, daher auch nicht in der Lage, anders denn als Individuen ihre Ansichten zu äußern. In einem Gesundheitswesen, dessen Gestalt, Gestaltung und Geschehen stark von den Auseinandersetzungen zwischen 'organisierten Interessen' geprägt sind, ist solch ein Mangel an kollektiver Vertretung ein gehöriger Nachteil; doch schon der Umstand, daß Patientsein für die meisten Menschen nur eine temporäre Nebenrolle darstellt, verhindert die Etablierung einer politisch relevanten Patientenorganisation.

Freilich gibt es Einzelpersonen und Gruppen genug, die öffentlich als Advokaten der Patienten auftreten und dann auch Stellung zu gesundheitspolitischen Ereignissen wie dem Bayern-Vertrag unter dem Aspekt beziehen, ob sie 'dem Wohle der Patienten' dienten oder nicht. Ungeachtet der auch in diesen Fällen nicht unstrittigen Legitimität solcher Fürsprecher-Ansprüche, gelten vor allem Krankenkassen, politische Parteien, Regierungen und Gewerkschaften als Repräsentanten der kollektiven Patienteninteressen. Gegenüber dem Bayern-Vertrag haben, wie an anderen Stellen bereits ausgeführt[22], diese Institutionen bzw. Organisationen - zumindest ihre bayerischen Vertretungen - eine überwiegend positive Haltung eingenommen; lediglich die SPD und eine Minderheit des bayerischen DGB sahen den Vertrag als eine potentielle Gefährdung von Patienteninteressen an.

Wie nun Patienten selbst auf den Bayern-Vertrag reagierten und ihn bewerteten, konnte aus praktischen und methodischen Gründen nicht Gegenstand der Evaluationsstudie sein. Der einzige Weg, dies herauszufinden, wären umfangreiche Patientenbefragungen gewesen. Aber auch abgesehen von dem enormen Aufwand, den dies mit sich gebracht hätte, ist zu bedenken, daß Fragen, die sich direkt auf das Vertragswerk bezögen, den Informationsstand und das Urteilsvermögen von Patienten (oder Versicherten allgemein) gewiß überfordert hätten.

Möglich war jedoch, einige Patientenansichten zu Themen einzuholen, die mit dem Bayern-Vertrag wenigstens indirekt zusammenhängen. Dies geschah im Rahmen einer Untersuchung über die 'Patientenkarrieren' von Krankenhauspatienten, die u.a. folgende Fragen ansprach: Zugangswege zum Krankenhaus, Zufriedenheit mit der stationären Behandlung und Substitutionsmöglichkeiten stationärer durch ambulante Pflege. Durch Aggregierung der individuellen Antworten ergaben sich dann auch Anhaltspunkte für die Beurteilung weitergehender Fragestellungen wie z.B. der, ob aus Patientensicht in Bayern andere stationäre Versorgungsbedingungen herrschen als im übrigen Bundesgebiet.[23)]

Die repräsentative Befragung (deren methodische Anlage in Kapitel 4 geschildert wird) fand im Februar 1984 statt. Die Angaben der Patienten beziehen sich auf ihre Krankenhausaufenthalte bis zu drei Monaten vor diesem Zeitpunkt sowie auf die prästationäre Periode; Referenzzeitraum ist demnach die 2. Hälfte 1983 und der Januar 1984. Die Ergebnisse spiegeln also eine zeitliche Situation wider, in der mögliche mittelfristige Wirkungen des Bayern-Vertrags sich bereits konsolidiert haben müßten, über die aber aus den Analysen der Krankenhausfallzahl-Entwicklung auch bekannt ist, daß sich bayerische und außerbayerische Versorgungsniveaus wieder weitgehend aneinander angeglichen hatten.

Die Schilderungen der Patienten[24)] über Zugangswege zum Krankenhaus wurden im Kapitel 4 diskutiert. Zusammenfassend sei hier wiederholt, daß die Angaben der bayerischen und außerbayerischen Patienten hierzu nicht nennenswert voneinander differieren. Rund 68%

der Patienten gelangten mit einem Einweisungsschein eines niedergelassenen Kassenarztes in das Krankenhaus; diese Patienten waren in der Regel - sofern es sich nicht um Unfallpatienten handelte - über einen gewissen Zeitraum hinweg ambulant vorbehandelt worden. Unter den Patienten, die von sich aus das Krankenhaus aufsuchten, aus ambulanter Krankenhausbehandlung heraus aufgenommen oder vom Rettungsdienst eingeliefert wurden, war der Anteil der Unfall-, Notfall- und Akutfall-Patienten vergleichsweise hoch. Verspätete Einweisungen wurden von Patienten selten (12%) berichtet; die bayerischen Befragten unterschieden sich hierin nicht von außerbayerischen[25].

Ein zweiter Fragenkomplex der Patientenbefragung bezog sich auf die Ersetzbarkeit stationärer durch ambulante Pflege. Auch in diesem Fragenbereich sind keine nennenswerten Unterschiede zwischen bayerischen und außerbayerischen Versicherten festzustellen (vgl. Tabelle 10.2). Obwohl rund 70% einräumten, daß es in ihrer häuslichen Umgebung Verwandte, Nachbarn oder Gemeindeschwestern gebe, die sie im Krankheitsfalle pflegen würden, waren die Patienten ganz überwiegend der Meinung, daß ihr letzter Krankenhausaufenthalt notwendig und berechtigt war. Nur eine kleine Zahl der Befragten nämlich stimmte den folgenden Aussagen zu: "Die medizinische Behandlung hätte genausogut auch von einem niedergelassenen Arzt in seiner Praxis durchgeführt werden können" (4,4%). - "Meine Pflege hätten Angehörige, Nachbarn oder eine Gemeindeschwester zu Haus übernehmen können" (7,0%). - "Ich hätte es vorgezogen, zu Haus behandelt zu werden, auch wenn es zu leichten Komplikationen gekommen wäre" (4,4%). - "Bei einer ähnlichen Erkrankung würde ich in Zukunft lieber zu Hause behandelt werden" (5,4%). Auch den Zeitpunkt ihrer Aufnahme ins Krankenhaus hielt weitaus die Mehrheit für "gerade richtig".

Die hohe Akzeptanz, die die Krankenhausaufnahme bei den Befragten fand, wird noch ergänzt durch eine ausgeprägte Zufriedenheit mit der Krankenhausbehandlung: 43,5% der Patienten äußerten die Überzeugung, die stationäre Behandlung hätte ihnen "sehr gut", weitere 38,8% sagten, sie hätte "gut" geholfen. Und rund 80% von ihnen würden, falls nötig, gerne wieder in dem selben Krankenhaus behandelt werden.

Diese Reaktionen von Krankenhauspatienten enthalten - wie einleitend bereits gesagt - keine Stellungnahmen zu Kostendämpfung und Bayern-Vertrag. Sie legen jedoch nahe, daß einige dem Bayern-Vertrag in der

Tabelle 10.2

Substitutionsmöglichkeiten stationärer durch ambulante Pflege aus der Sicht von Krankenhauspatienten

Frage/Aussage		Antworten der Krankenhauspatienten			
		Bayern		übriges Bundesgebiet	
		abs.	in %	abs.	in %
A. Gibt es in Ihrer häuslichen Umgebung Verwandte, Nachbarn oder Gemeindeschwestern, die Sie im Falle einer ernsthaften Krankheit zu Hause pflegen würden?					
	ja	113	72,9	170	69,1
	nein	42	27,1	76	30,9
	k.A.	8	-	22	-
B. Die medizinische Behandlung hätte genausogut auch von einem niedergelassenen Arzt in seiner Praxis durchgeführt werden können.					
	stimme zu	9	5,6	10	3,7
	stimme nicht zu	152	93,8	248	92,5
	weiß nicht	1	0,6	10	3,7
	k.A.	1	-	0	-
C. Meine Pflege hätten Angehörige, Nachbarn oder eine Gemeindeschwester zu Haus übernehmen können.					
	stimme zu	8	4,9	22	8,2
	stimme nicht zu	154	95,1	244	91,0
	weiß nicht	0	-	2	0,7
	k.A.	1	-	0	-
D. Ich hätte es vorgezogen, zu Hause behandelt zu werden, auch wenn es zu leichten Komplikationen gekommen wäre.					
	stimme zu	6	3,7	13	4,9
	stimme nicht zu	153	94,4	247	92,1
	weiß nicht	3	1,8	8	3,0
	k.A.	1	-	0	-
E. Bei einer ähnlichen Erkrankung würde ich in Zukunft lieber zu Hause behandelt werden.					
	stimme zu	10	6,2	13	4,8
	stimme nicht zu	149	92,5	244	91,0
	weiß nicht	2	1,2	11	4,1
	k.A.	2	-	0	-

(wird fortgesetzt)

(Tabelle 10.2 Fortsetzung)

Substitutionsmöglichkeiten stationärer durch ambulante Pflege aus der Sicht von Krankenhauspatienten

Frage/Aussage	Antworten der Krankenhauspatienten Bayern		übriges Bundesgebiet	
	abs.	in %	abs.	in %
F. Glauben Sie, daß Sie zu früh, gerade richtig oder zu spät ins Krankenhaus gekommen sind?				
zu früh	0	0,0	1	0,4
gerade richtig	134	82,7	203	75,7
zu spät	19	11,7	33	12,3
weiß nicht	9	5,6	31	11,6
k.A.	1	-	0	-
G. Wie gut hat Ihnen die Krankenhausbehandlung Ihrer Meinung nach geholfen?				
sehr gut	75	46,0	111	41,9
gut	62	38,0	104	39,3
etwas	20	12,3	40	15,1
gar nicht	6	3,7	10	3,7
k.A.	0	-	3	-
H. Falls ich noch einmal zur stationären Behandlung in ein Krankenhaus müßte, würde ich - falls ich wählen könnte - es vorziehen, wieder im gleichen Krankenhaus behandelt zu werden.				
stimme zu	133	82,1	210	78,4
stimme nicht zu	18	11,1	34	12,7
weiß nicht	11	6,8	24	8,9
k.A.	1	-	0	-

Quelle: MEDIS-Krankenhauspatientenbefragung 1984

öffentlichen Diskussion unterstellte Gefahren (beispielsweise verschleppte Einweisungen) sich nicht in dem befürchteten Ausmaß bewahrheitet haben und daß die bayerischen Verhältnisse sich in dieser Hinsicht nicht von den außerbayerischen unterscheiden. Sie zeigen freilich auch, daß Patienten dem Krankenhaus gegenüber eine sehr viel positivere Haltung einnehmen, als dies manche Kritiker des stationären Versorgungssystems erwarten würden. Die gegenwärtige Extensität und Intensität der stationären Versorgung entspricht offenbar weitgehend den Präferenzen der Patienten.

Die praktischen Erfolgschancen des Bayern-Vertrags hingen allerdings weder von seiner politischen Durchsetzung auf Verbands- und Regierungsebene noch von seiner Beurteilung durch Krankenhausärzte und -patienten direkt und entscheidend ab; wesentlich wichtiger dafür waren Haltung und Verhaltensweise der bayerischen Kassenärzteschaft. Um deren Einstellung zur Kostendämpfungsproblematik im allgemeinen und zum Bayern-Vertrag im besonderen zu ermitteln, hat MEDIS eine Reihe von Untersuchungen durchgeführt (vgl. Kapitel 2.3.4 und 2.7), über deren einschlägige Ergebnisse in den folgenden Abschnitten berichtet wird.

10.3.4 Die Kostendämpfung aus der Sicht niedergelassener Ärzte

In der MEDIS-Ärztebefragung 1982/83 wurde auf zweierlei Weise versucht, die Meinungen bayerischer Kassenärzte zur Kostendämpfung im Gesundheitswesen herauszufinden: Zum einen sollten die Befragten zu vier vorgegebenen, thesenartigen Aussagen über Kostendämpfung in der ärztlichen Praxis Stellung beziehen; darüber hinaus erhielten sie auch Gelegenheit, ihre generelle Meinung zur Kostendämpfung selbst zu formulieren.

10.3.4.1 Ansichten zum Verhältnis zwischen ambulant-ärztlicher Versorgung und Kostendämpfung

Die Aussagen, zu denen die Ärzte ihre Zustimmung oder Ablehnung signalisieren sollten, lauteten wie folgt:

(1) "Kostendämpfung sollte bei anderen als bei den niedergelassenen Ärzten ansetzen."

(2) "Wenn ein Patient vor mir sitzt und ich die Therapie festlege, denke ich nicht an Kostendämpfung."

(3) "Ich achte bei allen meinen Tätigkeiten darauf, die kostengünstigste Möglichkeit auszuwählen."

(4) "Kostendämpfung im Gesundheitswesen führt zu einer Einschränkung der Versorgungsqualität."

Tabelle 10.3 zeigt die Reaktionen der bayerischen Ärzte auf diese Behauptungen. Während fast vier Fünftel der Befragten angeben, stets auf die Kostengünstigkeit ihres ärztlichen Handelns zu achten, denken über drei Fünftel, wenn sie in konkreten Behandlungssituationen ihren Therapieplan festlegen, nicht (ausdrücklich) an Kostendämpfung[26].

Ohnehin sind nur etwas mehr als die Hälfte der Meinung, Kostendämpfung könne ohne Einbußen an der Qualität medizinischer Versorgung erreicht werden, wobei freilich offen bleiben muß, ob all diejenigen, die der gegenteiligen Ansicht sind, ihr Urteil prinzipiell meinen oder nur auf die zum Zeitpunkt der Befragung aktuell praktizierten Kostendämpfungsmaßnahmen beziehen. Breite Zustimmung hingegen erfährt die Forderung, Kostendämpfung sollte "bei anderen" als der Befragten-Gruppe ansetzen; jenes Fünftel, das sie nicht teilte, mag überwiegend aus solchen Ärzten bestehen, die - wie die allgemeinen Bemerkungen zur Kostendämpfung nahelegen (vgl. Abschnitt 10.3.4.2) - Einsparungen als eine Aufgabe aller Beteiligten im Gesundheitswesen, also auch der niedergelassenen Kassenärzte, ansehen.[27]

Es wäre nicht unplausibel anzunehmen, daß die Einstellung der Ärzte zu diesen Fragen stark von ihrer beruflichen Erfahrung und Situation beeinflußt wird. Detaillierte Analysen an dem Befragtenkollektiv erbrachten in diesem Fall zwar durchaus erkennbare, aber nicht durchweg markante Unterschiede des Antwortverhaltens. Stratifiziert man die Ärzte z.B. nach ihrem Alter, ergibt sich, daß von den über 50-jährigen etwas mehr Befragte als von ihren jüngeren Kollegen davon überzeugt sind,

- Kostendämpfung sollte bei anderen als bei ihnen selbst ansetzen (Gruppendifferenz: knapp 10 Prozentpunkte),
- sie würden bei der Therapiebestimmung zwar nicht ausdrücklich an Kostendämpfung denken (Differenz: 7 Prozentpunkte),
- doch ohnehin stets die kostengünstigste Möglichkeit auswählen (Differenz: 6 Prozentpunkte),
- und daß Kostendämpfung nicht zu Einschränkungen der Versorgungsqualität führe (Differenz: 4 Prozentpunkte).

Tabelle 10.3

Stellungnahmen bayerischer Ärzte zu Problemen der Kostendämpfung

Behauptung[a]	Antwort	Anzahl abs.	in %
Kostendämpfung sollte bei anderen als den niedergelassenen Ärzten ansetzen	stimme eher zu	940	80,3
	lehne eher ab	230	19,7
	k.A.	59	-
Wenn ein Patient vor mir sitzt und ich die Therapie festlege, denke ich nicht an Kostendämpfung	stimme eher zu	723	61,9
	lehne eher ab	442	38,1
	k.A.	64	-
Ich achte bei allen meinen Tätigkeiten darauf, die kostengünstigste Möglichkeit auszuwählen	stimme eher zu	935	78,4
	lehne eher ab	257	21,6
	k.A.	37	-
Kostendämpfung im Gesundheitswesen führt zu einer Einschränkung der Versorgungsqualität	stimme eher zu	502	42,9
	lehne eher ab	669	57,1
	k.A.	58	-

[a] Der Vorspann im Fragebogen lautete: "In letzter Zeit wird sehr viel über Kostendämpfung im Gesundheitswesen diskutiert. Im folgenden haben wir einige Behauptungen über Kostendämpfung aufgelistet. Diese Behauptungen sind teilweise etwas überspitzt formuliert. Bitte versuchen Sie trotzdem zu entscheiden, ob Sie den Aussagen eher zustimmen oder sie eher ablehnen würden, auch wenn die Formulierungen nicht voll Ihrer Einstellung entprechen."

Quelle: MEDIS-Ärztebefragung 1982/83, Basisstichprobe (n = 1.229)

Noch geringeren Einfluß auf das Urteil der Ärzte hat offenbar die Größe ihrer Praxis. Lediglich in bezug auf die erste Behauptung ist ein deutlicher Unterschied zwischen den Inhabern kleiner und großer Praxen festzustellen: Ärzte, die weniger als 800 Behandlungsscheine pro Quartal haben, sind relativ häufiger als die mit mehr als 1.200 Scheinen der Meinung, daß kostendämpfende Maßnahmen nicht gerade bei den niedergelassenen Ärzten ansetzen sollten (Gruppendifferenz: knapp 9 Prozentpunkte). Zu der Einschätzung des eigenen Verhaltens hingegen, d.h. bezüglich der Behauptungen 2 und 3, variieren die

Antworten der drei Praxisgrößen-Gruppen (bis 800/800-1.200/über 1.200 Scheine pro Quartal) um jeweils weniger als einen Prozentpunkt. Daß die Ärzte mittlerer Praxisgröße die These, Kostendämpfung verursache Qualitätsminderung, deutlich häufiger ablehnen als die der beiden anderen Praxis-Gruppen (Differenz: ca. 10 Prozentpunkte), ist auffällig, doch nicht auf Anhieb erklärbar.

Auch die Zugehörigkeit zu einer bestimmten Arztgruppe (Niederlassungsgebiet) der Befragten muß als ein nur mäßig differenzierender Faktor des Antwortverhaltens betrachtet werden. Bei ihrer Reaktion auf die einzelnen Behauptungen weichen nur die folgenden Arztgruppen[28)] mit mehr als 5 Prozentpunkten vom Gesamtdurchschnitt ab:

- Behauptung 1: Chirurgen (im Sinne der Zustimmung)
- Behauptung 2: Kinderärzte und Chirurgen (zustimmend), Internisten und Orthopäden (ablehnend)
- Behauptung 3: Chirurgen (zustimmend), Praktische/Allgemeinärzte und Orthopäden (ablehnend)
- Behauptung 4: keine.

Von diesen Ausnahmen abgesehen oszillieren die Antwortverteilungen der verschiedenen Arztgruppen um die Durchschnittsverteilung für die Gesamtärzteschaft, ohne daß für bestimmte Gruppen konstante Trendabweichungen erkennbar wären.

Naheliegend ist die Vermutung, daß die Einstellung zur Kostendämpfungsproblematik generell in einem Zusammenhang mit der Aufmerksamkeit der Ärzte für gesundheitspolitische Entwicklungen (und speziell für Ereignisse wie den Bayern-Vertrag) steht. Der diesbezügliche Vergleich zwischen Ärzten, die den Bayern-Vertrag gut zu kennen meinen (fast 60% der Befragten), und solchen, die angeben, ihn nicht zu kennen (6,6%), ergibt nun folgendes Bild: Während der Behauptung, Kostendämpfungsmaßnahmen sollten nicht auf niedergelassene Ärzte konzentriert sein, beide Gruppen gleich stark zustimmen, unterscheiden sich bei den drei übrigen Thesen ihre Antworten doch deutlich. Kenner des Bayern-Vertrags

- fürchten weniger als Nicht-Kenner qualitätsmindernde Folgen von Kostendämpfung (Differenz: knapp 6 Prozentpunkte),
- berücksichtigen in konkreten Behandlungssituationen öfter den Gedanken an Kostendämpfung (Differenz: 9 Prozentpunkte) und
- sind häufiger als die Gegengruppe davon überzeugt, stets kostengünstig zu handeln (Differenz: fast 16 Prozentpunkte).

Da also die Kenntnis oder Unkenntnis des Bayern-Vertrags offensichtlich mit Unterschieden im Antwortverhalten der bayerischen Kassenärzte korreliert, könnte vermutet werden, daß sich die Reaktion von Ärzten, die außerhalb Bayerns tätig sind, daher von diesem Vertrag nicht betroffen werden und generell weniger über ihn wissen[29)], deutlich von der ihrer bayerischen Kollegen abhebt. Die Ergebnisse der parallel zur bayerischen Erhebung durchgeführten Befragung im übrigen Bundesgebiet (einschließlich West-Berlin) enttäuschen jedoch diese Vermutung. Wie Tabelle 10.4 zeigt, differieren die Antworten der beiden Kollektive auf die vier Behauptungen so marginal, daß der Versuch einer inhaltlichen Interpretation dieser Unterschiede methodisch nicht statthaft wäre. Schichtet man auch die außerbayerischen Ärzte danach, ob sie den Bayern-Vertrag gut oder gar nicht zu kennen glauben, ändert sich an diesem Ergebnis nicht viel. Lediglich die Aussage "Wenn ein Patient vor mir sitzt ..., denke ich nicht an Kostendämpfung" erhält von den Vertragskennern deutlich geringere Zustimmung (54,7%) als von der Gesamtheit der Befragten (64,5%) oder von denen, die den Vertrag nicht kennen (66,2%).

Was also beim Bayern/Bund-Vergleich vor allem auffällt, ist der hohe Grad an überregionaler Konformität der ärztlichen Einstellung zu diesen Fragen. Daher könnte man - in Umkehr zu der oben geäußerten Vermutung, die Kenntnis des Bayern-Vertrags fördere eine besondere Haltung gegenüber Kostendämpfung - die These aufstellen, daß die in der Ärzteschaft bundesweit verbreitete Neigung, sich den Bemühungen um Kostendämpfung zu stellen, im besonderen Fall der bayerischen Ärzte dazu führt, einem Unterfangen wie dem Bayern-Vertrag große Aufmerksamkeit (und Zustimmung) entgegenzubringen. Durchaus möglich wäre andererseits, daß Bayerns Ärzte dank der Diskussion um den Vertrag kostendämpfungspolitisch früher sensibilisiert wurden als ihre Kollegen in anderen Bundesländern, daß diese aber bis Ende 1982 'nachgezogen' haben; da keine Vergleichsdaten aus den Vorjahren vorliegen, läßt sich diese These weder belegen noch widerlegen.

Im übrigen ist - angesichts der politischen Sensibilität der angesprochenen Themen - noch die hohe Antwortbereitschaft der Befragten bemerkenswert: Sowohl in Bayern als auch im übrigen Bundesgebiet gaben zu den einzelnen Behauptungen stets mehr als 94% der antwortenden Ärzte eine Stellungnahme ab.

Tabelle 10.4

Ärztliche Stellungnahmen zu Problemen der Kostendämpfung
- Vergleich Bayern/übriges Bundesgebiet -

Behauptung	Antwort	Bayern (n=1.229) in %	Übriges Bundesgebiet (n=553) in %
Kostendämpfung sollte bei anderen als den niedergelassenen Ärzten ansetzen	stimme eher zu lehne eher ab	80,3 19,7	77,9 22,1
Wenn ein Patient vor mir sitzt und ich die Therapie festlege, denke ich nicht an Kostendämpfung	stimme eher zu lehne eher ab	61,9 38,1	64,5 35,5
Ich achte bei allen meinen Tätigkeiten darauf, die kostengünstigste Möglichkeit auszuwählen	stimme eher zu lehne eher ab	78,4 21,6	80,9 19,1
Kostendämpfung im Gesundheitswesen führt zu einer Einschränkung der Versorgungsqualität	stimme eher zu lehne eher ab	42,9 57,1	44,0 56,0

Quelle: MEDIS-Ärztebefragung 1982/83

Zusammenfassend kann festgehalten werden: Im Selbstverständnis der meisten Ärzte wird also das Wirtschaftlichkeitsgebot der RVO durchaus als Aufforderung zu möglichst kostengünstiger Behandlungsweise aufgefaßt und befolgt. Kostendämpfend oder -senkend zu wirken jedoch, sieht nur eine Minderheit als Maxime in konkreten Praxis-Situationen an, und nur eine knappe Mehrheit der Ärzte hält unter dem Aspekt der Versorgungsqualität Kostendämpfung für unproblematisch. Fast alle sind sich darin einig, daß die ambulant-ärztliche Versorgung nicht Objekt weiterer kostendämpfender Maßnahmen sein sollte. Worin ihnen vor allem Einsparungen möglich und nötig erscheinen, und was kostendämpfungspolitisch am besten getan (oder besser gelassen) werden sollte, machten die Befragten in ihren frei formulierten Stellungnahmen deutlich.

10.3.4.2 Äußerungen zu den Aufgaben, Möglichkeiten und Beschränkungen kostendämpfungspolitischer Maßnahmen

Der Bitte, ihre "persönliche Meinung zur Kostendämpfung" zu äußern, kamen 1.486 (= 77,6%) der befragten bayerischen Ärzte nach. Manche taten dies sehr ausführlich, andere nur stich- oder schlagwortartig. Die Vielfältigkeit der Aussagen und ihrer Formulierungen ließe abstrahierende, trennscharfe Klassifizierungen und quantitative Analysen nur um den Preis des Verlusts von Originalität und Konkretion der Antworten zu; als Indikatoren für Einstellungsmuster sind sie gleichwohl verwertbar und zur Illustration typischer Meinungsbilder verwendbar. Im folgenden werden daher - grob nach den hauptsächlich angesprochenen Themenbereichen geordnet und unkommentiert - einige der hierfür besonders charakteristischen Stellungnahmen wiedergegeben. Dabei ist stets zu beachten, daß die Befragung bereits im Winter 1982/83 durchgeführt wurde.

Zur Kostendämpfung allgemein: Nahezu die Hälfte der Befragten gab eine allgemeine Erklärung zum Thema Kostendämpfung im Gesundheitswesen ab; weitaus die Mehrheit von ihnen begrüßte sie pauschal, einige knüpften an ihre Zustimmung bestimmte Bedingungen, etwa jeder sechste von ihnen lehnte sie prinzipiell ab.

- Als Begründung führen die Befürworter der Kostendämpfung vor allem an, daß diese zur Bewahrung des Bestehenden unerläßlich sei: " Ein funktionierendes System der Gesetzlichen Krankenversicherung ist ohne Kostendämpfung nicht zu erhalten"; Kostendämpfung sei "die einzige Möglichkeit, unser freiheitliches Gesundheitssystem finanzierbar zu halten", "nötig zur Erhaltung der Finanzierbarkeit", "notwendig, sonst ist das Gesundheitswesen eines Tages nicht mehr bezahlbar", "eine nationalökonomische Notwendigkeit", "unumgänglich, falls wir unseren freien Berufsstand erhalten wollen"; sie sei auch "zur Erhaltung des bisher Erreichten im deutschen Gesundheitswesen unabdingbar", und nur mit ihr könne "die Versorgungsqualität ... erhalten werden".

  Einige von ihnen deuten zudem Wege an, wie Einsparungen erzielt werden könnten: indem alle Ärzte wirtschaftlich rationell arbeiten, sich an die Maxime "soviel Diagnostik und Therapie wie nötig, aber so wenig von beidem wie möglich" halten, insbesondere nur soviel Arzneimittel verordnen, wie auch gebraucht und verbraucht

werden, weniger Operationen durchführen und mehr auf bessere Arztausbildung als auf bessere Praxisausstattung achten.
So nötig, richtig und möglich Kostendämpfung sei, könne sie sinnvoll allerdings nur sein, wenn sie "frei von bürokratischer Bevormundung", ohne Einschränkung der ärztlichen Entscheidungsfreiheit durchgeführt werde.
Als wichtigster Vorbehalt gegen die (ansonsten für erforderlich gehaltenen) Sparmaßnahmen wird zudem betont, daß der "wirklich und ernstlich kranke Mensch die Behandlung erhalten muß, die für ihn notwendig ist, auch wenn sie teuer ist", daß also der "Wirtschaftlichkeitsgedanke" nicht zum Hauptmaßstab werde und jedes Therapiekonzept dominiere.

- Sofern die Gegner der Kostendämpfung nicht nur lapidare Äußerungen wie "Unfug" oder "entnervend" machen, begründen sie ihre ablehnende Haltung in erster Linie damit, daß dadurch die ärztliche Verantwortung und Handlungsfreiheit unmäßig beschnitten (man "kommt sich vor wie ein Verwaltungsbeamter") und der Alltag in der Praxis erheblich erschwert würden ("die Konfliktsituationen im Sprechzimmer nehmen immer mehr zu", "Negativlisten usw."). Außerdem sei, da eben "jede gute Leistung ihren Preis" habe, unter der Prämisse stabiler Versorgungsqualität den Sparbemühungen "sicher kein großer Erfolg" beschieden; hätten sie ihn doch, wären die Folgen katastrophal: "deutsche Medizin verliert Rang bei Firmen und Forschung", "mehr Problempatienten in 4-5 Jahren".

<u>Zu den Ursachen übermäßiger Kostenentwicklung</u>: Allgemeine Bemerkungen zum Pro und Contra der Kostendämpfung stehen selten allein, sondern werden ergänzt durch Hinweise, wo am ehesten und wie am besten Einsparungen erreicht werden könnten. Gegebenheiten und Faktoren, die unnötigerweise sich kostentreibend auswirken oder mögliche Einsparungen verhindern, werden von den Befragten vor allem in drei Bereichen - und zwar in dieser Rangfolge - identifiziert: im medizinischen Versorgungssystem selbst, unter der Patientenschaft und im Verhalten der Krankenkassen.

- Der niedergelassenen Ärzteschaft wird nahezu uni sono bescheinigt, sie habe "ihren Teil (zur Kostendämpfung) beigetragen", ohnehin seien zumal die Allgemeinärzte "nach wie vor die kostengünstigsten Therapeuten". Lediglich im Zusammenhang mit den recht häufigen

Einwänden gegen den "überzogenen" Einsatz moderner Medizintechnik wird Kritik auch in den eigenen Reihen, vor allem an jungen Kollegen, geübt und vor unsinnigem apparativem und labortechnischem Aufwand (bei voreiliger "Rundum-Diagnostik") gewarnt.

- Die Hauptkritik der befragten Kassenärzte, auch unter diesem Aspekt, trifft den Krankenhausbereich. Nicht nur, daß dort "sicher häufig Überdiagnostizierung ohne therapeutische Konsequenz" betrieben, viele "unnötige Doppeluntersuchungen" gemacht und oft allzu gerne "grundsätzlich alle Methoden, die das Haus bietet, eingesetzt" würden; überhaupt werde dort nicht wirtschaftlich gearbeitet und zumal in den Groß- und Universitätskliniken "viel Verschwendung" getrieben. Außerdem, um die überhöhten Bettenkapazitäten auszulasten, würden auch "banale Erkrankungen in teuren Akut-Krankenhäusern" behandelt, "Selbsteinweisungen" vorgenommen und die Liegezeiten willkürlich ausgedehnt ("der selbe Fall geht bei belegtem Haus auch ambulant"), dies vor allem auf den Inneren Abteilungen. Für etwa ein Fünftel der Befragten ist der stationäre Sektor, insbesondere aufgrund seines Finanzierungssystems, zum Hauptverursacher der 'Kostenexplosion' geworden.

- Eher am Rande, dann aber mit kräftigen Worten wird das Verhalten der pharmazeutischen Industrie als kostensteigernd kritisiert: Sie habe sich in ihrer Preispolitik nicht an den Herstellungskosten orientiert, sondern an dem, "was der Markt hergibt", und zudem "durch systematische Vernebelung der Transparenz auf dem Arzneimittelmarkt die Ärzteschaft an kostenbewußtem Verordnungsverhalten gehindert".

- Als ein weiterer, unnötig großer Kostenfaktor werden die überhöhten Erwartungen und Ansprüche der Patienten an das Versorgungssystem angesehen. Sie drückten sich nicht nur in allzu häufigen Forderungen nach Arzneimitteln, Krankschreibungen etc. aus, sondern auch in der Haltung vieler, daß nur eine stationäre Behandlung vollwertig sei, oder gar in der Neigung, "ihre gesundheitlichen Versorgungsansprüche am Standard der Herzverpflanzungen zu orientieren". Schuld an dieser Einstellung sei u.a. "der Gedanke, 'die Kasse zahlt's ja und ich zahle ja soviel rein'", also der Umstand, daß "Krankenkassenpatienten ohne (finanzielle) Verantwortung" seien.

- Das "Anspruchsdenken" der Patienten wird von einigen Befragten ausdrücklich den Krankenkassen angelastet, die solches "Begehren durch (ihre) Zusage der Kostenübernahme" noch schüren und sogar mit ihren Versprechungen "oft" sparbewußten Ärzten "in den Rücken fallen". Kritisiert werden an den Kassen auch noch der hohe Verwaltungsaufwand (Personalkosten) und ihre bürokratische Arbeitsweise.

Zu den Möglichkeiten akzeptabler Kostendämpfung: Die Stellungnahmen der Befragten enthalten auch eine Reihe von Vorschlägen zu Sparmaßnahmen. In einer recht geradlinigen Fortsetzung der Ursachenanalyse konzentrieren sich ihre Empfehlungen deutlich auf jene Bereiche oder Phänomene des Gesundheitswesens, die von ihnen als unnötig kostentreibend bzw. -trächtig angesehen werden.

- Auf Seiten des Angebots an gesundheitlichen Leistungen könnte eine "Reduktion der überzogenen technischen Medizin" vorgenommen werden; das wäre "ein wesentlicher Beitrag zur Kostendämpfung, ohne daß dadurch die Versorgungsqualität leidet". Dies betrifft auch den ambulanten, vor allem freilich den stationären Sektor, der überdies - Hauptziel der gewünschten Einsparungspolitik - durch Abbau der Bettenzahl, bedarfsorientierte Planung der Geräteausstattung, Verzicht auf Doppeluntersuchungen, Verhinderung von Selbstaufnahmen und Umstellung des Finanzierungssystems (z.B. Abrechnung nach Leistungen statt nach Pflegetagen) zu einer kostenbewußteren und -günstigeren Verhaltensweise gezwungen werden könnte.

- Prinzip müßte ohnehin sein, daß Kostendämpfungsbemühungen sämtliche Beteiligten einbeziehen sollten ("alle Ärzte, Patienten, insbesondere Krankenhäuser, Pharmaindustrie") und nicht wie bisher fast nur "auf dem Rücken des niedergelassenen Arztes ausgetragen" werden dürften, da "Einsparungsmöglichkeiten sicher überall leichter und greifbarer möglich" seien als ausgerechnet bei ihm und zumal in Allgemeinpraxen.

- Hinsichtlich der Arzneimittel wird darauf gedrängt, das Angebot an gleichwertigen Medikamenten zu beschränken, keine Klinikpackungsmuster gratis auszugeben, die Krankenhäuser zu sparsameren Therapieempfehlungen anzuhalten, anstelle teurer Arzneimittel Generica zu verschreiben.

- Von einigen Befragten werden z.T. drastische Einschränkungen des Leistungskatalogs der Krankenversicherungen vorgeschlagen. Sie beziehen sich u.a. auf die Erstattung von Fahrtkosten, auf Krebsvorsorge-Untersuchungen, Alkohol- und Drogensuchttherapien, Bäder, Massagen und auf das Krankengeld, insbesondere aber auf Kuren ("man versuche mal zu objektivieren, was sich nach einer Kur besserte!"), Schwangerschaftsabbrüche aus sozialer Indikation ("soziale Interruption sollte ... vom Kindsvater bezahlt werden") sowie auf die offenbar zu großzügig geregelte Möglichkeit der Verordnung von Arbeitsruhe.

- Der beklagten Überinanspruchnahme des Versorgungssystems durch die Patienten beizukommen, wird ein ganzes Arsenal von Maßnahmen empfohlen. Zum einen sollten ihr Gesundheitsbewußtsein durch Aufklärungsarbeit, ihr Verantwortungsgefühl durch "Erinnerung an die Solidargemeinschaft", ihre Mitarbeit durch "Aktivierung der Selbsthilfekapazitäten" und nachdrückliche Motivation zur "compliance" stimuliert und intensiviert werden. Gerade die Krankenkassen sollten "mehr mithelfen, den Versicherten klarzumachen, daß nicht alle Wünsche erfüllt werden können" ("Wer hat schließlich die Patienten zum Konsum animiert?").

- Zum anderen wird von zahlreichen Befragten eine Verstärkung der direkten Kostenbeteiligung der Versicherten angeraten: "Die vernünftigste Kostendämpfung bringt eine Selbstbeteiligung." Dadurch würden nicht nur mehr Zurückhaltung bei der Inanspruchnahme von Leistungen und sorgfältigerer Umgang z.B. mit Medikamenten nahegelegt, sondern auch das Vertrauen in den Wert ärztlicher Tätigkeit gestärkt. Denn "die Menschen glauben an das, was Geld kostet"; "es gilt wie überall das Motto: was nix kostet, ist nichts wert". Vorgeschlagen wird eine (Erhöhung der) Selbstbeteiligung für die verschiedensten Bereiche: Medikamente, Hörgeräte, Zahnspangen, Krankenhausaufenthalte, ärztliche Haus- und Nachtbesuche, Kuren; besonders angebracht wäre sie "bei Selbstverschulden, wie bei Rauchern, Trinkern, Übergewichtigen". Angeregt wird schließlich auch, um Kostentransparenz zu erhöhen, die Einführung von Einzelrechnungen wie bei den Privatversicherten oder zumindest die Entrichtung eines Vorwegbetrages, der je nach Einkommen gestaffelt werden könnte.

10.3.4.3 Resümee

Das Gesamtbild, das sich aus den Stellungnahmen bayerischer Ärzte zum Thema Kostendämpfung ergibt, läßt sich folgendermaßen skizzieren:

- Weitaus die Mehrheit der Ärzte ist der Meinung, daß Kostendämpfung im Gesundheitswesen nötig und möglich sei; nötig, weil bei anhaltend steigender Ausgabenentwicklung vermutlich das gesamte Versicherungs- und Versorgungssystem ins Wanken geriete; möglich, weil gegenwärtig erhebliche Kosten durch Einrichtungen, Verfahren, Leistungen usw. verursacht würden, die weder medizinisch erforderlich noch stets gesundheitlich oder moralisch zu rechtfertigen seien.

- Eine Grenze wird der Befürwortung von Sparbestrebungen dort gezogen, wo ökonomische Maxime über medizinische zu dominieren drohen, wo dadurch die Handlungsfreiheit der Ärzte wesentlich beschnitten und eine angemessene Behandlung der Patienten behindert würden. Für einige Befragte ist diese Grenze bereits überschritten; daher lehnen sie die Kostendämpfung(spolitik) prinzipiell ab.

- Hauptursachen der finanziellen Krise des Gesundheitswesens sind nach Ansicht der niedergelassenen Ärzte die 'verschwenderischen Praktiken' in großen Krankenhäusern, das Überhandnehmen der 'Apparatemedizin', übertriebene Versorgungsrechte und -ansprüche der Versicherten, die Produkt- und Preispolitik der Pharmaindustrie.

- Hauptmöglichkeiten einer effektiven und zugleich verantwortbaren Kostendämpfung sehen sie in der Einschränkung der stationären Versorgungskapazitäten und Behandlungsmodi, in der Wiederbetonung ärztlicher anstelle technischer Leistungen sowie in der Motivierung und Stimulierung der Patienten zu gesundheits- und kostenbewußterem Verhalten (durch Appelle, Begrenzung der Leistungsansprüche, Erweiterung der direkten Kostenbeteiligung).

- Für sich selbst als niedergelassene Ärzte können die Befragten keine besondere Rolle in den Bemühungen um Einsparungen (mehr) erkennen; lediglich durch fortgesetzte Patientenaufklärung und verstärkte Zurückhaltung bei Ausbau und Einsatz medizinisch-technischer Geräte könnten sie noch ihren schon bisher erbrachten Beitrag zur Kostendämpfung bekräftigen. Ansonsten sei es nun an den

Verantwortlichen in anderen Bereichen des Gesundheitswesens, vor allem an den Krankenhäusern und Krankenkassen, das dort vorhandene Sparpotential zu nutzen.

Mit dieser Haltung stehen die bayerischen Ärzte nicht allein. Sie wird im großen und ganzen von ihren außerbayerischen Kollegen geteilt. 361 (= 65%) der befragten Ärzte aus dem übrigen Bundesgebiet taten ihre "persönliche Meinung zur Kostendämpfung" kund und bestätigten allgemein den Tenor der bayerischen Stellungnahmen: Einsparungen seien vor allem bei der stationären Versorgung und durch Reduzierung der Versicherungsleistungen oder Patientenansprüche sowie durch Verzicht auf eine allzu technikdominierte Intensivmedizin möglich. Lediglich in einer Hinsicht artikulierten sich die außerbayerischen Ärzte noch pointierter als die bayerischen: Etwa 55% von ihnen, doch nur ca. 37% ihrer bayerischen Kollegen nutzten diesen Befragungsteil dazu, in der einen oder anderen Formulierung ihre prinzipielle Befürwortung der (Notwendigkeit von) Kostendämpfung auszudrücken, während deren prononcierte Gegner wiederum in beiden Gruppen ungefähr den gleichen Anteil ausmachten (ca. 8% der Nennungen).

Insgesamt also stützt die vergleichende Auswertung auch der offenen Stellungnahmen die Erfahrung, die schon mit den Reaktionen der Ärzte auf die 'vier Behauptungen' gemacht wurden: In ihrer Haltung zur Kostendämpfung heben sich die bayerischen Kassenärzte nicht signifikant von ihren niedergelassenen Kollegen anderer Bundesländer ab. Diese wie jene sind überwiegend der Ansicht, daß Kostendämpfung im Gesundheitswesen unerläßlich und primär über eine Einschränkung des stationären Versorgungsaufwands zu erreichen sei. Der Bayern-Vertrag, der ja vor allem in diese Richtung vorstieß, traf mithin in Bayern auf einen Adressaten, der - ebenso wie die außerbayerischen Ärzte - mehrheitlich die gesundheitsökonomische Analyse und kostendämpfungsstrategische Absicht der Vertragspartner teilt. Damit ist freilich die Frage noch nicht beantwortet, ob auch die speziellen Regelungen, die der Bayern-Vertrag hierfür vorsah, Zustimmung unter der ambulant tätigen Ärzteschaft fanden. Dies herauszufinden bedurfte es zusätzlicher Untersuchungen.

10.3.5 Der Bayern-Vertrag im Urteil niedergelassener Ärzte

Um die unmittelbare Resonanz, die der Bayern-Vertrag unter den niedergelassenen Kassenärzten Bayerns fand, zu ermitteln, hat MEDIS zu verschiedenen Zeitpunkten Befragungen fast gleichen Inhalts, doch unterschiedlichen Stichprobenumfangs durchgeführt. Ziel der Untersuchungen war es, herauszufinden, wie gut die Ärzte den Inhalt des Vertrags kennen und was sie von ihm halten.

10.3.5.1 Kenntnis des Vertrags

Eine im Frühjahr 1981 als erste Pilotstudie durchgeführte "Bekanntheitsanalyse"[30] hat ergeben, daß zum damaligen Zeitpunkt fast 90% der befragten Ärzte (auswertbare Stichprobe: n = 60) von der Existenz des Bayern-Vertrags wußten und etwa 75% auch seine Ziele oder Empfehlungen einigermaßen detailliert kannten.

Ein Jahr später, in der Pilotstudie ("Pretest")[31] zur Hauptbefragung, gaben nur knapp 4% der Ärzte an, die "Grundzüge" des Vertrags nicht zu kennen, über 56% meinten, sie kennten ihn "gut", weitere 40% hatten zumindest "davon gehört", und nahezu 85% der Befragten (auswertbare Stichprobe: n = 131) waren imstande, eine oder mehrere Verhaltensweisen zu nennen, mit denen sie die Vertragsziele praktisch umsetzen könnten.

In der Ärztebefragung 1982/83 schließlich, über drei Jahre nach Vertragsabschluß, wurde die Frage nach der Kenntnis des Bayern-Vertrags erneut gestellt. Auch die nun sehr große Zahl der Befragten (auswertbare Gesamtstichprobe: n = 1.916) bestätigte grosso modo die Ergebnisse der beiden Voruntersuchungen: Knapp 60% der bayerischen Kassenärzte behaupteten, die Grundzüge des Vertrags gut, weniger als 7%, sie nicht zu kennen, und die restlichen 34% davon gehört zu haben.

Bei der Interpretation dieser Antworten ist freilich zu beachten, welche Position und Funktion die Frage "Kennen Sie die Grundzüge dieses Vertrags?" innerhalb des Fragebogens innehatte: Sie diente in erster Linie nicht der genauen Ermittlung des Bekanntheitsgrades des Vertrags, denn dafür hätten noch genauer differenzierte Antwortkategorien vorgegeben werden müssen. Ihre Hauptzwecke als erster Frage des gesamten Fragebogens waren vielmehr, den Anlaß und thematischen

Rahmen der Befragung zu signalisieren (Einführungsfunktion) sowie denjenigen Ärzten, die den Vertrag nicht kennen, es zu ermöglichen, die drei nachfolgenden Fragen - die dessen Kenntnis voraussetzen - zu überspringen (Filterfunktion).

Aus diesen Gründen wäre eine detaillierte Analyse jener beiden Befragtengruppen, die den Vertrag gut zu kennen oder davon gehört zu haben behaupteten, nicht sinnvoll; zu sehr ist ihre Selbsteinstufung in eine dieser beiden Kategorien abhängig von ihrem subjektiven Verständnis der dafür gewählten, recht unterschiedlich auslegbaren Formulierungen. (Ob sich im übrigen zwischen dem Kenntnisstand der Ärzte und ihrem Verordnungsverhalten irgendwelche Zusammenhänge feststellen ließen, wurde gesondert untersucht und ist in den Kapiteln 4 - 7 dargestellt.) Diejenigen aber, die angaben, den Vertrag nicht zu kennen, sind als Gruppe klar eingrenzbar und daher einer differenzierenden Betrachtung eher zugänglich. Wie Tabelle 10.5 zeigt, weist diese Minorität unter der bayerischen Kassenärzteschaft (Gesamtanteil: 6,8%) kaum Eigentümlichkeiten auf, die eine besondere Beziehung zwischen primären Schichtungsmerkmalen (wie Fachgruppe und Alter des Arztes, Standort und Größe der Praxis) und der Nicht-Kenntnis des Bayern-Vertrags interpretatorisch herstellen ließen. Bemerkenswert ist allerdings, daß ausgerechnet Allgemeinärzte und vor allem Inhaber kleiner Praxen in überdurchschnittlicher Zahl den Vertrag nicht kennen.

Welches Verständnis vom Inhalt des Vertrags jene 93,2% der befragten Ärzte haben, denen seine Grundzüge mehr oder weniger gut bekannt sind, sollte durch die Frage "Welche praktischen Möglichkeiten sehen Sie als niedergelassener Arzt, die Ziele des Bayern-Vertrags zu verwirklichen?" ermittelt werden. Die Antworten der Ärzte - insgesamt machten 1792 Befragte, das sind 63,7% der Gesamtstichprobe, hierzu irgendwelche Angaben - ergeben folgendes Bild:

- Ganz dominant wird der Vertrag als eine Aufforderung zur Intensivierung ambulant-ärztlicher und Reduzierung stationärer Versorgung aufgefaßt. Dies wird ausgedrückt durch Formulierungen wie:
  - ° so viel ambulant wie möglich — 305 Nennungen
  - ° mehr ambulante/prästationäre Diagnostik — 334 Nennungen
  - ° mehr ambulante Operationen — 68 Nennungen
  - ° weniger Einweisungen — 152 Nennungen

  und wird bekräftigt in zahl- und variantenreichen Kommentaren über den Krankenhaussektor.

Tabelle 10.5

Schichtungsmerkmale von niedergelassenen Kassenärzten in Bayern, die den Bayern-Vertrag nicht kennen; in %

Niederlassungsgebiet[a]		Praxislage[b] (Ortsgröße)	
Prakt./Allg. Ärzte	8,0	Unter 20.000 Einwohner	6,6
		Über 20.000 Einwohner	6,8
Internisten	5,9		
Frauenärzte	6,6	Praxisgröße[b] (Scheine/Qu.)	
Kinderärzte	6,1	Unter 800	9,7
		800 - 1199	7,1
Augenärzte	4,2	1200 und mehr	4,5
Chirurgen	7,0		
HNO-Ärzte	6,5	Arztalter[b] (Jahre)	
		unter 50	6,4
Orthopäden	4,2	50 und mehr	7,0
Sonstige	7,8		
Gesamtstichprobe insgesamt	6,7	Basisstichprobe insgesamt	6,8

[a] Gesamtstichprobe ohne K.A. (n = 1.843)
[b] Basisstichprobe ohne K.A.. (n = 1.182)

Quelle: MEDIS-Ärztebefragung 1982/83

- Damit einher geht die Meinung, der Bayern-Vertrag verlange eine verstärkte Kooperation unter niedergelassenen Ärzten (53 Nennungen), insbesondere die häufigere Hinzuziehung spezialisierter Kollegen per Überweisung (72). Die Aufforderung hingegen, mehr Hausbesuche zu machen, enthält der Vertrag nur für wenige Befragte (29).
- Relativ geringen Aufmerksamkeitswert haben offenbar die übrigen Sparzielzonen des Vertrags: AU-Schreibungen strenger zu handhaben, assoziieren nur 29, weniger physikalisch-therapeutische Maßnahmen zu verordnen, nur 15 Ärzte mit dem Vertrag; und einen speziellen Impuls hinsichtlich der Verschreibung von Arzneimitteln scheint er ihnen nicht zu geben, denn dieser Bereich wird in den Eintragungen der Ärzte gesondert nicht erwähnt, allenfalls in summarischen Äu-

ßerungen wie "wirtschaftlich arbeiten", "gezielter verschreiben" angesprochen (118 Nennungen).
- Eine Minderheit sieht im Vertrag auch den Auftrag, als Arzt durch mehr Gespräche mit den Patienten deren gesundheitsbewußtes Verhalten zu fördern (41 Nennungen).

Damit ist die Wahrnehmung des Bayern-Vertrags durch die Ärzteschaft, ihre Kenntnis und ihr Verständnis von ihm beschrieben. Welche Meinung sie zu ihm hat, wie sie seine Wirksamkeit einschätzt und ob sie ihn für richtig hält, wird im folgenden dargestellt.

10.3.5.2 Beurteilung des Vertrags

In der Voruntersuchung von 1981 war u.a. herausgefunden worden, daß zwei Drittel der Befragten davon überzeugt waren, der Bayern-Vertrag habe Kosteneinsparungen bewirkt. Zudem wurde ermittelt, daß zwischen solcher Wirksamkeitserwartung und dem Kenntnisstand über den Vertrag ebenso ein positiver Zusammenhang bestand wie auch zwischen Kenntnisstand und Niederlassungsdauer, d.h. langjährig niedergelassene Ärzte wußten in der Regel besser über den Vertrag Bescheid als die erst vor kurzem zugelassenen, und gut Informierte sprachen ihm eher einen kostendämpfenden Einfluß zu als die weniger Informierten.

In der Befragung 1982/83 wurde die Meinung der Ärzteschaft über den Bayern-Vertrag etwas eingehender untersucht. Hier die Hauptergebnisse: Die Frage, ob der Vertrag den Krankenkassen Einsparungen gebracht habe, wird von einer großen Mehrheit bejaht: 79,8% der Ärzte, die von dem Vertrag wissen, halten ihn in dieser Hinsicht für wirksam, nur 7,3% glauben dies nicht, die übrigen 12,9% (Antwort: "weiß nicht") enthalten sich eines Votums. Geschichtet nach Niederlassungsgebieten, ergeben sich zwar keine gravierenden Unterschiede, doch fällt auf, daß die Gruppe der primärärztlich Tätigen - mit Ausnahme der Internisten - eher unterdurchschnittlich, die der Spezialisten (HNO-Ärzte ausgenommen) eher überdurchschnittlich vom Spareffekt des Vertrags überzeugt sind[32]. Auch zwischen Stadt- und Landärzten, den Inhabern kleinerer und größerer Praxen oder jüngeren und älteren Ärzten treten in dieser Frage keine großen Unterschiede auf: Der Anteil der Nein-Antworten bewegt sich zwischen 6,0 und 9,4%, die Streubreite der Ja-Antworten reicht von 75,9% bis 82,2% - zu geringe Differenzen, um daraus typisierende Aussagen abzuleiten.

Auch auf die Frage "Halten Sie eine Fortsetzung des Bayern-Vertrags für sinnvoll?" antworteten die bayerischen Kassenärzte recht einmütig. Weder Praxisort (Stadt/Land) oder Praxisgröße noch das Alter des Arztes (unter bzw. über 50 Jahre) scheint einen gewichtigen Einfluß auf das Antwortverhalten zu haben. 86% der Ärzte waren 1982/83 für, nur 3,7% gegen eine Fortsetzung des Vertrags; 10,3% wollten sich nicht entscheiden. Größere Abweichungen vom Gesamtdurchschnitt treten nur bei einzelnen Niederlassungsgebieten auf; so liegt z.B. die Zustimmungsrate der Orthopäden um fast 15 Prozentpunkte über der von Chirurgen und die Ablehnungsrate bei Frauenärzten um 8,8 Prozentpunkte über der von Augenärzten (vgl. Tabelle 10.6).

Zieht man die Antworten auf diese beiden Fragen zusammen, so zeigt sich eine enge Verbindung in der ärztlichen Einstellung zwischen der Befürwortung des Bayern-Vertrags und einer positiven Einschätzung seiner kostendämpfenden Auswirkungen. Denn 96,7% all der Ärzte, die meinen, der Vertrag habe den Kassen Einsparungen gebracht, sind auch für seine Fortsetzung und 90% derer, die seine Fortsetzung für sinnvoll halten, glauben an seinen Spareffekt. Oder: Mehr als die Hälfte derer, die sich in der Beantwortung der einen Frage unsicher sind ("weiß nicht"), können sich auch bei der anderen nicht für Ja oder Nein entscheiden. Daraus wird erneut deutlich, wie eng für die Ärzte der Vertrag mit Sparpolitik assoziiert ist, darüber hinaus aber auch erkennbar, daß der für die Krankenkassen (!) erwartete Nutzen des Vertrags die Zustimmung zu ihm eher bekräftigt als beeinträchtigt.

Schließlich wurden die Ärzte noch gebeten, Vorschläge zur Verbesserung des Bayern-Vertrags zu machen. 655 der Befragten machten entsprechende Eintragungen; allerdings beschränkt sich etwa ein Viertel von ihnen auf recht allgemeine Kommentare oder Aussagen wie: ob der Vertrag verbesserungsbedürftig und -fähig sei, könne jetzt noch nicht beurteilt werden. Die konkreten Empfehlungen, die gemacht wurden, konzentrieren sich auf folgende Schwerpunkte:

- Im Bereich der ambulant-ärztlichen Versorgung könne für eine bessere Kooperation unter den niedergelassenen Kollegen z.B. dadurch gesorgt werden, daß das Überweisungsverhalten strenger kontrolliert, insbesondere das "Festhalten" von Überweisungspatienten und eine Mehrfachbehandlung der selben Personen durch gebietsgleiche Ärzte unterbunden würden. Außerdem seien die Richtlinien der Wirtschaftlichkeitsprüfung u.a. dahingehend zu revidieren, daß gerade

Tabelle 10.6

"Halten Sie eine Fortsetzung des Bayern-Vertrags für sinnvoll?"
- nur Ärzte, die den Vertrag kennen -

Arztgruppe	Antwort (in %)		
	Ja	Nein	Weiß nicht
Niederlassungsgebiet[a]			
Prakt./Allg. Ärzte	84,2	3,9	11,9
Internisten	89,0	3,8	7,2
Frauenärzte	82,5	8,8	8,7
Kinderärzte	87,9	1,1	11,0
Augenärzte	82,3	0,0	17,7
Chirurgen	77,3	6,7	16,0
HNO-Ärzte	82,2	3,9	13,9
Orthopäden	92,2	3,9	3,9
Sonstige	87,6	2,3	10,1
Gesamtstichprobe insgesamt	85,5	4,0	10,5
Praxislage[b] (Ortsgröße)			
Unter 20.000 Einwohner	84,1	3,9	12,0
Über 20.000 Einwohner	87,0	3,5	9,5
Praxisgröße[b] (Scheine/Qu.)			
Unter 800	85,2	3,5	11,3
800 - 1199	84,9	4,9	10,2
1200 und mehr	87,6	2,7	9,7
Arztalter[b] (Jahre)			
Unter 50	85,2	4,7	10,1
50 und mehr	86,8	2,8	10,4
Basisstichprobe insgesamt	86,0	3,7	10,3

[a] Gesamtstichprobe ohne K.A. (n = 1.533)
[b] Basistichprobe ohne K.A. (n = 979)

Quelle: MEDIS-Ärztebefragung 1982/83

keine Aufrechnung zwischen Verordnungen, Krankenhauseinweisungen und ärztlichen Leistungen stattfinde oder die Vermeidung von Einweisungen direkt honoriert werde. Überdies sollten technische und Laborleistungen höher bewertet werden, auch deshalb, weil erst dann die geförderte Intensivierung prästationärer Diagnostik durchführbar sei.

- In bezug auf den stationären Sektor wird von niedergelassenen Ärzten vor allem gefordert, auch die Krankenhäuser einer Leistungskontrolle und Wirtschaftlichkeitsprüfung zu unterziehen, die Zahl der Selbsteinweisungen zu verringern, Krankenhausbetten abzubauen oder auch die Möglichkeiten der Chefarzt-Beteiligungen an der ambulanten Versorgung zu begrenzen. Relativ verbreitet ist die Auffassung, der stationäre Sektor müsse - auf welche Weise auch immer - in den Bayern-Vertrag einbezogen werden. In diesem Zusammenhang wird auch auf bessere Abstimmung zwischen niedergelassenen Ärzten und ihren Kollegen in den Krankenhäusern gedrängt sowie der Ausbau ambulanter Pflegedienste und die Ausgliederung von Pflegeabteilungen aus den Akutkrankenhäusern empfohlen.
- Den Krankenkassen wird in erster Linie geraten, mit ihren Versicherten selbst etwas strenger umzugehen, deren Anspruchsdenken zurückschrauben zu helfen und ärztliche Begrenzungsversuche nicht durch eigene Willfährigkeit zu konterkarieren.

An diesen Äußerungen fällt vor allem Folgendes auf:

- Eine Reihe der Vorschläge geht weit über das hinaus, was im Bayern-Vertrag geregelt wurde und was überhaupt in Vereinbarungen zwischen Krankenkassen und Kassenärztlicher Vereinigung geregelt werden kann. Speziell im Hinblick auf den stationären Sektor werden Maßnahmen empfohlen, die zwar durchaus den Zielen der Vertragspartner entsprechen, aber eben außerhalb ihres Kompetenzbereichs liegen; der indirekte Weg, auf dem der Bayern-Vertrag die Struktur und Entwicklung des Krankenhauswesens zu beeinflussen sucht, wird somit von den Kassenärzten implizite als unzureichend beschrieben.
- Die Vorschläge auf Gebieten, wo die Selbstverwaltung relativ autonom handeln kann, laufen teilweise der Strategie des Bayern-Vertrags zuwider: keine Beurteilung der kassenärztlichen Gesamttätigkeit, sondern getrennt nach einzelnen Handlungsbereichen, und statt einem System kollektiver Regelungen und Anreize ('Globalsteuerung') eher individuelle Kontrollen und Kompensationen zur

Ausschaltung unfairer Konkurrenz bzw. Stimulierung zielgerechten Verhaltens.
- Zielbereiche des Bayern-Vertrags, die weder mit dem stationären Sektor noch mit der Zusammenarbeit unter niedergelassen Ärzten direkt zu tun haben, scheinen fast völlig außer Acht geraten: Zum Thema Arzneimittel werden nur ganz wenige Bemerkungen gemacht, Maßnahmen der physikalischen Therapie und Arbeitsunfähigkeitsschreibungen gar nicht angesprochen.

Insgesamt gesehen richten sich also die Vorschläge der Ärzte nicht so sehr auf spezielle Modifikationen an einzelnen Regelungen des Vertragswerks. Vielmehr versuchen sie, Handlungsalternativen anzubieten, mit denen die - offenbar akzeptierten - Vertragsziele direkter zu erreichen seien: strengere Kontrollen über Krankenhäuser, Ausschaltung unkooperativer Verhaltensweisen unter niedergelassenen Ärzten, stärkeres Einwirken auf die Einstellung der Versicherten. Dabei verlassen sie gelegentlich nicht nur den Bezugsrahmen von kassenärztlichen Gesamtverträgen und Honorarvereinbarungen, sondern auch den Handlungsrahmen und Zuständigkeitsbereich der Krankenkassen und Kassenärztlichen Vereinigung.

10.3.5.3 Resümee

Die Ergebnisse der MEDIS-Untersuchungen über den Grad der Bekanntheit und Akzeptanz, den der Bayern-Vertrag in der bayerischen Kassenärzteschaft zumindest bis 1982/83 hatte, können in folgenden drei Hauptthesen zusammengefaßt werden:
- In ihrer überwiegenden Mehrheit wissen die bayerischen Ärzte über den Vertrag gut Bescheid; sie kennen seine wesentlichen Intentionen und auch die Erwartungen, die er an sie als seine Adressaten stellt. Dabei schlagen sich Unterschiede der Befragten in bezug Ausbildung, Alter, Praxisort und Praxisgröße nicht signifikant in einem ebenfalls unterschiedlichen Kenntnisstand nieder.
- Aufgefaßt wird der Vertrag in erster Linie als eine Initiative, ambulante Behandlungsweisen gegenüber stationären besonders zu fördern, den ambulanten und speziell den ambulant-ärztlichen Versorgungsbereich zu Lasten des Krankenhaus-Sektors auszuweiten und vor allem dadurch eine Eindämmung der Gesundheitsausgaben zu erreichen. Verglichen damit rücken die übrigen Sparzielzonen des Vertrags (Arzneimittel, physikalische Therapie, Arbeitsunfähigkeit) deutlich in den Hintergrund.

- Die Zustimmung der Ärzteschaft zum Bayern-Vertrag ist stark und weitverbreitet. Das geht indirekt schon daraus hervor, daß in recht verschiedenen Zusammenhängen stets eine stabile Mehrheit ihre Unterstützung für Kostendämpfung im Gesundheitswesen (vor allem per Einsparungen im stationären Sektor) signalisiert und daß die meisten bayerischen Ärzte glauben, der Vertrag habe sich darin bereits als effektiv erwiesen. Ganz unmittelbar drückt sich die Zustimmung schließlich in dem überwältigenden Votum für eine Fortsetzung des Vertrags aus.

Schlußfolgerung: Der Bayern-Vertrag traf - jedenfalls drei Jahre nach seinem Abschluß - in der niedergelassenen Kassenärzteschaft auf eine ihm günstige gesundheitspolitische Grundstimmung; er lag, was die Beurteilung der dringlichsten Probleme im Gesundheitswesen und die Ansätze zu deren Lösung betrifft, durchaus im Trend der kassenärztlichen Meinungen. Überdies waren - wohl großteils dank der publizistischen Aktivitäten der Vertragspartner selbst[33] - spätestens 1982 den meisten Ärzten die Intentionen und Regelungen des Vertrags sowie die darin an sie gestellten Erwartungen hinreichend bekannt. Sollte also die Handlungsweise der Ärzteschaft während der Laufzeit des Vertrags diesen Erwartungen nicht entsprochen haben, so müssen dem vorwiegend andere Ursachen zugrunde liegen als ungenaue Kenntnis des Vertrags oder zu geringe Bereitschaft, seine Strategie zu akzeptieren.

10.4. Der Bayern-Vertrag als Kostendämpfungsstrategie: Ansätze, Instrumente, Probleme

Das kostendämpfungspolitische Ziel und Programm des Bayern-Vertrags wurden in Kapitel 1 vorgestellt, die seit 1977 vom Bund ergriffenen Kostendämpfungsmaßnahmen in Abschnitt 10.1.1 skizziert. Hier nun soll - nach einem generellen Überblick über Möglichkeiten von Kostendämpfung im Gesundheitswesen - anhand eines kurzen (auf prozedurale und instrumentelle Aspekte beschränkten) Vergleichs zwischen den beiden Strategien das Konzept des Bayern-Vertrags verdeutlicht werden, um anschließend in Form eines etwas weiter ausholenden Exkurses sein Wirksamkeitspotential zu diskutieren; Wiederholungen von bereits Erwähntem lassen sich dabei nicht völlig vermeiden.

10.4.1 Wege zur Kostendämpfung - Versuch einer Klassifikation

Der Begriff Kostendämpfung wäre noch vieldeutiger, noch vielfältiger interpretierbar, als er ohnehin ist, hätte nicht paradoxerweise gerade sein Gebrauch als Schlagwort dabei geholfen, seine Bedeutung etwas einzugrenzen.

Denn so, wie ihn die gesundheitspolitische Diskussion benutzt, werden unter "Kosten" gemeinhin nur solche verstanden, die monetärer Art sind - nicht also z.B. gesundheitliche oder psychische Kosten. Außerdem meint "Kosten" vor allem finanzielle Aufwendungen, also direkte Ausgaben für Einrichtungen und Leistungen des Gesundheitswesens (und nicht etwa indirekte oder Opportunitätskosten). Und schließlich geht es dabei primär um die Ausgaben der gesetzlichen Krankenversicherungen und nicht so sehr um die Aufwendungen anderer 'Kostenträger' wie etwa der staatlichen oder privaten Haushalte.

Zudem ist von "Dämpfung" derartiger Kosten in der öffentlichen Debatte schon dann die Rede, wenn sich das Wachstum der Ausgabenvolumina zu verlangsamen beginnt, und beispielsweise nicht erst dann, wenn die Gesamtausgaben absolut abnehmen. Somit reduziert und konkretisiert sich die begriffliche Bedeutung der "Kostendämpfung im Gesundheitswesen" auf die Bezeichnung eines Vorhabens oder Vorgangs, durch das bzw. den die (jährliche) Zuwachsrate der Gesundheitsausgaben öffentlicher Institutionen, vor allem der Krankenkassen, gesenkt wird.

Obwohl "Kostendämpfung", das Kernstück gesundheitspolitischer Programmatik der letzten Jahre, kaum anders als in solch eingeschränktem Sinne begriffen und propagiert wurde, erwies sie sich für die gesundheitspolitische Praxis bisher als ein offenbar fast unerreichbares Ziel. Eine Haupthürde für die Durchsetzung und Durchführung effektiver Kostendämpfungspolitik ist das Gesundheitssystem selbst: ein höchst komplexes und zugleich kompliziertes, traditionell gewachsenes, doch auch alltagspolitisch sehr sensibles Insgesamt von Normen, Aufgaben, Ansprüchen und Interessen legaler, professioneller, politischer und kommerzieller Natur und ihren institutionellen, organisatorischen und prozeduralen Verfestigungen.

Wie schwierig es ist, in einem solchen System Kostendämpfung zu betreiben, haben die Geschehnisse des vergangenen Jahrzehnts hinlänglich demonstriert. Das wird auch prinzipiell plausibel, wenn man sich die Hindernisse vergegenwärtigt, auf die selbst Maßnahmen stoßen (würden), die keineswegs tiefgreifende Änderungen des bestehenden Gesundheitssystems anstreben, voraussetzen oder unmittelbar induzieren. Zu derartigen systemkonformen Möglichkeiten von Kostendämpfungspolitik gehören zumindest die folgenden fünf:[36)]

- Kostendämpfung durch Leistungsverzicht. Gemeint ist vor allem die Herausnahme von 'unnötigen' oder 'versicherungsfremden' (medizinischen, finanziellen etc.) Leistungen aus dem Leistungskatalog der Krankenkassen, gegenwärtig eine Hauptzielrichtung kostendämpfungspolitischer Vorschläge und heftig umstritten: Attacken auf das "Anspruchsdenken" der Versicherten werden beantwortet mit dem Vorwurf, systematischen "Sozialabbau" betreiben zu wollen.

- Kostendämpfung durch Gewinnverzicht. Gemeint ist vor allem Verringerung der unternehmerischen Gewinne oder Einkommen von Betrieben bzw. Berufsgruppen, die im Gesundheitswesen Leistungen anbieten; als Mittel solcher Sparmaßnahmen werden z.B. konkurrenzschaffende Eingriffe in die Mono- oder Oligopolstruktur einiger Anbieterbereiche und Veränderungen von Honorierungssystemen angesehen. Auch dieser kostendämpfungsstrategische Weg, gewissermaßen das Gegenstück zum "Leistungsverzicht", ist politisch wenig konsensfähig: Schroff steht die Position, daß von den Nutzern des Gesundheitswesens keine Einschränkungen erwartet werden könnten, solange der "Profitgier" einiger Anbietergruppen nicht Einhalt geboten werde, der Meinung gegenüber, durch Beschneidungen z.B. der Gewinne von Pharma- und Geräteindustrien oder der Einkünfte von Ärzten würde der medizinische Fortschritt behindert bzw. die ärztliche Leistungsbereitschaft beeinträchtigt.

- Kostendämpfung durch Rationalisierung. Angesprochen sind hiermit in erster Linie die Krankenhäuser (z.B. Einsparungen durch Reorganisation des Betriebsablaufs oder durch Ausgliederung der sog. Ancillarbereiche), doch auch der ambulant-ärztliche Bereich (Rationalisierung durch mehr Labor- oder Apparategemeinschaften, Gemeinschaftspraxen etc.), die Beziehungen zwischen dem ambulanten und stationären Sektor (bessere Koordination der Geräteinvestitionen, engere Kooperation bei der Patientenversorgung usw.) und schließlich die Krankenkassen (z.B. Verringerung des Verwaltungsaufwands). Der Durchsetzung einschneidender Reformen auf diesem Gebiet steht - neben der Trägheit traditioneller Kompetenzregelungen und dem Beharrungsvermögen institutioneller Interessenkonstellationen - auch entgegen, daß sich Forderungen und Befürchtungen der jeweiligen Richtungen (wie z.B. nach umfassender Planung bzw. vor weitergehender Bürokratisierung, nach Effizienzsteigerung bzw. vor weiterer Kommerzialisierung und Arbeitslosigkeit) politisch gegenseitig neutralisieren.

- Kostendämpfung durch Substitutionen. Gedacht ist daran, Einsparungen zu erzielen, indem Gesundheitsversorgung künftig mehr als bisher in Einrichtungen oder Formen erfolgt, die mit geringerem Aufwand vergleichbare gesundheitliche Effekte zu gewährleisten imstande sind. Prominentestes Beispiel hierfür sind die Vorschläge, stationäre Pflege und Behandlung zunehmend durch ambulante zu ersetzen; auch Präventionsprogramme können mit dem Argument, kurative Folgekosten zu ersparen, begründet werden. Der Widerstand gegen solche Leistungsverlagerungen ergibt sich vor allem daraus, daß sie einen Umbau des Versorgungssystems in teilweisem Widerspruch zu den bisherigen Investitionen, Ausbildungsmustern, Inanspruchnahmegewohnheiten und etablierten (kommerziellen, politischen) Interessen erfordern würden.

- Kostendämpfung durch Kostenverlagerung. Gemeint ist hiermit zum einen die Neuverteilung finanzieller Quellen oder Lasten zwischen den fiskalischen und parafiskalischen Kostenträgern des Gesundheitswesens (z.B. innerhalb des Sozialversicherungssystems oder zwischen Staatshaushalten und der GKV), zum anderen die Reprivatisierung der Gesundheitsausgaben durch direkte Kostenbelastung der Versicherten ("Selbstbeteiligung"). Beides geschieht im Rahmen der regierungsamtlichen Kostendämpfungspolitik seit Jahren, stößt aber vor allem bei den Krankenkassen (Schlagworte: "Verschiebebahnhof" bzw. "Gefährdung der Solidargemeinschaft") auf zunehmenden Widerstand.

Selbstverständlich sollte eine derartige Klassifikation von Kostendämpfungsmöglichkeiten nicht zu der Annahme verleiten, man könnte eine von ihnen wahrnehmen, ohne auch andere zu tangieren. Vielmehr würde im konkreten Anwendungsfall schnell klar, daß sich diese fünf Varianten gegenseitig bedingen oder zumindest in Wechselwirkung zueinander stehen (so wird z.B. "Rationalisierung" kaum ohne irgendwelche "Leistungsverzichte" zu realisieren sein, und beide würden - wenn durchgesetzt - ebenso wie "Substitutionen" diesen oder jenen "Gewinnverzicht" nach sich ziehen).

Das Schema hilft aber, Akzente zu setzen, und ihm folgend wäre die bisherige Kostendämpfungspolitik des Bundes primär als 'Kostenverlagerungsstrategie' zu charakterisieren (vgl. Abschnitt 10.1.1), der Bayern-Vertrag hingegen - im wesentlichen - als eine 'Substitutionsstrategie', durchsetzt mit dem Bemühen um einige Rationalisierungseffekte: Ersetzung 'ungenauer', 'unwirtschaftlicher', 'überflüssiger' Verordnungen von Arznei-, Heil- und Hilfsmitteln und Arbeitsruhe durch "gezielte (kassenärztliche) Diagnostik und Therapie", die eine "gezielte" Arzneiverordnung, eine Einschränkung der Verordnungen physikalischer Leistungen und die Erhaltung der "Arbeitsfähigkeit der Patienten" erleichtern soll, vor allem aber Ersetzung stationärer Behandlung durch ambulante.

10.4.2 Das kostendämpfungsstrategische Konzept des Bayern-Vertrags: Ansatz und Instrumentarium

Kostendämpfungspolitisches Ziel des Bayern-Vertrags war die Stabilisierung der Beitragssätze in der Krankenversicherung - ein Ziel, das somit konkreter und auch anspruchsvoller formuliert ist als die Leitlinie, unter die der Bund seine Kostendämpfungspolitik stellte, denn "einnahmenorientierte Ausgabenpolitik" läßt ja durchaus Spielraum für Beitragssatzerhöhungen oder, wie gehandhabt, für Verringerungen der Kassenausgaben mittels Selbstbeteiligungen.

Die in den Bundesgesetzen fixierten Verfahren und Mittel zur Erreichung dieser Vorgabe sahen im Kern lediglich vor, daß den regionalen Selbstverwaltungskörperschaften von ihren föderalen Spitzenverbänden in Abstimmung mit der Konzertierten Aktion Empfehlungen gemacht würden, auf welche Zuwachsraten sie die Entwicklung der Ausgaben für die kassenärztliche Gesamtvergütung sowie für Arznei-, später auch einige Heil- und Hilfsmittel zu beschränken versuchen sollten. Ganz abgesehen davon,

- daß es sich dabei nur um Empfehlungen handelte, deren Nicht-Übernahme durch die regionalen Organe genausowenig von Sanktionen bedroht war wie ihre Nicht-Einhaltung seitens der Akteure im Versorgungssystem selbst, und
- daß manche der im Laufe der Jahre abgegebenen Empfehlungen keine quantitativen oder nur teilweise quantifizierte Vorgaben enthielten[34],

konnte eine solche Vorgehensweise auch deshalb nicht sehr effektiv sein, weil sie nur einige Komponenten der Gesundheitsausgaben erfaßte und diese noch dazu separat behandelte.

Vor allem in bezug auf Letzteres war der Bayern-Vertrag eine strategische Innovation. In realistischer Einschätzung der tatsächlichen Abläufe (und Kostenentstehungsprozesse) im gesundheitlichen Versorgungssystem richtete sich sein Ansatz erstens auf die niedergelassenen Ärzte und zweitens auf deren gesamte Tätigkeit, d.h. nicht nur auf die von ihnen selbst erbrachten (und kassenärztlich vergütungsfähigen) Leistungen, sondern auch auf die von ihnen verordneten. So hob er die - unter dem Aspekt der Gesamtkostenentwicklung artifizielle - Segmentierung des Gesundheitswesens in einzelne Ausgabensektoren auf und bezog, im Gegensatz zum KVKG, von Anfang an nahezu alle ausgabenrelevanten Versorgungsbereiche (also einschließlich Krankenhaussektor, Heil- und Hilfsmittel) in seine Kostendämpfungspolitik mit ein.

Im Gegensatz zum bundesgesetzlichen Reglement enthielt der Bayern-Vertrag auch nicht die in der RVO geforderte Vorgabe von Grenzwerten für Ausgabensteigerungsraten[35]. Die in ihm erwähnte 6%-Klausel für die kassenärztliche Gesamtvergütung ist ja lediglich ein Orientierungspunkt, bei dessen Überschreitung erst die Entwicklung der Ausgaben für die stationäre Versorgung, Arzneimittel und physikalische Therapie zu untersuchen wäre; bleibt die Gesamtvergütung aber innerhalb jenes Rahmens, sind die Ärzte wegen Ausgabensteigerungen in den übrigen Bereichen kollektiv (z.B. durch pauschale Kürzungen) nicht zu belangen.

Solcher Verzicht auf quantitative Richtwerte mag, vor allem im Hinblick auf die Arzneimittelkosten, als problematisch betrachtet werden, war aber natürlich kein Versehen der Vertragspartner, sondern entsprang und entspricht der 'Philosophie' des Bayern-Vertrags: von restringierenden Zielvorgaben absehen und ganz auf die Bereitschaft und Fähigkeit der Kassenärzteschaft setzen, ihrer strukturellen Schlüsselrolle entsprechend die Steuerung der Ausgabenentwicklung im eigenen Interesse eigenverantwortlich zu übernehmen.

Auf die ordnungs- und strukturpolitische Dimension dieses Ansatzes wird später noch einzugehen sein (vgl. Abschnitt 10.5). Zuvor aber soll, noch einmal im Zusammenhang dargestellt und kommentiert werden, auf welche Weise, mit welchen Instrumenten der Bayern-Vertrag versuchte, die Kassenärzte zu zielgerechtem Verhalten zu motivieren.

Nach Ansicht der bayerischen RVO-Kassen lag die Hauptursache der von ihnen als unmäßig betrachteten Ausgabenhöhe und vor allem -steigerungsrate im stationären Sektor des Gesundheitswesens; Kostendämpfung im Krankenhaus zu bewirken, war daher ihr Hauptziel. Auf Umfang und Entwicklung der Kostenfaktoren stationärer Versorgung aber haben die Kassen bislang wenig direkten Einfluß; ihr Mitspracherecht bei der Planung von Krankenhäusern, deren personeller und apparativer Ausstattung ist beschränkt, ihr Handlungsspielraum bei der Festlegung der finanziellen Vergütung stationärer Versorgungsleistungen nicht groß. Folglich sind sie darauf angewiesen, auf indirekte Weise zu versuchen, die Bedingungen (und Begründungen) des Kostenaufwands in Krankenhäusern zu verändern; der von ihnen mit dem Bayern-Vertrag gewählte Hauptweg hierzu ist eine Reduzierung der Inanspruchnahme stationärer Versorgung. Da weitaus die Mehrheit aller stationären Behandlungsfälle von niedergelassenen Ärzten veranlaßt wird, sind diese der Hauptadressat des Vertrags. Sie zu einer Verminderung ihrer Krankenhauseinweisungen zu bewegen, werden im Bayern-Vertrag als Hauptmittel Appelle und Anreize angewandt.

(1) Appelle gelten gemeinhin als die schwächste Form des Versuchs einer Einflußnahme auf das Verhalten von Akteuren im Gesundheitswesen (vgl. Abschnitt 10.4.2); sie werden eher geringschätzig behandelt - das Beiwort "moralisch" (im Englischen: "moral suasion") soll den Zweifel an der Effektivität dieses Instruments verdeutlichen - und zur "Seelenmassage" verniedlicht, eine Einschätzung, die die bayerischen Vertragspartner insofern aufgreifen, als sie ihre diesbezüglichen Aktivitäten selbst(-ironisch) als "Hirtenbriefe" und "Predigertouren" bezeichneten (vgl. Kapitel 1.3).

Die Appelle allerdings, die im Zusammenhang mit dem Bayern-Vertrag an die Kassenärzteschaft herangetragen wurden, waren in Intention, Intensität und Inhalt mehr als nur moralische Aufforderung zum 'rechten Handeln', sondern der energische Versuch einer Aufklärung über das ärztliche Eigeninteresse und der daraus zu ziehenden Konsequenzen: Nur wenn die Kassenärzte mithelfen würden, die Budgets der Krankenkassen von weiterem Wachstum der Ausgaben für Krankenhauspflege freizuhalten, wäre auch ihr eigenes Einkommen - trotz zunehmender Kollegenzahl - zu stabilisieren und das gesamte System der Krankenversicherung und Gesundheitsversorgung in seiner gegenwärtigen Verfassung, somit auch die freiberufliche Stellung der Kassenärzte darin, für die Zukunft zu sichern.

Diese auf vielfältige Weise verbreitete und eindringlich vorgetragene Botschaft war also Ermutigung und Warnung in einem, nicht nur 'bloßer Appell'. Sie dürfte auf die, die sie erreicht hat, nicht ohne Wirkung geblieben sein; ob sie freilich genau die angestrebten Reaktionen - und nur sie - ausgelöst hat, ist damit noch nicht gesagt. Appellcharakter haben auch die im Zuge dieser Aufklärungsarbeit den Ärzten übermittelten Informationen über ihr eigenes Verordnungsverhalten. Die jedem Arzt mit seiner Quartalsabrechnung vorgelegte Statistik soll ihm das Ausmaß, zum Teil auch den Aufwand, der von ihm veranlaßten Maßnahmen rückblickend transparent machen und ihn - diese Hoffnung ist damit verbunden - zu größerer Bedachtsamkeit bei seinen Verordnungen anregen. Ob jedoch bessere Kenntnis von den Folgen eigenen Handelns (und dessen Relation zu dem der Fachkollegen) gerade diesen Effekt hat, steht gleichfalls dahin.

Die Appelle wiederum, die von den Vertragspartnern an die Versicherten gerichtet wurden (vgl. Kapitel 1.3), waren - verglichen mit den an die Ärzte adressierten - in Form und Inhalt sehr zurückhaltend. Sie enthielten im wesentlichen eine 'Entwarnung' bezüglich der damals (1979/80) aufkommenden Gerüchte über die 'Patientenfeindlichkeit' des Bayern-Vertrags, keine Ermahnungen zu bestimmtem Verhalten oder gar Drohungen mit irgendwelchen Konsequenzen fortgesetzten 'Fehlverhaltens'; sie waren überdies - sieht man von der sporadischen und ohnehin kaum an die breite Patientenöffentlichkeit gerichteten Berichterstattung über den Bayern-Vertrag in der Publikumspresse ab - eine einmalige und monomedial durchgeführte Aktion. Verhaltensänderungen dürften sie kaum ausgelöst, wenn überhaupt beabsichtigt, haben.

(2) Anreize zu (verordnungs-)kostenvermindernden Handeln bietet der Bayern-Vertrag den Ärzten, indem er - abgesehen von den routinemäßigen Wirtschaftlichkeitsprüfungen - die bis dato (und außerhalb Bayerns noch immer) bestehenden Barrieren gegen eine Ausweitung des ambulant-ärztlichen Leistungsvolumens beseitigte: weder der Fallwert noch das kassenärztliche Gesamthonorar werden begrenzt, nachträgliche pauschale Kürzungen nicht vorgenommen. Bezweckt werden sollte mit dieser vergleichsweise großzügigen Regelung eine Verminderung der Notwendigkeit von Krankenhausaufenthalten durch entsprechende Intensivierung ambulant-ärztlicher Tätigkeit (vgl. Kapitel 4 und 8).

Dieser substitutionsbezogene Zusammenhang stellt sich allerdings - da mit dem Gesamthonorar gekoppelt - nur für das Kollektiv aller bayerischen Kassenärzte her. Der einzelne Arzt hingegen kann seine Leistungen ausweiten, ohne gleichzeitig die Art und Zahl seiner Einweisungen zu verringern; sofern er sich dabei nur einigermaßen in der Nähe des Durchschnitts seiner Fachkollegen hält und bestimmte Leistungen auch nicht übermäßig oft erbringt, fällt er bei der Abrechnung gar nicht auf und hat keine unangenehmen "Beratungen" zu fürchten. Ohnehin wird in vielen Fällen eine Einweisung ins Krankenhaus nur durch eine Überweisung an einen niedergelassenen Spezialisten zu ersetzen (oder hinauszuzögern) sein, so daß der primär behandelnde Arzt selbst keinen persönlichen finanziellen Anreiz hat, auf die Einweisung zu verzichten. Die Sanktionen wiederum, die dem Kollektiv der Kassenärzte für den Fall 'angedroht' werden, daß ihre abrechnungsfähigen Leistungen ansteigen, ohne durch einen Rückgang der Verordnungskosten kompensiert zu werden, sind im Vertrag nur vorsichtig angedeutet, lediglich prozeduraler Natur und nicht materiell definiert, stellen also keine konkrete Wenn-dann-Warnung dar.

Als eine Variante von Kostendämpfungsstrategie ist der Bayern-Vertrag zusammenfassend wie folgt zu charakterisieren:

- Er richtet sich an eine Gruppe der Anbieter im Gesundheitswesen und
- versucht, sie durch Appelle an ihr Verantwortungsbewußtsein und Eigeninteresse sowie
- durch einen finanziellen Anreiz in Form der Beseitigung kollektiver Honorarbeschränkungen dazu zu bewegen,
- den Prozeß der Inanspruchnahme gesundheitlicher Leistungen so zu steuern,

- daß das medizinische Leistungsangebot im ambulant-ärztlichen Bereich vergrößert, im stationären Bereich aber langfristig verringert und somit
- die Struktur des Versorgungssystems zugunsten jenes Sektors verändert wird, der als kostengünstiger gilt.

Welche steuerungs- und verhaltenstheoretischen Probleme diese Konzeption aufwirft und auf welche strukturellen Hindernisse sie stößt, wird im folgenden Abschnitt untersucht.

10.4.3 Das kostendämpfungsstrategische Konzept des Bayern-Vertrags: Hindernisse und Widerstände

Ziel und zugleich Axiom des Bayern-Vertrags war es, daß eine Intensivierung kassenärztlicher (Zusammen-)Arbeit erstens eine besser dem Bedarf angepaßte, rationellere und kostengünstigere Verordnungsweise im ambulanten Versorgungsbereich ermögliche; daß sie zweitens eine Senkung der Zahl stationärer Behandlungsfälle und -tage herbeiführen solle und so auf längere Sicht die Krankenhäuser, deren Träger und die Planungsverantwortlichen zu Rationalisierungsmaßnahmen und Kapazitätsbeschränkungen zwingen würde. Daß letzteres, dank der hohen Qualität ambulanter Versorgungsmöglichkeiten, für die Versicherten - zumindest medizinisch gesehen - keinen 'Leistungsverzicht' zur Folge haben würde, war gewiß eine gesundheitspolitische Prämisse des Vertrags; daß dank der komplementären Ausweitung des ambulanten, speziell ambulant-ärztlichen Sektors den niedergelassenen Ärzten kein 'Gewinnverzicht' entstehen würde, war wohl eine verbands- und interessenpolitische Voraussetzung seines Zustandekommens.

Wie nun solche Substitutionsprozesse ingangzusetzen wären, wie die (partielle) Verlagerung des medizinischen Leistungsgeschehens in die Arztpraxen erreicht werden könnte, lag für die bayerischen Vertragspartner auf der Hand: Da die niedergelassenen Ärzte angesichts der rasch wachsenden Zahl konkurrierender Kollegen und ihres tendenziell rückläufigen Anteils an der Gesundheitsversorgung insgesamt Umsatzeinbußen fürchten müßten, würden sie einem Angebot der Krankenkassen, auf Kosten anderer Anbietergruppen ihre eigenen Leistungen auszuweiten und - unabhängig von deren Gesamtmengenwachstum! - auch honoriert bekommen, sicher bereitwillig folgen; und da sie selbst von allen im Gesundheitswesen tätigen Berufsgruppen den größten unmittelbaren Einfluß auf den medizinischen Versorgungsprozeß, d.h. auf Art, Ort und Umfang der zu erbringenden Leistungen haben, wären sie auch imstande, die gewünschten Verlagerungen vorzunehmen. Es war also sowohl im Interesse als auch in der Macht der niedergelassenen Ärzteschaft, die angestrebten Veränderungen der Versorgungsstruktur und die damit erhofften Verminderungen des Ausgabenwachstums zu bewirken; es lag somit nahe zu erwarten, daß das Vertragskonzept aufgehen würde.

Die hohen Erwartungen der Vertragspartner wurden jedoch enttäuscht, die Ärzteschaft reagierte auf die Offerte nicht im vermuteten Ausmaß. Das hatte, wie in diesem und in anderen Kapiteln aufgezeigt (oder auch nur spekulativ angedeutet) wird, eine Reihe von Gründen; ein wesentlicher ist der - und darauf soll im folgenden etwas näher eingegangen werden -, daß die Vertragsstrategie auf verhaltenstheoretischen Prämissen beruht, die zwar plausibel anmuten, aber erfahrungsgemäß nicht immer realistisch sind.

10.4.3.1 Zur Problematik kollektiver Anreize

Ausgangspunkt des im Bayern-Vertrag implizit enthaltenen Verhaltensmodells ist die Annahme, daß Gruppen, deren Mitglieder gemeinsame Interessen haben, gewöhnlich solche Interessen auch durchzusetzen versuchen. Diese Ansicht klingt deshalb so einleuchtend, ja nahezu selbstverständlich, weil sie, mit vermeintlich logischer Notwendigkeit, aus der weithin akzeptierten und empirisch bewährten Annahme zu folgen scheint, daß Handeln in aller Regel rationales Handeln - und zwar im Sinne der Verfolgung eigener Interessen - ist.

Tatsächlich aber - dies hat vor allem die klassische Analyse von Olson gezeigt - ist es "nicht richtig, daß die Folgerung, Gruppen würden in ihrem Eigeninteresse handeln, sich logisch aus der Annahme rationalen Verhaltens im Eigeninteresse ergibt. Aus der Tatsache, daß es für alle Mitglieder einer Gruppe vorteilhaft wäre, wenn das Gruppenziel erreicht würde, folgt nicht, daß sie ihr Handeln auf die Erreichung des Gruppenziels richten werden, selbst wenn sie völlig rational im Eigeninteresse handeln". Vielmehr ist - zumindest für große Gruppen - genau das Umgekehrte zu erwarten: "Wenn die Mitglieder einer großen Gruppe rational danach streben, ihre persönliche Wohlfahrt zu maximieren, werden sie nicht so handeln, daß ihre gemeinsamen oder Gruppenziele erreicht werden, sofern sie nicht durch Zwang dazu genötigt werden, oder aber den einzelnen Mitgliedern der Gruppe zusätzlich zur Verwirklichung des gemeinsamen oder Gruppen-Interesses ein besonderer Anreiz geboten wird, unter der Bedingung, daß sie einen Teil der Kosten oder Lasten tragen, die die Verwirklichung des Gruppenziels erfordern."[37)]

Der Kern der zu dieser Behauptung führenden Argumentation soll unmittelbar am Beispiel des hier zur Diskussion stehenden Gesamtvertrags erläutert werden. Die mit dem Bayern-Vertrag angestrebten gemeinsamen Ziele der Kassenärzteschaft sind die Stärkung des Elements der kassenärztlichen Versorgung im Gesundheitswesen, die Verteidigung des Autonomiespielraums der Selbstverwaltung sowie - auf der Instrumentebene - die Beibehaltung des Einzelleistungsprinzips zur Bestimmung der (in ihrer Höhe prinzipiell nicht reglementierten, 'gedeckelten') kassenärztlichen Gesamtvergütung.

Allen drei genannten Zielen ist gemeinsam, daß sie - in der Terminologie der Ökonomen ausgedrückt - "Kollektivgüter" sind, d.h. Güter, die sich u.a. durch die folgende wichtige Eigenschaft auszeichnen: Wird dieses Gut produziert und auch nur einem Mitglied der Gruppe der Konsum dieses Gutes ermöglicht, so kann dieses Gut auch allen anderen Mitgliedern der Gruppe praktisch nicht vorenthalten werden. Mit anderen Worten: Ist der Bayern-Vertrag in den mit den Gruppeninteressen der Ärzte kongruenten Zieldimensionen der Vertrages erfolgreich, so profitieren davon alle Ärzte - Maßnahmen, durch die einzelne Ärzte gezielt von dem aus einem erfolgreichen Vertrag resultierenden Vorteilen ausgeschlossen werden können, sind nicht oder nur schwer vorstellbar.

Erreicht werden die Ziele des Bayern-Vertrags in dem Ausmaß, wie es der Kassenärzteschaft in ihrer Gesamtheit gelingt, die Anzahl der Verordnungen in den Sparzielzonen des Vertrags zu reduzieren oder doch zumindest deren Wachstum zu drosseln. Für den einzelnen Kassenarzt sind freilich mit einem vertragskonformen Verordnungsverhalten Kosten oder Belastungen unterschiedlichster Form verbunden. Beispiele hierfür sind die Kosten der Beschaffung für Informationen darüber, ob, wie und wo bei einer Substitution stationärer durch ambulante Behandlung die erforderlichen, zur ärztlichen Versorgung komplementären pflegerischen und sozialen Dienstleistungen verfügbar gemacht werden können; die Unsicherheit darüber, ob die Intensivierung des Einsatzes der eigenen ärztlichen Leistungen tatsächlich zu konstanten Preisen honoriert wird; eventuelle Belastungen des Arzt-Patient-Verhältnisses aufgrund zurückhaltenderer Verordnungsweise, deren Konsequenzen bis hin zum Verlust von Patienten reichen können.

Entscheidend ist nun, daß bei einer so großen Gruppe wie der durch den Bayern-Vertrag angesprochenen Ärzteschaft die Anstrengungen des einzelnen Arztes zur Reduzierung seines eigenen Verordnungsvolumens keinen merklichen Einfluß darauf haben, in welchem Ausmaß ein Zurücksteuern der Verordnungen der Kassenärzteschaft insgesamt und damit auch das Erreichen der im Zielsystem des Vertrags enthaltenen gemeinsamen Ziele der Ärzte gelingt. Da aber andererseits der einzelne Arzt von der Erreichung dieser Ziele profitiert, ganz gleichgültig, ob er durch seine eigene Verordnungsweise dazu beigetragen hat oder nicht, ist es für ihn nicht rational, die Lasten der Durchsetzung der gemeinsamen Interessen auf sich zu nehmen. Und das hat - (theoretisch) wenn und (empirisch) weil viele so denken - exakt die Konsequenz, daß die Durchsetzung dieser Interessen im ganzen mißlingt.

Trotz der weitgehenden Kongruenz der Ziele des Bayern-Vertrags mit den Interessen der Kassenärzte wird somit eine Situation herbeigeführt, die kein Mitglied dieser Gruppe wünscht - Ergebnis einer "Rationalitätenfalle", die auch zur Erklärung anderer Fehlentwicklungen und erfolgloser Steuerungsversuche im Gesundheitswesen beizutragen vermag.[38)]

Aus dieser theoretischen Perspektive wird nun nicht nur erklärbar, warum der im Bayern-Vertrag implementierte Anreizmechanismus seine erhoffte Wirkung verfehlte, sondern läßt sich auch ableiten, in welcher Richtung der Vertrag grundsätzlich fortentwickelt werden müßte, wenn er die zitierte "Rationalitätenfalle" vermeiden will.

Unter den skizzierten Umständen kann ein auf die gemeinsamen Vertragsziele orientiertes Handeln der Ärzte "nur durch einen Anreiz erzielt werden, der nicht wie das Kollektivgut unterschiedslos auch die Gruppe als Ganzes wirkt, sondern vielmehr selektiv auf die einzelnen Personen in der Gruppe". Der Anreiz muß in dem Sinne "selektiv" sein, daß jene, die nicht auf das Gruppenziel hinarbeiten, anders behandelt werden können als jene, die dies tun. "Diese 'selektiven Anreize' können negativer oder auch positiver Art sein, indem sie entweder dadurch Zwang ausüben, daß sie jene bestrafen, die einen ihnen zugewiesenen Anteil der Lasten der Gruppentätigkeit nicht tragen, oder sie können positive Anreize sein, die denen geboten werden, die im Interesse der Gruppe handeln".[39)]

10.4.3.2 Hindernisse für eine weitere 'Ambulantisierung' der Gesundheitsversorgung

Abgesehen von solchen Wirkungsbarrieren (die ja schon im Konzept des Gesamtvertrags und Vergütungssystems angelegt sind und generell einem latenten Widerspruch zwischen dem für das Kollektiv Rationalen und dem für das Individuum Rationellen entspringen) können speziell der Verwirklichung des auf Beschränkung stationärer Versorgungsleistungen gerichteten Vertragszieles auch noch einige praktische Hindernisse entgegenstehen. So mag es aus der Perspektive der niedergelassenen Ärzte durchaus einen Mangel an verläßlichen oder zumutbaren Alternativen zur Einweisung ins Krankenhaus geben, wie z.B. dann, wenn es an Möglichkeiten zu ambulanter Pflege fehlt, wenn Überweisungen an niedergelassene Kollegen nicht möglich oder nicht wünschenswert erscheinen, wenn Patienten selbst einen Krankenhausaufenthalt der ambulanten Behandlung vorziehen. Zu diesen Hypothesen läßt sich anhand der in Befragungen gewonnenen Ergebnisse das Folgende sagen:

(1) Obwohl etwa 86% der 1982/83 befragten Ärzte von der Existenz ambulanter Pflegeeinrichtungen im Umkreis ihrer Praxen wußten und wiederum etwa drei Viertel dieser Ärzte angaben, sie hätten im Vormonat (vor dem Befragungstermin) solche Dienste dreimal und öfter für die Betreuung pflegebedürftiger Patienten eingeschaltet und in der Zusammenarbeit mit ihnen bislang "gute Erfahrungen" gemacht[40)], ist natürlich nicht auszuschließen, daß derartige Einrichtungen noch wesentlich intensiver genutzt würden, wenn

- sie überall im Lande und in hinreichender Zahl vorhanden wären und alle Ärzte von ihrer Existenz wüßten[41)]
- ihr Angebot - was nicht die Regel ist - auch nachts und an Wochenenden bestünde (vgl. auch Kapitel 4.1.3.5).

Immerhin hielt fast die Hälfte der Befragten einen weiteren Ausbau der ambulanten Pflegedienste für erforderlich[42)] und sah sich etwa ein Drittel der Ärzte zu Krankenhauseinweisungen veranlaßt, die nicht "aufgrund medizinischer Gegebenheiten allein", sondern "wegen des Fehlens einer häuslichen oder sonstigen pflegerischen Versorgung nötig" geworden waren.[43)]

(2) Obwohl selbst im Flächenstaat Bayern inzwischen ein relativ dichtes Netz von ambulant tätigen Ärzten, auch solchen hochspezialisierter Niederlassungsgebiete, besteht und obwohl nahezu alle Ärzte recht gut darüber informiert zu sein scheinen, Kollegen welcher Fachrichtungen sich im Einzugsbereich ihrer Praxen befinden[44)], ist damit noch nicht immer und in jedem Fall gewährleistet, daß sie (per Überweisung) deren diagnostisches und therapeutisches Leistungsangebot - wie im Bayern-Vertrag angeregt - auch voll in Anspruch nehmen, um auf diese Weise stationäre Behandlungen eventuell durch eine spezialisierte ambulant-ärztliche zu ersetzen.

Denn unter gegenwärtigen Bedingungen (auch Spezialisten sind zur Annahme von Originalscheinen berechtigt) wäre es durchaus denkbar, daß primär behandelnde Ärzte einige ihrer Patienten zur Weiterbehandlung lieber ins Krankenhaus einweisen, anstatt sie an einen niedergelassenen Kollegen zu überweisen, weil jene im ersten Fall nach stationärer Behandlung mit Sicherheit wieder zu ihnen in die Praxis entlassen werden, im zweiten aber möglicherweise 'Kunde' des ambulant tätigen Kollegen bleiben.

Die Vermutung, daß die Furcht, Patienten an die kassenärztliche Konkurrenz zu verlieren[45)], einer Intensivierung der Überweisungstätigkeit und damit auch einer weiteren Verringerung der Krankenhauseinweisungen entgegenwirken könnte, ist wohl plausibel, doch empirisch nicht leicht zu substantiieren. Die Frage nämlich, ob sich aus der Zunahme der Zahl niedergelassener Kollegen im Praxisumfeld irgendwelche Probleme in der kollegialen Zusammenarbeit ergeben hätten, wurde zwar von immerhin knapp 31% der Befragten bejaht, und nicht überraschend waren in dieser Gruppe jene Ärzte, deren Patientenzahl während der Jahre davor rückläufig gewesen war, deutlich häufiger vertreten (53,4%) als solche mit expandierender Praxis (15,7%). Andere Kriterien aber, wie z.B. die Entwicklung der Zahl selbst vorgenommener Überweisungen oder der Anteil überwiesener Fälle an der eigenen Patientenschaft liefern keinen Anhaltspunkt dafür, daß 'Konkurrenzangst' das Handeln der Ärzte wesentlich beeinflußt habe.[46)]

Vor allem scheint die Häufigkeit von Krankenhauseinweisungen recht unabhängig davon zu sein, ob der Arzt "Probleme in der kollegialen Zusammenarbeit" mit anderen niedergelassenen Ärzten sieht oder nicht[47]; selbst diejenigen unter ihnen, die derartige Kooperationsschwierigkeiten bestätigen, ließen sich dadurch offenbar nicht davon abhalten, Patienten, die sie früher noch ins Krankenhaus eingewiesen hätten, nun an niedergelassene Kollegen zu überweisen.[48]

Die Befragungsergebnisse zu diesem Thema deuten insgesamt darauf hin, daß 'Konkurrenzangst' am ehesten noch im Verhältnis zu Kollegen der gleichen Fachrichtung eine Rolle spielen könnte, kaum aber gegenüber Ärzten anderer Spezialisierungsgebiete. Die These, daß sie ein indirektes Hindernis gegen eine Verringerung von Krankenhauseinweisungen sei, läßt sich aus diesen Daten jedenfalls nicht belegen, freilich auch nicht völlig widerlegen.

(3) Ein weiterer Hinderungsgrund für die Ärzte, die Zahl ihrer Krankenhauseinweisungen zu verringern, mag schließlich auch der ausdrückliche Wunsch von Patienten sein, lieber stationär behandelt zu werden. Einem solchen Verlangen könnte sich ein Arzt kaum widersetzen, will er nicht das Vertrauen des betreffenden Patienten (und möglicherweise auch diesen selbst) verlieren und zudem, falls sich dessen Krankheitszustand dramatisch verschlimmert, noch den Vorwurf riskieren, nachlässig gehandelt zu haben.

Wie plausibel freilich die Vermutung überhaupt ist, daß Patienten ihren Arzt zu einer Einweisung drängen, hängt von der Einschätzung des Kräfteverhältnisses zwischen zwei (oft gleichzeitig auftretenden und dann konfligierenden) Patientenhaltungen ab: dem Bedürfnis nach bestmöglicher medizinischer Betreuung und der Scheu vor einem Aufenthalt im Krankenhaus. Generell ist anzunehmen, daß Patienten von sich aus nicht annähernd so häufig und intensiv wie etwa die Verordnung von Arzneimitteln oder Arbeitsruhe (vgl. Kapitel 5 bzw. 7) auch eine Einweisung ins Krankenhaus wünschen. Empirisch läßt sich das an den Antworten von kassenärztlich eingewiesenen Krankenhauspatienten wie folgt belegen: Nur 4% der Befragten behaupteten, sie selbst hätten die Einweisungsentscheidung des niedergelassenen Arztes gewissermaßen erzwungen; weitere 41% waren davon überzeugt, diese Entscheidung gemeinsam mit ihrem Arzt getroffen zu haben; die Mehrheit aber (55%) gab an, daß ihre Einweisung auf ärztlichen Beschluß hin zustande gekommen sei - ein Beschluß allerdings, der nur 8% der Patienten nicht "recht" war, während die übrigen 92% mit ihm übereinstimmten.[49)]

Im Resümee legen die zu diesen drei Gesichtspunkten aufgeführten Untersuchungsergebnisse also den Schluß nahe, daß keine der genannten Vermutungen über ärztliche Motive, Krankenhauseinweisungen aus anderen Gründen als denen medizinischer Notwendigkeit vorzunehmen, wirklich zutreffen kann: Weder ein Mangel an (Kenntnis von) ambulanten Pflegeeinrichtungen noch gar zwischenärztliche Konkurrenzängste oder anderslautende Patientenwünsche scheinen - jedes für sich genommen - eine hinreichende Begründung dafür liefern zu können, warum niedergelassene Ärzte nicht wesentlich deutlicher als beobachtet (vgl. Kapitel 4.1) die Zahl ihrer Krankenhauseinweisungen reduziert haben.

Eine Erklärung hierfür könnte aber darin liegen, daß im konkreten Entscheidungsfall der Arzt schnell vor einer brisanten Mischung der verschiedenen Unsicherheitselemente stehen kann: Schon der (ja nicht unberechtigte) Zweifel daran, ob auch an Wochenenden und Feiertagen die Pflegedienste und Arztkollegen in angemessener Zahl bzw. mit der speziell benötigten Qualifikation tatsächlich zur ambulanten Betreuung bereitstehen, oder die Befürchtung, wegen einer eventuell dann erforderlichen Notfalleinweisung bei Patienten wie Kollegen in Mißkredit zu geraten, allein dies mag für den betroffenen Arzt ausreichen, einer Fortsetzung ambulanter Behandlung die Verordnung stationärer Pflege vorzuziehen.

Ganz abgesehen davon, daß - wie an anderer Stelle ausgeführt (vgl. Kapitel 4.1.4) - die niedergelassenen Ärzte den rein medizinischen Ermessensspielraum in dieser Frage offenbar für kleiner halten als die Vertragspartner, muß wohl anerkannt werden, daß sie sich bei der Entscheidung, ob sie einweisen sollen oder nicht, oft in einer professionell wie psychologisch schwierigen Situation befinden können, der zu entkommen sie sich im Zweifelsfalle, aus einem verständlichen Sicherheitsbedürfnis heraus, lieber für als gegen eine Weitergabe des Patienten an das Krankenhaus entschließen. Schwerpunktmäßig gerade an der Bereitschaft und Fähigkeit niedergelassener Ärzte zur Verringerung von Krankenhauseinweisungen anzusetzen, erscheint daher als strategisch nicht unproblematisch, zumal dann (wie im folgenden gezeigt wird), wenn damit auch noch die Hoffnung verbunden ist, auf diese Weise die Ausgaben für stationäre Versorgung spürbar dämpfen zu können.

10.4.3.3 Schwierigkeiten für ein krankenhaus-zentriertes Kostendämpfungskonzept

Auf den ersten Blick spricht kostendämpfungsstrategisch vieles dafür, daß die Krankenkassen vor allem im stationären Sektor des Gesundheitswesens nach Einsparmöglichkeiten suchten: nicht nur, weil ihre Ausgaben für diesen Bereich nahezu ein Drittel ihrer gesamten Aufwendungen ausmachen und in den vergangenen Jahren fast immer überdurchschnittliche Wachstumsraten aufwiesen, sondern auch, weil die Krankenhäuser (nicht nur nach Meinung der Kassen) eine Reihe von medizinischen und pflegerischen Leistungen erbringen, die mittlerweile anderswo und durch andere preisgünstiger zu erhalten wären. Da aber den Kassen (nach ihrer Ansicht) vom Gesetzgeber kaum Möglichkeiten an die Hand gegeben worden waren, auf die Kostenentwicklung in diesem Bereich direkt Einfluß zu nehmen, lag es für sie nahe, auf einem Umweg zu versuchen, die Inanspruchnahme stationärer Leistungen - und damit auch die finanziellen Ansprüche der Krankenhäuser an sie - zu verringern. Dies taten die bayerischen RVO-Kassen, indem sie die ambulant tätigen Ärzte aufforderten, nur in wirklich unabweisbaren Fällen - das soll heißen: wesentlich seltener als bisher - Krankenhauspflege zu verordnen.

Selbst wenn es nun (in Überwindung der erwähnten Schwierigkeiten auf Seiten der niedergelassenen Ärzte) tatsächlich gelänge, die Zahl der kassenärztlichen Krankenhauseinweisungen kräftig zu senken, was wäre damit kostendämpfungspolitisch gewonnen? Eine geringere Auslastung der stationären Versorgungskapazitäten wäre allein dadurch nicht automatisch erreicht, da die Krankenhäuser dem durchaus 'gegensteuern' können: z.B. durch Verlängerung der Liegezeiten ihrer Patienten, begründbar mit dem durchschnittlich höheren Schweregrad der Krankheiten, den die jetzt noch eingelieferten Fälle aufwiesen, oder etwa durch vermehrte Aufnahmen von Patienten ohne kassenärztlichen Einweisungsschein, begründbar mit dem Hinweis darauf, daß die (vom Bayern-Vertrag induzierte) restriktive Einweisungspraxis niedergelassener Ärzte zwangsläufig zu einer höheren Zahl von Notfall- und Spontanaufnahmen führe.

Vor allem Letzteres war denn auch von 1980 bis 1983 Gegenstand anhaltender Auseinandersetzungen zwischen den bayerischen Kassenverbänden und einigen Repräsentanten der Krankenhausseite, insbesondere der BKG; die Argumente, die dabei gewechselt wurden[50)], entziehen sich freilich einer exakten und generellen Beurteilung, weil sie sich auf andere Belege als auf mehrdeutig interpretierbare Statistiken oder pure Einzelbeobachtungen nicht zu stützen vermochten. Gleichgültig, wer in dieser Kontroverse eher Recht hatte - schlüssige Beweise wurden von keiner Seite erbracht, seit 1983 flaute die Diskussion darüber merklich ab -, wurde daran erneut deutlich, daß die Inanspruchnahme der Krankenhäuser keineswegs nur vom Einweisungsverhalten niedergelassener Ärzte abhängig ist.

Doch selbst wenn über stark verringerte Einweisungshäufigkeiten eine Abnahme der Bettenbelegungsraten in den Krankenhäusern bewirkt werden könnte[51)], würden nur aufgrund dessen die Ausgaben für stationäre Versorgung nicht merklich zurückgehen müssen. Denn die Krankenkassen sind gesetzlich verpflichtet, die laufenden Kosten der Krankenhäuser (bei sparsamer Wirtschaftsführung und unter Berücksichtigung der medizinischen Leistungsfähigkeit) voll zu decken, und da diese Kosten weit überwiegend aus Personal- und sonstigen von der aktuellen Nutzung unabhängigen Aufwendungen bestehen, führt eine geringere Belegung der Krankenhäuser in der Regel zu einer lediglich während der laufenden Vertragsperiode, also nur kurzfristig geringeren Ausgabenbelastung der Krankenkassen (vgl. Kapitel 8.4.2).

Selbstverständlich war dieser Umstand den Kassenvertretern bei der Konzipierung des Bayern-Vertrags völlig bewußt, und realistischerweise hatten sie auch gar nicht damit gerechnet, daß sich für sie im stationären Bereich binnen kurzer Zeit spürbare Einsparungen ergeben könnten. Was sie aber durchaus erwartet hatten, war, daß infolge rückläufiger Einweisungen und intensiverer ambulanter Vorbehandlungen die Zahl der stationären Fälle und vor allem Pflegetage soweit zurückginge, daß dadurch (infra-)strukturelle und personelle Überkapazitäten in zahlreichen Krankenhäusern offensichtlich würden; dies wiederum müsse über kurz oder lang deren Träger zu einer Verringerung der vorgehaltenen Kapazitäten (und so auch der fixen Kosten), die Bayerische Staatsregierung zu einer Revision des Krankenhausbedarfsplans veranlassen.[52)]

Das Kalkül der Kassen ging jedoch nicht auf. Weder gelang es, auf eklatante Weise Überkapazitäten im stationären Versorgungsbereich offenzulegen, noch sahen sich dort, wo diese erkennbar wurden, die Krankenhausträger zu einschneidenden Reduktionen genötigt. Im Rückblick betrachtet, haben also die Partner des Bayern-Vertrags sowohl die Möglichkeiten der niedergelassenen Ärzte, durch Intensivierung ambulanter Behandlungsformen stationäre Versorgungseinrichtungen überflüssig zu machen, überschätzt als auch die Entschlossenheit der Krankenhausträger (mit ihnen meist auch der Kommunalpolitiker und lokalen Bevölkerung), an den bestehenden Einrichtungen festzuhalten und eventuelle Defizite zu tragen, unterschätzt.

Beides, die relativ geringfügigen Reaktionen auf der einen wie auf der anderen Seite, war so 1979 kaum absehbar, die diesbezügliche Hoffnung der Vertragspartner also nicht schon von Anfang an illusionär; einen Versuch zumindest mußte in ihren Augen das neuartige Konzept wohl wert sein. Im Laufe der Zeit wurde dann auch erkannt, daß nur mit dem Mittel moralischer Appelle und kollektiver Anreize und ohne flankierende Maßnahmen (wie z.B. die Androhung auch negativer Sanktionen) solch markante Verhaltensänderungen, wie sie von den Kassenärzten erwartet wurden, kaum zu erreichen waren, daß das Instrument, mit dem ein nicht unerheblicher Strukturwandel im Gesundheitssystem inganggesetzt werden sollte, einfach zu schwach gewesen war.

Zu einer darin grundlegenden Korrektur ihres Konzepts jedoch konnten sich die Partner während der ersten sechs Jahre des Vertrags nicht entschließen. Als die Entwicklung im stationären Bereich nicht den gewünschten Verlauf nahm und spürbare Sparerfolge sich nicht einstellten, beschränkten sie sich stattdessen darauf, auf Umstände und Faktoren hinzuweisen, die ihrer Meinung nach für die geringe Effektivität des Vertrags mitverantwortlich waren: das aus ihrer Perspektive konterkarierende Verhalten einiger Krankenhäuser, die 'Immobilität' der Krankenhausträger und Planungsverantwortlichen, die Unwilligkeit der Bundesregierung zu einer umfassenden Novellierung der Krankenhausgesetzgebung[53)]. Dies freilich war weniger ein Zeichen konzeptioneller Hilflosigkeit als eine Folge der Einsicht, daß unter gegebenen Bedingungen die Krankenkassen (und Verträge zwischen ihnen und der Kassenärzteschaft) keinen durchschlagenden Einfluß auf die (Kosten- und Leistungs-)Entwicklung im stationären Bereich haben

- weshalb es umso mehr darauf ankomme, ebendiese Bedingungen anzuprangern und die Struktur, Organisation und Finanzierung des Krankenhauswesens zum kostendämpfungspolitischen Problemfall Nr. 1 zu machen. Genau dazu beigetragen zu haben, rechnen sich die Vertragspartner denn auch als einen zählbaren Erfolg ihrer Politik an.

Ihre Entscheidung, sich kostendämpfungsstrategisch so sehr auf den stationären Sektor zu konzentrieren, hatte allerdings auch einen Preis, und zwar einen doppelten:

- Erstens haben die Vertragspartner, vor allem die Kassenverbände, dadurch zahlreiche Krankenhausträger, auch Krankenhausärzte und deren Verbände gegen sich aufgebracht und dem Bayern-Vertrag bei ihnen ein Negativ-Image verschafft, das ihnen eine kooperative Einstellung gegenüber dem Anliegen des Vertrags und dessen Urhebern äußerst erschwerte (vgl. Abschnitt 10.2). An der Konzipierung der (für sie möglicherweise folgenreichen) Strategie in keiner Weise beteiligt, mußten sich Träger und Beschäftigte der Krankenhäuser wie Objekte von Abmachungen Dritter vorkommen; konfrontiert mit der Aussage, daß einige ihrer medizinischen und pflegerischen Leistungen bislang unnötigerweise von ihnen erbracht wurden, und mit der Aussicht, daß ihnen künftig dies verwehrt werden würde, empfanden sie sich auch als Opfer externer Diffamierungen bzw. Direktiven. Unbeschadet der sachlichen Richtigkeit des einen oder anderen Arguments - psychologisch gesehen zwang der Bayern-Vertrag, jedenfalls anfänglich, die Krankenhausseite in eine Abwehrhaltung hinein, die dem Verhältnis der (auf Zusammenarbeit letztlich angewiesenen) Institutionen des Gesundheitswesens, möglicherweise sogar der Verwirklichung des Vertrags selbst nicht förderlich war.

- Zweitens hat die Konzentration auf das "Soviel ambulant wie möglich" dazu geführt, daß andere kostendämpfungspolitischen Ziele des Vertrags etwas der Aufmerksamkeit entglitten. Das gilt insbesondere hinsichtlich der Arzneimittelverordnungen. Die Empfehlungen und Erwartungen der Vertragspartner an die Kassenärzte waren für diesen Bereich von Anfang an etwas vage; weitgehend war offengelassen worden, ob mit der entsprechenden Formulierung im Vertrag mehr auf eine Einsparung an Arzneikosten oder mehr auf einen Einsatz von Arzneimitteln zwecks Einsparung von Krankenhauskosten abgezielt worden war. Die Parole freilich, daß ein Arzneimittelhöchstbetrag eigentlich der Vertragsstrategie zuwiderlaufe, unterstützte eher die zweite Interpretation und gab einer (so sicher nicht gewünschten) Expansion medikamentöser Behandlungen eine handliche Rechtfertigung. Wohl auch deshalb ist in den letzten Jahren die Entwicklung der Arzneimittelausgaben - und das Verordnungsverhalten der Ärzte - zur speziellen Sorge der Vertragspartner und nun auch zum Anlaß für neue kostendämpfungsstrategische Überlegungen geworden.

Resümee

Der Bayern-Vertrag setzte kostendämpfungsstrategisch an den Aufwendungen für Krankenhauspflege an. Um deren Wachstum besser unter Kontrolle zu bringen, zielte er auf eine Verringerung der Inanspruchnahme stationärer Leistungen ab; diese sollten, im Rahmen des medizinisch Verantwortbaren, zunehmend durch ambulant, speziell ambulant-ärztlich erbrachte Leistungen ersetzt werden. Prämisse dabei war, daß ambulante Behandlung in zahlreichen Fällen einer stationären medizinisch gleichwertig und zudem billiger als diese ist, auch, daß die niedergelassenen Ärzte willens und in der Lage sind, ihre Tätigkeit entsprechend auszuweiten.

Das Mittel, mit dem die Kassenärzte zur Substitution vermeidbarer Krankenhauseinweisungen angeregt werden sollten, war - neben 'moralischen' Appellen und (standes-)politischen Argumenten - das Versprechen, daß ihre dafür zusätzlich zu erbringenden Leistungen voll, d.h. unter Wegfall eines generellen 'Honorardeckels', von den Kassen vergütet würden; dies zumal dann, wenn solcher Zuwachs an kassenärztlichen Leistungen in einen Zusammenhang mit einer gleichzeitigen Verringerung von Krankenhausaufenthalten der Versicherten gebracht werden kann.

Da dieses finanzielle Angebot sich aber auf die Gesamtvergütung der Kassenärzteschaft bezog, also einen lediglich 'kollektiven Anreiz' enthielt, war es für den individuellen Arzt in zweifacher Weise unverbindlich: Weder konnte ein um Vermeidung von Krankenhausaufenthalten bemühter Arzt sicher sein, daß ihm persönlich daraus ein wirtschaftlicher Nutzen entstehen würde (zumal dann, wenn er Patienten, statt sie einweisen, zur ambulanten Weiterbehandlung an niedergelassene Kollegen überweisen muß); noch war es dem einzelnen dadurch prinzipiell und praktisch verwehrt, seine eigene Leistungstätigkeit zu intensivieren (und am 'ungedeckelten' Honorar für alle zu partizipieren), ohne gleichzeitig die Zahl seiner Einweisungen zu reduzieren. Irgendwelche Sanktionen für den letzteren Fall sah der Vertrag nämlich nicht vor, und es hätte seinem 'globalsteuernden' Ansatz auch widersprochen, wenn festgelegt worden wäre, daß zwischen ärztlichen Leistungen und Verordnungen jedes einzelnen Arztes eine unmittelbar erkennbare (substitutive oder kompensatorische) Beziehung zu bestehen habe.

Angesichts der vielfältigen Unsicherheiten, Schwierigkeiten und Hindernisse, auf die niedergelassene Ärzte stoßen können, wenn sie ihren Patienten stationäre Behandlung ersparen wollen, war der im Bayern-Vertrag dafür gebotene Anreiz recht unbestimmt und dürftig. Angesichts der diversen Möglichkeiten, mit denen Krankenhäuser auf einen eventuellen Rückgang kassenärztlicher Einweisungen reagieren können, war das Steuerungskonzept des Vertrags zudem löcherig. Und schließlich, angesichts der umständlichen Prozeduren und politischen Widerstände, die eine effektive Umsetzung von Einweisungsrückgängen in (eigentlich erst ausgabenmindernde) Verringerungen stationärer Versorgungskapazitäten behindern, erwies sich das dem ihm zugrundeliegende Kostendämpfungskalkül auch als nicht wirklichkeitsnah genug.

All das sind, wohlgemerkt, Bewertungen aus dem Rückblick. Im Nachhinein gesehen ist es natürlich einfach, die Schwächen eines Experiments aufzudecken, das 1979, als es konzipiert wurde, noch als recht aussichtsreich erscheinen mußte.

10.5. Der Bayern-Vertrag im Gesundheitssystem: Zu seiner Wirkung auf Entscheidungs- und Versorgungsstrukturen

Die Entwicklung der Gesundheitsausgaben besser unter Kontrolle zu bekommen, war das ursprüngliche Hauptmotiv für den Bayern-Vertrag, doch nicht sein einziges Ziel. Wie in Kapitel 1 dargestellt, hat der Vertrag allein schon aufgrund der Situation, in der er entstand, und der Art, wie er gestaltet war, von Anfang an über Kostendämpfung hinaus zwei weitere wesentliche Zieldimensionen gehabt: "ordnungspolitische" und "strukturpolitische". Das Folgende ist ein Versuch, unter diesen beiden Aspekten einige Intentionen und Implikationen des Bayern-Vertrags in ihren gesundheitspolitischen Kontext zu stellen.

10.5.1 Ordnungspolitische Aspekte

Zu klären, warum gerade auf dem Gebiet der Gesundheitspolitik der Begriff "Ordnungspolitik"[54] in den letzten Jahren so populär geworden ist, wäre eine eigene Untersuchung wert; dies kann hier selbstverständlich nicht geschehen. Den gegebenen thematischen Rahmen würde es aber auch überschreiten, wollte man all die vielfältigen Gesichtspunkte aufgreifen und zu behandeln versuchen, die heute unter dem Titel "Ordnungspolitik im Gesundheitswesen"[55] in Diskussion sind. Hier soll vielmehr nur kurz behandelt werden, was die Partner des Bayern-Vertrags selbst als die ordnungspolitische (Ziel-)Dimension ihres Vertrags ansehen. Dies betrifft vor allem zweierlei:

- das Verhältnis zwischen Staat und Selbstverwaltung im Gesundheitssystem und
- das Instrumentarium zur Steuerung von (kostenrelevanten) Prozessen im Gesundheitswesen.

Am Anfang des Bayern-Vertrags stand das KVKG. Denn die durch dieses Gesetz geschaffenen Institutionen (Konzertierte Aktion) und Prozeduren (obligatorische Bundesempfehlungen) wurden von den bayerischen Vertragspartnern als ein prinzipieller Schritt in Richtung auf weitere Zentralisierung, gar sukzessive 'Verstaatlichung' gesundheitspolitischer Entscheidungskompetenzen und -prozesse betrachtet, als eine wichtige Etappe in einer Entwicklung, die allmählich die regionalen Körperschaften des öffentlichen Rechts - noch dazu in einem ihrer ureigenen Zuständigkeitsbereiche (Gesamtverträge, Honorarvereinbarungen) - zu puren Vollzugsorganen bundesstaatlich gefaßter Beschlüsse degradieren, also in ihren wesentlichen Funktionen obsolet machen würde und letztlich das gesamte System der Selbstverwaltung im Gesundheitswesen zerstören könnte.

Dem vorzubeugen, war ein Ziel des Bayern-Vertrags. Legitimiert durch eine Klausel in der RVO[56], reklamierten die Vertragspartner ihr Recht, einen von den Bundesempfehlungen abweichend konzipierten Gesamtvertrag zu vereinbaren. Auch wenn die Bundesregierung in ihren öffentlichen Beiträgen zu der dann einsetzenden Debatte über den Bayern-Vertrag diesen Punkt kaum ansprach[57], war intern ein wichtiges Thema und Hauptmotiv für ihren Unmut über den Vertrag die Tatsache, daß das von ihr gerade erst und mit einiger Mühe[58] durchgesetzte Verfahren zentraler Empfehlungsvereinbarungen nun ausgerechnet von den Verbänden des bundesweit größten Vertragsgebiets so demonstrativ unterlaufen wurde.

Doch genau dies, ein spektakuläres Zeichen regionaler Autonomie zu setzen und die rechtliche Unverbindlichkeit der Bundesempfehlungen auch faktisch aufzuzeigen, war die Absicht der bayerischen Vertragspartner. Ihre Aktion gelang: Die Bundesregierung hatte keine Handhabe gegen ihr Ausscheren, und ermutigt durch das bayerische Beispiel (und seine Kostendämpfungs-Erfolgsmeldungen) zogen andere Vertragsgebiete wie Hessen und Niedersachsen bald nach.

Das andere Konfliktfeld, auf dem sich der Bayern-Vertrag gegen eine vorherrschende Tendenz wandte und einen ordnungspolitischen Akzent zu setzen suchte, hängt mit dem ersten eng zusammen, ist aber doch eigener Natur: Es geht um das instrumentelle Konzept von Kostendämpfungspolitik. Was hierzu in den Bundesgesetzen und -empfehlungen als Maßnahmen verfügt bzw. vorgeschlagen worden war ('Honorardeckel', Arzneimittelhöchstbetrag etc.), sahen die bayerischen Vertragspartner nicht nur für kostendämpfungsstrategisch untauglich, sondern auch für ordnungspolitisch gefährlich an - für einen Ausdruck zunehmender Reglementierung und Bürokratisierung, Folge eines Hangs zum Dirigismus.

Mit ihrem ausdrücklichen Verzicht auf solche Vorschriften und Beschränkungen wollten daher KVB und Kassen auch nicht nur die praktische Überlegenheit einer Kostendämpfungspolitik mit nicht-restriktiven, quasi-marktwirtschaftlichen Mitteln (Leistungsanreize zu ökonomischem Verhalten anstelle von Leistungsverboten) langfristig nachweisen; sie wollten auch deutlich machen, daß für sie in einem freiheitlichen Gesundheitssystem nur bestimmte Arten von Regulierung (z.B. 'Globalsteuerung' statt 'Feinsteuerung') zugelassen sein dürften und daß diese an den Grundnormen einer liberalen Gesellschaft (Eigenverantwortlichkeit des Individuums etc.) ausgerichtet sein müßten.

Mit der Formel vom Bayern-Vertrag als einer "systemgerechten und selbstverwaltungsspezifischen Alternative"[59)] zur Gesundheitspolitik des Bundes wurde versucht, diesen beiden ordnungspolitischen Zieldimensionen des Vertrags einen gemeinsamen Titel zu geben. Was damit gemeint war, wurde von den Vertragspartnern oft genug erläutert: Nur wenn die politischen Entscheidungsbefugnisse über die Gestaltung und Steuerung des (ambulanten) Versorgungssystems weitgehend den regionalen Selbstverwaltungsorganen - also der "mittleren Ebene"[60] - erhalten blieben, könnten für viele praktische (auch finanzielle) Probleme des Gesundheitswesens Lösungen gefunden werden, die den konkreten Bedingungen und Bedürfnissen der am Versorgungsprozeß unmittelbar Beteiligten entsprächen und zugleich auch den Postulaten einer demokratischen Gesellschaftsordnung gerecht würden.

Hinsichtlich des einen Ziels: Bewahrung der Selbständigkeit der dezentralen Selbstverwaltung, hatte der Bayern-Vertrag zweifellos Erfolg. Die Ende der 70er Jahre sich andeutenden Bestrebungen von Bundestag und Bundesregierung, durch gesetzliche Auflagen oder ministerielle Verordnungen den Handlungsspielraum der Selbstverwaltungskörperschaften einzuschränken und ihre Vertragspolitik stärker zu normieren oder, sozusagen ersatzweise, wenigstens die Konzertierte Aktion zu einem wirksamen Instrument bundesweiter Verbandssteuerung auszubauen, blieben im Ansatz stecken. Dies ist gewiß nicht allein dem Bayern-Vertrag zuzuschreiben; doch er war Protagonist des Widerstands gegen solche Zentralisierungstendenzen und somit ein Schrittmacher für andere Gebietskörperschaften, sich ebenfalls dagegen zu wehren, daß ihnen die ja erst im KVKG offiziell zugestandenen landesverbandlichen Verhandlungsrechte nicht durch staatliche oder auch nur bundesverbandliche Vorentscheidungen faktisch entleert würden.

Nimmt man allerdings zum Ausgangspunkt, was in den Abschnitten 10.1 und 10.4 bereits beschrieben wurde: die alles in allem recht geringe Einflußnahme des Staates auf die Gesundheitspolitik, die Beschränkung der Konzertierten Aktion auf die Rolle eines nur beratenden und empfehlenden Gremiums, dann kann man auch zu dem Ergebnis kommen, daß die bayerischen Vertragspartner Intensität und Ausmaß vielleicht nicht der Absichten, wohl aber der kurzfristigen Möglichkeiten zur Zentralisierung gesundheitspolitischer Entscheidungen etwas überschätzt haben. Der Trend, gegen den sie sich stemmten, war so stark nicht; sonst wäre er vermutlich auch nicht so leicht zu brechen gewesen.

Auch unter dem anderen ordnungspolitischen Aspekt verstand sich der Bayern-Vertrag als Avantgarde: Verzicht auf pauschale und kollektiv verfügte Obergrenzen für kassenärztliche Leistungen und bestimmte Verordnungen. Darin freilich hat der Vertrag nicht so sehr Schule gemacht; zumindest an der Begrenzung von Fallwertsteigerungen hielten die meisten Vertragspartner außerhalb Bayerns weiterhin fest. Gleichwohl hatten allmählich fast alle die Strategie akzeptiert, die hinter diesem Vertragsinstrument stand - Intensivierung der ambulanten Versorgung - und neben kostendämpfungs- und ordnungspolitischen Komponenten ganz wesentlich auch eine strukturpolitische Dimension hatte. Dies ist das Thema des folgenden Abschnitts.

10.5.2 Strukturpolitische Aspekte

Ganz ähnlich wie 'Ordnungspolitik' ist auch der Begriff 'Strukturpolitik' zu einem modischen Allerweltswort geworden, das (nicht nur in gesundheitspolitischem Zusammenhang) vielfältige und vieldeutige Verwendung findet und wohl nur in einer Hinsicht bedeutungsstabil gebraucht wird: nämlich darin, daß mit 'Struktur' Zustände oder Umstände von eher grundlegender und dauerhafter Natur gemeint sind, die zugleich prägende Bedingungen für (eher variable und kurzzeitige) Vorgänge oder Handlungen darstellen. Unter 'Strukturpolitik' wird dementsprechend das jeweilige Insgesamt (ziel-)bewußter Eingriffe in ein solches Bedingungsgefüge verstanden.

Zur 'Struktur' des Gesundheitssystems als Ganzen gehörten folglich so unterschiedliche und schon in sich komplexe Dinge wie z.B.: die für das Gesundheitswesen verantwortlichen Institutionen, die Aufgaben-, Zuständigkeits- und Machtverteilung zwischen ihnen; die Normen des Sozial- und Gesundheitsrechts und ihre gesetzlichen Ausprägungen; Stätten, Formen und Aufträge der Ausbildung für die diversen Gesundheitsberufe; das gesamte Krankenversicherungswesen, seine rechtlichen Grundlagen, institutionellen Gliederungen und praktischen Funktionsregelungen, sowie sonstige Finanzierungssysteme. (Weit gefaßt könnten sogar der generelle Gesundheitszustand der Bevölkerung, ihre Alters- und Berufsstruktur und auch alle gesundheitsrelevanten Gegebenheiten des Erwerbslebens, des Wohnungs- und Verkehrswesens usw. in das Verständnis dieses Begriffes einbezogen werden.) Ganz sicher aber zählen zur Struktur des Gesundheitssystems die Einrichtungen der Gesundheitsversorgung selbst, ihre formellen und fachlichen Kompetenzen, ihre jeweiligen Organisationszwecke und Arbeitsweisen sowie ihre funktionellen Beziehungen untereinander, ihre personelle, finanzielle und technische Ausstattung, ihre Inanspruchnahme und Versorgungsleistung.

Obwohl eine Betrachtung des Bayern-Vertrags unter strukturpolitischem Aspekt sich durchaus auch mit Strukturelementen befassen könnte, die gesundheitssystem-, aber nicht unmittelbar versorgungsrelevant sind (wie z.B. das Verhältnis zwischen den Kassen und ihren Landesverbänden, den Kassenärzten und ihrer Kassenärztlichen Vereinigung), beschränkt sich die folgende Darstellung darauf, einige Thesen über die Zusammenhänge zwischen dem Vertrag und der Versorgungsstruktur selbst zu erörtern. Dies deshalb, weil das Eingehen auf andere Strukturbereiche z.T. kollidieren würde mit Themen die in diesem Kapitel bereits unter den Titeln bündnis- und ordnungspolitische Aspekte behandelt wurden, vor allem aber, weil die im Bayern-Vertrag formulierten strukturpolitischen Ziele lediglich auf die Struktur des Versorgungssystems abheben.

Um die strukturpolitische Bedeutung des Bayern-Vertrags einschätzen zu können, sind seine Ziele und Wirkungen auf drei Ebenen des Versorgungssystems zu betrachten: (1) der stationären,(2) der ambulanten und (3) der ambulant-ärztlichen. Herauszufinden ist also, wie der Vertrag die Verteilung der Versorgungsaufgaben zwischen bzw. auf diesen Ebenen beeinflussen sollte und wie er sie beeinflussen konnte.

(1) Als strukturpolitisches Oberziel des Vertrags wurde in Kapitel 1.1 die "Stärkung des ambulant-ärztlichen Sektors im gesundheitlichen Versorgungssystem" definiert. Die Vertragspartner selbst haben in zahllosen Verlautbarungen betont, daß es für sie nicht nur aus ordnungs- oder kostendämpfungspolitischen Gründen, sondern auch nach den Maßstäben der Qualität und Effektivität des Gesundheitswesens sehr darauf ankomme, der niedergelassenen Ärzteschaft die Rolle des medizinischen Haupt- und Regelversorgers prospektiv zu erhalten oder, retrospektiv gesehen, zurückzugewinnen. Sie haben auch deutlich gemacht, wodurch ihrer Meinung nach diese Rolle derzeit bedroht werde bzw. bereits beschnitten wurde: durch die fortschreitende Expansion des Anteils von Krankenhäusern an der Krankenbehandlung.

Erklärtes Vertragsziel war deshalb die (Rück-)Verlagerung medizinischer Leistungen aus dem stationären in den ambulant-ärztlichen Bereich; daß davon, falls dieses Vorhaben gelingen sollte, auch andere ambulante Versorgungseinrichtungen (vor allem Pflegedienste, Apotheken) betroffen sein und profitieren würden, war darin implizit.

(2) Was die Aufgabenverteilung innerhalb des ambulanten Sektors anbelangt, enthielt die Vertragsstrategie keine ausdrücklich formulierten Zielsetzungen. Die Aufforderung an die Kassenärzte, künftig physikalisch-medizinische Leistungen zurückhaltender zu verordnen (und folglich die Inanspruchnahme von niedergelassenen Masseuren und Badebetrieben, auch Krankengymnasten zu verringern), wurde als nur von kostendämpfungspolitischen und krankenversicherungsrechtlichen Motiven inspiriert ausgegeben[61)]. Wenn freilich die Ärzte daraus auch den Schluß ziehen würden, derartige Leistungen vermehrt in den Praxen niedergelassener Kollegen (z.B. von Orthopäden) erbringen zu lassen, wäre dies wohl kein unerwünschter Nebeneffekt des Vertrags.

Als in eine strukturpolitisch ähnliche Richtung gehende Maßnahme läßt sich die von den Krankenkassen 1980 beschlossene Übernahme einiger Schutzimpfungen und der Rachitisprophylaxe als freiwillige Kassenleistungen interpretieren. Obwohl nur mit medizinischen und epidemiologischen Argumenten begründet ("fortschrittliche Prävention", höhere Erfassungsquote), wurde diese Erweiterung des Katalogs kassenärztlich abrechnungsfähiger Leistungen doch in einen ausdrücklichen Zusammenhang mit dem Bayern-Vertrag gestellt und auch als eine "Verbesserung in struktureller Hinsicht" bezeichnet[62)]. Denn, wie gering das Volumen solcher präventiver Maßnahmen auch sein mag, sie statt von den Gesundheitsämtern (des Öffentlichen Gesundheitsdienstes) in den Praxen niedergelassener ('frei praktizierender') Kassenärzte durchführen zu lassen, war für die Strategie der Vertragspartner strukturpolitisch (und auch ordnungspolitisch) durchaus von Bedeutung und kostendämpfungspolitisch durchaus zu verkraften (vgl. Kapitel 5.2.3.2 und dort Anmerkung 31).

(3) Auf der dritten, der ambulant-ärztlichen, Ebene betrachtet, wirkt die strukturpolitische Zielsetzung des Bayern-Vertrags recht uneindeutig, wenn nicht widersprüchlich. Die Erwartung, daß eine Verlagerung von Behandlungsfällen, medizinischen Leistungen und entsprechenden finanziellen Ressourcen aus dem stationären in den ambulanten und speziell ambulant-ärztlichen Versorgungsbereich den niedergelassenen Ärzten in ihrer Gesamtheit zugute kommen müßte, war so verständlich wie die Vermutung naheliegend, daß sie nicht allen Kassenärzten gleichermaßen zugute kommen würde.

Welche Art von Ärzten hätte der Vertrag - einen Erfolg seiner strukturpolitischen Intentionen vorausgesetzt - vor allem gefördert? Auch wenn man alle sonstigen strukturellen oder gar personellen Klassifizierungsmöglichkeiten innerhalb der niedergelassenen Ärzteschaft außer Acht läßt (Inhaber kleiner oder großer, städtischer oder ländlicher Praxen, Einzel- oder Gruppenpraxen, neue oder alteingesessene, Beleg- oder Nicht-Belegärzte usw.) und sie lediglich nach dem Kriterium ihres fachlichen Niederlassungsgebiets unterscheidet, wird auf Anhieb nicht klar erkenntlich, zu wessen besonderen Gunsten sich der Bayern-Vertrag hätte auswirken sollen.

Explizit haben die Vertragspartner als Ziel nur die "Stärkung der Funktion des Hausarztes" vorgestellt - und dann hinzugefügt, daß es gleich sei, ob diese Rolle "nun vom Allgemeinarzt oder vom Facharzt ausgeübt" würde[63]. Ganz abgesehen davon, daß es eine Reihe von Spezialisten gibt, die nie und nimmer willens oder fähig wären, die Funktion von 'Hausärzten' zu übernehmen, deutet auch die Tatsache, daß durch eine (ebenfalls 1980 beschlossene) Änderung der Vergütungsregelungen persönliche Beratungen und Hausbesuche gegenüber technisch-medizinischen Leistungen tarifär angehoben wurden, eher auf eine bewußte Unterstützung primärärztlicher Tätigkeiten hin. Denn ein Anreiz zur Verstärkung ärztlicher Beratungen und Präsenz - speziell mit der Absicht, häusliche Pflege anstelle krankenhäuslicher zu ermöglichen - zielt zweifellos mehr auf Allgemeinärzte, Internisten, Kinder- und auch Frauenärzte als auf alle anderen ab.

Einleuchtend freilich ist auch die Gegenthese: daß nämlich der Bayern-Vertrag zumindest tendenziell, wenn nicht auch intentionell vor allem fachlich hochspezialisierte Ärzte mit technisch gut ausgerüsteten Praxen begünstigen müßte, weil (außer in Krankenhäusern) schließlich nur dort komplizierte Diagnostik und Therapie wirkungsvoll betrieben werden könnten.

Der strukturpolitische Impuls des Bayern-Vertrags geht also auf der ambulant-ärztlichen Ebene in beide Richtungen: Um Krankenhauseinweisungen vermeiden (und zudem ambulante Versorgungsformen stärker bei sich konzentrieren) zu können, müßten je nach Fall verschieden eher die primärärztlich oder die sekundärärztlich tätigen Kassenärzte herangezogen werden - die einen vor allem zu hauspflege-stützenden (aber auch präventivmedizinischen) Maßnahmen, die anderen vor allem zu fachlich oder technisch hochspezialisierten Behandlungen. Der Bayern-Vertrag, so scheint es, ist bezüglich der Kassenärzteschaft, sofern man sie nur grob in primär- und sekundärztlich tätige unterteilt, seiner Intention nach verteilungsneutral angelegt; er will ihre medizinische und wirtschaftliche Stellung insgesamt stärken, und 'Verteilungskämpfe' sollen nicht innerhalb ihrer selbst, sondern - wenn schon unumgänglich - mit anderen Anbietergruppen geführt werden.

Die Motive für diese Zielsetzung sind, insoweit sie kostendämpfungsstrategischen Überlegungen oder ordnungspolitischen Überzeugungen entsprangen, bereits ausführlich beschrieben worden (vgl. Kapitel 1.1 sowie die Abschnitte 10.2, 10.4.2 und 10.5.1). Was ihre strukturpolitische Dimension angeht, mag hier der Hinweis auf berufständische Entwicklungen (Stichwort 'Ärzteschwemme') genügen: Die schon 1979 realistische Annahme, daß auf viele Jahre hin, in Bayern wie anderswo, die Zahl der niedergelassenen Ärzte dramatisch zunehmen werde und daß es auf absehbare Zeit keine rechtlichen oder politischen Mittel geben würde, den Zustrom an Jungärzten zu verhindern; dies noch verbunden mit der Befürchtung, daß die öffentlichen wie die privaten Budgets für Gesundheitsausgaben nicht in gleichem Maße wachsen würden - all das mußte die organisierte Kassenärzteschaft zur Suche nach Wegen veranlassen, wie unter solchen Bedingungen noch dem eigenen Stand die Wahrung seiner wirtschaftlichen Position ermöglicht werden könnte, zumal ja dessen berufliche Position gleichzeitig von einer rapiden Ausbreitung des paramedizinischen Leistungsangebots bedrängt wurde.

Der Weg, den der Bayern-Vertrag in dieser Situation beschritt, war nicht nur deshalb gut gewählt, weil er die kostendämpfungs- bzw. strukturpolitischen Interessen der Krankenkassen bzw. Kassenärzteschaft und die ordnungspolitischen Intentionen beider Vertragsseiten geschickt miteinander zu verbinden versprach; er konnte darüber hinaus auch in der Öffentlichkeit auf einige Akzeptanz rechnen. Denn mit seinem Votum für eine Bevorzugung ambulanter Behandlungsformen und eine Revitalisierung der 'Institution' Hausarzt und, komplementär dazu, mit seiner Wendung gegen eine Vorrangstellung stationärer Einrichtungen und das Überhandnehmen einer zu spezialisierten 'Apparatemedizin' lag der Vertrag im Trend der Zeit.

Noch ein Jahrzehnt davor hatte die enorme Entwicklung der medizinischen Wissenschaft und Technik dazu geführt, daß das Krankenhaus - weil es zur Hochburg des medizinischen Fortschritts geworden war - auch als das eigentliche Zentrum des Gesundheitsversorgungssystems galt, daß dementprechend das Behandlungsangebot der niedergelassenen Praxen, insbesondere die Tätigkeit des 'traditionellen' Hausarztes als nicht mehr zeitgemäß, als unmodern und medizinisch unterwertig betrachtet wurde. Eine Folge dieser Haltung waren immense öffentliche Investitionen in den Bau und die Ausstattung von Großkrankenhäusern gewesen, des weiteren eine zunehmende Verlagerung der medizinischen Versorgung aus dem ambulanten in den stationären Sektor.

Doch binnen weniger Jahre schlug dann die Stimmung um, ja verkehrte sich in ihr Gegenteil; und zwar nicht nur, weil die finanziellen (Folge-)Lasten von Modernisierungsmaßnahmen im Krankenhaussektor als kaum mehr tragbar erkannt wurden, sondern auch, weil tiefgehende Zweifel an der medizinischen Effektivität und menschlichen Zuträglichkeit der stationären Behandlungsweise aufkamen und das 'Krankenhaus' immer mehr zum Synonym für all das geworden war, was inzwischen als verfehlt an der modernen, hochspezialisierten und technikorientierten 'Schulmedizin' angesehen wurde.[64] Umgekehrt rückte nun die ambulante Versorgung mit ihrem Vorteil der kleinen, überschaubaren Einheit und der Nähe zur Lebenswelt der Patienten, mit ihrer Möglichkeit zu engem, persönlichem Kontakt zwischen Behandlern und Behandlungsbedürftigen, mit ihrer Chance, den Anspruch auf 'ganzheitliche Medizin' zu erfüllen, wieder stärker in den Vordergrund.

Dieser schon damals latenten Trendwende haben die Vertragspartner mit ihrem Motto "Soviel ambulant wie möglich" eine griffige Parole gegeben. Und da die niedergelassene Ärzteschaft durch fachliche Differenzierung und technische Modernisierung ihrer Praxen mittlerweile im Vergleich zum Krankenhaussektor einigen Boden gutgemacht und den früheren Prestigeverlust wieder wettgemacht hatte, lief die Devise 'Vorrang für die ambulant-ärztliche Versorgung' auch nicht Gefahr, mit einer Aufforderung zur Rückkehr in eine qualitativ minderwertige Versorgung verwechselt zu werden.[65]

Insgesamt also kann der Bayern-Vertrag in strukturpolitischer Sicht als ein Trendfolger und zugleich Trendverstärker angesehen werden.

Ob allerdings der von ihm intendierte Strukturwandel nun auch tatsächlich, zumindest tendenziell, eingetreten ist, läßt sich gegenwärtig noch kaum abschätzen, und es ist sehr die Frage, ob dann, wenn der zeitliche Abstand groß genug für eine solche Untersuchung wäre, das dann zu Beobachtende noch einigermaßen verläßlich auf einen ursächlichen Zusammenhang mit dem Vertrag hin interpretiert werden könnte.

Denn weniger noch als in seinen kostendämpfungs- oder ordnungspolitischen Zieldimensionen kann der Vertrag auf strukturpolitischem Gebiet rasche Erfolge haben. Schließlich geht es hierbei nicht 'nur' darum, bestimmte, im Gesundheitssystem gängige Prozesse (der Versorgung, Finanzierung, Entscheidung etc.) zielgerecht zu beeinflussen, sondern mittels solcher prozeßsteuernder Eingriffe das Versorgungssystem selbst, seine etablierte Struktur, zu verändern. Folglich können sich strukturelle Auswirkungen des Bayern-Vertrags nur langfristig einstellen, so langfristig eben, daß sie als Effekte des Vertrags selbst - und nicht irgendwelcher 'säkularer Trends' - eventuell gar nicht identifizierbar sind.

Wie schwierig und problematisch eine Effektivitätsanalyse in diesem Bereich wäre, zeigt sich schon an der Unbrauchbarkeit der hauptsächlichen Indikatoren, die als Grundlage empirischer Bewertungsversuche dienen müßten. Wenn man davon ausgeht, daß ein strukturpolitischer Erfolg des Bayern-Vertrags z.B. daran zu messen wäre,

- ob seit seinem Inkrafttreten relativ mehr Behandlungsfälle im ambulanten als im stationären Versorgungssektor auftraten,
- ob das kassenärztliche Leistungsangebot und das Angebot an Kassenärzten stärker gewachsen seien als ihre Entsprechungen in den Krankenhäusern,
- ob die Zahl primärärztlich tätiger Kassenärzte und ihr Anteil an Behandlungsfällen überproportional gestiegen sind und ob innerhalb ihres Tätigkeitsspektrum 'typisch hausärztliche' Leistungen besonders zugenommen haben, oder
- ob es andererseits den Spezialisten der sekundär-ärztlichen Versorgung verstärkt gelungen ist, Behandlungen vorzunehmen, die bislang eine Domäne des stationären Sektors waren,

dann wird gleich erkennbar, daß eine Verwendung solcher Indikatoren evaluatorisch wenig bringen, vielleicht nur Scheingewißheiten erzeugen würde. Denn all diese als Merkmale infragekommenden Strukturelemente sind im Versorgungssystem funktionell eng und kompliziert miteinander verknüpft (so daß deren analytische Isolierung leicht zu Trugschlüssen führt) und außerdem von zahlreichen Entscheidungen und Vorgängen geprägt, die lange vor dem Bayern-Vertrag, aber auch noch während seiner Laufzeit wirksam waren.[66)]

Gewiß gibt es einzelne Evidenzen für strukturelle Veränderungen im bayerischen Gesundheitsversorgungssystem seit 1979 (vgl. z.B. die Kapitel 3.3, 4.2.2, 6.. und 9.2), die - wenn wohl nicht stringent auf Einflüsse des Bayern-Vertrags rückführbar - doch zumindest auf ihre Konformität mit dessen Zielen hin untersuchbar waren. Ein Gesamturteil über strukturelle Auswirkungen des Vertrags lassen solche Daten aber nicht zu, und für eine gesundheitspolitische Bewertung sind sie auch nicht ausschlaggebend. Ihr muß es vielmehr darauf ankommen festzuhalten, daß der Bayern-Vertrag unter strukturpolitischem Aspekt einerseits ein weithin willkommenes Ziel anstrebte, nämlich die Erweiterung des ambulanten Versorgungsangebots und dessen verstärkte Nutzung, daß er andererseits - wohl auch infolge seiner Konzentration auf dieses Ziel - konzeptionell wenig Klarheit darüber schuf, wie innerhalb des ambulant-ärztlichen Bereichs die Rollen schwerpunktsmäßig verteilt sein sollten. Zumindest dann, als sichtbar wurde, daß eine drastische Verringerung von Krankenhauseinweisungen weniger durch das Fehlen ambulant-ärztlich verfügbarer Diagnostik- und Therapietechniken erschwert wird denn durch die noch immer vorhandenen funktionellen Schwächen der ambulanten Pflegeeinrichtungen und ärztlichen Pflegebegleitung, wäre es angebracht gewesen, eine Ausweitung 'hausärztlicher' Tätigkeiten vertragspolitisch entschiedener als geschehen zu fördern. Künftige Vereinbarungen der Selbstverwaltung könnten darin eine strukturpolitische Aufgabe haben.

10.6 Zusammenfassung

Die zwischen den Landesverbänden bayerischer RVO-Kassen und der Kassenärztlichen Vereinigung Bayerns 1979 geschlossene Vereinbarung war insofern ein gesundheitspolitisch bedeutsames Ereignis, als sie der von Bundesregierung und Bundestag damals verfolgten Kostendämpfungspolitik eine in mehrfacher Hinsicht alternative Konzeption entgegenstellte und überdies noch die Kooperationsbeziehungen zwischen den verschiedenen Bereichen des Gesundheitsversorgungssystems wie auch zwischen seinen Entscheidungsträgern neu zu akzentuieren versuchte.

Die gesundheitspolitischen und kostendämpfungsstrategischen Besonderheiten des Bayern-Vertrags lassen sich vor allem unter folgenden Gesichtspunkten verdeutlichen:

(1) Die mit dem KVKG 1977 inganggesetzte Kostendämpfungspolitik des Bundes baute darauf, daß regelmäßige Verhandlungen zwischen den Bundesorganen der wichtigsten Selbstverwaltungskörperschaften und Interessenverbände im Gesundheitswesen ("Konzertierte Aktion") zu allseits tragfähigen Kompromissen über die Steuerung der Ausgabenentwicklung führen könnten und daß die von ihnen zentral abgegebenen Empfehlungen - obwohl rechtlich nicht bindend - auf die regionalen Vertragsverhandlungen eine politisch verpflichtende Wirkung haben würden.
Die bayerischen Selbstverwaltungsorgane hielten hingegen an ihrer gesetzlich garantierten Vertragsautonomie auch in der Sache, nicht nur der Form nach, fest und setzten mit ihrem von den Bundesempfehlungen abweichenden Bayern-Vertrag ein ordnungspolitisch motiviertes Signal gegen die sich andeutenden Versuche, noch mehr bundeseinheitliche Regelungen durchzusetzen. Sie wurden deshalb zunächst als Trendopponent, bald aber, da Verhandlungspartner anderer Vertragsgebiete ihnen dabei folgten, auch als Trendvorreiter betrachtet.

(2) Das der Selbstverwaltung von der Bundesregierung und der Konzertierten Aktion anempfohlene Hauptinstrument der Kostendämpfung war die vertragliche Festlegung von Grenzwerten für die Ausgabensteigerungen in ausgewählten Versorgungsbereichen (z.B. 'Honorardeckel' für die kassenärztliche Gesamtvergütung, Arzneimittelhöchstbetrag). Die Partner des Bayern-Vertrags spielten einerseits die Bedeutung derartiger Vorgaben (wie Arzneimittelhöchstbetrag) herunter, versprachen andererseits den Kassenärzten die volle Vergütung all ihrer Leistungen und bezifferten selbst für den Fall, daß diese extrem expandieren sollten, nicht das Ausmaß der dann kompensatorisch geforderten Einsparungen an Verordnungsfolgekosten. Mit solcher, ebenfalls ordnungspolitisch begründeten Entreglementierung und Liberalisierung der kassenärztlichen Honorarpolitik stand der Bayern-Vertrag in Opposition zu dem von Bundesregierung und auch Bundesspitzenverbänden lange propagierten und in außerbayerischen Vertragsgebieten weiterhin praktizierten Bemühen, auf irgendeine Weise (z.B. durch Begren-

zung von Fallwertsteigerungen) dem Ausgabenwachstum im ambulanten Versorgungsbereich einen quantitativ fixierten Rahmen vorzugeben.

(3) Während im Kostendämpfungskonzept des Bundes die einzelnen Leistungs- und Ausgabenbereiche des Versorgungssystems gesondert angegangen wurden (ärztliche Leistungen, Arzneimittel, später auch Heil- und Hilfsmittel, Krankenhausversorgung), verwarf der Bayern-Vertrag eine solch segmentierende Betrachtungs- und Vorgehensweise; er setzte stattdessen an der kassenärztlichen Gesamttätigkeit an, nahm das Insgesamt ärztlich erbrachter und ärztlich verordneter Gesundheitsleistungen und der dadurch verursachten Kosten zum Maßstab für die Bewertung der Ausgabenentwicklung und machte die Substitutionsmöglichkeiten zwischen den diversen Tätigkeitsbereichen zum Ausgangspunkt seines Konzepts der Ausgabensteuerung.
Daß die niedergelassene Ärzteschaft wesentlichen Einfluß auf die Inanspruchnahme von Gesundheitsleistungen und damit auch auf die Gesamtkosten der Gesundheitsversorgung hat, war stets unbestritten; daß ihr aber, wie in Bayern geschehen, ganz ausdrücklich eine leistungssteuernde und kostendämpfungsstrategische Schlüsselrolle übertragen wurde, war ein gesundheitspolitisches Novum, das mit solcher Deutlichkeit selbst die unmittelbaren Nachfolger des Bayern-Vertrags nicht übernommen haben.

(4) Als Konsequenz aus ihrer auf verbandlichen Kompromiß angelegten Taktik sah die Kostendämpfungspolitik des Bundes erklärtermaßen von Eingriffen in die Struktur des Versorgungssystems ab; Einsparungen sollten mehr oder weniger gleichgewichtig in allen Bereichen des bestehenden Gesundheitswesens erzielt werden. Die Partner des Bayern-Vertrags hingegen plädierten offen für eine Verlagerung von Behandlungsfällen aus dem Krankenhausbereich in den ambulanten, speziell ambulant-ärztlichen Sektor und begründeten dies damit, daß nicht selten Patienten bzw. Krankheiten unnötigerweise oder unnötig lange in (besonders teuren) stationären Einrichtungen statt - medizinisch gleichwertig, aber billiger und sogar humaner - in den Praxen niedergelassener Ärzte behandelt werde.
Damit griff der Bayern-Vertrag zwei Tendenzen auf, die etwa ab Mitte der 70er Jahre deutlich wurden. Zum einen hatten die fort-

schreitende Spezialisierung und Technisierung der niedergelassenen Praxen den ambulant-ärztlichen Bereich allmählich in die Lage versetzt, auf einigen Gebieten der Diagnostik und Therapie eine verläßliche Alternative zum Krankenhaussektor zu bieten; die Urheber des Bayern-Vertrags haben mit dieser Entwicklung sein Konzept begründet und zugleich mit seinem Konzept eine Fortsetzung dieser Entwicklung, zumindest implicite, gerechtfertigt. Zum anderen schlossen sie sich mit ihrer Betonung der häufig behaupteten humanitären Vorzüge ambulanter ('hausärztlicher', 'patientennaher') Versorgungsformen indirekt der wachsenden Kritik an, die vor allem in Kreisen einiger Gesundheitsberufe an der ('übertechnisierten', 'anonymen') Großinstitution Krankenhaus geübt wurde. Indem der Bayern-Vertrag den ambulanten Versorgungssektor gegenüber dem stationären derart favorisierte, ist er also einem bereits vorhandenen Trend gefolgt und hat ihn noch bekräftigt.

(5) Die Konzertierte Aktion sollte auf der Basis eines formalen Kräftegleichgewichts zwischen den wichtigsten Leistungsanbietern und Finanzierungsträgern im Gesundheitswesen Kostendämpfungsmaßnahmen vereinbaren und durchsetzen; eine Schwäche dieser Konstruktion war, daß die Vertreter der darin organisierten Verbände nur geringe Entscheidungskompetenz hatten, auf allseitigen Kompromiß verpflichtet waren und sich so zeitweilig bis zur Handlungsunfähigkeit gegenseitig blockieren konnten.
Der Bayern-Vertrag hingegen war ein Abkommen zwischen zwei Institutionen, die zu verbindlichen Vereinbarungen und zu deren Durchsetzung in ihrem Kompetenzbereich berechtigt waren; er hatte deshalb und auch, weil er das Ergebnis eines Bündnisses zwischen den Hauptfinanzierern (RVO-Kassen) und der einflußreichsten Anbietergruppe (Kassenärztliche Vereinigung) war, eine größere Durchschlagskraft als die Absprachen auf der Ebene der Konzertierten Aktion und ermöglichte damit ein Ausbrechen aus der dort schon damals drohenden kostendämpfungspolitischen Pattsituation. Die neuartige Zusammenarbeit der bayerischen Partner mag zudem für die dann auch in anderen Vertragsgebieten und sogar auf Bundesebene wieder enger werdende Kooperation zwischen Kassen und Kassenärztlichen Vereinigungen eine Vorbildfunktion gehabt haben.

Trotz solcher günstiger Ausgangsbedingungen und innovatorischer Ansätze hat der Bayern-Vertrag gerade auf kostendämpfungspolitischem Gebiet die in ihn gesetzten Erwartungen nicht voll zu erfüllen vermocht. Dies lag zu einem beträchtlichen Teil an Entwicklungen, die außerhalb der Kontrolle der Vertragspartner waren (vor allem die gesundheitspolitische Gesetzgebung des Bundes); es lag aber auch an den anfänglichen Fehleinschätzungen, die der Vertragsstrategie selbst innewohnten und speziell ihre wichtigste Komponente - Einsparungen bei den Aufwendungen für Krankenhauspflege zu erreichen - zentral betrafen:

- Überschätzt wurden zunächst die Auswirkungen eines nur kollektiv gesetzten finanziellen Anreizes auf die subjektive Bereitschaft niedergelassener Ärzte, weniger Krankenhauseinweisungen vorzunehmen und stationäre Behandlungen vermehrt durch ambulante zu ersetzen; überschätzt wurde wohl auch deren objektiver Handlungsspielraum in dieser Frage.
- Unterschätzt wiederum wurden dann auch die Möglichkeiten der Krankenhäuser, auf eine Verringerung der Einweisungszahlen und Bettenauslastungsquoten anders als durch Kapazitätsbeschränkungen zu reagieren; unterschätzt wurde insgesamt das Beharrungsvermögen des etablierten Versorgungssystems, insbesondere die Stärke der praktischen Hindernisse und politischen Widerstände gegen eine Reduzierung seiner stationären Einrichtungen.

Die Vertragspartner haben mittlerweile die Grenzen ihres Eingriffspotentials und die Schwächen ihres Steuerungsinstrumentariums erkannt. Sie haben erfahren müssen, daß die energische Konzentration ihrer Kostendämpfungsbemühungen auf den Krankenhaussektor auch deshalb problematisch war, weil sie wohl mit dazu beitrug, daß in anderen Versorgungsbereichen (insbesondere bei den Arzneimitteln) die Ausgabenentwicklung - nur z.T. durch den Vertrag legitimierbar - recht expansiv verlaufen konnte.

Obwohl der Bayern-Vertrag also kostendämpfungspolitisch bislang nur wenige meßbare Erfolge aufweisen konnte, kommt ihm gesundheitspolitisch dennoch erhebliche Bedeutung zu und zwar insofern, als er

- erstens, z.T. entgegen den Bemühungen um eine bundeseinheitliche Kostendämpfungsstrategie, das Recht der Selbstverwaltung auf regionale Sonderregelungen demonstrierte (im Selbstverständnis seiner Urheber die antizentralistische Komponente des Vertrags),

- zweitens, entgegen den Bundesempfehlungen, nicht auf die Vorgabe maximaler Steigerungsraten für einzelne Ausgabenbereiche vertraute und vor allem von einer formalen Begrenzung der kassenärztlichen Leistungsvergütung absah (antidirigistische Komponente),
- drittens von allen am Versorgungssystem Beteiligten die niedergelassene Kassenärzteschaft in den Mittelpunkt eines Kostendämpfungskonzeptes rückte, das dieser eine auch ökonomische Mitverantwortung bei der Steuerung des gesamten Leistungsprozesses zuwies und ihr für sparsames Verordnungs- und insbesondere Einweisungsverhalten einen Zuwachs ihrer Leistungsvergütung in Aussicht stellte, der über den bundesweit angestrebten Rahmen hinauszugehen versprach (effektivitätsorientierte Komponente),
- viertens die latenten Kontroversen um die Verteilung der Versorgungsaufgaben zwischen niedergelassenen Praxen und Krankenhäusern zu einem offenen Konflikt über die Größe, Stellung und Rolle des stationären Sektors im Gesundheitssystem trieb (ambulante Komponente) und
- fünftens das in Bayern zeitweise gespannte Verhältnis zwischen Krankenkassen und Kassenärzteschaft in eine partnerschaftliche Kooperation zurückzuführen suchte (kooperative Komponente).

Mit seiner Zielsetzung und Mittelwahl stand der Bayern-Vertrag teils in Opposition, teils in Einklang mit den Trends der gesundheitspolitischen Gesamtentwicklung. Sein Einfluß auf letztere war während der ersten Jahre seiner Laufzeit durchaus spürbar; er ließ nach, als erkennbar wurde, daß der Vertrag die kostendämpfungspolitischen Erwartungen seiner Urheber nicht zu erfüllen vermochte. Für das bayerische Gesundheitswesen jedoch wird sich erst noch erweisen, ob in seiner Entwicklung das Experiment Bayern-Vertrag eine Etappe oder nur eine Episode war.

Anmerkungen

1) Vgl. die Begründung zum KVEG in der Bundestag-Drucksache 9/798 vom 9.9.81, S.11, wo die "Lösung der tiefgreifenden Strukturprobleme" einem späteren Gesetz zugewiesen wird.

2) Nach Berechnungen des BdO schlagen sich die gesetzgeberischen Maßnahmen der Jahre 1982 bis 1984 für die Versicherten und Arbeitgeber in einer Mehrbelastung von insgesamt DM 4,025 Mrd. bzw. DM 500 Mio., für die GKV hingegen in einer Minderbelastung von DM 1,345 Mrd. nieder! Vgl. BdO, 1984, S.14

3) Seit 1975 lag der durchschnittliche Beitragssatz aller Ortskrankenkassen (sowohl für Pflicht- als auch freiwillige Mitglieder mit Entgeltfortzahlungsanspruch für mindestens sechs Wochen) stets leicht - in den letzten Jahren sogar deutlich - über dem sämtlicher Kassen der GKV. Allerdings gibt es hierin, gerade bei der AOK, beträchtliche regionale Unterschiede: Die bayerischen Ortskrankenkassen beispielsweise hatten bislang, im Landesdurchschnitt gesehen, einen niedrigeren Beitragssatz als den bundesdurchschnittlichen sämtlicher GKV-Kassen, niedriger auch als der bundeseinheitlich festgelegte der Angestellten-Ersatzkassen. Vgl. BMA (Hrsg.): Die gesetzliche Krankenversicherung in der Bundesrepublik Deutschland. Statistischer und finanzieller Bericht (versch. Jahrgänge). LdOiB (Hrsg.): Die Ortskrankenkasse in Bayern. Statistischer Bericht 1979-1983; München 1985, S.73f. - Vgl. auch Kapitel 9.

4) Wie wenig durchsetzungsfähig freilich Arbeitgeber-Positionen in der Selbstverwaltung der Krankenkassen manchmal sind, zeigt z.B. der Streit um Selbstbeteiligung. Während Repräsentanten der Arbeitgeberverbände immer wieder auf eine gesetzliche Erweiterung der Selbstbeteiligungsregelungen drängen, stellen sich die von ihnen selbst in die Kassenverbände delegierten Vorstandsmitglieder entschieden gegen diese Forderung - sei es, weil sie hierin eine innerhalb der Arbeitgeberschaft tolerierte Minderheiten-Meinung vertreten dürfen, sei es, daß sie nicht umhin können, in dieser Frage dem Konsensdruck seitens der Arbeitnehmervertretungen und Geschäftsführung nachzugeben.

5) Siehe z.B. die bundesstaatlichen Subventionen für die Landwirtschaftlichen Krankenkassen und die Bundesknappschaft sowie die (1985 allerdings abgeschaffte) Beteiligung des Bundes an Krankenhausinvestitionen.

6) Nicht nur, weil - wie häufig behauptet - ein Krankenhaus am Ort 'Prestigesache' ist, sondern mehr noch, weil dessen Schließung handfeste wirtschaftliche Nachteile haben könnte (z.B. Verlust von Arbeitsplätzen auch in dem der Klinik zuliefernden ortsansässigen Handel), ganz zu schweigen von den potentiellen Auswirkungen auf die lokale Gesundheitsversorgung (schlechtere Erreichbarkeit stationärer Einrichtungen, evtl. auch geringere Attraktivität des Ortes für ambulant tätige Spezialisten).

7) "Kassenverbände" deshalb, weil die Krankenkassenvertreter vor Ort gelegentlich dazu tendieren, eher die Haltung der ansässigen Bevölkerung und Kommunalpolitiker zu teilen als die ihres in landesweiter Perspektive urteilenden Verbandes.

8) Gleichlautende Gesamtverträge mit der KVB und sogar einheitliche Vergütungen für kassenärztliche Leistungen hatten diese vier RVO-Kassenverbände bereits seit 1966 vereinbart!

9) Wie schwierig das Verhältnis der Vertragspartner zueinander in den Jahren vor 1979 oft war, ist den Beteiligten selbst heute noch bewußt: "Wenn man bedenkt," - so der KVB-Vorsitzende in einem Interview vom Juni 1985 - "daß wir die Verhandlungen über den Bayern-Vertrag begonnen hatten, ohne (einander) 'Grüß Gott' zu sagen, dann hat sich doch vieles gebessert." (Ärztliche Praxis vom 15.6.85)

10) Auf die immer wieder an sie gerichteten Appelle der Krankenkassen, im Krankenhaussektor für eine Reduzierung überschüssig erscheinender Bettenkapazitäten zu sorgen, reagierte die Staatsregierung freilich recht zurückhaltend. In deren Augen konnten die Kassen stationäre Überkapazitäten nicht hinreichend sichtbar machen oder eben ihre gerade in Bayern starke Stellung gegenüber den Krankenhäusern (vgl. das Bayerische Krankenhausgesetz von 1974, Art. 7) nicht effektiv genug nutzen.

11) Vgl. hierzu und zum folgenden Schwefel et al. 1982, S.77-80, auch S. 111-114

12) Gemeinsame Presseerklärung der "Koalition der Vernunft" vom 4.11. 1981

13) Gemeint war vor allem der Vorwurf der bayerischen Kassenverbände, die Krankenhäuser hätten sinkende Einweisungszahlen durch vermehrte "Selbsteinweisungen" kompensiert, besonders deutlich erhoben auf der Pressekonferenz der Vertragspartner am 2.5.83 (vgl. die Ausführungen von H. Sitzmann, S.11 ff.).

14) Vgl. AKB-Presseinformation vom 20.7.1983 sowie die dort beigefügten Stellungnahmen von D. Kunze (Marburger Bund) und H.W. Opderbecke (Chefärzte-Verband)

15) Vgl. z.B. die Diskussion zwischen Direktor Sitzmann und dem damaligen Staatssekretär Dr. Rosenbauer auf der Pressekonferenz am 23.5.84.

16) Zum Stichwort "Bayern-Modell" vgl. Nürnberger Zeitung vom 2.6.84, Pharmazeutische Zeitung vom 29.11.84.

17) Siehe Schwefel et al. 1982, S. 56-63, 85-88 und 104-108

18) Vgl. ebenda, Kap. 3.1 und 3.2

19) Ebenda S.110 ff. und Kap. 3.5, passim

20) Ebenda, insbesondere S.47 f., 51 ff. und 89 ff.

21) Es handelte sich hierbei um Oberärzte Innerer Abteilungen von Akut-Krankenhäusern; Näheres zu dieser Befragung siehe Kapitel 4.1.4.3 - Besonders zu beachten ist, daß diese Befragung keinen Anspruch auf volle Repräsentativität ihrer Ergebnisse stellt. Wie der Vergleich der Netto-Stichproben mit der jeweiligen Grundgesamtheit zeigt, sind beispielsweise Ärzte an Krankenhäusern privater Träger oder einer Bettenzahl von über 100 gegenüber solchen überrepräsentiert, die an Häusern freigemeinnützi-

ger Träger oder geringerer Größe arbeiten. Einzelheiten hierzu in: R.Leidl/ W.Satzinger, Stationäre Gesundheitsversorgung aus der Sicht von Krankenhausärzten. GSF-Bericht (in Vorbereitung). Vgl. auch Tabelle 10.1 im Anhang.

22) Siehe Schwefel et al. 1982, Kap. 3.1 und 3.2, passim; vgl. auch Abschnitt 10.3.1

23) Vgl. Kapitel 4.1.4.1 und 4.1.4.2

24) Die folgenden Ausführungen beziehen sich nur auf Angaben von RVO-Versicherten.

25) Näheres hierzu siehe Kapitel 4.1.4.1; vgl. auch Tabelle 10.2

26) Eine Betrachtung der vier möglichen Antwortkombinationen zu diesen beiden Aspekten kostenbewußten Verhaltens zeigt, wie sich die scheinbare Inkonsistenz der zwei Antwortverteilungen aufklären läßt:
Die größte Gruppe der Ärzte (Kombination 1; n = 528, d.h. 45,7%) verfährt bei allen ihren Tätigkeiten kostengünstig, denkt jedoch bei der Therapieplanung für die einzelnen Patienten nicht an Kostendämpfung. Diese Antwortkombination mag - neben Verständnisschwierigkeiten der Formulierungen - darauf zurückzuführen sein, daß entweder "Kostendämpfung" als eine weit intensivere Realisierung des allgemeinen Wirtschaftlichkeitsgebotes betrachtet wird als "kostengünstiges Verhalten" und/oder daß kostengünstige Gestaltung der ärztlichen Tätigkeit soweit grundsätzlich das Handlungsrepertoire des Arztes leitet, daß eine gesonderte Erwägung im individuellen Fall unnötig erscheint.
Die konsequentere Variante der Antwortkombinationen: kostengünstiges Verhalten im allgemeinen und Kostendämpfungsgesichtspunkte bei der individuellen Therapieplanung, wird von 32% der Ärzte angegeben (Kombination 2).
Die Kombination 3 der Antworten, die auf wenig kostenbewußtes Verhalten schließen läßt (im allgemeinen kein kostengünstiges Verhalten und keine Berücksichtigung von Kostendämpfungsgesichtspunkten angesichts des individuellen Patienten) wählten nur 16% der Ärzte.
Die vergleichsweise unplausible Situation, daß ein Arzt zwar im allgemeinen nicht auf Kostengünstigkeit achtet, jedoch angesichts des Patienten und der Therapieplanung an Kostendämpfung denkt, kommt nur bei 6% der Ärzte vor (Kombination 4). Diese Inplausibilität mag Verständnisprobleme bei den doppelt negierten Formulierungen widerspiegeln.

27) Die Ergebnisse der MEDIS-Pilotstudie (vgl. Kapitel 2.7.2.1), die im Frühjahr 1982 bei einer auswertbaren Stichprobe von 131 niedergelassenen Kassenärzten in Bayern durchgeführt wurde und ebenfalls nach der Einstellung zu diesen Behauptungen fragte, differenzieren nicht unerheblich von dem Meinungsbild, das sich aus der Ärztebefragung 1982/83 ergab.
Während die Stellungnahmen zu der ersten Behauptung in beiden Befragungen noch recht nahe beieinander liegen (Befürworter: 82,4% im Vergleich zu 80,3%), beträgt die Differenz bei den Antworten zu den Behauptungen 2 und 4 immerhin mehr als 5 Prozentpunkte (Befürworter: 56,5/61,9% bzw. 34,2/42,9%); den deutlichsten Unterschied zeigen die beiden Befragtenkollektive in ihrer Reaktion auf die Behauptung 3, daß man stets darauf achte, "die

kostengünstigste Möglichkeit auszuwählen": Nur 63,6% der Teilnehmer an der Pilotstudie stimmten ihr zu (Vergleichszahl der Ärztebefragung 1982/83: 78,4%).
Derartige Unterschiede dürften im wesentlichen darauf zurückzuführen sein, daß die Stichprobe der Pilotstudie in einigen Bereichen nicht repräsentativ für die Gesamtheit der bayerischen Kassenärzteschaft war.
Quelle: BVS-Ärztebefragung, Pretest (Basisauswertung); unveröffentlichte, doch den Projektpartnern vorliegende Broschüre, Juli 1982.

28) Berücksichtigt sind hier nur die Arztgruppen mit mindestens 50 Befragungsteilnehmern.

29) Nur 16,3% der befragten außerbayerischen Ärzte gaben an, den Vertrag gut zu kennen; weitere 42,4% hatten von ihm bereits gehört, fast ebenso viele (41,3%) kannten ihn nicht. Quelle: MEDIS-Ärztebefragung 1982/83

30) Siehe Schwefel et al. 1982, S.137-163

31) Vgl. Kapitel 2.7.2.1

32) So bejahen z.B. nur 73,9% der Kinder- und 73,5% der Frauenärzte, aber 85,7% der Orthopäden und 87,1% der Urologen diese Frage. Die Reaktion der Praktischen und Allgemeinärzte liegt nahe am Durchschnitt der Gesamtstichprobe: 78,5% antworteten mit Ja, allerdings 9,7% mit Nein.

33) Einer Substichprobe der bayerischen Kassenärzte (n = 537) hat MEDIS mehrere Fragen zur "Informationsarbeit" der KVB gestellt. Aus ihren Antworten läßt sich die These ableiten, daß der gute Kenntnisstand, den die Ärzte zum Bayern-Vertrag haben, nicht ausschließlich aber doch vorwiegend auf die Maßnahmen zurückgeführt werden kann, die die Vertragspartner zu ihrer Unterrichtung unternommen haben (vgl. Kapitel 1.3). Denn:
- Die von der KVB zu diesem Zweck versandten Rundschreiben haben (lt. Selbstauskunft) knapp 46% der Ärzte "gründlich", genausoviele "flüchtig" und über 8% gar nicht gelesen.
- Von jenen, die "gründlich" oder "flüchtig" gelesen hatten, fühlten sich allein durch diese Lektüre 32% "gut", weitere 56% "ausreichend" und mehr als 11% "schlecht über den Bayern-Vertrag informiert.
- Was die Ärzteversammlungen betrifft, die die KVB im ganzen Land veranstaltet hat, wußte ein Drittel der Befragten nicht anzugeben, ob in ihrer Region eine derartige Veranstaltung bereits stattgefunden hatte (allerdings wurden in einigen Gebieten auch noch während des Befragungszeitraums solche Versammlungen durchgeführt).
- Von den 60%, in deren Umgebung ein Informationsabend abgehalten worden war, gaben knapp 63% an, daran teilgenommen zu haben. Diese wiederum beurteilten "den Wert der Veranstaltung" zu etwa zwei Dritteln positiv ("sehr sinnvoll", "notwendig", "informativ"), zu etwa einem Viertel negativ ("überflüssig", "nichts Neues", "ohne praktischen Wert"); der Rest war sich nicht ganz schlüssig.

Insgesamt also klingt die Resonanz aus der Ärzteschaft gegenüber den ungewöhnlich intensiven Bemühungen der Vertragspartner, ihr den Bayern-Vertrag nahezubringen, zwar etwas zurückhaltend; da Ärzte aber - wie auch aus anderen Befragungsteilen hervorgeht -

ohnehin dazu neigen, ihre eigene Wahrnehmung und Kenntnis außermedizinischer Vorgänge eher vorsichtig einzuschätzen, bedeutet dieses Ergebnis keineswegs, daß Rundschreiben und Versammlungen nicht doch einen erheblichen Einfluß auf den Informationsstand und die Motivation der Ärzte hatten. Höchstwahrscheinlich aber wäre unter ihnen der Vertrag weder so publik noch populär geworden, hätte nicht auch in der Tages-, Fach- und Standespresse eine so lebhafte Debatte über ihn stattgefunden - wozu freilich auch die publizistischen Aktivitäten der Vertragspartner selbst Beträchtliches beitrugen (vgl. Schwefel et al. 1982, S.19-63).

34) Letzteres gilt vor allem für die Empfehlungen zur kassenärztlichen Gesamtvergütung. Die Konzertierte Aktion gab dazu oft überhaupt keine quantitativen Richtwerte vor, die Spitzenverbände beschränkten sich in der Regel auf Aussagen zur Erhöhung der Vergütungssätze und ließen die Entwicklung der Mengenkomponente außer Betracht, deren Effekte auch durch die zusätzlich meist vereinbarte Festlegung durchschnittlicher Fallwertsteigerungen nicht aufgefangen werden können. Vgl. hierzu H. Hauser in C.A.Andreae/E.Theurl 1985, S.109 ff.

35) Vgl. §368f, (3) und (6), RVO. - Bis 1980 war noch ein Arzneimittelhöchstbetrag im Gesamtvertrag ausgewiesen; in den Jahren danach sahen die Vertragspartner auch davon ab. Ein Höchstbetrag für die zu verordnenden Heilmittel, wie vom KVEG ab 1983 verpflichtend gemacht, wurde nie in den Gesamtvertrag aufgenommen.

36) Die folgende Klassifikation stützt sich auf einen Vortrag, den W. van Eimeren am 14.10.1981 vor dem Gesundheitspolitischen Arbeitskreis der CSU in München gehalten hat.

37) Olson 1968), S. 2

38) Der Ausdruck "Rationalitätenfalle" wurde von Herder-Dorneich (1982) geprägt. Entsprechende Beispiele für das Gesundheitssystem gibt dieser Autor auch in Herder-Dorneich 1983.

39) Olson 1968 S.49 f.

40) Quelle: MEDIS-Ärztebefragung 1982/83; vgl. Kapitel 4.1.3.4, wo die entsprechenden Werte nur für Allgemeinärzte wiedergegeben sind. Die hier genannten Zahlen hingegen beziehen sich auf alle in der Basisstichprobe (n = 224) zu diesem Thema befragten Arztgruppen, also einschließlich der Internisten, Frauen- und HNO-Ärzte und Orthopäden.

41) Zur (noch recht ungleichen) Verteilung der ambulanten Pflegedienste in Bayern vgl. Statistische Berichte des Bayerischen Landesamts für Statistik und Datenverarbeitung, K IV 3 - j/83: Ambulante soziale Dienste in Bayern im Juni 1983, München 1984, insbesondere S. 7 f. und 23 f.
Der insgesamt hohe Bekanntheitsgrad (86% der Basisstichprobe) ambulanter Pflegeeinrichtungen unter niedergelassenen Ärzten sollte nicht darüber hinwegtäuschen, daß einzelne Arztgruppen, die durchaus an derartigen Diensten interessiert sein könnten, deren Vorhandensein in Praxisnähe nicht bestätigten: So wußten nur 59% der befragten Frauenärzte davon zu berichten, daß ihnen solche Versorgungsmöglichkeiten zur Verfügung stünden, und nur 26% von ihnen gaben an, sie im letzten Monat dreimal oder öfter in Anspruch genommen zu haben (MEDIS-Ärztebefragung 1982/83; Gesamtstichprobe).

42) Knapp 44% der Befragten (Gesamtstichprobe; n = 401) waren dieser Ansicht; unter den Allgemeinärzten stieg ihr Anteil auf 48%, unter den Internisten gar auf 55% - gerade jene beiden Arztgruppen also, die mit Abstand am besten über die Präsenz solcher Einrichtungen Bescheid wußten und am meisten ihre Dienste nutzten, plädierten am häufigsten für deren Auf- oder Ausbau!

43) Quelle: MEDIS-Ärztebefragung 1983/84, Basisstichprobe

44) Die Auswertung der Antworten zu einer entsprechenden Frage in der Ärztebefragung 1982/83 ("Welche der folgenden Gebietsärzte sind im Einzugsbereich Ihrer Praxis niedergelassen?"; vorgegeben waren zwölf Arztgruppen) erwies sich deshalb als ziemlich unergiebig, weil weitaus die Mehrzahl der Befragten entweder jeden der angegebenen Gebietstitel oder pauschal die gesamte Liste ankreuzte. Eine verläßlich interpretierbare Auswahl wurde in den seltensten Fällen vorgenommen - offenbar wissen die meisten Ärzte, daß in ihrem Umfeld Kollegen sämtlicher Fachrichtungen vorhanden sind.

45) In der Sprache des LdO-Geschäftsführers (z.B. auf dem MEDIS-Diskussionskreis am 28.9.81 oder der Pressekonferenz am 6.5.82): die Angst der Ärzte, daß "der Patient vom Feindflug nicht mehr zurückkehrt".

46) Unter den Ärzten, die nach eigener Auskunft die Zahl ihrer Überweisungen erhöht oder verringert haben, waren die Unterschiede im Urteil über die kollegiale Zusammenarbeit nicht groß (bei Zunahme der Überweisungen: 24% mit und 20% ohne "Probleme"; bei Abnahme der Überweisungen: entsprechend 16 bzw. 12%). Ebenso scheint die Höhe des Anteils, den die von anderen Ärzten überwiesenen Fälle an der eigenen Patientenschaft ausmachen, gewissermaßen also der Grad der Abhängigkeit vom Verhalten der Kollegen, keinen Einfluß auf das Verhältnis zu ihnen zu haben: Unter den Ärzten mit einem 75-100%-igen Überweisungsanteil konzedierten 29,8% kollegiale Probleme; in der Gegengruppe (0-25% Anteil) waren es 32,5%. Quelle: MEDIS-Ärztebefragung 1982/83, Basisstichprobe.

47) Abnehmende Einweisungszahlen berichteten Ärzte mit 'Kollegen-Problemen' nahezu genauso häufig (52%) wie die ohne solche (50%); bei zunehmenden Einweisungszahlen ist das Verhältnis 1,7 zu 2,1%. Quelle: MEDIS-Ärztebefragung 1982/83, Basisstichprobe.

48) Diejenigen Ärzte, die angaben, anstelle von Einweisungen vermehrt Überweisungen vorgenommen zu haben, bejahten oder verneinten die Frage nach kollegialen Problemen zu fast gleichen Anteilen: 48 bzw. 45%. Quelle: MEDIS-Ärztebefragung 1982/83, Basisstichprobe.

49) Daß ärztliche Einweisungsentscheidungen im übrigen bei Patienten kaum auf großen Widerstand stoßen, geht indirekt aus deren Vorerwartungen an ihren Krankenhausaufenthalt hervor: Drei Viertel der Befragten zeigten sich davon überzeugt, daß "die medizinische Versorgung im Krankenhaus" ihnen "stark oder sehr stark" helfen würde; nur 2,7% hatten sich davon gar keine Hilfe versprochen. Quelle: MEDIS-Patientenbefragung 1984

50) Im wesentlichen: Krankenhäuser hätten, war die These der Kassenvertreter, vermehrt "Selbsteinweisungen" vorgenommen (und speziell durchaus ambulant behandelbare Diagnostik- oder Notfallversorgungsfälle zu stationären Kurzzeit-Fällen gemacht); wenn überhaupt ein kompensatorischer Zusammenhang zwischen abnehmenden Einweisungs- und zunehmenden 'Selbsteinweisungs'-Zahlen festgestellt werden könne, so die Gegenthese der Krankenhausvertreter, dann sei dies primär auf die vom Bayern-Vertrag stimulierte Neigung niedergelassener Ärzte zurückzuführen, die Einweisungsentscheidungen zu verzögern oder an die Krankenhausärzte zu delegieren (für eine Vermehrung der stationären Kurzaufnahmen gebe es zudem eine Reihe medizinischer Gründe). - Vgl. z.B. H. Sitzmann auf den Pressekonferenzen am 6.5.82 und 2.5.83; D. Kunze (Marburger Bund Bayern) am 19.7.82, BKG-Mitteilungen an die Presse Nr. 9/1982 sowie im Februar 1983, und Münchner Ärztliche Anzeigen vom 5.3.83.

51) Wie sehr die Zahl der Einweisungen abnehmen müßte, um die stationären Auslastungsquoten spürbar zu senken, zeigt die Simulationsüberlegung in Kapitel 4.2.

52) Daß dabei ein Abbau nur von Krankenhaus-Betten nicht besonders kostenwirksam sein kann, ist allen Beteiligten klar; nur wenn ganze Abteilungen oder gar Häuser geschlossen würden (und ihr Personal entlassen wird), könnten effektive Einsparungen erzielt werden. Deshalb hat auch der in Bayern zwischen 1975 und 1985 vorgenommene Abbau von rund 9.200 Betten Ausgabensteigerungen nicht verhindert - die Zahl der im Krankenhaussektor Beschäftigten hat nämlich trotzdem ständig zugenommen; und der leichte Rückgang der Anzahl von Krankenhäusern kam im wesentlichen dadurch zustande, daß alte und kleinere Häuser (mit relativ niedrigem Pflegesatz) zugunsten neuer und größerer (mit höherem Pflegesatz und von oft auch höherer Versorgungsstufe) aufgelassen wurden. Vgl. Bayerische Staatszeitung vom 13.9.85; zu Einzelheiten vgl. Kapitel 4.2.

53) Vgl. hierzu die Ausführungen von H. Sitzmann auf den Pressekonferenzen der Jahre 1981 und folgende, insbesondere der am 23.5.84.

54) Eigentümlich ist diese Begriffsbildung ohnedies. Denn seit Aristoteles handelt 'Politik' definitionsgemäß (!) von der 'Ordnung' des Gemeinwesens, seinen Institutionen und legalisierten Verfahren, den sie bestimmenden Werten und Normen etc. Somit ist das Modewort Ordnungspolitik eigentlich ein Pleonasmus, historisch erklärbar als ein, besonders in der Nationalökonomie wiederbelebtes, begriffliches Gegenstück zu der in den 70er Jahren modischen 'Gesellschaftspolitik'.

55) Vgl. z.B. die gleichnamige Veröffentlichung im Bundesarbeitsblatt 12/1984

56) Vgl. § 368f. RVO, wonach bei den regionalen Vereinbarungen die Bundesempfehlungen lediglich "angemessen berücksichtigt" werden sollen und zudem "besonderen regionalen Verhältnissen...Rechnung getragen werden kann".

57) Vgl. Schwefel et al. 1982, S. 39 ff.

58) Zur Vorgeschichte des KVKG und der Konzertierten Aktion vgl. Wiesenthal 1981, S. 52-63

59) So LdO-Geschäftsführer H. Sitzmann auf den Pressekonferenzen über den Bayern-Vertrag am 14.5.81 und 6.5.82; vgl. Kapitel 1.1

60) Vgl. Ph. Herder-Dorneich in Bundesarbeitsblatt 12/1984, S. 6

61) Das Angebot in diesem Bereich expandiere weit über den medizinisch feststellbaren Bedarf hinaus und habe in den Vorjahren zu enormen Ausgabenzuwächsen geführt; die Krankenkassen würden hier fälschlicherweise zur Finanzierung von 'modischen' Leistungen herangezogen, deren therapeutische Wirksamkeit großteils bestreitbar sei. (Aussagen von Kassenvertretern auf dem MEDIS-Diskussionskreis I am 14.7.1981)

62) Vgl. die Reden von H. Sitzmann und W. Heitzer auf den Pressekonferenzen am 14.5.1981 bzw. 14.8.1980.

63) W. Heitzer auf der Pressekonferenz am 14.8.1980.

64) Näheres hierzu in Satzinger et al. 1984; vgl. auch Kapitel 1.1

65) Die insgesamt wachsende Zahl derer freilich, die - ob als Professionelle oder als Laien - eine Abkehr von der naturwissenschaftlich konzipierten, mehr und mehr technisch orientierten 'Schulmedizin' verlangen und eine 'alternative Medizin' propagieren, wird sich von diesem Vorgang (der Spezialisierung und Technisierung der Arztpraxen) nicht beeindrucken lassen, obwohl er - was sie begrüßen - im ambulanten Sektor stattfindet. Sie werden weiterhin, auf der Suche nach einer stärker psychosomatisch fundierten oder naturheilkundlich ausgerichteten Krankenversorgung, das derzeit wachsende Angebot paramedizinischer Heilberufe wahrnehmen - eine auf längere Sicht wohl nicht unerhebliche Beschneidung des ambulanten Versorgungsprimats der Kassenärzteschaft. Vgl. ebenfalls Satzinger et al. 1984.

66) Man denke an die Krankenhausbau- und -investitionsplanungen, an die kassenärztliche Bedarfsplanung, an die Ausbildungsrate der medizinischen Hochschulen, die Weiterbildungsentscheidungen approbierter Ärzte und die vielen anderen Faktoren, die das Angebot des Gesundheitsversorgungssystems - und damit großteils auch seine Inanspruchnahme - bestimmen!

Kapitel 11

Auswirkungen und Wirksamkeit des Bayern - Vertrags

Zusammenfassung von Evaluationsergebnissen

Detlef Schwefel, Wilhelm van Eimeren,
Walter Satzinger, Peter Potthoff, Reiner Leidl, Jürgen John,
Anette Merschbrock- Bäuerle und Karlheinz Zwerenz

Gliederung

11. Auswirkungen und Wirksamkeit des Bayern-Vertrags. Zusammenfassung von Evaluationsergebnissen

Seit Anfang 1981 führte das Institut für Medizinische Informatik und Systemforschung (MEDIS) der Gesellschaft für Strahlen- und Umweltforschung (GSF) eine wissenschaftliche Begleitstudie zum Bayern-Vertrag durch. Ein Zwischenbericht wurde 1982 publiziert, der Endbericht samt mehreren Tabellenbänden 1985 fertiggestellt. Diese Veröffentlichungen umfassen weit über 1000 Seiten Text und Hunderte von Tabellen; sie wurden unter Verwendung vieler Quellen und verschiedener Methoden verfaßt und sind das Produkt mehrerer Autoren; daher enthalten sie auch unterschiedliche Sichtweisen und Interpretationen. Die folgende Zusammenfassung ist notwendigerweise selektiv und vergröbernd; ihre Lektüre kann die des Gesamtberichts nicht ersetzen, sie soll lediglich einen Überblick über ihn geben.

11.1 Der Bayern-Vertrag

Im Sommer 1979 schlossen die Kassenärztliche Vereinigung Bayerns und die Landesverbände der bayerischen Orts-, Betriebs- und Innungskrankenkassen sowie die Landwirtschaftliche Krankenkasse Oberbayern (handelnd für alle Landwirtschaftlichen Krankenkassen Bayerns) einen Vertrag über die kassenärztliche Gesamtvergütung ab, der - verglichen mit den damals im übrigen Bundesgebiet geltenden Vereinbarungen - einige Besonderheiten aufwies. Zunächst nur von Außenstehenden, später auch von seinen Urhebern als "Bayern-Vertrag" bezeichnet, erregte dieses Abkommen in Politik, Wissenschaft und Presse ein ungewöhnlich großes Interesse. An seinem Grundkonzept haben die Vertragspartner auch in den nachfolgenden Jahren festgehalten.

Der Bayern-Vertrag ist ein Versuch der Verbände der bayerischen Kassenärzte und RVO-Kassen, der wirtschaftlichen und politischen Entwicklung des Gesundheitswesens ein in Zielsetzung und Mittelwahl eigenständiges Modell der Steuerung von Gesundheitsleistungen und -ausgaben entgegenzusetzen. Das Hauptanliegen des Vertrags war die Stabilisierung der Beitragssätze in der Krankenversicherung; bezweckt war damit auch die Abwehr weiterer gesetzgeberischer Eingriffe in das

Versicherungssystem und die Selbstverwaltung von Kassenärzteschaft und Krankenkassen. Erreicht werden sollte all dies primär durch eine Intensivierung ambulant-ärztlicher Tätigkeiten; der Kernsatz des Vertragswerks nämlich lautete: "Durch gezielte Diagnostik und Therapie unter Ausschöpfung der den Kassenärzten gemeinsam zur Verfügung stehenden Möglichkeiten soll erreicht werden,

- daß weniger Krankenhauseinweisungen erforderlich werden; bei notwendiger Krankenhausbehandlung sollen durch Mitgabe aller erhobenen Befunde Doppeluntersuchungen vermieden und die Verweildauer reduziert werden;
- daß eine gezielte Arzneiverordnung erleichtert wird, wobei der Beachtung von Wirksamkeit, Preis und Menge der verordneten Arzneimittel erhebliche Bedeutung zukommt;
- daß die Verordnung von physikalischen Leistungen, z.B. Massagen und Bäder, eingeschränkt werden kann;
- und schließlich durch diese Maßnahmen die Gesundheit und die Arbeitsfähigkeit der Patienten auch im Hinblick auf ihre volkswirtschaftliche Bedeutung erhalten wird."

Um den hier angestrebten Substitutionsprozeß zwischen ärztlichen Leistungen und Verordnungen in der angestrebten Richtung (Verringerung des Verordnungsvolumens durch Erweiterung des Leistungsvolumens) ingangzusetzen, machte der Bayern-Vertrag den Kassenärzten ein Vergütungsangebot besonderer Art: Sofern es ihnen nämlich gelänge, in den genannten vier Verordnungsbereichen Einsparungen zu erzielen, würden ihnen die eigenen ärztlichen Leistungen auch dann noch ohne pauschale Begrenzungen ('Honorardeckel' o.ä.) bezahlt werden, wenn ihre Gesamtvergütung (je Kassenmitglied) verglichen mit dem Vorjahresquartal um mehr als 6% (ab 1983: 5,5%) steigen sollte; falls dieser Richtwert wiederum um mehr als 10% seiner Höhe überschritten würde, hätten die Vertragspartner die Ursachen hierfür zu untersuchen und nötigenfalls kostendämpfende Maßnahmen einzuführen.

Das kostendämpfungspolitische Ziel des Vertrags war also funktionell verbunden mit einem strukturpolitischen, und zwar dadurch, daß eine Drosselung des Gesamtausgabenwachstums speziell von einer - die Qualität der Gesundheitsversorgung nach Auffassung der Vertragspartner keineswegs mindernden - Verlagerung medizinischer Leistungen in den ambulant-ärztlichen Bereich erwartet wurde.

11.2 Evaluation des Bayern-Vertrags

Im Sommer 1980 wurde zwischen den vertragschließenden Organen der Selbstverwaltung sowie dem Bayerischen Staatsministerium für Arbeit und Sozialordnung (StMAS) und der Gesellschaft für Strahlen- und Umweltforschung (GSF) vereinbart, gemeinsam eine Begleitstudie zum Bayern-Vertrag durchzuführen. Finanziert wurde das Projekt, dessen wissenschaftliche Leitung dem MEDIS-Institut der GSF oblag, sowohl aus Forschungsmitteln der GSF als auch durch eine Vergütung seitens des Freistaats Bayern (Werkvertrag) und durch Eigenleistungen der Vertragspartner, insbesondere der Kassenärztlichen Vereinigung Bayerns.

Titel und Thema der Studie waren "Auswirkungen und Wirksamkeit des Bayern-Vertrags". Untersucht werden sollte, welche Auswirkungen der Vertrag während der Jahre 1979 bis 1982 auf die Leistungs- und Kostenentwicklung im bayerischen Gesundheitswesen hatte und ob diese mit den Zielen der Vertragspartner übereinstimmten. Zu ermitteln waren auch eventuelle Nebenwirkungen des Vertrags sowie die Hindernisse verschiedenster Art, die möglicherweise der Verwirklichung seiner Ziele entgegenstanden. Ergänzt werden sollte die Evaluation des Bayern-Vertrags durch eine Dokumentation seiner Entwicklung und wichtiger Veränderungen in seinem gesundheitspolitischen Umfeld sowie durch laufende Konsultation der Projektpartner.

Um Auswirkungen und Wirksamkeit des Bayern-Vertrags wissenschaftlich angemessen evaluieren zu können, mußten zunächst in Vorstudien seine Ziele, vermutlichen Wirkungen und die dabei potentiell intervenierenden Faktoren in ihrer Vielfalt, wechselseitigen Abhängigkeit und Widersprüchlichkeit möglichst umfassend ermittelt werden. Dazu war es auch erforderlich, möglichst allen Beteiligten und Betroffenen eine Chance zu geben, ihre Kenntnisse, Vorstellungen und auch Vorbehalte in die Studie einzubringen; erst dadurch konnte mit einiger Sicherheit verhindert werden, daß die Untersuchung einseitig nur bestimmte - vielleicht gar nicht die wesentlichen - Aspekte des Vertrags bei der Evaluation berücksichtigte. Presse- und Literaturanalysen, Anhörung von Interessengruppen, Expertengespräche, schriftliche Ärztebefragungen, mündliche Leitfadeninterviews mit Ärzten sowie die Auswertung von Routinedaten der Gesetzlichen Krankenversicherung und der Kassenärztlichen Vereinigung Bayerns waren die dafür eingesetzten

Forschungsinstrumente. Durch vollständige Überprüfung der auf diese Weise empirisch ermittelten 120 Wirkungsvermutungen mit den darin enthaltenen 323 Wirkungsdimensionen hätte sich ein breites evaluatives Bild des Bayern-Vertrags entwerfen lassen; angesichts beschränkter Ressourcen aber entschieden die Projektpartner gemeinsam, nur einen Teil dieser Zusammenhänge zu untersuchen und die hierfür einsetzbaren Methoden zu beschränken.

Durch Befragungen von niedergelassenen Ärzten, von Krankenhausärzten und -patienten in Bayern und im übrigen Bundesgebiet sowie auf der Grundlage von Routinedaten der Kassenärztlichen Vereinigung Bayerns und der bayerischen RVO-Kassen sollte vor allem das kassenärztliche Leistungs- und Verordnungsverhalten untersucht werden. Flankiert wurde dies mit Analysen über die Geschichte des Bayern-Vertrags, dessen politische Rahmenbedingungen und Rückwirkungen. Dank der guten Zusammenarbeit zwischen den Studienpartnern aus Selbstverwaltung, Staat und Wissenschaft war es möglich, die für ganz andere Zwecke aufbereiteten Routinedaten systematisch nach den für die Evaluation wichtigen Indikatoren durchzusehen; diese langwierige Arbeit am Datenmaterial forderte allen Beteiligten erhebliche Energien ab, ermöglichte aber auch konsultative Partnerleistungen des MEDIS-Instituts auf den Gebieten Informatik, Informationssysteme und Datenqualitätsanalysen. Für die Auswertungen standen schließlich mehrere Dateien zur Verfügung, die - sofern aktualisiert - für weitere Analysen genutzt werden könnten. Eine Reihe der darin enthaltenen Informationen reicht allerdings nur bis Ende des Jahres 1982, so daß der empirische Teil der Studie im wesentlichen auf den vereinbarten Untersuchungszeitraum 1979-82 beschränkt blieb. Der Aufbau eines unter wissenschaftlichen Gesichtspunkten konzipierten Informations- und Indikatorensystems über die gesundheitliche Versorgung in Bayern stellt schon für sich genommen ein wichtiges Ergebnis dieser Studie dar, weil darin - und dies ist das Besondere - aus sehr unterschiedlichen Quellen Daten und Informationen zusammengetragen sind, die Bausteine für weitere Grundlagenforschungen sein können.

Bei der Beurteilung der Auswirkungen des Bayern-Vertrags muß generell bedacht werden, daß kausale Interpretationen im Rahmen dieser Evaluationsstudie nur sehr begrenzt vorgenommen werden können. Entwicklungen im Gesundheitswesen werden von vielfältigen Einflüssen gesteuert, der Vertrag jedoch konnte unmittelbar nur auf das kassenärztliche Leistungs- und Verordnungsverhalten und direkt damit verbundene Gegebenheiten einwirken. Schwerpunkte der Untersuchungen waren demgemäß in erster Linie die (Entwicklung der) ärztlichen Leistungen, Krankenhauseinweisungen, Arzneimittelverordnungen, Verordnungen physikalisch-medizinischer Leistungen und Arbeitsunfähigkeitsschreibungen. Um die dabei festgestellten Entwicklungen angemessen beurteilen zu können, war es allerdings auch nötig, sie selbst sowie den Bayern-Vertrag und dessen Ziele in den Rahmen der gesundheitspolitischen und -ökonomischen Gesamtentwicklung zu stellen.

In der folgenden Zusammenfassung der wichtigsten Ergebnisse der Evaluationsstudie werden die unmittelbaren Zielbereiche des Vertrags erst nach den 'vermittelten' Wirkungsdimensionen behandelt: gesundheitspolitische Gesamtentwicklung, Finanzentwicklung der RVO-Kassen und eventuelle Effekte des Vertrags im Krankenhaussektor. Diese Abfolge wurde gewählt, weil der Vertrag in der öffentlichen Diskussion überwiegend an seiner Wirkung auf diese Dimensionen gemessen wurde, obwohl eine Bewertung seiner Wirksamkeit, die sich nur darauf bezieht, dem Wesen des Vertrags nicht gerecht werden kann. Das Schwergewicht der Ausführungen aber liegt auf der dann anschließenden Darstellung von Entwicklungen in seinen unmittelbaren Zielbereichen, den kassenärztlichen Leistungen und Verordnungen.

11.3 Allgemeine Entwicklungen

Vorgestellt werden zunächst Ergebnisse aus jenen Studienteilen, die in ordnungs-, struktur- und kostendämpfungspolitischer Perspektive mit den Zielsetzungen und Auswirkungen des Bayern-Vertrags befaßt waren.

11.3.1 Gesundheitspolitische Trends

Die 1979 zwischen den Landesverbänden der bayerischen RVO-Kassen und der Kassenärztlichen Vereinigung Bayerns geschlossene Vereinbarung war insofern ein gesundheitspolitisch bedeutsames Ereignis, als sie der von Bundesregierung und Bundestag damals verfolgten Kostendämpfungspolitik eine in mehrfacher Hinsicht alternative Konzeption entgegenstellte und dabei auch noch die Kooperationsbeziehungen innerhalb des Gesundheitsversorgungssystems und zwischen gesundheitspolitischen Entscheidungsträgern neu zu akzentuieren versuchte. Im einzelnen ist damit Folgendes gemeint:

Vertragsautonomie

Die mit dem KVKG 1977 ingang gesetzte Kostendämpfungspolitik des Bundes baute darauf, daß regelmäßige Verhandlungen zwischen Vertretern der Spitzenorgane des Staates, der Versicherungsträger und wichtigsten Anbietergruppen im Gesundheitswesen ("Konzertierte Aktion") zu allseits tragfähigen Kompromissen über die Steuerung der Ausgabenentwicklung führen könnten und daß die von ihnen zentral abgegebenen Empfehlungen - obwohl rechtlich nicht bindend - auf die regionalen Vertragsverhandlungen eine politisch verpflichtende Wirkung haben würden.

Die bayerischen Selbstverwaltungsorgane hielten hingegen an ihrer gesetzlich garantierten Vertragsautonomie auch in der Sache, nicht nur der Form nach, fest und setzten mit ihrem von den Empfehlungen der Konzertierten Aktion abweichenden Bayern-Vertrag ein ordnungspolitisch motiviertes Signal gegen die sich andeutenden Versuche, noch mehr bundeseinheitliche Regelungen einzuführen. Sie wurden deshalb zunächst als Trendopponenten, bald aber, da ihnen Verhandlungspartner anderer Vertragsgebiete darin folgten, auch als Vorreiter einer (zumindest temporär erfolgreichen) Abwehr der schleichenden Entmachtung landesverbandlich organisierter Selbstverwaltung betrachtet.

Kassenärztliche Selbststeuerung

Das der Selbstverwaltung gesetzlich aufgetragene und auch von der Konzertierten Aktion anempfohlene Hauptinstrument der Kostendämpfung war die vertragliche Festlegung von Grenzwerten für die Ausgabensteigerungen in ausgewählten Versorgungsbereichen (z.B. 'Honorardeckel' für die kassenärztliche Gesamtvergütung, Arzneimittelhöchstbetrag). Die Partner des Bayern-Vertrags spielten den Ärzten gegenüber die Bedeutung derartiger Vorgaben herunter und versprachen ihnen zudem die volle Vergütung ihrer Leistungen selbst für den Fall, daß deren jährliche Wachstumsrate einen bestimmten Richtwert überschreiten sollte; das Ausmaß der dafür kompensatorisch geforderten Einsparungen an Verordnungskosten legten sie nicht fest.

Mit solcher, ebenfalls ordnungspolitisch begründeten Liberalisierung der kassenärztlichen Honorarpolitik stand der Bayern-Vertrag in Opposition zu dem von Bundesregierung und auch Bundesspitzenverbänden lange propagierten und in außerbayerischen Vertragsgebieten weiterhin praktizierten Bemühen, auf irgendeine Weise (z.B. durch Begrenzung von Fallwertsteigerungen) dem Ausgabenwachstum im ambulanten Versorgungsbereich einen quantitativ fixierten Rahmen vorzugeben.

Kassenärztliche Gesamttätigkeit

Während im Kostendämpfungskonzept des Bundes die einzelnen Leistungs- und Ausgabenbereiche des Versorgungssystems gesondert angegangen wurden (ärztliche Leistungen, Arzneimittel, später auch Heil- und Hilfsmittel, Krankenhausbehandlung), verwarf der Bayern-Vertrag eine solch segmentierende Betrachtungs- und Vorgehensweise; er setzte stattdessen an der kassenärztlichen Gesamttätigkeit an, nahm prinzipiell das Insgesamt ärztlich erbrachter und ärztlich verordneter Gesundheitsleistungen und der dadurch verursachten Kosten zum Maßstab für die Bewertung der Ausgabenentwicklung und machte die Substitutionsmöglichkeiten zwischen den verschiedenen Tätigkeitsbereichen zum Ausgangspunkt seines Konzepts der Ausgabensteuerung.

Daß die niedergelassene Ärzteschaft wesentlichen Einfluß auf die Inanspruchnahme von Gesundheitsleistungen und damit auch auf die Gesamtkosten der Gesundheitsversorgung hat, war stets unbestritten; daß ihr aber, wie in Bayern geschehen, ganz ausdrücklich eine leistungssteuernde und kostendämpfungsstrategische Schlüsselrolle übertragen wurde, war ein gesundheitspolitisches Novum, das mit solcher Deutlichkeit selbst die unmittelbaren Nachahmer des Bayern-Vertrags (in Hessen, Niedersachsen und West-Berlin) nicht übernommen haben. Indem der Bayern-Vertrag den bislang eher heckenschnittartigen Kostendämpfungsversuchen ein - zumindest im Ansatz - effizienzorientiertes Steuerungskonzept entgegensetzte, hat er kostendämpfungsstrategisch einen neuen Weg zu weisen versucht.

Instrumentell gesehen hat freilich das Kostendämpfungskonzept des Bayern-Vertrags keine besonders wirkungsträchtigen Innovationen geboten. Appelle an das (nur langfristig neu zu orientierende) Rollenverständnis und wirtschaftliche Eigeninteresse der Kassenärzteschaft, verbunden mit (lediglich kollektiv gesetzten) finanziellen Anreizen, erwiesen sich als nicht kräftig und konkret genug, um sich gegen eingefahrene Muster der Praxisführung - über kurzfristige Erfolge hinaus - nachhaltig durchzusetzen und tiefgreifende Veränderungen im ärztlichen Leistungs- und Verordnungsverhalten hervorrufen zu können.

Priorität ambulanter Versorgung

Als Konsequenz aus ihrer auf verbandliche Kompromisse angelegten Taktik sah die Kostendämpfungspolitik des Bundes erklärtermaßen von Eingriffen in die Struktur des Versorgungssystems ab; Einsparungen sollten mehr oder weniger gleichgewichtig in allen Bereichen des bestehenden Gesundheitswesens erzielt werden.

Die Partner des Bayern-Vertrags hingegen plädierten offen für eine Verlagerung von Behandlungsfällen aus dem Krankenhausbereich in den ambulanten, speziell den ambulant-ärztlichen Sektor und begründeten dies damit, daß nicht selten Patienten bzw. Krankheiten unnötigerweise oder unnötig lange in stationären Einrichtungen statt - medizinisch gleichwertig, aber billiger - in den Praxen niedergelassener Ärzte behandelt würden.

Damit griff der Bayern-Vertrag zwei Tendenzen auf, die etwa ab Mitte der 70er Jahre deutlich geworden waren. Zum einen hatten die fortschreitende Spezialisierung und Technisierung der niedergelassenen Praxen den ambulant-ärztlichen Bereich allmählich in die Lage versetzt, auf einigen Gebieten der Diagnostik und Therapie eine verläßliche Alternative zum Krankenhaussektor zu bieten; die Urheber des Bayern-Vertrags haben mit dieser Entwicklung dessen Konzept begründet und zugleich eine Fortsetzung dieser Entwicklung implicite gerechtfertigt. Zum anderen schlossen sie sich mit ihrer Betonung der häufig behaupteten humanitären Vorzüge ambulanter ('hausärztlicher', 'patientennaher') Versorgungssformen indirekt der wachsenden Kritik an, die an der ('übertechnisierten', 'anonymen') Institution Krankenhaus geübt wurde. Indem der Bayern-Vertrag den ambulanten Versorgungssektor gegenüber dem stationären derart favorisierte, ist er also einem bereits vorhandenen Trend gefolgt und hat ihn noch bekräftigt.

Bündnispolitik

Die Konzertierte Aktion sollte auf der Basis eines formalen Kräftegleichgewichts zwischen den wichtigsten Leistungsanbietern und Finanzierungsträgern im Gesundheitswesen Kostendämpfungsmaßnahmen vereinbaren und durchsetzen; eine Schwäche dieser Konstruktion war von Anfang an, daß die Vertreter der darin organisierten Verbände nur geringe Entscheidungskompetenzen hatten und zeitweilig dahin tendierten, sich bis zur Handlungsunfähigkeit gegenseitig zu blockieren.

Der Bayern-Vertrag hingegen war das Ergebnis eines Bündnisses zwischen den Hauptfinanzierern (RVO-Kassen) und der einflußreichsten Anbietergruppe (Kassenärztliche Vereinigung) und somit ein Ausbruch aus der in der Konzertierten Aktion drohenden kostendämpfungspolitischen Pattsitutation; er mag damit für die auch in anderen Vertragsgebieten und sogar auf Bundesebene wieder enger werdende Kooperation zwischen Kassen und KVen als Beispiel gewirkt haben. Das Bemühen der bayerischen Partner, in ihr Bündnis auch andere ambulante Anbieter (Apotheker, pharmazeutische Industrie etc.) einzubeziehen und so den gesamten ambulanten Versorgungssektor zur Zusammenarbeit in Sachen Struktur- und Kostendämpfungspolitik zu bringen, hat sich zwar als publizistisch wirkungsvoll, aber kaum als praktisch folgenreich erwiesen.

Resümee

Indem der Bayern-Vertrag kostendämpfungspolitische Zielsetzungen zum konzeptionellen und legitimatorischen Ausgangspunkt für struktur- und ordnungspolitisch orientierte Steuerungsmaßnahmen nahm, stand er durchaus in der Kontinuität dessen, worum sich seit Mitte der 70er Jahre unter dem Eindruck enormer Ausgabensteigerungen die Gesundheitspolitik hierzulande vornehmlich drehte. Dennoch kommt dem Vertrag - gleichgültig, wie groß seine meßbaren Erfolge im einzelnen waren - eine besondere gesundheitspolitische Bedeutung zu; dies vor allem deshalb, weil er

- erstens, z.T. entgegen den Bemühungen um eine bundeseinheitliche Kostendämpfungsstrategie, das Recht der Selbstverwaltung auf regionale Sonderregelungen demonstrierte (im Selbstverständnis seiner Urheber die antizentralistische Komponente des Vertrags),
- zweitens, entgegen den Bundesempfehlungen, nicht auf die Vorgabe maximaler Steigerungsraten für einzelne Ausgabenbereiche vertraute

und vor allem von einer formalen Begrenzung der kassenärztlichen Gesamtvergütung absah (antidirigistische Komponente),

- drittens von allen am Versorgungssystem Beteiligten die niedergelassene Kassenärzteschaft in den Mittelpunkt eines Kostendämpfungskonzeptes rückte, das dieser eine auch ökonomische Mitverantwortung bei der Steuerung des gesamten Leistungsprozesses zuwies und ihr für sparsames Verordnungs- und insbesondere Einweisungsverhalten einen Zuwachs ihrer Leistungsvergütung in Aussicht stellte, der deutlich über den bundespolitisch angestrebten Honorarrahmen hinauszugehen versprach und dennoch, im Netto-Effekt, die langfristig erwarteten Einsparungen an Verordnungskosten nicht aufzehren würde (effizienzorientierte Komponente),
- viertens den latenten Konflikt um die Verteilung der Versorgungsaufgaben zwischen niedergelassenen Praxen und Krankenhäusern sichtbar machte und die öffentliche Diskussion über Stellung, Rolle und Bedeutung des stationären Sektors im Gesundheitssystem vorantrieb (strukturreformerische Komponente) und
- fünftens zwischen Krankenkassen und Kassenärzteschaft eine auf enge Zusammenarbeit angelegte Partnerschaft herbeiführte (kooperative Komponente).

Mit seiner Zielsetzung und Mittelwahl stand der Bayern-Vertrag teils in Opposition, teils in Einklang mit den Trends der gesundheitspolitischen Gesamtentwicklung. Sein Einfluß auf letztere war während der ersten Jahre seiner Laufzeit durchaus spürbar; er ließ nach, als erkennbar wurde, daß der Vertrag die kostendämpfungspolitischen Erwartungen seiner Urheber nicht zu erfüllen vermochte. Für das bayerische Gesundheitswesen jedoch wird sich erst noch erweisen, ob in seiner Entwicklung das Experiment Bayern-Vertrag eine Etappe oder nur eine Episode war.

11.3.2 Finanzielle Entwicklungen

Kostendämpfungspolitisches Ziel des Bayern-Vertrags war es, "die Kostenentwicklung im Gesundheitswesen in angemessenen, gesamtwirtschaftlich vertretbaren Grenzen zu halten". Quantitative Indikatoren, an denen die Erreichung des Kostenziels zu messen wäre, enthält der Vertragstext nicht; der in ihm genannte Richtwert für den Zuwachs der kassenärztlichen Gesamtvergütung stellt für sich genommen (dem Kostendämpfungskonzept des Vertrags entsprechend) kein brauchbares

Evaluierungskriterium dar. Hingegen ist Stabilität der Beitragssätze durchaus als ein Maßstab für die Zielverwirklichung anzusehen. Die strukturpolitischen Intentionen des Vertrags wiederum lassen sich mit Hilfe der Ausgabenstatistik dahingehend operationalisieren, daß bei beitragssatzstabiler Entwicklung der Gesamtausgaben die Ausgaben für ärztliche Leistungen stärker steigen dürfen als die Ausgaben für ärztliche Verordnungen in den 'Sparzielzonen' (Krankenhauspflege, Arzneimittel, physikalisch-medizinische Leistungen, Arbeitsunfähigkeit).

Die MEDIS-Untersuchungen zur Kostenentwicklung beschränkten sich, hierin sowohl der öffentlichen Diskussion über den Vertrag als auch den Interessen der Vertragspartner folgend, auf die RVO-Krankenkassen. Deren Leistungsausgaben (je Gesamtmitglied) stiegen in Bayern zwischen 1979 und 1983 um 485 DM, d.h. um über 25% - ein absolut wie prozentual größerer Zuwachs als im gesamten Bundesgebiet (478 DM; 21,8%). Trotzdem lagen die bayerischen Ausgaben auch 1983 noch immer um 10% (264 DM) unter dem Bundesdurchschnitt; ihr stärkerer Anstieg seit 1979 hat aber den Niveauunterschied um etwa ein Fünftel reduziert. Die Charakteristika 'niedrigeres Ausgabenniveau und höhere Ausgabensteigerung in Bayern gegenüber dem Bundesgebiet' können als typisch für nahezu alle Ausgabenbereiche gelten.

Die bayerischen Kassenausgaben für die vertraglich angesprochenen Leistungsbereiche insgesamt verzeichneten höhere Wachstumsraten als die für die übrigen Leistungen; zumal die Ausgaben für ärztliche Leistungen, Krankenhauspflege und Arzneimittel nahmen im Beobachtungszeitraum stark (und in ähnlich großem Umfang, nämlich um 29-31%) zu. Also entwickelten sich während des Beobachtungszeitraums die Ausgaben für die Leistungen insgesamt wie auch in einzelnen Sparzielzonen nicht so, daß darin eine Umsetzung der kostendämpfungs- und strukturpolitischen Zielsetzungen des Vertrags deutlich erkennbar würde. In absoluten Beträgen gesehen waren jedoch die Ausgabensteigerungen in den vertraglich angesprochenen Bereichen in Bayern geringer als im Bundesgebiet (eine absolut gleiche Steigerung hätte allerdings bei den bayerischen Ausgaben zu noch höheren Wachstumsraten geführt).

Nach einzelnen Jahren betrachtet, entstand durch abwechselndes 'Vorziehen' der jährlichen Wachstumsraten ein zyklisches Muster der Ausgabenentwicklung in den einzelnen Leistungsbereichen. Dabei wurde das

Abbildung 11.1

Entwicklung der Leistungsausgaben je Gesamtmitglied in den RVO-Kassen, 1975 bis 1983

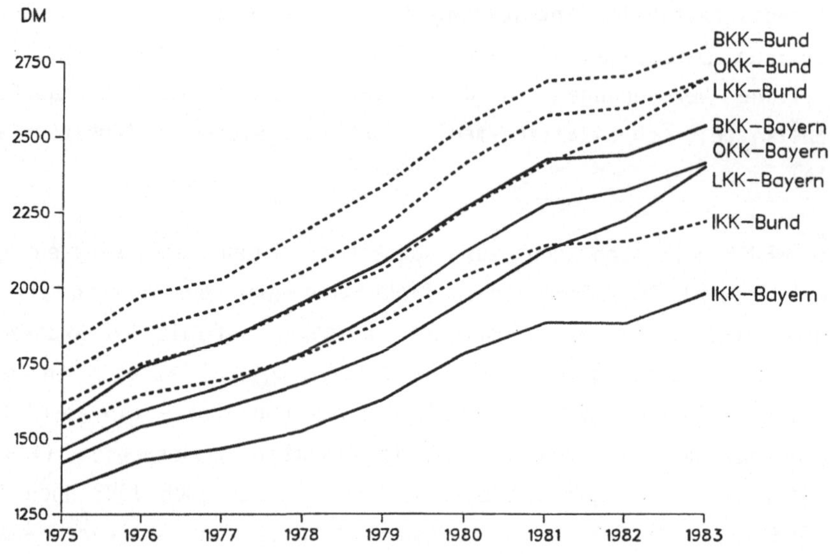

Quellen: Eigene Berechnungen nach BMA (Hrsg.), Die gesetzliche Krankenversicherung in der Bundesrepublik, verschiedene Jahrgänge; Angaben der LKK Oberbayern

Wachstum der Ausgaben für ärztliche Leistungen von dem für Arzneimittel 'prozyklisch', von dem für Krankenhauspflege 'antizyklisch' überlagert. So ergab sich z.B. 1979 und 1980, als das Ausgabenwachstum im Krankenhausbereich und in den Sparzielzonen insgesamt niedriger war als im Bereich ärztliche Leistungen, eine Konstellation, die den strukturpolitischen Intentionen des Bayern-Vertrags näher stand als die Ausgabenentwicklung ab 1981.

Das Wachstum der Ausgaben in den vertraglich angesprochenen Leistungsbereichen insgesamt lag in jedem Jahr über der Zunahme der Grundlohnsummen. Die Beitragssätze der RVO-Kassen stiegen in Bayern (wie im übrigen Bundesgebiet) von 1979 bis 1982 an und gingen erst 1983 etwas zurück, blieben aber über dem Niveau von 1979. Unter den 39 bayerischen Ortskrankenkassen gab es auch Kassen mit stabilen Beitragssätzen, die jedoch hinsichtlich der strukturpolitischen Vertragsintentionen keine Besonderheiten aufwiesen.

Zusammengenommen entsprach also weder die Entwicklung der Beitragssätze noch die Entwicklung der Ausgaben in Bayern den kostendämpfungs- und strukturpolitischen Erwartungen des Vertrags. Abgesehen von wenigen Abweichungen bleibt dieses Gesamtresultat auch bei differenzierender Betrachtung erhalten.

11.3.3 Entwicklungen im Krankenhaussektor

Die Intentionen des Bayern-Vertrags hinsichtlich des Krankenhaussektors richteten sich auf eine Dämpfung der Ausgaben für Krankenhauspflege, auf eine Offenlegung des behaupteten Überangebots an Krankenhausbetten und letztlich auf dessen Verringerung. Hauptinstrument sollte die Vermeidung kassenärztlicher Einweisungen von Patienten, die auch ambulant versorgt werden können, und dadurch eine Verminderung der Zahl der Krankenhausfälle sein. Dies müßte in den Krankenhäusern zu einem Rückgang der Zahl der Pflegetage und - bei gleicher Bettenvorhaltung - zu einer Verringerung des Nutzungsgrads führen. Die ambulante Behandlung von Patienten mit relativ kurzer Verweildauer würde einen Anstieg der durchschnittlichen Verweildauer der verbleibenden Krankenhauspatienten bewirken; gleichzeitig sollte letztere - vor allem durch verbesserte prästationäre Diagnostik - weiter gesenkt werden. Als monetäre Effekte wären aus den tagesgleichen Pflegesätzen Einnahmenminderungen und damit Kostenunterdeckungen in den Krankenhäusern zu erwarten. Durch Herausnahme von Fällen mit geringerer Versorgungsintensität und kürzerer Verweildauer aus der Krankenhauspatientenschaft müßten die Ausgaben für Krankenhauspflege zwar je Fall ansteigen, aber je Versichertem abnehmen.

Mengenindikatoren

Die Untersuchung der Fallzahlentwicklung und ihrer Auswirkungen beschränkte sich auf die gebräuchlichsten Indikatoren der Krankenhausversorgung. Die Entwicklung der Krankenhausfallzahlen war insgesamt nicht rückläufig; sie entsprach den vertraglichen Intentionen nur in Teilbereichen: in einigen Versichertengruppen und Kassenarten, in einigen Regionen und Krankenhausfachrichtungen sowie in Teilen der jährlichen Entwicklung. Ihr Gesamtanstieg von 1979 bis 1983 war in Bayern gleichwohl geringer als im Bundesgebiet.

Die anderen Indikatoren - Pflegetage, Verweildauer, Betten und Auslastungsgrad - zeigten in ihrer Entwicklung meist Übereinstimmungen mit dem Vertragsziel Reduzierung der Krankenhausversorgung. Dies gilt auch für regionale und fachspezifische Differenzierungen innerhalb Bayerns sowie für die Zusammenhänge zwischen den Entwicklungen der Indikatoren; so ging beispielsweise ein geringerer Fallzahlanstieg mit einer Minderung des Nutzungsgrads bzw. mit Bettenabbau einher. Aus den Zusammenhangsanalysen und der Tatsache, daß sich Strukturbrüche in den Entwicklungen der meisten Indikatoren bereits zwei bis drei Jahre vor Abschluß des Vertrags zeigten, läßt sich jedoch auf das Vorhandensein wichtiger, schon vor dem Bayern-Vertrag wirksamer Determinanten der Indikatorenentwicklung schließen. Insbesondere Entwicklungen der Angebotsstruktur erschweren dabei eine Identifikation und Zurechnung der Effekte unterschiedlicher Fallzahlsteigerungen. Daher wurden auch Simulationsüberlegungen darüber angestellt, in welchem Ausmaß Krankenhauseinweisungen reduziert werden müßten, um den Nutzungsgrad der Krankenhäuser spürbar zu senken; dabei zeigte sich, daß die Verringerungsraten bei den Einweisungen um ein Vielfaches über denen des Nutzungsgrades zu liegen hätten.

Im Vergleich zwischen Bayern und dem Bundesgebiet weisen die meisten Indikatoren für den Stand der Krankenhausversorgung deutliche Niveauunterschiede auf, die auf eine höhere Effektivität des bayerischen Krankenhauswesens hindeuten: Die bayerischen Werte liegen auf der Angebotsseite (Betten) und Nachfrageseite (Fälle, Tage, Verweildauer) deutlich unter, beim Nutzungsgrad über denjenigen des Bundesgebiets. Mit Ausnahme des Nutzungsgrads vergrößerten sich zwischen 1979 und 1983 diese Niveauunterschiede noch.

Monetäre Indikatoren

Bei den monetären Entwicklungen ergab sich grundsätzlich ein anderes Bild als bei den Mengenindikatoren. Charakteristisch sind zwar auch hier die - mit der Leistungsseite übereinstimmenden - niedrigeren Ausgangsniveaus in Bayern (durchschnittlich kleinere Krankenhäuser und geringere Personalintensität im pflegerischen wie im medizinisch-technischen Bereich). Die Wachstumsraten aber waren für nahezu alle monetären Indikatoren aus dem Krankenhausbereich (Ausnahme: die Ausgaben je Krankenhausfall) von 1979 bis 1983 in Bayern höher als im Bundesgebiet; dies verringerte die Niveauunterschiede.

Unter den monetären Indikatoren fällt im Untersuchungszeitraum der starke Anstieg der Krankenhaus-Betriebskosten auf; dementsprechend stiegen auch die Pflegesätze an. Zwischen den Entwicklungen von Krankenhausfallzahlen und Ausgaben der bayerischen Ortskrankenkassen für Krankenhauspflege (je Mitglied) bestand nahezu kein Zusammenhang. Dem Finanzierungssystem und der Abrechnungseinheit 'tagesgleicher Pflegesatz' zum Trotz war auch der Zusammenhang zwischen den Entwicklungen der Zahl von Pflegetagen und der Ausgaben gering. Dies läßt sich durch die (engen) negativen Zusammenhänge der Mengenindikatoren mit einem Preisindikator - nämlich der Ausgabenentwicklung je Pflegetag, die sich gegenläufig zur Mengenkomponente verändert - erklären.

11.4 Entwicklungen in den vertragsrelevanten Leistungsbereichen

Seine allgemeinen Ziele, zumal das kostendämpfungspolitische, versuchte der Bayern-Vertrag konkret dadurch zu erreichen, daß er die Kassenärzte aufforderte, auf vier Feldern ihrer Tätigkeit ihr Verhalten effektiver und kostenbewußter zu gestalten, nämlich bei: Krankenhauseinweisungen, Arzneimittelverschreibungen, Verordnungen physikalischer Therapie und Arbeitsunfähigkeitsschreibungen. Im folgenden werden Ergebnisse von Untersuchungen sowohl über Entwicklungen in jenen 'Sparzielzonen' und einem weiteren vertragsrelevanten Feld, dem der kassenärztlichen Leistungen, als auch über Beziehungen zwischen all diesen Bereichen dargestellt.

11.4.1 Krankenhauseinweisungen

Laut Bayern-Vertrag sollten durch Intensivierung der ambulanten Diagnostik und Therapie "... weniger Krankenhauseinweisungen erforderlich werden". Ein Kriterium für die Wirksamkeit des Vertrags ist daher die mengenmäßige Entwicklung der kassenärztlichen Einweisungen.

Indikatoren: Krankenhausfälle und kassenärztliche Einweisungen

Statistische Angaben über die Verordnungen von Krankenhauspflege durch bayerische Kassenärzte stehen für den Zeitraum vor 1981 unmittelbar nicht zur Verfügung. Routinemäßig wird von den Krankenkassen im Rahmen ihrer Geschäftsberichte lediglich die Zahl ihrer Krankenhausfälle ausgewiesen. Doch nur ein Teil der Krankenhausfälle kommt durch kassenärztliche Einweisungen zustande; andere Zugangswege in das Krankenhaus sind beispielsweise Notfallaufnahmen von Patienten, die ohne kassenärztlichen Einweisungsschein das Krankenhaus aufsuchen, Rettungsdiensteinlieferungen oder Verlegungen von einem Krankenhaus in ein anderes. Da durch Ausweitungen solcher Zugangswege eventuelle Veränderungen in den kassenärztlichen Einweisungen kompensiert werden können, lassen sich an der Krankenhausfall-Statistik Auswirkungen des Bayern-Vertrags auf das Einweisungsverhalten der Kassenärzte nur bedingt ablesen. Dennoch wurde auch die Krankenhausfall-Statistik als ein Wirksamkeitsindikator des Vertrags herangezogen, denn sie ist die einzige Datenbasis für RVO-Versicherte aus dem Routinedatenbereich, die eine (im Rahmen des Erfassungskonzepts) vollständige, zeitlich vor 1979 zurückreichende und regional disaggregierbare Zeitreihe der stationär behandelten Patienten enthält.

Krankenhausfälle

Die Krankenhausfälle der Versicherten der bayerischen Ortskrankenkassen je 100 Gesamtmitglieder wiesen in den Jahren 1975 bis 1983 zwischenzeitlich eine rückläufige Entwicklung auf, die als zeitlich begrenzte Wirkung des Bayern-Vertrags interpretiert werden kann: Nach Zunahmen zwischen 1975 und 1977 um rund 16% blieb die Häufigkeit der Krankenhausfälle der Versicherten 1978 nahezu konstant und ging dann 1979, im Jahr des Vertragsabschlusses, um rund 2% gegenüber dem Vorjahr zurück; 1980 verharrte sie auf dem gleichen Wert wie 1979. Dieser temporäre Rückgang war in Bayern etwas ausgeprägter als im übrigen Bundesgebiet. Leider verhindert die Tatsache, daß nur Gesamtjahresangaben vorliegen, eine feiner segmentierte Betrachtung des Jahres 1979, so daß kurzfristige Beziehungen zwischen der Senkung der Fallzahlen, dem Vertragsabschluß und den Maßnahmen seiner publizistischen Verbreitung nicht genauer untersucht werden können.

Der Rückgang der Krankenhausfälle 1978/80 (bei Pflicht- und freiwilligen Mitgliedern noch etwas ausgeprägter als bei Rentnern) war jedoch nicht von Dauer, sondern ging in einen Wiederanstieg über, der 1982 zu den höchsten Krankenhausfallzahlen im Zeitraum von 1975 bis 1983 führte. Ausmaß und Dauer des Reduktionseffekts sind, gemessen an diesen Daten, hinter den mit dem Vertrag verbundenen Erwartungen zurückgeblieben.

Die Entwicklungen der Krankenhausfälle innerhalb der 39 bayerischen Ortskrankenkassen weichen von diesem Gesamtbild teilweise beträchtlich ab. Die regionalen Unterschiede zwischen den Ortskrankenkassen waren im Untersuchungszeitraum wesentlich größer als Veränderungen im zeitlichen Verlauf. Während der Laufzeit des Bayern-Vertrags fand ein Ausgleich regionaler Disparitäten statt.

Nochmals soll hervorgehoben werden, daß die Krankenhausfallzahlen nur ein näherungsweiser Indikator für kassenärztliche Einweisungen sind, da bei jenen beispielsweise auch Notfallaufnahmen oder Wiedereinbestellungen von Patienten durch angestellte Krankenhausärzte und Rettungsdiensteinlieferungen mitgezählt werden; deshalb mußten für die Evaluation des Bayern-Vertrags auch Daten aus anderen Quellen aufbereitet oder erhoben werden.

Kassenärztliche Einweisungen

Die in Zusammenarbeit zwischen RVO-Kassenverbänden und Kassenärztlicher Vereinigung geführte Statistik der kassenärztlichen Einweisungen erbrachte wegen erhebungstechnisch bedingter Einschränkungen der Aussagekraft nur wenige zuverlässige Aufschlüsse. Sowohl im Querschnitt der 39 Ortskrankenkassen wie in der zeitlichen Entwicklung finden sich in dieser Statistik Unregelmäßigkeiten, die auf Schwierigkeiten bei der Durchführung der neuartigen Datenerhebungen zurückzuführen sind und daher gegen deren Verwendung bei der Analyse der Entwicklung kassenärztlicher Einweisungen sprechen. Damit fehlt eine wichtige Voraussetzung, Umfang und Entwicklung derjenigen Krankenhausfälle abschätzen zu können, die nicht durch kassenärztliche Einweisungen zustandekommen. Die genaue Kenntnis der Qualität dieser Statistik ist ein wichtiges Nebenprodukt der Vertrags-Evaluation.

Befragungsergebnisse

Dem Bild einer zeitlich nur begrenzten und mengenmäßig relativ kleinen Senkung der Krankenhausfallzahlen in den Routinedaten der RVO-Kassen stehen die Eigenangaben der niedergelassenen bayerischen Kassenärzte gegenüber, die zu den Möglichkeiten und Grenzen von Einweisungsverringerungen befragt wurden. Die bayerischen Kassenärzte geben in der Mehrzahl an, daß ihre Einweisungen in das Krankenhaus in den ersten drei Jahren nach Inkrafttreten des Vertrags 'etwas abgenommen' hätten (Ergebnisse der MEDIS-Ärztebefragung 1982/83), d.h. daß ihre Einweisungstätigkeit zeitweise zumindest tendenziell mit den Intentionen des Vertrags in Übereinstimmung gestanden hätte. Nur ungefähr die Hälfte der Ärzte führte jedoch die Verringerungen der Einweisungstätigkeit auf die speziellen Regelungen des Bayern-Vertrags zurück. Ein großer Teil der Ärzte gab - unabhängig vom, jedoch keineswegs im Gegensatz zum Bayern-Vertrag - zu erkennen, daß sie sich bei ihren Einweisungsentscheidungen schon immer von der Maxime der Beschränkung auf das Notwendige hätten leiten lassen; somit konnte von diesen Ärzten keine weitergehende Verringerung der Einweisungstätigkeit erwartet werden. Drei Jahre nach Inkrafttreten des Bayern-Vertrags (Befragungszeitpunkt 1982/83) gab die überwiegende Mehrheit (80%) der bayerischen Kassenärzte an, die Möglichkeit der Verringerung von Einweisungen sei bereits an der Grenze angelangt.

Unter den Umständen, die die Notwendigkeit zur stationären Einweisung aus Sicht der niedergelassenen Kassenärzte begründen, wurde neben der medizinischen Notwendigkeit auch das Fehlen häuslicher und pflegerischer Versorgungsmöglichkeiten der Patienten hervorgehoben. Von ungefähr 46% der befragten bayerischen Allgemeinärzte wurde in der Befragung 1983/84 die Auffassung geäußert, daß sie im Quartal vor der Befragung Patienten in das Krankenhaus eingewiesen hätten, die aufgrund medizinischer Gegebenheiten allein nicht stationär behandlungsbedürftig gewesen wären, bei denen aber wegen des Fehlens einer häuslichen oder sonstigen pflegerischen Versorgung die Aufnahme in ein Krankenhaus nötig wurde. Der Umfang der Einweisungen aufgrund pflegerischer Notwendigkeit ist demnach zahlenmäßig beträchtlich, obwohl über 90% der Allgemeinärzte von den in Bayern vorhandenen ambulant-pflegerischen Versorgungsmöglichkeiten pro Quartal für zwei oder mehr Patienten Gebrauch gemacht hatten und die Erfahrungen mit diesen Einrichtungen überwiegend als gut bezeichnet wurden. Das Vorhandensein adäquater ambulanter Pflegemöglichkeiten ist offenbar eine wesentliche Wirksamkeitsbedingung des Vertrags; für die Fortsetzung des Vertrags könnte dies ein wichtiger Ansatzpunkt sein.

Um das Einweisungsverhalten der niedergelassenen Kassenärzte besser beurteilen zu können, wurden 1984 auch Ärzte aus Inneren Abteilungen bayerischer und außerbayerischer Krankenhäuser danach befragt, in welchem Maße die verschiedenen Zugangswege ins Krankenhaus zu dem allgemeinen Aufwärtstrend der stationären Fälle beitragen. In Abteilungen mit weitgehend konstanten Aufnahmezahlen berichteten die Krankenhausärzte von Zunahmen der Einlieferungen durch kassenärztliche Notfalldienste, durch Rettungsdienste sowie der Zahl von Patienten, die von sich aus das Krankenhaus aufsuchten; die Entwicklungstendenz der kassenärztlichen Einweisungen wurde von diesen Krankenhausärzten überwiegend als 'gleichbleibend' charakterisiert (83% der Befragten). Die Angaben der Ärzte jedoch, die in Abteilungen mit steigenden Aufnahmezahlen tätig waren (etwa die Hälfte der Stichprobe), unterschieden sich hiervon: Sie berichteten erwartungsgemäß wesentlich öfter von Zunahmen bei allen Zugangswegen; dabei hatten zwei Drittel der bayerischen Befragten in ihrer Abteilung Zunahmen der kassenärztlichen Einweisungen wahrgenommen (im übrigen Bundesgebiet nur 48%). Auf eine nachlassende Einweisungstätigkeit der niedergelassenen Ärzte innerhalb oder außerhalb Bayerns (vor 1984) kann aus diesen Angaben nicht geschlossen werden.

Um eine hochwertige medizinische Versorgung sicherzustellen, konnten die bayerischen Kassenärzte anscheinend nach Abschluß des Bayern-Vertrags nur in geringerem Umfang als erwartet auf stationäre Behandlungen ihrer Patienten verzichten. Es ist daher nicht überraschend, daß einige Befürchtungen, die anläßlich des Bayern-Vertrages über negative Folgen von Einweisungsverringerungen geäußert wurden, nicht bestätigt werden konnten. Sowohl aus der Sicht ehemaliger Krankenhauspatienten (repräsentative Quotenstichprobe mit 280 bayerischen und 501 außerbayerischen Patienten) wie von Krankenhausärzten ließ sich die gelegentlich geäußerte Vermutung, aufgrund der Appelle des Bayern-Vertrags käme es in Bayern relativ öfter zu verspäteten Einweisungen, nicht stützen. Die Qualität der ambulant-ärztlichen Vorbehandlung stationär aufgenommener Patienten wurde von den bayerischen Krankenhausärzten überwiegend als sehr gut oder gut eingestuft, was sich insbesondere auf die Qualität der ambulanten Diagnostik zu beziehen schien: Häufiger als ihre Kollegen außerhalb Bayerns räumten bayerische Krankenhausärzte ein, daß sie darauf verzichten konnten, Untersuchungen zu wiederholen, für die bereits bei der Patientenaufnahme ambulant-ärztlich erstellte Befunde vorhanden waren.

11.4.2 Arzneimittelverordnungen

Mit dem Bayern-Vertrag beabsichtigten die Vertragspartner, eine Honorarregelung zu treffen, die die vergütungsmäßigen Voraussetzungen für eine gezielte Diagnostik und Therapie im Rahmen der kassenärztlichen Versorgung verbessern sollte; durch eine solche Intensivierung der ambulant-ärztlichen Tätigkeit sollte laut Vertragstext erreicht werden, "daß eine gezielte Arzneiverordnung erleichtert wird, wobei der Beachtung von Wirksamkeit, Preis und Menge der verordneten Arzneimittel erhebliche Bedeutung zukommt".

Indikatoren

Dem MEDIS-Institut standen zur Beurteilung der Wirksamkeit des Bayern-Vertrags im Bereich der Arzneimittelverordnungen Routinedaten zur Verfügung, die Angaben über arzt- und versichertenbezogen darstellbare Arzneimittelausgaben und über die Zahl der von Kassenärzten ausgestellte Rezepte sowie partielle Informationen über die Anzahl der verordneten Medikamente enthielten. Für eine Beurteilung des Vertrags im Lichte der zitierten, explizit im Text aufgeführten Ziele ('gezielte Verordnung') steuert diese Datenbasis kaum brauchbare Informationen bei. Gleichwohl sind diese Statistiken von mehr als nur randständiger Bedeutung für eine Einschätzung des Erfolgs oder Mißerfolgs des Bayern-Vertrags, hat doch dessen Bewertung durch die Vertragspartner selbst deutlich gemacht, daß an diese Vergütungsvereinbarung vor allem seitens der Kassen auch die Hoffnung geknüpft war, sie könne sich im Sinne einer Dämpfung des Wachstums der Arzneimittelausgaben auswirken. Ob der erwartete Kostendämpfungseffekt im Arzneimittelsektor dabei eher als Indikator einer gezielteren Verordnungsweise oder als deren positiv zu bewertende Begleiterscheinung betrachtet wurde, oder ob dies gar der sachliche Kern einer auf maximale Konsensfähigkeit ausgelegten Formulierung war, kann an dieser Stelle dahingestellt bleiben.

Ausgabenentwicklung

Die Arzneimittelausgaben für die Versicherten insgesamt sind bei den bayerischen RVO-Kassen je Mitglied (einschließlich Rentner) zwischen 1979 und 1983 von 281,93 DM auf 368,04 DM, also um etwa 86 DM oder um 30,5% gestiegen. Nach Kassenarten getrennt betrachtet, bewegte sich diese Zunahme zwischen 25,7% bei den Innungskrankenkassen und 33,6% bei den Landwirtschaftlichen Krankenkassen; diese Schwankungen dürften im wesentlichen aus Unterschieden in den Altersstrukturen der Versicherten herrühren. Vergleicht man das Ausgabenwachstum in den ersten vier Jahren der Geltung des Bayern-Vertrags mit der Entwicklung in einer gleich langen Zeitspanne davor, also von 1975 bis 1979, so ist für die Gesamtheit der bayerischen RVO-Kassen sowohl gemessen an den absoluten Zuwächsen (86 DM gegenüber 61 DM) als auch gemessen an den Steigerungsraten (30,5% gegenüber 27,8%) eine Beschleunigung des Ausgabenwachstums zu verzeichnen.

Vergleicht man die Arzneimittelausgaben der bayerischen und außerbayerischen RVO-Kassen miteinander, muß zunächst festgehalten werden, daß im gesamten Beobachtungszeitraum 1975-83 das bayerische Ausgabenniveau um durchschnittlich etwa 60 DM unter dem außerhalb Bayerns lag. Im zeitlichen Verlauf fällt auf, daß bei ständig - also auch schon vor Abschluß des Vertrags - höheren Wachstumsraten in Bayern die absoluten Steigerungsbeträge bis 1980 hinter denen im übrigen Bundesgebiet zurückblieben, nach 1980 aber auch die absoluten Ausgabenzuwächse in Bayern größer waren als außerhalb.

Zwar entspricht eine isolierte Betrachtung einzelner Leistungs- bzw. Ausgabenbereiche nicht dem kostendämpfungspolitischen Konzept des Bayern-Vertrags, doch rechtfertigen die Ergebnisse des zeitlichen und regionalen Vergleichs der Entwicklung der Arzneimittelausgaben die Einschätzung, daß der Bayern-Vertrag Hoffnungen auf eine günstigere Ausgabenentwicklung im Arzneimittelsektor nicht erfüllt hat. Daraus kann indessen nicht abgeleitet werden, daß der Vertrag die Kassenärzte in ihrem Verordnungsverhalten nicht erreicht habe: Preiseffekte und angebotsseitig induzierte Struktureffekte beeinflussen die Höhe der Ausgaben ebenso wie Änderungen des Verordnungsverhaltens der Ärzte; diese zu isolieren, war auf der verfügbaren Routinedatenbasis nicht möglich.

Die Differenzierung des Ausgabenwachstums nach Versichertengruppen zeigt, daß sich der längerfristig zu beobachtende Trend einer vergleichsweise hohen Ausgabendynamik der Arzneimittelverordnungen für Rentner auch nach Inkrafttreten des Bayern-Vertrags ungebrochen fortsetzte. So lagen z.B. bei den bayerischen Ortskrankenkassen die Kosten je Behandlungsfall im vierten Quartal 1982 für die Mitglieder um 22,7%, für deren Familienangehörige um 23%, für die Rentner und deren Familienangehörige aber um 32,9% höher als drei Jahre zuvor. Den Rechnungsergebnissen dieser Kassen zufolge haben von 1979 bis 1983 die Arzneimittelausgaben je Mitglied bzw. je Rentner für die Mitglieder um 18,2%, für deren Familienangehörige um 16,3%, für die Rentner und deren Familienangehörige hingegen um 43,9% zugenommen.

Die begrenzte Aussagefähigkeit derart standardisierter Angaben ist seit langem bekannt (Fallzahlen sind unzuverlässige Indikatoren für Patientenzahlen; den Mitgliederstatistiken ist nicht zu entnehmen, wie sich die Zahl der Versicherten entwickelt), jedoch wird das Ausmaß möglicher Verzerrungen durch die üblichen Standardisierungen vermutlich unterschätzt. Folgt man den im Rhythmus von vier Jahren durchgeführten Erhebungen der Ortskrankenkassen zur Zahl der mitversicherten Familienangehörigen, so haben die Arzneimittelausgaben je Versichertem von 1979 bis 1983 um 40% (zum Vergleich: je Mitglied einschl. Rentner um 30%), die Arzneimittelausgaben für Familienangehörige der Mitglieder je Familienangehörigem um 43% (je Mitglied um 16%) zugenommen. Trotz ihrer sehr beschränkten Zuverlässigkeit weisen diese Erhebungen darauf hin, daß strukturelle Veränderungen wie z.B. solche der Familienlastquote sich in so hohem Tempo vollziehen können, daß deren Vernachlässigung selbst bei kurzfristigen Betrachtungen zu erheblichen Fehlbeurteilungen von Entwicklungen führen kann.

Bei einer Differenzierung der Arzneikostenentwicklung nach Arztgruppen zeigt sich, daß die dominierende Position der Allgemeinärzte und Internisten im wesentlichen erhalten geblieben ist. Im vierten Quartal 1979 haben die niedergelassenen bayerischen Kassenärzte für AOK-Versicherte Arzneimittelverordnungen im Wert von ca. 254 Mio. DM ausgestellt; davon entfielen 226 Mio. oder 88,8% auf die Rezepte von Allgemeinärzten und Internisten. In den folgenden drei Jahren nahm das Verordnungsvolumen um knapp 86 Mio. DM oder um ein Drittel zu; auf die Rezepte der Allgemeinärzte und Internisten entfielen davon 88,7%. Die fallbezogene Betrachtungsweise verdeutlicht zum einen, daß diese beiden Arztgruppen auch mit Abstand die arzneimittelkostenintensivste Therapie betreiben - im vierten Quartal 1982 ergaben sich bei einem Falldurchschnitt von 69,05 DM für die Ärzte insgesamt für die Allgemeinärzte und Internisten Werte von 96,40 DM bzw. 100,17 DM -, und zum anderen, daß diese beiden Arztgruppen bei ohnehin schon hoher Kostenintensität auch überdurchschnittlich hohe Wachstumsraten der Kosten je Fall aufweisen.

Unterscheidet man die Ärzte in solche, die schon vor dem Abschluß des Bayern-Vertrags als niedergelassene Kassenärzte tätig waren, und in jene, die sich erst 1979 oder später niederließen, so zeigt sich, daß die zweite Gruppe sowohl im Niveau als auch im Wachstum der fallbezogenen Arzneimittelkosten vergleichsweise niedrigere Werte zu verzeichnen hatte. Es ist freilich ungewiß, ob diese Abweichungen wirkliche Unterschiede im Verordnungsverhalten älterer und jüngerer Kassenärzte anzeigen, da die Patientenschaft jüngerer Ärzte im Durchschnitt vermutlich jünger und daher weniger medikamentenbedürftig ist.

Mengenentwicklung

Über die verordneten Arzneimittelmengen geben die Statistiken nur spärliche Auskünfte. Die Anzahl der je Behandlungsfall der AOK-Versicherten ausgestellten Rezepte ist vom vierten Quartal 1979 (1,80 Rezepte je Fall) bis zum vierten Quartal 1982 (1,81 Rezepte je Fall) praktisch konstant geblieben; differenziert nach Versichertengruppen steht einem Rückgang bei den Mitgliedern um gut 3% eine Zunahme bei den Familienangehörigen und den Rentnern um knapp 2% gegenüber. Die Anzahl der je Behandlungsfall verordneten Arzneimittel ist nur für die Versichertengruppe der Mitglieder zuverlässig abschätzbar. Wiederum im Zeitraum vom vierten Quartal 1979 bis zum vierten Quartal 1982 ist diese Zahl von 2,46 auf 2,29 (also um 7%) gesunken. Interpretationen dieses Befunds im Sinne eines Mengenrückgangs sind freilich nicht zwingend, da die verfügbaren Daten noch nicht einmal das Herausfiltern des Einflusses veränderter Packungsgrößen auf diese Kennziffer gestatten.

Wieweit sich der Rückgang der Anzahl der im Rahmen der kassenärztlichen Versorgung verordneten Arzneimittel im Jahre 1983 fortgesetzt hat, ist aufgrund der am 1.4.1983 in Kraft getretenen Regelung über die Verordnung von Bagatellarzneimitteln in Verbindung mit dem Sachverhalt, daß sich Leistungs- und Ausgabenstatistiken der GKV auf die Erfassung von Leistungen und Ausgaben zu Lasten der Kassen beschränken, nicht zu beurteilen.

Effekte der Substitution stationärer durch medikamentöse Therapie

Zur Prüfung der Frage, ob sich in den Routinedaten Hinweise dafür finden lassen, daß von einer Intensivierung der ambulant-ärztlichen

Leistungstätigkeit ein dämpfender Effekt auf die Höhe der Arzneimittelkosten ausgeht, wurden arztpraxisbezogene Daten über Leistungsvolumen, Rezepte und Arzneimittelkosten je Fall auf Zusammenhänge hin untersucht. In diese Berechnungen wurde als Kontrollvariable auch die relative Häufigkeit der Krankenhauseinweisungen einbezogen, da der Erwartung einer sparsameren Verordnung von Arzneimitteln als Folge gezielter Diagnostik häufig der Hinweis entgegengesetzt worden war, daß eine Verringerung der Krankenhauseinweisungen unvermeidlich einen Mehraufwand an ambulanter Arzneimitteltherapie nach sich ziehe. Auch unter Berücksichtigung dieser Variablen weisen die Ergebnisse der Untersuchungen nicht in Richtung substitutiver Beziehungen zwischen ärztlichem Leistungsvolumen und Arzneimittelkosten: Sowohl im Querschnitt als auch im Längsschnitt ergaben sich statistisch abgesicherte Zusammenhänge nur in Form gleichgerichteter Beziehungen.

Nach eigenen Angaben (Ergebnisse der MEDIS-Ärztebefragung 1982/83) war bei ungefähr der Hälfte der bayerischen Kassenärzte in den ersten drei Jahren nach Abschluß des Vertrags die Zahl ihrer Arzneimittelverordnungen im wesentlichen unverändert. Die andere Hälfte verzeichnete überwiegend Abnahmen der Verordnungen (37% der Ärzte) und nur zum kleineren Teil Zunahmen (15%). Im übrigen Bundesgebiet war der Anteil der Ärzte mit verringerten Arzneiverordnungen rund 20 Prozentpunkte höher als in Bayern.

Zusammenhangsanalysen der Angaben der bayerischen Ärzte ergaben, daß die Entwicklungen von Arzneimittelverordnungen und Krankenhauseinweisungen im wesentlichen gleichsinnig verliefen: Bei ungefähr einem Fünftel der Ärzte gingen Abnahmen der Einweisungen mit Abnahmen der Arzneimittelverordnungen einher. Nur bei wenigen Ärzten fanden sich gegenläufige Bewegungen, also Hinweise auf Substitutionen von Einweisungen durch medikamentöse Therapie (eine detaillierte clusteranalytische Darstellung dieser Zusammenhänge enthält das Kapitel 8 des Hauptberichts). Vermutungen, daß mit einem Weniger an Einweisungen ein nennenwertes Mehr an Arzneimitteln im gesamten Verordnungsvolumen des Arztes einhergehen müsse, lassen sich durch diese Ergebnisse nicht bestätigen, wenngleich dies bei der Therapie einzelner Patienten zutreffen mag. Diejenigen Ärzte, die Einweisungen verringert hatten, lagen auch nicht häufiger über dem Durchschnitt der Arzneiverordnungskosten ihrer Arztgruppe als Ärzte mit konstanten Einweisungszahlen. Substitutionen stationärer Behandlungen durch Medikamente bei einzelnen Patienten wirken sich auf den Arzneikostendurchschnitt des Arztes offenbar weit weniger gravierend aus, als es manche während der explorativen Studienvorphase geäußerten Befürchtungen von Ärzten erwarten ließen.

Nutzung von Informationsquellen über Arzneimittel

Gezielte Arzneimittelverordnung soll nach den Formulierungen des Vertrags unter Beachtung von Wirksamkeit, Preis und Menge der Arzneimittel erfolgen. Angesichts der Vielfalt der Arzneimittel muß der Arzt hierzu auf vergleichende Informationen zurückgreifen. Die Ärztebefragung führte zu dem Ergebnis, daß die Informationsquellen bayerischer wie außerbayerischer Ärzte nach ihrer Nutzungshäufigkeit eine nahezu identische Rangfolge aufwiesen: Fast jeder Arzt nutzte die Rote Liste, jeder zweite ließ sich durch Pharmareferenten beraten, und rund 40% verwendeten die Preisvergleichsliste des Bundesausschusses der Ärzte und Krankenkassen. Informationsquellen, die Preisvergleiche besonders transparent anbieten, hatten gegenüber solchen, die pharmakologisch-therapeutische Gesichtspunkte in den Vordergrund stellen, für die Ärzte nachrangige Bedeutung.

Verordnungsvarianten und deren Kosteneffekte

Die Präferenzen gegenüber verschiedenen Verordnungsvarianten (größere gegenüber kleineren Packungen, Mono- gegenüber Kombinationspräparaten, Generica gegenüber Markenpräparaten) unterschieden sich zwischen bayerischen und außerbayerischen Ärzten nicht: Der größte Teil der Ärzte neigte, wenn er wirtschaftlich verordnen wollte, 'häufig' oder 'sehr häufig' zur Verordnung größerer Packungen (rund 80%), von Monopräparaten (rund 70%) und zur Vergabe von Ärztemustern (rund 55%). Generica und 'billige' Markenpräparate wurden etwa von jedem zweiten Arzt häufig eingesetzt. Obwohl demnach bei der Nutzung dieser Verordnungsformen eine gewisse Variabilität unter Ärzten besteht, gingen davon keine bedeutsamen Einflüsse auf ihre Verordnungskosten aus: Ärzte z.B., die häufig Generica verordneten, lagen nicht öfter unter dem Verordnungskostendurchschnitt ihrer Arztgruppe als solche, die dies nur selten taten. Auch die Nutzung preisorientierter Transparenzlisten beeinflußte die relative Höhe der Verordnungskosten nicht.

Aus den Ergebnissen der Befragung ist insgesamt zu folgern, daß der Stellenwert, den ein Arzt medikamentöser Therapie generell zumißt, größere Auswirkungen auf seine relativen Arzneimittelkosten hat als die Nutzung von Preis-Transparenz-Information oder die Bevorzugung von Verordnungsvarianten, die gemeinhin als wirtschaftlich gelten. Unter den zahlreichen anderen Faktoren, die als potentielle arztseitige Determinanten der Arzneimittelkosten betrachtet werden, ließ sich nur noch die Einstellung der Ärzte zur Kostendämpfung als ein Einfluß nachweisen: Ärzte, die in Kostendämpfungsmaßnahmen keine Gefährdung der Qualität der medizinischen Versorgung sahen, lagen öfter unter dem Arztgruppendurchschnitt als andere; positive Einstellung zur Kostendämpfung scheint sich also in geringeren Arzneimittelverordnungskosten auszuwirken. Umgekehrt formuliert: Befürchtungen, mit Kostendämpfung würden Qualitätseinbußen verbunden sein, können Ärzte an preisbewußtem Verordnungsverhalten hindern.

11.4.3 Physikalisch-medizinische Leistungen

Obwohl das finanzielle Gewicht der physikalisch-medizinischen Verordnungen im Vergleich zu den anderen Sparzielzonen sehr gering ist (ihr Anteil an den Leistungsausgaben der bayerischen Ortskrankenkassen betrug 1979 mit 86,6 Millionen DM nur 1,3%), wurden sie wegen ihrer weit überdurchschnittlichen Steigerungsraten während der 70er Jahre in die Kostendämpfungsbemühungen des Bayern-Vertrags einbezogen: Er appellierte an die Kassenärzte, durch gezielte Diagnostik und Therapie auch dazu beizutragen, daß "die Verordnung von physikalischen Leistungen, z.B. Massagen und Bäder, eingeschränkt werden kann".

Indikatoren

Um die Entwicklung der Verordnungen physikalisch-medizinischer Leistungen genau verfolgen zu können, haben die Partner des Bayern-Vertrags die Erstellung einer Verordnungsstatistik vereinbart. Diese Statistik, erstmals vorliegend für das zweite Quartal 1981, enthält lediglich die Kosten der von bayerischen Kassenärzten für bayerische RVO-Versicherte veranlaßten Leistungen, jedoch keine Mengenangaben; im Rahmen der Studie konnte sie nur für die sieben Quartale von 2/1981 bis 4/1982 aufbereitet werden und war daher für Untersuchungen der längerfristigen Verordnungsentwicklung nur begrenzt geeignet. Hierfür mußte auf die Ausgabenstatistiken der Kassen zurückgegriffen werden; weil aber nahezu alle Ausgaben für physikalische Therapie durch Verordnungen bayerischer Kassenärzte veranlaßt werden, kann in diesem Fall die Ausgabenentwicklung bei den Krankenkassen auch als Indikator für die Verordnungskostenentwicklung bei den Kassenärzten herangezogen werden.

Ausgabenentwicklung

Während der Jahre 1979 bis 1983 wurde das Ziel einer Dämpfung des Ausgabenwachstums zweifellos erreicht: die Ausgaben für physikalische Therapie je Gesamtmitglied nahmen in diesem Zeitraum von 25,99 DM auf 26,36 DM, also nur um 0,37 DM bzw. 1,42% zu. Fraglich ist jedoch, ob dies ausschließlich dem Bayern-Vertrag als Erfolg zugeschrieben werden kann; denn die insgesamt geringe Ausgabensteigerung war vor allem durch Ausgabenrückgänge in den Jahren 1982 und 1983 bedingt, die ihrerseits auch auf die durch das KVEG verfügten Erhöhungen der Selbstbeteiligung und Preis- und Mengenbeschränkungen für physikalisch-medizinische Leistungen sowie auf die neuen Heil- und Hilfsmittel-Richtlinien zurückgeführt werden können. Hingegen spricht einiges dafür, daß die rückläufige Ausgabensteigerung im Jahre 1980 eine Auswirkung des Bayern-Vertrags war.

Mengenentwicklung

In Analysen von Daten der Verordnungsstatistik zeigte sich, daß die Verordnungsintensität nicht nur mit der Arztgruppenzugehörigkeit, sondern vor allem auch mit der Niederlassungsdauer variiert: Neu niedergelassene Ärzte sind zu Beginn ihrer Tätigkeit deutlich verordnungsintensiver als ihre bereits länger niedergelassenen Kollegen, unterliegen dann aber einem Anpassungsprozeß in Richtung auf den Verordnungsdurchschnitt ihrer Arztgruppe. Gleiches zeigte sich auch bei der Analyse der in ärztlichen Praxen erbrachten physikalisch-medizinischen Leistungen. Dabei führte eine auffällige Erhöhung dieser Leistungen im vierten Quartal 1982 zu der Frage, ob hierin eine Reaktion der Ärzte auf die bundesweiten Neuregelungen gesehen werden könnte; für eine derartige Substitution kassenärztlicher Verordnungen durch kassenärztliche Leistungen auf dem Gebiet der physikalischen Therapie ergaben sich durchaus einige Anhaltspunkte.

11.4.4 Arbeitsunfähigkeitsschreibungen

Ein weiteres Ziel des Bayern-Vertrags war es, zu erreichen, daß "die Gesundheit und die Arbeitsfähigkeit der Patienten auch im Hinblick auf ihre volkswirtschaftliche Bedeutung erhalten wird". Ein Anstieg der kassenärztlichen Gesamtvergütung über den jeweils vereinbarten Richtwert hinaus kann (auch) dann als gerechtfertigt gelten, wenn die Gesamttätigkeit der Kassenärzte zu einem Fortschritt in dieser Richtung führte. Um zu beurteilen, ob dies geschehen sei, beziehen sich die Vertragspartner - laut Vertragstext - auf die Entwicklung der "Zahl der Arbeitsunfähigkeitsfälle und deren Dauer"; auf Pressekonferenzen wurden hierfür auch noch der Krankenstand und die Leistungsausgaben für Krankengeld als Kriterien herangezogen.

Ergebnisse

Die Partner des Bayern-Vertrags haben nie einen Zweifel daran gelassen, daß aus ihrer Sicht eine Reduzierung des AU-Volumens als Indikator für eine vertragskonforme Entwicklung zu betrachten sei. Insoweit besteht auch kein Zweifel daran, daß die tatsächliche Entwicklung im Bereich der AU-Schreibungen vertragskonform verlaufen ist: Verglichen mit den Werten für 1979 hatten 1983 z.B. im Bereich der bayerischen Ortskrankenkassen (jeweils nur Pflichtmitglieder mit Entgeltfortzahlungsanspruch für mindestens 6 Wochen)
- der jahresdurchschnittliche Krankenstand um 21%
- die Anzahl der AU-Fälle je 100 Mitglieder um 10%
- die Anzahl der AU-Tage je 100 Mitglieder um 17%
- die Anzahl der Krankengeldfälle je 100 Mitglieder um 20% und
- die Anzahl der Krankengeldtage je 100 Mitglieder um 9%

abgenommen. Die Anzahl der AU-Schreibungen (Erst- und Folgebescheinigungen) von RVO-Patienten durch bayerische Kassenärzte lag 1982 um 18%, der Anteil der arbeitsunfähig geschriebenen RVO-Behandlungsfälle um 17% niedriger als 1979.

Wirtschaftsentwicklung

Fraglich bleibt nur, ob diese Entwicklung im wesentlichen auf den Bayern-Vertrag zurückzuführen ist oder ob sie nicht weitgehend durch krisenhafte wirtschaftliche Entwicklungen herbeigeführt wurde. Für letztere Interpretation spricht, daß

- die überwiegende Zahl der routinemäßig erfaßten Indikatoren der AU-Entwicklung erst ab 1981 - also mit Beginn der Verschlechterung der Arbeitsmarktlage - eine fallende Tendenz aufweist,
- Krankenstand, AU-Tage und AU-Fälle bei den außerbayerischen RVO-Kassen eine im Vergleich zu den bayerischen Daten weitgehend parallele Entwicklung zeigen,
- regionale Unterschiede der AU-Entwicklung innerhalb Bayerns zu einem erheblichen Teil auf die regional variierende Arbeitsmarktlage zurückgeführt werden können.

Gestützt wird diese Interpretation durch die Auswertungsergebnisse der MEDIS-Ärztebefragungen 1982/83 und 1983/84 zum Themenbereich Arbeitsunfähigkeit, die u.a. zeigen, daß
- die Ärzte allgemein den AU-Schreibungen im System der Vertragsziele nur eine sehr untergeordnete Bedeutung beimessen,
- ein statistischer Zusammenhang zwischen der Strenge ärztlicher Maßstäbe bei der Beurteilung der Arbeits(un)fähigkeit und der berichteten Entwicklung der Anzahl von Erst-AU-Schreibungen nicht besteht,
- ein statistischer Zusammenhang zwischen Intensivierung der ärztlichen Diagnostik und Verringerung der AU-Schreibungen nicht belegt (und erwartet) werden kann,
- in beiden Befragungsrunden jeweils mehr als 70% der Ärzte angaben, der Wunsch, "krankgeschrieben" zu werden, sei seltener als im vergangenen Jahr geäußert worden,
- in der Befragungsrunde 1983/84 fast 80% der Ärzte mitteilen, sie seien häufiger als früher von ihren Patienten gebeten worden, von einer "Krankschreibung" abzusehen.

Patientenverhalten

Diese Ergebnisse aus Ärztebefragungen legen die Vermutung nahe, daß die Reduzierung der Erst-AU-Schreibungen in den letzten Jahren vor allem durch ein verändertes Patientenverhalten und weniger durch strengere Maßstäbe oder intensivierte Diagnostik seitens der Ärzte bewirkt worden ist. Befragungs- und Routinedatenauswertungen zusammengenommen vermitteln daher den Eindruck, daß der Rückgang der AU-Schreibungen im wesentlichen auf eine sinkende Nachfrage der Versicherten nach solchen Bescheinigungen zurückzuführen ist, die ihrerseits ihre Ursache in der wachsenden Arbeitsplatzunsicherheit hatte;

für einen eigenständigen, anhaltenden Einfluß des Bayern-Vertrags auf das AU-Volumen liefern die Daten keine Hinweise.

Erfolgsmeldung?

Aus diesem Sachverhalt abzuleiten, daß der Bayern-Vertrag im AU-Bereich erfolglos gewesen sei, wäre freilich kurzschlüssig. Vielmehr ist zu fragen, ob angesichts des im Gefolge der Arbeitsmarktkrise drastischsten Rückgangs des Krankenstands während der beiden letzten Jahrzehnte ein Wirksamwerden des Vertrags im Sinne einer zusätzlichen Verringerung des AU-Volumens überhaupt erwartet werden konnte. Schließlich ist an die seit Beginn der 80er Jahre wieder entflammte Diskussion darüber zu erinnern, ob die in der ökonomischen Krise niedrigen AU-Kennziffern Indikatoren des 'wahren' Krankenstands sind oder nicht eher ein Beleg für die mit wachsender Angst vor dem Verlust des Arbeitsplatzes steigenden Gesundheitsrisiken der abhängig Erwerbstätigen. Insofern ist der Frage, ob der Bayern-Vertrag unter den herrschenden Bedingungen noch wirken konnte, unter gesundheitspolitischem Aspekt die Frage anzuschließen, ob der Vertrag über die ohnehin eingetretende Reduzierung des AU-Volumens hinaus eine weitere Senkung des Krankenstandes überhaupt hätte herbeiführen sollen.

11.4.5 Substitutionen ärztlicher Leistungen und Verordnungen

Ziel des Bayern-Vertrags war es, durch Ausschöpfung der den Kassenärzten gemeinsam zur Verfügung stehenden diagnostischen und therapeutischen Möglichkeiten die Zahl der Krankenhauseinweisungen zu verringern, Arzneimittelverordnungen gezielter vorzunehmen, Verordnungen physikalisch-medizinischer Maßnahmen zu reduzieren sowie die Zahl der Arbeitsunfähigkeits-Fälle und -Tage zu senken und damit insgesamt das Wachstum der Kassenausgaben zu verringern. Dieser Kostendämpfungsstrategie liegen damit die Hypothesen zugrunde, daß

- den Kassenärzten medizinisch qualitativ gleichwertige diagnostische und/oder therapeutische Handlungsalternativen offenstehen, die sich durch unterschiedliche Kombinationen ärztlicher Leistungen und Verordnungen kennzeichnen lassen,
- unter den Alternativen zu den typischerweise oder doch häufig realisierten Behandlungsstrategien der Kassenärzte auch solche sind, die eine vergleichsweise höhere Intensität ambulant-ärztlicher Leistungen und eine geringere Verordnungsintensität aufweisen, und daß

- diese Alternativen im Vergleich zu den tatsächlich angewandten Behandlungsverfahren kostengünstiger sind oder Strukturverschiebungen bewirken, die mittelfristig zu Kostendämpfungen führen.

Indikatoren

Im Rahmen der Begleitstudie wurden verschiedene Untersuchungen durchgeführt, die sich auf die intendierten Substitutionen von Verordnungen durch ambulante kassenärztliche Leistungen beziehen. Untersucht wurde vor allem, ob Veränderungen der Leistungs- und Verordnungsstruktur feststellbar sind, die darauf hinweisen, daß derartige Substitutionsprozesse stattgefunden haben, und ob es Belege dafür gibt, daß von einer Intensivierung der ambulanten kassenärztlichen Behandlung kostendämpfende Effekte ausgegangen sind. Dabei wurden Abrechnungsdaten der KVen, Statistiken der Kassen und Ergebnisse der Ärztebefragungen genutzt und mittels vergleichender Betrachtungen, Zusammenhangs- und Clusteranalysen ausgewertet.

In einem ersten Ansatz (mit ärztlichen Praxen als Untersuchungseinheiten) wurden Kennziffern der Leistungs- und Verordnungstätigkeit der bayerischen Kassenärzte aus allen vom Vertrag angesprochenen Leistungsbereichen auf Zusammenhänge hin untersucht; das Zahlenmaterial hierfür wurde aus den von der KVB routinemäßig im Abrechnungsprozeß erstellten Dateien über ärztliche Leistungen und Verordnungen in den vierten Quartalen 1979, 1981 und 1982 gewonnen. In einem zweiten Ansatz wurde eine Zusammenhangsanalyse von vertragsnahen Kennziffern der Leistungs- und Verordnungsentwicklung durchgeführt, die auf versichertenbezogenen Aggregatdaten beruhen; dabei handelt es sich um Daten für die 39 bayerischen Ortskrankenkassen, die den routinemäßig erstellten GKV-Statistiken über Leistungsausgaben und Leistungsfälle in den Jahren 1979 und 1983 entnommen wurden.

Substitutionen

Generell erbrachten die bivariaten Zusammenhangsanalysen zwischen individuellen Leistungs- und Verordnungsdaten keine Anhaltspunkte für Substitutionsbewegungen zwischen ärztlichen Leistungen und Verordnungen. Wo überhaupt Zusammenhänge nennenswerter Stärke zwischen den Kennziffern auftraten - dies waren im wesentlichen Zusammenhänge zwischen (Veränderung der) Leistungsintensität und (Veränderung der)

Arzneikostenintensität -, deuteten diese eher auf komplementäre, d.h. gleichgerichtete Beziehungen zwischen Leistungen und Verordnungen hin.

Neben Schwächen der Datenbasis und wegen der notwendigerweise isolierten Betrachtung der einzelärztlichen Tätigkeit ohne Berücksichtigung arbeitsteiliger Beziehungen zwischen den Praxen mag ein weiterer Grund für diesen negativen Befund sein, daß verschiedene Muster von Beziehungen zwischen Leistungen und Verordnungen bzw. deren Entwicklung unter den Ärzten zu finden sind, die sich in einer Globalbetrachtung aller Ärzte überlagern und daher verwischt werden. Hierauf deuten die Ergebnisse einer clusteranalytischen Typisierung der bayerischen Kassenärzte auf der Basis ihrer in der MEDIS-Ärztebefragung 1982/83 gemachten Angaben über die Leistungs- und Verordnungsentwicklung in den letzten drei Jahren hin.

Abbildung 11.2

Indikatoren der Entwicklung kassenärztlicher Leistungen und Verordnungen in Bayern 1979 bis 1983 (nur Ortskrankenkassen)

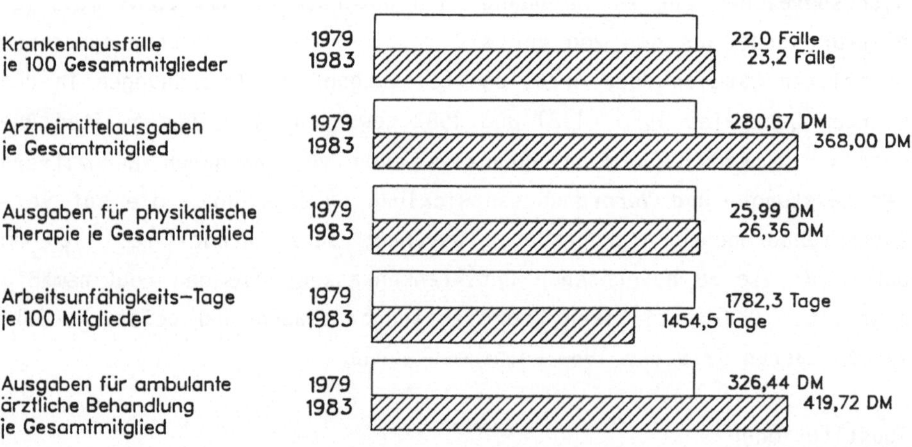

Quellen: BdO (Hrsg.), Statistik der Ortskrankenkassen in der Bundesrepublik Deutschland, 1979 und 1983 (eigene Berechnungen)

Typische Arztgruppen

Aus der Befragung ergab sich, daß im Durchschnitt der Gesamtärzteschaft die Leistungs- und Verordnungsentwicklung durchaus mit den Appellen des Bayern-Vertrags konform verlief: Reduktionen in den Sparzielzonen, Zunahmen bei den ambulant-ärztlichen Leistungen. Es gibt jedoch auch eine Gruppe von Ärzten, die durch eine allgemein rückläufige Leistungs- und Verordnungsentwicklung charakterisiert ist, sowie eine Gruppe, deren Leistungstätigkeit expandierte, die nur bei Krankenhauseinweisungen reduzierte und geringe Neigung zu praxisübergreifender Kooperation (Überweisungen) zeigte. Praxisdynamik und Arztalter, Praxislage und Kenntnis des Bayern-Vertrags beeinflussen diese Gruppenbildung.

Komplementaritäten

Die Erhöhung der Ausgaben für ambulant-ärztliche Leistungen um 1 DM je Mitglied zog 1979 im Mittel eine Erhöhung der Ausgaben in den

Abbildung 11.3

Entwicklung ausgewählter Leistungen und Verordnungen aus der Sicht niedergelassener Allgemeinärzte in Bayern

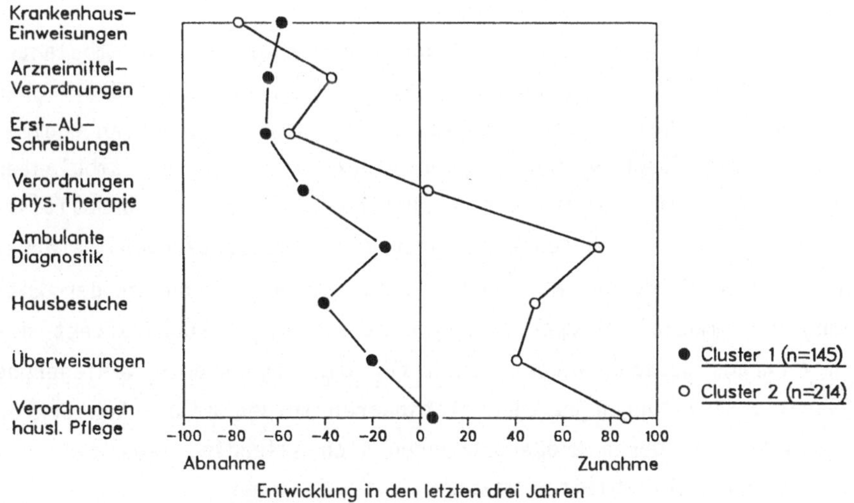

Quelle: MEDIS - Ärztebefragung 1982/1983

'Sparzielzonen' um 0,92 DM, 1983 um 0,96 DM nach sich (die entsprechenden mittleren Elastizitäten betrugen für 1979 0,41 und für 1983 0,44). Die Analyse des Ausgabenwachstums 1979-83 (nur Mitglieder) zeigt, daß in der Tendenz die Wachstumsraten der Leistungsausgaben in den Sparzielzonen desto höher sind, je größer die Steigerungsrate der Ausgaben für ambulant-ärztliche Behandlung ist. Die Ausgabenvariablen lassen damit weder Substitutionsprozesse zugunsten der ambulanten Versorgung noch ein das Ausgabenwachstum dämpfendes Potential der Expansion der ambulant-ärztlichen Leistungen erkennen.

Einzelerfolge?

Als Indiz dafür, daß die vom Bayern-Vertrag beabsichtigte Substitution stationärer durch ambulante Versorgung doch stattfand, kann hingegen die Tatsache interpretiert werden, daß (bei den bayerischen Ortskrankenkassen) die Ausgabenentwicklung im ambulant-ärztlichen Bereich und die Veränderungen der Krankenhausfallzahlen negativ korrelieren. Dieses Ergebnis deutet - im Verbund mit einer nahezu vollständigen statistischen Unabhängigkeit von Fallzahl- und Ausgabenentwicklung im Krankenhausbereich - jedoch auch auf eine Schwachstelle der Vertragsstrategie hin: daß nämlich Fallzahländerungen der bislang beobachteten Größenordnungen (und im Rahmen der bislang geltenden Regularien der Krankenhausfinanzierung) möglicherweise die Krankenhausausgaben der Kassen gar nicht spürbar beeinflussen können.

Schließlich wurde untersucht, wie sich die Frequenzen des ambulanten Operierens seit Einführung der Zuschlagsregelung für diese ärztlichen Leistungen entwickelt haben. Es kann mit guten Gründen angenommen werden, daß die Zuschlagsregelung zu einer Expansion der ambulanten Operationen geführt und daß sie in Bayern (infolge honorarpolitisch und strukturpolitisch besonders günstiger Voraussetzungen) stärker als im übrigen Bundesgebiet gewirkt hat; insoweit kann in der Entwicklung der ambulanten Operationen durchaus ein Sekundäreffekt des Bayern-Vertrags gesehen werden. Auch für die angestrebte Verlagerung der Operationsleistungen aus dem stationären in den ambulanten Sektor gibt es Indizien, deren Größenordnungen sich allerdings aus den verfügbaren Daten nicht ableiten lassen.

11.4.6 Ärztliche Leistungen

Die kassenärztlichen Leistungen werden im Vertragstext an mehreren Stellen angesprochen; vor allem wird darauf hingewiesen, daß zur Realisierung der speziellen Einsparungsziele des Bayern-Vertrags die "gezielte Diagnostik und Therapie unter Ausschöpfung der den Kassenärzten gemeinsam zur Verfügung stehenden Möglichkeiten" (implizite also eine Intensivierung ambulant-ärztlicher Versorgung) nötig sei; hinsichtlich der kassenärztlichen Gesamtvergütung wurde gleichwohl erwartet, daß sie je Krankenkassenmitglied im Landesdurchschnitt jährlich um nicht mehr als 6% (ab 1983: 5,5%) steigen würde.

Leistungsentwicklung

Die Entwicklung der Leistungen bayerischer Kassenärzte nach Vertragsabschluß wurde in der Studie eingehend untersucht. Die wichtigsten Ergebnisse lassen sich schlaglichtartig wie folgt zusammenfassen:

- Intensivierung des Überweisungsgeschehens vor allem durch eine starke Zunahme der Auftragsfälle

Abbildung 11.4

Entwicklung der Anzahl ambulanter Katalogleistungen im Erfassungsbereich der KBV-Frequenzstatistik, 1980 bis 1982

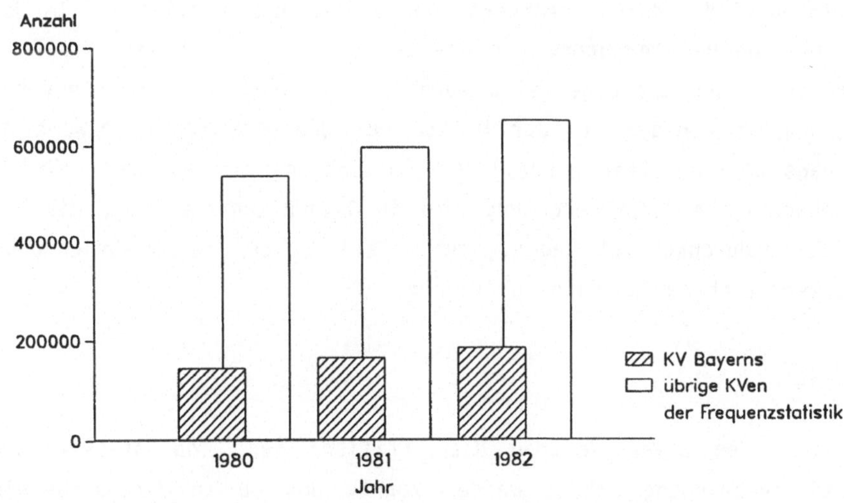

Quelle: KVB-Frequenzstatistik

- Intensivierung der ambulanten Leistungserbringung, vorwiegend im Bereich der ambulanten Diagnostik mit starken Steigerungen der Labor- und Röntgenleistungen sowie Sonographie
- zunehmende Leistungserbringung bei "dringenden" Beratungen (durch den Kassenärztlichen Notfalldienst) und ein deutlicher Zusammenhang mit der Vergütungsanhebung im Jahre 1982
- zunehmende Zahl von Hausbesuchen, darunter insbesondere von "dringenden" Besuchen
- strukturelle Veränderungen der kassenärztlichen Leistungserbringung:
  - ° Rückgänge oder unterdurchschnittliche Zunahmen bei den beteiligten Kassenärzten
  - ° leichte Rückgänge bei den primärärztlich tätigen Arztgruppen (trotz ihrem nahezu konstanten Anteil an der Arztzahl)
  - ° zunehmender Anteil an Gemeinschaftspraxen.

Die Gesamtentwicklung ist dadurch geprägt, daß bei steigenden Arztzahlen und nahezu konstanten Fallzahlen im Beobachtungszeitraum die Fallzahl je Arzt rückläufig war, die durchschnittlichen Fallwerte und damit die Leistungsintensität anstiegen.

Vergütungsentwicklung

Die kassenärztliche Gesamtvergütung bewegte sich im Durchschnitt der Jahre 1980 bis 1983 ganz nahe an den im Bayern-Vertrag gesetzten Grenzwerten. (Die Beurteilung der Steigerungsraten in den einzelnen Quartalen wird dadurch erschwert, daß die Grenzwertermittlung im Jahre 1981 von der Vergütung für die Leistungsgruppen 1 bis 7 auf die Vergütung insgesamt umgestellt wurde; daher läßt sich nur feststellen, daß in weniger als der Hälfte der Quartale der Grenzwert des Vertrags überschritten wurde.) Die Entwicklung der Ausgaben für die kassenärztliche Gesamtvergütung wies in Bayern Zunahmen auf, die über dem Bundesdurchschnitt lagen; ihr Anteil an den Gesamtaufwendungen ist, wenn auch geringfügig, gestiegen.

Erfolge?

Ob durch den Bayern-Vertrag die Effizienz der ambulant-ärztlichen Leistungserbringung erhöht werden konnte und ob in diesem Bereich selbst zur Kostendämpfung beigetragen wurde, konnte trotz einer Vielzahl von Einzeluntersuchungen nicht hinreichend geklärt werden. Jedenfalls hat die Erkenntnis der in einigen Ergebnissen sichtbar gewordenen Reagibilität der Leistungshäufigkeiten auf Vergütungsänderungen im Verlauf der Vertragsgeschichte mit dazu geführt, daß die Vertragspartner den Kassenärzten statt generell formulierter Appelle und Vorgaben nun zunehmend spezielle und individuelle Anreize für ein an den Vertragszielen orientiertes Leistungsverhalten boten und das im kassenärztlichen Vergütungssystem vorhandene Steuerungs- und Kostendämpfungspotential so besser zu nutzen versuchten.

11.5 Schlußbemerkung

Die wissenschaftliche Evaluation einer Steuerungspolitik im Gesundheitswesen muß mittels verschiedener Methoden vielfältigen Aus- und Nebenwirkungen nachgehen. Gemessen an den Erwartungen waren die Erfolge des Bayern-Vertrags eher gering und kurzfristiger Natur; sie wurden schnell von anderen neuen Entwicklungen und Gegensteuerungen überlagert. Negative Nach- und Folgewirkungen des Vertrags konnten nicht festgestellt werden, es sei denn, man hätte vom Bayern-Vertrag eine Gesundheitspolitik statt 'nur' eine Kostendämpfungs-, Ordnungs- und Strukturpolitik erwartet. Ohne übertriebene Erwartungen aber hätte der Bayern-Vertrag gar nicht - auch nicht geringfügig - wirken und sein eher ordnungs- und strukturpolitisches als kostendämpfungsstrategisches Signal setzen können. Wirksamer als die für den Bayern-Vertrag typischen Appelle und Anreize an das Kollektiv der Kassenärzteschaft wären wohl individuelle Anreize für Anbieter und Nachfrager gewesen. Solche Anreize werden deshalb in Zukunft vorwiegend genutzt werden müssen. Dabei wird es auch um Entwürfe alternativer und an Problemlagen orientierter Gesundheitspolitiken gehen müssen - nicht primär um Kostendämpfung, sondern um Innovation: effektive Steuerung des Arzneimittelverbrauchs und ein weiterer Ausbau ambulanter Pflegedienste. Diese beiden Aufgabenbereiche sind Haupthinterlassenschaften des Bayern-Vertrags.

Quellen- und Literaturverzeichnis

1. Quellenverzeichnis

Aichberger, F. (Hrsg.): Sozialgesetzbuch Reichsversicherungsordnung mit Nebengesetzen, Ausführungs- und Verfahrensvorschriften. Textausgabe, München: C.H.Beck'sche Verlagsbuchhandlung 1979 ff.

Bayerische Krankenhausgesellschaft (Hrsg.): Die Auswertung der Selbstkostenblätter im Bundesvergleich, Band 2-6, München 1979-1983

Bayerisches Staatsministerium für Arbeit und Sozialordnung (Hrsg.):
- Arbeit und Soziales, München 1979-1984
- Bericht über das bayerische Gesundheitswesen, München 1970-1983
- Krankenhausbedarfsplan des Freistaates Bayern, München 1979-1983

Bayerisches Staatsministerium für Arbeit und Sozialordnung, Kassenärztliche Vereinigung Bayerns, Landesverbände bayerischer RVO-Kassen: Berichte und Materialien über den Bayern-Vertrag auf den Pressekonferenzen am 14.8.1980, 14.5.1981, 6.5.1982, 2.5.1983 und 23.5.1984

Bundesanstalt für Arbeit (Hrsg.): Amtliche Nachrichten 1/81, 1/84

Bundesministerium für Arbeit und Sozialordnung (Hrsg.):
- Arbeits- und Sozialstatistik. Hauptergebnisse, Bonn 1975-1984
- Bundesarbeitsblatt, Bonn 1983
- Die gesetzliche Krankenversicherung in der Bundesrepublik Deutschland, Bonn 1975-1983

Bundesministerium für Jugend, Familie und Gesundheit (Hrsg.): Daten des Gesundheitswesens 1980 und 1983, Schriftenreihe des Bundesministeriums für Jugend, Familie und Gesundheit, Stuttgart: Kohlhammer 1980 bzw. 1983

Bundesverband der Betriebskrankenkassen (Hrsg.): Die Betriebskrankenkassen im Jahre 1982 und 1983, Essen 1983 bzw. 1984

Bundesverband der Ortskrankenkassen (Hrsg.):
- AOK Statistische Informationen, Reihe 1: Versicherte Nr. 27/1980, 9/1984
- Statistik der Ortskrankenkassen in der Bundesrepublik Deutschland, Bonn 1975-1983
- Krankheitsarten-Statistik 1983, Bonn 1984
- Dokumentation Pharma-Marketing, Bonn, Mai 1984

Bundesverband der Pharmazeutischen Industrie (Hrsg.):
- Basisdaten des Gesundheitswesens 1983/84, Frankfurt 1983
- Rote Liste 1981. Verzeichnis von Fertigarzneimitteln der Mitglieder des Bundesverbandes der Pharmazeutischen Industrie e.V. Aulendorf: Editio Cantor 1981

Kassenärztliche Bundesvereinigung: Bewertungsmaßstab für kassenärztliche Leistungen 1978 (BMÄ '78). Köln: Deutscher Ärzteverlag 1978 ff.

Kassenärztliche Vereinigung Bayerns:
- Arztregister
- Bedarfsplanung für die kassenärztliche Versorgung in Bayern. Sämtliche Bände für die Jahre 1982 und 1983
- Frequenzstatistik 1980 - 1982
- Häufigkeitsstatistik, 3. Quartal 1978 - 4. Quartal 1982
- Längsschnittdaten, 4. Quartale der Jahre 1978-1982
- Leistungsstatistik, 3. Quartal 1978 - 4. Quartal 1982

Landesverband der Ortskrankenkassen in Bayern (Hrsg.):
- Planungsauswertungen der Selbstkostenblätter 1979-1982
- Statistik der Krankenhausfälle
- Vertragsmappe Bayern. Bände 1-3, München 1984

Landesverbände bayerischer RVO-Kassen und Kassenärztliche Vereinigung Bayerns:
- Arzneikostenstatistik für RVO-Krankenkassen in Bayern, 2. Quartal 1979 - 4. Quartal 1982
- Statistik über die kassenärztliche Verordnung für physikalisch-medizinische Leistungen, Krankenhauseinweisungen sowie Arbeitsunfähigkeitsfälle und -tage (Verordnungsstatistik), 2. Quartal 1981 - 4. Quartal 1982

MEDIS-Institut der GSF:
- Ärztebefragung 1982/83
- Ärztebefragung 1983/84
- Krankenhausärztebefragung 1984
- Krankenhauspatientenbefragung 1984

Statistisches Bundesamt (Hrsg.):
- Fachserie 12 (Gesundheitswesen), Reihe 6 (Krankenhäuser) Stuttgart: Kohlhammer 1979, 1982
- Statistisches Jahrbuch, Stuttgart: Kohlhammer 1981-1985

Verrechnungsstelle der Süddeutschen Apotheken GmbH: Monatsstatistik der Arzneikostenentwicklung, Januar 1979 - Dezember 1983

2. Literaturverzeichnis

ANDREAE, C.A., THEURL, E. (Hrsg.): Marktsteuerung im Gesundheitswesen. Köln: Bachem (1985)

BAUER, G., FISCHER, A., STEFFENS, J.: Das Haushaltsrecht der Krankenkassen. Texte und Kommentare. Band I. St. Augustin: Asgard Verlag (1982ff.)

BERG, H., PAFFRATH, D., REICHELT, H.: Komponenten der Ausgabendynamik der Fertigarzneimittel im GKV-Arzneimittelbereich. In: Kosten und Effizienz im Gesundheitswesen. Gedenkschrift für Ulrich Geißler (Hrsg.: Ch. von Ferber et al.). München: Oldenbourg Verlag, 291-319 (1985)

BERG, H., PAFFRATH, D., VON STACKELBERG, J.M.: Der Arzneimittelverbrauch älterer Menschen. Die Ortskrankenkasse 65, 23/24, 976-983 (1983)

BOCK, K.D.: Gutachterliche Stellungnahme zum Forschungsprojekt "Analyse von Struktur und Entwicklung der Arzneimittelausgaben im Rahmen der Krankenversicherung der Rentner" - Unter besonderer Berücksichtigung der Indikationsgebiete Antihypertonika, Beta-Rezeptorenblokker und Diuretika. In: GKV-Arzneimittelindex. Arzneitherapie in der kassen- und vertragsärztlichen Versorgung. (Hrsg.: WIdO - Wissenschaftliches Institut der Ortskrankenkassen). Bonn: WIdO, 45-60 (1985)

BRENNER, G.: Mehr ambulantes Operieren. Rheinisches Ärzteblatt 25.6.1983, 609-612 (1983)

BÜRKARDT, D., OPPEN, M.: Krankenstandsforschung zwischen Personal- und Gesundheitspolitik - ein kritischer Überblick über vorliegende Untersuchungsansätze. In: Kosten der Arbeitsunfähigkeit (Hrsg.: V. Volkholz et al.). Dortmund: Bundesanstalt für Arbeitsschutz, Forschungsbericht Nr. 361, 6-70 (1983)

BUNDESVERBAND DER ORTSKRANKENKASSEN: Die Ortskrankenkassen im Jahre 1983. Statistischer und finanzieller Bericht. Bonn (1984)

BUSCH, K.: Die Arbeitsunfähigkeit in der Statistik der gesetzlichen Krankenversicherung. Selbstverwaltung der Ortskrankenkassen 30, 3, 83-87 (1982)

BUSCHMANN, W.: Änderungen im Leistungsrecht der Krankenversicherung. Haushaltsbegleitgesetz 1983. Selbstverwaltung der Ortskrankenkassen 31, 2, 51-56 (1983)

CULYER, A.J., HORISBERGER, B. (Hrsg.): Technologie im Gesundheitswesen. Medizinische und wirtschaftliche Aspekte. Berlin: Springer (1984)

DENNERLEIN, R., SCHNEIDER, M.: Untersuchung der Bestimmungsfaktoren für Schwankungen des Krankenstandes in der Bundesrepublik Deutschland von 1960 - 1983. Bonn: Der Bundesminister für Arbeit und Sozialordnung (1985)

DEUERLEIN, H.-G.: Transparenz des Leistungsgeschehens in Krankenhäusern. Die Ortskrankenkasse 64, 7/8, 246-255 (1982)

DIE ORTSKRANKENKASSE: Erste Ergebnisse zum Thema 'Selbsteinweisungen'. 66, 8/9, 307-308 (1984)

DKG - DEUTSCHE KRANKENHAUSGESELLSCHAFT: In der aktuellen Diskussion 'Selbsteinweisungen'. Das Krankenhaus 74, 12, 511 (1982)

EIMEREN, W. van: Auswirkungen des 'Bayern-Vertrages' auf die medizinische Versorgung und die Finanzierung von Gesundheitsleistungen. In: Beiträge zur Gesundheits-Ökonomie. Stuttgart: Robert-Bosch-Stiftung (im Druck)

EIMEREN, W. van, REDLER, E. (Hrsg.): Probleme der Sekundäranalyse von Routinedaten der Gesetzlichen Krankenversicherung. Eine Expertentagung. GSF-Bericht MD 468. München: Gesellschaft für Strahlen- und Umweltforschung (1981)

FLATTEN, G., KRIEDEL, T.: Ambulantes Operieren - Ein Konzept setzt sich durch. Honorarpolitische Korrekturen notwendig. Deutsches Ärzteblatt 82, 12, 817-820 (1985)

FRANKE, A., JOKL, S.: Die volkswirtschaftlichen Kosten der Arbeitsunfälle. Eine empirische Analyse der makroökonomischen Folgewirkungen von Arbeitsunfällen in der Bundesrepublik Deutschland für das Jahr 1972. Dortmund: Bundesanstalt für Arbeitsschutz und Unfallforschung, Forschungsbericht Nr. 148, 2. Auflage (1980)

FRITZ, K.: Die Kostenprobleme des ambulanten Operierens. Die Ortskrankenkasse 61, 23/24, 927-929 (1979)

FISCHER, N.: Förderung des ambulanten Operierens. Die Ersatzkasse 60, 12, 525-528 (1980)

GEISSLER, U.: Erfahrungen mit der Selbstbeteiligung in der Gesetzlichen Krankenversicherung in der Bundesrepublik Deutschland. In: Selbstbeteiligung im Gesundheitswesen. Bestandsaufnahme - Materialien - Denkanstöße (Hrsg.: Internationale Gesellschaft für Gesundheitsökonomie). Stuttgart: Gustav-Fischer-Verlag, 37-57 (1980)

GEISSLER, U.: Forschungserfordernisse für die optimale Erfüllung des gesetzlichen Auftrags an die Krankenversicherungen. In: Probleme der Sekundäranalyse von Routinedaten der Gesetzlichen Krankenversicherung. Eine Expertentagung (Hrsg.: W. van Eimeren, E. Redler). GSF-Bericht MD 468. München: Gesellschaft für Strahlen- und Umweltforschung, 91-98 (1981)

GEISSLER, U.: Daten zur Inanspruchnahme ärztlicher Leistungen in der Bundesrepublik Deutschland. Medizin, Mensch, Gesellschaft 1, 5-10 (1983)

GERDELMANN, W.: Arzneimittelrichtlinien. Die Ortskrankenkasse 61, 1/2, 12-17 (1979)

GERDELMANN, W.: Krankenpflege-Richtlinien. Die Ortskrankenkasse 64, 16/17, 578-579 (1982)

GRÜNENWALD, K.: Verträge über Krankenhauspflege nach § 372 RVO. Die Ortskrankenkasse 64, 16/17, 579-586 (1982)

GUT, P., STEFFENS, E.-J.: Zur präventiven Bedeutung einzel- und gesamtwirtschaftlicher Unfallkostenrechnungen. In: Kosten der Arbeitsunfähigkeit (Hrsg.: V. Volkholz et al.). Dortmund: Bundesanstalt für Arbeitsschutz, Forschungsbericht Nr. 361, 148-179 (1983)

HANISCH, R.: Einweisung und Aufnahme in Krankenhäuser. Rechtsfragen zur sog. Selbsteinweisung von Kassenpatienten in Krankenhäuser. Die Sozialgerichtsbarkeit 3, 101-105 (1984)

HARTMANN-BESCHE, W., REICHELT, H.: "Bagatellarzneimittel". Eine Analyse der Entwicklung solcher Arzneimittelgruppen, die unter § 182 f RVO fallen. Die Ortskrankenkasse 66, 18, 675-681 (1984)

HENKE, K.-D.: Öffentliche Gesundheitsausgaben und Verteilung. Göttingen: Vandenhock & Ruprecht (1977)

HERDER-DORNEICH, P.: Der Sozialstaat in der Rationalitätenfalle. Grundfragen der sozialen Steuerung. Stuttgart: Kohlhammer (1982)

HERDER-DORNEICH, P.: Sich selbst verstärkende Anspruchsdynamik und ihre Einordnung in sich selbst steuernde Regelkreissysteme. In: Die

Anspruchsspirale. Schicksal oder Systemdefekt? (Hrsg.: P. Herder-Dorneich, A. Schuller). Stuttgart: Kohlhammer, 10-27 (1983)

HERDER-DORNEICH, P.: Zwischen Utopie und Pragmatik. In: Ordnungspolitik im Gesundheitswesen. Bundesarbeitsblatt 12, 5-8 (1984)

JOHN, J., SCHWEFEL, D.: Nutzen und Weiterentwicklungsmöglichkeiten von Information im Gesundheitswesen der Bundesrepublik Deutschland am Beispiel der Evaluierung einer gesundheitspolitischen Regelung. In: Von Gesundheitsstatistiken zu Gesundheitsinformation (Hrsg.: E. Schach). Berlin: Springer, 166-181 (1985)

JOHN, J., MERSCHBROCK-BÄUERLE, A., ZWERENZ, K. et al.: Dokumentation zur Routinedatenbasis der Analyse kassenärztlicher Leistungen und Verordnungen im Rahmen der Evaluierung des Bayern-Vertrags. (in Vorbereitung)

KAUFER, E.: Probleme und Instrumente einer Arzneimittelökonomik aus der Sicht der Industrieökonomie. In: Beiträge zur Gesundheitsökonomie (Hrsg.: P. Herder-Dorneich et al.). Band 1. Stuttgart: Bleicher, 157-163 (1981)

KEHR, H.: Wie teuer sind unsere Krankenhäuser? Die Ortskrankenkasse 66, 1, 13-17 (1984)

KLEINSORGE, H.: Voraussetzungen für eine rationale Arzneimitteltherapie des niedergelassenen Arztes. Deutsches Ärzteblatt 82, 30, 2183-2185 (1985)

KNAPPE, E., FRITZ, W.: Direktbeteiligung der Patienten: Auswirkungen eines absoluten Selbstbehalts. Referat auf der Jahrestagung "Ökonomie des Gesundheitswesens" des Vereins für Socialpolitik, Saarbrükken, 16.-18. September 1985

KRIEDEL, T.: Zuschläge für Ambulantes Operieren: Ein Kostensparεffekt. Analyse der ersten sechs Abrechnungsquartale. Deutsches Ärzteblatt 80, 16, 47-52 (1983)

LEFELMANN, G.: Krankenstand, Lohnfortzahlung und konjunkturelle Entwicklung. Die Ortskrankenkasse 66, 22, 863-872 (1984)

LEFELMANN, G., EICHLER, H.: Die Entwicklung auf dem Markt der Heil- und Hilfsmittel und ihre Einflußfaktoren. WIdO-Materialien, Band 11. Bonn: WIdO (1981)

LEIDL, R.: The hospital financing system of the Federal Republic of Germany. Effective Health Care 1, 3, 133-142 (1983)

LEIDL, R.: Kostengünstiges Leistungs- und Verordnungsverhalten niedergelassener Ärzte. Dokumentation einer bundesweiten Ärztebefragung (1982). GSF-Bericht MD 756. München: Gesellschaft für Strahlen- und Umweltforschung (1984)

LEIDL, R., ZWERENZ, K., SATZINGER, W.: The substitution of outpatient for inpatient care: The hospital's point of view. In: Third International Conference on System Science in Health Care (Hrsg.: W. van Eimeren et al.). Berlin: Springer, 637-640 (1984)

MERSCHBROCK-BÄUERLE, A., JOHN, J.: Financial incentives to physician's behaviour. In: Third International Conference on System Science in Health Care (Hrsg.: W. van Eimeren et al.). Berlin: Springer, 999-1002 (1984)

MERSCHBROCK-BÄUERLE, A., ZWERENZ, K.: Extension of ambulatory care at the expense of the hospital sector? A study with special reference to the ambulatory and stationary activities of Belegärzte. In: Third International Conference on System Science in Health Care (Hrsg.: W. van Eimeren et al.). Berlin: Springer, 1342-1345 (1984)

MOEWES, M.: "Vielen Dank für die Überweisung." Thesen zum kollegialen Teamwork. Deutsches Ärzteblatt 82, 311-313 (1985)

NCHSR - NATIONAL CENTER FOR HEALTH SERVICES RESEARCH: A summary of studies of interviewing methodology. Rockville: Department of Health, Education and Welfare (1977)

NEUHAUS, R., PREISER, K.: Kostendämpfung durch sinkende Familienlastquote? Zum Einfluß der Zahl der Familienangehörigen auf Ausgaben und Beitragssätze der Ortskrankenkassen 1975-1983. Die Ortskrankenkasse 66, 21, 818-821 (1984)

NORD, D.: Arzneimittelkonsum in der Bundesrepublik Deutschland. Stuttgart: Enke Verlag (1976)

NORD, D.: Die soziale Steuerung der Arzneimittelversorgung. Bedürfnis- versus Budgetsteuerung im Gesundheitswesen. Stuttgart: Enke Verlag (1982)

OBERENDER, P.: Besonderheiten des Arzneimittelmarktes. In: Gesundheitswesen im Wandel. Beiträge zu einer gesundheitspolitischen Neuorientierung (Hrsg.: P. Oberender, W. Gitter). Spardorf: Verlag René F. Wilfer, 19-29 (1985)

OLDIGES, F.J.: GKV-Arzneimittelindex. Informationen über eine rationale Arzneimitteltherapie. Die Ortskrankenkasse 65, 2/3, 45-47 (1983)

OLSON, M.: The logic of collective action. Public goods and the theory of groups. Harvard: Harvard University Press (1965).
In deutscher Übersetzung erschienen unter: Die Logik des kollektiven Handelns. Kollektivgüter und die Theorie der Gruppen. Tübingen: Mohr (1968)

O.V.: Änderungen in der Krankenversicherung der Arbeitslosen. Selbstverwaltung der Ortskrankenkassen 29, 2/3, 103-108 (1981)

O.V.: Der Bayern-Vertrag. Die Ortskrankenkasse 64, 15, 538-541 (1982)

O.V.: Unter Milchmädchen. Pharma-Marketing aus BdO-Sicht. Medikament und Meinung 7, 8, 4 (1984)

PAFFRATH, D.: GKV-Arzneimittelindex. Grundlagen der Transparenz auf dem Arzneimittelmarkt. Die Ortskrankenkasse 66, 8/9, 286-292 (1984)

POTTHOFF, P.: Materialien zur Studie "Entwicklung von Indikatoren zur Messung subjektiver Gesundheit". GSF-Bericht MD 540. München: Gesellschaft für Strahlen- und Umweltforschung (1982)

POTTHOFF, P., JOHN, J., SCHWEFEL, D.: Comparison of two data-sources for the assessment of hospital admissions of ambulatory physicians. In: Third International Conference on System Science in Health Care (Hrsg.: W. van Eimeren et al.). Berlin: Springer, 894-897 (1984)

PREISER, K., SCHRÄDER, W.F.: Der Rückgang des Krankenstandes in der ökonomischen Krise: Eine Folge struktureller Veränderungen in der Erwerbsbevölkerung. Sozialer Fortschritt 12, 276-282 (1983)

REHER, R.: GKV-Arzneimittelindex. Eine erste Analyse. Die Ortskrankenkasse 64, 20, 749-755 (1982)

RODECK, H.: Das Problem der sogenannten 'Selbsteinweisungen'. Der Krankenhausarzt 8, 770-776 (1984)

RÜSCHMANN, H.-H.: Die Bedeutung der Krankenhaus-Diagnosestatistik bei der Analyse zentraler Probleme im Gesundheitswesen. Schwächen der Krankenhausbedarfsplanung und empirische Auswirkungen. Kiel: Schmidt & Klaunig (1982)

RÜSCHMANN, H.-H.: Krankenhausbedarfsplanung auf der Grundlage diagnosebezogener Verweildauern. In: Morbiditätsorientierte Krankenhausbedarfsplanung. Möglichkeiten und Grenzen (Hrsg.: B. Behrends et al.). Scharbeutz: Mildner Verlag, 108-126 (1986)

SATZINGER, W.: Der 'Bayern-Vertrag' - ein Königsweg zur Kostendämpfung im Gesundheitswesen? Arbeitskreis Gesundheits- und Sozialpolitik der Deutschen Vereinigung für Politische Wissenschaft (Vortrag am 9.11.1980 in München)

SATZINGER, W.: Linking health policy to the economy. West Germany's road to cost-containment in the health care system. Health Herald 1, 4, 1 und 7 (1984)

SATZINGER, W., LEIDL, R., LINDENMÜLLER, H.: The 'anti-hospital bias' in West German health policy: A reaction to economic crisis or a new trend in medical care? In: Third International Conference on System Science in Health Care (Hrsg.: W. van Eimeren et al.). Berlin: Springer, 650-653 (1984)

SATZINGER, W., POTTHOFF, P., SCHWEFEL, D., REHERMANN, P., JOHN, J., LEIDL, R., MERSCHBROCK-BÄUERLE, A.: Befragungen niedergelassener Ärzte über Leistungen und Verordnungen. Band 1: Grundlagen, Methoden, Techniken. GSF-Bericht. München: Gesellschaft für Strahlen- und Umweltforschung (1986)

SATZINGER, W., REDLER-HASFORD, E., LANDSBERGER, H.A., POTTHOFF, P., SCHWEFEL, D.: Vorstudie zum Forschungsprojekt "Gesundheitspolitik im internationalen Vergleich". Erste Ergebnisse einer Umfrage über die gesundheitspolitische Diskussion in der BRD. Gutachten an befragte Institutionen (1982)

SCHLEGEL, M.: Krankenstand. Analyse der Entwicklung des Krankenstandes in der gesetzlichen Krankenversicherung von 1954 bis 1980. Die Ortskrankenkasse 64, 15, 513-519 (1982)

SCHNEEWEISS, H.: Ökonometrie. Würzburg-Wien: Physica-Verlag (1978)

SCHULTE, K.-L.: Analyse des hohen Arzneimittelverbrauchs bei älteren Menschen. In: Behandlungsverläufe in der ambulanten medizinischen Versorgung (Hrsg.: D. Borgers, W.F. Schräder). Bonn, 120-157 (1982)

SCHWARTZ, F.W.: Bewertungsmaßstab als Instrument der Kostensteuerung? Der Praktische Arzt Okt.1984, 1926-1935 (1984)

SCHWARTZ, F.-W., SCHWEFEL, D. (Hrsg.): Diagnosen in der ambulanten Versorgung. Eine Expertenumfrage. Köln: Deutscher Ärzte-Verlag, 2. Auflage (1980)

SCHWEFEL, D.: Information requirements for evaluating a health policy. The case of the 'Bavarian Contract'. In: Proceedings MEDINFO '83 (Hrsg.: J.H. van Bemmel et al.). Amsterdam: North-Holland Publishing Company, 54-56 (1983)

SCHWEFEL, D., BRENNER, G., SCHWARTZ, F.W. (Hrsg.): Beiträge zur Analyse der Wirtschaftlichkeit ambulanter Versorgung. Köln: Deutscher Ärzteverlag (1979)

SCHWEFEL, D., JOHN, J., MERSCHBROCK, A., POTTHOFF, P., REDLER, E., SATZINGER, W., EIMEREN, W. van: Auswirkungen und Wirksamkeit des 'Bayern-Vertrages'. Erster Zwischenbericht. GSF-Bericht MD 500. München: Gesellschaft für Strahlen- und Umweltforschung (1982)

SCHWEFEL, D., JOHN, J., POTTHOFF, P., EIMEREN, W. van et al.: Diagnosenstruktur in der ambulanten Versorgung. Explorative Auswertungen. Heidelberg: Springer (im Druck)

SCHWEFEL, D., REDLER, E., EIMEREN, W. van, SCHEWE, St.: Problems of evaluating outpatient care with routine data. In: Medical Informatics Europe 81 (Hrsg.: F. Grémy et al.). Berlin: Springer, 201-208 (1981)

SCHWEFEL, D., SATZINGER, W., POTTHOFF, P., JOHN, J.: Steps to evaluate a health policy. In: Third International Conference on System Science in Health Care (Hrsg.: W. van Eimeren et al.). Berlin: Springer, 837-840 (1984)

SCHWEFEL, D., SCHWARTZ, F.W.: Aussagefähigkeit und Auswertbarkeit von Diagnosen in der ambulanten medizinischen Versorgung - Ein Problemüberblick. In: Diagnosen in der ambulanten Versorgung. Eine Expertenumfrage. (Hrsg.: F.W. Schwartz, D. Schwefel). Köln: Deutscher Ärzte-Verlag, 2. Auflage (1980)

SITZMANN, H.: Der Bayern-Vertrag. Ergebnisse des Jahres 1983 und Folgerungen. Die Ortskrankenkasse 66, 18, 691-694 (1984)

TISCHMANN, P.: 'Selbsteinweisungen' der Krankenhäuser. Die Ortskrankenkasse 65, 14/15, 629-640 (1983)

TRADT, E., SIMON, W.: Verwaltungsvorschriften und Einheitsmuster. Verordnungen, Verwaltungsvorschriften und einheitliche oder empfohlene Muster zu Haushalts-, Rechnungswesen, Vermögen und Statistik der gesetzlichen Krankenversicherung. Essen: Fachverlag CW Haarfeld (1982ff.)

VAN DE VEN, W.: Effects of cost-sharing in health care. Effective Health Care 1, 1, 47-56 (1983)

WEKEL, W.: Neue Richtlinien des Bundesausschusses der Ärzte und Krankenkassen. Die Ortskrankenkasse 64, 16/17, 574-578 (1982)

WESTPHAL, E.: Preisvergleiche für Arzneimittel. Liste des Bundesausschusses der Ärzte und Krankenkassen. Die Ortskrankenkasse 61, 8, 280-285 (1979)

WESTPHAL, E.: Therapiegerechte Packungsgrößen für Arzneimittel. Eine Empfehlung der Marktbeteiligten. Die Ortskrankenkasse 62, 8, 270-275 (1980)

WESTPHAL, E.: Arzneimittelmarkt und Verbraucherinteresse. Köln: Pahl-Rugenstein Verlag (1982)

WIESENTHAL, H.: Die Konzertierte Aktion im Gesundheitswesen. Frankfurt: Campus (1981)

ZALEWSKI, T.: Originäre Nachfrage nach medizinischen Leistungen und Steuerungspotentiale in der ambulanten ärztlichen Versorgung. St. Augustin: Asgard-Verlag (1984)

ZWERENZ, K., MERSCHBROCK-BÄUERLE, A.: Seasonal fluctuations of physicians' activities. In: Third International Conference on System Science in Health Care (Hrsg.: W. van Eimeren et al.). Berlin: Springer, 1144-1147 (1984)

Verzeichnis der Mitarbeiter und Berater

Projektleiter: Priv.-Doz. Dr. Detlef Schwefel
Prof. Dr.med. Wilhelm van Eimeren

Autoren: Prof. Dr.med. Wilhelm van Eimeren, Diplom-Psychologe
Dr. Jürgen John, Diplom-Volkswirt
Reiner Leidl, Diplom-Volkswirt
Anette Merschbrock-Bäuerle*, Diplom-Verwaltungswiss.
Dr. Peter Potthoff, Diplom-Psychologe
Walter Satzinger, M.A. (Politikwissenschaft)
Priv.-Doz. Dr. Detlef Schwefel, Diplom-Soziologe
Dr. Karlheinz Zwerenz**, Diplom-Volkswirt

Wissenschaftliche und technische Mitarbeiter:
Dagmar Bayerl
Birgit Filipiak, Diplom-Statistikerin
Almut Hörmann, Diplom-Physikerin
Frauke Hörnig
Hans Huber (KVB)
Hermann Hühsam
Peter Kilian (KVB), Diplom-Verwaltungswirt
Günther Klementz, Diplom-Informatiker
Gerhard Krupinski (KVB)
Melitta Kullmann
Richard Pledereder, Diplom-Informatiker
Peter Rehermann, Diplom-Soziologe
Angelika Schermbacher
Dr. Hartmut Schubel, Diplom-Physiker
Bernd Vogel
Wulf Weber (KVB)
Gottfried Widmann

Projektberater: Prof. Dr. Christa Altenstetter
Dr. Klaus Dehler (KVB)
GF Rudolf Detsch (KVB)
Dr. Hans Hege (KVB)***
GF Hartmut Holmer (LdBiB)
Klaus Lüft (LdOiB)
GF Berthold Müller (KVB)
Dr. Elisabeth Redler-Hasford
GF Hans Sitzmann (LdOiB)
HGF Erich Ulbrich (KVB)
GF Gerhard Wunderlich (LdBiB)
Eduard Ziegler (LdOiB)

Projektsekretariat:
Heidi Loy, Marlies Olberz, Walter Satzinger

Wenn nicht anders angegeben: GSF/MEDIS-Mitarbeiter
* seit 1.1.1985 im AOK-Landesverband Bayern tätig
** seit 1.7.1985 in der Kassenärztlichen Vereinigung Bayerns tätig
*** bis 31.12.1983